DIAGNOSTIC

DES

MALADIES DES YEUX ET DES OREILLES

ET DES

VOIES AÉRIENNES SUPÉRIEURES

considérées surtout dans leurs rapports avec le service militaire

PAR

P. CHAVASSE
Médecin principal de 1re classe
Professeur au Val-de-Grâce

J. TOUBERT
Médecin-major de 2e classe
Professeur agrégé au Val-de-Grâce.

AVEC 80 FIGURES DANS LE TEXTE

PARIS

OCTAVE DOIN, ÉDITEUR

8, Place de l'Odéon, 8

1903

DIAGNOSTIC

DES

MALADIES DES YEUX

DES OREILLES

ET DES

VOIES AÉRIENNES SUPÉRIEURES

CONSIDÉRÉES SURTOUT DANS LEURS RAPPORTS
AVEC LE SERVICE MILITAIRE

CLINIQUE DE CHIRURGIE SPÉCIALE DU VAL-DE-GRACE

DIAGNÓSTIC

DES

MALADIES DES YEUX DES OREILLES

ET DES

VOIES AÉRIENNES SUPÉRIEURES

considérées surtout dans leurs rapports avec le service militaire

PAR

P. CHAVASSE
Médecin principal de 1re classe
Professeur au Val-de-Grâce

J. TOUBERT
Médecin-major de 2e classe
Professeur agrégé au Val-de-Grâce.

AVEC 80 FIGURES DANS LE TEXTE

PARIS

OCTAVE DOIN, ÉDITEUR

8, Place de l'Odéon, 8

1903

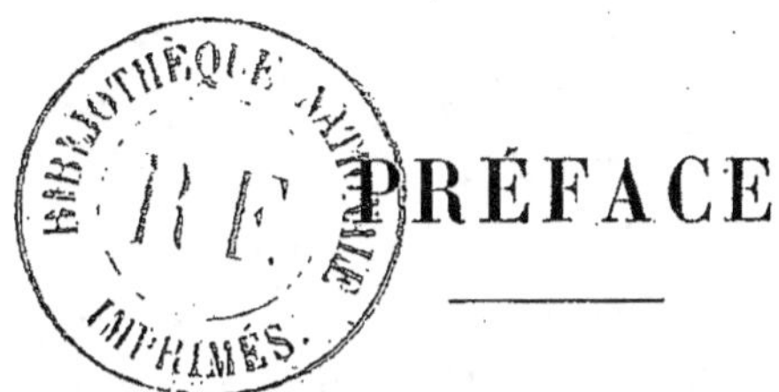

PRÉFACE

Le titre de cet ouvrage en indique nettement le but
qui est de faciliter à nos camarades de l'armée le diagnostic des affections des yeux, des oreilles et des voies
aériennes supérieures (fosses nasales, pharynx et larynx),
de leur permettre de les rattacher à leur véritable cause
et, enfin, de tirer d'un cas donné les conclusions qu'il
comporte au point de vue de la situation militaire du
sujet. La création d'un enseignement spécial à l'École
d'application du service de santé militaire du Val-de-
Grâce, l'introduction dans les épreuves du concours
d'agrégation de chirurgie et surtout dans celles de l'examen pour l'avancement au choix d'un cas clinique
d'une de ces affections témoignent de la haute importance attachée à leur connaissance.

Nous avons eu la pensée que nous pourrions être
utiles aux médecins militaires en leur présentant ce
livre qui est la reproduction de la partie clinique de
notre enseignement au Val-de-Grâce et qui constitue,
dans notre esprit, comme une sorte de continuation de
cet enseignement auprès d'eux. Nous adressant non plus
à des débutants, mais à des médecins déjà instruits de
ces questions, il nous a paru qu'il y avait lieu de laisser
de côté les considérations de théorie et de science pures,

de réduire, en particulier pour la partie ophtalmologique, au rappel de quelques notions indispensables ce qui a trait à l'optique physiologique, et de donner une plus grande extension à l'exploration clinique. Les méthodes d'examen préconisées sont celles avec lesquelles ils sont déjà familiarisés et qui sont d'un usage journalier à notre clinique spéciale. La méthode d'exploration de l'œil dérive, avec certaines modifications, de celle instituée par le médecin inspecteur Chauvel alors qu'il enseignait au Val-de-Grâce ; quant aux méthodes d'examen des oreilles et des voies aériennes supérieures, elles sont le résultat de notre expérience.

Nous avons été guidés dans le choix des procédés d'exploration par les conditions particulières dans lesquelles opère le médecin militaire et par les moyens mis à sa disposition, ce qui explique le petit nombre d'instruments spéciaux dont il est fait mention.

Nous espérons que, malgré son titre, ce volume pourra être de quelque utilité au praticien civil ; il y trouvera de l'intérêt non seulement sous le rapport des considérations relatives au service militaire, mais aussi au point de vue clinique.

L'ouvrage est divisé en trois parties. La première traite des affections des yeux, la deuxième des affections des voies aériennes supérieures, la troisième des affections des oreilles. Les relations de ces affections avec les autres maladies ont été l'objet de chapitres spéciaux en raison de leur importance pathogénique et des conséquences qu'il en peut résulter pour des droits à une réforme n° 1 ou à une pension de retraite. La forme de l'ouvrage ne se prêtait pas à des énumérations bibliographiques, aussi les indications de ce genre y sont des plus rares et réduites à une simple mention nominative.

Les considérations relatives au service militaire ont été indiquées à propos de chaque groupe d'affections, et, de plus, des articles spéciaux leur ont été consacrés ; sous forme d'appendice, sont réunis à la fin du volume les extraits de l'instruction du 31 janvier 1902 sur l'aptitude physique et du tableau de la classification des blessures ou infirmités ouvrant des droits à la pension de retraite, concernant les maladies des yeux, des oreilles et des voies aériennes supérieures.

Les figures sont peu nombreuses mais choisies aussi démonstratives que possible. Elles sont dues pour la plupart à notre camarade le médecin major Tricot qui a le rare privilège de réunir un double mérite, celui de voir avec la précision du spécialiste et celui de reproduire avec l'habileté de l'artiste ; quelques-unes ont été dessinées par un de nos élèves, le médecin aide major Jouve. Nous leur adressons à tous deux nos bien sincères remerciements. Nous remercions également notre éditeur, M. O. Doin, pour le soin qu'il a apporté à l'édition de ce livre.

P. CHAVASSE, J. TOUBERT

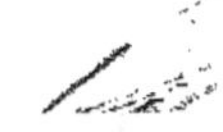

DIAGNOSTIC DES MALADIES DES YEUX
DES OREILLES
ET DES
VOIES AÉRIENNES SUPÉRIEURES

CONSIDÉRÉES SURTOUT DANS LEURS RAPPORTS
AVEC LE SERVICE MILITAIRE·

PREMIÈRE PARTIE

DIAGNOSTIC DES MALADIES DES YEUX

CHAPITRE PREMIER

EXAMEN MÉTHODIQUE DE L'ŒIL — CONSIDÉRATIONS
SUR L'OPTIQUE PHYSIOLOGIQUE

ART. I. — EXAMEN MÉTHODIQUE DE L'ŒIL

Les épreuves subjectives et objectives qui ont pour but la constatation des altérations fonctionnelles et des lésions anatomiques de l'organe de la vision et de ses annexes doivent se succéder dans un ordre déterminé pour conduire à un diagnostic précis et rapide.

§ 1. — Division des Epreuves.

Nous avons divisé les épreuves en deux classes : 1º Epreuves régulières, 2º Épreuves éventuelles.

I. EPREUVES RÉGULIÈRES. — Ce sont celles qui, en principe,

doivent être faites dans tous les cas d'examen de l'œil ; nous les considérons, pour la plupart, comme obligatoires. Il est évident, toutefois, que le passage de l'une à l'autre n'est point indispensable lorsque le diagnostic complet a pu être établi après l'une quelconque d'entre elles ; d'autre part, il est des cas dans lesquels l'état de l'œil s'oppose à leur pratique intégrale.

Elles seront précédées d'un interrogatoire sommaire du sujet sur sa situation militaire, sa profession, l'origine et l'évolution de sa maladie, et, s'il y a lieu, sur ses antécédents morbides et héréditaires qui pourraient être de quelque intérêt. Après avoir terminé l'examen de l'œil, on reviendra, si cela est nécessaire, d'une manière plus approfondie, sur certains points particuliers de cet interrogatoire.

Les épreuves régulières auront lieu dans l'ordre suivant :

1º Examen de l'œil et de ses annexes à la lumière du jour ;

2º Détermination de l'acuité visuelle ;

3º Recherche de l'astigmatisme cornéen ;

4º Exploration de l'œil à l'éclairage oblique et à l'éclairage direct avec la lumière artificielle ;

5º Détermination de la réfraction statique ;

6º Exploration du fond de l'œil.

II. Epreuves éventuelles. — Ce sont des épreuves auxquelles on ne procédera que si les renseignements fournis par les épreuves précédentes et par l'interrogatoire du sujet en donnent l'indication. Il en est une cependant sur laquelle l'attention doit être particulièrement attirée, c'est l'examen des fosses nasales qui ne devra jamais être négligé dans les affections des voies lacrymales, de la conjonctive ou de la cornée, surtout si l'affection est monolatérale.

1º Détermination de la réfraction dynamique ;

2º Examen de la sensibilité lumineuse ;

3º   —   de la sensibilité chromatique ;

4º   —   du champ visuel ;

5º   —   de l'action des muscles de l'œil ;

6º Exploration des fosses nasales ;

7º Examen des grandes fonctions et recherche des maladies générales ;

8° Epreuves spéciales pour la découverte de la simulation.

Les résultats d'un examen clinique peuvent être réunis sous une forme condensée sur une feuille d'observation analogue au modèle donné à la fin de l'ouvrage et qui est celui employé à la clinique du Val-de-Grâce ; le recto sert pour les épreuves régulières, le verso pour les éventuelles.

§2. — Conditions de l'examen au point de vue du service militaire.

L'examen terminé, des conclusions précises, que l'on pourrait appeler conclusions militaires, seront établies et elles auront pour bases l'étiologie, le diagnostic et le pronostic de l'affection observée et la situation du sujet ; s'il s'agit d'une amétropie, son degré exact et celui de l'acuité visuelle, après correction s'il y a lieu, seront rigoureusement indiqués ; en cas de simulation, elles feront ressortir les motifs qui permettent d'affirmer la fraude.

Les conditions dans lesquelles le médecin militaire est amené à procéder à l'examen de l'œil et à conclure sur l'aptitude d'un sujet au service militaire ou sur les conséquence d'une affection survenue en service commandé ou par accident sont fort différentes suivant la situation de l'intéressé : conseil de révision, engagements et rengagements, incorporation, militaires en activité, ou bien dans la réserve ou dans l'armée territoriale, militaires en position de réforme temporaire, officiers en non activité pour infirmités, etc. En résumé : admission dans l'armée, maintien au service, élimination temporaire ou définitive.

1° *Au conseil de révision*, l'examen complet de l'œil, pas plus que celui des autres organes spéciaux, ne peut être fait en séance ; il est soit réservé à un médecin opérant dans un local spécial à côté de la salle du conseil, soit renvoyé à la fin de la séance et même, dans les cas douteux, à une autre séance, afin de permettre un examen qui pourra être fait dans un hôpital, ou afin d'attendre les documents d'une enquête, si elle est reconnue nécessaire. Le conseil a aussi la faculté de renvoyer à une date ultérieure et avant la clôture de ses opérations l'examen des hommes qui sont atteints de maladies ou d'affections dont la guérison est possible dans un laps de temps restreint.

Dans certaines grandes villes, à Paris en particulier, le matériel comporte une chambre noire démontable, mais le plus souvent le médecin est dans l'obligation d'improviser une chambre tout au moins obscure.

Les conclusions de l'examen comportent l'affectation au service armé ou au service auxiliaire, l'ajournement ou l'exemption définitive, mais on doit y joindre, suivant le cas, une indication sur l'aptitude particulière à telle arme ou à tel service. D'après l'instruction du 31 janvier 1902 sur l'aptitude physique au service militaire, l'aptitude à l'infanterie, à la cavalerie et pour les canonniers servants de l'artillerie comporte une acuité visuelle se rapprochant autant que possible de la normale au moins pour l'un des yeux ; pour la cavalerie, il nous semble avantageux d'en exclure autant que possible les appelés ou les engagés atteints d'une myopie binoculaire élevée en raison de la difficulté du port des lunettes à cheval. Pour les sapeurs pompiers, l'acuité visuelle réglementaire est exigée sans correction par les verres. Les hommes du génie destinés au régiment de chemin de fer, les pontonniers et les télégraphistes doivent discerner nettement le vert du rouge.

Nous ne saurions admettre une méthode rapide, spéciale pour l'examen de la vision des conscrits devant les conseils de révision. L'écueil est de trop simplifier, ce qui peut entraîner des erreurs dont nous avons vu de nombreux exemples. On ne doit pas, ainsi que cela a été parfois conseillé, se borner à constater simplement l'acuité limite de 1/2 et 1/10. Il faut plus de précision, et tout sujet dont l'acuité n'est pas de 2/3 au moins doit subir un examen complet qui permettra, assez souvent, de reconnaître des affections des membranes profondes n'ayant pas atteint la macula, mais néanmoins incompatibles avec le service. Le médecin militaire familiarisé avec la pratique des épreuves, telles que nous les indiquons, saura bien en élaguer, suivant le cas, ce qui ne serait pas indispensable au diagnostic.

2° *L'engagement volontaire au bureau de recrutement* exige un examen complet de l'organe visuel de quiconque n'a pas une acuité de 1 pour chaque œil isolément. On doit se tenir en garde contre la dissimulation d'une altération de la vision. On se conformera aux prescriptions de l'instruction du 31 janvier 1902 sur l'aptitude physique (voir aussi la page 3 de cette instruction, Engagements); on refusera tout cas douteux, et on tiendra le plus grand compte de l'aptitude aux diverses armes. Pour les candidats aux écoles militaires, on s'en rapportera également aux conditions générales de l'aptitude au service actif.

3° *Incorporation, changements d'arme, rengagements, commissions*. Dans ces situations, il faut toujours relever l'acuité visuelle de chaque œil isolément et procéder à l'examen complet (épreuves régulières) de tout militaire qui n'a pas une acuité visuelle égale à 1. Les résultats de l'examen seront consignés sur le registre d'incorporation pour les arrivés au corps, les rengagements, et les commissions.

4° *Militaires en activité atteints d'affections oculaires*. Après avoir constaté la réalité de l'affection ou la nécessité d'une observation prolongée, le médecin du corps jugera, d'après sa propre expérience et d'après les indications de la nomenclature générale des maladies de l'instruction ministérielle du 6 mars 1901 sur la statistique, si elle exige un simple traitement à la chambre, à l'infirmerie, ou un envoi à l'hôpital, et si un certificat d'origine doit être établi. A l'hôpital, le médecin appréciera si un traitement rationnel, suivi ou non d'un congé de convalescence, est susceptible d'en amener la guérison dans un temps assez court ou au contraire dans un délai de plusieurs mois, enfin si elle est incurable, et d'après ces données, il pourra se prononcer sur l'inaptitude temporaire ou définitive (réformes diverses, mise en non activité pour les officiers, retraites).

5° *Militaires dans la réserve et dans l'armée territoriale*. Il y a lieu de statuer soit sur un sursis, soit sur un ajournement pour une période d'exercices, soit sur une réforme définitive.

6° *Militaires en position de réforme temporaire ; officiers en non activité pour infirmités*. Pour les sous-officiers ou soldats en position de réforme temporaire, le médecin juge si l'affection nécessite le maintien dans cette position ou la réforme définitive; si elle est guérie, il se prononce pour la réintégration au service.

Pour l'officier, en non-activité pour infirmités, le médecin apprécie s'il y a lieu soit de le maintenir dans cette position, soit de conclure à la réforme ou à la retraite, ou enfin au rappel à l'activité.

§ 3. — Instrumentation. — Mydriatiques.

I. INSTRUMENTATION. — Elle comprend les instruments particuliers de l'observateur et les instruments mis à sa disposition par le service de santé.

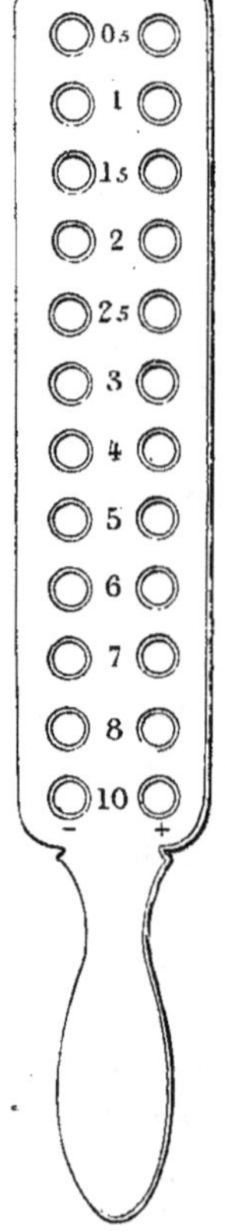

Fig. 1. — Réglette à skiascopie de Parent.

1° *Instruments nécessaires à l'observateur* : 1° un ophtalmoscope à réfraction avec deux grands miroirs, un plan et un concave, et deux petits miroirs, un plan et un concave, ceux-ci inclinés à 30°, et deux disques porteurs de verres convexes et concaves, remplit tous les *desiderata* et permet de pratiquer la skiascopie, l'examen à l'éclairage oblique, à l'image renversée et à l'image droite, l'exploration des milieux, la mesure directe de la réfraction ; 2° une réglette pour la skiascopie ; il en existe de nombreux modèles (fig. 1).

2° *Dotation du service de santé* : a) *Infirmeries régimentaires* : Un disque optométrique de Maurice Perrin, qui peut aussi servir pour la skiascopie, quoique lourd et encombrant, une échelle optométrique avec cadran horaire (modèle 1894) ; un ophtalmoscope ordinaire.

b) *Hôpitaux au-dessous de 401 lits* : Une boîte n° 10² de verres à correction (petite boîte) contenant une échelle de couleurs, un kératoscope de Chauvel, un trou sténopéique, des lunettes d'essai, 50 verres sphériques assortis et 4 prismes.

c) *Hôpitaux de 401 à 501 lits et au-dessus* : Une boîte n° 10 de verres à correction (grande boîte) beaucoup plus complète que la précédente.

d) *Hôpitaux de 301 à 400 lits et de 401 à 500 lits* : En plus de la dotation ci-dessus, la boîte n° 9 (exploration des organes de la vision) contenant une échelle de couleurs, un kératoscope de Chauvel, un ophtalmoscope ordinaire et un optomètre de Badal.

Les médecins-chefs des divers hôpitaux peuvent demander comme instruments isolés à provenir des diverses boîtes ceux qu'ils jugent nécessaires (disque optométrique, échelles de couleurs et typographique, fente et trou sténopéique, kératoscope, lunettes d'essai, optomètre de Badal, etc.).

L'hôpital du Val-de-Grâce à Paris et l'hôpital Desgenettes à Lyon, en raison de leurs relations avec les écoles du service de santé, ont un outillage des plus complets en instruments d'exploration.

e) Bureaux de recrutement et conseils de révision : D'après l'instruction du 31 janvier 1902, page 8, les instruments nécessaires leur sont délivrés gratuitement comme aux corps de troupes.

Disque optométrique de M. Perrin. — L'appareil du modèle actuel se compose d'un disque métallique d'environ 15 centimètres de diamètre, mobile autour d'un axe central, et porté par un support à large pied qui assure la stabilité de l'appareil et permet aussi de le hausser plus ou moins. En bordure du disque se trouvent deux séries de verres sphériques et deux orifices vides portant le 0 et séparant les deux séries. La série concave comprend les verres — 1 dioptrie, — 2, — 2,25, — 2,50, — 3, — 3,50, — 4 et — 4,50, la série convexe les verres + 1, + 1,50, + 2, + 2,50, + 3, + 5 et + 6. Un bras mobile autour de l'axe du disque porte à l'une de ses extrémités un verre de — 8 dioptries et à l'autre un verre de + 7 ; par la juxtaposition de l'un ou de l'autre en avant des verres des séries précédentes, on peut obtenir, par addition ou soustraction de force réfringente, des combinaisons qui s'élèvent à — 12 D 50 et à + 13 D.

Cet appareil ne permet pas la correction binoculaire ; d'autre part, le défaut de juxtaposition exacte des verres complémentaires du bras mobile avec ceux du disque entraîne des erreurs assez sensibles soit pour le choix des verres soit pour la détermination skiascopique de la réfraction.

II. Emploi des mydriatiques. Cet emploi est autorisé par la nouvelle instruction sur l'aptitude physique. Le mydriatique le plus usité est la solution de sulfate d'atropine à 0,05 pour 10 gr. d'eau distillée. Nous lui préférons, pour les examens rapides, la solution de chlorhydrate de cocaïne à 4 0/0 qui donne une dilatation suffisante, si on instille deux fois deux à trois gouttes à cinq minutes d'intervalle ; pendant son action, le sujet devra tenir l'œil fermé ; elle présente le grand avantage de ne déterminer qu'une gêne très passagère de la vision. L'euphtalmine en solution à 5 0/0 a été conseillée par Darier ; elle agit en 35 minutes et seulement pendant 2 à 3 heures en influençant très peu l'accommodation.

ART. II. — CONSIDÉRATIONS SUR L'OPTIQUE PHYSIOLOGIQUE

Les considérations sur l'optique physiologique, dont les lois sont supposées connues, seront limitées à un aperçu très élémentaire sur certaines notions relatives aux lentilles et aux verres employés en ophtalmologie et à la dioptrique oculaire.

§ 1. — Lentilles et verres.

On emploie des lentilles sphériques, des lentilles cylindriques et des verres prismatiques ou prismes.

1° *Lentilles sphériques ; force réfringente ; numérotage.* Les lentilles sphériques les plus utilisées sont biconvexes ou biconcaves ; on se sert plus rarement des lentilles plan-convexes et plan-concaves, et des ménisques convexes ou concaves. On sait que le ménisque est une lentille dont une surface est convexe et l'autre concave ; selon que le rayon le plus court appartient à la surface convexe ou à la surface concave, le ménisque est dit convergent ou divergent ; les verres périscopiques sont des ménisques.

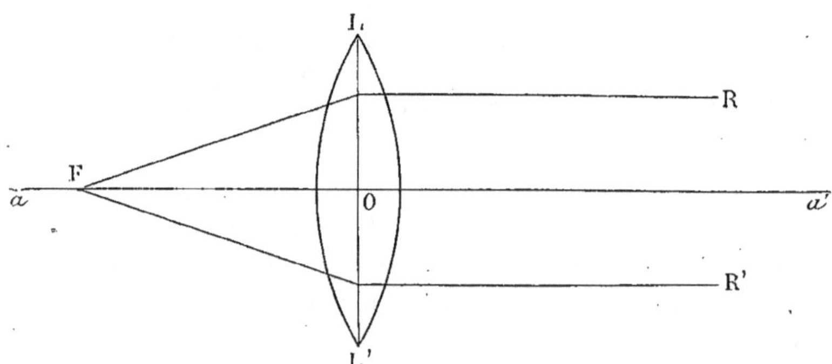

Fig. 2. — Lentille biconvexe. Rayons parallèles ; foyer principal ; distance focale.

Pour reconnaître la nature convexe ou concave d'une lentille, on regarde à travers elle un objet peu éloigné, et on imprime au verre de petits mouvements de latéralité : la lentille est concave si l'objet se déplace dans le même sens qu'elle, convexe si le déplacement a lieu en sens inverse.

La recherche de la force réfringente d'une lentille comporte la détermination de sa distance focale.

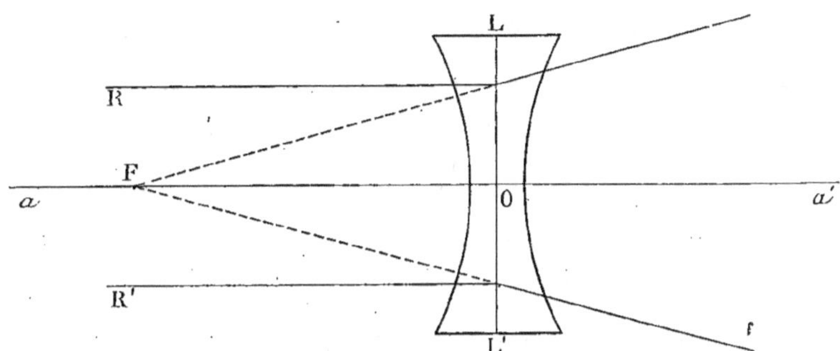

Fig. 3. — Lentille biconcave. Rayons parallèles ; foyer principal.

La distance focale O F (fig. 2 et 3) est celle qui sépare le foyer principal F du centre optique O. Pour déterminer la distance focale d'une lentille biconvexe, on fait former l'image d'un objet éloigné, une flamme par exemple, sur un écran et on mesure la distance qui sépare l'image de la lentille. S'il s'agit d'une lentille biconcave, on place une lampe à grande distance pour obtenir une image virtuelle au foyer ; et on fait ensuite mouvoir un écran de l'autre côté de la lentille jusqu'à ce qu'on obtienne sur lui un cercle de lumière ayant un diamètre double de celui de la lentille ; la distance de l'écran au verre égale alors la distance focale.

La force réfringente d'une lentille est l'inverse de sa distance focale et s'exprime par la formule $\dfrac{1}{f}$, f étant la distance focale. L'unité de force réfringente est représentée par une lentille ayant un mètre de distance focale et se désigne sous le nom de dioptrie (Monoyer). Connaissant la distance focale d'une lentille, il est donc facile d'exprimer sa force réfringente ou son pouvoir dioptrique en dioptries. Ainsi une lentille de 0m25 de foyer a une force réfringente de $\dfrac{1^m}{0,25}$ ou $\dfrac{100}{25} = 4$ dioptries. Et inversement, lorsqu'on connaît la valeur en dioptries d'une lentille, on trouve avec la formule $\dfrac{1}{f}$, d'une manière analogue, sa longueur focale : une lentille de 5 dioptries a une longueur focale de $\dfrac{100}{5} = 20$ centimètres.

Le *numérotage actuel* des lentilles et des verres de lunettes a pour base la dioptrie et est désigné sous le nom de notation métrique (Monoyer et Javal). Le numéro d'une lentille indique son pouvoir dioptrique et s'obtient par l'application de la formule $\dfrac{1}{f}$, dont 1 représente le mètre. On dit qu'une lentille est de 2, 4, 5 dioptries, suivant que sa distance focale principale est de $\dfrac{1^{m}}{2} = 0^{m},50$, $\dfrac{1^{m}}{4} = 0^{m},25$, $\dfrac{1^{m}}{5} = 0^{m},20$.

Dans les boîtes de verres d'essai, on trouve la graduation en fractions de dioptrie jusqu'à 6 dioptries, par dioptries entières jusqu'à 16 dioptries et par deux dioptries de 16 à 20 dioptries.

Dans l'ancien système, celui de la notation duodécimale, qui n'a pas encore complètement disparu du commerce, l'unité était la lentille d'un pouce français de foyer ou $27^{mm},07$ et le numéro du verre indiquait à la fois la distance focale et la valeur réfringente : ainsi une lentille n° 18 représente une lentille de 18 pouces de foyer et de 1/18 de force réfringente.

Les occasions sont encore fréquentes de passer d'un système à l'autre et tout particulièrement de rechercher ce que représente en dioptries un verre numéroté en pouces. Nos maîtres Maurice Perrin et Chauvel ont admis que 1 mètre égalant 36 pouces, il suffisait de diviser 36 par le numéro en pouces pour obtenir la valeur du verre en dioptries, ou bien par le numéro en dioptries pour connaître la valeur en pouces : Ainsi une lentille n° 18 ancien système correspond en dioptries à $\dfrac{36}{18} = 2$ dioptries. D'autres ophtalmologues ont pris les chiffres de 37 et même de 40 pouces comme correspondants à 1 mètre. En pratique la concordance, d'après les données précédentes, n'est pas exacte pour toute la série des verres, aussi y a-t-il lieu de s'en rapporter au tableau ci-dessous dans lequel est indiquée la concordance commerciale actuelle.

Dioptries		Pouces		Dioptries		Pouces		Dioptries		Pouces
0,25		»		2,75	=	14		8	=	5
0,50	=	72		3	=	13		9	=	4 1/2
0,75	=	48		3,25	=	12		10	=	4
1	=	36		3,50	=	11		11	=	3 1/2
1,25	=	30		4	=	10		12	=	3 1/4
1,50	=	24		4,50	=	9		13	=	3
1,75	=	22		5	=	8		14	=	2 3/4
2	=	18		5,50	=	7		15	=	2 1/2
2,25	=	16		6	=	6 1/2		16	=	2 1/4
2,50	=	15		7	=	5 1/2		18	=	2
								20	. . . .

On a vu plus haut la manière pratique de reconnaître si un verre est convexe ou concave. Ce moyen peut servir aussi à déterminer le pouvoir dioptrique d'un verre : après avoir reconnu, par exemple, qu'un verre est concave, on prend dans la boîte d'essai des verres convexes de plus en plus forts, que l'on juxtapose au verre en expérience pendant qu'on lui imprime des mouvements de latéralité en regardant un objet, et on s'arrête au verre qui neutralise le mouvement ; la valeur en dioptries de ce dernier étant connue donne immédiatement le numéro du verre à l'essai. Ce procédé est bon pour les verres faibles, moins précis pour les degrés élevés.

On a construit, pour déterminer la nature et le numéro des verres de lunettes, des appareils spéciaux tels que le phakomètre ou focomètre de Badal basé sur la distance focale et les sphéromètres basés sur le rayon de courbure.

2° *Lentilles cylindriques.* Dans ces lentilles, une des surfaces a une courbure cylindrique concave ou convexe, l'autre pouvant être plane (fig. 4), (verre plan-cylindrique) ou sphérique (verre sphéro-cylindrique). Tout rayon lumineux passant par le plan diamétral ou axile d'un cylindre n'est pas dévié, car ce plan se comporte comme une surface plane, fait important pour la prescription des verres de cette nature dans l'astigmatisme ; dans le plan perpendiculaire à l'axe, le cylindre agit comme une lentille

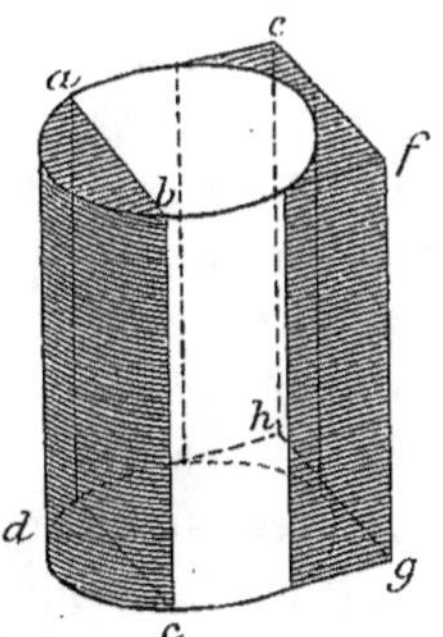

Fig. 4. — Lentille cylindrique plan convexe (*abcd*), plan concave (*efgh*).

sphérique convexe ou concave suivant sa forme. On numérote les verres cylindriques en dioptries, comme les sphériques, d'après le pouvoir réfringent de la surface convexe ou concave.

D'après les prescriptions faites pour un cas donné d'astigmatisme, les opticiens transforment la surface plane du cylindre en surface sphérique convexe ou concave, c'est-à-dire en verre sphéro-cylindrique, sans que cette modification change le numéro du cylindre.

3° *Verres prismatiques.* Tout rayon lumineux pénétrant dans un prisme par une des faces latérales subit une double réfraction qui le rapproche à sa sortie de la base, de sorte que l'image vue est déviée du côté du sommet (fig. 5, I). La déviation augmente avec l'angle du prisme. La puissance réfringente d'un prisme s'exprime en degrés d'après la valeur de l'angle du sommet (2° à 20° dans les boîtes d'essai).

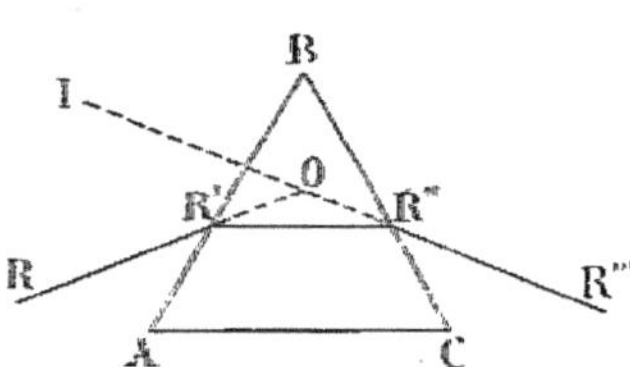

Fig. 5. — Verre prismatique image de R vue en I.

§ 2. — Dioptrique oculaire.

L'œil, à l'état de repos, est un système dioptrique centré convergent auquel on reconnaît pratiquement trois surfaces réfringentes, la cornée et les faces antérieure et postérieure du cristallin. Le centre optique (points nodaux fusionnés) coïncide à peu près avec la face postérieure du cristallin. Le centre de rotation est à 14 millimètres en avant de la rétine. Le foyer principal antérieur du système est à 13 mm. 745 (14 en chiffres ronds) en avant de la cornée; c'est le point où doivent se placer les verres correcteurs dans les amétropies. Le foyer principal postérieur est sur la rétine à 23 mm. 7 en moyenne de la cornée. La puissance dioptrique totale de l'œil est d'environ 59 à 60 dioptries dont 47 dioptries 24 pour la cornée (Tscherning). La surface antérieure de la cornée a une courbure correspondant en moyenne à 45 dioptries.

On désigne sous le nom de *ligne visuelle* celle qui réunit le point fixé à la fovea, et sous celui de *ligne du regard* la ligne qui réunit le point fixé au centre de rotation.

L'axe optique, qui se confond cliniquement avec celui de la cornée, passe par le centre de la cornée, le centre optique et le centre de rotation.

L'axe optique et la ligne visuelle forment presque toujours *un angle dit angle* α qui est positif si l'axe optique, dans sa partie antérieure (ou le sommet de la cornée), est situé du côté temporal de la ligne visuelle, négatif dans le cas contraire ; il est en

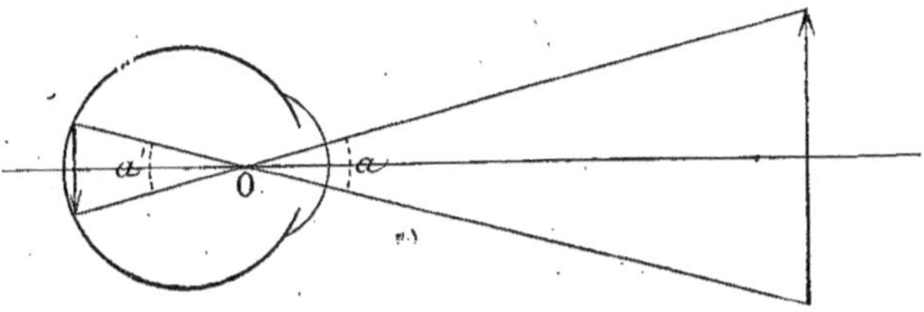

Fig. 6. — Angle visuel (a), angle rétinien (a').

moyenne de 5° à 7° et a une certaine importance dans la mesure du strabisme.

L'angle visuel a (fig. 6) est celui sous lequel on voit un objet ; il est formé par deux droites qui, partant des extrémités de l'objet, viennent se croiser au point nodal ou centre optique (*o*). L'angle qui lui est opposé par le sommet est dit angle rétinien *a'*.

RÉFRACTION DE L'ŒIL. Il y a deux sortes de réfraction, la réfraction statique qui est celle de l'œil à l'état de repos, et la réfraction dynamique qui est celle de l'œil à l'état d'accommodation.

I. RÉFRACTION STATIQUE. — L'œil à l'état de repos peut se comporter de quatre manières différentes pour la réfraction des rayons parallèles ou venant de l'infini.

1° Les rayons parallèles forment leur foyer sur la rétine : Emmétropie ou œil à réfraction normale (fig. 7 E) ;

2° Les rayons parallèles forment leur foyer en avant de la rétine : Myopie, œil avec un excès de réfraction (fig. 7 M) ;

3° Les rayons parallèles forment leur foyer au delà ou en arrière de la rétine : Hypermétropie, œil en déficit de réfraction (fig. 7, H) ;

4° Enfin les rayons parallèles ne se réunissent plus en un foyer unique, les différents méridiens ayant une réfringence différente : c'est l'astigmatisme.

Les trois dernières modalités de la réfraction statique constituent les anomalies de la réfraction ou amétropies. L'astigmatisme est une

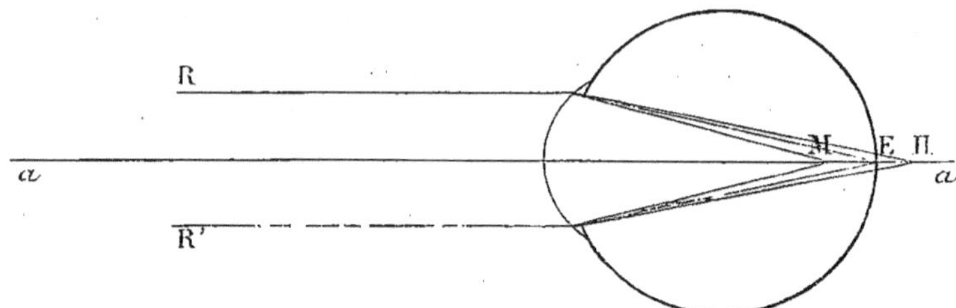

Fig. 7. — Réfraction statique : E, emmétropie ; M, myopie ;
H, hypermétropie.

amétropie complexe à laquelle nous consacrons plus loin un paragraphe
spécial.

Les amétropies simples, myopie et hypermétropie, sont dites axiles,
de courbure ou d'indice suivant que l'axe optique, les rayons de courbure des surfaces réfringentes (cornée et cristallin) ou les indices de
réfraction sont en excès ou en défaut par comparaison avec l'œil
emmétrope. Les formes axiles sont de beaucoup les plus fréquentes.

Pour la myopie, l'excès de force réfringente est dû soit à un allongement de l'axe de l'œil (myopie axile), soit, plus rarement, à un excès
de courbure des surfaces réfringentes ou à un avancement du cristallin
(myopie de courbure), soit à l'augmentation de l'indice de l'humeur
aqueuse ou à la diminution de celui de l'humeur vitrée liquéfiée, ou
encore à une altération de celui du cristallin (myopie d'indice ou de
réfraction).

Dans l'hypermétropie, on retrouve les mêmes formes : hypermétropie axile par raccourcissement de l'axe ; hypermétropie de courbure
par diminution de la courbure des surfaces réfringentes ; hypermétropie d'indice par diminution de l'indice de l'humeur aqueuse ou
augmentation de celui du corps vitré.

Quant à l'astigmatisme, il est dû à une asymétrie de courbure des
surfaces réfringentes, le plus souvent de la cornée, parfois du cristallin, quelquefois des deux.

L'étude de la réfraction statique est basée sur la situation du *punctum remotum* ou point le plus éloigné pour lequel l'œil est adapté
à l'état de repos. Tous les rayons qui viennent de ce point forment leur
foyer sur la rétine. Dans l'emmétropie, ce point est à l'infini ; dans la
myopie, il est à une distance rapprochée en avant de l'œil, qui n'est adap-

té que pour des rayons divergents (fig. 8) ; dans l'hypermétropie,

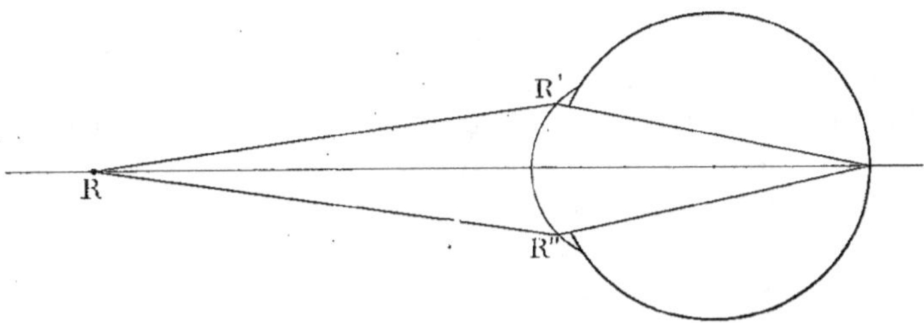

Fig. 8. — OEil myope ; punctum remotum ; R.

où l'œil n'est adapté que pour des rayons convergents ayant une direc-

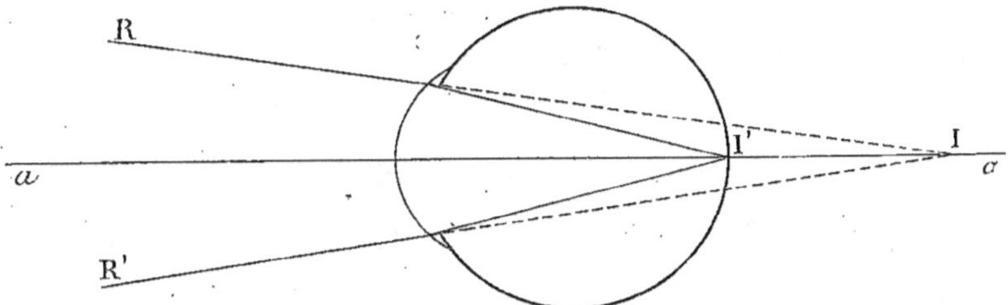

Fig. 9. — OEil hypermétrope ; punctum remotum, I.

tion telle qu'ils iraient se réunir à son remotum, celui-ci est en arrière
de la rétine, c'est-à-dire au delà de l'infini (fig. 9).

L'œil à l'état de réfraction statique se comporte comme une lentille ;
sa puissance réfringente est donc l'inverse de sa longueur focale (ou
remotum) et la formule $\dfrac{1}{f}$ sert à exprimer le degré de la myopie et
de l'hypermétropie.

Par exemple, si le remotum d'un œil myope, qui peut se mesurer
soit directement soit à l'aide d'une lentille biconcave donnant aux
rayons parallèles la même direction que s'ils venaient de ce remotum
(voir chapitre VII), est à 0m50, le degré de la myopie est de $\dfrac{1}{0,50} =$
2 dioptries. Il en est de même pour l'hypermétropie, avec cette différence que le remotum étant virtuellement en arrière de l'œil ne peut
se mesurer directement. On le mesure par la lentille biconvexe qui a
pour longueur focale ce remotum et qui, fournissant à l'œil la réfraction statique en déficit, permet aux rayons parallèles de former leur

image sur la rétine, en leur donnant une convergence telle qu'ils iraient se réunir à ce remotum.

Astigmatisme. — L'astigmatisme est dû à une inégalité de la réfraction des divers méridiens qui empêche les faisceaux de rayons homocentriques (partant d'un même point) de se réunir en un seul point, car chaque méridien a un foyer isolé.

Presque toute cornée a un astigmatisme dit physiologique de 0 dioptrie 50.

L'astigmatisme se divise en astigmatisme régulier et astigmatisme irrégulier.

1º *Astigmatisme régulier*. La réfringence est la même pour toutes les parties d'un même méridien mais croît ou décroît régulièrement d'un méridien à l'autre. Il existe donc deux méridiens perpendiculaires l'un sur l'autre, dits méridiens principaux, qui présentent l'un le maximum, l'autre le minimun de réfraction.

On distingue trois formes principales d'astigmatisme régulier : 1º l'astigmatisme simple, myopique (fig. 10), ou hypermétropique (fig. 11), dans lequel un méridien principal est emmétrope, l'autre

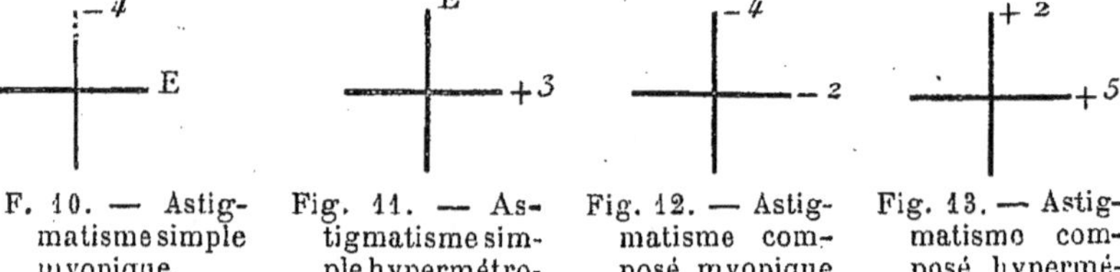

F. 10. — Astigmatisme simple myopique.

Fig. 11. — Astigmatisme simple hypermétropique.

Fig. 12. — Astigmatisme composé myopique direct.

Fig. 13. — Astigmatisme composé hypermétropique direct.

myope ou hypermétrope ; 2º l'astigmatisme composé, myopique (fig. 12), ou hypermétropique (fig. 13), dans lequel les deux méridiens

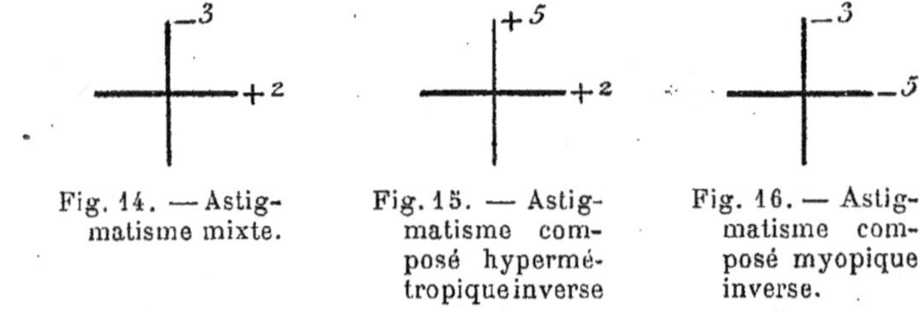

Fig. 14. — Astigmatisme mixte.

Fig. 15. — Astigmatisme composé hypermétropique inverse

Fig. 16. — Astigmatisme composé myopique inverse.

principaux sont, à un degré inégal, ou myopes ou bien hypermétropes ; 3º l'astigmatisme, mixte dans lequel un des méridiens principaux est myope, l'autre hypermétrope (fig. 14).

L'astigmatisme est dit conforme à la règle ou direct lorsque le
méridien vertical est le plus réfrigent (fig. 10 à 14) ; contraire à la règle
ou inverse lorsque le méridien horizontal est le plus réfringent (fig. 15
et 16) ; oblique, si les méridiens principaux avoisinent 45° et 135°.

L'astigmatisme par asymétrie de courbure de la cornée, ou astigmatisme cornéen, est le plus fréquent ; l'astigmatisme cristallinien est
plus rare. Lorsqu'il y a à la fois astigmatisme cornéen et astigmatisme
cristallinien, l'astigmatisme total ainsi formé est plus petit que l'astigmatisme cornéen si celui-ci est direct, plus grand s'il est inverse
(Javal), car l'astigmatisme cristallinien est toujours inverse.

Marche des rayons lumineux dans l'œil astigmate. Les
rayons passant par les méridiens principaux vont former leur

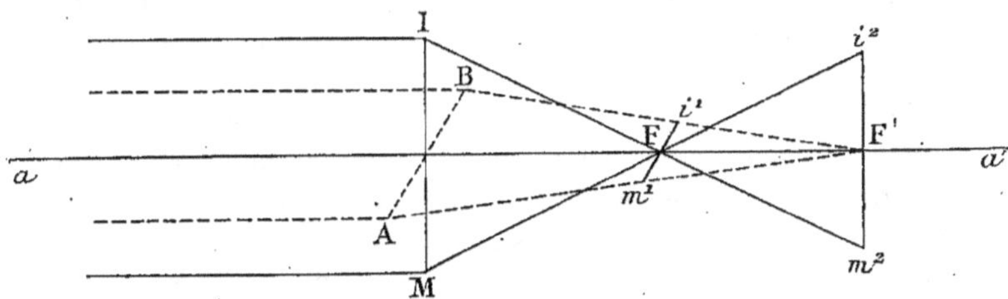

Fig. 17. — Marche des rayons lumineux dans l'œil astigmate.

foyer plus ou moins loin suivant la réfringence de ces méridiens.
Soit un astigmatisme simple myopique conforme à la règle (fig. 17) ;
les rayons qui passent par le méridien horizontal emmétrope AB
vont se réunir en F' sur la rétine ; ceux qui passent par le méridien
vertical myope IM forment leur foyer en F en avant de la rétine ;
les rayons qui traversent les méridiens intermédiaires croisent l'axe
optique entre les méridiens principaux, sont tangents aux lignes focales principales, mais ne se réunissent pas en foyer, de sorte qu'aucune image nette ne se forme sur la rétine. Avec la fig. 17, on peut
aussi se représenter les différentes formes de l'astigmatisme régulier :
l'astigmatisme simple hypermétropique en plaçant la rétine en F, le
composé myopique en la supposant au delà de F', le composé hypermétropique en deçà de F, le mixte entre F et F'. Cette figure
montre également que l'image d'un point lumineux est une ligne
droite pour chaque foyer principal : horizontale au foyer du méridien
vertical non adapté, verticale à celui du méridien horizontal adapté
(c'est-à-dire situé sur la rétine).

L'œil astigmate voit le plus nettement les lignes parallèles au méridien non adapté pour la distance où se trouve l'objet examiné, c'est-à-dire au méridien dont le foyer ne répond pas à la rétine. Cette propriété sert à reconnaître subjectivement la direction de ce méridien.

Degré de l'astigmatisme. La valeur ou degré de l'astigmatisme s'exprime par la différence (ou écart) de la réfraction des deux méridiens principaux et se note en dioptries. Par exemple, un œil ayant 8 dioptries de myopie dans le méridien vertical et 4 dioptries dans le méridien horizontal présente 4 dioptries d'astigmatisme (8 — 4); un œil ayant un astigmatisme mixte avec un méridien vertical myope de 4 dioptries et un méridien horizontal hypermétrope de 2 D a un astigmatisme de 6 dioptries; le degré de l'astigmatisme simple s'exprime par la valeur réfringente du méridien amétrope.

2° *Astigmatisme irrégulier.* Il est caractérisé par ce fait que la réfraction change dans les diverses parties d'un même méridien ou qu'il n'existe aucune régularité dans les changements de réfraction des méridiens successifs. Il ne peut être ni corrigé, ni exactement mesuré.

Il est soit cornéen, soit cristallinien. L'astigmatisme cornéen, le plus fréquent, a pour causes les taies, la cornée conique y compris la cornée décentrée de Javal, des opérations antérieures (iridectomie, cataracte).

L'astigmatisme cristallinien est produit soit par un agencement irrégulier des secteurs de l'organe (Landolt), soit par une déformation congénitale conique du cristallin (lenticone), soit par une cataracte commençante ou partielle.

II. Réfraction dynamique ou accommodation. — C'est la faculté que possède l'œil de donner à son appareil dioptrique la force réfringente nécessaire pour voir nettement les objets situés à des distances variables. Le pouvoir accommodatif a des limites et le point le plus rapproché sur lequel il peut encore donner la vision distincte est dit *punctum proximum.* La totalité de pouvoir accommodatif que l'œil peut ainsi mettre en jeu constitue l'*amplitude d'accommodation,* qui est représentée par la différence entre la réfraction de l'œil à l'état de repos et la réfraction pendant l'effort accommodatif, c'est-à-dire par la réfraction développée par l'œil pour s'adapter du remotum (r) au proximum (p). On l'exprime par la formule $ac = \dfrac{1}{p} - \dfrac{1}{r}$, facile à réduire en dioptries.

Pour l'emmétrope, la formule est $\dfrac{1}{p}$, r étant à l'infini; pour le myope, $\dfrac{1}{p} - \dfrac{1}{r}$; pour l'hypermétrope, elle devient $\dfrac{1}{p} + \dfrac{1}{r}$ ($ac = \dfrac{1}{p} - (-\dfrac{1}{r})$). L'hypermétrope a donc besoin d'une amplitude d'accommodation considérable, car il a à faire un premier effort pour se rendre emmétrope et un deuxième pour s'adapter, comme tout emmétrope, au proximum; aussi devient-il presbyte de très bonne heure.

CHAPITRE II

EXAMEN DE L'ŒIL A LA LUMIÈRE DU JOUR

Le sujet à examiner est placé en face d'une fenêtre à laquelle l'observateur tourne le dos. Pendant qu'il l'interroge sommairement, d'après les indications données au chapitre précédent, surtout sur les troubles dont il se plaint, le médecin se rend compte de son état physique, des exanthèmes, cicatrices, abcès, blessures qu'il pourrait présenter, de l'existence d'une asymétrie faciale, etc.

Les diverses parties de l'organe de la vision et de ses annexes accessibles à l'examen à la lumière du jour sont explorées dans l'ordre suivant: sourcils et paupières, orbite, globe de l'œil et ses mouvements, appareil lacrymal, conjonctive, cornée et sclérotique, chambre antérieure, iris, cristallin; enfin on termine par la palpation de l'œil (tonométrie).

On constate rapidement s'il existe une affection apparente de l'œil; dans la négative, on passe à l'épreuve de la détermination de l'acuité visuelle; dans l'affirmative, on distingue un état aigu d'un état chronique, ou d'une poussée aiguë greffée sur un état chronique.

§ 1. — Région sourcilière et paupières.

I. RÉGION SOURCILIÈRE. Elle peut être déformée par des tumeurs ou des processus morbides développés dans le tissu cellulaire sous-cutané ou venant des os voisins : kystes dermoïdes fréquents à la queue du sourcil, lipomes, fibromes, k. sébacés, etc.

A la partie interne le soulèvement peut être dû à une ectasie du sinus frontal.

Les traumatismes de la région orbitaire sont parfois accompagnés de névralgies tenaces lorsque le nerf sus-orbitaire a été intéressé ; ils donnent quelquefois lieu soit à l'amblyopie, soit à l'amaurosc hystéro-traumatique.

II. Paupières. — Elles présentent à l'observation soit des malformations, des tumeurs, des inflammations, soit des troubles de la motilité.

1° *Les malformations* sont congénitales ou acquises : coloboma, destruction plus ou moins étendue, adhérences des paupières entre elles (ankyloblépharon) ou avec la conjonctive (symblépharon), cicatrices vicieuses, trichiasis (cils déviés vers la cornée), ectropion (renversement en dehors du bord de la paupière) ou entropion (renversement en dedans), toutes affections dont le diagnostic est facile. On se basera, au point de vue militaire, sur l'étendue de l'affection, la gêne qu'elle apporte à l'exercice de la vision pour prononcer l'exemption ou la réforme ; le trichiasis congénital avec pannus de la cornée entraîne l'exemption.

2° *Les tumeurs* offrent de nombreuses variétés : angiomes, nœvi, papillomes, verrues, molluscum, xanthelasma (de préférence à l'angle interne), épithelioma (sur le bord libre), névromes plexiformes, kystes, etc. ; la plupart sont curables. Elles n'entraînent l'exemption ou la réforme que si elles sont volumineuses ou de mauvaise nature.

Une petite tumeur, fréquente, est le *chalazion*, nodule produit par une altération spéciale d'une glande de Meibomius et qui se développe soit vers la conjonctive, soit vers la peau des paupières. C'est une affection des plus bénignes.

3° *Blépharites.* L'inflammation du bord libre des paupières ou blépharite varie de la simple rougeur avec desquamation furfuracée à la base des cils, à la déformation du bord des paupières et à l'infiltration chronique de la conjonctive voisine avec formation d'exulcérations, de croûtes eczémateuses et perte des cils ; on a observé quelques cas de blépharite par phtiriase. Certaines hyperémies du bord libre des paupières ne sont dues qu'à des anomalies méconnues de la réfraction.

La blépharite chronique rebelle peut être une cause de réforme temporaire.

L'*orgelet*, inflammation des glandes sébacées ciliaires et de Meibomius, véritable petit furoncle, siège au bord libre des paupières ou à son voisinage.

A citer, pour mémoire, le chancre syphilitique, la tarsite syphilitique secondaire dont les conséquences peuvent être graves au point de vue de la déformation des paupières, le phlegmon et l'érysipèle des paupières, la pustule maligne, l'inoculation vaccinale accidentelle, le zona, etc., etc.

L'*œdème inflammatoire* est presque toujours unilatéral et on en cherchera la cause sur la paupière même ou dans les diverses inflammations de l'orbite et de l'œil.

Quant à l'œdème non inflammatoire, il est bilatéral, parfois dû à une tropho-névrose de cause encore inconnue, mais le plus souvent observé dans les néphrites, dont il est un des premiers signes, dans les maladies du cœur, etc.

A côté de l'œdème, se range l'angiomégalie ou exubérance de la peau des paupières avec dilatation lymphatique, affection des plus rares.

4° *Troubles de la motilité*. Ils ont pour résultat soit l'occlusion de la fente palpébrale, soit l'ouverture permanente de cette fente.

Pour explorer les mouvements des muscles élévateurs, on fait fixer, sur la ligne médiane, la main à laquelle on imprime des mouvements d'élévation et d'abaissement et on remarque si les deux paupières fonctionnent normalement ; on explore ensuite les deux yeux isolément.

a). *Occlusion et rétrécissement de la fente palpébrale*. On doit rechercher si elle est due à la contracture du muscle orbiculaire ou à la paralysie de l'élévateur.

L'occlusion par contracture constitue le *blépharospasme* qui s'observe dans nombre d'affections inflammatoires de l'œil ainsi que dans l'hystérie ; elle guérit bien. Elle se distingue de l'occlusion paralytique en ce qu'elle entraîne l'abaissement du sourcil, le plissement des paupières, le recouvrement de leurs bords par les cils et l'élévation de la paupière inférieure, et une certaine résistance au relèvement provoqué de la paupière supérieure. Le blépharospasme invétéré est une cause d'exemption et de réforme.

L'occlusion par paralysie du releveur de la paupière supérieure est appelée *ptosis*. Le ptosis congénital, toujours incomplet, s'accompagne habituellement de troubles de la motilité du globe (ophtalmoplégie congénitale) ; s'il est bilatéral, le sujet marche en relevant la tête et en la rejetant en arrière. Le ptosis acquis peut exister seul, mais il est le plus souvent lié à la paralysie de la 3e paire.

S'il est congénital, il entraîne l'exemption ; s'il est acquis, très accentué et incurable, la réforme.

Dans la paralysie du sympathique cervical, on observe un léger ptosis par paralysie du muscle de Muller et un léger rétrécissement de la fente palpébrale.

b) *Défaut d'occlusion de la fente palpébrale* (lagophtalmos). Il peut être produit soit par la contracture du releveur de la paupière supérieure (alors passager), soit, plus fréquemment, par la paralysie de l'orbiculaire consécutive à une lésion du facial d'origine périphérique. Dans ce dernier cas, il peut entraîner l'exemption ou la réforme s'il est accentué et incurable.

L'excitation du sympathique détermine un élargissement moyen de la fente palpébrale avec une légère saillie du globe de l'œil et l'accroissement de la sécrétion des larmes.

5° *Traumatismes des paupières.* Les contusions, plaies diverses, brûlures, sont d'un diagnostic simple et la conclusion à donner se déduira de leur gravité. Dans les fractures de la base du crâne, on peut observer une ecchymose des paupières et de la conjonctive se produisant quelque temps après l'accident.

§ 2. — Orbite et globe de l'œil.

I. Orbite. — Les processus morbides développés dans la cavité orbitaire ou y pénétrant par voisinage se traduisent par une déformation de la région oculaire extérieure et le plus souvent par de l'exophtalmie et le déplacement du globe de l'œil.

1° *Les inflammations de la cavité orbitaire* se présentent avec des caractères sur lesquels il est impossible de se méprendre : chémosis, œil immobilisé, saillant, à pupille dilatée, allure phlegmoneuse, etc. Elles peuvent avoir pour conséquence l'atrophie du nerf optique et parfois la mort. On ne les confondra pas avec la ténonite et avec la péricystite lacrymale ; cette dernière se localise à l'angle interne de l'œil et n'occasionne ni la protrusion, ni l'immobilisation du globe, ni un chémosis accentué.

La *ténonite*, observée surtout dans la grippe, le rhumatisme articulaire, les fièvres éruptives, s'accompagne de douleurs peu vives, d'une protrusion modérée de l'œil, et d'un chémosis plutôt vasculaire ; affection curable.

La *périostite orbitaire*, syphilitique ou tuberculeuse, se développe de préférence sur la paroi externe et peut refouler l'œil en dedans. Les ostéites chroniques, avec déformations prononcées, adhérences étendues et gênantes, nécessitent l'exemption et la réforme.

2° *Les tumeurs* (kystes, sarcomes, angiomes, syphilomes, exostoses, etc.) qu'elles proviennent de la paroi osseuse, des tissus de l'orbite ou de la gaîne du nerf optique, ont pour caractère d'entraîner l'exophtalmie et un déplacement de l'œil, le plus souvent vers la tempe. L'encéphalocèle, la méningocèle, s'observent à l'angle supéro-interne de l'orbite qui est aussi le siège de prédilection des kystes dermoïdes huileux ; on observe également des kystes congénitaux en avant et au-dessous du sac lacrymal.

Ces tumeurs entraînent l'exemption ou la réforme si elles sont progressives ou malignes.

3° *L'exophtalmie* non inflammatoire se rencontre également dans l'anévrysme artério-veineux de la carotide interne dans le sinus caverneux (exophtalmos pulsatile), dans les hématomes du tissu cellulaire de l'orbite, dans l'emphysème venant des fosses nasales ou du sinus frontal, dans la maladie de Basedow (et alors bilatéral, mais parfois plus prononcé d'un côté).

La solution militaire à intervenir sera basée sur la pathogénie. L'exophtalmie prononcée avec affaiblissement de la vue entraîne l'exemption et la réforme.

4° *Enfin l'énophtalmie* (ou retrait du globe de l'œil) est due à l'atrophie du coussinet cellulo-graisseux rétro-oculaire.

II. GLOBE DE L'ŒIL. — Une simple inspection permet de reconnaître les anomalies congénitales et les vices de conformation (microphtalmie, mégalophtalmie, albinisme, etc.), la forme du globe dans la myopie et l'hypermétropie, ses altérations diverses.

On se comportera d'après l'aspect de la difformité et l'état de la vision.

Nous étudierons, au chapitre XIII, les mouvements du globe oculaire et les désordres de l'appareil moteur.

La panophtalmite ou phlegmon de l'œil est d'un diagnostic facile : injection bulbaire, chémosis, dureté de l'œil, trouble de la cornée et de la chambre antérieure, participation du tissu cellulaire de l'orbite, etc. Elle a toujours pour conséquence la perte de l'organe.

Traumatismes de l'orbite et du globe oculaire. Ces traumatismes, d'un diagnostic généralement simple, peuvent se limiter à la cavité orbitaire, mais le plus souvent ils intéressent le globe de l'œil : contusions avec épanchement sanguin dans la chambre antérieure, déchirure de l'iris, ruptures ou plaies diverses pénétrantes du globe, séjour de corps étrangers, etc. ; des corps effilés peuvent, sans produire de plaie, pénétrer profondément dans l'orbite en refoulant les tissus et occasionner des lésions irrémédiables du nerf optique. Ce sont des lésions dont les conséquences aboutissent souvent à l'inaptitude au service militaire.

Les parois de l'orbite peuvent présenter des fractures directes ou indirectes. Les fractures indirectes, propagées presque toujours de la base du crâne, déterminent fréquemment, lorsqu'elles intéressent les parois du canal optique, l'atrophie du nerf ; si l'atrophie est bilatérale, la fracture a traversé la selle turcique ; la paralysie d'un ou de plusieurs muscles oculaires indique une lésion de la fente sphénoïdale.

§ 3. — Appareil lacrymal.

Les affections de l'appareil lacrymal portent soit sur l'appareil sécréteur ou glande lacrymale, soit sur les voies d'excrétion des larmes.

I. Maladies de la glande lacrymale. — L'inflammation aiguë ou chronique (dacryoadénite), le dacryops, sorte de kyste par rétention, se manifestent par une tuméfaction, avec phénomènes aigus suivant le cas, de la moitié externe de la paupière supérieure et qui fait aussi un peu saillie du côté du cul-de-sac conjonctival. Dans les oreillons, les glandes lacrymales sont parfois tuméfiées.

_ Les tumeurs de la glande lacrymale motivent le classement dans le service auxiliaire, mais peuvent, si elles sont graves et très gênantes, justifier l'exemption et la réforme.

II. Maladies des voies d'excrétion. — Le larmoiement ou épiphora est un signe à peu près constant d'une obstruction complète ou partielle des voies lacrymales et s'accompagne alors de la sécheresse de la narine correspondante. Les affections des voies lacrymales sont une cause assez fréquente des inflammations de la conjonctive et de la cornée, surtout chez les enfants.

On l'observe aussi, en dehors de toute altération de l'appareil excréteur, dans les conjonctivites, kératites, corps étrangers de la conjonctive ou de la cornée, et, comme phénomène réflexe, dans les excitations de certaines branches du trijumeau.

En ce qui concerne les voies lacrymales, la cause du larmoiement peut siéger soit sur les points et canalicules lacrymaux, soit dans le sac lacrymal et le canal nasal.

Du côté des points lacrymaux, les causes les plus fréquentes sont l'éversion, l'oblitération ou le rétrécissement; le diagnostic en est facile à la simple inspection, car c'est le point inférieur qui est toujours en cause ; la caroncule occasionne parfois le larmoiement en attirant le point lacrymal.

L'*oblitération des canalicules lacrymaux*, qui existe souvent, pour l'inférieur, à son abouchement dans le sac, se reconnaît à l'impossibilité de faire passer une injection jusque dans le sac, au reflux du liquide ; cette exploration ne peut se pratiquer au conseil de révision.

L'*inflammation* aiguë ou chronique du sac lacrymal ou dacryocystite se complique presque toujours d'oblitération du canal nasal, et constitue la cause la plus commune du larmoiement.

La *dacryocystite aiguë*, qui est plutôt une péricystite, se développe en général sur une inflammation chronique, et se marque par un phlegmon limité à l'angle interne de l'œil et d'allure érysipélateuse; elle est quelquefois confondue avec l'érysipèle, et même avec un furoncle de la région ; la douleur à la pression sur le sac est un élément essentiel du diagnostic.

La *dacryocystite chronique*, presque toujours compliquée de dilatation du sac, se reconnaît facilement en pressant sur l'angle interne de l'œil avec l'index enfoncé profondément sous le tendon de l'orbiculaire : on voit alors la sécrétion muco-purulente refluer par les points lacrymaux.

L'ouverture externe d'une dacryocystite donne lieu à *la fistule lacrymale*, que l'on ne confondra pas avec une fistule résultant d'une affection syphilitique de l'unguis ou de l'ouverture d'une suppuration des cellules ethmoïdales.

Le *canal nasal* est presque toujours rétréci ou oblitéré dans les dacryocystites. L'obstruction de ce canal se reconnaît à l'impossibilité d'y faire passer une sonde ou de faire parvenir une injection dans la fosse nasale.

Les lésions de la caroncule lacrymale sont très rares (encanthis, tumeurs, corps étrangers).

3

Les lésions traumatiques des voies lacrymales inférieures ont comme conséquence fréquente un larmoiement d'une cure difficile.

L'épiphora chronique et prononcé, la dacryocystite chronique et suppurée, la fistule lacrymale motivent le classement dans le service auxiliaire. Les mêmes affections, dans certaines conditions de gravité et de gêne fonctionnelle, peuvent justifier l'exemption et, au besoin, la réforme.

§ 4. — Conjonctive.

La conjonctive doit être explorée avec le plus grand soin ; il faut, par l'examen de la disposition que présente sa rougeur, reconnaître si celle-ci est due à une irritation ou à une inflammation de la muqueuse elle-même ou bien à une inflammation de la cornée ou de l'irido-choroïde.

Pour explorer la conjonctive, on commence d'abord par écarter doucement les paupières, la supérieure en plaçant la pulpe du pouce d'une main transversalement et immédiatement au-dessus des cils, et en exerçant une traction en haut sans presser sur le globe, l'inférieure en l'abaissant par traction avec le pouce ou l'index de l'autre main. On invite alors le sujet à regarder dans divers sens. On peut ainsi explorer toute la conjonctive bulbaire ; l'emploi des écarteurs sera exceptionnel.

L'exploration de la conjonctive tarsienne et des culs-de-sac nécessite l'éversion de la paupière inférieure et le retournement de la paupière supérieure. L'éversion de la paupière inférieure s'obtient par une simple traction exercée avec l'index en même temps qu'on invite le sujet à regarder en haut. Pour retourner la paupière supérieure, on invite le malade à regarder en bas et l'on saisit le bord ou les cils de la paupière entre le pouce et l'index de la main droite ou gauche, suivant l'œil, puis on attire légèrement en bas le bord saisi et on le renverse par bascule soit sur une petite tige arrondie (stylet, etc.) qu'on applique sur la base du tarse, soit sur la pulpe de l'index de l'autre main appliquée de la même manière. Pour apercevoir le cul-de-sac supérieur, on saisit ensuite sans brutalité cette paupière ainsi retournée entre les deux mors d'une pince ou même du pouce et de l'index, et on l'enroule, le sujet regardant fortement en bas.

On peut encore réussir en enroulant la paupière autour d'un stylet ou d'une petite baguette appliquée au-dessus du bord supérieur du tarse. S'il existe un ulcère de la cornée, on agira avec
les plus grandes précautions pour éviter la perforation.

Aspect normal de la conjonctive. La conjonctive est pâle, rouge
jaunâtre, lisse ; sur la muqueuse tarsienne, on voit les glandes de
Meibomius comme de fines stries perpendiculaires au bord libre.
Dans les culs-de-sac et les plis de passage, la muqueuse est plus
rouge, plus riche en vaisseaux. La conjonctive bulbaire, mince,
laisse voir l'aspect blanc, tendineux, de la sclérotique.

Rougeur conjonctivale. Dans les maladies de la conjonctive,
l'injection occupe les vaisseaux superficiels, assez volumineux,
qui glissent avec la muqueuse sur la sclérotique ; la muqueuse
palpébrale est d'un rouge vif ou brique, parfois ecchymotique, et
la rougeur, surtout marquée dans les culs-de-sac, s'arrête à une
petite distance du limbe scléro-cornéen, du moins quand l'affection est récente et d'une intensité moyenne.

Dans les inflammations de la cornée, de l'iris, du corps ciliaire,
l'injection est surtout accentuée au pourtour du limbe scléro-cornéen, qu'elle entoure d'une zone hortensia, violette, diffuse, constituée par de fins vaisseaux profonds qui ne se laissent pas déplacer par glissement de la conjonctive : c'est la rougeur ciliaire
ou périkératique.

Ces deux sortes d'injection conjonctivale peuvent exister simultanément dans les kérato-conjonctivites, et, aussi, dans les
conjonctivites très aiguës.

I. Des conjonctivites. — L'examen de la rougeur conjonctivale
ayant permis de diagnostiquer une inflammation de cette membrane, on se basera, pour en reconnaître la nature, sur les caractères spéciaux et sur la localisation de la rougeur, sur la nature
des sécrétions, sur l'aspect de la muqueuse, sur les conditions de
milieu et sur l'état général du sujet. Dans les services hospitaliers,
l'examen bactériologique permettra un diagnostic plus précis.

Nous diviserons les conjonctivites en : 1° Conjonctivites généralisées ; 2° Conjonctivites avec follicules et granulations ; 3° Conjonctivites avec exsudats ; 4° Conjonctivites localisées ; 5° Conjonctivites sèches.

A. Conjonctivites généralisées. — Elles sont aiguës ou chroniques.

1° La *simple hyperhémie*, forme catarrhale légère, surtout marquée dans le cul-de-sac inférieur, s'accompagne de larmoiement et parfois de sécrétion muqueuse agglutinant légèrement les paupières. D'origine soit irritative ou mécanique, soit réflexe, on l'observe dans les anomalies de la réfraction, la présence de corps étrangers de la cornée, la grippe, la rougeole, la rubéole, certaines affections des fosses nasales, le coryza, l'ingestion d'iodure de potassium, etc.

2° *La conjonctivite catarrhale*, terme générique, englobe certaines conjonctivites microbiennes dont le diagnostic différentiel ne peut guère s'établir que par l'examen bactériologique (C. bénignes à pneumocoques, à streptocoques, etc.)

Dans la forme aiguë, il y a hyperhémie et rougeur diffuses ou en réseau, sécrétion agglutinant les bords des paupières, surtout le matin, souvent de la photophobie et une sensation de cuisson, parfois des exulcérations sur le limbe scléro-cornéen. On l'observe dans la grippe, les catarrhes bronchiques aigus, les exanthèmes, certaines affections des fosses nasales, dans l'obstruction des voies lacrymales.

Dans la forme chronique, la rougeur est surtout localisée sur le cul-de-sac inférieur où, à la longue, la muqueuse revêt parfois un aspect velouté, comme papillomateux. Elle est souvent entretenue par une infection venant des voies lacrymales.

Une variété intéressante est *la conjonctivite diplobacillaire de Morax*, à allure subaiguë, qui se reconnaît à sa localisation plus marquée sur la conjonctive palpébrale et en particulier sur la commissure interne et la caroncule ; les deux yeux se prennent l'un après l'autre.

Ces conjonctivites sont en général bénignes, car elles ne se compliquent que rarement de lésions cornéennes.

3° *La conjonctivite catarrhale contagieuse* épidémique, due au bacille de Weecks, est intense, parfois avec extravasats sanguins sous-conjonctivaux ; les lésions cornéennes sont assez fréquentes. Elle s'observe surtout au printemps et a pour caractère l'épidémicité. Rationnellement traitée elle guérit bien.

4° *La conjonctivite blennorragique* par contagion revêt au début le caractère d'une inflammation catarrhale vive, mais avec sécrétion purulente, œdème des paupières, chémosis rapide, etc. ; pronostic à réserver. Dans toute conjonctivite aiguë de cause incertaine penser à la blennorragie.

B. Conjonctivites avec formation de follicules saillants et de granula-

tions. On tiendra compte, pour le diagnostic différentiel, de la forme des saillies conjonctivales, et de la marche de l'affection.

1° *Le catarrhe printanier*, affection tenace, qui cesse l'hiver pour reparaître pendant l'été, se caractérise par une teinte jaunâtre de la conjonctive dans l'ouverture palpébrale et par la présence sur le tarse, et en particulier sur le tarse supérieur et son pli de passage, de petites saillies polypoïdes, gélatineuses, mélangées de végétations aplaties en pavage.

2° *La conjonctivite folliculaire*, à forme chronique presque toujours, est souvent confondue avec la conjonctivite granuleuse. Cependant les saillies folliculaires qu'elle présente, plates, rosées, translucides, en séries linéaires, occupent surtout le cul-de-sac inférieur.

Les deux affections précédentes, très rebelles, entraîneront souvent l'ajournement, l'exemption ou la réforme.

3° *La conjonctivite granuleuse ou trachome*, éminemment contagieuse, grave, est importante à reconnaître, car elle doit empêcher l'entrée du sujet dans l'armée ou en entraîner l'exclusion immédiate, temporaire ou définitive suivant sa gravité.

Elle présente une forme aiguë et une forme chronique et atteint presque toujours les deux yeux à bref intervalle.

La forme aiguë rappelle celle de la blennorragie avec infiltration et œdème des paupières, œdème dur de la conjonctive qui est rouge, rugueuse, recouverte de proliférations papillaires rougeâtres avec sécrétion purulente abondante.

La forme chronique, qui succède à la précédente ou s'établit d'emblée insidieusement, se caractérise par des granulations jaunâtres ou rougeâtres, en lignes serrées, sur la conjonctive tarsienne et en particulier sur le cul-de-sac de la paupière supérieure. Entre les granulations, la muqueuse est épaissie et a de la tendance à se scléroser. La sécrétion est nulle ou rare.

Les conséquences de cette affection sont 1° le *pannus*, sorte de membrane vasculaire qui envahit progressivement la cornée de haut en bas ; 2° la sclérose de la conjonctive qui se transforme en tissu cicatriciel ; 3° des déformations telles que l'entropion, le trichiasis, etc.

4° *La conjonctivite infectieuse ou animale* de Parinaud est toujours unilatérale avec végétations confluentes, rosées, surtout dans les culs-de-sac, en particulier le supérieur, et s'accompagne d'engorgement des ganglions préauriculaires et sous-maxillaires et de fièvre ; elle guérit bien.

C. **Conjonctivites à fausses membranes.** Les fausses membranes s'observent dans les conjonctivites diphtériques, dans les conjonctivites à pneumocoques (forme grave) et dans certaines ophtalmies blennorragiques aiguës.

Dans la conjonctivité diphtérique, l'exsudat est soit superficiel, croupal, soit interstitiel. Cette dernière variété est la plus grave pour la cornée; on la rencontrerait aussi dans l'infiltration gonorrhéique (Goldzieher). La variété croupale s'observe également avec le pneumocoque, avec les streptocoques et staphylocoques, associés ou non au bacille de la diphtérie, dans les fièvres éruptives ; elle guérit généralement bien.

D. **Conjonctivites localisées.** La plus fréquente est la *conjonctivite phlycténulaire*, caractérisée par le développement, dans l'espace interpalpébral presque toujours, au voisinage immédiat du limbe scléro-cornéen ou sur ce limbe même, de préférence au côté externe, d'un ou de plusieurs soulèvements vésiculaires d'un blanc jaunâtre (plutôt d'un jaune rougeâtre si l'affection est tout à fait sur la conjonctive), et sur lesquels aboutit le sommet d'un triangle vasculaire à base éloignée de la cornée. Cette affection, récidivante, atteint souvent la cornée et a parfois une origine nasale ; on l'observe de préférence chez les sujets lymphatiques.

Parmi les autres variétés de conjonctivites localisées, il suffit de mentionner la conjonctivite eczémateuse, le zona ophtalmique conjonctival, les papules et gommes syphilitiques, l'infiltration tuberculeuse (granulations jaunâtres, ulcères, lupus) presque toujours propagée du voisinage, les éruptions lépreuses (macules, nodules et ulcères).

E. **Conjonctivite sèche.** (Xerosis épithélial) — Elle relève de causes multiples et se caractérise par un état de sécheresse particulier de la conjonctive avec atrophie de la muqueuse qui peut avoir des conséquences sérieuses pour la cornée.

Les conjonctivites chroniques rebelles et en particulier la conjonctivite granuleuse entraînent l'exemption ou, si elles sont susceptibles de guérison, la réforme temporaire.

II. Tumeurs et néoformations. — a) Les *tumeurs* offrent de nombreuses variétés (V. Traité des tumeurs de l'œil de Lagrange). On observe des polypes siégeant de préférence dans les plis de passage, des papillomes souvent graves, des kystes divers, des dermoïdes à siège d'élection au bord externe de la cornée, des lipomes et dermo-lipomes sous-conjonctivaux occupant habituellement la partie externe du cul-de-sac conjonctival, enfin des angiomes, des ostéomes, des épithéliomes et des sarcomes (ceux-ci, se développant sur le limbe scléro-cornéen, sont

souvent pris au début pour une conjonctivite phlycténulaire avec épisclérite chronique).

Les tumeurs volumineuses ou malignes entraînent l'exemption ou
sont des motifs de réforme.

b) *Néoformations* : 1° La *pinguecula*, rare dans la jeunesse, est
une dégénérescence hyaline de la conjonctive, sous forme d'élevure
jaunâtre répondant à la fente palpébrale, le plus souvent en dedans,
près du limbe, et qu'on ne confondra pas avec une phlyctène quand
l'œil rougit. 2° Le *ptérygion*, lésion d'ordre trophique, qu'on considère comme favorisée par la pinguecula, ce qui n'est pas toujours
vrai, se présente comme un épaississement triangulaire, rougeâtre, de
la conjonctive dont le sommet (ou tête) blanchâtre est situé sur le limbe
scléro-cornéen ou sur la cornée même ; il siège dans l'intervalle
interpalpébral, de préférence en dedans de la cornée. Il est souvent
pris pour une conjonctivite phlycténulaire quand il est enflammé. —
Il existe aussi de *faux ptérygions*, à siège variable, consécutifs à
des brûlures, ulcérations, etc.

Le ptérygion n'entraîne l'exemption et, s'il est inopérable, la réforme,
que lorsque son sommet atteint le milieu de la cornée, car à ce degré
il gêne notablement la vision.

III. LÉSIONS TRAUMATIQUES. — Ecchymoses conjonctivales, suites de
contusions, de ruptures vasculaires par efforts, de quintes de toux, ou
venant d'une fracture de la base du crâne ; corps étrangers siégeant de
préférence dans les culs-de-sac conjonctivaux ; plaies diverses ; brûlures par les substances caustiques, corps en ignition, etc. Ces dernières lésions sont souvent accompagnées d'altérations de la cornée dont les conséquences seront examinées plus tard. La lumière électrique peut produire, par brûlure, une conjonctivite qui est ordinairement bénigne.

§ 5. — Cornée et sclérotique.

I. CORNÉE. — Un bon examen de la cornée ne peut se faire
qu'à l'éclairage oblique avec la lumière artificielle (v. chap. IV).
On doit explorer sa transparence, sa coloration, sa forme, sa
sensibilité.

La cornée normale est luisante, polie, transparente, et reflète
nettement, comme un miroir, l'image des objets extérieurs. L'examen à la lumière du jour permet de reconnaître les lésions accentuées : déformations, staphylomes antérieurs, enclavements de

l'iris, infiltrations étendues, leucomes, vésicules assez grosses ulcérations, plaies, corps étrangers.

Dans la position choisie pour l'examen, on s'assure si l'image réfléchie de la fenêtre devant laquelle on place le sujet est nette, ou bien irrégulière et déformée (kératoscopie fenestrale) ; l'absence de netteté indique le dépoli de la cornée ; l'irrégularité et la déformation de l'image marquent un ulcère, de petites élevures, ou un kératocone.

En plaçant l'observé de manière à ce que la lumière frappe la cornée obliquement, on reconnaîtra mieux le défaut de transparence, les petits ulcères, la coloration jaunâtre des infiltrations purulentes, les taies anciennes à leur aspect bleuâtre ou gris blanchâtre, les taies récentes à leur aspect terne.

Nous étudierons les lésions de la cornée et leurs conséquences au chapitre IV.

II. Sclérotique. Elle peut être le siège d'inflammations, d'ectasies, de taches pigmentaires, de tumeurs et de traumatismes.

1° *Inflammations et ectasies.* — Comme inflammations, on observe l'épisclérite, forme superficielle, et la sclérite, forme profonde, cette dernière compliquant souvent la première.

L'*épisclérite* se caractérise par une ou plusieurs larges papules, à centre jaunâtre, situées entre le limbe cornéen et l'équateur, recouvertes par une conjonctive injectée, bleuâtre ou rose violet, mobile sur elles. Elle est récidivante.

La *sclérite* donne lieu, au voisinage immédiat du limbe scléro-cornéen, à des bosselures bleuâtres ou violacées, comme porcelainées, recouvertes par une conjonctive très injectée. La cornée s'altère souvent, se sclérose par places. Cette affection est donc grave, d'autant plus qu'elle a aussi pour conséquences des ectasies péricornéennes noirâtres ou blanc-bleuâtres qui constituent *le staphylome scléral.*

L'épisclérite et la sclérite anciennes et étendues, ainsi que le staphylome antérieur, entraînent l'exemption et la réforme.

2° Les *tumeurs* sont les unes bénignes (kystes, enchondromes, ostéomes), les autres malignes (sarcomes). On se comportera, au point de vue militaire, comme pour les tumeurs de la conjonctive ou de l'iris.

3° *Traumatismes.* La sclérotique peut se rompre, sous l'effet d'une contusion, d'un violent coup de poing, le plus souvent à la partie supéro-interne, très près du limbe scléro-cornéen ; la choroïde est presque toujours intéressée.

Les plaies pénètrent très souvent jusqu'au corps vitré qui fait issue ; les transversales sont plus graves que les longitudinales ; elles sont parfois compliquées par la présence de corps étranger. Elles peuvent avoir pour conséquence tardive la rétraction et le décollement du corps vitré. On devra toujours explorer les milieux de l'œil.

Toutes ces lésions sont graves et entraînent fréquemment l'inaptitude au service.

§ 6. — Chambre antérieure.

On en explore la transparence et la profondeur. La transparence peut en être troublée par des globules blancs, des exsudats inflammatoires (se différenciant de l'hypopyon par leur immobilité dans les diverses positions de la tête), par du sang (hypohéma), donnant une coloration rose ou rouge suivant sa quantité, par du pus jaunâtre (hypopyon), tous éléments qui proviennent de lésions de la cornée ou de l'iris. On y observe aussi des corps étrangers qui peuvent se dissimuler dans l'angle iridocornéen sous l'ombre portée par le bord scléral. Le cristallin s'y luxe parfois et présente l'aspeet d'une goutte d'huile à pourtour brillant, coloré, mais plus tard il s'opacifie ; on peut y rencontrer des cysticerques, venant de l'iris, des débris du cristallin après discision ou traumatisme.

La diminution de profondeur indique un refoulement de l'iris en avant par déplacement ou tuméfaction du cristallin ou par accroissement de pression du corps vitré ; elle est aussi produite par des synéchies antérieures qui cloisonnent la chambre antérieure. L'augmentation de profondeur s'observe dans la luxation du cristallin, la perte de l'humeur vitrée, l'irido-choroïdite séreuse. Chez le myope, la chambre antérieure est plus profonde que chez l'emmétrope.

§ 7. — Iris.

L'examen portera sur la coloration, la conformation du tissu irien, la forme, l'aspect, les dimensions et les mouvements ou réactions de la pupille. On le complétera par l'exploration à l'éclairage oblique qui seul permettra souvent un diagnostic exact des lésions (chap. IV).

I. Tissu irien. — L'iris normal ressemble à une membrane percée d'un orifice central, la pupille, et formée d'une succession de fines cannelures et élevures d'aspect rayonné. On y reconnaît deux zones, l'une interne, étroite, dite pupillaire, l'autre externe, ciliaire, séparées par une ligne circulaire appelée petit cercle de l'iris.

Sa coloration varie suivant les sujets ; parfois il est piqué de taches de rouille, sortes de nævi. Sa circonférence interne est bordée d'un liseré noir, prolongation du pigment qui tapisse la face postérieure de l'iris.

La décoloration ou aspect terne de l'iris indique soit un léger trouble de la chambre antérieure, soit une hyperhémie, soit une inflammation de la membrane.

La conformation de l'iris peut être modifiée soit par une division plus ou moins complète, congénitale ou acquise (colobome, déchirures, iritomie et iridectomie), soit par l'arrachement de son bord ciliaire (iridodialyse), soit par l'existence de deux ou plusieurs orifices pupillaires (polycorie) ; l'iris peut aussi être atrophié ; on observe parfois son absence congénitale (aniridie).

A l'exception de la polycorie qui ne cause aucune gêne visuelle, ces malformations et altérations entraînent l'inaptitude au service lorsqu'elles abaissent l'acuité visuelle au-dessous des limites fixées.

II. Pupille. — Anisocorie, myosis et mydriase. — La pupille normale est noire, arrondie ou un peu ovalaire, mais régulière. Elle peut être congénitalement excentrique (ectopie ou corectopie, fréquemment accompagnée d'ectopie du cristallin) ; dans ce cas, il y a inaptitude au service si l'acuité est abaissée au-dessous des limites fixées.

Si la forme est irrégulière, dentelée, en trèfle, il existe presque toujours des synéchies antérieures ou postérieures ; quelquefois l'irrégularité est de cause centrale (tabes, paralysie générale ou syphilis). La pupille peut être obstruée par des exsudats, ou, partiellement, par des restes de la membrane pupillaire sous forme de filaments qui partent de la face antérieure de l'iris.

Les deux pupilles sont normalement égales, sauf de très rares exceptions, mais on doit, pour leur exploration, placer le sujet de telle sorte que la lumière les frappe toutes les deux également. On peut apprécier les dimensions des pupilles soit à la vue, approximativement et en les comparant l'une à l'autre, soit avec un pupillomètre dont un des plus simples s'obtient en traçant sur une lame de verre des cercles de dimensions déterminées. La pupille de l'adulte emmétrope a une dimension moyenne de 4^{mm}2 ; elle est plus large chez le myope, plus étroite chez l'hypermétrope et le vieillard. On dit qu'il y a *myosis* lorsque la pupille est plus étroite qu'à l'état normal, soit 3^{mm} et au-dessous, et *mydriase* si elle est plus large, soit 5^{mm} et au-dessus.

L'*inégalité* des deux pupilles s'appelle *anisocorie* ; elle est quelquefois physiologique dans l'anisométropie. Elle est produite soit par mydriase, soit par myosis limité à un seul côté. La pupille malade se reconnaît en ce qu'elle montre des troubles des mouvements, réagit peu à la lumière, frappe par sa largeur ou par son étroitesse ou par son irrégularité. Les lésions du système nerveux central sont les principales causes de l'anisocorie qui en est souvent pendant des années le seul signe précurseur (paralysie générale progressive, tabes, tumeur cérébrale, quelquefois anévrysme de l'aorte) ; elle est parfois à *bascule*, passant d'un œil à l'autre, dans la paralysie progressive. Les pupilles sont fréquemment anormales dans les vésanies chroniques.

1e *Le myosis*, uni ou bilatéral, est soit *spasmodique* par irritation de la IIIe paire, soit *paralytique* par paralysie du sympathique. Dans le myosis spasmodique, les réflexes sont conservés, et l'atropine produit une dilatation passagère ; dans le myosis paralytique, les réflexes à la lumière et à l'accommodation sont conservés également, mais la réaction mydriatique à la douleur et à la cocaïne manque, l'atropine agit lentement et donne une dilatation persistante ; il y a aussi un léger degré de ptosis.

Les causes du myosis sont, soit intra-oculaires (myotiques, iritis, sénilité), soit intra-orbitaires (tumeurs et traumatismes, etc.), soit intra-crâniennse, soit rachidiennes ou cervicales, soit d'ordre général (infections, intoxications). Les affections intra-crâniennes produisent cependant plus souvent de la mydriase paralytique ; le tabes occasionne soit le myosis paralytique, soit le myosis spasmodique (et alors avec perte de l'accommodation.) Dans le sommeil, il y a du myosis.

2° La *mydriase*, également uni ou bilatérale, est soit *paralytique* (paralysie de la IIIe paire), soit *spasmodique* (excitation du sympathique).

Dans la mydriase paralytique, tous les réflexes pupillaires font défaut et l'ésérine agit peu ; dans la mydriase spasmodique, les réflexes sont conservés et rétrécissent la pupille ainsi que l'ésérine, mais l'atropine augmente la dilatation.

Comme pour le myosis, les causes sont soit intra-oculaires (mydria-tiques, contusion de l'œil, glaucome, amblyopie et amaurose), soit intra-orbitaires, soit intra-crâniennes (paralysie générale, syphilis, attaque d'épilepsie, méningite à sa 2e période, etc.), soit intra-rachi-diennes ou cervicales (mydriase spasmodique, tabes au début, lésions de la moelle, du nerf sympathique cervical), soit dues à des intoxi-cations, soit d'ordre réflexe (douleur, frayeur, hystérie, quelquefois affections nasales et de l'oreille, etc.).

III. Mouvements de l'iris. Réactions pupillaires. — La recherche des mouvements de l'iris exige de la part de l'observateur une grande attention et peut se faire soit à la lumière du jour, soit, si les pupilles sont étroites et les réactions douteuses ou s'il s'agit de certaines réac-tions spéciales, dans la chambre noire. Si les mouvements sont peu marqués, on les étudiera à la loupe.

On recherchera les réactions pupillaires à la lumière, à la conver-gence, à l'accommodation et à la douleur.

Dans l'exploration à la lumière du jour, le sujet sera placé à un bon éclairage. L'iris peut être atteint de tremblement (irido-donesis) parfois normal chez le vieillard et le myope, le plus souvent pathologique indiquant que la membrane n'est plus soutenue par le cristallin. Il peut aussi présenter des mouvements successifs, rythmiques, de con-traction et de dilatation, phénomène dit « hippus » observé dans le nystagmus, le tabes, la sclérose en plaques, etc.

1° *Réaction à la lumière.* — Le sujet doit diriger son regard vers un point éloigné sans rien fixer pour éviter l'intervention de la con-vergence et de l'accommodation.

On explore successivement la *réaction directe* et la *réaction syner-gique.*

a) *Réaction directe.* — Pour observer la *réaction directe,* on couvre les deux yeux avec la paume des mains sans appuyer sur les paupières et sans que le sujet ferme les yeux. On découvre ensuite l'œil que l'on veut explorer et si, à ce moment, sous l'action de la lumière, la pupille se resserre, le réflexe existe.

b) *Réaction synergique ou consensuelle.* — C'est la réaction pro-duite sur la pupille d'un œil, pendant que l'autre est alternativement éclairée ou privée de lumière. Couvrant l'œil droit, par exemple, on observe si la pupille de l'œil gauche se dilate; puis on découvre l'œil droit et on remarque si la pupille de l'œil gauche se contracte; dans l'affirmative la réaction synergique existe.

Si ces réactions sont douteuses, on renouvellera l'exploration dans la chambre noire à l'aide d'un miroir ophtalmoscopique, pendant qu'un aide surveillera les pupilles.

2° *Réaction à l'accommodation et à la convergence.* — Il est difficile de les séparer l'une de l'autre et cette distinction a pratiquement peu d'intérêt. On la recherche en faisant porter le regard du sujet d'abord au loin pour relâcher la convergence et l'accommodation, et ensuite sur un objet tenu à 20 centimètres sur la ligne médiane ; si la pupille se rétrécit, le réflexe est conservé.

3° *Réaction à la sensibilité* (réaction sensitive et sensorielle). L'excitation de la peau, des nerfs sensitifs par la douleur (pincement, électrisation, piqûre), des organes des sens (odeurs fortes pour les fosses nasales, bruit violent pour les oreilles), produisent une dilatation pupillaire surtout du côté excité ; les émotions vives (la terreur), une inspiration profonde amènent la dilatation des deux pupilles. La piqûre des zones anesthésiques chez l'hystérique entraîne la dilatation pupillaire comme chez l'homme sain. On a cité de très rares cas de dilatation volontaire des pupilles. Cette réaction est expliquée soit par action sur le sympathique, soit par inhibition du neurone du noyau de la III° paire.

4° *Signification pathologique des altérations des réactions pupillaires.* — Les réflexes à la lumière, à la convergence et à l'accommodation, s'exécutent par l'intermédiaire d'un arc réflexe composé d'une voie centripète et d'une voie centrifuge. La voie centripète, partant de la rétine, suit le nerf optique, les bandelettes optiques ; de celles-ci se détache, en avant du corps genouillé externe, un faisceau qui passe dans le tubercule quadrijumeau antérieur et aboutit au noyau médian ou irido-constricteur de la III° paire. La voie centrifuge part de ce noyau et gagne le sphincter irien par l'oculo-moteur commun, le ganglion ophtalmique et les nerfs ciliaires courts. Les deux noyaux irido-constricteurs sont en connexion, ce qui explique la réaction synergique.

La figure schématique 18 indique les modifications apportées à ces réflexes suivant le siège de la lésion.

a) La diminution et le ralentissement de la réaction à la lumière s'observent dans certaines altérations des membranes profondes de l'œil (décollement de la rétine par exemple, lésions du nerf optique ou de l'arc réflexe).

b) L'abolition des réflexes photo-pupillaires direct et synergique, ou immobilité réflexe, avec conservation de la réaction à la convergence et à l'accommodation, constitue le signe d'Argyll Robertson ; la voie

centrifuge reste libre. On observe ce fait au début du tabès (il y a
alors généralement myosis paralytique), dans la paralysie générale,

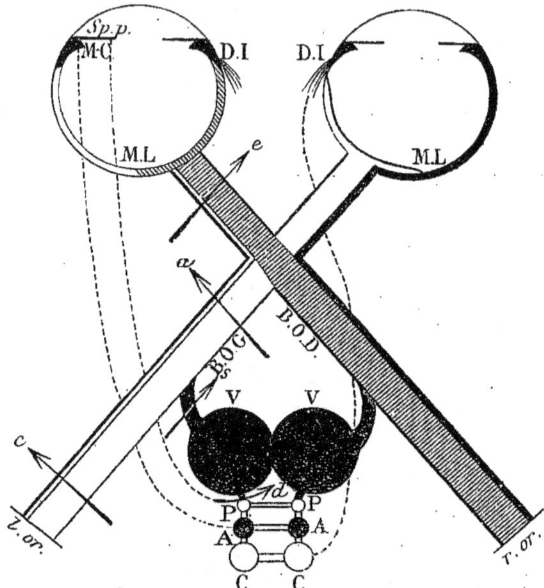

Fig. 18. — Schéma des réactions pupillaires à la lumière (d'après Vossius)

Sp. p. sphincter pupillaire, D. I, m. droit int., P. noyau du sphincter pupill., C. noyau du
m. dr. int., M. L, tache jaune. V, tuberc. quadrij. ant., *r.* or écorce occipit. droite, *l. or*, écorce
occip. g., B. O. D, bandelette optique droite, B. O. G, band. opt. gauche ; M. C, muscle tenseur
de la choroïde, A, noyau de ce muscle. La réaction directe fait défaut lorsque l'arc réflexe est interrompu en *e a s* ou *d*. La réaction synergique manque lorsque l'arc est détruit entre P et P
(noyaux du sph. pupill) ou entre P et le sphincter pupillaire. Les deux réactions sont conservées si
l'affection siège en *c*.

plus rarement dans la syphilis cérébrale, la sclérose en plaques, l'alcoolisme chronique ; ce signe est absent dans le pseudo-tabes et les
polynévrites. L'association des troubles pupillaires (inégalité, myosis bilatéral, signe d'Argyl Robertson) peut aussi exister, en dehors
du tabes, comme signe de syphilis.

Lorsque cette abolition est unilatérale et entraîne la suppression de
la réaction synergique sur l'autre œil, mais que l'éclairage de ce dernier éveille une réaction synergique sur l'œil malade, il y a amaurose
unilatérale de cause périphérique, fait important à retenir pour la
recherche de la simulation.

L'abolition définitive et unilatérale des réflexes, et en particulier de
celui à la lumière, indique une lésion limitée à l'arc réflexe et constitue

un signe de syphilis acquise ou héréditaire, à la condition qu'il n'y ait ni lésion oculaire, ni lésion du nerf optique, ni paralysie de la IIIe paire (Babinsky et Charpentier); il y a toujours alors mydriase.

L'immobilité réflexe unilatérale se distingue de la paralysie du rameau irien de la 3e paire en ce que la pupille réagit à l'accommodation et aux irritations sensitives. Le réflexe à l'accommodation est donc supprimé dans l'ophtalmoplégie interne, surtout si elle est de nature syphilitique, et il y a alors mydriase par lésions des noyaux centraux.

c) L'abolition de tous les réflexes (rigidité absolue de la pupille) unilatérale, avec conservation de la réaction mydriatique à la douleur et à la cocaïne, l'autre œil ayant conservé toutes ses réactions normales, indique une paralysie du sphincter pupillaire (avec mydriase) et s'observe aussi dans le glaucome. Mais si la réaction mydriatique à la douleur et à la cocaïne est supprimée, il y a trouble sur le parcours de l'arc réflexe ou mydriase par l'atropine; dans cette dernière, la réaction synergique pour l'autre œil est conservée.

Lorsqu'une pupille est en immobilité réflexe, mais que son éclairage produit la réaction synergique sur l'autre œil, il y a destruction du noyau irido-constricteur du côté malade, ou, comme l'admet Mœbius, destruction près de ce noyau des faisceaux qui y aboutissent.

d) Tous les réflexes pupillaires sont conservés dans l'amaurose bilatérale d'origine corticale ou sous-corticale et dans l'hystérie, car l'arc réflexe reste intact. Ils sont tous abolis si l'amaurose bilatérale est d'origine périphérique, et aussi dans les lésions des deux oculo-moteurs communs.

Réflexe ou phénomène pupillaire de Giffort-Mingazzini. — Il s'agit d'un mouvement associé de l'orbiculaire. On invite le sujet à fermer énergiquement les yeux pendant qu'on lui maintient les paupières écartées. On voit alors la pupille se rétrécir et l'œil se porter le plus souvent en haut et en dehors. Cette réaction, fugace, est surtout prononcée lorsque la pupille est atteinte d'immobilité réflexe (tabes, paralysie générale, syphilis cérébrale). On l'observe aussi quelquefois chez les sujets sains.

Réflexe de Piltz. Il a été observé surtout dans la rigidité pupillaire du tabes. Après la fermeture énergique des paupières, on voit les pupilles rétrécies au moment de l'ouverture des yeux.

Il y a encore à signaler 1° le réflexe paradoxal dans lequel la pupille se dilate à l'action de la lumière; il se rencontre chez certains malades qui ont perdu le réflexe à la lumière et sa signification pathologique est encore incertaine. 2° Le réflexe de O. Haab dû à l'attention et qui est un fait physiologique. 3° La réaction pupillaire hémianopique de Wernicke (voir chapitre XII).

§8. — Palpation de l'œil ; tonométrie.

On explore la tension intra-oculaire avec l'extrémité des deux index, comme on recherche la fluctuation, par pressions alternatives à travers la paupière supérieure, le sujet regardant un peu en bas pour qu'on agisse sur le sclérotique. En anesthésiant la conjonctive par la cocaïne, on pourra pratiquer la palpation directement sur le globe oculaire. On doit toujours comparer les deux yeux l'un avec l'autre. Si l'œil a une tension normale, il est fluctuant ; si la tension est accrue, l'œil est dur ; si elle est diminuée, la sensation de fluctuation est exagérée. Il n'existe aucun moyen exact d'évaluer rigoureusement le degré de tension de l'œil.

Les jeunes sujets sont en hypotonie ; les yeux séniles, avec sclérotique rigide, sont durs.

Il y a hypertonie dans le glaucome, l'iritis séreuse, le staphylome cornéen ; hypotonie, dans la phtisie du globe, dans la suppression de la chambre postérieure par synéchie totale de l'iris, dans la perte de l'humeur aqueuse ou de l'humeur vitrée, dans le décollement de la rétine.

CHAPITRE III

DÉTERMINATION DE L'ACUITÉ VISUELLE
EXPLORATION DE LA CORNÉE AVEC LE DISQUE KÉRATOSCOPIQUE ET L'OPHTALMOMÈTRE

§ 1. — Détermination de l'acuité visuelle.

L'acuité visuelle, appelée aussi faculté isolatrice de la rétine ou sens des formes, est la propriété que possède l'œil de distinguer les objets les uns des autres et de reconnaître leur forme. Elle a son siège dans la fovea et elle dépend de la sensibilité de la rétine, de la netteté de l'image rétinienne, de l'éclairage général et de l'adaptation de l'œil à cet éclairage.

« Le degré de la vision doit être suffisant pour satisfaire aux multiples exigences du service militaire. L'aptitude au tir des armes à feu, la faculté de voir et de viser un but à une distance donnée est la première de ces exigences, surtout avec la longue portée actuelle des armes (Chauvel). »

La détermination de l'acuité visuelle est donc de la plus haute importance pour juger de l'aptitude au service militaire et aux différentes armes et constitue une des épreuves essentielles de l'exploration de l'œil.

D'après l'instruction du 31 janvier 1902 : 1º l'aptitude au service actif exige une acuité visuelle supérieure ou tout au moins égale à 1/2 pour un œil et à 1/10 pour l'autre œil, après correction, s'il y a lieu, par les verres sphériques ; 2º seront versés dans le service auxiliaire les jeunes gens qui ont une acuité visuelle comprise entre 1/2 et 1/4 de l'un des yeux et égale à 1/10 au moins de l'autre œil, après correction, s'il y a lieu, par les verres sphériques.

Une acuité inférieure aux limites ci-dessus fixées confère l'exemption. Sera proposé pour la réforme tout homme dont l'acuité visuelle est inférieure à 1/2 pour un œil et à 1/10 pour l'autre œil, après correction, s'il y a lieu, par les verres sphériques.

(Dans la marine, d'après l'instruction du 8 avril 1901, l'acuité visuelle, pour les hommes de l'inscription maritime, ne doit pas être inférieure à 3/5 pour l'un des yeux et 2/5 pour l'autre œil sans correction. Pour les mousses et les engagés volontaires, la vue doit être complètement normale. Pour les hommes provenant du recrutement, les conditions sont celles de l'armée, sauf que la myopie ne doit pas dépasser 4 dioptries).

L'acuité visuelle se mesure à l'aide des échelles optométriques dont les modèles sont fort nombreux. Les unes, dont l'usage est généralement répandu, sont basées sur la mesure du plus petit angle visuel sous lequel deux objets peuvent être distingués l'un de l'autre et sont composées d'optotypes croissant d'une ligne à l'autre suivant une progression arithmétique ; le type est l'échelle de Snellen. On a admis, pour leur construction, que deux points pour être vus isolément devaient être séparés l'un de l'autre par un angle de 1' (minimum separabile) et on a adopté comme unité de mesure, pour les échelles murales, des optotypes (lettres majuscules ou signes divers) qui se présentent entiers à l'œil, à 5 mètres, sous un angle de 5'. Pour cette distance de 5 mètres, les optotypes ont une largeur de trait de $1^{mm}41$ qui correspond à un angle de 1' et mesure le 4/5 de la hauteur ; cette dernière a 7^{mm} et correspond à un angle de 5'. Il est cependant reconnu aujourd'hui que l'angle de 1' est trop fort et que celui de 50'' se rapproche plus de la vraie limite dite normale de l'acuité visuelle.

L'autre type d'échelles est basé sur la plus petite surface que l'œil peut percevoir à une distance déterminée (minimum visibile) et les optotypes (points, carrés, lettres) croissent dans une progression géométrique. Ce sont les échelles de Green, Javal, Guillery ; dans celles de ces deux derniers ophtalmologues, la progression a pour raison $\sqrt{2}$. Javal a pris comme unité la visibilité d'un carré noir sur fond blanc de 1 millim. de côté, qui doit être vu au moins à 4 mètres.

La mesure de l'acuité visuelle ou V s'exprime par la formule $V = \dfrac{d}{D}$, le numérateur d représentant la distance à laquelle le caractère est lu, le dénominateur D la distance à laquelle il doit être lu. Sur les échelles, chaque ligne d'optotypes porte la mention de la distance à laquelle elle doit être lue et ce chiffre indique l'angle sous lequel le caractère est vu à 5 mètres. Si à 5 mètres le sujet lit le n° 5, il a une acuité de $\dfrac{5}{5} = 1$, s'il lit le n° 10, son acuité est de $\dfrac{5}{10} = \dfrac{1}{2}$ ou 0,50 (ce qui ne veut pas dire que, mathématiquement, elle est la moitié de l'unité adoptée).

Pour les illettrés, on emploie des optotypes constitués soit par des carrés auxquels il manque un côté, soit par des sortes de fourchettes tournées dans tel ou tel sens, soit par des cercles auxquels on a supprimé un segment de grandeur déterminée (échelles de Vignes, de Landolt). Cette dernière variété choisie par Landolt est de beaucoup préférable aux signes, fourchettes, etc., habituellement employés, et elle peut servir aussi pour les sujets lettrés, car tous les types d'une même ligne ont la même visibilité (sauf pour les astigmates bien entendu); les traits et la partie manquante donnent un angle de 1' à 5 mètres. On n'oubliera pas que les divers signes, les fourchettes en particulier, et à un degré beaucoup moindre les cercles interrompus de Landolt donnent des acuités supérieures à celles qu'on obtient avec les lettres de même dimension ; avec l'échelle de Landolt la différence est de 1/10 en plus pour chaque correspondance de lignes. On peut aussi, dans ces cas, employer l'échelle des carrés de Javal, mais elle expose à des erreurs de comparaison en sens inverse, c'est-à-dire qu'elle donne dés degrés d'acuité moins élevés que ceux des échelles d'optotypes ordinaires sur lesquelles sont basées les recherches à faire pour l'aptitude au service militaire.

L'acuité de 1, dite normale, est tout à fait conventionnelle, c'est la limite inférieure d'une bonne acuité, celle-ci étant plutôt de 1 1/2 et même 2.

I. Causes des variations dans la détermination de l'acuité visuelle. — 1° *Lisibilité des lettres.* — Elle dépend de leur dimension, de leur forme et aussi de la culture intellectuelle du sujet. Certaines lettres sont lues plus facilement que d'autres, les sujets lettrés les devinant d'après leur forme. Les plus lisibles sont celles qui présentent une pointe supérieure ou inférieure et sont, en somme, simples : V, A, L, T ; les caractères G, B, E, N, R, Z sont lus plus difficilement. Bellarminow a, du reste, trouvé que, dans les échelles par angles visuels, beaucoup de lettres (presque la moitié) étaient de dimensions inexactes; au point de vue angle visuel, par exemple, les lettres B, R, E n'ont aucune précision. Il en résulte que les lettres d'une même ligne ne se voient pas également bien.

Lorsque les échelles sont usées, que le papier devient jaunâtre, les lettres sont moins nettes et leur lisibilité diminue, aussi faut-il les renouveler fréquemment.

2° *L'éclairage* doit être aussi bon que possible et pour avoir des acuités toujours comparables on doit se servir d'une lumière artificielle d'intensité constante. Dans les conditions où opère le médecin militaire, il est le plus souvent dans la nécessité d'employer la lumière du jour si variable ; il disposera donc l'échelle murale dans un endroit bien éclairé. L'emploi de caractères gras, dans la construction des échelles, conseillé par Javal, atténue notablement cette cause d'erreur. Dans la lecture des échelles constituées par des réductions photographiques, par des points ou des carrés, intervient, pour les faibles dimensions, la visibilité de l'optotype, c'est-à-dire le sens lumineux.

3° *État dioptrique de l'œil.* — Les anomalies de la réfraction exercent une grande influence sur l'acuité visuelle qui sera prise après leur correction par les verres sphériques, la correction de l'astigmatisme par les verres cylindriques n'étant pas admise pour l'admission ou le maintien dans le service actif ; les astigmates dont l'acuité, après correction par les verres sphériques, reste inférieure aux limites prescrites, seront classés dans le service auxiliaire si elle peut être ramenée au moins à 1/4 et 1/10 par les verres cylindriques.

Nous étudierons plus tard d'une manière détaillée les rapports de l'acuité visuelle avec les amétropies (chap. viii). Il suffit ici d'indiquer : 1° que l'acuité des myopes jusqu'à 6 dioptries est presque toujours relevée d'une manière satisfaisante par les verres ; 2° que celle des hypermétropes, souvent diminuée plutôt par amblyopie que par insuffisance de l'accommodation, est influencée d'une manière moins avantageuse par les verres ; 3° enfin qu'il est rare de ramener les astigmates à l'acuité normale par les verres correcteurs, surtout à partir de 2 à 2 D 50, même en cas d'astigmatisme direct.

4° *Défaut d'éducation du sens visuel.* — Cette cause a été mise en relief par le médecin principal Trifaud en 1892. Il a montré que certains sujets ne savent pas fixer ou immobiliser leur regard sur un point éloigné, en particulier pour le tir à la cible. Leur sens visuel est défectueux et il faut savoir en faire l'éducation, car ce sont des sujets qui n'ont aucun vice de réfraction, mais ne savent pas voir. Ils donnent souvent aux premières recherches à l'échelle murale une acuité bien inférieure à celle qu'ils ont en réalité.

Pratique de l'épreuve de l'acuité visuelle. — L'acuité se prend soit à distance, soit de près. La recherche à distance est la seule admise pour l'aptitude au service militaire.

Les médecins militaires doivent, conformément à l'instruction du 31 janvier 1902, se servir de l'échelle typographique réglementaire du service de santé. Ils éviteront ainsi, pour les cas limites, des divergences d'appréciation, car les acuités relevées avec les diverses échelles françaises offrent, pour la même distance, des variations allant de 1/10 à 1/5 et parfois davantage.

I. Acuité a distance. — On doit se mettre en garde contre les fraudes de mémoire et ne découvrir l'échelle murale qu'au moment même de l'examen, surtout lorsqu'il s'agit d'engagés volontaires ou de candidats aux écoles.

L'échelle murale est disposée bien verticalement, en bon éclairage et à hauteur des yeux. Le sujet est placé à la distance de 5 mètres ou tout au moins de 3 mètres si l'espace fait défaut. On explore d'abord chaque œil isolément en commençant par celui allégué comme le moins bon et c'est l'observateur lui-même ou un aide de confiance qui occlut avec la *paume* de la main légèrement excavée l'œil non examiné. On termine par la lecture avec les deux yeux pour obtenir l'acuité binoculaire qui est presque toujours un peu supérieure à celle du meilleur œil.

L'observateur aura préalablement vérifié la lisibilité des caractères pour un œil normal. Le sujet ne doit lire que la lettre montrée ; nous avons observé plusieurs exemples d'engagés volontaires qui avaient réussi, en énonçant n'importe quelle lettre, à tromper des observateurs non prévenus et inattentifs.

On commence toujours par la lecture des plus petits caractères de l'échelle. Si le sujet lit à 5 mètres le numéro 5, il a une acuité de $\frac{5}{5} = 1$; s'il lit seulement le n° 10, son acuité $= \frac{10}{5}$ ou $\frac{1}{2}$ (0,50) ; le n° 50, $\frac{5}{50} = \frac{1}{10}$ ou 0,10.

Lorsque la distance n'est que de 3 mètres, l'acuité dite normale sera donnée par la lecture du n° 3, $\frac{3}{3} = 1$.

Chez l'adulte emmétrope, l'acuité dite normale est supérieure à 1 qui n'est qu'un minimum ; on peut s'en assurer en augmentant la distance de lecture ou en employant certaines échelles qui portent des caractères plus petits que ceux dont la lecture à 5 mètres donne une acuité de 1.

Résultats de l'épreuve. — a) *L'acuité est égale à 1.* L'épreuve peut être considérée comme terminée, bien que cette acuité se rencontre souvent dans l'hypermétropie ou parfois avec des lésions chroroïdiennes ou rétiniennes. On soupçonnera une hypermétropie d'un degré moyen si le sujet ne donne l'acuité de 1 qu'après hésitation et, en particulier, s'il accuse une pression exercée sur l'œil par la main de l'observateur de lui avoir troublé la vue.

b). *L'acuité est inférieure à 1.* Il y a alors soit une amétropie, soit un trouble des surfaces et milieux réfringents, soit des altérations de l'appareil neuroptique. Dans certaines variétés d'astigmatisme, l'acuité est irrégulière, le sujet lisant certains caractères plus petits que d'autres qui lui échappent.

Le diagnostic de la cause s'ébauchera par élimination à l'aide des procédés suivants, sans préjudice de l'examen objectif de l'œil qui sera toujours pratiqué.

En ayant le soin de demander au sujet s'il y voit mieux de près que de loin, s'il porte des verres et en s'assurant de leur nature, on abrège beaucoup les recherches.

A. **Emploi du trou sténopéique**. — En perçant avec une épingle un trou de 3 à 4 dixièmes de millimètre dans une carte de visite on obtient extemporanément un trou sténopéique. On place ce trou exactement devant la pupille, au foyer antérieur de l'œil, c'est-à-dire à 14 mill. environ de la cornée et on recommence l'épreuve de l'acuité à distance. Les deux cas suivants peuvent se présenter.

a) *L'acuité est relevée*. — Anomalie de la réfraction, taies peu épaisses de la cornée ; cependant chez certains hypermétropes amblyopes, l'acuité n'est pas relevée.

b) *L'acuité est encore diminuée*. — Trouble des milieux transparents ; lésions de l'appareil neuroptique.

Cette épreuve n'a qu'une importance très relative.

B. **Epreuves par les verres sphériques**. — Cette épreuve permet, dans le cas d'amétropie (myopie ou hypermétropie), de déterminer le verre correcteur et le degré apparent de la myopie et de l'hypermétropie. On se sert du disque de Perrin, des verres de la boîte d'essai, ou encore d'une réglette à skiascopie.

Si le sujet porte des verres, il est indispensable de s'en servir pour prendre son acuité visuelle, celle-ci étant toujours meilleure avec les verres auxquels il est habitué.

On commence par les verres concaves ou convexes faibles, placés au foyer antérieur de l'œil.

Avec — 1, amélioration : myopie faible ou moyenne ; parfois hypermétropie, le verre concave mettant en jeu l'accommodation et entraînant aussi le rétrécissement sténopéique de la pupille.

S'il n'y a ni amélioration, ni diminution, mettre devant l'œil un verre concave de — 5 ou 6 D pour juger d'une myopie forte, et si ce verre donne une amélioration, il y a myopie.

L'amélioration étant constatée dans le premier cas ou dans le second, on fait passer devant l'œil des verres concaves de plus en plus forts et on s'arrête au verre le *plus faible* qui donne la meilleure acuité visuelle, c'est-à-dire, au dernier verre qui permet de gagner à la lecture une ligne de l'échelle d'acuité et non point de lire mieux une même ligne. Ce verre, dit correcteur, indique le degré de myopie apparente, mais pour les hauts degrés il faut tenir compte de la distance du verre à l'œil (v. chap. VII).

S'il n'y a pas d'amélioration avec les verres concaves, on passe à l'emploi du verre convexe + 1. Ce verre relève l'acuité ou tout au moins ne la trouble pas : le sujet est hypermétrope. On fait alors passer devant l'œil des verres convexes de plus en plus forts et on s'arrête au verre le *plus fort* qui donne la meilleure acuité visuelle. Ce verre indique le degré de l'hypermétropie apparente, mais, comme pour les verres concaves, on doit tenir compte de sa distance à l'œil dans les hauts degré d'hypermétropie. Il est bon de répéter l'épreuve en sens inverse, en partant de verres trop forts pour arriver au verre correcteur.

Si le verre + 1 abaisse encore l'acuité, trouble la vision, l'hypermétropie simple peut être éliminée.

On doit se rappeler que des myopes très forts (15 à 20 dioptries), ou des hypermétropes d'un degré très élevé, surtout s'il s'agit de sujets illettrés, peuvent ne pas être améliorés, les premiers par les verres concaves faibles, les seconds par les verres convexes. En ce qui concerne les myopes très forts, le diagnostic sera promptement établi, car ils ne pourront nier qu'ils y voient de très près. On prendra alors leur acuité pour la vision rapprochée en mesurant la distance la plus éloignée à laquelle ils voient des caractères ou des signes très fins (v. chap. VII). On peut alors essayer les verres très forts pour déterminer l'acuité à distance.

On s'assure rapidement dans les recherches précédentes que le verre employé n'est ni trop faible (verre convexe), ni trop fort (verre concave), en l'éloignant un peu de l'œil. Si le verre est convexe et si la vision s'améliore, il est trop faible ; si le verre est concave et si la vision reste aussi nette, le verre est trop fort.

Lorsque dans l'épreuve avec les verres sphériques, on n'obtient pas une amélioration satisfaisante, si, en particulier, le sujet ne lit que certains caractères d'une des lignes de l'échelle murale tandis qu'il ne peut lire certains caractères plus gros d'une autre ligne, on pensera à l'astigmatisme. Pour s'en assurer, on invite le patient à regarder le cadran horaire de notre échelle réglementaire et à rechercher s'il en voit également bien tous les rayons. S'il distingue plus nettement un des rayons, il est astigmate et ce rayon est parallèle à la direction du méridien non adapté (v. p. 17). Pour la correction par les verres cylindriques, voir chapitres vii et viii.

II. Recherche de l'acuité a courte distance. — Cette recherche sert soit à établir l'existence de la myopie et même son degré, soit comme moyen de contrôle. On la fera si l'acuité à distance donne des résultats négatifs ou incertains. Elle met en jeu l'accommodation et la grandeur des images rétiniennes, aussi ne représente-t-elle pas l'acuité vraie.

On emploie, suivant les cas, l'échelle murale ou les livres d'optotypes. Avec l'échelle murale, on fait rapprocher le sujet progressivement jusqu'à ce qu'il lise une des lignes. S'il lit, par exemple, le n° 30 à 1 mètre, son acuité sera de 1/30. Lorsque l'acuité s'améliore, de près, d'une façon très accentuée, il y a myopie ; si elle est moyennement améliorée, il peut y avoir soit taie de la cornée, soit parfois hypermétropie très forte (les hypermétropes très forts se comportent alors comme des myopes et l'amélioration de l'acuité est due à la grandeur des images), soit encore lésions papillaires ; si elle est diminuée, le sujet est hypermétrope ; si elle n'est ni diminuée ni améliorée, il y a altération soit des milieux de l'œil, soit de l'appareil neuroptique, soit amblyopie simple, soit simulation. Chez le presbyte, l'acuité de très près est mauvaise alors que de loin elle est normale.

Tout sujet indemne de vice de réfraction ou d'une affection de l'œil appréciable ophtalmoscopiquement doit avoir la même acuité à distance que de près ; il y a donc là un moyen de contrôle pour la simulation.

Dans les cas où l'acuité est si affaiblie que le sujet ne peut lire aucun des caractères de l'échelle à une distance de 1 mètre et au-dessous, on fait l'épreuve avec les doigts. On l'invite à compter les doigts écartés et se projetant sur un fond sombre, un vêtement noir par exemple. Normalement, les doigts deviennent indistincts à 50 mètres. Si. le sujet ne les compte qu'à 10 mètres, il a une acuité de $\frac{10}{50}$ ou $\frac{1}{5}$, à 5 mètres de $\frac{5}{50}$ ou $\frac{1}{10}$. S'il les compte à plus de 1 mètre, il peut reconnaître les gros caractères de l'échelle murale à la même distance.

Lorsqu'on veut s'assurer du fonctionnement de la rétine chez les sujets atteints de cataracte ou d'obstruction pupillaire, on recherche la distance à laquelle est perçue la flamme d'une lampe ou de deux bougies que l'on masque et démasque alternativement ; si elle est reconnue à 5 mètres, l'acuité est normale, si c'est à 3 mètres l'acuité est de 3/5 (Grœfe).

§ 2. — Examen de la cornée avec le disque kératoscopique et avec les ophtalmomètres.

Lorsque l'acuité visuelle, dans l'épreuve précédente, a été trouvée inférieure à la normale et insuffisamment améliorée par les verres correcteurs, on procède à l'examen de la courbure de la cornée, au point de vue de l'astigmatisme régulier ou irrégulier. Cet examen se pratique soit avec le disque kératoscopique de Placido, modifié par Chauvel, soit avec un ophtalmomètre (ou astigmomètre) dont le plus précis est celui de Javal et Schiœtz.

I. Emploi du disque kératoscopique de Chauvel. — Le modèle de cet appareil (fig. 19), qui fait partie des approvisionnements du service de santé, est constitué essentiellement par un disque de papier blanc de 7 centimètres de rayon sur lequel sont tracés en noir : 1° trois cercles concentriques épais chacun de 4 millim. et espacés d'un centimètre, le plus excentrique étant à un centimètre du bord du disque ; 2° le diamètre ou méridien

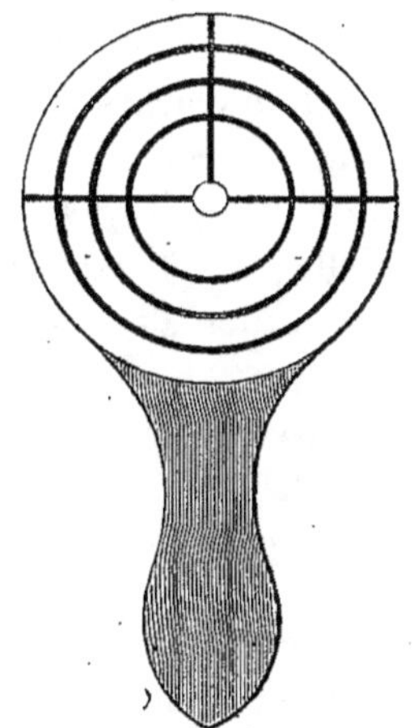

Fig. 19. — Disque kératoscopique de Chauvel.

horizontal et le rayon vertical qui lui est perpendiculaire, avec une épaisseur de 3 millim. Ce disque de papier, percé d'un trou central d'un centimètre de diamètre, est collé sur une plaque de bois également perforée à son centre et munie d'un manche. Une griffe placée derrière l'instrument permet d'y disposer une lentille de + 4 dioptries nécessaire pour amplifier l'image donnée par la cornée.

Le sujet est placé debout, dans l'embrasure d'une fenêtre et le dos tourné à cette fenêtre, la tête légèrement renversée en arrière. L'observateur se met en face, couvre l'œil non examiné du sujet avec sa main gauche, prend de la main droite le disque muni de son verre convexe et le dispose bien verticalement devant son œil droit, de manière à viser directement la cornée dans son centre pour y observer l'image réfléchie des cercles noirs du disque. Le sujet doit aussi viser bien exactement le centre de l'instrument. L'observateur, en avançant ou reculant la tête, recherche le point où l'image est le plus nette et examine avec soin la forme des cercles concentriques. L'image doit se former exactement sur le centre de la cornée sous peine d'erreur notable, car la courbure de cette membrane transparente varie du centre à la périphérie.

Si les cercles de l'image sont nettement circulaires, non déformés, non élargis en un point quelconque, il n'y a pas d'astigmatisme cornéen ou bien il est inférieur à une dioptrie ; s'ils forment une ellipse, il y a un astigmatisme régulier d'autant plus élevé qu'elle est plus allongée, et le petit axe de cette ellipse indique le méridien de plus forte courbure ou le plus réfringent. Si les cercles sont irrégulièrement déformés, si leur épaisseur varie, l'astigmatisme est irrégulier par déformation de la cornée (taie, cornée décentrée, kératocone) ; dans cette dernière altération, la partie de l'image qui se fait au centre est plus petite que la partie périphérique.

La constatation de ces déformations de l'image suffit à expliquer la diminution de l'acuité visuelle.

II. Emploi de l'ophtalmomètre de Javal et Schiötz. — Cet instrument donne, d'une manière mathématique et en quelques instants, le sens et le degré de l'astigmatisme cornéen, mais non point sa nature (myopique, hypermétropique, etc.).

Il est basé sur ce fait que plus un miroir est convexe, plus l'image réfléchie est petite. Si donc le méridien horizontal de la cornée réfléchit deux images écartées l'une de l'autre d'une certaine distance, sur le méridien vertical, supposé plus convexe, l'intervalle qui les séparera sera plus petit. Aussi, si on les met en contact sur le méridien horizontal, elles empièteront l'une sur l'autre lorsqu'on les amènera à se faire sur le méridien vertical.

L'instrument (fig. 20) se compose schématiquement d'une lunette

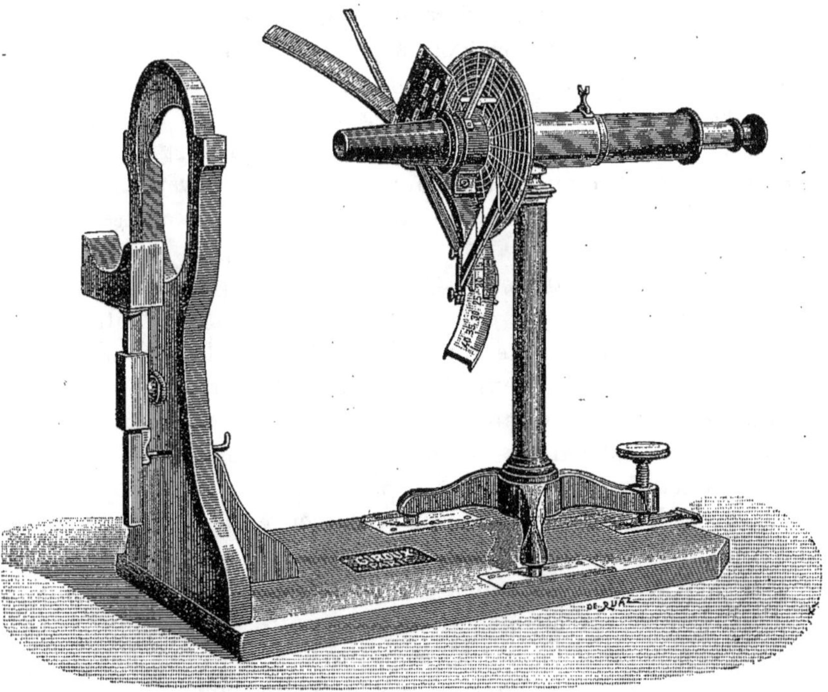

Fig. 20. — Ophtalmomètre de Javal et Schiötz.

montée sur un trépied et supportant : 1° un arc de cercle qui peut tourner autour d'elle comme autour d'un pivot et présente une graduation en degrés dont chacun égale une dioptrie ; 2° un cadran portant la graduation du cercle, avec aiguille perpendiculaire à l'arc indiquant le degré de rotation de l'arc et l'inclinaison des méridiens principaux. Sur l'arc gradué sont disposées, l'une à droite, l'autre à gauche, deux mires blanches se déplaçant par glissement ; l'une, celle de gauche, est rectangulaire, l'autre, celle de droite, présente du côté interne des gradins dont chacun a la valeur d'une dioptrie ; une ligne de foi, noire, traverse la partie moyenne de chaque mire.

La mire rectangulaire est habituellement immobilisée à gauche sur la division 20. Une planchette supporte tout l'appareil et présente à une extrémité un cadre vertical avec appui pour soutenir le menton de l'observé.

Si l'on ne peut disposer d'un éclairage artificiel, lampe à gaz ou électrique, pouvant se fixer sur l'instrument lui-même, on place l'ophtalmomètre sur une petite table dans l'embrasure d'une large fenêtre, en bonne lumière. Le sujet s'assied le dos à la fenêtre, met le menton sur le soutien spécial qui sert à régler la hauteur de l'œil, et appuie le front contre le cadre vertical ; l'œil non examiné est couvert tandis que l'autre vise le centre de la lunette.

1ᵉʳ Temps : *Mise au point.* — L'observateur règle d'abord la lunette pour son propre œil, en recherchant, par la rotation de l'oculaire, la vision nette du réticule contenu dans celui-ci. Il cherche ensuite l'œil à examiner à l'aide des crans de mire de la lunette et de la vis calante du trépied-support, l'arc étant bien horizontal ; il est parfois nécessaire de faire tourner un peu la tête du sujet pour éviter l'ombre portée par son nez ou par le bord du cadre vertical. Une fois l'œil trouvé, ainsi que l'image des mires, on met au point en faisant avancer ou reculer la lunette par glissement jusqu'à ce que l'image soit nette. Comme la lunette dédouble les images, on voit quatre mires, mais on ne doit tenir compte que des deux centrales.

2° *Nivellement ou contact.* — Par des glissements de la mire à gradins placée à droite, et exceptionnellement de la mire rectangulaire pleine, on amène les deux images au contact de telle sorte que le bord interne de la mire pleine affleure exactement le bord du premier gradin de l'autre ; les lignes de foi doivent être nivelées, c'est-à-dire se prolonger directement, sans flexion, l'une l'autre (fig. 21). Il arrive assez souvent que, par suite de l'obliquité de l'astigmatisme, on est obligé, pour obtenir le nivellement des lignes de foi, d'incliner l'arc dans un sens ou dans l'autre.

Ceci fait, on lit le chiffre marqué par l'aiguille sur le cadran gradué.

3e Temps : *Empiètement.* — On fait alors tourner l'arc de 90°, de gauche à droite, la mire pleine devant toujours être en haut. Dans ce mouvement on voit que les mires ont empiété l'une sur l'autre, empiètement qui se manifeste par une teinte plus blanche des degrés de la mire à gradins recouverts par la mire pleine (fig. 22). On doit rechercher, comme au début de l'épreuve, une image nette et compléter, s'il y a lieu, la nivellation des lignes de foi. On compte les gradins couverts et leur nombre indique la valeur de l'astigmatisme (1, 2, 3, etc. dioptries). Si dans ce mouvement de rotation, les mires au lieu d'empiéter s'écartent l'une de l'autre, l'astigmatisme est inverse ou contraire à la règle ; il faut alors établir le premier contact, l'arc étant vertical, puis on le ramène à l'horizontale et l'on relève le nombre de gradins recouverts.

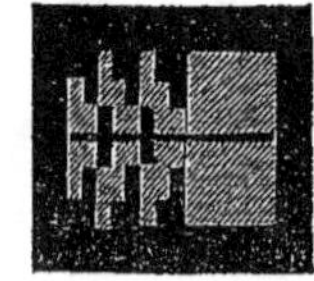

Fig. 21. — Affrontement des mires.

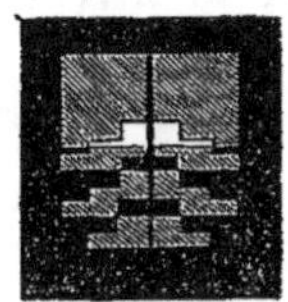

Fig. 22. — Empiètement des mires.

Si les mires sont déformées, allongées, si, pendant la rotation, elles se rapprochent puis s'écartent, si l'on ne peut obtenir le nivellement, il s'agit d'un astigmatisme irrégulier.

L'aiguille doit donner des chiffres concordants dans les deux positions, sinon on a mal observé ou bien les méridiens ne sont pas perpendiculaires l'un sur l'autre. La position de l'aiguille dans le premier temps indique la direction du méridien le plus réfringent, ce qui permet ensuite d'orienter sans difficulté l'axe du cylindre correcteur.

Le nombre de gradins recouverts donne la valeur en dioptries de la différence de réfraction des deux méridiens principaux, c'est-à-dire le degré de l'astigmatisme. On relève sur presque tous les yeux normaux un astigmatisme dit physiologique de 0 D 50. Si l'on ne trouve aucun astigmatisme cornéen, il est presque certain qu'à l'exploration de l'œil par l'ophtalmoscope à réfraction et surtout par la skiascopie, on relèvera un certain degré d'astigmatisme inverse (0 D 50 environ) dû au cristallin. L'astigmatisme total (cornéen et cristallinien) est, pour ce motif, presque toujours un peu inférieur à l'astigmatisme cornéen quand celui-ci est direct, supérieur quand il est inverse.

CHAPITRE IV

EXAMEN DE L'ŒIL A L'ÉCLAIRAGE OBLIQUE

Cet examen se pratique avec la lumière artificielle, dans la chambre noire, et comprend l'exploration successive et méthodique de la cornée, de l'humeur aqueuse et de la chambre antérieure, de l'iris et de la pupille, du cristallin et du corps vitré. La lumière nécessaire sera fournie par une bonne lampe à huile ou à pétrole ou à gaz ; il est nécessaire d'employer, pour ces lampes, des verres sans coudure afin d'éviter une ombre portée fort gênante.

On concentre sur la partie en examen, à l'aide d'une lentille biconvexe de 10 ou 20 dioptries, les rayons émanés de la source lumineuse choisie. Suivant que l'on recherche un éclairage intense ou un éclairage atténué, on fait tomber sur cette partie soit le foyer soit une portion du cône lumineux voisine de ce foyer. Le point ainsi éclairé est examiné à l'œil nu, mais de préférence avec une lentille biconvexe de 10 dioptries au moins, ou avec une loupe spéciale (Brücke, Zehender), de manière à agrandir l'image.

L'éclairage oblique permet d'explorer la cornée, la chambre antérieure, l'iris et les parties antérieures du cristallin ; on ne peut bien voir les parties postérieures de ce dernier que si la pupille est dilatée, mais les parties périphériques échappent à cet éclairage.

Conditions de l'examen. — Le sujet sera assis contre le bord d'une table, la source lumineuse étant disposée à environ 0^m50 en avant et en dehors du visage, la flamme à hauteur de l'œil ; pour rechercher les taies légères de la cornée, il est souvent indiqué de porter la lumière à 1 mètre. L'observateur s'assied en face du sujet, tient d'une main la lentille avec laquelle il concentre les rayons lumineux sur la partie en examen, et de l'autre celle qui va lui servir de loupe. Dans l'éclairement successif des diverses parties à explorer, les rayons incidents doivent être d'autant plus rapprochés de la ligne visuelle du sujet que les parties à examiner sont plus profondes, ce qui s'obtient en faisant varier la direction du regard du sujet.

Images réfléchies de Purkinje. — Les surfaces de la cornée et du cristallin donnent lieu à des images réfléchies de la source lumineuse dont la connaissance est importante en pratique, et qui sont dites « images de Purkinje. » On les produit soit par simple réflexion de la source lumineuse placée en avant de l'œil, soit en concentrant la lumière avec la lentille convexe. Ces images réfléchies de la flamme s'examinent le mieux à la loupe. En réalité au nombre de six (Tscherning), il suffit, au point de vue pratique, de rechercher les trois principales : la première donnée par la surface convexe de la cornée, la seconde par la surface antérieure, également convexe, du cristallin, la troisième par la surface concave postérieure du cristallin. Les deux premières sont droites et virtuelles, la troisième est réelle et renversée. La première est la plus brillante et se déplace dans le même sens que la flamme. La deuxième, qui est la plus grande, est diffuse, s'aperçoit comme une grosse lueur pâle occupant toute la pupille et peut être prise, par un débutant, pour une opacification de la cristalloïde ou du cristallin ; on la recherche en faisant regarder le sujet entre l'œil de l'observateur et la lampe. La troisième, qui s'observe dans les mêmes conditions que la précédente, est petite, nette, renversée, se déplace en sens inverse des autres et de la source lumineuse et disparaît quand le cristallin est opacifié.

§ 1. — Examen de la cornée.

A l'état normal la cornée est bleuâtre, un peu opaline, par réflexion de la lumière. Chez les gens âgés, elle présente à sa périphérie un arc blanchâtre qui peut finir par l'entourer comme un cercle et constitue l'*arc sénile* ou *gerontoxon*.

L'examen de l'image lumineuse réfléchie par la cornée donne des indications analogues à celles déjà signalées pour la lumière du jour : irrégulière, déformée, comme tordue, elle indique des inégalités de la membrane, ulcérations ou élevures, et de l'asymétrie de la courbure ; floue, sans éclat, mate comme celle donnée par un verre terni, elle est le signe de la perte du poli de la cornée ; un reflet jaunâtre et limité appartient à un abcès.

Les infiltrations et les opacités de la cornée, étant blanches ou grisâtres, ne sont bien vues, lorsqu'elles sont peu marquées, qu'en les faisant projeter sur un fond noir ou foncé, soit l'ouverture pupillaire, soit l'iris s'il est brun, d'où la nécessité de faire varier la position du cône lumineux et surtout la direction du globe oculaire que le sujet devra être invité à porter, suivant le cas, en haut, en bas, en dehors ou en dedans ; en regardant très obliquement le point éclairé et suspect, on arrivera ainsi à reconnaître des opacités ténues qui, sans ces précautions, passeraient inaperçues.

L'examen à la loupe montre que toutes les taies et infiltrations sont constituées par une agglomération de petites taches ou par un pointillé opaque.

L'étendue d'une ulcération s'appréciera plus facilement en instillant deux gouttes d'une solution de fluorescéine qui colore en vert les parties de la cornée dépouillées de leur épithélium (fluorescéine $0^{gr},20$, carbonate de soude $0^{gr},20$, eau distillée 10 gr.).

La cornée peut présenter à l'observation : 1° des inflammations ou kératites, 2° des lésions traumatiques, 3° des accidents consécutifs aux affections précédentes (taies, altérations de forme et de courbure), 4° des tumeurs.

I. INFLAMMATIONS DE LA CORNÉE OU KÉRATITES. Elles sont aiguës ou chroniques, superficielles ou profondes, et se manifestent par des symptômes d'irritation et par des altérations de la transparence de la cornée (infiltrations, abcès, ulcères). Les unes sont primitives, les autres sont secondaires aux conjonctivites ; la bactériologie éclairera leur pathogénie. Les causes locales les plus fréquentes sont les conjonctivites, les sclérites, les affections des voies lacrymales et des fosses nasales, les traumatismes ; comme causes générales interviennent les maladies infectieuses, le lymphatisme, la scrofule, la syphilis, etc.

Au point de vue de l'aptitude au service militaire, ce sont des affections sérieuses, car elles laissent souvent à leur suite des opacités qui abaissent notablement l'acuité visuelle.

Les symptômes d'irritation qui accompagnent presque toutes les kératites sont l'injection périkératique, les douleurs locales et irradiées, le larmoiement, la photophobie, le blépharospasme ; très souvent l'iris s'hyperhémie et parfois même prend part à l'inflammation.

Division. Nous diviserons les kératites d'après l'aspect que présente la cornée en, 1° kératites superficielles, ponctuées et vésiculeuses, 2° kératites suppurées et ulcéreuses ; 3° kératites interstitielles ou profondes ; 4° kératites parasitaires ; 5° kératites par altération de la nutrition de la cornée.

1° *Kératites superficielles ponctuées et vésiculeuses.* Elles se caractérisent par l'apparition sur le bord ou sur le centre de la cornée de petites taches (kératites ponctuées) ou de petites vésicules (kératites vésiculeuses) superficielles.

La *kératite ponctuée* superficielle s'observe surtout dans la grippe sous la forme d'un fin sablé de la cornée ; elle est parfois tenace.

La classe des *kératites vésiculeuses* comprend : la kératite vésiculeuse simple, la kératite phlycténulaire, la kératite herpétique, le zona cornéen, la kératite bulleuse, etc.

La *kératite vésiculeuse* simple, caractérisée par l'apparition de petites vésicules grisâtres, plus ou moins nombreuses, disséminées sur la cornée, s'observe le plus souvent, chez l'adulte, dans la grippe et dans les affections catarrhales des voies respiratoires.

Dans la *kératite phlycténulaire*, les vésicules sont groupées à proximité du limbe scléro-cornéen, habituellement du côté externe, et dans l'espace interpalpébral. Parfois les vésicules envahissent un large secteur de la cornée. Cette affection est souvent tenace, récidivante ; les vésicules peuvent s'ulcérer et laisser des opacités persistantes. Elle coexiste parfois avec de l'eczéma, de la rhinite, et souvent avec la conjonctivite phlycténulaire.

A cette kératite phlycténulaire se rattache la *kératite en bandelette ou fasciculaire :* elle débute par une phlyctène ou un nodule gris rosé, situé sur le limbe scléro-cornéen, dans l'espace interpalpébral ; ce nodule s'avance progressivement vers le centre de la cornée sous la forme d'une infiltration étroite, un peu surélevée, qui prend l'aspect d'une bandelette blanchâtre, avec des vaisseaux néoformés. Cette affection a parfois pour résultat la production d'un pannus ou membrane vasculaire recouvrant, en général, partiellement la cornée (pannus scrofuleux); elle donne aussi lieu à l'ulcération et à l'iritis. Cette kératite en bandelette est l'apanage de l'adolescence et du tempérament lymphatique.

La *kératite herpétique* ou herpès fébrile de la cornée s'observe parfois dans la pneumonie, la grippe, la fièvre typhoïde et coïncide assez souvent avec l'herpès labial. Elle se caractérise par de petites vésicules grisâtres, en séries, plutôt périphériques, à tendance ulcéreuse et de durée fort longue. Elle récidive facilement et a parfois comme conséquences, après ulcération, ce qu'on a appelé la *kératite racémeuse ou dendritique* (stries en forme arborescente dans la cornée) et la *kératite filamenteuse* (filaments constitués par les cellules épithéliales de la cornée).

Le *zona de la cornée* fait partie du zona ophtalmique qui frappe moins souvent la cornée que les paupières et la conjonctive ; lorsque la cornée est atteinte, elle perd sa sensibilité, s'altère profondément et on voit fréquemment apparaître de l'iritis plastique. La vision est gravement compromise.

La *kératite bulleuse* est caractérisée par le développement de bulles sur une cornée anciennement malade, largement infiltrée avec vascularisation notable.

2° *Kératites suppurées et ulcéreuses.* Ce sont celles qui s'accompagnent de la formation d'un abcès ou d'une ulcération. Leurs variétés sont nombreuses. Elles sont toujours secondaires et s'observent soit à la suite des affections précédentes, soit après des traumatismes cornéens, soit au cours des fièvres éruptives et des maladies infectieuses ; les inflammations du sac lacrymal et les altérations de la nutrition de la cornée jouent le rôle de causes prédisposantes, facilitant l'action des agents d'infection.

a) *Abcès de la cornée.* La *kératite suppurée* est dite *circonscrite* ou *diffuse* suivant que l'abcès est circonscrit ou diffus.

L'abcès circonscrit se présente comme un petit infiltrat blanc-jaunâtre, de la dimension moyenne d'une tête d'épingle et peu profonde et entraîne une opacité persistante. Il y a souvent complication d'iritis.

L'abcès diffus est habituellement dû à un traumatisme infectant ou à une maladie infectieuse. Il débute le plus souvent au centre de la cornée, sous la forme d'une opacité discoïde, blanc jaunâtre, entourée d'une zone d'infiltration diffuse, et il progresse en général vers la partie inférieure, du côté où son bord limitant est le plus jaunâtre. Il s'accompagne toujours d'iritis et souvent d'hypopyon. Le pus se fait jour généralement en avant, d'où formation d'un ulcère anfractueux ; la résorption est exceptionnelle.

b) *Ulcère de la cornée.* — L'ulcère de la cornée est constitué par une perte de substance superficielle ou profonde, marginale ou centrale, d'étendue variable. Il est soit primitif, soit secondaire : primitif, il est presque toujours dû à un traumatisme qui ouvre la porte à l'infection, surtout s'il y a comme facteur prédisposant une affection des voies lacrymales ; secondaire, il succède à un abcès ou à des vésicules infectées.

A sa première période, dite de progression, l'ulcère est irrégulier, à bords déchiquetés et infiltrés, à fond tapissé d'éléments cornéens dissociés. A sa seconde période, dite de détersion, il se nettoie, les bords se régularisent et les vaisseaux apparaissent. Enfin, dans une troisième période, dite de réparation, l'ulcère s'aplanit, les bords s'arrondissent, le fond devient lisse et miroite.

Tout ulcère laisse à sa suite une opacité persistante qui, suivant son étendue et son siège, entrave plus ou moins l'exercice de la vision.

Parfois, au lieu d'évoluer aussi simplement, l'ulcère perfore la cornée et entraîne alors des adhérences ou de l'enclavement de l'iris, un staphylome antérieur, et même la phtisie du globe.

L'ulcère de la cornée offre des variétés assez nombreuses, parmi lesquelles nous mentionnerons les suivantes qui sont les plus communes.

L'*ulcère serpigineux* ou kératite à hypopyon (ulcère des moissonneurs), le plus souvent d'origine traumatique, est dû à une infection de la plaie cornéenne par le pneumocoque. Il est presque toujours central, s'accompagne d'une infiltration étendue, détermine un hypopyon caractéristique, perfore assez souvent la cornée et occasionne alors un leucome adhérent par synéchie irienne et même parfois la panophtalmite. C'est une affection grave dans la genèse de laquelle le catarrhe du sac lacrymal joue un rôle important.

L'*ulcère rongeant de Mooren* est observé surtout chez les vieillards atteints d'infection des voies lacrymales ; il est peu infiltré, presque toujours superficiel, débute par la périphérie pour atteindre progressivement le centre et occasionne rarement la perforation de la cornée.

Des ulcères habituellement plus simples, d'un caractère moins sérieux, compliquent la conjonctivite catarrhale, ou succèdent aux vésicules et phlyctènes ; ils peuvent cependant parfois devenir graves par infection surajoutée (pneumocoque, streptocoque, etc.).

Les *ulcères varioleux* atteignent les deux cornées à la fois, se compliquent souvent d'hypopyon et d'iritis et sont fort dangereux pour l'œil.

Les *ulcérations de l'ophtalmie blennorragique* sont habituellement suivies de perforation, d'enclavement de l'iris et de perte ou diminution considérable de la vision.

On observe rarement l'*ulcère tuberculeux de la cornée*, caractérisé par des bords infiltrés de minuscules granulations jaunâtres.

3° *Kératite parenchymateuse ou interstitielle.* — Spécialement observée dans la syphilis héréditaire ou acquise, exceptionnellement dans la goutte et le rhumatisme, elle se manifeste par une infiltration grisâtre, profonde, de la cornée, qui débute par la périphérie pour gagner bientôt le centre et s'accompagne d'un réseau vasculaire serré et profond, parfois si développé que la cornée apparaît couleur de laque. Cette infiltration, à l'examen avec la loupe, est constituée par un nombre considérable de points opaques. La conjonctive bulbaire est parfois comme ecchymotique. Une vascularisation abondante de la cornée est d'un bon pronostic, car elle indique en général une résorption rapide et complète de l'infiltration.

Cette kératite atteint un œil après l'autre et dure de quelques semaines à plusieurs mois, et même plus d'un an. Elle peut se compliquer d'iritis, d'irido-choroïdite avec occlusion de la pupille. Assez souvent elle laisse comme trace un léger réseau interstitiel sous la forme de fines ramifications noires, visibles à l'éclairage oblique aidé de la loupe ou mieux à l'éclairage direct.

Cette affection entraînera l'ajournement ou la réforme temporaire.

Une *kératite interstitielle ou profonde, circonscrite,* beaucoup moins vascularisée que la précédente, s'observe sous la forme d'un trouble nuageux central de la cornée, dans la malaria, la grippe, le rhumatisme.

4° *Kératites parasitaires.* — On a rencontré parfois l'acarus de la gale sur la cornée, l'aspergillus fumigatus sur des ulcérations traumatiques (kératomycose).

Les poils de chenille sont susceptibles de déterminer une kérato-conjonctivite violente, grave. La cornée présente, principalement sur sa moitié inférieure, des troubles en réseau ou en pointillé et des érosions dans lesquelles on aperçoit les poils jaunes ou bruns entourés de vésicules. Ces poils peuvent traverser la cornée, atteindre l'iris et y provoquer la formation de véritables nodules inflammatoires.

5° *Kératites par trouble de nutrition de la cornée,* etc. Les plus connues sont la *k. neuro-paralytique* et la *k. par lagophtalmos ;* l'infection secondaire de la cornée joue un rôle important. La première s'observe sur des cornées insensibles et à nutrition altérée par la paralysie du trijumeau et elle donne lieu à la formation d'un ulcère central à marche indolente.

La *k. par lagophtalmos* est occasionnée par le défaut d'occlusion des paupières à la suite de la paralysie du facial supérieur ou dans les états comateux qui accompagnent les maladies infectieuses graves. La cornée constamment exposée à l'air se dessèche facilement, s'altère et ne réagit plus contre le moindre traumatisme. L'infiltration et l'ulcère siègent de préférence sur la moitié inférieure de la cornée ; il peut même y avoir nécrose de cette membrane.

À côté de ces formes peut se classer la *kératite profonde par contact* qui s'observe parfois au cours de l'irido-cyclite. Les exsudats qui, dans cette dernière affection, se déposent sur la face postérieure de la cornée, en particulier dans sa moitié inférieure, peuvent entraîner par propagation et par altération de la membrane l'infiltration des couches profondes de la cornée. La vision est alors presque toujours compromise.

La *kératomalacie* ne s'observe guère que chez les enfants athrepsiques.

Au point de vue militaire, les kératites anciennes, spécialement les kératites vasculaires ou panniformes étendues, les ulcérations profondes de la cornée nécessitent l'exemption et la réforme. Lorsque les kératites seront limitées, relativement récentes, susceptibles de s'amender, il y aura lieu à ajournement ou à réforme temporaire.

II. Tumeurs de la cornée. — Elles prennent le plus souvent naissance sur le limbe scléro-cornéen et sont presque toujours une cause d'exemption ou de réforme, à moins que, de nature bénigne, elles puissent guérir par une intervention simple. Les plus fréquentes parmi les tumeurs sont les kystes séreux, les fibromes, sarcomes, myxomes, épithéliomes, papillomes et les dermoïdes.

La lèpre détermine assez souvent, dans l'épaisseur de la cornée, de petites granulations ou lépromes, blanc grisâtres, dont le diagnostic s'établit par l'existence d'autres localisations lépreuses, en particulier dans les fosses nasales. Dans les cas que nous avons observés, il y avait aussi des macules violacées sur les conjonctives.

III. Traumatismes de la cornée. — On peut observer sur la cornée des érosions ou plaies superficielles, des plaies profondes et des plaies pénétrantes.

Ces plaies sont plus ou moins nettes, plus ou moins larges, selon la nature du corps vulnérant. Elles sont faciles à diagnostiquer et leur pronostic varie d'après leur étendue, leur siège plus ou moins central, et leur pénétration ; cette dernière s'accompagne souvent de lésions de l'iris, du cristallin qu'il faut toujours rechercher. Les plaies larges et pénétrantes entraînent fréquemment l'enclavement de l'iris. Les opacités traumatiques tendent à diminuer avec le temps chez les jeunes sujets.

A la suite des érosions, on observe dans quelques cas des douleurs persistantes et récidivantes, c'est la *kératalgie traumatique*.

Le *séjour de corps étrangers* implantés dans la cornée est fréquemment observé ; parfois les douleurs sont si légères que le malade ne se doute pas de la présence du corps étranger et ne se plaint que d'un peu de rougeur de l'œil. On les reconnaît assez facilement à l'éclairage oblique, surtout en employant de la fluorescéine qui colore en vert la perte de substance sur laquelle le corps étranger tranche en noir. Les éclats de pierre ou de métal se fixent en général dans l'espace interpalpébral ; les débris de graminées, plutôt sur le limbe scléro-cornéen. Les escarbilles de charbon, les grains de sable sont superficiels. Les éclats de verre sont, à cause de leur transparence, d'un diagnostic difficile ; les autres corps étrangers s'entourent d'un anneau ou halo grisâtre pour la plupart, brun pour les parcelles métalliques.

Les *brûlures de la cornée* sont produites par des corps en ignition, par des vapeurs brûlantes ou caustiques, par des liquides corrosifs. Les conjonctives, les paupières et la face sont simultanément atteintes dans les brûlures par les vapeurs et les liquides caustiques qui entraînent souvent l'ulcération et même la nécrose de la cornée et parfois la destruction de l'œil ; les corps en ignition, par leur petit volume, sont ceux qui causent les désordres les moins graves.

Les brûlures superficielles se présentent comme une petite escarre grise, de forme et d'étendue variables ; dans les brûlures plus profondes, la cornée est d'un gris diffus, trouble comme un verre dépoli ; enfin, dans les brûlures intenses, la cornée est blanche, sèche, porcelainée, insensible, et la chute de l'escarre donne alors souvent lieu à une perforation. Les grains de poudre produisent un tatouage ; la chaux imbibe le tissu cornéen, le trouble et, dans les cas graves, le ramollit par combinaison chimique.

IV. Opacités et altérations de forme de la cornée. — Les opacités et les altérations de forme de la cornée sont, pour la plupart, les conséquences de son inflammation ou de ses blessures. Elles sont une cause fréquente d'affaiblissement de l'acuité visuelle.

1° *Opacités ou taies de la cornée.* — Si le diagnostic du leucome, large tache blanche et épaisse, et de l'albugo, tache plus circonscrite, est facile, il n'en est pas toujours de même de la taie légère, ténue ou néphélion, qui passe souvent inaperçue à un examen trop rapide. Légères, on les voit sous forme de taches transparentes, blanc bleuâtres, à bords un peu indécis ; plus épaisses, elles sont d'un blanc grisâtre ou crayeux, opaques et à bords bien limités. On les apercevra le mieux dans une direction très oblique de l'œil du sujet, et en les faisant projeter sur la pupille ou sur l'iris s'il est foncé. Les taies striées sont toujours anciennes. Les larges cicatrices s'accompagnent généralement d'aplatissement de la cornée.

Les taies sont parfois compliquées d'adhérences ou d'un enclavement de l'iris coloré en noir par le pigment uvéen. On observe parfois des leucomes congénitaux des couches profondes de la cornée coïncidant avec la persistance de vestiges de la membrane pupillaire.

La taie ne doit pas être confondue avec l'infiltration inflammatoire récente qui est susceptible de résorption ; l'infiltration apparaît comme une tache gris-jaunâtre, terne, avec bords mal délimités et diffus.

Une des conséquences indirectes des taies encore perméables aux rayons lumineux est la production assez fréquente d'une myopie parfois assez élevée (nous en avons observé jusqu'à 6 diop.). et qui peut être unilatérale.

Les opacifications limitées, relativement récentes et susceptibles de s'amender, peuvent entraîner la réforme temporaire. Les taies ou opacités invétérées sont compatibles avec le service actif ou avec le service auxiliaire suivant le degré de diminution de l'acuité visuelle ; elles entraînent l'exemption ou la réforme si l'acuité descend au-dessous des limites fixées par l'art. 78 de l'instruction du 31 janvier 1902.

Pour déterminer, au *point de vue de l'aptitude militaire*, la gêne apparente apportée par une taie à l'exercice de la vision, il faut apprécier son étendue, son siège, sa transparence et tenir également compte de l'astigmatisme irrégulier produit ou de la myopie acquise. Plus la taie est centrale, plus elle trouble la vision. Une taie opaque, bien limitée, gêne moins la vision qu'une taie légère, translucide mais diffuse, qui ne donne que des images floues, surtout si elle est centrale.

2° *Altérations de forme de la cornée*. — Elles sont pour la plupart constituées par des ectasies, les unes d'origine inflammatoire, les autres consécutives à des troubles de nutrition de la cornée.

Les *ectasies suites d'inflammation* se reconnaissent à première inspection, ce sont : 1° le *staphylome cornéen opaque*, partiel ou total, dont la saillie est constituée par un prolapsus irien transformé en un tissu cicatriciel qui remplace la cornée détruite en partie ou en totalité; 2° la *kératectasie simple* qui se développe lorsque la cornée, sans avoir été perforée, se laisse dilater en un point de sa surface affaibli par l'inflammation.

Les *ectasies non inflammatoires* sont le *kératocone ou cornée conique* et le *kératoglobe ou cornée globuleuse ;* dans le kératocone, il existe un astigmatisme irrégulier très élevé, de forme spéciale, et la cornée conserve sa transparence, tout au moins pendant très longtemps.

Toutes ces ectasies de la cornée ont pour résultat un abaissement de l'acuité visuelle incompatible avec le service militaire.

§ 2. — Examen de la chambre antérieure.

L'examen de la chambre antérieure a déjà donné, sur les troubles de l'humeur aqueuse (p. 33), des renseignements assez précis que complétera l'emploi de l'éclairage oblique. Ce dernier sera surtout utile pour reconnaître les troubles légers produits par de fins éléments tenus en suspension, qui font paraître la pupille grise et l'iris flou. Lorsque ces exsudats se déposent, en un fin pointillé, sur la moitié inférieure de la face postérieure de la cornée, il y a irido-cyclite, ce que confirmera la douleur vive produite en pressant avec un stylet sur la région ciliaire. La recherche des corps étrangers situés dans la déclivité de la chambre antérieure, et masqués souvent par le limbe scléro-cornéen, se fera le mieux à l'éclairage oblique.

§ 3. — Examen de l'iris.

L'examen de l'iris à l'éclairage oblique complète les données fournies par l'exploration à la lumière du jour et permet, surtout, de reconnaître et d'étudier les inflammations diverses de cette membrane, ses tumeurs, ses lésions traumatiques et les conséquences de ces altérations.

I. Anomalies congénitales. — On les aura reconnues à l'examen à la lumière du jour (page 33). Cependant certaines synéchies congénitales, restes de la membrane pupillaire, sont mieux vues à l'éclairage oblique sous la forme de filaments bruns qui vont de l'iris à la cristalloïde ou quelquefois à la face postérieure de la cornée et ne gênent pas la dilatation par les mydriatiques. Des points bruns de pigment sur la cristalloïde, s'ils sont bilatéraux, sont aussi des vestiges de la membrane.

Les anomalies et vices de conformation de l'iris n'influencent l'aptitude au service militaire que s'ils abaissent l'acuité visuelle au-dessous des limites fixées par l'art. 78.

II. Inflammations de l'iris, iritis. — Les trois principales causes générales d'iritis sont la syphilis, le rhumatisme et la blennorragie ; viennent ensuite, comme causes générales, les maladies infectieuses (grippe, variole, fièvre typhoïde, dysenterie, etc.), la malaria, la goutte, la tuberculose (v. chap. xv) ; comme causes locales et externes, les kératites diverses, les traumatismes (chez la femme, troubles de la menstruation, ménopause).

Dans toute inflammation de l'iris, on observe des symptômes irritatifs qui se traduisent par une injection périkératique ou ciliaire très intense, par des douleurs, de la photophobie, du larmoiement. Objectivement l'iris est altéré dans sa coloration qui devient terne, la pupille est étroite, rigide, souvent déformée et très rebelle à l'action de l'atropine tant que l'hyperhémie irienne persiste.

L'inflammation de l'iris, aiguë ou chronique, peut revêtir plusieurs formes :

1° *Iritis plastique.* — L'iris est terne, épaissi, la pupille est grise et présente sur ses bords des exsudats blanchâtres qui la font adhérer à la cristalloïde antérieure (ce sont des synéchies postérieures) ; il y a des dépôts presque constants de pigment brun sur cette dernière membrane. L'exsudat est presque insignifiant dans la chambre antérieure.

On observe cette forme dans la syphilis, dans les traumatismes de l'iris, dans certaines affections des fosses nasales, parfois même dans le rhumatisme.

Dans la syphilis, elle revêt quelquefois une allure insidieuse ; la réaction locale est insignifiante et le sujet ne se plaint que d'un trouble de la vision. A l'examen, on trouve alors des synéchies postérieures déjà solides et une déformation accentuée de la pupille. Cette forme est rebelle au traitement, sujette aux récidives et peut se transformer en irido-choroïdite chronique avec troubles du corps vitré.

2° *Iritis séreuse.* — Il y a un exsudat abondant, séreux, dans la chambre antérieure ; la pression intra-oculaire est accrue ; les synéchies sont rares et peu serrées. Cette forme se rencontre dans la blennorragie accompagnée de manifestations articulaires (parfois même sans ces manifestations) et dans le rhumatisme.

3° *Iritis suppurative*. — Elle donne lieu à de l'hypopyon et s'observe, soit secondairement à une infection locale par traumatisme, ulcération ou perforation de la cornée, soit, comme métastase, dans les septico-pyohémies et alors presque toujours bilatérale.

4° *Irido-cyclite (irido-choroïdite)*. — C'est la propagation de l'inflammation de l'iris au corps ciliaire et à la partie voisine de la choroïde. Dans les cas aigus, on voit se former, dans la chambre antérieure, sur la partie inférieure de la surface postérieure de la cornée, un dépôt exsudatif en pointillé blanchâtre sous la forme d'un triangle à sommet supérieur ; l'humeur aqueuse est légèrement trouble. Dans les cas chroniques cet exsudat fait défaut. Il existe presque toujours des exsudats en flocons ou même en membranes dans l'humeur vitrée (voir éclairage direct). Une pression exercée avec le stylet sur la région ciliaire détermine une douleur vive caractéristique.

Les iritis chroniques, et, en particulier, l'irido-cyclite, sont rebelles au traitement et entraînent parfois des conséquences désastreuses pour la vision et, par conséquent, pour l'aptitude au service militaire.

III. Néoplasies et tumeurs de l'iris. On observe sur l'iris des néoplasies dues à la syphilis, à la tuberculose, à la lèpre, et de véritables tumeurs.

1° La syphilis peut produire soit, à la période secondaire, des nodules condylomateux, jaune-rougeâtres, guérissant bien par le traitement, soit, à la période tardive, des gommes plus destructives, occupant de préférence le bord libre de l'iris.

2° La tuberculose est cause d'iritis, surtout dans la jeunesse. Elle débute assez souvent sous la forme d'une iritis subaiguë au cours de laquelle apparaissent des nodules tuberculeux, clairs, translucides ou d'autres fois gris jaunâtres, occupant de préférence le bord adhérent de l'iris. Lorsque ces tubercules s'agglomèrent, ils forment une masse caséeuse, bosselée qui peut obstruer une partie de la chambre antérieure et finir par perforer la cornée.

3° Les nodules lépreux, grisâtres, coexistent toujours avec des lésions conjonctivales.

4° Les *tumeurs* proprement dites (Lagrange) sont les unes bénignes, les autres malignes.

Parmi les tumeurs bénignes, on observe le plus fréquemment les kystes séreux, translucides (acquis ou consécutifs à des blessures), les kystes perlés (blanc nacrés comme une petite perle, toujours traumatiques, par greffe épidermique), des kystes dermoïdes et plus rarement des kystes à entozoaires.

Les tumeurs malignes sont les sarcomes à développement rapide et à aspect mélanique, et les leuco-sarcomes.

Le pronostic de toutes ces tumeurs est toujours sérieux en raison de l'atteinte subie par le tissu irien. L'inaptitude au service sera parfois la conséquence des tumeurs bénignes, toujours des tumeurs de nature envahissante ou maligne.

IV. Traumatismes de l'iris. Ophtalmie sympathique. Les contusions du globe de l'œil déterminent parfois des déchirures ou des arrachements de l'iris (iridodialyse), de préférence sur le bord d'insertion, qui s'accompagnent d'une hémorragie plus ou moins abondante dans la chambre antérieure et de dilatation paralytique de la pupille. La déchirure se voit comme un orifice noir ; si elle est étroite, elle peut être masquée par du sang sous la forme d'une tache rouge brun. L'iris, dans les grands arrachements, peut être replié sur lui-même, renversé en arrière, semblant manquer en ce point ; son atrophie survient alors rapidement.

Parfois la contusion détermine seulement de la mydriase paralytique et de la parésie de l'accommodation ; exceptionnellement elle a pour suite la myopie traumatique (chapitre VIII).

Nous n'insisterons pas sur les plaies par armes ou instruments divers ; leur diagnostic est facile. Elles se compliquent parfois de prolapsus ou d'enclavement de l'iris, de la présence de corps étrangers parmi lesquels les éclats de fer et de cuivre sont les plus dangereux.

Ophtalmie sympathique. C'est une complication redoutable des plaies de l'iris, en particulier de celles de la région ciliaire et de celles suivies d'enclavement ou de séjour de corps étrangers, surtout lorsqu'ils sont septiques. L'infection locale, dans ce cas, en favorise le développement.

L'ophtalmie sympathique est presque toujours due à l'irido-cyclite de l'œil blessé et elle apparaît en général de 4 à 6 semaines après le début de cette dernière, cependant on l'a vue survenir, 10, 20 et même 30 ans après une blessure de l'œil.

Elle revêt deux formes : 1° *l'irritation sympathique ou réflexe,* qui peut exister seule ou servir de prodrome à la forme suivante ; 2° L'*inflammation sympathique.*

L'irritation sympathique se caractérise par des douleurs névralgiques intra-oculaires et périorbitaires, une légère injection périkératique et épisclérale, de la photophobie, du larmoiement, de l'asthénopie et de l'affaiblissement de l'accommodation empêchant tout travail prolongé. On a parfois observé de l'amblyopie. Cette forme, si elle reste isolée, est peu grave.

L'inflammation sympathique peut succéder à la forme précédente ou éclater brusquement; sa marche est rarement très aiguë. Elle évolue surtout comme une irido-cyclite ou irido-choroïdite soit séreuse le plus souvent, soit plastique et alors plus grave. Dans la variété séreuse, l'œil est un peu injecté, la pupille légèrement dilatée, l'iris décoloré et il y a un trouble de la chambre antérieure par précipitation d'exsudats sur la membrane de Descemet. Dans la variété plastique, l'exsudat est plus abondant, la pupille est rétrécie, et il se produit des troubles de l'humeur vitrée; la papille est voilée, les veines rétiniennes sont dilatées; il se forme des synéchies avec obstruction de la pupille.

On a observé aussi de la papillo-rétinite compliquant l'irido-cyclite, ou exceptionnellement isolée, parfois des foyers très périphériques de choroïdite. Certains malades sont devenus aveugles, puis sourds à la suite d'ophtalmie sympathique (de Wecker).

V. SYNÉCHIES OU ADHÉRENCES DE L'IRIS. Toute iritis, sauf de rares exceptions, donne lieu à la formation rapide d'adhérences ou synéchies plus ou moins nombreuses et solides. L'iris contracte des adhérences soit en arrière, avec la cristalloïde (synéchies postérieures), soit en avant, avec la cornée (synéchies antérieures).

Les synéchies postérieures, que peut déjà faire soupçonner la déformation irrégulière de la pupille, se reconnaissent, à l'éclairage oblique et après atropinisation, sous la forme de tractus brunâtres ou grisâtres unissant le bord de l'iris à la capsule du cristallin. L'exsudat remplit même parfois la pupille (occlusion pupillaire). Des synéchies nombreuses et serrées font prendre au bord irien l'aspect en griffe par formation de fines dentelures et empêchent toute dilatation de la pupille. Si les exsudats postérieurs déterminent l'isolement, la séclusion de la chambre postérieure, celle-ci peut se distendre par rétention de l'humeur aqueuse, de telle sorte que l'iris dont la pupille ne peut plus se dilater est refoulé en avant, et présente des bosselures (iris en tomate, en gâteau de Savoie); cette chambre postérieure est d'autres fois complètement supprimée par les adhérences. Presque toujours, les synéchies, lorsqu'elles ont cédé au traitement, laissent sur la cristalloïde un piqueté brun jaunâtre par dépôt de pigment irien, qui, parfois circulaire, reproduit alors la forme de la pupille. On le reconnaît souvent mieux à l'éclairage direct avec miroir plan et lumière peu intense.

Les *synéchies antérieures* sont, le plus généralement, la conséquence d'une perforation de la cornée par ulcération ou traumatisme ; elles sont exceptionnelles dans l'iritis. Elles ont lieu par enclavement ou par simple adhérence. On les reconnaît à ce que la pupille est attirée vers le point adhérent et que la profondeur de la chambre antérieure est moindre à ce niveau.

Les synéchies iriennes ne sont pas, par elles-mêmes, une cause d'*inaptitude au service militaire*. Elles entraînent l'exemption et la réforme lorsqu'il y a occlusion de la pupille. Comme elles prédisposent aux récidives des iritis, à l'iritis chronique, la réforme temporaire pourra parfois s'imposer.

L'*atrophie de l'iris* s'observe après des récidives nombreuses de l'iritis et dans les iritis chroniques. L'iris est décoloré, gris brun, terne, le bord pupillaire est aminci, frangé ; les réactions pupillaires sont très diminuées ou parfois abolies.

§ 4. — Examen du cristallin.

L'examen du cristallin à l'éclairage latéral a pour objet de reconnaître si la lentille est transparente et si elle occupe sa place normale. Il doit *toujours* être complété par l'examen à l'éclairage direct qui, seul, peut mettre en évidence les opacités circonscrites, les opacités profondes et surtout les opacités équatoriales. Lorsqu'il existe des troubles de la lentille, la dilatation artificielle de la pupille est souvent nécessaire pour permettre une exploration complète.

I. Altérations de la transparence du cristallin. — Le cristallin normal apparaît à la lumière incidente avec une coloration vaguement bleuâtre chez l'adulte, verdâtre et quelquefois grisâtre chez le vieillard ; dans ce dernier cas, on peut être tenté de croire à l'existence d'une cataracte, erreur que dissipera l'éclairage direct.

Les opacités étendues sont facilement aperçues à la lumière du jour ; il n'en est plus de même pour les opacités circonscrites et pour les opacités profondes.

Les opacités centrales, surtout celles qui se trouvent vers le pôle postérieur du cristallin, près du centre optique, gênent beaucoup plus la vision que les autres.

Les opacités peuvent siéger soit sur la face antérieure de la cristalloïde, soit dans le cristallin même ; ces dernières constituent les cataractes que nous allons étudier ici dans leur ensemble, bien que certaines ne puissent être reconnues qu'à l'éclairage direct.

Les *opacités de la face antérieure de la cristalloïde* occupent le plan pupillaire et sont dues à des exsudats ou à des dépôts de pigment irien qui se présentent comme des taches et traînées grisâtres dans le premier cas, comme un piqueté brun-jaunâtre dans le second. Des blessures très légères peuvent laisser, dans certains cas, des traces cicatricielles sous la forme d'une petite ligne blanchâtre.

Opacités cristalliniennes ou cataractes. — Les opacités cristalliniennes ou cataractes sont congénitales ou acquises ; elles sont totales ou partielles suivant que l'opacité occupe tout ou partie du cristallin. D'après leur évolution, on les distingue aussi en stationnaires et progressives ; les opacités circonscrites, à bords bien limités et congénitales, sont stationnaires.

Les troubles du cristallin entraînent parfois de la polyopie monoculaire ; une myopie, pouvant s'élever à 4 dioptries et même au delà, qui survient chez un homme âgé est habituellement le premier signe d'une cataracte.

On apprécie la situation superficielle ou profonde des opacités suivant qu'on est obligé de tenir la lentille d'éclairage plus loin ou plus près de l'œil exploré pour obtenir une image nette. Les troubles diffus des couches antérieures présentent une surface convexe en avant, ceux de la face postérieure une surface concave. L'image postérieure, renversée, de Purkinje, disparaît lorsque le cristallin est opacifié.

Si les opacités sont centrales, les sujets y voient mieux le soir par dilatation pupillaire ; c'est l'inverse pour les périphériques.

Les cataractes sont en général dures ou demi-molles à partir de 35 ans à cause de l'existence du noyau, molles au-dessous de cet âge et d'autant plus que le sujet est plus jeune. La cataracte molle se présente sans apparence de structure régulière, avec une coloration laiteuse, quelquefois même uniformément blanchâtre, et des opacités variées de forme.

A. **Cataractes congénitales**. — Ce sont celles qui sont le plus souvent rencontrées au conseil de révision.

1° *La cataracte congénitale totale*, généralement bilatérale, se présente comme une opacité laiteuse remplissant tout le champ pupillaire; quelquefois elle devient, par résorption des masses cristalliniennes, siliqueuse ou membraneuse, et se voit comme une masse blanchâtre sur laquelle la capsule est épaissie et plissée.

2° *Les opacités et cataractes congénitales partielles* sont beaucoup plus fréquentes que les précédentes et varient d'un simple point globuleux ou plein à une opacification assez étendue du cristallin. L'éclairage oblique ne les décèle que lorsqu'elles présentent une certaine masse ou sont situées dans les couches superficielles. Leurs variétés sont nombreuses.

Nous les diviserons, d'après leur situation et leur forme, en : a) *cataractes axiales* ou situées sur l'axe du cristallin ; b) *cataractes disséminées* et *périphériques*.

a) *Cataractes axiales*. — Les principales variétés sont les suivantes : 1° la *cataracte corticale polaire antérieure*, opacité d'un blanc crayeux située immédiatement sous la cristalloïde antérieure, ne dépassant guère la grosseur d'une graine de pavot et faisant parfois dans la chambre antérieure une saillie en champignon *(cataracte pyramidale)* qui est quelquefois reliée par un filament à la cornée ; 2° la *cataracte corticale* antérieure ou postérieure, qui se présente tantôt sous la forme d'un nuage brillant, peu étendu, constitué par un pointillé blanchâtre *(forme ponctuée)*, tantôt sous celle d'une rosette ou d'un disque rayonné blanchâtre occupant de préférence le pôle postérieur du cristallin (*cataracte corticale postérieure rayonnée*), tantôt sous celle d'une étoile, Y droit en avant, λ renversé dans la profondeur ; ces diverses variétés peuvent se combiner entre elles ; 3° la *cataracte fusiforme*, sorte de filament blanc occupant l'axe antéro-postérieur et se renflant en faisceau en son milieu ; 4° la *cataracte centrale zonulaire*, dite aussi périnucléaire, stratifiée, qui est la plus fréquente des formes congénitales, et se voit comme une opacité centrale d'un gris blanchâtre, sphérique, mais un peu allongée verticalement, atteignant même parfois l'équateur d'où descendent vers elle des stries ou rayons comme à cheval sur ce dernier (cavaliers ou amazones).

b) *Cataractes disséminées et périphériques*. — Les opacités sont vues comme des points, des grumeaux ou des rayons, des stries blanchâtres; elles sont soit disséminées dans les masses corticales du cristallin, soit localisées vers sa périphérie. On les confond sous le nom de *cataractes ponctuées disséminées,* dont une variété curieuse est la cataracte ponctuée azurée, appelée ainsi en raison de la coloration du pointillé qui la forme. Elles n'entraînent souvent aucun trouble notable de la vision.

B. **Cataractes acquises.** — Elles sont dues soit à la sénilité, soit à des troubles de nutrition, soit à des traumatismes du cristallin, et sont, en général, progressives.

1° La *cataracte sénile* est indiquée ici parce qu'elle constitue le type du mode de développement des cataractes acquises ; ce n'est que chez des officiers âgés, des militaires retraités que les médecins militaires ont l'occasion de s'en occuper. Elle ne diffère guère de la cataracte par trouble de nutrition que par la lenteur de son évolution. Elle débute par des opacités disséminées, punctiformes ou en stries, le plus souvent dans la région équatoriale, mais quelquefois aussi au centre, et qui finissent par envahir progressivement tout le cristallin. Il faut savoir que l'on voit parfois chez le vieillard, à la périphérie du cristallin, une sorte de couronne formée de courtes stries qui persistent indéfiniment sans progresser. Lorsque le cristallin est envahi dans la plus grande partie de son étendue et a ainsi augmenté de volume, il refoule l'iris en avant, diminuant la profondeur de la chambre antérieure ; il est alors blanc bleuâtre, chatoyant, nacré, soyeux, rayonné, présente souvent un dessin en étoile avec, entre les rayons, des points et plaques grisâtres irrégulièrement distribués.

Tant qu'il reste des masses corticales périphériques transparentes, la cataracte n'est pas mûre, ce qu'indique à l'éclairage oblique l'ombre noire en croissant portée par l'iris sur le blanc de la cataracte, ombre d'autant plus large que l'épaisseur des masses transparentes est plus grande (fig. 23) ; quand la cataracte est mûre, il n'y a plus d'ombre portée, et la chambre antérieure reprend sa dimension normale. Il arrive qu'une cataracte abandonnée à elle-même devient trop mûre ; alors elle est transformée en bouillie informe, irrégulière, avec points blancs par place ; si elle se liquéfie par trop, le noyau

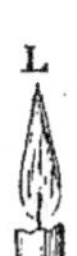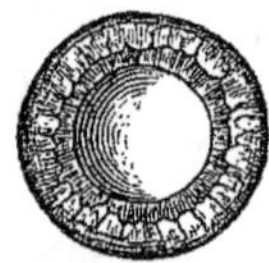

Fig. 23. — Ombre portée par l'iris (Fuchs).

peut tomber à la partie déclive (cataracte de Morgagni) et se voit alors par son bord supérieur convexe.

On observe quelquefois la *cataracte noire* dans laquelle la pupille est noire à la lumière du jour, brun foncé avec reflet rougeâtre à l'éclairage oblique, absolument opaque à l'éclairage direct ; le noyau est gros et dur ; elle s'associe parfois à la choroïdite, à la myopie élevée avec ramollissement du corps vitré.

2° *Cataracte par altération de la nutrition du cristallin.* — Cette nutrition peut être altérée soit par des causes générales (maladies générales, diabète, albuminurie, intoxications, artério-sclérose, hémorragies répétées ; chez la femme, des grossesses multiples), soit par des causes locales (affections des membranes profondes de l'œil, surtout l'irido-cyclite, les chorio-rétinites, le décollement de la rétine, l'action de la chaleur et de la lumière rayonnante chez les verriers, etc.). Toute cataracte survenant sans cause appréciable avant 45 ou 50 ans sera suspecte à ce point de vue.

Cette cataracte a un mode de développement assez analogue à celui de la cataracte sénile, mais plus irrégulier ; assez souvent, elle débute vers le pôle postérieur du cristallin, d'autres fois par la périphérie ; elle a une marche rapide et devient totale parfois en quelques mois ; nous en avons observé un cas, après décollement hémorragique de la rétine, qui a évolué en un mois. Elle est généralement molle étant donné l'âge peu avancé des sujets. Totale, elle a un aspect gris blanchâtre ou jaunâtre, irrégulier, avec reflets nacrés par place. Cependant, dans certains cas, elle peut rester stationnaire. Dans les formes capsulaires (ou mieux sous-capsulaires) le corps vitré est fréquemment ramolli.

Cette *cataracte est souvent compliquée* et il s'agit de le reconnaître avant de se décider à une intervention ou de se prononcer sur son incurabilité. Les complications sont l'irido-choroïdite, les synéchies iriennes, les choroïdites, le décollement de la rétine, le ramollissement de l'humeur vitrée, la rétinite pigmentaire, etc. On devra rechercher la sensibilité de la rétine à la lumière à l'aide de la flamme d'une lampe, dont le sujet atteint de cataracte non compliquée doit indiquer la position dans la chambre obscure jusqu'à une distance de 4 à 5 mètres ; s'il ne la voit que de très près soupçonner une affection de la rétine ou du nerf optique. On reconnaîtra un décollement par l'exploration du champ visuel avec deux bougies, dont l'une sert d'index fixe et l'autre d'index mobile, et par la diminution de la tension oculaire.

Une pupille large et immobile indique l'amaurose ou le glaucome ; le tremblement de l'iris tient souvent à un ramollissement du corps vitré.

3° *Cataracte traumatique.* On peut l'observer soit après une simple contusion du globe de l'œil, soit après une plaie de la capsule par éclatement ou par blessure directe. On la rencontre aussi parfois après la fulguration.

La contusion du globe de l'œil, quelle qu'en soit la cause, peut, sans rupture de la cristalloïde, occasionner soit un trouble passager du cristallin siégeant dans la corticale antérieure et qui se résorbe spontanément en quelques jours (Schirmer), soit, plus souvent, une opacité persistante qui envahit bientôt toute la lentille. Dans certains cas, elle produit une rupture de la capsule, habituellement au pôle antérieur, qui permet l'éversion des masses corticales dans la chambre antérieure ; celles qui restent dans le sac de la cristalloïde s'opacifient sous l'action de l'humeur aqueuse et se résorbent en tout ou partie.

Les plaies de la cristalloïde et du cristallin varient suivant la forme du corps vulnérant et sa force. Un simple coup d'aiguille peut amener une opacité totale du cristallin (le moyen a été employé par des recrues pour se soustraire au service militaire et par des soldats en activité pour se faire réformer), ou ne laisser, comme trace, qu'une petite ligne ou un petit point blanchâtre. Si la plaie de la cristalloïde se ferme rapidement, l'opacité peut rester stationnaire et limitée. Mais le plus souvent, l'humeur aqueuse pénètre à travers cette plaie et opacifie les masses cristalliniennes rapidement, parfois en quelques heures. Si la plaie est large, les fibres du cristallin tombent en flocons blanchâtres dans la chambre antérieure où la résorption s'opère progressivement, mais quelquefois il se produit des phénomènes glaucomateux. Plus tard, la capsule peut se rétracter sur les masses opaques dégénérées. Les synéchies iriennes sont presque constantes.

Une cataracte traumatique partielle devient parfois totale après plusieurs années.

Lorsque le corps vulnérant atteint le cristallin à travers l'iris ou la sclérotique, on ne reconnaît sa blessure que par l'apparition de la cataracte.

La question des lésions du cristallin par pénétration et séjour de corps étrangers est intéressante. Lorsque le blessé est examiné tout à fait au début, on suit parfois le trajet sous la forme d'une ligne opaque à travers le cristallin ; s'il s'agit d'un éclat métallique, on reconnaît encore son orifice d'entrée et parfois l'éclat lui-même dans la lentille. Plus tard, les progrès de l'opacification ne permettent plus d'apercevoir le corps étranger ; on basera alors le diagnostic de pénétration et de séjour de ce corps sur l'existence d'une cicatrice cornéenne correspondant à une lésion de l'iris et de la capsule. Cependant, dans quelques cas, avec un bon éclairage latéral, on reconnaît un corps étranger métallique soit à un trouble plus épais, soit même à sa forme, à sa coloration, à son éclat propre, surtout s'il s'agit d'une parcelle de cuivre. Les corps métalliques qui séjournent dans le cristallin colorent assez souvent d'une manière caractéristique la cataracte : coloration ocreuse, rouillée pour le fer, l'acier. Il est souvent très difficile de savoir si le corps étranger est encore dans le cristallin ou a poursuivi sa course vers le corps vitré et la rétine. Les renseignements que peut fournir la radioscopie sont incertains, variables suivant le métal ; ils peuvent cependant indiquer assez souvent si le corps est dans le globe ou en dehors de lui.

La présence d'un corps étranger est fort grave car elle détermine très fréquemment l'irido-cyclite, des accidents glaucomateux, parfois l'ophtalmie sympathique, et, s'il y a infection, la panophtalmite.

On doit toujours explorer la sensibilité lumineuse de l'œil ainsi qu'il a été dit avant de se prononcer sur l'*incurabilité* de la lésion.

La *cataracte secondaire* consécutive à l'extraction du cristallin opacifié se présente sous la forme de filaments, de replis blancs et grisâtres qui obstruent plus ou moins complètement la pupille et adhèrent à la face postérieure de l'iris.

II. Des déplacements ou luxations du cristallin. — Les luxations du cristallin, totales ou incomplètes, sont soit congénitales (ectopies), soit acquises (spontanées chez les myopes avec altération de l'humeur vitrée, ou d'origine traumatique). Dans les luxations acquises, il y a toujours lésion de la zonule de Zinn. Le cristallin se luxe soit dans la chambre antérieure, soit dans le corps vitré, soit parfois hors des enveloppes de l'œil.

La subluxation ou luxation incomplète se reconnaît au tremblotement de l'iris, à la profondeur inégale de la chambre antérieure, à l'altération des images de Purkinje et à ce que le bord de la lentille peut se voir comme une ligne convexe foncée divisant inégalement le bord pupillaire.

Dans la luxation complète, l'iris tremblote dans toute son étendue, les images cristalliniennes de Purkinje ont disparu, la chambre antérieure est très profonde, l'œil est aphake, hypermétrope fort ; s'il y a luxation postérieure, on peut, après dilatation de la pupille, apercevoir le cristallin dans le corps vitré comme une masse grisâtre ; lorsqu'il est luxé dans la chambre antérieure, on le voit, s'il est encore transparent, comme une goutte d'huile jaune pâle, bordée d'un cercle doré, et, s'il est opacifié, on le reconnaît à sa forme. Il y a souvent des accidents glaucomateux.

Au point de vue de *l'aptitude militaire*, les déplacements, l'opacité du cristallin et de sa capsule, l'absence de la lentille n'entraînent l'exemption ou le classement dans le service auxiliaire que si elles réduisent l'acuité visuelle au-dessous des limites fixées. Ces lésions sont causes de réforme, si l'acuité est inférieure à 1/2 pour un œil et à 1/10 pour l'autre, ce qui est le cas le plus fréquent.

CHAPITRE V

EXAMEN DE L'ŒIL A L'ÉCLAIRAGE DIRECT

L'examen de l'œil à l'éclairage direct, pratiqué avec soin et méthode, a une importance considérable dans l'ordre des épreuves, car il permet de reconnaître des troubles et des altérations des milieux qui échappent à tout autre mode d'exploration et qui sont, cependant, susceptibles d'occasionner une diminution notable de l'acuité visuelle.

Technique de l'examen. — Une source lumineuse artificielle et un ophtalmoscope à réfraction constituent l'instrumentation nécessaire. On utilisera de préférence, avec ce dernier, le petit miroir *plan* incliné qui, envoyant sur la rétine une faible quantité de lumière, met moins en jeu le rétrécissement réflexe de la pupille et fait apercevoir des opacités peu denses que traverserait, sans les déceler, la lumière plus vive fournie par un miroir concave.

Le sujet est assis le corps bien droit contre le bord de la table, le regard d'abord dirigé au loin sans fixer aucun objet, pour éviter toute mise en jeu de l'accommodation qui rétrécirait la pupille. Chez certains malades atteints de blépharospasme, on sera parfois dans l'obligation de relever la paupière supérieure avec le pouce de la main libre ou de la faire maintenir relevée par un aide. La dilatation par les mydriatiques est rarement nécessaire.

La source d'éclairage est placée un peu en arrière de la tête de l'observé, du côté et à hauteur de l'œil à examiner et de telle sorte que les rayons lumineux ne viennent pas produire latéralement des reflets gênants sur la cornée.

L'observateur est assis bien en face du sujet, l'œil sur le même plan horizontal que celui à examiner. Il explorera l'œil droit avec son œil droit et l'œil gauche avec son œil gauche, de manière à pouvoir se rapprocher comme il convient en évitant tout contact nasal. L'habitude de regarder indifféremment avec l'œil droit ou avec l'œil gauche s'acquiert vite par la pratique. Comme dans ce mode d'exploration l'observateur doit mettre en jeu son accommodation, il tiendra fermé l'œil dont il ne se sert pas.

L'examen commence par la cornée et se continue, successivement et méthodiquement, par la chambre antérieure, l'iris, le cristallin et enfin le corps vitré ; il doit toujours porter sur les deux yeux. En variant la direction de son regard et en faisant varier celle du regard du sujet, l'observateur arrivera à explorer chacune de ces parties dans toute leur étendue ; au fur et à mesure que son examen se porte sur des milieux plus profondément situés, il se rapproche de plus en plus de l'œil du sujet.

L'examen à l'éclairage direct ne donnera de résultats précis qu'à la condition d'explorer les milieux de l'œil à l'image grossissante, c'est-à-dire comme à la loupe. Pour cela, l'observateur fait arriver derrière l'orifice central de l'ophtalmoscope un verre convexe de force variable suivant sa propre réfraction, sa puissance d'accommodation et, parfois aussi, suivant la réfraction de l'observé et la profondeur des parties à examiner ; l'opthalmoscope à réfraction ainsi employé devient un véritable miroir-loupe. L'observateur emmétrope, hypermétrope ou presbyte se servira d'un verre de $+8$ à $+10$ dioptries, parfois même, s'il veut étudier des troubles très circonscrits, d'un verre $+15$; le myope utilisera un verre plus faible complétant son excès de réfraction à $+8$ ou $+10$ D (ainsi un myope de 4 D emploiera un verre de $+4$ D). Si l'observé est atteint d'une myopie très élevée, l'observateur réduira un peu la force de son verre convexe pour l'exploration des parties les plus reculées de l'humeur vitrée.

On a même conseillé, pour obtenir un grossissement plus considérable, d'improviser pour l'examen de la cornée une sorte de

lunette de Galilée en tenant devant l'œil du sujet une lentille de
+ 20 D et en plaçant derrière le miroir ophtalmoscopique un
verre concave — 4 ou — 6 D.

Dans l'examen direct avec l'ophtalmoscope armé d'un verre
convexe employé comme miroir-loupe, il faut se placer à une distance telle du point à explorer que celui-ci se trouve entre le
foyer du verre et le miroir ophtalmoscopique, mais beaucoup
plus près du foyer que de ce dernier.

Supposons un examen direct de l'œil droit : la source lumineuse est placée à droite et un peu en arrière de la tête du sujet,
à la hauteur de la nuque environ ; le regard de l'observé doit être
dirigé au début un peu en dedans et très légèrement en haut, ce
qui amène la papille sur le trajet des rayons transmis et donne
ainsi un fond très éclairé sur lequel les opacités se projetteront
plus nettement.

L'observateur arme son miroir du verre + 8 D. par exemple,
le dispose devant son œil droit et se rapproche tout d'abord de
la cornée à examiner à une distance de 10 centimètres environ,
la longueur focale du verre étant de 0ᵐ125. Il oriente la lumière
réfléchie par le miroir sur la pupille et, dès que celle-ci est bien
éclairée en rouge, il se repère sur l'iris dont le dessin doit apparaître net, bien formé, si la distance est bonne. La pupille peut ne
pas s'éclairer du tout en rouge, si elle est obstruée par des exsudats ou une cataracte totale, ce qu'aura fait reconnaître préalablement l'examen à l'éclairage oblique, ou si les rayons lumineux sont interceptés par une hémorragie du corps vitré. Mais
dans tous ces cas, on doit toujours se repérer sur le dessin de
l'iris. Dès que celui-ci apparaît nettement, on recule un peu la
tête pour commencer l'exploration méthodique par la cornée.

§ 1. — Examen de la cornée.

La moindre altération de transparence ou de forme se manifeste soit par un jeu de lumière irrégulier au moindre mouvement
du miroir, soit par les modifications de l'image de la source lumineuse réfléchie par la cornée, soit par des ombres se projetant
sur le fond rouge de la pupille. On découvre par ce procédé, avec

un peu d'habitude, certaines opacités fines qui ont pu échapper
à l'éclairage oblique.

Une cornée normale donne une petite image droite et virtuelle
de la lumière réfléchie. Cette image est floue, si la surface du
miroir convexe cornéen est altérée ; déformée, si sa courbure est
modifiée ; s'il y a ulcération ou dépression formant une petite
surface réfléchissante concave, on voit un cercle brillant et mince
entourant un champ obscur sur lequel se détache un point brillant qui est une petite image renversée de la flamme dans le fond
de la dépression.

Les *opacités de la cornée* se projetant sur le fond rouge de la pupille
se voient, si elles sont minces et d'épaisseur inégale, comme une sorte
de surface miroitante formée de parties foncées et d'autres plus claires,
ou comme une sorte d'anneau ou de disque ; si elles sont plus épaisses,
comme des taches sombres, d'autant plus opaques que leur épaisseur
est plus grande. Si on les projette sur l'iris, dans une direction oblique
du regard, l'œil de l'observé restant immobile, elles semblent, non
plus noires, mais grises ou d'un gris blanchâtre. On se rend très bien
compte dans cet examen au miroir-loupe que les taies sont formées par
l'agglomération de petites taches et l'on voit distinctement le fin réseau vasculaire qui les accompagne parfois. On aperçoit très nettement
le piqueté de la face profonde de la cornée dans les *irido-cyclites*.

Les *déformations irrégulières*, les *facettes* de la cornée donnent
lieu, quand on imprime de légers mouvements de rotation au miroir,
à un jeu d'ombre et de lumière caractéristique : des parties vues d'abord
sombres se voient ensuite rouges par le mouvement du miroir et vice
versa.

S'il existe un *kératocone*, on aperçoit, au centre de la cornée, un
anneau rouge qui entoure un cercle foncé dont la partie centrale est
occupée par un petit disque rouge ; cet aspect change de forme et de
place au moindre mouvement du miroir, ce qui est un signe caractéristique.

On reconnaît qu'une opacité siège sur la cornée à ce fait qu'elle se
déplace, par rapport au bord pupillaire, en sens inverse du déplacement
de la tête de l'observateur.

§ 2. — Examen de la chambre antérieure, de l'iris
et de la pupille.

En avançant légèrement la tête, on se met successivement au
point pour la chambre antérieure, l'iris et la pupille dont l'examen à l'éclairage direct confirme ou complète les données recueillies à l'éclairage oblique et sur lesquelles nous ne reviendrons pas.
Les synéchies, les restes de la membrane pupillaire se voient
plus nettement sous la forme de filaments noirâtres ou grisâtres
dans le champ pupillaire. On aperçoit également mieux les pupilles supplémentaires ou les déchirures de l'iris à travers lesquelles
transparaît la coloration rouge du fond de l'œil.

§ 3. — Examen du cristallin.

Le cristallin sera exploré dans toute son épaisseur et dans
toute sa largeur. Au fur et à mesure que l'examen porte sur des
parties plus profondes, on avance progressivement la tête ; pour
explorer les parties périphériques, on fait diriger l'œil du sujet
dans diverses directions ou bien l'observateur, par de légers déplacements de la tête, varie la direction de son regard.

On se rend compte de l'*existence des deux images cristalliniennes
de Purkinje* et surtout de l'image postérieure renversée qui est nette à
l'état normal, se dédouble dans certains cas de sclérose sénile de la
lentille ou disparaît s'il y a opacité.

Toutes les opacités qui ont été vues blanches ou grises à l'éclairage
oblique *se projettent en noir à l'éclairage direct* et il est inutile par
conséquent d'insister sur cette question. On se rappellera que les opacités superficielles étendues et épaisses et les cataractes totales s'étu-
dient mieux à l'éclairage latéral.

Les opacités de la cristalloïde antérieure, les dépôts de pigment
uvéen se voient très nettement à l'éclairage direct, sous la forme
d'un piqueté noir ou brun. Siégeant dans le plan pupillaire, elles
semblent immobiles par rapport au bord de la pupille dans les déplacements de la tête de l'observateur.

Il est de petites opacités du cristallin qui ne peuvent s'apercevoir
qu'avec ce procédé d'exploration, en particulier des opacités congé-

nitales de la grosseur de la tête d'une épingle ordinaire et même moins se projetant sous la forme de points noirs ou de petits globules et dont la fréquence est très grande. Nous les avons rencontrées chez nombre de sujets atteints d'anomalies de la réfraction.

Les opacités équatoriales ou profondes, très limitées, de la cataracte au début ne sont reconnues que par l'examen à l'éclairage direct, alors que les troubles visuels sont insignifiants ; on les voit sous la forme de points, de stries ou de réseaux noirâtres.

On peut parfois apercevoir sous certaines incidences, à côté d'opacités bien limitées, un certain miroitement en étoile dénotant l'imminence d'une cataracte corticale étendue (de Wecker et Masselon) ; dans d'autres cas, on verra dans les parties profondes du cristallin une ombre centrale très mobile au moindre mouvement du miroir, signe d'altération périnucléaire au début ; le noyau se voit parfois comme un disque rouge foncé.

Dans les cataractes consécutives à des troubles de la nutrition, on aperçoit, au début, des points nombreux formant nuage, mélangés de globules brillants et de grumeaux opaques.

L'éclairage direct permet de se rendre un compte assez exact de l'obstacle apporté par les opacités au passage des rayons lumineux d'après le plus ou moins d'intensité de la coloration rouge du fond de l'œil.

Le cristallin subit, parfois, au moment de la puberté, un *changement de courbure*, le plus souvent bilatéral, qui compromet grandement l'acuité visuelle en produisant un astigmatisme total élevé. C'est soit un *lenticone antérieur*, analogue au kératocone et reconnaissable au miroir par un disque central rouge limité par un anneau noir avec myopie centrale élevée et hypermétropie périphérique, soit quelquefois un *lenticone postérieur* produisant un allongement de l'image renversée de Purkinje. Ces deux déformations coniques s'accompagnent assez souvent de cataracte polaire postérieure et avec la dernière on peut trouver des vestiges de l'artère hyaloïde. Ces faits sont exceptionnels.

Les *déplacements et luxations du cristallin* ont été déjà étudiés (p. 75). Dans les *subluxations*, le bord convexe du cristallin apparaît comme un arc convexe sombre divisant le champ pupillaire en deux parties dont l'une, rouge terne, est occupée par la lentille, l'autre, rouge vif, est libre. — S'il y a *luxation complète* dans le corps vitré, on voit en bas, avant l'opacification de la lentille, un bord noir convexe qui sous certaines incidences, par effet de prisme, se montrera rouge, le reste du cristallin restant noir.

§ 4. — **Examen du corps vitré.**

L'influence des troubles du corps vitré sur l'aptitude au service militaire dépend seulement de la diminution qu'ils apportent à l'acuité visuelle ou, dans certains cas, de la cause dont ils dérivent. La plupart de ces troubles sont dus soit à une affection de l'uvée, en particulier du corps ciliaire, soit à une affection de la rétine, soit à une maladie générale ; ils succèdent parfois à des hémorragies ; quelques-uns sont des vestiges de malformations congénitales, d'autres sont d'origine inconnue. Les proliférations et les tumeurs des membranes profondes font saillie dans la masse du corps vitré.

Pour examiner le corps vitré, l'observateur se rapproche davantage de l'œil, à 6 cent. environ, avec un verre + 8 D.; mais chez un myope fort, l'exploration des parties profondes de ce milieu se fera mieux avec un verre plus faible, + 4 D par exemple.

I. Hémorragies. — La seule affection à survenue brusque, qui puisse rendre en quelques instants le corps vitré complètement opaque, est l'*hémorragie* qui empêche tout éclairage du fond de l'œil. Ces hémorragies du corps vitré sont spontanées ou traumatiques et viennent soit de la région ciliaire, soit des vaisseaux choroïdiens ou rétiniens, soit encore de la gaine du nerf optique. Les h. spontanées ont, comme principales causes, les altérations générales du sang et du système circulatoire (hémophilie, albuminurie, diabète, syphilis, paludisme, anémie aiguë, phosphaturie et affections du cœur), certaines choriorétinites, les thromboses des veines rétiniennes, la puberté ; elles sont souvent récidivantes.

La pupille apparaît noire ou brun rougeâtre suivant l'abondance du sang. Cependant, au bout de quelques jours, on peut apercevoir une sorte de lueur rouge en regardant de bas en haut vers la partie supérieure du corps vitré. Au fur et à mesure que le sang se résorbe, la teinte devient de plus en plus rosée, mais très souvent des masses de pigment sanguin s'accolent à la face postérieure de la cristalloïde postérieure, en y formant des bandes, des taches ou une trame noirâtres. Consécutivement, il persiste plus ou moins longtemps, dans le milieu, des flocons, des filaments mobiles et parfois des cristaux de cholestérine. Des hémorraghies abondantes et répétées peuvent entraîner la rétraction du corps vitré, le décollement de la rétine et l'atrophie du globe de l'œil.

II. Opacités. — Les opacités habituellement observées dans le corps vitré sont soit mobiles, soit fixes.

a) *Opacités mobiles.* Ce sont les plus fréquentes et leur mobilité, à chaque mouvement de l'œil, est d'autant plus grande que le corps vitré est plus liquéfié. On invite le sujet à faire quelques mouvements brusques d'élévation et d'abaissement du globe et à regarder ensuite fixement devant lui ; en examinant aussitôt après, on voit les opacités se mouvoir comme des filaments, des flocons grisâtres ou une poussière tourbillonnante sur le fond rosé de l'œil, descendre ensuite vers la partie déclive avec une vitesse variable suivant leur volume et la liquéfaction de l'humeur vitrée.

Ces opacités mobiles, qui sont plus ou moins abondantes, tantôt réduites à deux ou trois, tantôt innombrables, se présentent sous les principales formes suivantes : 1° *trouble diffus en masse,* dans lequel on ne peut observer aucun élément solide appréciable et qui se reconnaît, lors de la mise en mouvement, à la formation d'ondes tourbillonnantes et à l'état flou de la papille (fréquent dans la chorio-rétinite syphilitique) ; 2° *trouble diffus poussiéreux ;* 3° *filaments noirs* de longueurs diverses, en forme de fils d'araignée et de réseaux ; 4° *flocons ou grumeaux grisâtres* qui coexistent souvent avec les filaments (fréquents dans la myopie progressive) ; 5° *membranes flottantes,* suites d'hémorragie, et s'accompagnant des deux formes précédentes ; 6° *parfois des cristaux* indiquant une liquéfaction accentuée du corps vitré (synchisis étincelant) et qui s'observent surtout chez le vieillard (cholestérine en paillettes jaune d'or scintillantes, phosphates en boules hérissées de pointes, tyrosine en cristaux d'un blanc argenté) ; 7° enfin, rarement, des *vestiges flottants des vaisseaux hyaloïdiens* fixés par leurs deux extrémités ou par une seule, et des membranes d'aspect vitreux d'origine fœtale.

Les opacités de ce dernier groupe sont intéressantes par leur aspect et aussi parce qu'elles forment un échelon intermédiaire entre les opacités mobiles et les opacités fixes. Dans la simple *persistance de l'artère hyaloïde,* celle-ci se voit comme un petit cordon, un filament noir ou grisâtre, tendu en S entre la partie centrale du cristallin et la papille, légèrement évasé à ses points d'insertion, et oscillant au moindre mouvement de l'œil ; le regard de l'observateur ne l'embrasse jamais dans son entier et doit l'explorer progressivement d'avant en arrière. Parfois il est interrompu et constitue alors un filament plus ou moins long. Il s'accompagne quelquefois de cataracte polaire postérieure. On observe aussi, et plus souvent, de très courts vestiges des vaisseaux hyaloïdiens fixés en un point quelconque de la face postérieure du cristallin par une de leurs extrémités, l'autre flottant librement, ce qui leur donne parfois l'aspect d'une minuscule sangsue.

Le *canal hyaloïdien*, persistant sans artère hyaloïdienne dans sa lumière, ressemble à un cordon grisâtre plus gros que l'artère hyaloïdienne et de même forme générale, mais plus évasé à ses points de fixation. Nous avons observé un cas d'hémorragie dans sa cavité. Il peut aussi être interrompu soit en deux tronçons, soit en un seul, antérieur ou postérieur; l'extrémité libre est alors souvent formée par une agglomération de filaments.

b) *Opacités fixes*. — Elles sont constituées soit par du pigment sanguin déposé, après des hémorragies, en forme de taches ou de bandes noires sur la face postérieure de la cristalloïde postérieure, soit par des saillies formées par des tumeurs, des proliférations venant de la choroïde ou de la rétine, ou par le décollement de cette dernière. Nous avons observé chez un malade deux opacités fixes isolées, de coloration nacrée comme deux perles irrégulièrement arrondies et assez volumineuses, situées très près de la rétine.

Les *cysticerques* parviennent quelquefois dans l'humeur vitrée et s'y présentent, au début, comme une vésicule arrondie, blanche ou bleuâtre, irisée, avec bords d'un jaune doré ; un examen prolongé y fait découvrir des mouvements péristaltiques d'extension et de rétraction, et, dans la vésicule, une sorte de figure arrondie, jaunâtre, brillante qui est la tête. Le passage d'un courant électrique dans l'œil peut déterminer un mouvement. Des membranes blanchâtres ne tardent pas à entourer la vésicule et le diagnostic devient impossible. Cette affection entraîne toujours l'inaptitude au service militaire.

Une simple mention suffit au *décollement du corps vitré* qui fait perdre toute transparence au milieu et rend l'examen impossible ; il est surtout observé après l'extraction de la cataracte, mais il peut se produire spontanément ou tardivement après un traumatisme.

III. Traumatismes du corps vitré et corps étrangers. — Les *contusions* peuvent déterminer des hémorragies qui, en dehors de toute lésion grave, se résorbent en 7 à 8 semaines.

Les *plaies* nettes et étroites, sans issue notable de l'humeur vitrée et sans infection, n'ont pas, en général, de suites graves. Les plaies larges, au contraire, contuses ou non, qui laissent écouler une quantité abondante de l'humeur, peuvent entraîner le décollement de la rétine, l'atrophie du globe et, si elles s'infectent, une panophtalmite.

Les plaies sont parfois compliquées par la *présence de corps étrangers*, parmi lesquels les éclats métalliques et les grains de plomb sont les plus fréquents ; ils pénètrent soit directement à travers la sclérotique, soit après avoir traversé la cornée et le cristallin. Dans ce dernier cas, tout de suite après l'accident, on aperçoit parfois la plaie de la capsule cristallinienne postérieure s'évasant en cône en arrière, ce qui est un signe caractéristique de la pénétration dans le corps vitré. Les éclats métalliques, le fer et surtout le cuivre, sont particulièrement dangereux pour l'œil dont ils amènent fréquemment la perte surtout par infection ; ils peuvent aussi déterminer l'ophtalmie sympathique. Les grains de plomb s'enkystent plus facilement, mais peuvent longtemps après entraîner des accidents. Le trajet du corps étranger se suit parfois comme un cordon opaque. Dans certains cas exceptionnels, si le corps étranger aseptique est bien supporté, tout au moins pendant un certain temps, on l'aperçoit comme une petite masse noirâtre ou blanc jaunâtre, irrégulière, entourée d'une sorte de membrane à travers laquelle transparaît quelquefois, en particulier pour le cuivre, l'éclat métallique. L'exploration sera facilitée par l'emploi d'une lumière vive telle que celle du soleil ou de l'électricité. La présence de bulles d'air dans le corps vitré indique avec assez de certitude la pénétration du corps étranger.

§ 5. — Diagnostic du siège des opacités des milieux de l'œil.

On s'assure en premier lieu si elles sont fixes ou mobiles en faisant exécuter quelques mouvements brusques à l'œil du sujet. Si elles sont mobiles, elles siègent dans le corps vitré.

Lorsqu'elles sont fixes, on recherche si elles sont en avant ou en arrière du plan pupillaire ou dans ce plan même, en se servant des déplacements parallactiques par rapport au bord de la pupille. Ces déplacements parallactiques se constatent soit pendant les mouvements de la tête de l'observateur, soit pendant ceux de l'œil observé. Dans le premier mode, qui est le plus simple, le sujet garde l'œil immobile, et l'observateur déplace légèrement la tête à droite, à gauche, en haut, en bas, et examine ce que devient pendant ce temps la position des opacités : si elles se déplacent en sens inverse du mouvement de l'observateur, elles sont en avant de la pupille et d'autant plus éloignées de cette dernière que leur déplacement est plus rapide ; si elles se déplacent dans le même sens que la tête de l'observateur, elles sont en arrière du plan pupillaire, et d'autant plus profondes que leur déplacement est plus rapide ; si elles semblent ne subir aucun déplacement, elles sont dans le plan pupillaire, sur la cristalloïde antérieure ou tout près d'elle. Lorsque, dans l'autre mode de recherche, l'observateur maintient son regard immobile et que le sujet fait mouvoir son œil dans divers sens, on observe des phénomènes inverses : les opacités antérieures à l'iris vont dans le même sens que l'œil de l'observé, les postérieures vont en sens inverse.

Les opacités fixes du corps vitré peuvent encore se différencier de celles du cristallin, soit par la persistance de l'image renversée de Purkinje donnée par la cristalloïde postérieure, soit par la profondeur à laquelle on les aperçoit et qui exige que l'observateur se rapproche davantage de l'œil.

On a aussi proposé de se servir, comme point de repère, de l'image lumineuse qui est réfléchie par la cornée et se forme dans le plan pupillaire. Cette image recouvre les opacités de la face profonde du cristallin, et leurs rapports réciproques ne se modifient pas quand l'observateur abaisse la tête, tandis que les opacités plus profondes, situées dans le corps vitré, apparaissent alors au-dessous de cette image.

Plus les troubles du corps vitré sont diffus et peu denses, plus leur pronostic est favorable pour une résorption complète, mais plus ils diminuent l'acuité visuelle. Les membranes et les flocons épais, d'origine un peu ancienne, sont très persistants. Lorsque dans la myopie élevée, il existe des troubles du corps vitré accentués, le sujet est plus exposé au décollement de la rétine.

Dans un assez grand nombre de cas, les opacités un peu volumineuses du corps vitré, surtout lorsqu'elles occupent les parties reculées de ce milieu, donnent lieu à la production de mouches volantes (myodésopsie). On observe aussi la myodésopsie, assez souvent, dans la myopie à forme progressive, dans l'asthénopie consécutive à des excès de travail à distance rapprochée, dans la neurasthénie, mais sans que nos moyens d'investigation permettent de déceler les troubles de l'humeur vitrée qui peuvent en être la cause ; chez ces sujets elle n'a, du reste, aucune importance tant que l'acuité visuelle reste bonne.

Tumeurs intra-oculaires. Les tumeurs issues de la rétine ou de la choroïde s'aperçoivent à l'éclairage direct lorsqu'elles font une saillie prononcée dans le corps vitré. Comme il s'agit le plus souvent de sarcome, on voit la tumeur comme une saillie arrondie, parfois bilobée, gris rosée ou couleur de chair, parfois noirâtre par places, présentant un double réseau vasculaire, l'un superficiel, vaisseaux rétiniens, l'autre profond, vaisseaux propres de la néoplasie. Elles seront étudiées plus en détail ainsi que le décollement de la rétine au chapitre IX (altérations du fond de l'œil).

CHAPITRE VI

EXAMEN DE L'ŒIL A L'IMAGE RENVERSÉE ET A L'IMAGE DROITE. ASPECT DU FOND DE L'ŒIL NORMAL.

La connaissance des procédés d'examen de l'œil à l'image renversée et à l'image droite est indispensable pour la pratique des deux dernières épreuves régulières qui sont la détermination de la réfraction statique et l'exploration du fond de l'œil. Nous décrirons à leur suite l'aspect du fond de l'œil normal dont la pupille et les vaisseaux servent comme points de repère dans certains procédés de recherche de la réfraction statique.

§ 1. Examen à l'image renversée.

Ce procédé consiste à obtenir à l'aide d'une lentille biconvexe, placée devant l'œil du sujet éclairé par le miroir ophtalmoscopique, une image aérienne réelle, renversée, du fond de l'œil et située entre la lentille et le miroir. Il donne une vue d'ensemble et doit, pour cela, précéder l'examen à l'image droite, avec lequel on a un grossissement plus grand. Le bord interne de la pupille est vu externe, le bord supérieur, inférieur, les parties externes de l'œil sont vues en dedans et les parties inférieures en haut par rapport à la papille.

Comme instrumentation : 1° un miroir concave de 20 à 25 centimètres de foyer et de 3 à 5 centimètres de diamètre ; 2° Une lentille convexe de 20 dioptries et une autre de 10 dioptries, cette dernière réservée pour l'examen des myopes très forts, afin d'obtenir un grossissement suffisant de l'image.

Si l'observateur est habitué à examiner avec chaque œil indistinctement, il placera la lampe du côté de l'œil à examiner et devra tenir la lentille avec la main qui ne lui masquera pas la lumière. S'il ne regarde qu'avec l'œil droit, il laissera la source lumineuse à la gauche du sujet pendant toute la durée de l'examen et tiendra la lentille avec la main gauche.

L'observé prendra la position ophtalmoscopique déjà décrite, (p. 76) et dirigera son regard un peu en haut et en dedans, vers la partie supérieure de l'oreille du même nom que l'œil examiné, pour amener ainsi la papille dans le champ d'exploration de l'observateur ; il regardera au loin sans fixer aucun objet (regard vague) et sans se préoccuper de l'épreuve. Si l'on a affaire à un strabique, il sera bon de masquer l'œil non observé pour obtenir une bonne direction du regard.

La distance de l'observateur à l'observé sera en moyenne de 0^m40. L'image aérienne du fond de l'œil, donnée par la lentille, se forme entre celle-ci et le miroir, mais plus près de la lentille et doit être vue par l'observateur à la distance de sa vision distincte. L'observateur hypermétrope ou presbyte se donnera un proximum artificiel en disposant derrière le miroir un verre convexe approprié (+ 2 à + 4 dioptries). Le myope habitué à porter des verres pour la vision rapprochée les gardera ou mettra un verre équivalent derrière le miroir.

Dès que l'observateur a orienté la lumière à l'aide du miroir ophtalmoscopique, tenu devant l'œil droit par exemple, et que la pupille apparaît rouge, il saisit la lentille entre le pouce et l'index de la main gauche et, prenant point d'appui sur le front avec le petit doigt, il l'amène devant l'œil en examen. Cette lentille doit être placée à une distance de l'œil telle que son foyer coïncide avec la pupille ; trop rapprochée elle agirait comme loupe et donnerait une image gênante et agrandie de l'iris et du bord pupillaire. Pour trouver la distance exacte, on tient la lentille d'abord rapprochée de l'œil, puis on l'éloigne doucement jusqu'à ce que l'iris disparaisse presque du champ visuel ; on a, à ce moment, le maximum d'éclairage.

On recherche alors, comme point de repère, l'image de la papille qui se trouve projetée dans l'air, réelle, renversée et agrandie, entre l'observateur et la lentille et plus près de cette dernière ; c'est là qu'il faut la chercher et non point, à travers la lentille, dans l'œil observé. Si au lieu de rencontrer la papille, on aperçoit seulement un vaisseau, on s'en sert comme guide pour arriver à celle-ci, en le suivant en sens inverse de ses ramifications et dans le sens d'accroissement de son calibre.

Le champ d'exploration du fond de l'œil ainsi obtenu (champ ophtalmoscopique) est d'autant plus étendu que la lentille est de plus grand diamètre et qu'elle est plus réfringente ; il est le plus grand lorsque le centre de la pupille se trouve au foyer principal de la lentille. Ce champ est plus grand chez l'amétrope que chez l'emmétrope ; son étendue est également plus vaste que dans l'examen à l'image droite et permet de voir, en même temps, la papille et les parties voisines jusqu'à une distance de deux diamètres papillaires, et quelquefois même la macula.

Lorsque l'on a à explorer l'œil d'un malade alité, ne pouvant être assis, dans une chambre difficile à rendre obscure, la dilatation de la pupille sera nécessaire (à moins de contre-indications) et seul, dans ces cas, l'examen à l'image renversée est praticable. On a proposé dans ce but l'emploi d'une petite lampe électrique qu'on place sur l'oreiller du malade.

Dans l'exploration à l'image renversée, on est gêné par trois reflets lumineux : ce sont, d'une part, les images de la source lumineuse formées par les faces antérieure et postérieure de la lentille, et, d'autre part, l'image formée par la face antérieure de la cornée. On se débarrasse facilement des deux reflets donnés par la lentille (un droit et virtuel, l'autre renversé et réel) par un léger mouvement de rotation ou d'inclinaison de la lentille. Quant à la troisième image, celle de la cornée, virtuelle, droite et agrandie, elle se présente comme un disque brillant avec un point noir au centre, car elle est l'image du miroir ; avec un peu d'expérience, on l'écarte par un petit déplacement latéral du miroir, sauf cependant dans l'examen de la région maculaire qu'elle rend très difficile.

7

En faisant exécuter de faibles déplacements de latéralité à la
lentille objective, on met en jeu l'action prismatique de sa portion périphérique et l'on peut explorer une plus grande étendue
du fond de l'œil. Lorsque, par suite d'une mauvaise direction du
regard de l'observé, la papille ne se montre que par un de ses
bords dans le champ du regard, on peut l'amener à se présenter
en son entier par un mouvement de latéralité de la lentille ; si
le bord de la pupille apparaît à la partie supérieure du champ d'exploration, on abaissera la lentille, s'il apparaît à droite, on portera
la lentille à gauche. L'observateur obtient aussi le même résultat
en déplaçant sa tête dans le sens opposé à celui où il veut trans-
porter l'image.

Pour explorer les parties les plus périphériques du fond de
l'œil, on fera diriger le regard du sujet dans diverses directions ;
dans le regard en bas, il faut relever la paupière supérieure avec
les deux derniers doigts de la main qui tient la lentille. Galezowski emploie, pour cette exploration équatoriale, une lentille
prismatique.

Suivant l'état de la réfraction de l'œil observé, l'image aérienne se
forme à une distance variable de la lentille objective (fig. 24). Dans la

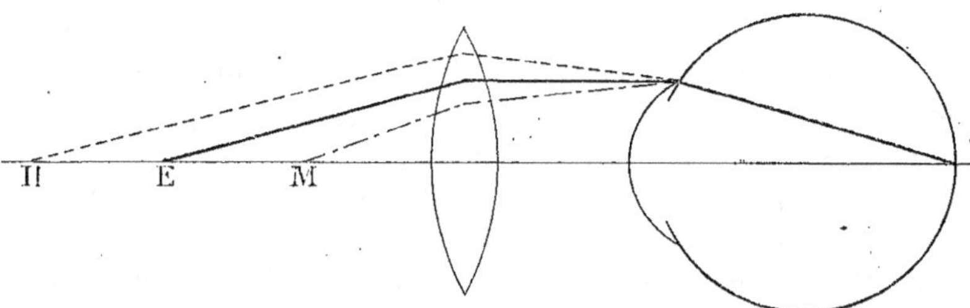

Fig. 24.— Formation de l'image renversée du fond de l'œil en avant de la lentille.

myopie, l'image (M) est plus rapprochée de la lentille que dans l'emmétropie (E), et dans celle-ci que dans l'hypermétropie (H), ce qui tient à
ce que les rayons sortant en convergence d'un œil myope sont rendus
encore plus convergents par la lentille que ceux de l'emmétrope qui
sortent en parallélisme, et que ceux de l'hypermétrope qui sortent en divergence. L'image de l'emmétrope, obtenue avec une lentille de 20 D,
se fait à 5 cent. en avant de cette lentille, du côté de l'observateur.

L'image est d'autant plus rapprochée de la lentille que l'œil est plus myope, et d'autant plus éloignée que l'hypermétropie est plus élevée.

L'image apparaît d'autant plus grande qu'elle se forme plus près de l'observateur, c'est-à-dire plus loin de la lentille : celle donnée par un œil hypermétrope est plus grande que celle de l'œil emmétrope, et celle-ci que l'image de l'œil myope. Cependant, si la lentille était placée de telle sorte que son foyer postérieur coïncidât avec le foyer antérieur de l'œil observé, les trois images seraient de grandeur égale, mais ce n'est pas le cas dans la pratique de l'examen de l'œil à l'image renversée. La force réfringente de la lentille intervient aussi dans le grandissement de l'image, et, plus cette force réfringente est élevée, plus l'image est petite ; c'est pour cela que pour examiner un œil atteint d'un haut degré de myopie et donnant par conséquent une image relativement petite, il faut se servir de la lentille de + 10 D et non de celle de + 20 D. Chez l'emmétrope, avec une lentille + 20, le grandissement est de 3 diamètres ; il est de 6 diamètres avec une lentille de + 10.

Il est inutile, en pratique, de tenir compte des variations apportées au grossissement par les formes diverses d'amétropie (amétropie axile, d'indice, de courbure). Il faut toutefois se rappeler que dans la myopie axile, la plus fréquente, le grossissement s'accroît si on éloigne la lentille de l'œil ; que dans l'hypermétropie, au contraire, il diminue. Dans l'astigmatisme, la papille, ovale, change de forme en éloignant la lentille.

Déplacements parallactiques. Ils permettent d'apprécier les différences de niveau ou de profondeur des diverses parties de l'image renversée du fond de l'œil. On les produit en imprimant à la lentille objective de petits mouvements de latéralité, et en observant, pendant ces mouvements, les déplacements relatifs de la lentille et des diverses parties de l'image. On peut, comme l'a indiqué Parent, faire un point de repère sur la lentille en y traçant une petite croix à l'encre ou au diamant.

Ces mouvements varient d'amplitude suivant l'état de la réfraction de l'œil observé. Les images des points les plus profonds subissent un déplacement moins considérable que celles des points superficiels et semblent donc se déplacer moins vite ; c'est que ces images des points profonds sont formées plus près de la lentille que celles des points superficiels. C'est l'inverse dans le cas où l'observateur se déplace, tandis que la lentille reste immobile : l'image des parties profondes marche plus vite que celle des parties superficielles.

Comparé au mouvement de latéralité de la lentille, le déplacement de l'image est moins rapide que celui de la lentille chez le myope, égal chez l'emmétrope, plus rapide chez l'hypermétrope. Il s'ensuit que, dans l'astigmatisme, l'avance ou le retard du déplacement de l'image sur celui de la lentille sera plus prononcé dans un méridien que dans l'autre ; ce fait a servi de base à Parent pour établir un procédé de mensuration de cette amétropie, en utilisant la correction d'un méridien par un verre sphérique approprié placé devant l'œil en examen.

§ 2. — Examen à l'image droite.

Ce procédé consiste à examiner directement le fond de l'œil à une distance aussi rapprochée que possible, avec un miroir ophtalmoscopique, pour en obtenir une image droite, virtuelle et agrandie, qui est reportée au delà de la rétine. Il doit se pratiquer après l'examen à l'image renversée ; il donne, en raison du grossissement obtenu, la possibilité d'étudier les fins détails du fond de l'œil normal ou pathologique. Il ne permet de voir qu'un champ limité du fond de l'œil, champ qui est cependant d'autant plus étendu que la pupille est plus large et que l'observateur est plus près de l'œil.

On se servira d'un ophtalmoscope à réfraction (celui de Parent par ex.), avec petits miroirs inclinés à 30°. L'inclinaison facilite le rapprochement de l'œil observé. On utilisera, de préférence, le miroir plan, qui met moins facilement en jeu la réaction pupillaire, et permet, en outre, de mieux apprécier les différences de teinte des parties examinées, car l'image de la flamme sur la rétine reste indistincte ; il est le seul avec lequel on puisse voir nettement la macula sans dilatation artificielle de la pupille. Le miroir concave sera réservé aux individus bruns, dont le fond de l'œil est très pigmenté, et aux myopes forts, pour obtenir un éclairage suffisant de l'image.

La lampe se place du côté de l'œil à examiner et plus ou moins rapprochée du miroir suivant que l'on veut un éclairage plus ou moins intense, en moyenne à 0^{m}30.

L'observé prend la position ophtalmoscopique déjà décrite et regarde au loin sans rien fixer, car il est indispensable qu'il relâche complètement son accommodation. Il faut éviter qu'un objet placé sur la direction de son regard attire son attention ; il nous arrive souvent, en effet, de remarquer par l'entrée en jeu de l'accommodation, qu'un assistant s'est placé derrière nous sur le trajet du rayon visuel de l'observé.

L'observateur amétrope corrigera son amétropie à l'aide des verres de l'ophtalmoscope ; il devra également corriger, du moins en partie, celle de l'observé, lorsqu'il ne s'agit pas de la détermination exacte de son degré. Il relâchera complètement son accommodation pour observer un emmétrope dont il reçoit des rayons parallèles ; il devra la mettre en jeu, au contraire, s'il ne veut pas employer de verre convexe (ce qui est indispensable s'il est presbyte), pour examiner un œil hypermétrope ; il placera un verre concave suffisamment fort pour voir le fond de l'œil d'un myope. Dans tous ces cas, il faut qu'il rende parallèles les rayons qui arrivent à son œil. Cependant un myope peut voir, sans verre correcteur, le fond de l'œil d'un hypermétrope de degré à peu près équivalent, et réciproquement. C'est surtout par une longue pratique que l'observateur arrivera à relâcher son accommodation. Les débutants et ceux qui ne peuvent facilement la maîtriser auront avantage à mettre derrière le miroir, dans les premiers temps, un verre concave de 3 à 4 dioptries pour la neutraliser ; ils diminueront progressivement la force de ces verres. On facilite, du reste, le relâchement de l'accommodation en procédant à l'examen avec les deux yeux ouverts et en ne réfléchissant pas qu'on observe à très courte distance, c'est-à-dire en regardant comme dans le vague, sans faire un effort quelconque pour voir l'image.

L'observateur doit examiner l'œil droit du sujet avec son œil droit et l'œil gauche avec son œil gauche, ce qui lui permet de se rapprocher de l'œil à une distance qui n'a d'autre limite que le contact des cils de l'observé avec le miroir. L'ophtalmoscope doit être tenu bien perpendiculaire à la ligne qui unit les deux yeux pour éviter la production d'un astigmatisme artificiel lorsqu'on emploie une lentille correctrice. Dès que l'observateur a orienté sa lumière et relâché son accommodation, l'image du fond de l'œil lui apparaît brusquement et avec une grande netteté.

En variant la direction du regard et en faisant porter l'œil du sujet dans divers sens, on arrive à explorer la majeure partie du fond de l'œil. Pour voir la papille, on invite l'observé à regarder un peu en haut et en dedans ; pour la macula, se reporter à la page 100.

La partie la plus périphérique de l'œil, à savoir la région ciliaire, échappe à l'examen sur une étendue d'environ 7 à 8 millimètres. Trantas a toutefois conseillé, pour y parvenir, d'exercer, pendant l'examen et après cocaïnisation, une pression avec le doigt sur la région ciliaire directement sur le point qu'on veut éclairer, la surface de l'ongle placée sur la partie où l'iris adhère à la sclérotique ; la mydriase est indispensable. On voit alors la crête des procès ciliaires comme une couronne de dents noires en arrière de l'iris.

L'image droite du fond de l'œil est grossie 16 fois environ chez l'emmétrope ; comme le verre correcteur employé par l'observateur n'est que très exceptionnellement placé au foyer antérieur de l'œil observé, mais toujours plus loin, l'image est un peu plus grande chez le myope et un peu plus petite chez l'hypermétrope, à l'inverse de ce qui s'observe dans l'examen à l'image renversée.

Dans la myopie très forte, à partir de 14 à 15 dioptries, l'exploration à l'image droite ne peut se faire convenablement qu'en diminuant le degré de l'emmétropie par l'interposition devant l'œil du sujet d'un verre concave de 10 dioptries placé dans la monture des lunettes d'essai.

Sur l'œil astigmate, on ne peut obtenir une vue d'ensemble du fond de l'œil (à moins de correction par les verres appropriés), et on doit se borner à explorer successivement les divers méridiens.

Déplacements parallactiques. Ils servent dans ce procédé, comme dans l'examen à l'image renversée, à apprécier les différences de niveau ; mais, à l'image droite, les points les plus superficiels se meuvent plus lentement que ceux plus profonds, dans les mouvements de latéralité de la tête de l'observateur, et, par conséquent, les premiers semblent se déplacer relativement aux autres en sens inverse du mouvement de l'observateur ; on remarque l'inverse, si c'est l'œil de l'observé qui se déplace, l'observateur restant immobile.

Mais l'examen à l'image droite permet, en outre, de mesurer exactement la différence de niveau qui peut exister entre les diverses parties de l'image rétinienne, par la détermination à l'aide de verres correcteurs de la réfraction isolée de chacune de ces parties (chap. VII).

§ 3. — Aspect du fond de l'œil normal.

L'image du fond de l'œil (fig. 25) présente à considérer la papille optique, les vaisseaux rétiniens, la rétine, la macula et la choroïde. On prend toujours la papille comme point de repère et d'orientation et comme mesure linéaire. Ainsi l'on dit que telle lésion siège à un ou deux diamètres au-dessus ou au-dessous de la papille, qu'elle présente comme étendue un demi ou un diamètre papillaire, qu'elle est en saillie ou en dépression de n dioptries

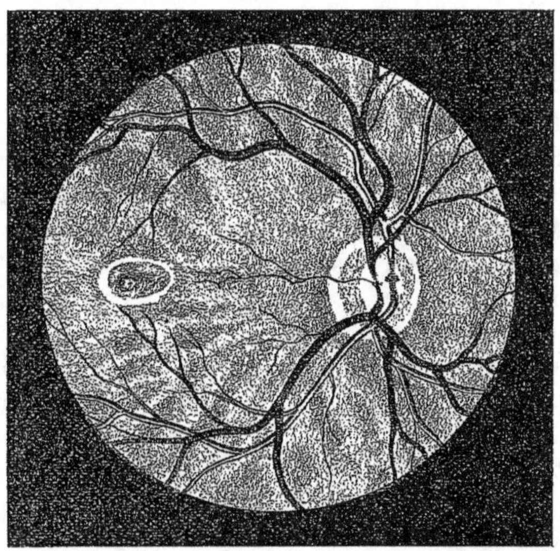

Fig. 25. — Aspect du fond de l'œil normal (œil droit)

sur le niveau du bord externe de la papille ; on ajoute, suivant le cas, que telle particularité ou altération est située dans la région maculaire ou le long de tel vaisseau. Pour les vaisseaux, on compare leur calibre respectif en prenant comme base que les artères ont le tiers du calibre des veines de même nom ; on doit signaler aussi leur trajet rectiligne ou leurs flexuosités.

L'aspect du fond de l'œil normal est si variable qu'il pourrait

parfois faire croire à un état morbide, si la fonction visuelle n'é-
tait pas intacte.

La teinte générale, abstraction faite de l'influence de la pigmentation du sujet, varie avec l'intensité de l'éclairage et la largeur de la pupille ; plus l'éclairage est fort et la pupille large,
plus la coloration est d'un rouge vif. De son côté, l'éclairement
varie avec l'intensité de la source lumineuse, la nature du miroir,
son inclinaison, son éloignement de l'œil observé.

La description suivante est faite d'après l'image droite.

I. Papille optique. — On doit en examiner la forme, les
dimensions, les limites, la coloration, l'excavation et les vaisseaux.

La papille, formée par l'épanouissement des fibres du nerf optique, est située à 15° en dedans et à 3° au-dessous du pôle postérieur de l'œil. On la trouve facilement en faisant diriger l'œil
de l'observé un peu en haut et en dedans, légèrement au-dessus
de l'oreille du même nom que l'œil examiné. L'éclairage du champ
pupillaire devient très brillant lorsqu'elle se trouve amenée dans
la ligne de regard de l'observateur.

Elle se montre comme un disque rond, parfois ovalaire, dont
les dimensions apparentes varient avec la réfraction. Dans le cas
où la forme est ovale, on reconnaît qu'elle ne dépend pas d'un
astigmatisme à ce qu'elle ne se modifie pas en éloignant la lentille de l'œil pendant l'examen à l'image renversée ; si la papille est ovale par astigmatisme, le grand axe, vertical, par
exemple, dans l'examen à l'image renversée, devient horizontal
à l'image droite.

Les bords de la papille sont constitués par le pourtour des
orifices de la choroïde et de la sclérotique formés par la traversée
du nerf optique. Ils sont nets en dehors, en haut et en bas, un
peu diffus, flous en dedans où la couche des fibres nerveuses,
plus épaisse, masque les bords des orifices de ces membranes.

La papille complète présente donc à considérer deux anneaux
périphériques et une portion centrale.

Les deux anneaux sont dus aux orifices de la choroïde et de la
sclérotique, l'orifice choroïdien étant habituellement plus large
que le scléral. L'anneau externe est dit *anneau choroïdien* ou

pigmentaire, l'autre, concentrique au précédent, est l'*anneau scléral*. Il manque parfois tantôt l'un, tantôt l'autre de ces anneaux.

L'anneau choroïdien, formé par le pigment choroïdo-scléral, est d'un noir plus ou moins foncé, souvent déchiqueté, généralement étroit et incomplet ; il est plus marqué, plus large du côté temporal, et, fréquemment, n'existe même que de ce côté sous la forme d'un croissant ; il est surtout net à l'image droite.

L'anneau scléral est tantôt blanc, tantôt blanc grisâtre ou blanc jaunâtre, habituellement étroit, le plus souvent incomplet, réduit alors à un croissant externe.

En dedans des anneaux, la portion centrale présente deux zones et constitue la majeure partie de la papille. La zone extérieure est appelée *zone moyenne*, celle des anneaux constituant la zone externe ; elle a une largeur variable, une coloration gris rosée, parfois hortensia, moins accentuée en dehors où les fibres nerveuses sont le moins épaisses, et elle est le plus large du côté nasal. Elle est constante et sa disparition constitue un fait pathologique (atrophie optique). Elle présente quelquefois à sa surface, du côté temporal, un ou deux petits amas pigmentaires.

La *zone interne* ou centrale est blanche, parfois même d'un blanc tendineux, et appartient à ce qu'on désigne sous le nom d'*excavation physiologique* de la papille. Cette excavation (ou entonnoir vasculaire) est due à l'épanouissement rayonné des fibres optiques et est un peu reportée du côté temporal ; plus elle est blanche, plus elle est profonde avec bords taillés à pic ; quelquefois elle est insignifiante et alors la zone centrale est d'un blanc rosé. Il arrive aussi que la lame criblée soit assez peu recouverte par les fibres du nerf pour qu'en certains points, à l'image droite, on voie ses trous sous la forme de petites taches grisâtres, donnant à cette partie centrale l'aspect appelé en moelle de jonc. Le bord externe de l'excavation la surplombe quelquefois, masquant l'origine des vaisseaux qui courent sur ses parois et se coudent alors brusquement sur ce bord. Cette excavation se différencie des excavations pathologiques en ce qu'elle n'occupe jamais toute l'étendue de la papille et qu'il existe toujours normalement une zone rosée autour d'elle.

En somme, la papille normale n'a pas une coloration uniforme ;

.dans l'ensemble, cette coloration est rosée chez l'adulte, plus rouge chez l'enfant, gris rosâtre chez le vieillard. Elle est parfois si pâle, si blanche, surtout dans sa moitié externe où la couche des fibres nerveuses est le moins épaisse, qu'elle peut donner l'illusion d'une atrophie partielle du faisceau papillo-maculaire. Chez les blonds, sa coloration ressort moins nettement sur celle du fond de l'œil.

La moitié interne ou nasale est plus élevée que la partie temporale, les fibres y étant plus épaisses.

II. Vaisseaux rétiniens. — Ils émanent presque tous de l'artère centrale de la rétine qui se divise, soit dans l'intérieur, soit en arrière de l'excavation, en deux branches, dites l'une, artère ascendante, l'autre, artère descendante ; celles-ci à leur tour fournissent chacune deux branches principales (quelquefois trois) dites, pour la première, artères temporale et nasale supérieures, pour la seconde, artères temporale et nasale inférieures. Ces divisions se dichotomisent encore et les ramifications présentent comme caractère de ne jamais s'anastomoser entre elles.

Le trajet des vaisseaux temporaux est beaucoup moins tendu que celui des branches nasales.

Les veines présentent des divisions analogues, qui suivent, à peu près, le trajet des artères correspondantes ; elles sont plus flexueuses.

Parfois les artères et les veines s'enlacent en vrille, sur la papille ou à son voisinage.

On voit, en outre, sur la partie externe de la papille, deux branches spéciales qui viennent des gros troncs de l'excavation, se dirigent directement vers la portion temporale de l'œil et constituent les artères maculaires supérieure et inférieure ; sur le bord externe de la papille, naissent souvent un ou deux vaisseaux grêles, allant également vers la macula et appelés vaisseaux maculaires directs, qui sont fournis le plus souvent par les artères ciliaires courtes du cercle de Haller. Ces branches maculaires disparaissent les premières dans l'atrophie optique.

Les artères se distinguent ophtalmoscopiquement des veines par les caractères ci-après. Elles sont plus étroites que les veines des 2/3 environ de leur calibre ; elles ont une coloration rosée, plus claire, et un trajet moins tortueux ; elles présentent une raie ou bandelette longitudinale médiane, ayant un reflet brillant et limitée de chaque côté par une ligne rouge sombre, et l'ensemble de ces trois lignes constitue le *double contour* qui est très net sur ces vaisseaux.

Les veines sont volumineuses, d'un rouge bleuâtre, plus foncées, plus flexueuses, et leur double contour est moins accentué, moins large et souvent interrompu par places.

Les veines présentent, assez fréquemment, le phénomène physiologique du *pouls veineux*, qui se produit de préférence quand elles se coudent fortement sur le bord de l'excavation, sur un tractus de la lame criblée ou même sur un tronc artériel, et qui se voit bien à l'image droite. Ce pouls s'observe surtout dans l'excavation, quelquefois jusqu'à une courte distance du bord supérieur ou du bord inférieur de la papille : on voit la veine se dilater en devenant plus sombre sur un segment d'étendue variable et se vider alternativement d'une manière rythmique. On peut produire le phénomène en comprimant le globe de l'œil avec le doigt pendant l'examen.

Le *pouls artériel* est toujours pathologique ; ses causes les plus fréquentes sont le glaucome, la compression de l'artère centrale par une hémorragie des gaines ou une papillo-rétinite, le goître exophtalmique et surtout l'insuffisance mitrale. Il est synchrone au pouls radial et se reconnaît à l'accentuation rythmique du reflet central brillant.

III. RÉTINE. — La rétine normale, étant translucide, ne se voit généralement pas à l'ophtalmoscope, à l'exception de ses vaisseaux étudiés ci-dessus et de son épithélium pigmenté profond. Ce dernier se devine, dans quelques cas, plutôt qu'il ne s'aperçoit, sous la forme d'un fin pointillé ardoisé au voisinage de la papille ; d'autres fois, on peut reconnaître vaguement une sorte de voile léger, gris, avec des stries radiées autour de la papille qui sont formées par les fibres du nerf optique ou, d'après Dimmer, par le tissu de soutien de la rétine.

Chez les jeunes sujets, on observe souvent des sortes de courtes stries d'un blanc brillant, claires, le long des vaisseaux et à leur voisinage, qui ne sont que des *reflets lumineux* formés sur la rétine et ont pour caractère pathognomonique de changer de place et de varier de forme à chaque petit mouvement de rotation du miroir ; ces reflets sont parfois si nombreux que le fond de l'œil apparaît comme moiré.

De Wecker et Masselon ont observé, chez les sujets très pigmentés et chez les nègres, un reflet bleuâtre, miroitant, capable d'en imposer pour une suffusion rétinienne ou une rétinite.

IV. Région maculaire. — Située au pôle postérieur de l'œil, elle se trouve à deux diamètres papillaires ou deux diamètres et demi du bord temporal de la papille et correspond, en général, comme niveau, à la moitié inférieure de celle-ci. Elle est occupée par la *macula* ou tache jaune, au centre de laquelle se voit, en dépression, la *fovea centralis*.

Pour l'observer à l'image renversée, on invite le sujet à regarder, pour l'œil droit, un peu au-dessus du sourcil droit, et, pour l'œil gauche, au-dessus du sourcil gauche ; on dispose alors la lentille de manière à avoir dans son centre le bord externe (interne sur l'image) de la papille et on la déplace légèrement vers le côté temporal (ou bien l'on se déplace avec le miroir un peu vers le côté nasal) ; on aperçoit alors la macula sans être trop gêné par les reflets cornéens. L'examen est rendu plus facile avec l'emploi de la lentille prismatique de Galezowski.

Il est beaucoup plus commode de l'examiner à l'image droite avec le petit miroir plan. On recherche d'abord le bord externe de la papille, puis, en inclinant un peu la tête en dedans, on dirige la ligne du regard progressivement en dehors vers la région maculaire avec un très léger degré de rotation du miroir. La dilatation de la pupille est parfois nécessaire.

On reconnaît la région maculaire à sa coloration un peu plus foncée que le reste du fond de l'œil et à l'absence de vaisseaux, ceux-ci très fins convergeant vers elle en haut, en bas et en dedans, sans l'atteindre.

A l'image renversée, elle apparaît, généralement, comme une tache brune, un peu ovalaire à axe vertical, ayant environ la dimension de la papille et souvent entourée d'un reflet lumineux, brillant, en anneau ou en croissant, suivant la direction plus ou moins oblique du regard, et surtout net dans les yeux pigmentés. On aperçoit parfois, si on est habile, un petit point brillant dans le centre de la tache brune, indiquant la fovea.

Une bonne exploration ne peut se faire qu'à l'image droite. On la voit alors nettement, dans tous ses détails, comme une tache brune plus ou moins foncée, ovalaire, à grand axe transversal, offrant en son milieu un reflet clair, souvent jaune, en cercle ou en croissant, parfois assez étendu et d'aspect moiré, ainsi que nous avons eu l'occasion de le constater chez quelques sujets. Dans certains cas, la tache brune maculaire n'existe pas, et on n'aperçoit qu'un point ou reflet jaune pâle, bordé par un étroit cercle brillant, ou simplement par un arc argenté interne ; parfois, le point jaune est complètement isolé. On peut aussi observer deux ou trois points d'un jaune clair, brillants, situés à côté les uns des autres et représentant toute la macula. Il nous est arrivé de ne trouver, chez certains sujets, aucune trace de macula (le fait est, du reste, connu) et l'on doit en deviner alors l'emplacement par la convergence des vaisseaux et la distance de la papille. Chez les gens âgés, le reflet manque souvent et on n'aperçoit qu'une coloration sombre, mal délimitée.

V. Choroïde. — C'est surtout aux vaisseaux de la couche chorio-capillaire de la choroïde que le fond de l'œil doit sa coloration générale d'un rouge qui varie du rouge-jaunâtre au brun rougeâtre ; la plus ou moins grande abondance des pigments rétinien et choroïdien joue également un rôle important. Le pourpre rétinien n'y concourt en rien et n'est, du reste, pas visible à l'ophtalmoscope.

La proportion du pigment rétinien, facteur très actif de cette coloration, varie suivant la couleur des cheveux des individus et leur pigmentation générale : les bruns ont le fond de l'œil sombre et un réseau vasculaire choroïdien difficile à distinguer ; les blonds, pauvres en pigment, ont le fond de l'œil, clair, rouge pâle, et, à l'image droite, on aperçoit un piqueté sombre, comme chagriné, dû aux cellules pigmentaires, ainsi qu'un réseau choroïdien très net, souvent en bandes d'un rouge vif.

Les vaisseaux choroïdiens se distinguent facilement des vaisseaux rétiniens, par leur largeur plus grande, par leur aspect plat, rubané, leurs sinuosités, leur moins grande netteté, leurs anastomoses et enfin par l'absence du reflet ou double-contour ; à l'image droite, on les voit distinctement placés sous les vaisseaux rétiniens. Les mailles du réseau formé par ces vaisseaux, appelées espaces intervasculaires, sont occupées par le pigment choroïdien, et se montrent comme des îlots sombres, ardoisés ; ces espaces se dessinent d'autant mieux que le pigment y est plus abondant, en particulier chez les bruns, et donnent parfois à l'œil un aspect tigré qu'il ne faut pas confondre avec une choroïdite ou tout autre état pathologique. Ces espaces pigmentés deviennent de plus en plus étroits et allongés, en se rapprochant de l'équateur de l'œil. Chez les albinos, dépourvus de tout pigment, les espaces intervasculaires sont blancs, clairs, et laissent apercevoir, par transparence, la sclérotique.

CHAPITRE VII

DÉTERMINATION DE LA RÉFRACTION STATIQUE

La détermination de la réfraction statique repose sur la recherche du punctum remotum, soit par la méthode subjective, soit par la méthode objective. Dans l'armée, la préférence sera toujours accordée à la méthode objective qui n'exige de la part du sujet qu'une passivité complète et écarte ainsi toute chance de fraude. La méthode subjective servira, chez les gens de bonne foi, pour la recherche des verres correcteurs.

Au point de vue de l'aptitude au service militaire, on se reportera aux indications données au chapitre VIII.

ART. I. — DÉTERMINATION SUBJECTIVE DE LA RÉFRACTION STATIQUE

La détermination subjective de la réfraction statique se fera par l'un des moyens suivants : 1° Procédé de Donders par les verres d'essai ; 2° Emploi des optomètres ; 3° Procédé de Scheiner-Parent.

§ 1. — Procédé de Donders ou détermination par les verres d'essai

On emploie soit les verres des boîtes d'essai, soit le disque optométrique de M. Perrin, soit une réglette à skiascopie.

On opère comme pour la détermination de l'acuité visuelle à distance, à 5 mètres ; il n'y a donc pas lieu d'insister longuement sur ce procédé déjà décrit pag. 46, en ce qui concerne la mesure de la myopie et de l'hypermétropie.

I. MYOPIE. — Les sujets myopes ont une certaine tendance à préférer des verres plus forts que le verre correcteur ; on devra y veiller et s'assurer si un verre plus faible que celui choisi ne donne pas une acuité égale ou bien si, en éloignant le verre choisi, cette acuité reste la même. On doit toujours s'arrêter au verre le plus faible qui donne la meilleure acuité visuelle. Dans les degrés élevés de myopie, on tiendra compte de la distance à laquelle se trouve de l'œil le verre correcteur, pour éviter des erreurs notables ; il faut ajouter, à la longueur focale du verre, sa distance à l'œil observé et diviser 1 mètre par le total obtenu. Ce fait est intéressant pour les cas limites d'aptitude au service militaire. Ainsi un sujet ayant exactement 6 dioptries de myopie sera corrigé par un verre de — 6 D. 50 placé à 1 cent. et demi de l'œil ; le sujet corrigé par le verre — 6, placé à 1 cent. et demi, a une myopie réelle de 5 dioptries 3.

Dans les myopies très fortes, il est préférable de rechercher directement le remotum par la lecture de fins caractères à distance rapprochée. On donne donc à lire au sujet un livre ou l'échelle typographique pour la vision de près, que l'on éloigne progressivement, et on mesure la plus grande distance à laquelle la lecture est faite sans effort. On a ainsi le remotum du sujet, et, en divisant 100 centimètres par cette distance, on obtient le degré de la myopie. Un sujet lit à 10 cent. par ex., il a donc son remotum à cette distance et sa myopie $= \dfrac{100}{10} = 10$ D.

II. HYPERMÉTROPIE. — Elle est déterminée par le verre le plus fort qui donne la meilleure acuité à distance. Ce qu'on obtient ainsi c'est l'hypermétropie manifeste ou apparente. Le sujet supporte en général des verres plus forts dans la vision binoculaire que dans la vision monoculaire, car son accommodation est moins mise en jeu.

De même que pour la myopie, on tiendra compte, dans les hauts degrés d'hypermétropie, de la distance du verre correcteur à l'œil. Ce verre est ici toujours sensiblement inférieur au degré exact de l'hypermétropie apparente qu'on obtient en soustrayant de la longueur focale du verre sa distance à l'œil et en divisant le mètre ou 100 cent. par cette différence.

Ainsi un hypermétrope corrigé par un verre convexe de 0^m20 de distance focale (5 dioptries), placé à 2 centimètres ; a une hypermétropie de $\dfrac{100}{18} = 5\ D\ 50$.

On s'assure que le verre convexe trouvé n'est pas trop faible ou trop fort en l'éloignant de l'œil ; plus on l'éloigne, plus il agit fortement et si, pendant ce temps, le sujet conserve une bonne acuité visuelle, c'est que le verre est trop faible.

On se rappellera que certains hypermétropes ne sont pas améliorés ou ne le sont que faiblement par les verres convexes, en raison de l'existence d'une amblyopie plus ou moins prononcée, et que d'autres sont très notablement améliorés par un verre concave faible, par — 1 D. en général.

III. Astigmatisme. — La détermination subjective de l'astigmatisme est un procédé long, incertain, si l'on n'a pas acquis préalablement des données précises, par l'examen de la cornée à l'ophtalmomètre ou objectivement par la skiascopie, sur son degré, sur sa nature ou sur la direction du méridien le plus réfringent.

Dans l'épreuve de la détermination de l'acuité visuelle, on constate, en général, s'il y a astigmatisme, que l'acuité reste défectueuse, irrégulière, malgré l'emploi des verres correcteurs sphériques.

On recherche d'abord le verre sphérique concave le plus faible qui donne la meilleure acuité visuelle ou le verre sphérique convexe le plus fort qui ne trouble pas celle obtenue à l'œil nu ou même qui l'améliore ; cela revient en somme à corriger le méridien le moins réfringent. Mais il peut arriver qu'aucun verre sphérique ne relève l'acuité visuelle. Quel que soit le résultat ainsi obtenu, on invite ensuite le sujet à regarder le cadran horaire et à indiquer la ligne qu'il voit le plus nettement, qui est la plus noire. La direction de cette ligne indique la direction du méridien non adapté, qui est généralement le plus réfringent, et ainsi la direction à donner à l'axe des verres cylindriques que l'on va essayer ; l'axe du cylindre sera toujours placé perpendiculairement à cette ligne, s'il est concave, parallèlement s'il est convexe, ce qui entraînera toujours quelques tâtonnements.

Supposons que la ligne vue le plus nettement soit verticale, c'est-à-dire celle de midi à six heures, et que le verre sphérique — 4 ait donné la meilleure acuité visuelle en corrigeant le méridien horizontal. On essaye alors un cylindre concave faible, à axe horizontal, de — 0,50 à — 1 dioptrie, en le juxtaposant, dans la monture des lunettes d'essai, au verre sphérique — 4. Si le sujet y voit mieux et constate que la ligne de midi à six heures devient moins noire, on fait passer dans la monture des verres cylindriques de plus en plus forts jusqu'à ce que toutes les lignes du cadran soient vues avec la même netteté. En admettant qu'on ait obtenu ce résultat avec le cylindre — 3, l'œil examiné aurait une myopie de — 4 D. dans le méridien horizontal et de — 7 D. dans le méridien vertical, c'est-à-dire un astigmatisme composé myopique direct de 3 dioptries, que l'on peut aussi exprimer dans ce cas en disant « myopie de 4 D. compliquée de 3 dioptries d'astigmatisme. »

Pour confirmer les résultats, on fait lire au sujet, suivant le conseil de Javal, les caractères de l'échelle optométrique, comme pour la recherche de l'acuité après correction, et l'on s'assure par quelques tâtonnements qu'un verre sphérique un peu plus faible et qu'un cylindre un peu plus faible ou un peu plus fort n'améliorent pas l'acuité. Entre deux cylindres concaves donnant la même acuité visuelle, nous conseillons de choisir le plus faible et non le plus fort.

Cette épreuve est longue, difficile, surtout chez les jeunes sujets, dont l'accommodation toujours en éveil fait parfois rejeter comme mauvaise, après essai un peu prolongé, une combinaison trouvée excellente quelques instants ou quelques heures auparavant. Aussi, est-ce avec juste raison que l'article 81 de l'instruction du 31 janvier 1902 reporte cette recherche, pour le classement des astigmates dans le service auxiliaire, à la fin des opérations du conseil de révision.

On peut, avec la *fente sténopéique*, arriver aussi à déterminer la réfraction isolée des deux méridiens principaux à l'aide de simples verres sphériques. Il suffit pour cela de disposer la fente successivement suivant la direction de ces méridiens et d'en rechercher, pour chacun d'eux, la correction par les verres convexes ou concaves comme il a été dit au procédé de Donders.

§ 2. — Détermination de la réfraction statique par les optométres

Parmi les optométres en usage, nous décrirons seulement celui de Badal, qui fait partie du matériel du service de santé, et le petit appareil basé sur l'expérience de Scheiner.

I. OPTOMÈTRE DE BADAL. — Cet optomètre offre l'avantage de donner une grandeur apparente de l'image et un angle visuel invariables pendant toute la durée de l'exploration, ce qui permet de l'employer aussi pour une détermination assez exacte de l'acuité visuelle. Cependant, il nous paraît surtout excellent pour la recherche de l'amplitude de l'accommodation et assez médiocre pour la mesure de la réfraction, car il met trop en jeu l'accommodation du sujet.

L'emploi de l'optomètre n'est avantageux que pour les sujets de bonne foi et d'une certaine intelligence ; les autres répondent invariablement qu'ils ne voient rien du tout dans la lunette.

L'optomètre de Badal se compose essentiellement d'une seule lentille biconvexe de 15 dioptries 6 (63 millim. de foyer), fixée dans un tube de 30 centim. de long, à une distance de l'œilleton égale à sa distance focale de 63 millim. Dans les appareils construits depuis 1876, lorsque l'œil du sujet est appliqué contre l'œilleton, le foyer de la lentille coïncide avec le foyer antérieur de cet œil ; si l'on enlève l'œilleton, le foyer de la lentille coïncide avec le point nodal ou centre optique de l'œil : dans le premier cas, on a l'amétropie corrigeable, dans le second, l'amétropie exacte. En arrière de la lentille, se meut à l'aide d'un pignon et d'une crémaillère un deuxième tube engaîné par le premier et portant une plaque de verre dépoli sur laquelle sont gravées, à gauche, une réduction photographique des lettres de Snellen, à droite, des figures de cartes à jouer pour les illettrés, et entre les deux une série de lignes parallèles pour la recherche et la mesure de l'astigmatisme. Suivant la position donnée à cette plaque, les rayons qui en émanent arrivent à l'œil, après réfraction à travers la lentille, en parallélisme ou sous des degrés de divergence ou de convergence qui correspondent aux divers états de la réfraction statique ou dynamique. Si la plaque est au foyer principal antérieur de la lentille, les rayons sortent en parallélisme, si elle est entre ce foyer et la lentille, ils sortent en divergence, si enfin elle est au delà de ce foyer, ils arrivent à l'œil en convergence. La graduation tracée sur la longueur du tube indique la réfraction et le degré d'amétropie correspondant à ces divers états, de $+ 15$ à $- 20$ dioptries ; pour la direction de l'astigmatisme, la graduation se trouve sur la circonférence de l'orifice postérieur du tube.

La réduction photographique des lettres se compose de sept lignes qui, pour la distance de 63 millim., représentent l'acuité de 1, 2/3 1/2, 1/3, 1/4, 1/6 et 1/8.

Emploi de l'appareil. L'œil exploré étant bien appliqué contre l'œilleton du tube, dont l'autre extrémité est exposée en bonne lumière du jour ou de toute autre source, on invite le sujet à regarder sans faire aucun effort d'accommodation, soit en tenant les deux yeux ouverts, soit en cachant l'œil non utilisé avec la main ou un bandeau. L'index est placé au 0 au départ. Si le sujet lit nettement les caractères, on manœuvre *très lentement* (règle essentielle) la plaque gravée en l'éloignant de l'œil qui reçoit ainsi des rayons convergents : les caractères se troublent immédiatement et leur netteté reparaît en ramenant l'index à 0, le sujet est emmétrope et la ligne lue indique son acuité visuelle. Si, au contraire, pendant l'éloignement de la plaque, la vision reste nette, le sujet est hypermétrope, et l'on continue à éloigner la plaque lentement, s'arrêtant de temps à autre pour obtenir la détente de l'accommodation, et, lorsque le trouble devient permanent, on ramène lentement la plaque vers le sujet en s'arrêtant définitivement lorsqu'il dit y voir nettement ; on est alors au remotum et la graduation relevée sur le tube indique le degré de l'hypermétropie tandis que la ligne lue donne l'acuité.

Si, au contraire, la vision était confuse au départ à 0 et s'était troublée davantage par l'éloignement de la plaque, le sujet n'est ni emmétrope, ni hypermétrope. On lui fournit des rayons divergents en rapprochant la plaque de son œil, lentement, progressivement, jusqu'à ce qu'il voie nettement et ait la meilleure acuité visuelle. La lecture de la graduation donne alors le degré de la myopie et l'acuité visuelle.

II. Optomètre basé sur l'expérience de Scheiner (Optomètre Scheiner-Parent.) Cette expérience est la suivante : on perce avec une épingle, dans un carton ou une carte de visite, deux trous séparés par un intervalle de 2^{mm} à $2^{mm}5$, c'est-à-dire moindre que la largeur de la pupille. Le sujet regarde à travers ces trous avec l'œil exploré, l'autre étant masqué, la flamme d'une bougie placée à 5 mètres. S'il voit une seule flamme, il est emmétrope, s'il en voit deux (en diplopie monoculaire) il est amétrope. Dans ce dernier cas, si la diplopie est homonyme, l'œil est myope, si elle est croisée, il est hypermétrope. Lorsque la myopie est forte, il est parfois nécessaire de rapprocher un peu la flamme pour obtenir la production de la diplopie. Le verre correcteur qui fait disparaître la diplopie indique le degré de l'amétropie.

Pour appliquer cette expérience à la détermination de la réfraction, Parent s'est servi d'une plaque en bois durci percée de deux petits trous dont l'un est muni d'un verre rouge, l'autre d'un verre vert, ce qui permet la différenciation facile des deux images. Nimier et Hassler ont également fait construire un disque qui se monte sur l'ophtalmoscope à réfraction de Parent, dont on utilise ainsi les verres concaves et convexes.

Lorsque la diplopie monoculaire est homonyme (myopie), l'image rouge est du même côté que le verre rouge ; lorsqu'elle est croisée, l'image rouge est du côté du verre vert, et l'image verte du côté du verre rouge. L'écartement des images est d'autant plus accentué que l'amétropie est plus forte. Le verre convexe ou concave, qui amène la fusion des images et fait cesser la diplopie, donne le degré du vice de réfraction.

La détermination et la mesure de l'hypermétropie sont très aléatoires par ce procédé, car l'hypermétrope peut souvent déployer une force d'accommodation suffisante pour ne pas accuser de diplopie.

L'appareil est surtout excellent pour la recherche et la mesure de la myopie que l'on peut ainsi déterminer même sans recourir à des verres concaves. Il suffit pour cela de rapprocher la flamme jusqu'à ce que la diplopie disparaisse ; la distance qui, à ce moment, sépare la flamme de l'instrument est celle du remotum du sujet.

Le médecin major Hintzy a montré qu'on pouvait avec cet appareil mesurer assez exactement l'astigmatisme. Pour cela on place le disque de telle sorte que les deux trous soient superposés successivement dans la direction de chacun des deux méridiens principaux dont on détermine ainsi isolément la réfraction statique, comme s'ils étaient simplement myopes ou hypermétropes. Ce procédé pourra rendre service, en particulier au conseil de révision. '

ART. II. — DÉTERMINATION OBJECTIVE DE LA RÉFRACTION STATIQUE.

Les procédés objectifs sont nombreux : déplacement apparent des vaisseaux rétiniens par rapport au mouvement de l'observateur, image droite, skiascopie, image renversée, etc. Nous ne décrirons que les trois premiers.

§ I. — **Procédé du déplacement apparent des vaisseaux rétiniens par rapport au mouvement de l'observateur (angioscopie).**

L'instrumentation ne comporte que le simple miroir ophtalmoscopique et un ruban métrique. Le procédé est pratique seulement pour la détermination de la myopie.

L'observateur doit être emmétrope ou s'être rendu tel par correction d'une amétropie éventuelle, posséder une amplitude d'accommodation normale et connaître exactement son punctum proximum ; s'il est hypermétrope ou presbyte, il se donnera un punctum proximum artificiel d'environ 0^m20 avec un verre convexe approprié.

Le sujet est placé en position ophtalmoscopique avec accommodation relâchée, l'observateur se met en face de lui à environ 1 mètre et éclaire la pupille avec son miroir en accommodant fortement; il incline alors lentement la tête à droite, puis à gauche, cherchant à apercevoir un vaisseau rétinien qui puisse lui servir de guide. S'il ne réussit pas à cette distance, il se rapproche lentement sans cesser son mouvement de recherche et d'oscillation de la tête. A un moment donné, il aperçoit un vaisseau; il s'assure alors du sens de son déplacement par rapport à celui de sa tête. Si le vaisseau se déplace dans le même sens que la tête relativement au plan pupillaire, l'œil est emmétrope ou hypermétrope; on peut différencier les deux états par ce fait que l'image de l'œil hypermétrope reste encore nette à une assez grande distance, tandis que celle de l'emmétrope est à peine visible à 0^m50. Si le déplacement se fait en sens inverse, le sujet est myope et l'image se forme à son remotum; l'observateur, accommodant alors autant qu'il le peut et continuant son mouvement d'oscillation de la tête, se rapproche de l'image jusqu'à ce qu'elle commence à devenir confuse. A ce moment un aide mesure la distance qui sépare l'apophyse orbitaire externe du sujet de celle de l'observateur; on retranche de cette mesure celle connue du proximum de ce dernier, et l'on obtient ainsi le remotum de l'œil myope. Soit, par exemple, un observateur ayant un proximum de 0^m20; il voit l'image renversée d'un œil myope devenir confuse alors qu'il est à 0^m45 de l'œil du sujet; cette image s'est donc faite à $0^m45 — 0^m20$, soit à 0^m25 en avant de cet œil, dont la myopie $= \dfrac{100}{25}$ ou 4 dioptries. Il peut arriver qu'à la distance de 0^m80 à 1 mètre, l'observateur aperçoive une image confuse sans déplacement appréciable, c'est que le sujet a une myopie faible (1/2 à 1 D. 25) et que l'image va se former au delà de la rétine de l'observateur, qui reçoit des rayons convergents. Le procédé n'est donc applicable que pour la myopie supérieure à 1 D. 25.

Ce procédé comporte des causes d'erreur provenant de la variabilité journalière, tout au moins dans de certaines limites, du proximum de l'observateur, de la difficulté d'apprécier le moment exact où apparaît le flou de l'image ; l'erreur est presque toujours, au minimum, d'une dioptrie et s'accroît avec le degré de la myopie. La skiascopie à distance variable qui ne nécessite qu'une instrumentation restreinte est préférable comme plus exacte.

§ 2. — Détermination à l'image droite avec l'ophtalmoscope à réfraction.

Ce procédé consiste à ramener, à l'aide de verres correcteurs placés derrière le trou du miroir ophtalmoscopique, un œil amétrope aux conditions de l'œil emmétrope, c'est-à-dire à rendre parallèles les rayons qui en sortent. On obtient ainsi le degré de l'amétropie corrigeable par les verres, car on ne peut s'approcher à plus d'un centimètre de l'œil. En même temps que la détermination de la réfraction statique, ce procédé permet l'examen détaillé de l'état du fond de l'œil, ce qui lui constitue un très grand avantage sur les autres procédés ; avec lui, on évite de confondre la myopie apparente ou spasme de l'accommodation avec la myopie vraie, de laisser échapper tout ou partie d'une hypermétropie également accompagnée de spasme de l'accommodation. Son plus grand inconvénient est d'exiger une assez longue pratique et un relâchement complet de l'accommodation de l'observateur.

Comme instrumentation, il suffit d'un ophtalmoscope à réfraction avec miroir incliné et percé d'un orifice supérieur à 3 millim. pour éviter l'action sténopéique.

L'observé se tient en position ophtalmoscopique et relâche complètement son accommodation.

L'observateur explorera l'œil droit avec son œil droit et l'œil gauche avec son œil gauche et se rapprochera jusqu'à frôler les sourcils pour réduire au minimum les erreurs dues à l'éloignement du verre correcteur de l'œil ; ce rapprochement du sujet a parfois l'inconvénient de mettre en contact les pointes des moustaches de l'observé avec les lèvres de l'observateur, inconvénient auquel on remédie en invitant le sujet à ramener et à saisir ses moustaches entre ses lèvres.

L'observateur doit relâcher complètement son accommodation

S'il est amétrope, il corrigera préalablement son amétropie ou en tiendra compte dans le résultat obtenu. Il tient l'ophtalmoscope bien vertical, afin d'éviter la production d'un astigmatisme par inclinaison du verre correcteur.

Quel point de repère choisir dans le fond de l'œil pour faire la mensuration de la réfraction? L'idéal serait évidemment la région maculaire qui est le centre de l'acuité visuelle et qui, en outre, peut avoir une réfraction différente de celle de la papille (parfois 4 dioptries, Tscherning) par ectasie myopique, mais l'observation y est difficile et on n'y trouve pas de vaisseaux bien nets. A la région équatoriale, la réfraction est plus faible que dans les autres parties de l'œil ; chez l'emmétrope, on y relève une légère hypermétropie. Le bord interne de la papille et ses vaisseaux sont en saillie par suite de l'épaisseur plus grande de la couche des fibres optiques, d'où hypermétropie cause d'erreur. Le fond de la papille est au contraire excavé, d'où erreur en sens inverse.

On a donc admis, en définitive, comme point de repère, le bord externe de la papille et surtout les vaisseaux qui en partent pour se diriger vers la macula ; on choisit de préférence les vaisseaux de dimensions moyennes, et c'est la visibilité de leur double contour qui sert de terme de comparaison.

I. EMMÉTROPIE, HYPERMÉTROPIE ET MYOPIE. — On examine d'abord, sans verre interposé, le fond de l'œil dans la partie prise comme point de repère. Deux alternatives peuvent se présenter : 1° vision nette du fond de l'œil et du double contour des vaisseaux ; 2° vision confuse de ces parties.

Première hypothèse. — Le double contour des vaisseaux et le fond de l'œil sont vus nettement : emmétropie ou hypermétropie légère. On fait alors passer le verre + 1 derrière le trou de l'ophtalmoscope : si l'image se trouble, le sujet est emmétrope, mais il est nécessaire que le flou porte aussi bien sur les vaisseaux horizontaux que sur les verticaux, sans cela il y aurait astigmatisme. Si l'image reste nette ainsi que le double contour, il y a hypermétropie, et alors on fait défiler derrière le trou du miroir des verres convexes de plus en plus forts jusqu'à ce qu'on arrive à un verre qui trouble l'image ; l'on revient au verre précédent, qui était le plus fort laissant voir nettement le double contour et qui représente le degré de l'hypermétropie corrigeable. Le degré exact serait obtenu en retranchant de la distance focale de ce verre celle qui le sépare de l'œil du sujet (p. 104).

Seconde hypothèse. — Le double contour et le fond de l'œil ne sont pas vus nettement : hypermétropie forte ou myopie. Un observateur exercé différencie déjà ces deux états par ce fait que la papille, quoique vue confusément, paraît grosse et blanche chez le myope, petite et rouge chez l'hypermétrope, et même chez ce dernier, en se reculant un peu, on aperçoit assez nettement le fond de l'œil en image droite. On fait alors passer des verres convexes comme ci-dessus : si l'image s'éclaire, tend à devenir plus nette, il s'agit d'hypermétropie et l'on continue la recherche comme dans la première hypothèse. Au contraire, si le verre + 1 a troublé davantage l'image, on fait arriver derrière le miroir le verre concave — 1 : si l'image s'éclaire ou tend à s'éclairer, c'est de la myopie ; on fait alors passer des verres concaves de plus en plus forts en s'arrêtant au premier qui permet de voir nettement le double contour des vaisseaux. Ce verre donne le degré de la myopie corrigeable ; le degré exact, surtout pour les myopies élevées, à partir de 5 dioptries, s'obtient (p. 103) en ajoutant à la longueur focale de la lentille sa distance à l'œil examiné. En se plaçant à 3 cent. dans un cas de myopie de 6 dioptries, on trouve une myopie de 7 D. 35, soit une erreur en trop de 1 D. 35 ; on obtiendrait 27 dioptries pour une myopie de 15 dioptries ; si on constate une myopie de 8 dioptries avec un verre placé à 2 cent, la myopie vraie est seulement de 6 D. 8.

Dans les hauts degrés de myopie (15 à 20 D), le grandissement de l'image rend la mensuration difficile, et il faut corriger en partie la myopie en plaçant dans la monture des lunettes d'essai, devant l'œil observé, un verre concave de 10 dioptries dont la valeur sera ajoutée à celle trouvée avec l'ophtalmoscope.

II. Détermination de l'astigmatisme. — Dans l'examen à l'image droite, on reconnaît l'astigmatisme, à ce qu'on n'obtient jamais une image nette d'ensemble du pourtour de la papille et des vaisseaux voisins ; les vaisseaux verticaux et le bord externe de la papille sont, par exemple, vus nettement, tandis que tous les autres vaisseaux et le reste du pourtour papillaire apparaissent encore indistincts. La détermination de la réfraction d'un des méridiens principaux se fait sur les vaisseaux perpendiculaires à ce méridien. Ainsi donc on mesure la réfraction du méridien horizontal sur les vaisseaux verticaux ou sur le bord externe de la papille, celle du méridien vertical sur les vaisseaux horizontaux, ou encore sur le bord supérieur ou sur le bord inférieur de la papille, celle d'un méridien principal oblique, dans le cas d'astigmatisme incliné, sur un vaisseau perpendiculaire à ce méridien. Dans l'astigmatisme direct, on peut toujours trouver comme base de mensuration, non pas un vaisseau, mais tout au moins un segment de vaisseau franchement perpendiculaire au méridien étudié ; mais, dans l'astigmatisme oblique, les difficultés surgissent car on ne rencontre pas toujours un vaisseau ou un segment de vaisseau présentant la direction voulue.

Lorsqu'on voit nettement le double contour d'une portion de vaisseau dans une direction donnée, on est donc adapté pour le méridien perpendiculaire à cette direction.

L'observateur explorera la réfraction dans chaque méridien principal successivement, comme s'il s'agissait de deux yeux ayant une réfraction différente et d'après les règles données plus haut pour la myopie et l'hypermétropie. Il commencera par l'examen des vaisseaux verticaux qui correspondent au méridien horizontal en général le moins réfringent. La différence de réfraction entre les deux méridiens donne le degré de l'astigmatisme.

Soit, par exemple, un sujet atteint d'astigmatisme myopique simple. On voit nettement sans le secours d'un verre, au début de l'épreuve, les vaisseaux verticaux et le bord externe de la papille, diffusément les autres vaisseaux et les bords supérieur et inférieur de la papille ; en faisant passer derrière le miroir des verres concaves de plus en plus forts, il arrive un moment où les vaisseaux horizontaux et les bords supérieur et inférieur de la papille deviennent nets, et le verre indique alors la réfraction du méridien vertical myope.

La détermination exacte de l'astigmatisme mixte est assez souvent rendue difficile par un état d'accommodation persistant de la part du sujet.

La forme de la papille renseigne sur la présence de l'astigmatisme et sur la direction du méridien le plus réfringent, à cause du grossissement différent des diverses parties de l'image suivant leur état de réfraction. La pupille de l'œil astigmate est ovale, à grand axe dirigé dans le sens du méridien le plus réfringent.

L'image droite du fond de l'œil astigmate présente, en outre, sous l'influence de faibles déplacements de latéralité du miroir, un mouvement d'ondulation, de tournoiement des vaisseaux, caractéristique, dû aux déplacements parallactiques ; les vaisseaux situés dans le plan du méridien le plus réfringent ou le plus profond se déplacent, en effet, plus vite que les autres (pag. 94).

L'*astigmatisme irrégulier* se reconnaît à ce qu'on ne peut déterminer convenablement la réfraction d'aucun méridien et à l'aspect déformé, comme tordu, de la papille.

§ 3. — Détermination par la skiascopie.

La skiascopie a été inventée, en 1874, sous le nom de kératoscopie, par le médecin principal Cuignet et vulgarisée par Parent, ancien médecin militaire. Elle est basée sur l'étude du déplacement de l'ombre que l'on perçoit sur le fond de l'œil pendant qu'on l'éclaire avec un miroir auquel on imprime des mouvements de rotation.

Ce procédé exige une transparence suffisante des milieux de l'œil. Il offre de nombreux avantages : il s'acquiert assez facilement, et est très utile aux observateurs atteints d'amétropie ou qui ne sont pas maîtres de leur accommodation ; il donne une très grande précision à un observateur exercé et permet de mesurer la réfraction sur la macula ou sur toute autre partie de la rétine ; il est excellent pour la détermination de l'astigmatisme, pour l'examen de la réfraction chez les enfants indociles et chez les nystagmiques, et, aussi, après dilatation de la pupille pour mesurer l'aberration de sphéricité de l'œil.

Technique générale de la skiascopie. La skiascopie se pratique *soit à distance fixe, soit à distance variable,* et elle consiste à découvrir, par les modifications survenant dans les déplacements de l'ombre pupillaire, la position du punctum remotum d'un œil myope ou rendu myope artificiellement. Dans la skiascopie à distance fixe, on déplace le plan du remotum ; dans la skiascopie à distance variable, on se déplace par rapport à ce plan. Lorsque l'œil de l'observateur a atteint le remotum, c'est-à-dire se trouve à ce remotum, tout jeu d'ombre cesse sur la pupille de l'observé et l'épreuve est terminée.

L'instrumentation comporte un miroir plan ou un miroir concave, des verres d'essai ou une réglette à skiascopie ; les verres auront au moins 2 cent. 1/2 de diamètre ; on peut se servir du disque optométrique de Perrin.

Les miroirs ne seront pas perforés à leur centre sur lequel le tain aura seulement été enlevé sur une étendue maximum de 3 millim. (plutôt 2^{mm}), de manière à ce que l'orifice de visée fasse trou sténopéique.

Le miroir concave n'est utilisable que pour la skiascopie à distance fixe, car il oblige à se tenir à une distance de l'œil supérieure à sa longueur focale.

Le miroir plan est indispensable pour la skiascopie à distance variable, et, en outre, il est supérieur au miroir concave pour la skiascopie à distance fixe, parce qu'il rend plus nettes les variations de l'intensité lumineuse, la limite de l'ombre et de la lumière.

Nous exposerons l'épreuve de la skiascopie en admettant que l'observation est faite avec le miroir plan ; si on emploie le miroir concave, les mouvements de l'ombre sont l'inverse de ceux donnés par le miroir plan.

Le sujet est placé en position ophtalmoscopique avec accommodation complètement relâchée ; l'idéal est une dilatation moyenne de la pupille, car si celle-ci est trop étroite (chez les vieillards, ou souvent chez les hypermétropes), elle rend l'épreuve difficile, et si elle est trop dilatée, elle donne trop de prise à l'aberration de sphéricité.

L'observateur accommode pour la distance à laquelle il se trouve de l'œil observé ; s'il est atteint d'amétropie, il est utile, mais non indispensable, qu'il en fasse la correction ; s'il est presbyte, il supplée par un verre convexe à l'insuffisance de son accommodation. Il explore successivement les deux méridiens principaux de l'œil.

Placé à une distance du sujet qui sera déterminée plus loin et

qui diffère suivant qu'il s'agit de la skiascopie à distance fixe ou
à distance variable, l'observateur éclaire le champ pupillaire avec
le miroir bien fixé devant son œil et se met en mesure de produire *l'ombre pupillaire* dont il doit étudier *le sens de la marche, la plus ou moins grande rapidité du déplacement* et *le degré
de l'intensité*. Il fait mouvoir lentement le miroir en lui
imprimant, autour d'un axe vertical fictif, une rotation de gauche
à droite, puis de droite à gauche, pour explorer le méridien horizontal ; il voit bientôt apparaître, sur l'un des bords de la pupille,
une ombre, dite marginale, en forme de croissant, plus ou
moins intense, qui soit accompagne le mouvement du miroir, c'est-
à-dire suit la même direction que la lumière sur le visage du sujet,
soit marche en sens inverse. Dans le premier cas, si le miroir
tourne de gauche à droite, l'ombre apparaît sur le bord gauche
de la pupille, gagne vers le bord droit à mesure que le mouvement du miroir s'accentue, et couvre bientôt toute la pupille ;
dans le second cas, le miroir tournant encore de gauche à droite,
l'ombre apparaît sur le bord droit et gagne progressivement le
bord gauche. Lorsque l'ombre se déplace dans le même sens
que le mouvement du miroir, elle est dite *directe* ; si elle marche
en sens contraire, elle est dite *inverse*. On vérifie l'épreuve en
étudiant l'ombre pendant la rotation du miroir de droite à gauche.

On explore ensuite le méridien vertical en faisant exécuter au
miroir, autour d'un axe fictif horizontal, un petit mouvement
d'élévation, puis d'abaissement : si l'ombre monte dans le mouvement d'élévation, elle est directe, si elle descend, elle est inverse ;
si elle monte dans le mouvement d'abaissement, elle est inverse,
si elle descend, elle est directe.

On opère de même pour les méridiens obliques s'il y a lieu.

*L'observateur étant à une distance D de l'observé, le déplace-
ment de l'ombre est direct pour l'hypermétrope, l'emmétrope, et
le myope faible dont le remotum $R > D$, il est inverse pour le
myope dont le remotum $R < D$, et il disparaît pour le myope
dont le remotum $= D$ (point neutre).*

Plus l'ombre est intense, plus l'amétropie est forte. Le contraste
entre l'ombre et la lumière diminue à mesure qu'on approche du
point de changement de sens ou point neutre.

Plus le déplacement de l'ombre est lent par rapport au mouvement du miroir, *plus le degré de l'amétropie est élevé ;* lorsque le déplacement devient rapide, c'est qu'on approche de la correction. On prendra l'habitude de mouvoir le miroir toujours avec la même vitesse et de placer la lumière toujours à la même distance, pour mieux apprécier les phénomènes précédents.

Du point neutre d'observation. — Lorsque la pupille de l'observateur (Parent), ou le foyer antérieur de son œil (Bardelli et Gaita), coïncide exactement avec le remotum de l'œil observé, l'image rétinienne est indéfiniment *agrandie* et l'on ne voit plus de déplacement d'ombre ou de lumière dans aucun sens. C'est là le point neutre d'observation qui se caractérise par l'éclairement instantané suivi de l'obscurcissement instantané de la pupille de l'observé lorsqu'on déplace le miroir. La recherche de ce point neutre doit être préférée, comme plus exacte, à celle du changement de sens de la marche de l'ombre dans la conduite de l'épreuve.

En pratique cependant, il n'y a pas de vrai point neutre d'observation, parce qu'en raison de l'aberration de sphéricité de l'œil, du manque d'homogénéité de ses milieux, d'un certain degré d'astigmatisme physiologique, tous les rayons émanés de la partie éclairée de l'œil observé ne font pas leur image extérieure exactement dans le même plan (Parent). Aussi, la détermination précise du point neutre est moins facile qu'en théorie, ce qui est d'une faible importance dans la skiascopie à 1 mètre, une erreur d'appréciation de dix centimètres ne se traduisant que par une erreur de 1/10 de dioptrie ; mais l'erreur s'accroît si on se rapproche de l'œil et peut alors atteindre, dans les myopies fortes, une ou plusieurs dioptries.

Zone ou parcours de mauvaise observation. — Cette zone est caractérisée par l'indécision dans laquelle se trouve l'observateur relativement au sens de la marche de l'ombre. Elle indique que l'on approche de la correction, c'est-à-dire que le remotum de l'observé est à proximité de l'œil de l'observateur. Elle s'étend, d'après Parent, pour la skiascopie faite à 1 mètre, de 5 centimètres en deçà à 5 centimètres au delà du point neutre ou remotum, c'est-à-dire sur un parcours de 0^m10 ; elle est plus courte pour la skiascopie faite à 0^m50. Son étendue diminue au fur et à mesure que l'on devient plus expérimenté.

Quand on est près de la correction on voit souvent l'ombre se mouvoir irrégulièrement.

Dans certains cas, en raison d'une aberration de sphéricité élevée, une partie de la pupille paraît sombre près de son milieu (ombre paracentrale de Bitzos) tandis que ses bords sont encore éclairés, ce qui rend impossible une détermination très exacte de la réfraction.

I. SKIASCOPIE A DISTANCE FIXE (MIROIR PLAN). — Elle se pratique le plus généralement à la distance de 1 mètre (Parent) et consiste à rechercher le verre qui laisse ou donne au sujet une myopie de 1 dioptrie, c'est-à-dire un remotum à 1 mètre en avant de lui.

L'observateur, armé du *miroir plan* et placé à cette distance, explore le sens de la marche de l'ombre dans les divers méridiens, son intensité et la rapidité de son déplacement. Avec le miroir concave, les mouvements de l'ombre s'exécutent dans un sens contraire à ceux que nous allons étudier avec le miroir plan.

Trois hypothèses : 1° absence d'ombre (point neutre) ; 2° ombre inverse ; 3° ombre directe.

1re hypothèse. — *Absence d'ombre*, phénomène du point neutre : *myopie de 1 dioptrie*. L'observateur à 1 mètre se trouve exactement au remotum de l'œil observé ; la pupille brille d'un éclat très vif.

2e hypothèse. — *Ombre inverse : myopie supérieure à 1 dioptrie*. On fait alors passer devant l'œil du sujet des verres concaves de plus en plus forts, et l'on s'arrête lorsque tout mouvement de l'ombre disparaît, c'est-à-dire lorsqu'on a ramené le remotum à 1 mètre, que l'on est au point neutre ; l'œil observé a donc à ce moment une myopie de 1 dioptrie que l'on doit ajouter à la valeur du verre trouvé pour avoir le degré exact, mathématique, de la myopie, mais une longue pratique nous a montré qu'il suffisait d'ajouter 1/2 dioptrie, car on évalue, presque toujours, la myopie un peu au-dessus de son degré. Si, par exemple, tout mouvement d'ombre disparaît avec — 4, la myopie mathématique est de 4 + 1 = 5 dioptries, mais en pratique on l'évaluera à 4 dioptries 50. Lorsqu'on a dépassé le point neutre et trouvé le verre qui rend le mouvement direct (et il est souvent plus commode pour les débutants d'inverser ainsi le sens de la marche de l'ombre), on prend un verre plus faible pour revenir au point neutre et l'on calcule comme ci-dessus. On peut encore faire la détermination en recherchant et notant le dernier verre qui laisse l'ombre inverse, puis le premier verre qui la rend directe ; on additionne leur valeur en dioptries, et on en prend la moyenne à laquelle on ajoute une demi-dioptrie : par exemple avec — 4 l'ombre est encore inverse, avec — 6, elle est rendue directe, le

$$\text{degré de la myopie} = \frac{4+6}{2} = 5 + 0,50 = 5 \text{ D. } 50.$$

Dans les degrés très élevés de myopie, les mouvements de l'ombre, au début de l'épreuve, sont souvent difficiles à apprécier, car l'image se fait très près de l'œil observé, c'est-à-dire loin de l'observateur, et la pupille est mal éclairée.

Dans la myopie acquise, par sclérose du cristallin, qui précède parfois la formation de la cataracte sénile, on voit, avec un faible éclairage, un croissant linéaire, si l'œil est dirigé très obliquement (Antonelli) ; lorsque l'œil regarde vers celui de l'observateur ou à peine obliquement, on aperçoit sur le rouge pupillaire un disque central dû à l'aberration de sphéricité.

3⁰ hypothèse. — Ombre directe : emmétropie, myopie inférieure à 1 dioptrie ou hypermétropie. Si l'ombre se meut lentement et est très intense, il y a une hypermétropie élevée.

Pour différencier ces trois états, on procède comme il suit :

a) Avec + 0,50, l'ombre devient inverse : myopie d'au moins 0,50.

b) Avec + 0,50, l'ombre reste directe, mais avec + 1 dioptrie, il n'y a plus de mouvement d'ombre (point neutre) ou même l'ombre change de sens : emmétropie ou à peu près.

c) Avec + 1, l'ombre reste directe : hypermétropie certaine. On met alors devant l'œil du sujet des verres convexes de plus en plus forts, jusqu'à ce que tout mouvement appréciable de l'ombre cesse ; l'œil est à ce moment myope d'une dioptrie qu'il faut déduire de la valeur du verre trouvé. Ainsi, le verre + 4 fait disparaître tout mouvement de l'ombre ; l'hypermétropie est de 4 — 1 = 3 dioptries. Comme pour la myopie, on peut aller jusqu'au verre qui rend l'ombre inverse, puis revenir à un verre plus faible qui donne le phénomène du point neutre (absence d'ombre) et dont on retranchera une dioptrie. Ou bien encore, on note le dernier verre qui laisse l'ombre directe, puis le premier qui l'inverse, on prend la moyenne et on en retranche 1 dioptrie.

Détermination par la skiascopie à distance fixe de 0^m50. Cette distance, adoptée par quelques oculistes, permet d'obtenir un meilleur éclairage du champ pupillaire et une plus grande netteté des mouvements de l'ombre. C'est la distance moyenne à laquelle se trouve la réglette à skiascopie ou le verre d'essai tenu à la main, le bras étant presque étendu ; mais il est préférable de la mesurer exactement pour prévenir des erreurs notables ; on peut, par exemple, réunir le manche du miroir et la réglette skiascopique par un cordon long de 0^m50.

Dans la skiascopie à 0^m50, lorsqu'on ne perçoit aucun mouvement d'ombre, on est au point neutre, et le sujet est myope de 2 dioptries ; par conséquent, pour la détermination de la réfraction, on doit donner ou laisser au sujet 2 dioptries de myopie dont on tiendra compte dans les résultats obtenus (nous avons vu que dans la skiascopie à 1 m. c'était 1 dioptrie). Si le verre + 2 donne le phénomène du point neutre, l'œil est emmétrope ; si c'est le verre + 4, le sujet est hypermétrope de 2 D ou (4 — 2) ; si c'est le verre — 6, le sujet est myope de 8 D ou (6 + 2). Les erreurs sur la distance et sur le moment du point neutre ont plus d'importance que dans la skiascopie à 1 mètre.

De quelques causes d'erreur dans la skiascopie à distance fixe. 1° Chez les jeunes sujets et chez les hypermétropes moyens et forts, la persistance d'une partie de l'accommodation ne permet pas la détermination exacte de l'amétropie totale ; 2° Le moment de l'apparition du point neutre ou de celui du changement d'ombre n'est pas toujours facile à déterminer ; 3° La distance du verre à l'œil a, pour la mesure de l'amétropie absolue, la même influence que pour les autres procédés, c'est-à-dire qu'avec l'emploi des verres, on a seulement l'amétropie relative.

II. SKIASCOPIE A DISTANCE VARIABLE. — Dans ce mode de skiascopie, c'est l'observateur qui se déplace pour trouver le remotum vrai ou artificiel de l'œil en examen (fig. 26). On recherche le point neutre ou bien le changement de sens de la marche de l'ombre, en s'avançant ou en se reculant plus ou moins jusqu'à ce qu'on ait atteint ou dépassé le remotum. Donc, pour l'emmétropie, l'hypermétropie, et pour la myopie légère, au-dessous de 1 dioptrie 50, il faut donner à l'œil du sujet, par un verre convexe, un remo-

tum artificiel ; s'il s'agit d'une myopie très forte, on en diminuera
le degré par un verre concave qui, en éloignant le remotum de

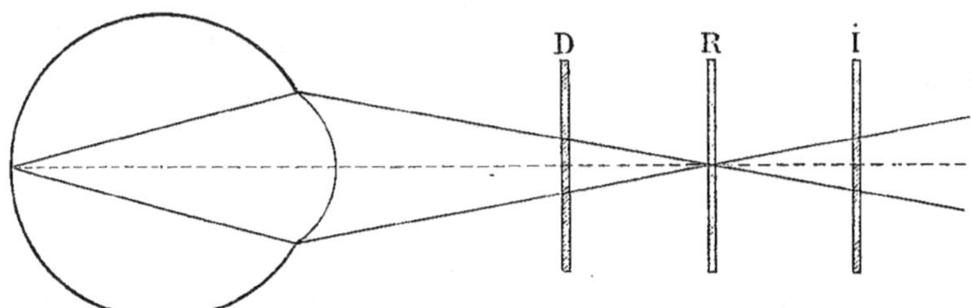

Fig. 26. — Skiascopie à distance variable ; R, miroir placé au remotum de
l'œil observé, D, miroir en deçà du remotum, I, miroir au delà du remotum.

l'œil observé, facilitera la recherche. On tiendra compte, dans le
résultat obtenu, des verres employés.

On mesure la distance qui sépare le miroir de l'œil du sujet,
soit au moment où l'ombre directe disparaît (Otto), soit au moment
où l'ombre inverse apparaît (Roth) pendant le recul de l'observateur. Jackson, qui considère le premier mode de mesure
comme plus précis, conseille cependant de procéder aux deux
mesures précédentes et d'en prendre la moyenne. Avec de l'habitude, l'erreur de détermination ne dépasse pas 1 à 2 centimètres.
On part toujours de 0^m50 pour constater le sens de la marche
de l'ombre.

Ce mode de skiascopie exige l'emploi du miroir plan et d'un
ruban métrique qui peuvent être reliés l'un à l'autre, mais il ne
nécessite qu'un fort petit nombre de verres + 2,4,6,9 et 12. Il
est très en faveur à l'étranger et Roth le conseille tout particulièrement aux médecins militaires allemands.

1° *Myopie.* Le procédé est excellent pour les myopies moyennes de
1 D 50 à 7 D, qui sont mesurées sans le secours d'aucun verre ; pour
les myopies de 1 D 50 et au dessous, il faut en augmenter le degré
par un verre convexe de + 1 à + 2, afin de rapprocher leur remotum ;
quant aux myopies supérieures à 7 D, on doit les diminuer par un
verre concave, pour éloigner leur remotum de l'œil du sujet.

L'observateur se place d'abord à 0^m50 : *ombre inverse,* donc myopie supérieure à 2D $\left(\dfrac{100}{50}\right)$; il se rapproche alors progressivement du sujet jusqu'à ce que l'ombre devienne directe, puis s'en éloigne jusqu'au moment où cette ombre directe disparaît, et mesure alors la distance entre le miroir et l'œil observé ; pour plus de précision, il peut se reculer jusqu'à ce que l'ombre inverse réapparaisse, faire une nouvelle mensuration et prendre la moyenne des deux longueurs obtenues. Ainsi, à 18 c. l'ombre directe disparaît, à 22 cent. elle devient inverse, la myopie $= \dfrac{18 + 22}{2} = 20$ cent. et en dioptries $= \dfrac{100}{20} =$ 5 dioptries.

A $0^\mathrm{m}50$: *ombre directe ;* un verre $+ 2$ D donne l'ombre inverse lorsqu'on s'est rapproché à 0 m 33 ; la myopie vraie est donc de $\dfrac{100}{33}$ ou 3 D — 2 D (valeur du verre employé), soit 1 dioptrie.

De 0 m 50 à 0 m 15, *l'ombre reste inverse ;* myopie très forte, qu'il faut diminuer pour faire un bon examen. On emploie, par exemple, le verre — 6, l'ombre est vue inverse à 0 m 50, mais en s'avançant, puis en se reculant, on trouve une ombre directe qui disparaît à 0 m 25 (point neutre). La myopie constatée est donc de 4 dioptries, mais comme on a employé le verre — 6 pour l'obtenir, la myopie vraie égale 4+6 = 10 dioptries.

2° *Emmétropie :* à 0 m 50, ombre directe restant telle jusqu'à 1 m. : emmétropie, myopie faible ou hypermétropie. On place devant l'œil du sujet le verre $+ 4$; si on trouve le point neutre à 0 m 25, le sujet est emmétrope, la myopie constatée étant exactement celle donnée par le verre employé.

Si le sujet avait une myopie de — 0,50, le point neutre, avec $+ 4$, serait trouvé entre 22 et 25 centimètres.

3° *Hypermétropie.* Dans l'épreuve ci-dessus, le verre $+ 4$ laisse l'ombre encore directe à 0 m 50. On substitue $+ 6$ et l'ombre devient inverse, à la même distance. L'observateur se rapproche pour chercher de nouveau l'ombre directe et s'éloigne ensuite pour déterminer le point où elle disparaît, c'est-à-dire le point neutre qui se trouve, par exemple, à 33 cent. ; il y a donc myopie obtenue de 3 D $\left(\dfrac{100}{33}\right)$; le sujet ayant reçu 6 D de myopie par le verre convexe employé, son hypermétropie = 6 D — 3 D = 3 dioptries.

Dans les degrés élevés de myopie et d'hypermétropie, on tiendra toujours compte de la distance du verre à l'œil.

L'accommodation du sujet, dans ce mode d'examen, est plus facilement mise en jeu, à cause des mouvements constants de l'observateur, que dans la skiascopie à distance fixe qui en somme est préférable et donne lieu à moins d'erreurs ou à des erreurs plus faibles dans les degrés élevés d'amétropie.

III. Détermination de l'astigmatisme par la skiascopie. — On recherche le sens de la marche de l'ombre dans les deux méridiens principaux qui sont le plus souvent l'un, horizontal, l'autre, vertical ; il y a donc à déterminer deux points neutres. Mais parfois, dans le 1/4 des cas environ, les deux méridiens principaux, tout en étant perpendiculaires l'un sur l'autre, sont obliques par rapport à l'axe vertical de l'œil (astigmatisme oblique). Lorsqu'il en est ainsi, l'examen de la marche de l'ombre, dans le méridien vertical et dans l'horizontal, ne donne aucun résultat précis ; les ombres se heurtent en divers sens, surtout si l'astigmatisme est mixte, leur direction ne correspondant plus ni à celle du miroir ni à celle de la lumière sur le visage du patient. Il faut alors imprimer les mouvements de rotation au miroir suivant un axe oblique et on arrivera, par tâtonnements, à obtenir un jeu d'ombre net, lorsqu'on aura trouvé le sens exact de l'obliquité des méridiens principaux.

L'astigmatisme se détermine de la même manière que la myopie et l'hypermétropie, en opérant pour chaque méridien principal isolément. En deux rotations du miroir, on peut établir la présence d'un astigmatisme mixte ou d'un astigmatisme simple myopique, par l'aspect d'une ombre inverse dans un des méridiens principaux, directe dans l'autre. Lorsque la marche est directe ou, au contraire, inverse dans les deux méridiens, on reconnaîtra l'astigmatisme par la différence d'intensité des ombres et de la rapidité de leur déplacement (astigmatisme composé hypermétropique, ou simple hypermétropique, ou composé myopique).

Après cette rapide exploration préalable, on opère pour chaque méridien successivement à l'aide des verres sphériques, comme il a été indiqué pour la détermination de la myopie et de l'hypermétropie. On obtient ainsi l'astigmatisme total, cornéen et cristallinien.

Si l'on veut confirmer l'exactitude des résultats obtenus, on place devant l'œil du sujet le verre sphérique qui a corrigé le méridien le moins réfringent, c'est-à-dire qui a donné le point neutre dans ce méridien, et le cylindre concave qui représente dans les mêmes conditions l'astigmatisme avec son axe parallèle à ce méridien le moins réfringent. Si la correction est exacte et si l'axe du cylindre est bien dirigé, l'œil se montre myope dans tous ses méridiens par la skiascopie à 1 mètre ; de brèves recherches permettront, s'il est nécessaire, de fixer la direction exacte de ce cylindre ou de modifier sa force.

Astigmatisme irrégulier. — Il se reconnaît à ce qu'on ne rencontre aucune direction dans laquelle le mouvement de l'ombre soit satisfaisant ; on ne voit sur le rouge pupillaire qu'un jeu complexe, irrégulier, d'ombre et de lumière.

IV. Skiascopie par le point lumineux ou procédé de Jackson. Ce procédé, que M. Tscherning nous a fait connaître, est surtout intéressant pour la détermination de l'astigmatisme et de l'aberration de sphéricité de l'œil.

La source lumineuse doit être fournie par une lumière très vive (acétylène, bec Auer) et on emploie seulement la partie la plus brillante de la flamme. Pour cela, on entoure la flamme d'un manchon ou cylindre en tôle légère, long de 20 à 25 centimètres, d'un diamètre de 6 à 6 cent. 1/2, un peu plus grand que celui du verre du bec employé, percé à hauteur de la partie la plus brillante de la flamme, d'un côté, d'un trou arrondi de 1 cent. de diamètre, et, de l'autre côté, d'un trou de 5 mill. Avec le miroir plan, on utilise ce dernier trou et on opère à distance variable ; avec le miroir concave, le trou de 1 centimètre convient mieux et on opère à la distance fixe de 1 mètre.

L'aire d'illumination rétinienne est la plus nette, lorsque l'image de la lumière réfléchie par le miroir est située au point neutre ou remotum de l'œil examiné. Avec le miroir plan, dans la skiascopie à distance variable, il faut donc, pour la recherche de ce point neutre, tenir la source lumineuse aussi près que possible du miroir, sauf pour les grandes distances où cela est inutile. Avec le miroir concave, l'image lumineuse étant formée en avant de lui, on la porte le plus près possible du miroir, en éloignant le plus possible la source d'éclairage que l'on met alors en arrière de la tête du sujet ; il est toujours facile d'amener cette image à coïncider avec le point neutre.

a) *Skiascopie par le point lumineux avec le miroir plan*. 1° *Myopie et hypermétropie*. La recherche et la détermination de ces vices de réfraction se font comme avec la skiascopie à distance variable ; (page 121) ; il n'y a donc pas lieu d'insister, toutefois, la source lumineuse doit être très rapprochée du miroir, par conséquent située très en avant du visage de l'observé et on commence à 1 mètre.

2° *Astigmatisme*. — C'est la partie la plus intéressante de l'application de ce procédé. On obtient avec le point lumineux, comme source de lumière, la direction très exacte de l'axe des méridiens principaux par la production d'une *bande lumineuse* dans le champ pupillaire (fig. 27). Pour que le phénomène soit net, il faut que l'œil de l'observateur soit placé dans une des lignes focales et que l'image de la source lumineuse donnée par le miroir coïncide avec l'autre ligne focale. L'observateur verra alors en bande lumineuse le méridien du foyer auquel il se trouve. Ainsi, si l'œil observé a une myopie de 2 D., combinée avec un astigmatisme conforme à la règle de 2 D., on verra le plus nettement une bande lumineuse horizontale si on se place à 0ᵐ50 avec un *miroir concave* de 0ᵐ25 de foyer qui projette par conséquent l'image de la source lumineuse à 0ᵐ25. Pour voir la bande verticale, le plus nettement, on se place avec *un miroir plan* à 0ᵐ25, la source lumineuse étant disposée en conséquence, soit à 0ᵐ25 en avant du miroir pour qu'elle fasse son image à 0ᵐ25 en arrière de ce miroir.

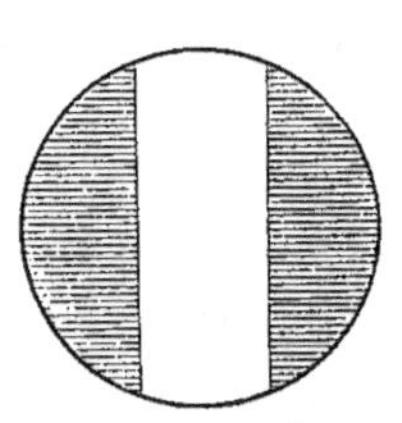

Fig. 27.— Bande lumineuse dans l'astigmatisme (Jackson).

Cette bande est d'autant plus prononcée que l'astigmatisme est plus accentué et que l'œil de l'observateur se trouve plus près du point neutre. Il y a donc lieu, pour l'obtenir, de déterminer préalablement la refraction des méridiens principaux afin de pouvoir se placer successivement à chacun des deux points neutres, en ayant soin de donner à l'œil un remotum artificiel s'il est nécessaire (hypermétropie, emmétropie, myopie légère).

Avec le *miroir plan*, on produit la bande lumineuse toujours pour le méridien le plus réfringent, à point neutre le plus rapproché de l'œil ; on se place à ce point neutre et l'on peut alors faire former l'image de la source lumineuse, en arrière du miroir, à l'autre point neutre le plus éloigné.

Avec le *miroir concave*, on produit toujours la bande dans le sens du méridien qui a son point neutre le plus éloigné de l'œil, à la condition que l'observateur se place à ce point neutre pour projeter l'image de la lumière en avant de lui, au point neutre de l'autre méridien (page 128).

En pratique, il suffit de produire une seule bande lumineuse, l'autre lui étant toujours perpendiculaire.

Avec le *miroir plan*, par une inspection rapide de l'œil à des distances variables à l'aide de quelques mouvements du miroir, on se rend compte de l'astigmatisme (p. 124). On peut même observer une bande lumineuse indiscutable si l'un des méridiens est à peu près emmétrope ou légèrement myope et l'autre fortement amétrope ; le fait s'observe également, mais moins nettement, avec une lampe ordinaire.

Comme pour la mesure de l'astigmatisme par la skiascopie, il est toujours nécessaire de rendre artificiellement myopes les méridiens emmétrope et hypermétrope. Nous allons étudier comme type le diagnostic d'un astigmatisme composé myopique.

Œil myope dans tous ses méridiens. — On se place d'abord entre l'œil et le remotum, ou point neutre, de son méridien le plus réfringent (s'il est nécessaire ce point neutre est porté à une distance d'examen suffisante par une lentille appropriée). La lampe est éloignée du miroir. On se recule jusqu'à ce que l'ombre directe disparaisse, c'est-à-dire jusqu'à ce qu'il n'y ait plus de mouvement d'ombre, au point neutre. Si alors on éloigne la lampe du miroir, de manière à ce que son image lumineuse nette se forme en arrière de ce miroir, au point neutre de l'autre méridien le moins myope, on voit apparaître dans la pupille une bande lumineuse dirigée dans le sens du méridien le plus myope, au foyer duquel on se trouve, sans mouvement d'ombre perceptible dans le sens de sa longueur, mais avec mouvement dans le sens de sa largeur. Si, à ce moment, l'observateur rapproche la lumière du miroir et se recule, il voit le mouvement reparaître, mais inverse, dans le méridien le plus myope et la bande disparaît, tandis que le mouvement reste encore direct dans le sens du méridien le moins myope jusqu'à ce que, par le recul, on ait atteint le point neutre de ce dernier où le mouvement disparaît, mais sans formation de bande lumineuse.

L'astigmatisme ainsi reconnu, on procède à sa mensuration : après avoir fixé, par la bande lumineuse, la direction du méridien principal, l'observateur porte la source lumineuse aussi près que possible du miroir et procède à la mesure de la réfraction de chaque méridien comme il a été dit pour la skiascopie à distance variable (p. 121). L'astigmatisme très faible, de 0,50 au plus, est difficile à reconnaître, car on ne peut distinguer entre les points de renversement ou neutres de ses méridiens principaux. On le reconnaîtra cependant aux signes suivants : lorsqu'on est près d'un point neutre, le mouvement dans un des méridiens principaux n'est plus perceptible, tandis qu'il l'est encore dans l'autre ; lorsque l'observateur place son œil au point de renversement pour le méridien le plus myope et éloigne un peu la lumière du miroir, le mouvement direct dans le méridien le moins myope et l'absence de mouvement dans le méridien le plus myope deviennent plus distincts.

On contrôle les épreuves, en plaçant devant l'œil le cylindre correcteur et le verre sphérique qui réuniront à 1 mètre les points neutres des deux méridiens.

b) *Recherche de l'astigmatisme à distance fixe, par le point lumineux, avec le miroir concave.* — Le miroir plan permet de déterminer avec la plus grande exactitude le méridien le plus myope, mais non le moins myope. Le miroir concave, au contraire, permet de fixer le méridien le moins myope, mais non le plus myope.

Soit un astigmatisme composé myopique avec méridien vertical de 2 D. et méridien horizontal de 1 D. Placé à 1 mètre, l'observateur est au point neutre pour le méridien horizontal et alors apparaît la bande lumineuse transversale. Mais pour que celle-ci soit nette, il est nécessaire de placer la source lumineuse à une position telle que son image réfléchie se trouve à 0^{m}50 en avant du miroir concave, c'est-à-dire au remotum ou point neutre du méridien vertical.

Pour la détermination de l'astigmatisme, on commence par chercher la lentille qui rend myope de 1 dioptrie le méridien le moins myope, c'est-à-dire qui porte son point neutre à 1 mètre : à ce moment on ne voit plus de mouvement d'ombre dans ce méridien, tandis que dans l'autre le mouvement est toujours direct. Alors, la source lumineuse, qui était tenue le plus loin possible du miroir, en est rapprochée de manière que son image réfléchie se forme plus loin du miroir, c'est-à-dire plus près de l'œil du patient. On cherche ainsi à faire coïncider cette image avec le remotum du méridien le plus myope, et, lorsque la coïncidence est obtenue, on voit apparaître la bande lumineuse dont on note la direction. Ceci fait, on éloigne de nouveau, le plus possible, la lampe du miroir et on détermine la réfraction du méridien le moins myope par les verres concaves successifs comme dans la skiascopie habituelle à distance fixe. Ensuite, on change la lentille et on recherche celle qui porte le point neutre du méridien le plus myope jusqu'à l'œil de l'observateur, à 1 mètre, pour en déterminer également la réfraction, puis on en déduit ou on y ajoute 1 D. suivant qu'elle est convexe ou concave. La différence des verres trouvés pour les deux méridiens principaux représente l'astigmatisme.

En somme, avec ce procédé, il est facile d'obtenir la bande lumineuse, par conséquent de trouver l'inclinaison de l'astigmatisme, mais il est relativement plus compliqué, en apparence, de mesurer la réfraction des deux méridiens; cette difficulté, marquée surtout à la lecture, disparaît quand on essaie l'application du procédé.

CHAPITRE VIII

DE LA MYOPIE, DE L'HYPERMÉTROPIE ET DE L'ASTIGMATISME DANS LEURS RAPPORTS AVEC L'APTITUDE AU SERVICE MILITAIRE. — ANISOMÉTROPIE. — APHAKIE — PRESCRIPTION DES LUNETTES.

§ 1. — De la Myopie.

1. Généralités. — La myopie est soit congénitale, soit acquise. Les principales causes de la myopie acquise sont la prédisposition héréditaire, les altérations des membranes profondes de l'œil, parfois de la cornée, et le traumatisme. C'est l'anomalie de la réfraction qui entraîne le plus fréquemment l'inaptitude au service militaire.

La myopie congénitale et celle qui se développe dans la première enfance, en particulier chez des sujets ayant souffert d'athrepsie, atteignent souvent un degré très élevé, 15, 20 dioptries et au-dessus. Nous avons observé des myopies de ce genre, parfois unilatérales, surtout chez des paysans illettrés ou presque illettrés. Dans ces cas, tantôt on trouve des altérations de la choroïde, des staphylomes étendus, tantôt il n'existe aucune lésion.

La myopie la plus fréquente est celle dite scolaire, qui se développe de 12 à 15 ans, presque toujours par prédisposition héréditaire.

Les taies peu épaisses de la cornée s'accompagnent parfois d'une myopie que nous avons vu atteindre jusqu'à 6 dioptries, le plus souvent avec un très léger astigmatisme irrégulier.

La *myopie traumatique* intéresse particulièrement le médecin militaire, en raison des questions médico-légales qu'elle suscite. Elle est très rare et a été signalée à la suite de contusions. Toujours unilatérale, elle peut être passagère ou persistante, s'accompagner ou non de spasme du muscle accommodateur, de lésions internes de l'œil, dont les plus fréquentes sont la distension ou la rupture de la zonule, les déchirures de la choroïde, les hémorragies du corps vitré, les arrachements de l'iris. Le plus souvent légère, elle atteint parfois 3 à 4 dioptries ; nous avons eu à examiner le cas d'un sujet, porteur d'un certificat d'origine, chez lequel la myopie était de 8 dioptries. L'existence de la myopie traumatique ne saurait être mise en doute (Bouchart), mais, dans ses degrés élevés, on sera très circonspect lorsque la réfraction antérieure de l'œil myope ne pourra être attestée par une inscription sur le registre d'incorporation du corps. La possibilité de tels accidents montre tout l'intérêt qu'il y a à vérifier, avec soin, lors de l'incorporation du contingent ou des engagés volontaires, l'acuité visuelle de chaque œil prise isolément.

La formation de la cataracte sénile est parfois précédée d'une myopie acquise par sclérose du cristallin, du degré moyen de 2 à 4 dioptries, mais pouvant atteindre jusqu'à 10 dioptries (dans ce dernier cas, il y a myopie centrale et hypermétropie périphérique par faux lenticone).

La myopie ordinaire est le plus souvent bilatérale et d'un degré égal pour les deux yeux ; parfois elle est plus forte sur un œil, ou bien encore elle est unilatérale (Chauvel en a relevé 145 cas sur 1000 observés, dont 95 à droite), l'autre œil étant emmétrope ou hypermétrope.

L'œil myope par congénitalité ou hérédité est volumineux, proéminent, à fleur de tête, à chambre antérieure profonde (Schœn avance que lorsque la chambre antérieure est profonde le staphylome manquerait), à pupille large, à diamètre vertical plus petit que l'antéro-postérieur, et enfin avec un angle α petit et souvent négatif.

La myopie est fréquemment accompagnée de strabisme divergent ; dans quelques cas rares, de strabisme convergent.

On divise habituellement la myopie en légère jusqu'à 2 dioptries, moyenne jusqu'à 6 dioptries, forte à partir de 7 dioptries, excessive au-dessus de 12 dioptries.

La myopie est stationnaire ou progressive. Dans la forme stationnaire, les altérations des membranes sont rares, et, s'il y a staphylome, il est jaunâtre, à bord externe limité par un anneau choroïdien pigmentaire normal. La myopie peut être progressive soit temporairement, soit d'une manière constante ; dans ce dernier cas, elle constitue la myopie maligne qui atteint parfois des degrés fort élevés.

II. TROUBLES VISUELS ET COMPLICATIONS LOCALES DE LA MYOPIE. — La plupart de ces complications s'observent dans la myopie progressive.

1° *Strabisme divergent, insuffisance de la convergence*, produisant de la diplopie ou de l'asthénopie musculaire ; cette dernière apparaît après un court travail dans la vision rapprochée, les lettres dansent, il y a sensation de pression et de douleur dans l'œil, et de la céphalée frontale.

2° *Diminution de l'acuité visuelle*, liée à l'accroissement du staphylome et dans ce cas *rétrécissement du champ visuel*.

3° *Métamorphopsie* ou déformation apparente des objets.

4° *Mouches volantes* par troubles du corps vitré.

5° *Staphylome postérieur ou sclérectasie postérieure*. Le staphylome, congénital ou acquis, est constitué par une ectasie péripapillaire de la sclérotique, plus ou moins étendue, siégeant le plus souvent, sous forme d'un croissant, au côté externe de la papille et dont la coloration claire, un peu variable, est due à ce que l'atrophie ou la disparition de la choroïde, en ce point, permet d'apercevoir la couleur de la sclérotique. Très souvent la papille est excavée, particulièrement dans sa moitié externe.

a) *Staphylome congénital*. Il se présente généralement comme un croissant blanc ou blanc jaunâtre qui occupe soit, le plus fréquemment, le côté externe de la papille, soit sa partie supéro-externe ou inféro-externe, soit quelquefois son bord inférieur, et exceptionnellement son côté interne. Dans certains cas, il est en anneau (st. annulaire) entourant toute la papille. Sa largeur peut atteindre les 3/4 du diamètre papillaire. Sa limite externe est très nette, parfois encadrée d'un anneau pigmentaire qui se continue avec celui de la papille; sa limite interne se fond avec le bord temporal de la papille. On aperçoit parfois à sa surface des vaisseaux choroïdiens, mais, en général, la choroïde a complètement disparu. La papille, excavée en dehors, est presque toujours ovalaire à grand axe perpendiculaire à la plus grande largeur du croissant. Pour de Wecker, ces croissants congénitaux seraient dus à une sorte de colobome temporal du nerf optique.

Ces staphylomes congénitaux peuvent s'accroître avec le développement de l'œil sans cependant se transformer en staphylome annulaire, celui-ci l'étant toujours d'emblée, dans le cas de congénitalité; ils ne sont pas toujours faciles à distinguer des staphylomes acquis.

b) *Staphylome postérieur acquis.* — Il s'observe dans la myopie stationnaire et dans la myopie acquise et a pour causes l'atrophie choroïdienne et l'ectasie sclérale péripapillaires; dans la myopie progressive, maligne, il s'accompagne d'altérations graves du fond de l'œil.

Il se présente, en général, sous la forme d'un croissant blanc, nacré, parfois à coloration blanc rosée ou bleuâtre, plus ou moins accentuée suivant le degré d'atrophie choroïdienne; il est situé le plus souvent, comme le précédent, au côté externe de la papille. Lorsqu'il est progressif, il peut atteindre jusqu'à la macula dans les hauts degrés de myopie, ou bien encore entourer la papille comme un anneau (staphylome annulaire acquis). La surface de ces staphylomes, sur laquelle on aperçoit parfois de petits amas de pigment et des vaisseaux choroïdiens comme de petits lacs sanguins, est le plus souvent traversée par les vaisseaux maculaires directs. Dans quelques cas, ils paraissent formés par deux ou trois zones ou croissants concentriques, comme surajoutés les uns aux autres par l'action d'un développement par poussées successives (v. fig. 34).

Avec Chauvel, on peut distinguer trois degrés dans le staphylome acquis : 1er degré, celui dont la largeur est inférieure à un demi-diamètre papillaire; 2e degré, celui dont la largeur est supérieure à un demi-diamètre papillaire; 3e degré, ectasie annulaire entourant toute la papille, mais plus développée du côté temporal.

La présence du staphylome s'observe dans environ les 3/4 des myopies à partir de 4 dioptries (Chauvel), mais il n'y a pas de rapport constant entre les dimensions du staphylome et le degré de la myopie.

Le staphylome progressif se différencie du stationnaire par l'irrégularité de son bord convexe, par la présence de dépôts pigmentaires irréguliers à sa surface, sur son bord externe ou souvent à son voisinage, et enfin par de l'atrophie de la choroïde voisine sous la forme de taches jaunâtres, ardoisées ou noirâtres, quelquefois claires, atteignant parfois jusqu'à la région maculaire qui apparaît alors comme craquelée.

c) Sclérectasie interne ou nasale. — Masselon a décrit sous ce nom une ectasie qui apparaît comme une ligne ombrée contournant concentriquement le bord interne de la papille dans une étendue de 1/3 à 1/4 de circonférence, et immédiatement en dehors de laquelle apparaît une zone claire. Il y a parfois plusieurs lignes ombrées concentriques.

6° *Congestion, parfois atrophie,* généralement partielle et externe, de la papille.

7° *Hémorragies* ciliaires avec troubles floconneux du corps vitré ; hémorragies maculaires, pouvant entraîner le décollement de la rétine, et laissant à leur suite des amas pigmentaires et des plaques d'atrophie choroïdienne encadrées de pigment, de la choroïdite maculaire.

8° *Décollement de la rétine* qui apparaît, en général, entre 50 et 70 ans.

9° *Troubles du cristallin* qui s'opacifie au début, le plus souvent sous la forme d'une cataracte polaire postérieure, mûrissant lentement.

10° *Troubles du corps vitré* qui est plus ou moins liquéfié.

III. MYOPIE ET APTITUDE AU SERVICE MILITAIRE. — D'après l'art. 79 de l'instruction du 31 janvier 1902, la myopie entraîne l'exemption du service actif et la réforme, 1° lorsqu'elle est supérieure à 6 dioptries ; 2° lorsque, inférieure à 6 dioptries, elle ne permet pas de ramener l'acuité visuelle à 1/2 pour un œil et à 1/10 pour l'autre œil par les verres correcteurs ; 3° lorsqu'elle est compliquée de lésions choroïdiennes étendues et progressives. La myopie supérieure à six dioptries est compatible avec le service auxiliaire, lorsque l'acuité visuelle est ramenée par les verres correcteurs entre 1/2 et 1/4 pour l'un des yeux et à 1/10 au moins pour l'autre œil.

D'après les comptes rendus du recrutement, dans lesquels la myopie est le seul vice de réfraction mentionné parmi les causes d'exemption, cette affection étudiée sur une période de 1891 à 1900 entraîne, chaque année, une moyenne de 572 exemptions, et de 1445 classements dans le service auxiliaire ; probablement de nombreux cas d'astigmatisme figurent sous cette rubrique.

La statistique médicale de l'armée, pour la même période, donne une moyenne annuelle de 463 réformes pour la myopie (voir plus loin pour l'hypermétropie et l'astigmatisme).

Il y a à considérer dans la myopie son degré, l'influence de la correction par les verres sphériques concaves sur l'acuité, et les complications choroïdiennes.

En ce qui concerne le degré, la décision est simple : toute myopie supérieure à 6 dioptries entraîne de droit l'exemption du service armé, même si elle est unilatérale; cependant nous pensons qu'une certaine latitude doit exister et qu'une myopie skiascopique ou de réfraction de 6 D. 50, suffisamment corrigée comme acuité par un verre — 6, ne saurait entraîner ni l'exemption ni la réforme, car le degré de la myopie est presque toujours estimé trop haut.

L'influence de la correction par les verres concaves, pour la myopie jusqu'à 6 dioptries inclusivement, règle ici la question d'aptitude. L'immense majorité des myopes jusqu'à 6 dioptries acquiert par la correction une acuité suffisante pour le service armé. Cette acuité est de 1 et 2/3 dans les trois quarts des cas jusqu'à 4 dioptries et dans la moitié des cas, au moins, de 5 à 6 dioptries (Chauvel). Lorsque l'acuité est abaissée, c'est qu'il existe un staphylome étendu, de la choroïdite, ou que la myopie est compliquée d'astigmatisme.

Les lésions choroïdiennes étendues et progressives sont une cause d'exemption, car elles indiquent une myopie maligne qui pourrait être aggravée par le fait du service ou dépasser rapidement le maximum de 6 dioptries, surtout si le sujet était employé à des travaux d'écriture. Le degré du staphylome n'intervient pas dans la question d'aptitude; ce n'est que s'il est très étendu avec un caractère nettement progressif et accompagné d'atrophie choroïdienne à son voisinage qu'il entraînera l'exemption ; il est, en effet, des staphylomes congénitaux très étendus et stationnaires, compatibles, suivant l'acuité visuelle, avec le service actif.

Pfalz a étudié l'influence que le port des verres concaves peut exercer sur le tir du fusil à longue distance. Il a reconnu que la plupart des myopes corrigés sont parfaitement en état de tirer convenablement, sauf dans les degrés élevés de l'amétropie. Dans l'action de viser, le sujet incline la tête et a de la tendance à regarder par la partie supérieure de son verre qui, agissant là comme prisme à base supérieure, dévie en bas le cran de mire, le guidon et la cible. Cette déviation peut atteindre 1^m30 par 100 mètres avec un verre de — 4 D. incliné à 15°, mais comme elle agit sur l'arme et la cible en proportions égales, le sujet tire dans la direction voulue. Toutefois, dans les myopies élevées (de 5 à 6 D. par exemple), l'inclinaison du verre entraîne en même temps une distorsion astigmatique qui met obstacle à la vision nette du guidon et du but, et porte préjudice au tir. On devra donc éviter de classer dans l'infanterie les myopies de 5 à 6 dioptries et, d'une manière générale, les myopes ayant moins de 7/10 d'acuité après correction.

IV. PRESCRIPTION DES VERRES. — Suivant le degré de la myopie, il y a lieu de prescrire des verres pour la vision rapprochée et pour la vision éloignée. Nous donnons ci-dessous les règles adoptées par la grande majorité des oculistes pour cette correction. Il est cependant à mentionner que depuis quelques années, certains oculistes font la correction totale même pour la vision rapprochée, en particulier lorsque le fond de l'œil ne présente pas d'altérations ou que celles-ci sont peu graves; la myopie ainsi corrigée subirait un arrêt dans son évolution.

De 0 D. 50 à 3 dioptries inclus : pas de verres pour la vision rapprochée, à la distance moyenne de 30 à 33 cent. (remotum de 3 D.); pour la vision à distance, le verre est nécessaire à partir de 1 dioptrie et doit corriger entièrement la myopie.

Au-dessus de 3 dioptries : donner pour la vision rapprochée des verres qui laissent disponibles 3 D. de myopie (33 cent.); ainsi un verre de — 3 D. pour une myopie de 6 D.; pour la vision éloignée, correction totale.

Dans les myopies de 9 D. et plus, Javal laisse persister 5 D. pour le travail de près qui se fera à 0^m20; quant à la vision éloignée, beaucoup d'ophtalmologues ne corrigent alors qu'incomplètement et recherchent simplement le verre qui, à 2 ou 3 mètres, permet le mieux la lecture de l'échelle.

S'il y a insuffisance des muscles droits internes, on adjoint aux verres concaves des prismes horizontaux à base interne ou nasale d'un degré suffisant pour faire disparaître la diplopie. Chez les sujets âgés, on tiendra compte de la presbytie pour la prescription des verres concaves destinés à la vision rapprochée, en déduisant du verre concave la valeur du verre convexe nécessaire à un emmétrope du même âge.

§ 2. — De l'hypermétropie.

I. Généralités. — L'œil hypermétrope est un œil incomplètement développé. Dans cette amétropie, la face est souvent aplatie, l'orbite semble manquer de profondeur, le crâne est parfois asymétrique, aplati d'arrière en avant avec un côté moins développé que l'autre, l'œil est allongé verticalement, comme pressé d'avant en arrière, et paraît plus petit que la normale dans les hauts degrés. L'angle α est plus grand que dans l'emmétropie.

L'hypermétropie est le plus souvent bilatérale. Elle peut atteindre jusqu'à 18 dioptries, ainsi que nous avons eu l'occasion d'en constater un cas. Elle se complique d'astigmatisme dans les 2/3 des cas.

L'hypermétropie latente est celle que corrige ou masque l'accommodation (elle est parfois entièrement corrigée) ; l'hypermétropie manifeste est celle qui n'est pas corrigée par l'accommodation ; l'hypermétropie totale est la somme des deux précédentes. L'hypermétropie est dite absolue si le sujet ne peut en corriger une partie, ne peut voir sans verres.

La presbytie apparaît d'autant plus rapidement chez l'hypermétrope que le degré de l'hypermétropie est plus élevé, en raison de l'insuffisance de l'amplitude d'accommodation. Ainsi un hypermétrope de 3 D. devient presbyte à 30 ans.

Il n'y a aucune lésion du fond de l'œil spéciale à l'hypermétropie.

II. Troubles visuels. — On peut observer les troubles ci-après.

1º Le *strabisme convergent*, rarement le divergent ; 2º l'*asthénopie accommodative* dans le travail de près : l'objet devient indistinct, il se produit un sentiment de fatigue, de tension dans les yeux et plus spécialement au-dessus des yeux, et, si le sujet persiste, de la céphalalgie frontale, de l'hyperhémie conjonctivale, du larmoiement et parfois de la blépharite. Elle est rare chez les hypermétropes forts qui renoncent à accommoder et parfois rapprochent les objets, comme les myopes, pour obtenir des images rétiniennes très grandes.

III. HYPERMÉTROPIE ET APTITUDE AU SERVICE MILITAIRE. — L'hypermétropie n'attire l'attention que lorsque l'acuité visuelle est insuffisante soit en raison du défaut de l'amplitude d'accommodation, soit, le plus souvent, par amblyopie vraie. On rencontre parfois des sujets qui lisent bien de près sans leur verres correcteurs, parce qu'alors la convergence met en jeu leur accommodation (ou encore en raison de la grandeur des images rétiniennes), et qui, à distance, ont une acuité défectueuse par torpeur accommodative. Pour une raison semblable, l'hypermétropie manifeste, binoculaire, est plus grande en général que la monoculaire. Chez l'hypermétrope, la quantité d'accommodation disponible, ou amplitude d'accommodation relative, est faible.

D'après l'art. 80 de l'instruction du 31 janvier 1902, l'hypermétropie entraîne l'exemption et la réforme, quel que soit son degré, lorsque l'acuité visuelle est inférieure à 1/10 pour un des yeux et à 1/2 pour l'autre œil, après correction, s'il y a lieu, par les verres convexes. Elle est compatible avec le service auxiliaire, si l'acuité est comprise entre 1/2 et 1/4 pour un des yeux et égale à 1/10 au moins pour l'autre œil, après correction, s'il y a lieu, par les verres convexes. C'est la première instruction qui fait intervenir la correction par les verres convexes et nous devons en être très satisfaits, car elle réduira sensiblement le nombre des hypermétropes qui échappaient à tout service. De 1890 à 1899, la statistique médicale de l'armée donne une moyenne annuelle de 159 réformes pour hypermétropie.

Pour l'hypermétropie, tout se rapporte donc à une question d'acuité visuelle avec ou sans correction. Or, l'acuité est souvent diminuée, dans cette amétropie, sans proportion directe avec son degré. On rencontre des hypermétropes de 2 à 3 D. avec une acuité à distance bien inférieure à celle d'hypermétropes de 6 à 8 dioptries, et cela sans cause appréciable. Il est cependant rare qu'un hypermétrope de 3 dioptries ait une acuité insuffisante pour le service actif, et, dans ces cas, l'éducation du sens de la vision peut donner de bons résultats. Les statistiques de Chauvel

10

montrent que dans les degrés faibles et moyens d'hypermétropie, les verres ont amélioré l'acuité visuelle dans 32 0/0 des cas.

Pfalz a fait ressortir que chez les hypermétropes, les verres convexes ont une influence plus fâcheuse, pour le tir, que chez les myopes, quand les lunettes sont faussées, ce qui arrive souvent. L'action prismatique de la périphérie du verre entraîne alors une déviation de la ligne de visée vers le haut, et les hypermétropes tirent alors trop haut ; mais avec la pratique on peut amender facilement cette défectuosité ; il suffit d'en être prévenu.

IV. Prescription des verres. — Les verres ne sont nécessaires pour le travail de près que s'il y a asthénopie, et, pour la vision à distance, que s'ils relèvent suffisamment l'acuité.

Pour le travail de près, le verre doit corriger l'hypermétropie, adapter l'œil à la distance du travail (33 cent.), en tenant compte de l'amplitude d'accommodation existante, et laisser en réserve, pour soutenir le travail, 1/3 à 1/4 de l'amplitude d'accommodation (Landolt), soit environ 1 dioptrie.

Pour la vision éloignée, le verre combiné à l'accommodation du sujet devra rendre l'œil emmétrope et même un peu plus.

Ainsi à un hypermétrope de 5 D., n'ayant que 4 D. d'accommodation, on donnera pour la vision à distance un verre un peu plus fort que 1 D., et pour la vision rapprochée (33 cent.) un verre d'environ 5 D. En effet, la distance de 33 cent. exige 3 dioptries d'accommodation, l'hypermétropie 5 D., soit au total 8 D. ; le sujet a 4 D. d'accommodation à déduire du verre, soit $8 - 4 = 4$ dioptries, mais comme il faut en plus 1 dioptrie de réserve, on aura au total un verre de 5 D. Il est cependant rare que, pour le travail de près, un hypermétrope supporte un verre supérieur à son hypermétropie manifeste, c'est-à-dire supérieur au verre avec lequel à distance il lit binoculairement les caractères de Snellen, ce qui revient souvent à ne prescrire qu'un seul verre pour la vision à toute distance.

On reconnaît que le verre prescrit est trop faible lorsque le sujet recule la tête ; trop fort, s'il la rapproche de l'objet.

§ 3. — De l'astigmatisme.

I. Généralités. — L'astigmatisme régulier, dont seul il sera question dans ce paragraphe, est soit congénital et alors le plus

souvent la conséquence de malformations de l'œil, soit héréditaire, soit acquis. Dans ces deux derniers cas, il se développe de
bonne heure. Il atteint ses plus hauts degrés chez l'hypermétrope.

L'attitude spéciale prise par les astigmates d'un degré élevé
pour améliorer leur acuité visuelle est connue. Certains inclinen
la tête dans un sens ou dans l'autre, ou clignent de l'œil, d'autres
exercent des pressions en un point du globe, ou encore une
traction sur les téguments de l'angle externe de l'œil. Le clignement donne une fente sténopéique, mais surtout agit en aplatis-
sant, par pression, la cornée dans son méridien vertical et modifie
donc l'astigmatisme (Botwinnik) ; la pression sur le globe et la
traction des paupières agissent aussi par modification sur la
courbure de la cornée et par correction de l'astigmatisme.

Un astigmatisme accentué s'accompagne assez souvent d'asymétrie de la face et même du crâne. Chez les astigmates, l'angle
facial de Camper est généralement petit, l'indice facial et l'indice
orbitaire sont élevés, l'indice céphalique est inférieur à celui de
l'emmétrope.

Dans l'astigmatisme composé myopique, il y a assez souvent
un staphylome postérieur.

II. Astigmatisme et aptitude au service militaire. — D'après
l'article 81 de l'instruction du 31 janvier 1902, l'astigmatisme
nécessite l'exemption du service armé et la réforme, s'il détermine
un abaissement de l'acuité visuelle au-dessous de 1/2 pour un
œil et de 1/10 pour l'autre œil, après correction, s'il y a lieu,
par les verres sphériques.

En ce qui concerne le service auxiliaire, l'instruction a introduit une prescription nouvelle, l'emploi des verres cylindriques.

« Seront versés dans le service auxiliaire les sujets atteints d'un
astigmatisme déterminant, après correction par les verres appropriés, l'abaissement de l'acuité visuelle, aux limites fixées dans le
paragraphe 2 de l'art. 78. » Soit, par exemple, un sujet astigmate
présentant une acuité qui, malgré l'emploi des verres sphériques,
reste inférieure à 1/2 pour un œil et à 1/10 pour l'autre œil, et
le rend ainsi impropre au service armé ; si les verres sphériques
ramènent cette acuité entre 1/2 et 1/4 pour l'un des yeux et à

1/10 au moins pour l'autre œil, le sujet est classé dans le service auxiliaire ; si les verres sphériques ne donnent pas une acuité visuelle suffisante, la correction par les verres cylindriques (c'est la signification du mot « approprié ») doit être recherchée par le médecin-expert et, quel que soit alors le degré du relèvement obtenu de l'acuité visuelle, pourvu que ce relèvement soit au moins de 1/4 pour un œil et de 1/10 pour l'autre œil, le sujet est classé dans le service auxiliaire.

Il n'est donc pas question de l'action des verres cylindriques sur le relèvement de l'acuité visuelle pour le service actif. Cette dernière disposition nous est commune avec celle adoptée par les grandes puissances étrangères, et les raisons multiples en ont été soigneusement exposées par Pfalz. Les verres cylindriques ne peuvent être constitués en approvisionnements ; il faut les commander dans le commerce pour chaque cas particulier. Au cours des exercices militaires, les lunettes se déforment facilement et alors les verres cylindriques deviennent plus gênants que les autres. Dans la position du tireur, l'inclinaison de la tête entraîne à regarder par la périphérie du verre, c'est-à-dire à travers des axes devenus obliques, et il en résulte que la déviation du cran de mire, du guidon et du but se fait latéralement ; aussi le tir est défectueux. L'astigmate doit, du reste, porter constamment ses lunettes pour avoir une vision nette, et le soldat qui les porterait seulement pour le tir verrait toujours faussement, obliquement, et apprécierait mal les distances et la situation du but. Jeschke n'admet les verres cylindriques pour le tir que s'ils relèvent l'acuité à 2/3 ou 3/4 de la normale et si cette amélioration ne peut être approchée par les verres sphériques, sinon ces derniers seront préférés. Du reste, il arrive assez souvent que les astigmates ne supportent pas la correction cylindrique. Tout astigmate habitué à des verres cylindriques et qui vient à les perdre n'est plus bon à rien, car il y voit moins à degré égal d'astigmatisme que celui qui n'a jamais porté de verres. En 1896, tous les sous-officiers et soldats du 1ᵉʳ corps de l'armée allemande furent examinés au point de vue de l'acuité visuelle et de la réfraction et on reconnut que 80 0/0 des soldats porteurs de verres cylindriques ne pouvaient tirer qu'à courte distance. Ce sont donc de mauvais tireurs, et, dans un régiment, les mauvais tireurs sont pour la plupart des astigmates.

L'acuité visuelle est toujours diminuée chez l'astigmate qui a souvent de l'asthénopie accommodative, en particulier dans l'astigmatisme mixte et dans l'hypermétropique. L'astigmatisme myopique simple, direct, diminue moins la vision que l'astigmatisme composé, surtout s'il est myopique, mais, en revanche, ce dernier est mieux corrigé par les verres que l'astigmatisme hypermétropique simple ou composé. L'astigmatisme inverse trouble plus la vision que le direct. L'astigmatisme oblique est celui dont l'action est la plus fâcheuse.

Des recherches statistiques de Chauvel, il ressort que la diminution de l'acuité visuelle s'accentue rapidement avec le degré de l'astigmatisme et est considérable à partir de 2 dioptries. Pfalz et Jeschke, dans leurs récents travaux sur la même question, ont conclu que, d'une manière générale, l'acuité restait bonne pour le service militaire, dans l'astigmatisme direct, jusqu'à 2 D. 50 après correction, mais qu'à partir de 2 D. le sujet était impropre aux armes combattantes, et tout particulièrement à l'infanterie. Quant à l'astigmatisme inverse et à l'astigmatisme oblique, quel que soit leur degré, ils entraînent le plus souvent l'inaptitude ou tout au plus un classement dans les services non combattants. Jeschke a trouvé une acuité visuelle suffisante pour le tir dans l'astigmatisme hypermétropique simple, non corrigé, jusqu'à 1 D. 50; dans l'astigmatisme direct simple myopique, il a relevé une proportion de 76 0/0 d'hommes utilisables pour le service militaire, sans aucune correction, jusqu'à 2 D. 1/2.

La statistique médicale de l'armée, de 1890 à 1899, donne en France une moyenne annuelle de 160 réformes pour astigmatisme.

III. PRESCRIPTION DES VERRES. — La correction par les verres cylindriques est d'un usage général et sera seule étudiée ; celle par les verres toriques ou par les verres sphériques inclinés sur l'axe visuel reste à l'état d'exception.

Le verre choisi (V. page 104) doit corriger la totalité de l'amétropie dans chacun de ses méridiens principaux. S'il y a combinaison avec des verres sphériques, ceux-ci doivent différer pour la vision à distance et pour la vision rapprochée, mais le cylindre reste le même dans les deux cas. Lorsque le sujet hésite entre deux cylindres, on préférera le plus faible.

Dans l'astigmatisme simple, il n'est besoin que d'un cylindre concave ou convexe qui sera porté pour toute distance. S'il y a astigmatisme composé myopique avec méridien le moins réfringent de 3 dioptries au plus, le cylindre sera prescrit seul pour la vision rapprochée. Dans l'astigmatisme composé hypermétropique, le verre sphérique convexe combiné variera seul comme il a été dit à propos de l'hypermétropie. Dans l'astigmatisme mixte, il est préférable de se borner à un cylindre concave pour la vision à distance ; on corrige le méridien hypermétropique seulement pour la vision rapprochée en ajoutant au cylindre précédent un verre convexe approprié.

Dans la très grande majorité des cas, on emploie le cylindre concave qu'on associe aux verres sphériques convexes ou concaves et qui aura toujours son axe perpendiculaire au méridien le plus réfringent ; quant au méridien le moins réfringent, on le corrige par un verre sphérique, en tenant compte éventuellement de la presbytie.

Voici quelques exemples de correction d'après les principes de l'emploi du cylindre concave : 1º astigmatisme direct simple myopique de 2 dioptries : cylindre concave — 2 à axe horizontal ; 2º ast. direct simple hypermétropique de 2 D : cylindre concave — 2 à axe horizontal et verre sphérique convexe + 2 (ou encore un simple cylindre + 2 à axe vertical) ; 3º ast. composé myopique $+\frac{-3}{-1}$: cylindre concave — 2 à axe horizontal et verre sphérique — 1 ; 4º ast. composé hypermétropique $+\frac{+3}{+5}$: cylindre concave — 2 à axe horizontal et verre sphérique + 5 ; 5º : astigmatisme mixte $+\frac{-3}{+2}$: cylindre concave — 5 à axe horizontal et verre sphérique + 2 ; pour la vision éloignée, seulement un cylindre concave — 3 à axe horizontal.

Pour formuler la prescription, c'est-à-dire, faire la notation de l'astigmatisme, on suivra les règles données par Javal : indiquer d'abord le nom de l'œil, l'inclinaison du cylindre et son signe, enfin, s'il y a lieu, le numéro et le signe du verre sphérique ; ainsi, OG, 25º — 3 D cyl., — 2 sph., se lit œil gauche, cylindre concave de 3 D incliné à 25º et verre sphérique concave de 2 Dioptries. La notation de l'inclinaison de l'axe du cylindre se fera en regardant le sujet en face et en considérant, suivant le système que l'on voudra choisir ou suivant la lunette d'essai dont on disposera, soit le méridien horizontal (notation symétrique) soit le méridien vertical (notation identique). Dans la notation symétrique le 0 se trouve toujours, pour chaque œil, à la gauche de l'observateur (côté temporal pour l'œil droit du sujet et côté nasal pour l'œil gauche) et la graduation court sur la demi-circonférence inférieure de la lunette, la division 90° occupant l'extrémité inférieure du méridien vertical, le 180° se trouvant à l'extrémité du méridien horizontal opposée au 0. Dans la notation identique, que nous préférons, le 0 se trouve à l'extrémité supérieure du méridien vertical et la graduation se fait identique, de chaque côté de ce méridien, dans la demi-circonférence supérieure aboutissant à 90° à chaque extrémité du diamètre horizontal ; avec certaines montures de lunettes, le 0 est à l'extrémité inférieure du méridien vertical et la graduation est indiquée sur la demi-circonférence inférieure. Avec cette notation, il faut ajouter dans la formule, à côté du degré de l'inclinaison, le mot temporal ou nasal, suivant que la partie supérieure de l'axe est nasale ou temporale par rapport au 0. Il y a toujours lieu de joindre un schéma à la prescription formulée.

§ 4. — De l'anisométropie.

C'est l'inégalité de la réfraction statique dans les deux yeux. Elle n'attire l'attention que si elle gêne le sujet dans la fusion des images. Toutes les combinaisons de la réfraction sont possibles entre les deux yeux ; l'astigmatisme est fréquent.

Dans l'anisométropie, la vision peut s'effectuer de trois façons : 1° *vision binoculaire exacte* ; 2° *vision monoculaire alternante*, le sujet fixant tantôt avec un œil, tantôt avec l'autre, par exemple l'œil droit emmétrope sert à la vision éloignée, l'œil gauche myope à la vision rapprochée et le sujet ne se doute parfois nullement de son infirmité ; 3° *vision monoculaire exclusive*, le sujet fixant toujours avec le même œil, l'autre œil étant exclu de la vision et ordinairement en strabisme.

Correction. — En principe, on ne corrigera l'anisométropie que si le sujet le demande et le supporte ou si la correction est reconnue absolument indispensable (Landolt). On doit toujours s'assurer si la vision binoculaire existe : pour cela on fait fixer un objet et l'on couvre et découvre alternativement chacun des yeux ; si l'œil couvert se porte vers l'objet au moment où on le découvre, c'est qu'il ne prenait pas part à la vision et qu'il n'y a pas de vision binoculaire ; ou bien encore on interpose un prisme à sommet interne ou externe devant l'un des yeux : si cet œil exécute immédiatement une rotation dans le sens du sommet du prisme, c'est qu'il y a vision binoculaire.

Lorsque la vision binoculaire existe, on s'abstiendra pour la vision rapprochée de prescrire des verres, à moins que le sujet ne le demande et alors en se réglant d'après l'œil qu'il préfère ou le plus employé ; chez les sujets qui ne supportent aucune correction de leur différence de réfraction, on donne à l'autre œil le même numéro, de sorte que l'anisométropie n'est pas modifiée. Parfois certaines personnes tolèrent une correction partielle de leur anisométropie qu'on peut réduire, par exemple, de 6 à 3 dioptries. On n'égalisera les deux yeux que si le sujet le tolère ou s'il présente une asthénopie pénible.

S'il n'y a pas de vision binoculaire, mais uniquement vision alternante, on traite chaque œil isolément, l'un pour la vision rapprochée, l'autre pour la vision à distance, mais seulement si cela devient nécessaire. Si, par exemple, les deux yeux sont hypermétropes, et si le plus hypermétrope sert pour la vision à distance, on prescrira, pour les deux yeux, le verre convexe qui corrige cet œil le plus hypermétrope et le sujet continuera à se servir d'un œil pour voir de loin et de l'autre pour voir de près ; mais il peut arriver aussi que le sujet préfère le verre qui corrige l'œil le moins hypermétrope. Si les deux yeux sont myopes à des degrés divers, on donnera pour les deux yeux le verre correcteur du plus faible pour voir de loin comme de près.

S'il n'y a que la vision monoculaire exclusive, on ne s'occupera que de l'œil utilisé.

§ 5. — De l'aphakie.

L'aphakie est l'état d'un œil privé de son cristallin et de sa réfraction dynamique, il est à la fois hypermétrope et presbyte à un degré élevé.

On admet que la réfraction du cristallin en place équivaut à celle d'une lentille de 11 dioptries située au foyer antérieur de l'œil. On a cependant constaté que lorsqu'on extrait le cristallin d'un œil myope de 18 à 20 dioptries, on le transforme en emmétrope.

L'aphakie se produit par luxation, abaissement, résorption,

expulsion ou extraction du cristallin. Comme signes : grande profondeur de la chambre antérieure, tremblotement de l'iris, surtout disparition des images cristalliniennes de Purkinje, hypermétropie élevée et absence d'accommodation ou de réfraction dynamique. Cet œil ne peut voir que pour la distance à laquelle il est adapté par la longueur de son axe et la courbure de sa cornée.

S'il s'agit d'un œil emmétrope, opéré de cataracte, par exemple, on prescrira un verre + 10 ou + 11 pour voir de loin et un verre + 15 ou + 16 pour voir de près à 0m25 ou 0m30. Comme après l'extraction de la cataracte il persiste souvent un certain degré d'astigmatisme, Sulzer conseille de prescrire deux cylindres convexes superposés à la Chamblant, c'est-à-dire perpendiculairement l'un à l'autre. Si le sujet était hypermétrope antérieurement, on donne des verres plus forts ; plus faibles, s'il était myope.

Au point de vue militaire, on se basera sur le degré de l'acuité visuelle (art. 78 et 88).

§ 6. — Indications générales sur les lunettes.

Les verres de lunettes doivent avoir au moins 100 millim. de circonférence et être dans un même plan qui sera perpendiculaire à la ligne de visée. Les verres des lunettes réglementaires ont un diamètre horizontal de 38 millimètres. Le centre de chaque verre doit se trouver exactement en face du centre de la pupille. Il faut donc mesurer la distance qui existe entre les centres des deux pupilles, dans le regard au loin ou dans le regard de près, suivant que les lunettes sont destinées à la vision à distance ou à la vision rapprochée.

Lorsqu'on prescrit les mêmes verres pour voir de loin et pour voir de près, on mesure cette distance, s'il s'agit d'un myope dans la position du regard au loin ; s'il s'agit d'un hypermétrope, on mesure dans la convergence moyenne et on prescrit un écartement un peu plus petit.

La forme du pont ou nez qui sépare les deux yeux doit être appropriée à celle de la racine du nez et varie aussi un peu suivant l'écartement des yeux : nez chinois, nez en K, en X (lunettes à retournement), en C pour les racines saillantes, en selle ou indien pour les racines très déprimées. La largeur du pont dépend de l'écartement des pupilles et du calibre (ou circonférence) des verres.

Lorsqu'une paire de lunettes est mal montée, il en résulte une grande fatigue pour les yeux. Le port des lunettes nécessite une certaine accoutumance pour donner les résultats attendus.

CHAPITRE IX

EXPLORATION DU FOND DE L'ŒIL.
ANOMALIES CONGÉNITALES ET ALTÉRATIONS PATHOLOGIQUES DES MEMBRANES PROFONDES

L'exploration du fond de l'œil se pratique d'abord à l'image renversée pour obtenir une vue d'ensemble et ensuite à l'image droite pour en étudier les particularités à un grossissement plus fort. On opérera méthodiquement d'après les indications données au chapitre VI. Nos descriptions du fond de l'œil pathologique sont faites d'après l'image droite.

L'aspect du fond de l'œil peut être modifié soit par des anomalies congénitales, soit par des altérations pathologiques.

ARTICLE I. — ANOMALIES CONGÉNITALES DU FOND DE L'OEIL

Elles atteignent la papille, les vaisseaux, la rétine ou la choroïde. Nous ne décrirons que les plus importantes.

I. Anomalies du nerf optique et de ses fibres. — 1° *Prolongements de la lame criblée.* Ils se présentent comme des tractus blancs, légèrement bleuâtres, de longueur et de largeur variables, qui tantôt partent de la lame criblée dans l'entonnoir vasculaire et suivent alors les vaisseaux en les croisant par places, tantôt émergent sur la papille même ou sur ses bords se dirigeant vers son centre ou vers un autre point de la périphérie. En général, ils ne dépassent point les limites de la papille.

2° *Des restes de l'origine du canal hyaloïdien* peuvent recouvrir, voiler plutôt, en totalité ou en partie, la papille sous la forme de masses blanchâtres ou blanc bleuâtres.

3° *Anomalies de coloration et de forme.* Les limites de la papille sont parfois mal dessinées, se confondant avec le tissu voisin ; dans des cas très rares, il arrive même qu'on ne la reconnaît qu'à l'émergence des vaisseaux. Les bords sont parfois anguleux. Elle est quelquefois très petite, spécialement dans l'hypermétropie. Dans d'autres cas, elle est très oblique et apparaît alors comme un ovale étroit ; on observe aussi à sa surface de petits amas pigmentaires jusque dans l'excavation, ou encore, à sa périphérie, des sortes de dépressions isolées. La coloration peut être gris blanchâtre, mat, ou bien très pâle comme dans l'atrophie, soit en totalité, soit en secteurs, ou au contraire plus sombre que le reste du fond de l'œil. Dans quelques cas rares, les vaisseaux centraux naissent sur les bords ou même un peu en dehors de la papille ; d'autres fois, ils se dirigent d'abord tous du côté nasal de la rétine, puis s'infléchissent pour aller se distribuer à la partie temporale. On observe exceptionnellement des anses vasculaires qui s'avancent plus ou moins dans le corps vitré.

4° *Fibres nerveuses opaques* (fig. 28). Ce sont des fibres qui ont conservé leur myéline en traversant la lame criblée et ont, pour cela, perdu leur transparence. Elles forment des taches, variant de la dimension d'un point à celle de plusieurs diamètres papillaires, d'un blanc brillant *nacré*, *neigeux*, dont la surface présente des stries nettes, et qui généralement ont leur base adjacente au bord de la papille et se résolvent, en s'en éloignant, par des bords frangés et des extrémités en flammèches ; nous en avons observé un cas dans lequel les fibres sortaient du centre même de la papille, tellement abondantes, que celle-ci en était presque entièrement masquée ; dans d'autres cas, leur base est séparée de la papille par une bande de tissu rétinien normal, mais nous avons vu aussi la presque totalité de la tache recouvrir le segment inféro-externe de la papille. Elles ont encore pour caractère de s'étendre toujours le long des vaisseaux qu'elles masquent ou voilent plus ou moins, suivant l'épaisseur de leur couche. Leur siège de prédilection est au-dessus et au-dessous de la papille. L'acuité visuelle est assez souvent diminuée. Elles coexistent parfois avec une anomalie de la réfraction, de préférence la myopie.

On les différencie des prolongements de la lame criblée par leur forme en rayons s'échappant de la papille comme d'un centre de dis-

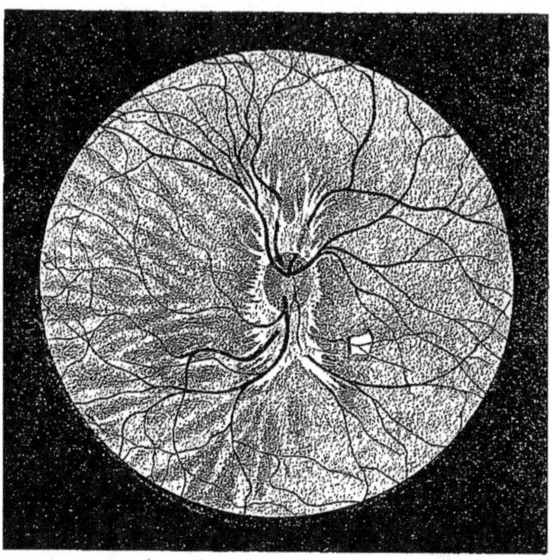

Fig. 28. — Fibres nerveuses opaques ; en outre, petite lacune de la choroïde.

persion ; les prolongements sont en général plus étroits, plutôt en bandelettes, ont des trajets variables, sont en continuité avec la lame criblée et ne sortent presque jamais des limites de la papille. On les distingue des plaques d'atrophie choroïdienne parce qu'elles masquent, au moins partiellement, les vaisseaux, ont une forme en flammèche, et sont toujours dépourvues de pigment.

5° *Colobome du nerf optique.* D'observation rare, il est dû au défaut d'occlusion de la fente fœtale typique ou d'une fente fœtale, avasculaire, atypique (Duyse). La fente fœtale typique étant inférieure, le colobome typique est inférieur ; l'atypique est externe, ou inféro-externe, etc. Le colobome typique semble avoir été créé par le refoulement, comme d'un coup de pouce, de la zone située immédiatement au-dessous du nerf optique. La papille est blanche, élargie, excavée dans sa partie inférieure, tandis que sa moitié supérieure forme un croissant à concavité inférieure sous laquelle émergent les vaisseaux dont les uns s'infléchissent brusquement vers le haut, tandis que les autres s'étalent sur le plan inférieur. Il est aussi d'autres modalités plus rares de la marche des vaisseaux. Le colobome est uni ou bilatéral ; il est souvent accompagné de nystagmus, d'un colobome choroïdien, de la persistance de l'artère hyaloïdienne.

6° *Croissant inférieur de la papille.* Ce croissant, décrit par Fuchs,
siège sur la partie inférieure de la papille qu'il semble compléter ; de
dimensions variables, il est d'un blanc bleuté brillant, sans que cependant la teinte soit uniforme, car il est souvent rosé par places. Sa
limite externe est nette, parfois bordée de pigment ; son bord interne,
plus ou moins concave, se différencie de la papille par une arête
nette. La papille proprement dite est souvent excavée, et le bord supérieur de l'excavation est à pic, les vaisseaux s'y coudant quelquefois
brusquement ; cependant la direction des vaisseaux est généralement
irrégulière. Cette anomalie se rencontre de préférence sur des yeux
atteints d'astigmatisme, parfois de myopie. Pour de Wecker et Masselon, ce serait une ébauche de colobome de la choroïde ; Fuchs admet
un colobome ; Elschnig, d'après une autopsie, le considère comme le
résultat d'une distension des membranes oculaires due à une structure
défectueuse pouvant se relier à la situation de la fente fœtale dans cette
région.

Nous avons eu l'occasion d'observer, chez un myope léger, un *croissant supérieur*, très accentué, sur la papille même dont le restant était
presque confondu avec la rétine voisine.

II. ANOMALIES DE LA CHOROÏDE. — 1° *Colobome de la choroïde.* Il
s'observe le plus souvent au-dessous de la papille qui, dans certains
cas, présente aussi un colobome partiel ou total, et, dans d'autres cas,
est normale. Le colobome choroïdien est partiel ou total et peut se
rencontrer sur les deux yeux. Il se présente habituellement sous la
forme d'une grande tache excavée, blanchâtre ou blanc bleuâtre, de
forme ovalaire à grand diamètre vertical, s'arrêtant d'un côté à quelque
distance au-dessous de la papille ou même l'enserrant totalement et
s'étendant de l'autre au loin vers l'équateur. Les bords en sont souvent encadrés de pigment. Les vaisseaux rétiniens circulent le long
des bords de la tache, mais évitent sa surface qui présente soit des
vaisseaux volumineux provenant des ciliaires postérieures du cercle
de Haller, soit des vaisseaux choroïdiens.

Le colobome choroïdien est parfois subdivisé en deux ou trois
segments par des ponts ou travées de tissu sain (colobome en pont).
Il s'accompagne quelquefois de colobome de l'iris et du cristallin.

2° *Colobome de la région maculaire.* — Il apparaît comme une
tache blanche, brillante, arrondie ou ovalaire, excavée, bordée d'un

anneau pigmentaire, présentant parfois à sa surface des amas pigmentaires ; il coexiste souvent avec la microphtalmie. Ses dimensions peuvent dépasser celles de la papille. L'acuité visuelle est très diminuée et le champ visuel montre un scotome correspondant.

Les colobomes se distinguent des plaques d'atrophie choroïdienne par leur étendue, leur forme particulière, leurs limites nettes, leur excavation et par la marche des vaisseaux.

3° *L'absence congénitale* de la choroïde observée par Thomson s'accompagnait d'héméralopie ; le fond de l'œil était d'un blanc éblouissant avec un simple reflet rosé à la macula.

4° *L'albinisme*, ou absence congénitale de pigment.

Les anomalies congénitales du fond de l'œil, à l'exception du colobome choroïdien étendu et de l'albinisme ou absence de pigment, n'entraînent l'*exemption et la réforme* que si l'acuité visuelle est abaissée au-dessous des limites fixées par l'art. 78 de l'instruction.

ARTICLE II. — ALTÉRATIONS PATHOLOGIQUES DU FOND DE L'ŒIL

Nous examinerons successivement les principales altérations ophtalmoscopiques du nerf optique, de la rétine et de la choroïde, en mentionnant les symptômes fonctionnels qui peuvent les accompagner.

§ 1. — Affections du nerf optique.

Nous étudierons l'hyperhémie et l'anémie de la papille, les hémorragies du nerf optique, ses traumatismes, ses inflammations et son atrophie.

I. HYPERHÉMIE ET ANÉMIE DE LA PAPILLE. — Elles sont le plus souvent symptomatiques soit d'une affection de l'œil ou du nerf optique, soit de maladies intraorbitaires ou intracrâniennes. En dehors de toute cause appréciable, on sera réservé sur leur existence, car les variétés de la papille normale sont fort nombreuses et peuvent en présenter les caractères apparents.

Dans l'hyperhémie, la papille est rouge, à bords confus ; ses veines sont dilatées, tortueuses ; à l'image droite, le rayonnement des fibres optiques est nettement visible.

Dans l'anémie ou ischémie, la papille est pâle, avec des bords nets ; les vaisseaux sont peu visibles.

II. Hémorragies du nerf optique et de ses gaines. — Les hémorragies qui se font dans le nerf optique ne sont visibles que si elles siègent en avant de la lame criblée, et, alors, sous la forme de raies ou stries rouges, rayonnées, et de taches rouges plus larges.

Les hémorragies des gaines entraînent une compression plus ou moins prononcée du nerf et des vaisseaux centraux. Si l'hémorragie est brusque et abondante, on observe, comme symptômes fonctionnels, de l'amaurose ou une amblyopie élevée, immédiate, avec rétrécissement du champ visuel, et, à l'ophtalmoscope, les signes de l'ischémie aiguë papillo-rétinienne : artères exsangues, amincies, papille pâle se confondant presque avec la rétine blanc-grisâtre et d'aspect flou.

Lorsque l'épanchement sanguin se fait lentement, les troubles visuels, amblyopie et rétrécissement du champ visuel, s'établissent progressivement et ne sont jamais aussi prononcés que dans le cas précédent ; à l'ophtalmoscope, l'ischémie est très peu marquée et il y a surtout stase veineuse avec parfois hémorragies de la rétine.

Le sang épanché dans les gaines peut, après quelque temps, venir former une sorte d'ecchymose autour de la papille, comme aussi il peut fuser dans le corps vitré.

Si la compression n'excède pas une quinzaine de jours, les symptômes peuvent rétrocéder ; sinon, l'atrophie descendante de la papille s'établit.

III. Traumatismes du nerf optique. — Au point de vue symptomatique, une distinction importante doit être établie entre les blessures qui atteignent le nerf en avant du point de pénétration des vaisseaux centraux (blessures juxta-bulbaires) et celles qui l'atteignent en arrière de ce point, situé à environ 15 à 20 mm. du globe.

1° *Blessures juxta-bulbaires.* — Lorsque les vaisseaux centraux sont atteints, on a immédiatement l'aspect ophtalmoscopique de l'ischémie papillaire aiguë, mais ici les veines sont aussi exsangues que les artères, la papille a ses limites confondues, sans transition, avec la rétine grisâtre et trouble, surtout vers la macula ; la périphérie du fond de l'œil est presque normale. Fonctionnellement, cécité subite, mydriase moyenne, réaction pupillaire directe abolie, la synergique étant conservée.

Ultérieurement les vaisseaux se remplissent à nouveau, mais à un faible degré, par les vaisseaux venant de la couronne de Haller, le trouble rétinien disparaît, des dépôts pigmentaires peuvent se former dans la rétine, et enfin apparaît l'atrophie blanche de la papille.

2° *Blessures en arrière du point de pénétration des vaisseaux.* —

Elles siègent soit en avant du trou optique, soit dans le trou optique, soit en arrière. Leur caractère commun est la lenteur de l'apparition des lésions ophtalmoscopiques qui se montrent le plus souvent à partir du quinzième jour, rarement après deux mois ; une seule exception, celle d'une complication d'hémorragie dans les gaines du nerf (voir plus haut).

Le nerf peut être contus, distendu, déchiré, par un coup de fleuret boutonné ou un bâton effilé refoulant les tissus mous entre l'œil et les parois sans faire de plaie, mais le plus souvent il y a plaie extérieure produite par le corps vulnérant ; la projection d'une esquille a parfois occasionné sa blessure. Fonctionnellement, amaurose ou bien cécité partielle immédiate (rétrécissement irrégulier du champ visuel avec conservation de la réaction directe à la lumière). L'atrophie rétinienne descendante, qui occupe d'abord la moitié temporale du disque et ne s'étend que plus tard à sa totalité, n'apparaît guère avant le 8ᵉ jour, quelquefois même pas avant 5 à 6 semaines.

Dans le trou optique, le nerf est fort souvent blessé à la suite d'une fracture de la base du crâne ayant intéressé l'orifice osseux ; mêmes signes que ci-dessus. L'atrophie n'apparaît généralement qu'à partir de la 3ᵉ semaine.

Mêmes signes également dans les lésions survenues entre le trou optique et le chiasma.

Un épanchement sanguin comprimant le nerf dans son parcours en arrière des vaisseaux peut produire les mêmes symptômes que la section du nerf. Dans ce cas, si le nerf n'est pas touché, l'amblyopie ou l'amaurose sont habituellement passagères, ainsi que le rétrécissement du champ visuel.

IV. Névrites optiques. — On en distingue trois formes : 1° la papillite ; 2° la papillo-rétinite ; 3° la névrite rétro-bulbaire.

1° *Papillite.* — C'est la papillite par stase. Les signes de stase ou d'œdème papillaire dominent avec congestion des veines allant souvent jusqu'à l'hémorragie. La papille infiltrée est gonflée, saillante comme un champignon gris rougeâtre, à bords flous. Les veines, d'un rouge noirâtre, sont dilatées, tortueuses, les artères sont amincies ; ces vaisseaux forment un coude sur le bord de la papille qui est en saillie sur la rétine voisine. Dans les cas accentués, on voit, sur la papille, de fines hémorragies en stries radiées partant du centre ; il y a parfois des taches hémorragiques au voisinage de la papille. On aperçoit aussi, souvent, sur la papille et à son voisinage, des stries blanches qui recouvrent les vaisseaux et sont formées par les fibres nerveuses infiltrées.

Une pression légère sur le globe fait apparaître le pouls artériel.

La papillite est unilatérale dans les lésions de l'orbite ; bilatérale, quand elle est de cause cérébrale. Elle est un symptôme fréquent et important des tumeurs du cerveau et du cervelet (dans ces dernières, la cécité est plus rapide) ; on l'observe aussi dans les abcès cérébraux, les méningites chroniques, les hémorragies cérébrales, les affections du sinus caverneux, etc. Au début, l'acuité visuelle reste, en général, relativement bonne et bien qu'accusant un léger brouillard, le malade peut encore travailler. La vision ne baisse sérieusement que lorsque survient l'atrophie. On a noté dans certains cas un écoulement aqueux, légèrement albumineux, persistant, par les narines (Leber, Nettleship).

2° *Papillo ou neuro-rétinite* (fig. 29). — Appelée aussi névrite des-

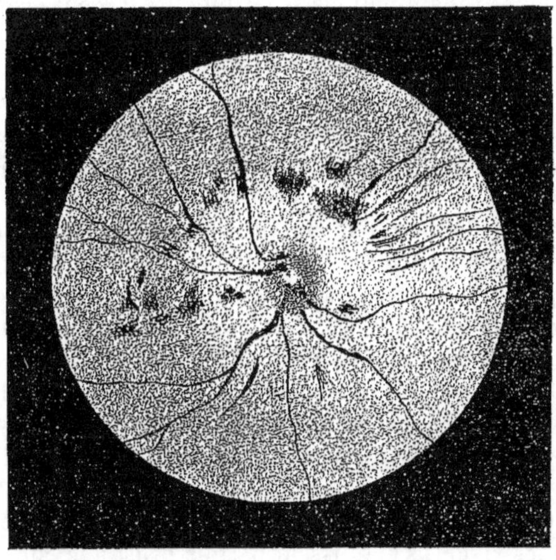

Fig. 29. — Papillo-rétinite à un stade tardif.

cendante. Elle est soit aiguë, soit chronique, et atteint à la fois le nerf optique et la rétine. Les signes se rapprochent de ceux de la papillite, mais sont moins accentués et, en particulier, la saillie de la papille est peu notable. Les limites de la papille sont complètement effacées ; elle a une coloration rouge, par hyperhémie veineuse, dans les cas aigus, d'un gris clair, dans les cas chroniques où l'infiltration œdéma-

11

teuse prédomine. Les fibres nerveuses gonflées forment des stries rayonnées gris blanchâtres couvrant les vaisseaux d'un voile.

Dans les cas chroniques plus spécialement, on voit des plaques d'exsudat d'un blanc brillant vers la macula où elles peuvent former une étoile comme dans la rétinite brightique. On observe aussi des traînées blanchâtres de périvasculite le long des vaisseaux. Les hémorragies rétiniennes sont rares.

Les altérations peuvent rétrocéder et le fond de l'œil reprend son aspect normal ; elles font souvent place à la coloration grise de l'atrophie optique. D'autre part, aux plaques blanches d'exsudat succèdent parfois des amas pigmentaires.

Les causes les plus fréquentes sont la tuberculose méningée, la sclérose en plaques, les maladies infectieuses et les fièvres éruptives, le rhumatisme, la goutte, la syphilis, le diabète, etc., certaines intoxications, parfois les inflammations de l'orbite, les tumeurs cérébrales, les hémorragies profuses.

3° *Névrites rétro-bulbaires.* — Elles sont en majorité des névrites toxiques, surtout par intoxication exogène, et alors bilatérales. Une forme spéciale est la névrite rétro-bulbaire héréditaire, familiale, qui frappe plusieurs membres de la même famille et se développe en général vers l'âge de 20 ans, sous la forme d'un scotome central étendu.

Les signes de début de la névrite rétro-bulbaire sont purement subjectifs : il y a production d'un scotome central, généralement ovalaire et le plus souvent absolu, qu'il faut rechercher soigneusement avec un petit index carré de 2 à 5 millimètres. Quelquefois les bords de la papille ont un aspect flou. Ensuite, progressivement, apparaît une décoloration, une pâleur de la moitié externe de la papille, due à la dégénérescence descendante du faisceau papillo-maculaire ; en cette partie, la papille est légèrement excavée. L'atrophie peut également envahir le côté nasal, mais elle est rarement complète. La forme chronique est la plus fréquente des affections du nerf optique.

Les troubles visuels s'établissent parfois brusquement, en quelques heures (névrite foudroyante de Panas, habituellement unilatérale), sous forme de cécité complète ou de large scotome central pour le blanc et les couleurs et peuvent rétrocéder en 8 à 15 jours ; il y a toujours une céphalée violente ; mais le plus souvent le début est progressif.

Causes : diabète, sclérose en plaques (la névrite apparaît quelquefois plusieurs années avant les signes caractéristiques de l'affection), refroidissement, intoxication par l'alcool, le tabac, le sulfure de carbonc, le haschisch, l'arsenic, la fougère mâle, le nitro-benzol, etc.

V. Atrophies du nerf optique. — Elles sont caractérisées par la disparition plus ou moins complète des fibres du nerf optique. Elles ont une provenance soit bulbaire, soit rétro-bulbaire. L'atrophie de cause bulbaire est toujours centripète ; l'atrophie rétro-bulbaire soit orbitaire, soit centrale, est ophtalmoscopiquement centrifuge.

Les atrophies optiques sont soit primitives ou idiopathiques, simples, c'est-à-dire sans inflammation préalable, soit secondaires, consécutives à une névrite optique.

Nous en distinguerons trois formes : 1° atrophie blanche essentielle ou progressive ; 2° atrophie par rétinite ; 3° atrophie par névrite ou névritique.

Le caractère pathognomonique de toute atrophie est la pâleur ou décoloration de la papille, surtout accentuée lorsque les vaisseaux capillaires et les éléments nerveux ont disparu. Au début, on recherchera la décoloration au côté externe de la papille.

1° *Atrophie essentielle, progressive, blanche,* dite aussi *descendante.* — Tantôt sans cause appréciable, appelée alors idiopathique, tantôt de cause cérébrale ou médullaire, elle atteint presque toujours les deux yeux. Dans sa forme idiopathique, elle doit toujours être suspecte d'être prémonitoire d'un tabes ou d'une sclérose en plaques.

Lorsque l'affection est accentuée, la papille est d'un blanc tendineux, ses bords sont nets, mais, à un faible éclairage, elle est plutôt blanc-verdâtre. La papille est légèrement excavée et les vaisseaux font un léger coude sur les bords de l'excavation ; le pointillé en moelle de jonc de la lame criblée est très marqué. On note la disparition des petits vaisseaux rétiniens ; les gros vaisseaux, de calibre normal au début, s'amincissent plus tard, mais moins que dans les autres formes d'atrophie.

Comme symptômes fonctionnels : diminution progressive de l'acuité visuelle, rétrécissement du champ visuel commençant par la périphérie, mais le plus souvent sous forme de lacunes angulaires, enfin, cécité absolue. Au début, cécité pour le rouge, le vert se confond avec le gris ; la sensation du bleu disparaît la dernière. D'après Uhtoff, le phénomène du genou qui manque, en règle générale, dans les cas d'atrophie optique d'origine spinale, se rencontre dans les 2/3 des cas des atrophies essentielles, toujours dans celles de cause périphérique.

2° *Atrophie par rétinite.* — Dite *ascendante,* elle s'observe comme conséquence des rétinites, des chorio-rétinites chroniques (surtout dans la syphilis) et de la dégénérescence pigmentaire de la rétine (rétinite pigmentaire). La papille est tantôt d'un jaune pâle, un peu grisâtre, tantôt comme cireuse, tantôt d'un jaune sale, ocreux (atrophie jaune) ; ses limites sont indécises, effacées ; la lame criblée n'est pas visible ; les artères sont filiformes et peu nombreuses, ainsi que les veines, et souvent engainées d'étroites bandelettes blanchâtres, signes de périvasculite. Dès le début, l'acuité est très abaissée et le sens des couleurs est altéré ; il y a rétrécissement nettement concentrique du champ visuel.

3° *Atrophie névritique.* — Elle est consécutive à la névrite. La papille est généralement d'un gris clair ou un peu blanchâtre, parfois bleuâtre et même verdâtre, mais toujours avec un aspect nuageux, trouble, et avec des limites le plus souvent indécises. Les artères sont plus amincies que les veines et souvent enserrées de stries blanches. Lorsque l'atrophie a succédé à la papillite par stase, la papille est toujours un peu proéminente, à contours inégaux et à veines tortueuses. S'il y a eu rétinite, on observe des altérations pigmentaires au voisinage de la papille, et les vaisseaux, devenus imperméables, sont assez souvent remplacés par des cordons blanchâtres.

L'acuité visuelle, le champ visuel et le sens des couleurs sont altérés en proportion avec le degré de l'atrophie ; le champ visuel est rétréci tantôt régulièrement, tantôt irrégulièrement en secteurs.

Avec les années les caractères spéciaux de l'atrophie névritique se modifient et il devient presque impossible de la différencier de l'atrophie essentielle.

La névrite optique et l'atrophie des nerfs optiques nécessitent *l'exemption et la réforme.*

§ 2. — Affections de la rétine.

Les affections de la rétine atteignent les vaisseaux et le parenchyme, soit simultanément, soit isolément. Nous ne décrirons que les formes les plus communes.

I. TROUBLES CIRCULATOIRES ET ALTÉRATIONS DES VAISSEAUX. — 1° *Hyperhémie de la rétine.* — Active, elle porte sur les artères qui semblent plus nombreuses et dont certaines perdent le reflet médian ; les veines sont dilatées et tortueuses ; les bords de la papille ont souvent un aspect flou et les radiations nerveuses sont visibles.

Dans l'hyperhémie passive, par stase, la papille est confuse, très vascularisée avec radiations rougeâtres ; les artères sont amincies, les veines dilatées, tortueuses (papillite par stase, tumeurs de l'orbite, malformations du cœur, persistance du trou ovale, sténose de l'artère pulmonaire).

2º *Anémie rétinienne.* — Elle est un symptôme des inflammations du nerf optique ou des troubles de circulation de l'artère centrale ; les artères et les veines sont amincies, la papille et la rétine sont pâles, confuses, etc.

L'ischémie aiguë s'observe dans l'embolie et dans la thrombose de l'artère centrale, dans la névrite rétro-bulbaire foudroyante, dans l'hémorragie des gaines et à la suite de la section des vaisseaux centraux.

3º *Endartérite et périvasculite.* — Les artères rétiniennes peuvent être atteintes d'endartérite ou de périartérite, en particulier chez les artério-scléreux, les arthritiques, les albuminuriques, les uricémiques, les syphilitiques. Au début, elles ont un aspect grisâtre remplaçant le reflet ; plus tard, elles présentent d'étroites bandelettes blanchâtres sur leurs bords ou sont même transformées, tout au moins par places, en cordons blanchâtres. Dans l'endartérite oblitérante, le vaisseau est vide de sang.

Dans la périvasculite, le vaisseau est irrégulier, rétréci, perméable par places, et accompagné de bandelettes blanchâtres. Chez les artério-scléreux, on trouve sur le même vaisseau des parties rétrécies et d'autres dilatées, comme anévrysmatiques.

4º *Thrombose artérielle.* — Cette affection, bien étudiée cliniquement par Galezowski et Priestley Smith, survient en général au cours de l'endartérite (Haab) et présente des caractères analogues à ceux de l'embolie avec laquelle elle est souvent confondue. Parfois des prodromes : flammèches, bluettes devant l'œil malade, parfois douleurs orbitaires. Comme signe fonctionnel : perte brusque de la vision.

Ophtalmoscopiquement : ischémie aiguë de la rétine, papille décolorée ; l'artère centrale et ses branches sont filiformes, semblables à des cordons blancs. Si une seule branche est atteinte, les lésions sont limitées à son territoire et il y a un scotome correspondant. Les hémorragies sont fréquentes.

D'après Priestley Smith, les cécités transitoires, prémonitoires, sont des signes de thrombose et excluent l'embolie.

Causes principales : syphilis, arthritisme, goutte, diabète, alcoolisme.

5º *Embolie de l'artère centrale ou de ses branches.* — L'embolus s'arrête en général en arrière de la lame criblée.

Dans l'embolie de l'artère centrale, cécité brusque et signes d'ischémie rétinienne. Au début, la papille est décolorée, les artères sont effacées ou amincies, soit sous la forme d'un fin cordon rouge si l'arrêt circulatoire est incomplet, soit exsangues ; le fond de l'œil est pâle, les veines sont d'un rouge sombre, rétrécies près de la papille, élargies vers l'équateur. Quelques heures plus tard, la rétine perd sa transparence et présente un trouble grisâtre, particulièrement sur la papille et vers la macula. On aperçoit souvent sur cette dernière une tache d'un rouge cerise intense. Ultérieurement, les vaisseaux se remplissent de nouveau, lorsque l'embolus n'oblitère pas entièrement le tronc atteint, les lésions disparaissent et il peut se produire à ce moment des hémorragies si les vaisseaux sont altérés. A la macula, un piqueté blanc brillant succède parfois à la tache rouge.

Si l'embolus s'arrête dans une des branches, la cécité, qui a pu être complète au début, fait place à un scotome ; le trouble rétinien est limité au territoire de la branche oblitérée, qui est seule amincie ou transformée en un cordon blanc ; quelquefois hémorragies dans ce territoire.

L'embolie peut être confondue avec la thrombose de l'artère centrale, avec l'hémorragie des gaines et avec la névrite rétro-bulbaire aiguë. On se basera pour distinguer l'embolie de la thrombose artérielle sur l'absence de prodromes, sur la rareté des hémorragies rétiniennes et surtout sur la présence d'une affection cardiaque. On la différenciera de l'hémorragie dans les gaines du nerf optique parce que, dans cette dernière, il est exceptionnel que la circulation rétinienne soit absolument interrompue.

L'atrophie optique peut succéder aux endartérites, à la thrombose et à l'embolie artérielles.

Le pronostic de l'embolie est grave, car elle est souvent le signe précurseur d'une apoplexie cérébrale.

6° *Thrombose de la veine centrale ou de ses branches.* — Elle s'observe dans les maladies infectieuses, la grippe, l'artério-sclérose, l'hypertrophie du ventricule droit, l'emphysème pulmonaire, l'endophlébite. Dans la grippe, elle peut, ainsi que nous en avons observé un cas, frapper les deux yeux en même temps.

Lorsqu'elle est totale, le caillot se propage dans les troncs de la rétine. La papille est très rouge, d'aspect flou et à limites indécises, la macula est gris pâle ; il y a souvent, comme nous l'avons observé dans un cas, des hémorragies en nappe le long des veines, qui sont dilatées, noirâtres par places ; le centre des plaques hémorragiques est blanc, et on observe aussi entre elles des plaques blanches irrégulières. Les artères sont très amincies. Lorsque la thrombose est partielle ou incomplète, la papille est moins rouge, moins diffuse, les hémorragies sont moins abondantes.

Comme conséquences, nous avons, chez notre malade, observé sur un œil un glaucome hémorragique et sur l'autre un décollement de la rétine suivi de cataracte. L'atrophie optique peut aussi survenir isolément. Donc, pronostic très grave quant à la fonction visuelle.

7° *Hémorragies rétiniennes*. — Elles sont soit spontanées, soit traumatiques. Les hémorragies spontanées ont des causes très variées : endartérite, endophlébite, thrombose et embolies des vaisseaux rétiniens, albuminurie, malaria, affections cardiaques (ventricule gauche, en particulier), diabète, goutte, syphilis, grippe, septicémie, brûlures étendues, etc.

Leur forme varie suivant la couche de la rétine dans laquelle elles se produisent : 1° en *stries rayonnées* ou en flammèches dans la couche des fibres nerveuses ; 2° en *pointillé*, sablé ou piqueté rouge, petites taches sur lesquelles passent les vaisseaux dans la couche des cellules nerveuses ; 3° *taches arrondies*, plaques à bords irréguliers ou fusiformes dans les couches externes de la rétine. Les taches arrondies, à bords irréguliers, se trouvent parfois aussi entre la rétine et la hyaloïde, mais alors elles masquent les détails sous-jacents et ont un bord supérieur très net. Le sang peut fuser dans le corps vitré.

La coloration des taches varie suivant l'épaisseur du sang extravasé et suivant leur ancienneté : rouge clair, rouge cerise si elles sont récentes ; rouge brun, brunâtres ou noirâtres, si elles sont anciennes.

Ces hémorragies sont très souvent liées à l'inflammation de la rétine (rétinite dite hémorragique), et, alors, la papille est trouble, rougeâtre, les artères sont généralement rétrécies à parois blanches, sclérosées, les veines sont dilatées, tortueuses, souvent masquées par le sang épanché. L'atrophie de la papille peut en être la conséquence.

Presque toujours en connexion avec les vaisseaux, les taches hémorragiques les recouvrent partiellement. Les petites taches peuvent se résorber complètement, mais le plus souvent les foyers hémorragiques laissent à leur suite une tache brunâtre ou noirâtre qui devient ultérieurement blanche, brillante, à bords irréguliers avec liseré pigmentaire plus ou moins complet. Les taches petites ou moyennes peuvent laisser de simples amas pigmentaires noirâtres, susceptibles de se résorber comme aussi de devenir blanchâtres en partie par dégénérescence graisseuse ou atrophie choroïdienne. La rétinite proliférante succède parfois aux hémorragies abondantes.

II. Inflammations et dégénérescences de la rétine. Rétinites. — Lorsque la rétine s'enflamme elle devient trouble. L'inflammation, diffuse ou circonscrite en certaines régions, siège soit dans les couches internes (rétinite vraie), soit dans les couches externes et est alors presque toujours associée à la choroïdite (c'est la chorio-rétinite) ; elle peut aussi atteindre d'emblée toutes les couches. Les vaisseaux sont recouverts par les altérations lorsque celles-ci occupent les couches les plus internes. L'inflammation des couches externes donne fréquemment lieu à des migrations de pigment.

1º *Rétinite simple diffuse* : Trouble nuageux de la rétine et de la papille, hyperhémie de la papille, veines tortueuses et confuses ; quelquefois, troubles du corps vitré. Causes : goutte, rhumatisme, syphilis, surmenage oculaire.

2º *Rétinite septique* (Roth). Elle s'observe au cours de la septico-pyohémie et atteint habituellement les deux yeux. Dans la forme suppurative par embolie infectieuse, il y a des hémorragies rétiniennes dès le début et rapidement suppuration de l'œil (panophtalmie). Dans la forme circonscrite, non suppurée, par infection toxique, les altérations sont limitées autour de la papille : fond de l'œil pâle, trouble, grisâtre, limites de la papille légèrement effacées, veines tortueuses, hémorragies péripapillaires d'intensité et de nombre variables, parfois lacs sanguins entre la rétine et le corps vitré ; souvent taches blanches ovalaires, à côté des foyers hémorragiques.

3º *Rétinite albuminurique ou néphritique*. C'est la plus commune des rétinites avec hémorragies ; elle est parfois le premier signe d'une néphrite méconnue et atteint toujours les deux yeux.

La papille est confuse, nuageuse, rougeâtre, saillante (papillo-rétinite), les artères sont rétrécies, parfois en cordon blanchâtre par places, les veines sombres et dilatées, tortueuses ; ces vaisseaux présentent souvent les lésions déjà décrites de périvasculite et d'endartérite. On observe le long des vaisseaux des taches hémorragiques en pointillé et en flammèches qui les masquent. On voit aussi des taches blanc jaunâtres, à bords dentelés, réunies souvent en anneau et recouvrant en partie les vaisseaux. Dans la plupart des cas, on remarque autour de la macula une série de petites taches d'un blanc brillant dont l'ensemble forme *l'étoile maculaire* qui est un des principaux éléments de diagnostic.

Les altérations peuvent rétrocéder, surtout dans la rétinite albuminurique consécutive à la scarlatine et à la diphtérie. Dans la néphrite ordinaire, cette rétinite assombrit le pronostic ; il y aurait 76 0/0 de décès dans les deux ans. Elle peut entraîner l'atrophie papillaire.

Subjectivement, le sujet aperçoit les objets comme à travers un voile et l'acuité centrale est affaiblie ; il y a quelques scotomes.

4° *Rétinite diabétique*. Lorsque la rétinite se développe au cours d'un diabète compliqué d'albuminurie, elle revêt le plus souvent la forme précédente. Si le diabète existe seul, elle présente les caractères suivants : papille normale, rarement d'aspect flou, suffusion rétinienne fréquente avec effacement des artères qui sont amincies, hyperhémie des veines, hémorragies en pointillé et en flammèches disséminées le long des vaisseaux, quelques plaques blanches rarement entourées de pigment ; pas d'étoile maculaire ou exceptionnellement. Parfois, on observe une rétinite ponctuée, à petits foyers blancs, clairs, serrés, mélangés de petites hémorragies et occupant la région périmaculaire (Hirschberg). Le pronostic est très défavorable.

5° *Rétinite leucémique*. Elle est très rare et se caractérise par un fond d'œil rose pâle, une coloration jaune orangé des artères, de petites hémorragies et, plus tard, par des taches blanches avec aréole rouge situées entre les hémorragies.

6° *Rétinite ponctuée albescente de Mooren*. Habituellement bilatérale, elle est caractérisée par un grand nombre de taches blanc mat, circonscrites, sans pigment et sans relations avec les vaisseaux, surtout accentuées à la région maculaire.

Nagel a décrit une *rétinite striée*.

7° *Rétinites localisées à la macula*. a. *La rétinite circinée*, due à une artério-sclérose des vaisseaux maculaires, s'observe, à un âge avancé, sous la forme de petites taches claires, irrégulières, groupées en cercle autour de la macula ; en certains endroits, la confluence des points donne de grandes taches blanches placées sous les vaisseaux et sans liseré pigmentaire. Les hémorragies sont la règle et il y a toujours un scotome central.

b. A côté de cette forme, on peut placer l'*infiltration vitreuse* de Masselon, dégénérescence sénile en taches blanchâtres, avec çà et là des points blancs brillants ; scotome central.

c. Dans la syphilis, on observe parfois la *rétinite centrale récidivante* de Græfe caractérisée par une tache grise ou jaune, quelquefois un pointillé clair ou pigmentaire sur la macula.

d. Kuhnt a signalé une *rétinite maculaire atrophiante*, sous la forme d'une tache circulaire d'un rouge intense, entourée d'une zone rétinienne un peu trouble.

8º *Rétinite ou dégénérescence pigmentaire de la rétine* (fig. 30). Ce n'est pas une rétinite vraie, mais un processus sclérosant de dégénérescence de la rétine et des vaisseaux, avec immigration de pigment.

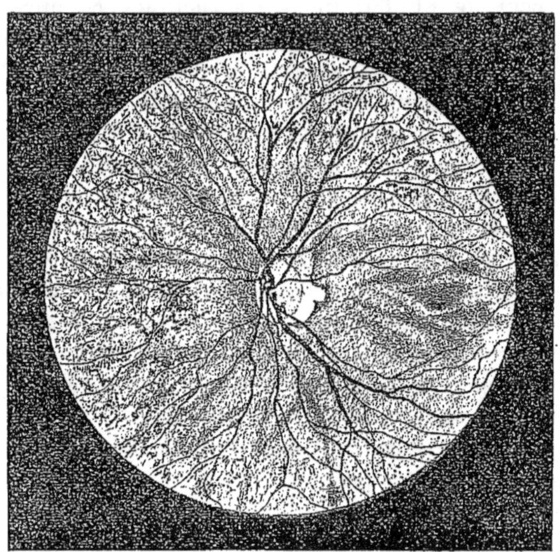

Fig. 30. — Rétinite pigmentaire (œil gauche).

Presque toujours congénitale, souvent familiale. Causes principales : la syphilis, l'hérédité, la consanguinité, la pellagre, etc. La choroïde prend presque toujours part au processus.

Syndrome ou signes principaux : 1º taches pigmentaires du fond de l'œil affectant, pour la plupart, la forme étoilée des corpuscules osseux ; 2º rétrécissement concentrique du champ visuel ; 3º héméralopie. Comme conséquences : atrophie optique jaune, cataracte polaire postérieure. On a observé cette dégénérescence avec ses symptômes fonctionnels, mais sans la formation de pigment. Le nystagmus est fréquent.

La pigmentation spéciale, en petites taches noires étoilées, commence à la région équatoriale et s'avance de là, progressivement et concentriquement, vers la papille. Parfois les taches, alors en forme de bâtonnets et virgules, se disposent en anneaux plus ou moins grands masquant les vaisseaux (forme circinée). La papille devient bientôt trouble, jaune sale (atrophie jaune), les vaisseaux s'amincissent, les petites artères disparaissent. Dans quelques cas, on observe de petites taches arrondies, d'un blanc brillant ou parfois d'un jaune gris, situées sous les vaisseaux (dites glandes de la lame vitrée). La cataracte polaire postérieure, fréquente, reste stationnaire après avoir acquis un développement moyen. L'héméralopie indique l'atteinte des couches profondes de la rétine, siège de la formation du pourpre rétinien. Le rétrécissement concentrique du champ visuel s'accentue avec la progression de l'envahissement des taches vers la macula.

9º *Complications neuro-rétiniennes du paludisme*. — Avec Sulzer, nous les classerons en deux catégories.

a) Complications de la forme aiguë du paludisme : 1º hyperhémie veineuse papillo-rétinienne ; 2º troubles circulatoires, limités le plus souvent au territoire de l'une des branches de l'artère rétinienne centrale, qui se caractérisent par l'arrêt plus ou moins complet de la circulation par spasme ou thrombose et entraînent la production de scotomes étendus ; 3º rétinite diffuse avec pigmentation ; 4º surtout, hémorragies rétiniennes péripapillaires et maculaires ; 5º amblyopie et amaurose périodiques sans lésions oculaires.

b) Complications de la forme chronique ou qui se produisent pendant les accès intercurrents : 1º la névrite optique et la mélanose de la papille qui est saillante, rouge grisâtre, comme voilée, parfois noirâtre, tandis que les artères sont filiformes, les veines tortueuses ; 2º neuro-rétinite avec amincissement permanent des vaisseaux (Poncet), amincissement qui peut être dû aussi à de l'artérite (Despagnet) ; 3º hémorragies qui s'observent plus spécialement pendant la période des chaleurs (Bassères), siègent de préférence sur les veines et sont punctiformes ou en flammèches et plus nombreuses à la périphérie ; elles mettent, en général, un à quatre mois à se résorber, mais peuvent subir la transformation habituelle en taches pigmentaires et en taches blanches ; le sang peut fuser dans le corps vitré ; 4º nous avons observé deux cas d'*œdème brusque de la rétine* accompagné d'une amblyopie presque soudaine, accidents qui disparurent en quelques jours ; 5º parfois troubles du corps vitré qui sont sous la dépendance probable de lésions choroïdiennes vers la région ciliaire ; 6º héméralopie, sans lésion apparente.

III. ALTÉRATIONS DIVERSES DE LA RÉTINE. — 1º *Rétinite proliférante de Manz et dégénérescence cellulo-fibreuse de la rétine*. — Les affections décrites sous ces deux dénominations paraissent être de même nature ; ce ne sont pas des rétinites, mais des dégénérescences de la rétine, consécutives à des exsudats, à des hémorragies, au décollement, etc.

Ophtalmoscopiquement (fig. 31), on aperçoit comme des membranes (ou tractus) d'aspect fibreux qui, nées de la rétine, proéminent dans le corps vitré et succèdent le plus souvent à des hémorragies rétiniennes abondantes ayant envahi le corps vitré; ces traînées ou mem-

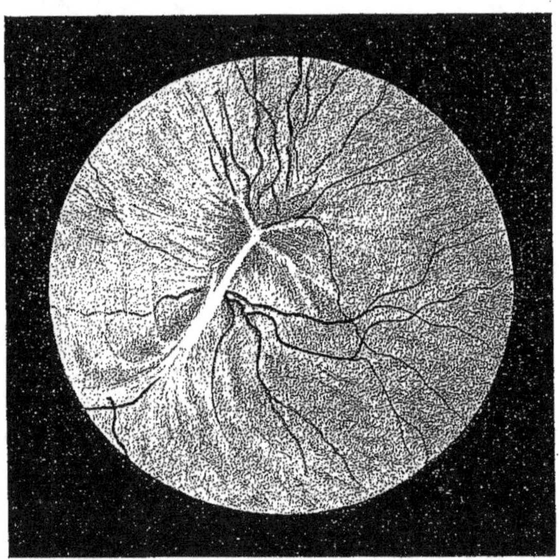

Fig. 31. — Tractus fibreux saillant dans le corps vitré
(rétinite proliférante).

branes, blanchâtres ou d'un blanc bleuâtre, rubanées, de longueur et de largeur variables, irrégulièrement disposées en relief, tantôt se séparant, tantôt s'anastomosant, forment ainsi des dépressions et des reliefs qui donnent parfois l'impression d'un massif montagneux avec ses vallées. Les vaisseaux cheminent en partie sur les membranes et tractus, en partie au-dessous, se laissant alors souvent apercevoir par transparence; il y a parfois des vaisseaux néoformés. La papille est quelquefois partiellement ou complètement recouverte par les tractus. Dans certains cas, à travers les masses, on aperçoit comme un trou arrondi, en forme de puits, généralement vers la macula et à travers lequel on voit le rouge du fond de l'œil. Les extrémités des membranes et tractus rayonnent souvent le long des vaisseaux et sont quelquefois bordées de pigment noir vers leur terminaison. Les saillies formées dans le corps vitré par ces membranes peuvent osciller comme des algues (Guilbaud).

On doit différencier cette rétinite des choroïdites et du décollement de la rétine : 1° Dans la choroïdite, les traînées blanches sont bordées de pigment et n'offrent pas de relief; 2° La confusion avec le décollement est souvent faite, d'autant plus qu'il peut compliquer la rétinite proliférante ; d'après ce que nous avons observé, on a décrit comme rétinite proliférante certains cas de décollements anciens avec exsudat organisé. Dans la rétinite proliférante, le champ visuel est plus altéré, les membranes sont blanches, irrégulières, avec des crêtes, des dépressions de la rétine, ordinairement immobiles. Le décollement, d'abord transparent, devient bientôt gris clair ou verdâtre ; il est tremblotant au début; les vaisseaux qui le parcourent sont d'un rouge foncé, presque noirs, tandis que dans la rétinite proliférante ceux qu'on aperçoit ont leur aspect normal; plus tard le décollement prend souvent l'aspect tourmenté de massif montagneux comme la rétinite proliférante.

2° *Décollement de la rétine.* La rétine peut être détachée, décollée de la choroïde par un exsudat, du sang, du pus, une tumeur, un cysticerque. Elle fait alors saillie dans le corps vitré. Le décollement est ordinairement circonscrit et siège le plus souvent en bas, quelquefois en haut ; il a de la tendance à devenir total.

Caractères ophtalmoscopiques. Aspect glauque de la pupille à un simple éclairage ; dans le fond de l'œil, saillie membraneuse opalescente, gris bleuâtre, avec des replis profonds, à reflet gris verdâtre, flottante, ondulante, tremblotante, au moins dans les premiers temps, si le décollement est large, très proéminent, et si l'exsudat est liquide. Les vaisseaux qui suivent les reliefs et les dépressions, paraissant et disparaissant alternativement, sont foncés et ont perdu leur double contour; leur marche, ainsi que les déplacements parallactiques à l'image renversée, renseignent sur les changements de niveau de la rétine. Le décollement produit par un épanchement de sang est brun sombre.

La partie décollée est fortement hypermétrope et se voit bien à l'image droite, même sans verre correcteur convexe ; les différences de niveau obligent l'observateur à varier soit sa distance à l'œil, soit les verres convexes pour l'explorer successivement dans tous ses détails.

On trouve parfois sur le décollement des taches pigmentaires, des taches blanches, des hémorragies. Le corps vitré présente souvent des flocons. Au cours de l'évolution, le cristallin peut s'opacifier. Galezowski a signalé une déchirure fréquente à la périphérie et en haut (131 fois sur 785 cas de décollement).

La rétine décollée peut se réappliquer et on y trouve alors habituellement des altérations pigmentaires ou des cordons blanchâtres ; d'autres fois, il est presque impossible de reconnaître le siège du décollement.

Signes fonctionnels : large scotome, métamorphopsie, fréquemment dyschromatopsie, le bleu étant confondu avec le vert ; la partie soulevée est aveugle pour le rouge ; la réaction pupillaire directe est paresseuse (Abadie).

IV. TUMEURS DE LA RÉTINE. Elles sont bénignes ou malignes.

1° *Tumeurs bénignes* : a. *Dégénérescence kystique*. Affection très rare qui, dans le cas décrit par Darier, se présentait comme une masse arrondie, légèrement saillante, blanc grisâtre avec une tache rouge au centre ; par suite des progrès de la maladie, la masse s'entoura de fibrilles nacrées, et finit par former une masse grisâtre qui occupait presque tout le fond de l'œil et présentait à sa surface de gros vaisseaux et des taches rouges hémorragiques.

b. *Kystes à entozoaires* ; *cysticerques sous-rétiniens*. Le cysticerque sous-rétinien produit un décollement sous la forme d'une saillie vésiculeuse, jaunâtre, ou parfois blanche avec reflet bleuâtre, encadrée de jaune d'or à son bord, brillante au sommet, sur laquelle courent les vaisseaux. La vésicule montre des mouvements vermiformes de soulèvement et de rétraction. On peut parfois apercevoir la tête, d'un jaune doré, arrondie, saillante avec ses crochets et ses ventouses. Lorsqu'il est dans le corps vitré, il se présente comme une vésicule absolument sphérique, mobile, s'inclinant toujours du côté le plus déclive, ce qui est un excellent élément de diagnostic. Après le développement de phénomènes inflammatoires, la vésicule est masquée par des exsudats chorio rétiniens et le diagnostic est presque impossible à établir.

2° *Tumeurs malignes*. — Le gliome, tumeur maligne la plus fréquente, s'observe exclusivement chez l'enfant, surtout dans les quatre premières années de la vie, et ne doit donc pas arrêter notre attention.

V. TRAUMATISMES DE LA RÉTINE. — Leurs principales conséquences sont la commotion, l'hémorragie, le décollement et la rupture.

1° *Commotion rétinienne*. — Immédiatement après l'accident, trouble grisâtre ; plus tard blanc laiteux, à limites diffuses, siégeant au point d'application de la violence ou en un point opposé, péripapillaire ou souvent entre la papille et la macula, devant lequel les vaisseaux passent intacts ; la papille est fréquemment hyperhémiée. Dans des cas rares, le trouble est vu comme formé de stries blanchâtres, surtout le long des vaisseaux qui ont alors un aspect flou. Lorsque la macula n'est pas atteinte par le trouble œdémateux, elle apparaît comme une tache rouge au milieu du trouble blanc laiteux.

Comme symptômes fonctionnels : photophobie intense, douleurs ciliaires, pupilles dilatées ou rétrécies, mais paresseuses, acuité diminuée, vision trouble et scotome périphérique. On a aussi signalé l'amblyopie transitoire avec dyschromatopsie sans trouble visible; penser alors à l'hystéro-traumatisme.

Les troubles ophtalmoscopiques disparaissent du 2ᵉ au 4ᵉ jour.

Haab a décrit des lésions spéciales observées parfois après une contusion de l'œil : tache rouge maculaire sans reflet et avec mouchetures très fines ; plus tard, accumulation de pigment à laquelle

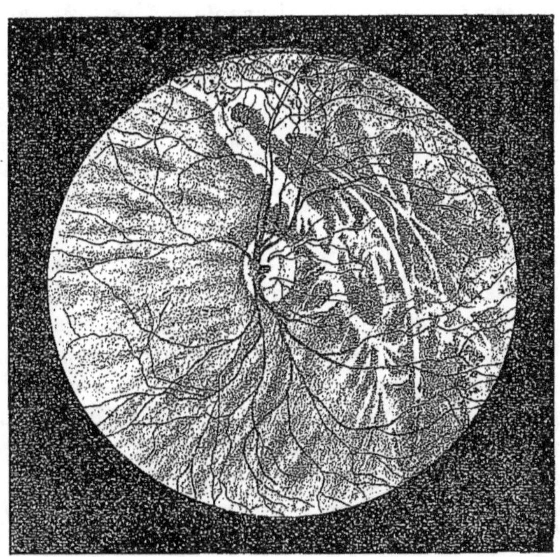

Fig. 32. — Décollement traumatique de la rétine presque entièrement réappliqué.

succèdent parfois des taches blanches atrophiques avec restes de pigment.

2° *Hémorragies*. — De siège et de dimensions variées, elles peuvent présenter les diverses formes décrites plus haut et subissent la même évolution; elles se font le plus souvent le long des vaisseaux qu'elles masquent. Les hémorragies choroïdiennes s'en distinguent parce qu'elles se présentent comme des suffusions à contours nets. Dans la région maculaire spécialement, le sang peut se collecter entre la rétine et la membrane hyaloïde ; il peut fuser aussi dans le corps vitré.

3° *Décollement rétinien traumatique.* — Il se produit de préférence en bas, rarement à la région maculaire adhérente à la choroïde. Au début, le décollement peut être masqué par un épanchement de sang dans le corps vitré. Il a plus de tendance à se réappliquer que le décollement spontané, mais entraîne habituellement les mêmes conséquences (fig. 32).

Consécutivement aux hémorragies rétiniennes et souvent aussi après le décollement, se forment sur la rétine des bandelettes ou stries blanches partant de la papille. La rétine est ondulée, mais sans plis, sans coude des vaisseaux ; la pigmentation est très rare. Ces stries sont dans l'épaisseur même de la rétine, tantôt en avant, tantôt autour, tantôt en arrière des vaisseaux ; les stries prévasculaires se différencient de la rétinite proliférante par l'absence de saillie, mais ce sont là deux affections bien voisines l'une de l'autre.

4° *Ruptures de la rétine.* — Lorsque la rupture n'est pas masquée par une hémorragie, on aperçoit, de suite après l'accident, une tache blanchâtre, à bords pigmentés, déchiquetés, enroulés, à fond formé par la choroïde avec trouble du tissu rétinien voisin. Si la rupture est complète, les vaisseaux rétiniens sont déchirés ; ils sont intacts, si la déchirure est partielle, et occupe les couches externes. La lésion est souvent associée à une rupture de la choroïde. Comme conséquences : cicatrice blanche, pigmentée sur ses bords, scotome correspondant. Haab a observé, dans une déchirure à la macula, comme un trou rond, rouge, entouré d'un anneau grisâtre de rétine altérée et striée.

5° *Corps étrangers.* — Il s'agit ici de petits corps étrangers tels que les éclats métalliques de fer, cuivre, plomb. Au début, trouble diffus et petites hémorragies parenchymateuses recouvrant le petit corps étranger ; si celui-ci peut être aperçu, il se présente comme un petit corps noir, à reflet métallique, entouré d'une auréole jaune blanchâtre, trouble. Si le corps est aseptique, il peut s'enkyster tout en provoquant un foyer de chorio-rétinite exsudative. S'il est septique (presque toujours pour les éclats de cuivre qui agissent aussi chimiquement), il entraîne la suppuration et la fonte de l'œil.

Autour d'un corps enkysté, il se constitue une masse de tissu cellulaire blanc jaunâtre, des taches blanches de choroïdite avec ou sans pigmentation. Plus tard, il peut s'ensuivre la rétraction du corps vitré et le décollement de la rétine ; le corps étranger peut même sortir de sa capsule, tomber dans le corps vitré et déterminer une inflammation violente ou conduire à la cécité. Du reste, le séjour d'un corps étranger entraîne presque toujours des altérations de la macula.

6° *Brûlure de la rétine par la lumière solaire et par la lumière électrique.* — La fixation tant soit peu prolongée du soleil entraîne des lésions maculaires qui ne sont en somme que de véritables brûlures. Elles sont fréquentes surtout après les observations d'éclipse solaire ; nous en avons vu un cas chez un sujet qui avait cru pouvoir fixer impunément le soleil. Le malade se plaint d'une ou deux mouches fixes (scotome central). Dans les cas légers, on n'aperçoit rien à l'ophtalmoscope ; dans les autres cas, on voit à la région maculaire une ou deux taches grisâtres, de forme irrégulière, qui font ultérieurement place à une tache rouge brun dans laquelle se trouve une sorte d'aire grisâtre.

La lumière électrique produit exceptionnellement des faits de cet ordre.

Les rétinites, la neuro-rétinite, le décollement, les tumeurs de la rétine nécessitent l'exemption et la réforme. Les ruptures de la rétine qui n'abaissent pas l'acuité au-dessous des limites fixées nous semblent compatibles avec le service militaire.

§ 3. — Affections de la choroïde.

La choroïde tenant sous sa dépendance la nutrition des couches externes de la rétine, il est rare que celle-ci ne participe pas à ses inflammations, d'où les immigrations de pigment dans la rétine. Les choroïdites s'accompagnent parfois d'iritis (iridochoroïdite) et de cyclite.

Division : 1° choroïdites suppurées ; 2° choroïdites exsudatives.

I. Choroïdite suppurée. — Elle est consécutive soit à des traumatismes, soit à des métastases septiques. Elle conduit rapidement à la panophtalmite. Une forme moins grave peut s'observer dans la méningite, la variole, la fièvre typhoïde, avec suppuration limitée dans l'intérieur de l'œil, dans le corps vitré, sous la forme d'une masse blanc jaunâtre.

II. CHOROÏDITES EXSUDATIVES PLASTIQUES. — Elles sont circonscrites ou diffuses et entraînent habituellement l'inflammation de la rétine.

On ne doit admettre comme affections pures de la choroïde que les altérations du fond de l'œil dont on peut, à l'ophtalmoscope, placer le siège en arrière de la rétine. Lorsque les vaisseaux rétiniens sont vus normaux sur les points malades, il y a choroïdite ; les taches pigmentaires apparaissent si l'inflammation atteint la lame vitrée.

D'une manière générale, toute choroïdite présente à l'ophtalmoscope deux phases à observer, une phase dite floride ou d'éruption, une phase atrophique.

a) *Phase floride*. — Au début, on aperçoit des taches d'exsudat, variant de la teinte rosâtre ou rougeâtre, à la teinte jaunâtre et blanc grisâtre, un peu en saillie, arrondies ou ovalaires, d'apparence terne, à bords confus, plus ou moins circonscrites, et devant lesquelles passent les vaisseaux rétiniens qui se coudent légèrement sur leur saillie. A leur pourtour se montrent bientôt des amas pigmentaires

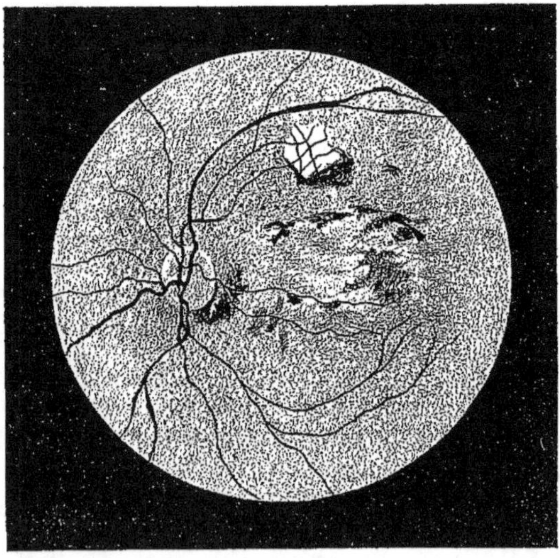

Fig. 33. — Plaques de choroïdite ; phase atrophique.

formant liseré ou collerette. L'affection guérit parfois à cette période laissant, comme seules traces, des amas de pigments ; le plus souvent elle passe, quelquefois très rapidement, à la phase atrophique.

b) *Phase atrophique.* — Les taches précédentes s'affaissent, deviennent d'un blanc bleuâtre ou blanchâtre par suite de l'atrophie choroïdienne qui laisse apparaître la couleur de la sclérotique ; plus l'atrophie est prononcée, plus les taches sont d'un blanc éclatant. Elles sont bordées d'un liseré noir pigmentaire ; des amas pigmentaires irréguliers s'observent aussi entre elles, et même à leur surface. Si l'atrophie choroïdienne n'est pas complète, on voit sur la tache des vaisseaux choroïdiens ou leurs vestiges sous la forme de stries rubanées, rouges ou d'un rouge-jaunâtre. Le pigment peut immigrer jusque dans les couches internes de la rétine et recouvrir alors par places les vaisseaux rétiniens (fig. 33).

Les principales variétés de choroïdite exsudative, dénommées d'après la forme et la répartition des lésions, sont les suivantes :

1º *Chorio-rétinite diffuse ou à larges plaques.* — La coloration du fond de l'œil est modifiée sur une large étendue. La période de début, qui consiste surtout en une coloration grise ou jaune pâle de la rétine, échappe le plus souvent à l'observation. Lorsque les sujets attirent l'attention sur leur vision, l'affection rétinienne primitive a disparu, les altérations choroïdiennes sont déjà accentuées et l'atrophie choroïdienne est établie. On voit une surface d'un blanc jaunâtre sur laquelle se trouvent des taches pigmentaires en nombre variable et plus ou moins foncées. Entre ces taches pigmentaires, on aperçoit les gros vaisseaux choroïdiens en traînées d'un rose pâle ou jaunâtre, et, s'ils sont sclérosés, en traînées blanches bordées d'un liseré jaune ou blanc. Sur les amas pigmentaires et sur les vaisseaux choroïdiens passent intacts par endroits les vaisseaux rétiniens. Les limites de la plaque sont indécises et présentent à leur voisinage des taches rosâtres ou jaunâtres en évolution, lesquelles confluent plus tard avec le foyer principal. Ultérieurement se développent souvent des troubles du corps vitré et du cristallin.

2º *Choroïdite disséminée.* — L'éruption de taches exsudatives commence à l'équateur et gagne par poussées successives, en ceinture, le pourtour maculo-papillaire. Tout d'abord, à la périphérie, des amas pigmentaires, des taches et des élevures rougeâtres ou jaunâtres qui peuvent devenir confluentes par places. En vieillissant, la tache devient blanche par atrophie, ce qui fait que l'on aperçoit un mélange de taches rougeâtres, de taches pigmentaires et de taches blanches bordées de pigment et en offrant aussi de petits amas à leur surface. La région maculaire est envahie la dernière. A la longue, la rétine s'atrophie, ses vaisseaux s'amincissent, la papille prend l'aspect flou et s'atrophie à son tour.

Etiologie : syphilis, myopie élevée, troubles de la menstruation, etc.

3° *Choroïdite aréolaire.* — Elle se différencie de la précédente surtout parce qu'elle progresse en sens inverse, commençant autour de la papille et de la macula pour se propager vers l'équateur. L'ensemble des foyers offre une forme aréolaire ; les taches noirâtres pig-

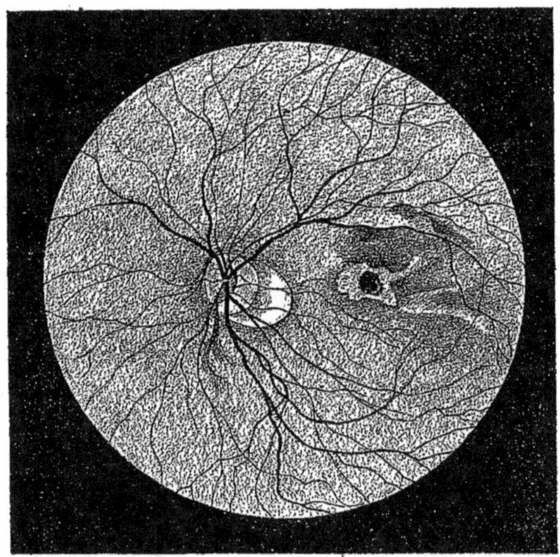

Fig. 34. — Choroïdite maculaire myopique et staphylome postérieur.

mentaires sont plus abondantes, dès le début, que les taches rougeâtres.

4° *Choroïdite centrale ou maculaire.* — C'est une chorio-rétinite observée surtout dans la myopie maligne (fig. 34), parfois dans la syphilis. On aperçoit sur la macula une ou plusieurs taches pigmentaires sombres, seules ou mélangées de foyers blancs atrophiques avec liseré pigmentaire, et qui sont souvent la suite de petites hémorragies. Dans les hauts degrés de myopie, des bandelettes ou stries ramifiées blanchâtres partent de ces foyers. Au début, le corps vitré est souvent trouble.

Comme trouble fonctionnel : scotome négatif. L'affection est sujette à récidives.

5° *Choroïdite en bandelette ou striée.* — On aperçoit des bande-lettes blanches rectilignes ou incurvées, bordées de pigment et en présentant souvent à leur surface, qui ont la largeur de deux à trois vaisseaux rétiniens, forment des réseaux ramifiés et peuvent traverser tout l'œil. Elle coexiste parfois avec la précédente.

6° *Chorio-rétinite syphilitique.* Elle s'observe, sous sa forme diffuse, surtout dans une période précoce de la syphilis acquise, mais elle peut se rencontrer aussi dans la syphilis héréditaire.

Le symptôme le plus constant de la forme diffuse est l'existence d'un état flou de la papille, dont les bords sont indécis, et qui est comme recouverte d'un léger nuage rougeâtre s'étendant à une certaine distance sur la rétine voisine. Cet état est dû à une sorte d'infiltration œdémateuse de la papille et de la rétine, et aussi, en grande partie, à un trouble très fin, poussiéreux de la portion centrale du segment postérieur du corps vitré. Le trouble du corps vitré ne peut être aperçu qu'à un faible éclairage (miroir plan). Le voile est moindre à la périphérie dont les éléments s'aperçoivent nettement.

Cette forme reste longtemps monoculaire, s'accompagne souvent d'iritis plastique, est assez rebelle au traitement et récidive facilement. Elle peut aboutir à des altérations choroïdiennes pigmentaires et atrophiques, à la névrite optique, à l'atrophie de la papille, et s'accompagne, dans certains cas, d'hémorragies de la rétine ou du corps vitré. L'acuité visuelle est diminuée ; il y a parfois scotome annulaire complet ou incomplet ; le sens des couleurs reste normal tant qu'il n'y a pas d'atrophie optique.

Goldzieher regarde comme caractéristique des inflammations choroïdo-rétiniennes syphilitiques, leur tendance à produire des néoformations conjonctives à la surface de la rétine en forme de cordons blancs avec taches pigmentaires et des membranes en connexion manifeste avec les vaisseaux et partant de la papille.

La syphilis produit aussi des formes circonscrites, comme celles décrites plus haut, et la forme disséminée avec pigmentation accentuée.

Signes ophtalmoscopiques rudimentaires de la syphilis héréditaire. Antonelli a attribué à la syphilis héréditaire les stigmates chorio-rétiniens suivants qui doivent être considérés, dans beaucoup de cas, comme de simples stigmates de dégénérescence qu'on observe surtout chez les hypermétropes et les astigmates (Dreyer-Dufer). Nous avons en effet sur un très grand nombre d'yeux relevé ces stigmates sans avoir pu établir leur relation constante avec une syphilis héréditaire ou acquise.

Ces stigmates rudimentaires s'observent sur la papille, le long des vaisseaux, dans la zone péripapillaire, et enfin dans toute l'étendue du fond de l'œil.

a. *Papille.* Bords avec aspect flou, teinte pâle, parfois atrophie de la moitié temporale, cadre pigmentaire péripapillaire bien noir avec teinte ardoisée de la région voisine ; le bord extérieur de ce cadre est irrégulier, le bord du côté de la papille très net.

b. *Vaisseaux.* Leur calibre est réduit, en particulier celui des artères ; les bords sont effacés au passage de la papille sur la rétine, presque voilés ou parfois bordés d'un fin liseré blanchâtre ; si les vaisseaux sont étranglés, il n'y a plus de doute.

c. *La zone péripapillaire* présente le plus souvent une teinte ardoisée, d'autres fois de la suffusion rétinienne avec teinte grisâtre.

d. *Dans toute l'étendue de l'œil,* on observe une surpigmentation par place et aussi une décoloration diffuse ou en foyer. La pigmentation grenue est rare autour de la papille, plus fréquente dans la zone équatoriale.

III. ALTÉRATIONS DIVERSES DE LA CHOROÏDE. — 1° *Hémorragies de la choroïde.* Traumatiques ou spontanées. Les hémorragies *spontanées* sont surtout fréquentes dans la myopie maligne et siègent à la macula. Souvent voilées par un trouble rétinien, elles apparaissent comme des taches d'un rouge sombre ou clair, arrondies, à bords diffus plus larges que les taches rétiniennes et ayant pour caractère de siéger en arrière des vaisseaux. Après résorption, il persiste souvent une tache blanche avec accumulation de pigment à la périphérie.

Les hémorragies *traumatiques* siègent ordinairement à la macula et dans la zone ciliaire. Ce sont des taches uniformes, elliptiques en général, d'un rouge vif ou sombre, éloignées des vaisseaux ou franchement en arrière d'eux. Le sang peut perforer la rétine et s'épancher dans le corps vitré, surtout si l'hémorragie s'est faite vers l'équateur, région où la rétine est la moins résistante.

La vision est plus diminuée que dans les hémorragies rétiniennes.

2° *Décollement de la choroïde.* — Il est dû à du sang ou à un exsudat et est souvent confondu avec une tumeur. Il se présente comme une masse proéminente, d'un rouge brunâtre ou d'un jaune orangé suivant sa cause, immobile et recouverte par la rétine et ses vaisseaux. Il se différencie du décollement rétinien par son immobilité et par sa coloration, d'une tumeur par sa marche, par la soudaineté de son apparition, par l'absence d'augmentation de la tension oculaire (celle-ci est au contraire diminuée) et d'une double circulation.

IV. **Tuberculose de la choroïde**. — Une forme miliaire et une forme agglomérée, rares toutes deux. *

1º *Forme miliaire*. — On observe un grand nombre de tubercules (20 à 30) disséminés dans la choroïde, sous la forme de petites taches légèrement proéminentes, arrondies, jaunâtres (jaune d'or quelquefois) ou rougeâtres, à bords diffus, siégeant de préférence dans la région maculaire ou au voisinage du nerf optique et présentant comme caractère un développement rapide. Elle accompagne généralement la tuberculose aiguë. Il peut y avoir coïncidence de tuberculose irienne et de neuro-rétinite.

2º *Forme agglomérée*. — La tuberculose agglomérée, solitaire, se présente comme une tumeur de teinte rouge clair d'abord, jaune grisâtre ensuite, à bords indécis presque toujours sans pigment. La découverte de nodules clairs, blanc jaunâtres, à sa périphérie, est d'un grand secours pour le diagnostic. Si on n'intervient pas, cette tuberculose peut arriver à perforer l'œil. Les yeux sont, du reste, enflammés, douloureux et la vision est très affaiblie, mais il n'y a pas d'accidents glaucomateux comme dans les tumeurs.

V. **Tumeurs de la choroïde**. — Le sarcome est la tumeur la plus fréquente, sous la forme de mélano-sarcome et de leuco-sarcome (Lagrange).

1º *Sarcome mélanique ou pigmenté*. — Début insidieux, n'attirant l'attention que par la diminution de la vision et l'apparition d'un scotome habituellement central. A l'ophtalmoscope, on remarque alors fréquemment le reflet pupillaire de l'œil de chat amaurotique, un aspect miroitant ou chatoyant du fond de l'œil, et l'on aperçoit un décollement ou mieux un soulèvement rétinien, tendu, immobile, sans plis, sur lequel apparaissent, ultérieurement, des bosselures avec parties pigmentées et la double circulation caractéristique. Celle-ci est constituée par un réseau vasculaire superficiel formé par les vaisseaux rétiniens, et par un réseau profond de vaisseaux néoformés, fins, capillaires, à direction irrégulière ; le réseau de nouvelle formation de certaines productions du corps vitré se distingue du précédent par sa situation superficielle. Cette tumeur siège fréquemment à la région équatoriale. On doit donc se méfier des décollements localisés en haut.

L'évolution de la tumeur se marque par une période glaucomateuse qui, dans certains cas, en est le premier signe manifeste, et plus tard par la perforation du globe de l'œil et la généralisation.

2º *Leuco-sarcome*. — Il évolue comme le précédent, tout en étant moins grave, et siège dans la partie antérieure de l'œil. Si on peut examiner le malade à une période hâtive, on aperçoit derrière le cristallin une tumeur blanc-rosée, couleur de chair, uni ou bilobée, recouverte par les vaisseaux rétiniens et présentant son réseau propre, profond. La rétine voisine est altérée, soulevée, comme plissée, ainsi que nous l'avons constaté dans un cas. Il se développe plus lentement que le sarcome mélanique.

Une simple indication suffit pour le *carcinome métastatique*.

VI. TRAUMATISMES DE LA CHOROÏDE. — Ils ont pour conséquences la contusion, les hémorragies, les décollements, les déchirures, les plaies avec ou sans complication de séjour de corps étrangers.

Les hémorragies et le décollement ont été étudiés plus haut. La myopie forte, les affections cardiaques, l'artério-sclérose prédisposent aux hémorragies par contusion. L'histoire des plaies se confond avec celle des plaies de la rétine.

Rupture de la choroïde. — Le plus souvent produite par contusion du globe oculaire, elle siège habituellement du côté temporal de la papille (82 0/0 des cas) et concentriquement à elle, parfois à la macula ou entre la macula et la papille, sous la forme d'une demi-lune. Si un épanchement de sang ne s'oppose pas à l'examen aussitôt après l'accident, on aperçoit une traînée rouge-jaunâtre, à bords ecchymotiques, curviligne ou semi-lunaire, à extrémités souvent bifurquées. Après résorption du sang, la bandelette devient jaunâtre, puis blanche avec bords pigmentés et conserve sa forme de croissant à concavité vers la papille. Si la rétine est intacte, on peut voir les vaisseaux traverser la déchirure. La rupture se localise parfois sur les artères ciliaires.

Le pronostic dépend du siège et de l'étendue de la déchirure, mais l'acuité est généralement diminuée.

§ 4. — Glaucome et affections glaucomateuses.

Toutes les maladies de l'œil dans lesquelles il y a élévation notable de la pression intra-oculaire entraînent des accidents glaucomateux.

On distingue : 1° le glaucome primitif ou vrai qui apparaît d'emblée sur un œil sain ; 2° le glaucome secondaire qui se montre sur un œil déjà malade.

I. Glaucome vrai. — Il y en a trois formes : 1° le glaucome aigu ; 2° le glaucome inflammatoire chronique ; 3° le glaucome simple.

Dans les trois quarts des cas, d'après Grœfe, il y a une période prodromique : le patient se plaint de voir par moments les objets comme voilés et les flammes entourées de cercles irisés ; certains accusent une diminution de l'accommodation, de la névralgie ciliaire ; il y a souvent une faible injection périkératique et une diminution de profondeur de la chambre antérieure avec trouble de son contenu, de la mydriase et de la paresse pupillaire.

1° *Glaucome aigu.* — C'est, d'après de Wecker, celui qui éclate soudainement, sans prodromes, avec dureté extrême du globe oculaire, douleurs intolérables et abolition plus ou moins complète de la vision. Il y a injection périkératique, cornée mate à son centre, pupille dilatée et immobile, chambre antérieure aplatie par projection de l'iris en avant ; la pupille est couleur gris fumée. Si on peut voir le fond de l'œil, on constate que la papille n'est pas excavée. Après l'attaque, on ne relève ni altération papillaire ni trouble du champ visuel. Cette forme procède par poussées et aboutit à l'atrophie papillaire. L'excavation ne se constitue qu'après une série d'attaques. On peut observer aussi la forme hémorragique, qui est très grave.

2° *Glaucome chronique inflammatoire* (Gl. irritatif de M. de Wecker). Cette forme est mal définie. Elle comprend les cas de glaucome dans lesquels se produisent des poussées très violentes avec des périodes de rémission très notables, durant lesquelles les symptômes irritatifs ne disparaissent pas complètement comme dans la forme précédente. On doit aussi y comprendre, d'après de Wecker, tous les cas, où il existe le moindre trouble cornéen apparaissant par poussées, quelque légères qu'elles soient, et se révélant aux malades par l'apparition de fumée et d'arcs-en-ciel. Dans l'intervalle des poussées, le champ visuel reste rétréci du côté nasal, le globe tendu, l'acuité diminuée, la pupille large et peu mobile, les veines épisclérales hyperhémiées et variqueuses ; la papille présente l'excavation caractéristique partielle au début, totale, plus tard. Le rétrécissement du champ visuel finit par gagner aussi le côté temporal. On observe souvent des troubles floconneux du corps vitré, parfois des foyers choroïdiens atrophiques à la périphérie.

3° *Glaucome chronique simple.* Il évolue insidieusement, sans prodrômes et sans signes d'irritation. Il faut ici distinguer entre un véritable glaucome chronique simple et une affection du nerf optique avec excavation physiologique préexistante (Schweigger). Le signe différentiel est l'accroissement de tension oculaire. Le champ visuel est toujours rétréci, mais moins fréquemment du côté nasal que dans le glaucome inflammatoire ; la pupille est élargie, l'iris s'atrophie progressivement, la papille présente l'excavation typique, le cristallin se trouble souvent à la longue et l'amaurose absolue finit par se produire.

II. GLAUCOME SECONDAIRE (AFFECTIONS GLAUCOMATEUSES).—Le glaucome secondaire se produit au cours de certaines maladies de l'œil qui entraînent un accroissement de la pression intra-oculaire (irido-cyclite, irido-choroïdite séreuse, adhérences iriennes, occlusion pupillaire et staphylome antérieur ; tumeurs intra oculaires). Il y a souvent des troubles floconneux ou diffus du corps vitré ; le champ visuel est rétréci avec lacune temporale fréquente, l'acuité visuelle est très diminuée, la tonicité de l'œil est accrue. On observe parfois le glaucome hémorragique dans les lésions vasculaires de la rétine.

III. DIAGNOSTIC DES EXCAVATIONS PAPILLAIRES. — Ce diagnostic est intéressant pour différencier le glaucome simple de l'atrophie papillaire (en dehors de l'augmentation de pression oculaire qui existe dans le premier), surtout si l'excavation atrophique s'est produite sur une excavation physiologique préexistante.

Dans l'examen d'une excavation, les différences de niveau se constatent par les mouvements parallactiques et se mesurent avec l'ophtalmoscope à réfraction.

1° *Excavation physiologique.* Blanche, en forme d'entonnoir, plus ou moins irrégulière, elle est presque toujours bilatérale et occupe le centre de la papille, ou, dans la myopie forte, sa partie temporale ; son étendue et sa profondeur sont variables. Elle laisse toujours intacte, autour d'elle, une zone papillaire normale, rosée, caractéristique, parfois réduite à une légère bande ou même à un croissant. Les vaisseaux qui s'infléchissent sur le bord de l'excavation, y disparaissent presque entièrement et semblent même interrompus, mais ils font toujours un petit parcours normal sur la partie rosée, non excavée. Le fond de l'excavation présente souvent l'aspect moelle de jonc de la lame criblée. L'excavation est d'autant plus blanche qu'elle est plus profonde.

2° *Excavation atrophique.* Généralement très peu profonde, elle occupe toute la largeur de la papille en forme de coupe. Elle se caractérise par ce fait qu'elle est en pente douce et que les vaisseaux sont peu coudés. Lorsqu'elle survient sur une excavation physiologique, elle est difficile à distinguer de l'excavation glaucomateuse.

3° *Excavation glaucomateuse.* Due au refoulement de la lame criblée, elle est toujours très profonde et porte sur la papille entière ; son bord, constitué par les anneaux scléral et choroïdien, est à pic ou en surplomb, de sorte que les vaisseaux y font un crochet ou coude très accentué, qui se trouve situé sur un tissu blanc et non point sur du tissu rosé comme dans l'excavation physiologique. On observe le pouls artériel. La papille est plus pâle que normalement et même plutôt blanc verdâtre, plus claire à la partie centrale ; elle s'atrophie à la longue. Cette excavation est presque toujours entourée d'un halo blanc jaunâtre ou grisâtre (halo glaucomateux), plus ou moins large et dû à l'atrophie choroïdienne.

Les choroïdites, seulement quand elles sont étendues et progressives, les tumeurs de la choroïde à marche progressive, le glaucome, entraînent l'exemption et la réforme. Les choroïdites peu étendues et arrêtées dans leur évolution, les déchirures de la choroïde, ne sont donc une cause d'inaptitude que si elles abaissent l'acuité visuelle au-dessous des limites fixées.

CHAPITRE X

DÉTERMINATION DE LA RÉFRACTION DYNAMIQUE OU ACCOMMODATION. — ACCOMMODATION ET CONVERGENCE. — TROUBLES DE L'ACCOMMODATION (PRESBYTIE, SPASME ET PARALYSIE)

§ 1. — Détermination de la réfraction dynamique.

La détermination de la réfraction dynamique est nécessaire pour la prescription des verres aux presbytes et aux hypermétropes, et pour le diagnostic des paralysies et spasmes de l'accommodation. Elle ne saurait être faite avec la même exactitude que celle de la réfraction statique, car elle est purement subjective.

L'amplitude d'accommodation, dont cette détermination est le but, est proportionnelle au travail accommodatif habituel, par conséquent variable avec la profession, plus faible chez le paysan que chez le lettré du même âge (Fromaget et Bordier). Elle varie aussi avec l'état général du sujet, diminuant avec les fatigues et dans la convalescence des maladies graves ; en général, elle est plus grande chez les hypermétropes.

La formule de la valeur de l'amplitude d'accommodation $ac = \dfrac{1}{p} - \dfrac{1}{r}$ a été exposée page 18. Nous avons appris à rechercher le *punctum remotum* ; il nous reste à étudier les procédés les plus simples pour la détermination du *punctum proximum*.

I. Détermination directe du punctum proximum. 1° *Par la lecture*. — On explore chaque œil isolément, l'autre étant couvert. On donne à lire au sujet les petits caractères de l'échelle optométrique pour la lecture de près ou d'un livre quelconque qu'on rapproche jusqu'à ce qu'ils cessent d'être nets. La mensuration de la distance entre le livre et l'apophyse orbitaire externe du sujet donne la distance du punctum proximum. Le remotum étant connu on obtient donc $ac = \dfrac{1}{p} - \dfrac{1}{r}$.

2° *Par la visibilité de fils très fins*. — Sur un cadre rectangulaire de cinq centim. de hauteur et de un centim. et demi de largeur, on tend parallèlement aux grands côtés trois à quatre fils noirs de grosseur moyenne. Le sujet, tournant le dos à une fenêtre, regarde ces fils que l'on fait projeter sur une feuille de papier blanc placée à une certaine distance derrière le cadre ; on rapproche alors le petit appareil progressivement jusqu'à ce que les fils deviennent épais, indistincts ; à ce moment on est au punctum proximum que donne une simple mensuration, comme il a été dit ci-dessus.

Cas particuliers. — Si l'acuité visuelle du sujet est trop faible pour permettre la recherche, on choisit des caractères plus gros. Si le proximum est trop éloigné ou au delà de l'infini (paralysie ou insuffisance de l'accommodation, hypermétropie forte), on donne au sujet un proximum artificiel avec une lentille convexe, dont la force réfringente sera déduite de celle de l'amplitude d'accommodation trouvée. Ainsi avec + 10 on obtient un proximum à 9 centimètres ou 11 dioptries, d'où $ac = 11\,D - 10\,D = 1\,D$, c'est-à-dire que le proximum réel est à 1 mètre.

Chez le myope fort, il est préférable de corriger partiellement la myopie. Ainsi avec -10 on donne à un myope de 14 dioptries un proximum à 6 centim., ce qui équivaut en dioptries à $\dfrac{100}{6} = 16\,D$ environ. Ce myope se comportant alors comme si son amétropie, c'est-à-dire son remotum, était de 4 D (car 14 — 10 = 4), son ac $= 16 - 4$ $= 12\,D$. Dès lors il est évident que si ce sujet a 12 D d'accommodation, comme son remotum est en réalité de 14 D, son proximum vrai est égal à $12\,D + 14\,D = 26\,D$, c'est-à-dire à $\dfrac{100}{26} = 4$ centimètres.

Dans ces procédés, très pratiques cliniquement, la difficulté d'apprécier le moment exact où l'image cesse d'être nette, entraîne une certaine erreur de la mensuration.

II. Détermination par la lecture a grande distance avec les verres sphériques. — On fait passer devant l'œil du sujet, placé à 5 mètres en face l'échelle murale, des verres concaves de plus en plus forts dont il neutralise l'action par la mise en jeu de son accommodation. On s'arrête au verre concave le plus fort qui permet encore nettement la lecture des caractères représentant la meilleure acuité visuelle. La distance focale de ce verre égale celle du proximum. Chez le myope, on soustrait de ce verre le degré de la myopie pour avoir l'amplitude d'accommodation $\left(\dfrac{1}{p} - \dfrac{1}{r}\right)$. Chez l'hypermétrope, on y ajoute au contraire le degré de l'hypermétropie $\left(\dfrac{1}{p} + \dfrac{1}{r}\right)$.

Si le sujet n'a pas de proximum positif (voir ci-dessus), on substituera, pour la recherche, des verres convexes aux verres concaves ; le verre convexe le plus faible qui rétablit la vision nette, à 5 mètres, a une longueur focale égale à la distance du proximum, mais il faut en déduire la valeur de l'hypermétropie : si un hypermétrope de 6 D a eu besoin d'un verre de $+1\,D$ pour lire, $ac = 6 - 1 = 5\,D$.

Causes d'erreur. — Ce sont : 1° la difficulté de préciser le moment exact où les caractères ne sont plus reconnus ; 2° la diminution de

l'acuité visuelle par les verres concaves qui rapetissent les objets ;
3° l'exploration de chaque œil isolément ne met pas en jeu la convergence et par suite toute l'amplitude d'accommodation.

III. Détermination par les optomètres. — On peut utiliser tous les optomètres et en particulier ceux de Badal, Scheiner-Parent, Bull, qui sont excellents pour cette recherche.

1° *Emploi de l'optomètre de Badal.* On détermine d'abord le remotum d'après la manière décrite page 106. Alors, partant du degré marqué à ce moment par l'index de l'appareil, on fait avancer vers l'œil lentement, par petites secousses, à l'aide de la vis à crémaillère, le tube mobile, en sollicitant constamment l'effort d'accommodation du sujet et en l'invitant à s'efforcer de voir le mieux possible dans la lunette. Le numéro le plus fort de la graduation au delà du 0 (c'est-à-dire de celle gravée entre le 0 et l'extrémité libre du tube mobile), qui permet encore la lecture, représente en dioptries la valeur du proximum. Il peut arriver pour une hypermétropie élevée que le proximum reste au 0 ou ne le dépasse pas.

Soit, par exemple, un emmétrope avec son remotum au 0 ; on l'invite alors à accommoder le plus fortement possible en regardant dans le tube et à indiquer le moment où les caractères se troubleront définitivement, tandis que l'on ramène lentement le tube mobile vers son œil ; il annonce que les caractères se troublent à 9 dioptries ; on éloigne un peu le tube et la vision nette reparaît à 8 D ; le proximum est donc à $\frac{100}{8} = 12$ c. 1/2 et son amplitude d'accommodation est de 8 D.

Soit un sujet myope, avec un remotum à 2 Dioptries (myopie de 2 Dioptries), l'index étant sur le chiffre 2 au delà du 0, c'est-à-dire entre le 0 et l'extrémité libre du tube ; on fait alors glisser, comme ci-dessus, le tube vers l'œil exploré ; la vue se trouble à — 10, redevient nette par un léger recul à — 9, le proximum est à 9 dioptries, soit $\frac{100}{9} = 11$ c 11, et l'amplitude d'accommodation est égale à $9 — 2 = 7$ dioptries.

Soit, enfin, un sujet hypermétrope avec remotum de 4 D, l'index étant en face du chiffre 4 en deçà du 0, c'est-à-dire entre le 0 et l'œil du sujet ; on fait, comme dans les épreuves précédentes, glisser le tube vers l'œil exploré ; la vision se trouble lorsque l'index, ayant dépassé le 0 marque 8 D, pour redevenir nette à 7 D ; le proximum est donc à $\frac{100}{7} = 14$ c 3 environ, et l'amplitude d'accommodation est de $4 + 7 = 11$ dioptries. Chez les sujets très hypermétropes, il arrive dans cette recherche que l'index ne dépasse pas le 0 ou même reste en deçà ; dans le premier cas, le proximum est à l'infini, n'existe pas en un mot, et, dans le second, il est au delà de l'infini, c'est-à-dire négatif. Ainsi avec un remotum à $+ 8$, la vision devient trouble, en ramenant le tube mobile, si on dépasse le 0, mais reste nette au 0 : le proximum est à l'infini et l'amplitude d'accommodation de 8 dioptries. Dans le deuxième cas, le remotum étant à 10 D, on ne peut maintenir une vision nette au sujet si on atteint ou si on dépasse le 0 ; la vision ne reste nette que jusqu'à la division 3 du côté de l'hypermétropie, c'est-à-dire en deçà du 0, entre ce 0 et l'œil du sujet. Le proximum est donc négatif et se trouve à 3 D. (ou 0 m. 33) au delà de l'infini et l'amplitude d'accommodation $= 10 - 3 = 7$ Dioptries.

2° *Emploi de l'optomètre de Scheiner-Parent* (page 108). Si le sujet est emmétrope, on fait fixer une bougie placée d'abord à 5 mètres et on la rapproche graduellement jusqu'à ce qu'elle soit vue double ; elle est à ce moment au proximum qui est donné aussitôt par la mensuration de la distance. On peut aussi faire fixer un fil noir se projetant sur une feuille de papier blanc et noter le moment où il est vu double. Le myope voit la bougie double, en diplopie homonyme, à 5 mètres ; en la rapprochant, il est un moment où il la voit simple, c'est le remotum ; on continue de la rapprocher, il la voit de nouveau double, mais en diplopie croisée, on est au proximum. On opère de même chez l'hypermétrope, mais la diplopie est l'inverse de celle du myope à distance, c'est-à-dire croisée, et elle devient homonyme au proximum.

§ 2. — Convergence et accommodation.

La mensuration de la convergence n'est pas d'une très grande utilité pour la pratique courante, aussi nous n'y insisterons pas, renvoyant aux ouvrages spéciaux les médecins que la question pourrait intéresser. On se rendra compte d'une manière suffisamment approximative de son amplitude, en déterminant le prisme le plus fort placé devant un œil, avec sa base externe, que le sujet peut supporter en conservant la vision binoculaire dans la fixation d'une flamme à la distance de cinq mètres. La déviation que produit un prisme est égale, on le sait, à la moitié de son angle : ainsi un prisme de 4° donne un angle de convergence de 2° ; on a aussi indiqué, pour obtenir la mesure en angle métrique, de diviser le degré du prisme par 7. On peut également mesurer le remotum de la convergence qui est en général négatif (effort maximum des droits externes) en plaçant la base du prisme en dedans, du côté nasal. La différence des deux angles, ainsi obtenus par les deux épreuves, donne l'amplitude de la convergence.

L'accommodation et la convergence, qui dépendent toutes deux de la III⁰ paire (OMC), sont en relations intimes et leur association est indispensable à la vision binoculaire. Elles croissent ou diminuent ensemble suivant que l'objet se rapproche ou s'éloigne, mais dans des rapports variables avec la réfraction statique. Chez l'emmétrope, l'amplitude d'accommodation est moindre que l'amplitude de convergence. Dans les amétropies simples, le désaccord entre les deux fonctions est constant : le myope a de l'accommodation en excès pour les fortes convergences, et il doit converger sans accommoder pour son remotum ; pour l'hypermétrope, c'est l'inverse, il dépense plus d'accommodation que de convergence, celle-ci étant donc en excès.

Lorsque le travail se fait à une distance rapprochée, il est nécessaire, pour qu'il puisse être soutenu, d'avoir en réserve une certaine quantité d'accommodation égale à 1/3 du pouvoir accommodatif total (1 dioptrie au moins) ; mais il est également indispensable d'avoir une réserve de convergence un peu supérieure.

Lorsque les deux fonctions sont en désaccord, il en résulte des troubles visuels très gênants : si l'accommodation est en déficit, la vision binoculaire devient confuse et il se produit souvent de l'asthénopie accommodative (hypermétropes, presbytes) ; si c'est la convergence, survient la diplopie (paralysies musculaires, insuffisance des droits internes chez les myopes, etc.). Les troubles de la convergence seront étudiés avec le système moteur de l'œil.

§ 3. — Troubles de l'accommodation.

Les uns sont dus à des modifications de l'élasticité du cristallin (presbytie), les autres au spasme ou à la paralysie du muscle accommodateur.

I. PRESBYTIE. — Avec l'âge, l'amplitude d'accommodation diminue et le proximum s'éloigne. Lorsque la diminution de l'amplitude d'accommodation atteint un certain degré, le travail de près devient impossible, la presbytie est établie. On voit donc que la presbytie apparaît d'autant plus tôt que le travail se fait plus près et aussi que la réfraction statique du sujet exige plus de dépense d'accommodation ; elle sera donc précoce, pour ce dernier motif, chez l'hypermétrope.

Si l'on prend comme distance moyenne du travail de près celle de 0^m30 proposée par Monoyer, la presbytie apparaît chez l'emmétrope, dès que l'amplitude d'accommodation descend à 5 dioptries, car il faut toujours 1/3 d'accommodation en réserve. Donders avait adopté la distance de 0^m22 centimètres qui est certainement trop courte.

Dans le tableau ci-dessous se trouve indiquée l'amplitude d'accommodation aux divers âges, d'après les calculs de Donders et d'après ceux de Monoyer.

AGE	AMPLITUDE D'ACCOMMODATION d'après		AGE	AMPLITUDE D'ACCOMMODATION d'après	
	DONDERS	MONOYER		DONDERS	MONOYER
ans	dioptries	dioptries	ans	dioptries	dioptries
10	14	» »	45	3 50	4 52
15	12	11 7	50	2 50	3 50
20	10	10 4	55	1 75	2 52
25	8 50	9 13	60	1	1 60
30	7	7 9	65	0 75	» »
35	5 50	6 73	70	0 25	» »
40	4 50	5 60			
42	» »	5			

On voit, d'après ce tableau, que la presbytie survient vers 42 ans pour l'emmétrope travaillant à 30 cent. Elle augmente d'une dioptrie environ tous les cinq ans. Un hypermétrope de 4 dioptries est presbyte à 25 ans environ ; un myope de 4 D, vers 63 ans et il lui suffira de faire réduire la force de ses verres concaves pour la vision rapprochée.

Lorsque la presbytie s'établit, le sujet ne peut plus lire les petits caractères, le soir, sans fatigue excessive, douleur dans les yeux ; les caractères se troublent, et pour mieux lire, le sujet place la lampe entre ses yeux et le livre, ce qui amène le rétrécissement sténopéique de la pupille.

Dans la prescription des verres, on agira d'après la distance habituelle du travail du sujet, auquel on doit en outre laisser, en réserve, 1/3 de l'accommodation totale nécessaire.

II. Paralysie de l'accommodation. — La paralysie du muscle ciliaire est complète ou incomplète ; elle est souvent liée à la paralysie d'autres branches de l'oculo-moteur commun. Associée à la paralysie du sphincter pupillaire, elle constitue l'ophtalmoplégie interne.

Les *causes* en sont très variées et agissent soit sur le muscle, soit sur le nerf, soit sur le centre moteur. Les plus communes sont la contusion du globe oculaire, les plaies du muscle ciliaire, l'action de certains mydriatiques (atropine, duboisine, scopolamine), les affections et tumeurs de l'orbite qui lèsent l'oculo-moteur commun, les maladies infectieuses qui agissent par leurs toxines (diphtérie en particulier, névrites rhumatismales), la syphilis, le diabète, les affections du système nerveux central (tabes, sclérose en plaques, tumeurs, etc.), l'hystérie, l'intoxication par les viandes altérées, par le plomb. Elle est affaiblie, parésiée, dans la convalescence des maladies graves et le fait est surtout marqué chez les hypermétropes.

Elle survient en général brusquement ou rapidement et s'accompagne, presque toujours, de mydriase par paralysie du sphincter pupillaire. Quand elle est complète, le punctum proximum est fusionné avec le remotum et le sujet ne peut plus voir de près sans verre ; le verre nécessaire est celui dont la distance focale égale exactement la distance de l'objet. Le sujet se plaint souvent de micropsie. S'il y a mydriase, la polyopie monoculaire peut apparaître par défaut d'adaptation des divers segments du cristallin. Lorsque la paralysie est incomplète (parésie), le punctum proximum est simplement éloigné ; un verre convexe donne alors un proximum artificiel plus rapproché que sa distance focale : ainsi avec + 4 le proximum sera à 20 centim. au lieu de 25, c'est-à-dire qu'il reste au sujet 1 D. d'amplitude d'accommodation.

Le pronostic est bon dans la diphtérie et les intoxications, souvent mauvais, quant à la fonction, dans les cas de diabète, tabes et dans certaines maladies générales. Si la mydriase est persistante, elle peut motiver la réforme temporaire.

III. SPASME DE L'ACCOMMODATION. — Il est soit passager (clonique) ne se produisant que dans la fixation d'un objet rapproché, soit persistant (tonique) ou vrai.

Causes : efforts exagérés d'accommodation (hypermétropie, myopie légère, astigmatisme), travail de près excessif, blessures et corps étrangers de la cornée, contusion du globe oculaire, cyclite, hystérie, névralgies du trijumeau et tics douloureux, insuffisance des muscles droits internes, myotiques.

Le sujet a les apparences d'un myope à cause du rapprochement du remotum. Le spasme produit la *myopie spasmodique* ou accroît, passagèrement, une myopie existante. Dans la myopie spasmodique, le spasme disparaît généralement à l'image droite et l'on constate soit l'absence de myopie, soit une myopie moins élevée que celle déterminée subjectivement ou même par la skiascopie ; le sujet, à l'examen subjectif, ne peut arriver à désigner exactement un verre correcteur comme étant le meilleur. Souvent macropsie et, presque toujours, myosis ; quelquefois aussi polyopie monoculaire. Le spasme rend le travail de près impossible en produisant l'asthénopie accommodative (sensation de fatigue dans les yeux, douleurs frontales, l'objet devient flou, etc.).

CHAPITRE XI

EXAMEN DE LA SENSIBILITÉ LUMINEUSE ET DE LA SENSIBILITÉ CHROMATIQUE

§ 1. — Sensibilité lumineuse.

C'est la propriété que possède l'œil de reconnaître des intensités lumineuses différentes, de distinguer la clarté de l'obscurité. Elle est d'autant plus grande qu'il faut moins de clarté pour produire une sensation lumineuse ou constater une différence d'éclairement. Quand elle disparaît, il y a cécité absolue.

Elle varie avec l'adaptation de l'œil. L'adaptation est l'état de l'œil après un séjour dans l'obscurité (ou obscuration) pendant environ 20 minutes, ce qui permet la reconstitution du pourpre rétinien. Fonction surtout des bâtonnets (Parinaud), le sens lumineux est le plus faible à la macula.

I. Détermination de la sensibilité lumineuse. — On l'apprécie soit par le minimum de différence perceptible entre deux lumières, soit par le minimum visible pour chaque lumière. Cette détermination est très utile pour reconnaître la réalité d'une héméralopie.

1° Détermination par le minimum de différence appréciable d'intensité lumineuse. — Cette méthode est la plus simple et la plus pratique. On se sert d'optotypes blancs sur un fond plus ou moins noir, ou de colorations noires de diverses intensités sur fond gris ; il existe plusieurs échelles pour cette recherche. Parinaud a constitué une échelle très suffisante à l'aide de dix bandes grises sur fond noir ; les bandes vont du blanc au noir absolu ; l'examen se pratique à la lumière du jour ou à la lumière artificielle, en plaçant le sujet à la distance où l'observateur bien doué distingue la première ligne. Il faut cependant savoir que dans l'héméralopie la perception peut être normale à la macula et réduite ou abolie dans les autres parties de l'œil ; on rapproche alors le tableau et le sujet accuse, si son sens lumineux est affaibli, la disparition de deux à quatre lignes parce que leurs images s'éloignent de la macula.

On peut aussi opérer dans la chambre noire avec l'échelle murale ordinaire pour l'acuité. Par un séjour préalable de 15′ à 20′ dans l'obscurité, on adapte l'œil, ensuite on donne un éclairage tel que l'observateur normal puisse tout juste lire tous les caractères de l'échelle ; il compare alors les résultats fournis par le sujet avec les siens propres. Les données sont fort approximatives car l'acuité visuelle entre en jeu.

Le chromatoptomètre de Chibret, Colardeau et Izarn, que nous ne pouvons décrire dans cet ouvrage, est un excellent instrument pour cette recherche ainsi que pour la recherche du sens chromatique.

2° Détermination par le minimum visible pour chaque lumière. — Cette méthode, très précise, exige des instruments spéciaux qu'on ne trouve guère que dans les laboratoires de physique ou dans quelques cliniques (photomètres de Fœrster, Charpentier, Parinaud).

On peut rechercher la sensibilité lumineuse périphérique, au périmètre, à un éclairage très atténué et par comparaison avec celle d'un œil normal ; si elle est altérée, on trouve un rétrécissement notable. Charpentier a conseillé de prendre les limites du champ visuel avec un objet blanc, puis avec un objet gris ; si les limites sont les mêmes, le sens lumineux est intact, si le cercle du gris est plus petit, ce sens est diminué.

II. Troubles de la sensibilité lumineuse. — La sensibilité lumineuse est très affaiblie dans l'héméralopie, la rétinite pigmentaire, la chorio-rétinite, le décollement de la rétine, le glaucome et certaines affections du nerf optique (névrites, atrophie optique).

De l'héméralopie. — Dite aussi cécité nocturne, elle est caractérisée par une diminution considérable du sens lumineux et un ralentissement notable de l'adaptation de l'œil. Les patients n'y voient qu'à la lumière du jour ; dès que le crépuscule arrive, leur vision s'affaiblit pour disparaître bientôt ; le soir ils n'y voient qu'à un éclairage très intense, de 30 à 70 fois supérieur à celui nécessaire à un œil normal. Le champ visuel est presque toujours rétréci, l'accommodation souvent parésiée.

L'héméralopie est symptomatique ou essentielle.

1º *Héméralopie symptomatique.* — On la rencontre dans les affections du fond de l'œil qui altèrent la couche des cônes et surtout des bâtonnets ainsi que l'épithelium pigmenté, et troublent la sécrétion du pourpre rétinien : rétinite pigmentaire, chorio-rétinite, quelquefois décollement de la rétine.

2º *Héméralopie essentielle ou idiopathique.* — C'est la plus intéressante. Toujours bilatérale. Elle est indépendante de toute altération appréciable du fond de l'œil et doit être rattachée à une affection de l'appareil sensoriel ou percepteur altérant la sécrétion du pourpre rétinien (Parinaud) ou les mouvements des granules pigmentaires.

Elle est congénitale ou acquise. Congénitale, elle atteint parfois plusieurs membres de la même famille et est incurable.

L'héméralopie acquise s'observe soit à l'état sporadique, soit à l'état épidémique dans l'armée, sur les navires de guerre, dans les prisons. Elle peut être le résultat d'une alimentation défectueuse (scorbut) ou être provoquée par l'exposition prolongée et répétée à une lumière très intense dans les plaines blanches, sablonneuses ou neigeuses ; elle apparaît dans l'impaludisme comme une forme larvée. Les épidémies sont probablement d'origine miasmatique ou microbienne. On constate parfois l'héméralopie dans les affections du foie avec ou sans ictère, dans l'alcoolisme chronique, etc.

Le malade héméralope, incapable de se conduire dès que la nuit arrive, a les pupilles dilatées dans l'obscurité et immobiles ; il ne voit même plus les étoiles.

Dans la forme épidémique, surtout dans les pays chauds, on observe assez souvent du xérosis conjonctival, affectant les angles interne et externe de l'œil, sous forme d'une tache arrondie ou triangulaire, et sur lequel la conjonctive apparaît sèche et comme recouverte d'une écume fine et blanchâtre, d'un magma mousseux, provenant de la macération de l'épithélium exfolié.

§ 2. — Sensibilité chromatique.

La sensibilité chromatique est la propriété que possède l'œil de percevoir et de distinguer les couleurs.

L'intensité des couleurs varie avec l'éclairage ; elle s'atténue lorsque la lumière diminue, aussi le sens chromatique doit être exploré à un bon éclairage. La couleur du fond exerce aussi une grande influence ; le bleu est mieux vu sur fond gris, le rouge et le vert sur fond noir.

Le sens des couleurs comprend l'acuité pour les couleurs et la sensibilité de la rétine aux couleurs. Il sera donc exploré pour la vision centrale directe ou maculaire et pour la vision périphérique ou indirecte de la rétine ; nous étudierons cette dernière avec le champ visuel (chap. XII).

I. ALTÉRATIONS DU SENS CHROMATIQUE. — Elles sont comprises sous le nom de Daltonisme, dichromasie, dyschromatopsie.

L'expression « Daltonisme » s'applique plus spécialement à la cécité congénitale pour les couleurs.

La dyschromatopsie est une altération acquise, qui consiste plutôt en un trouble quantitatif pour une ou plusieurs couleurs, et s'accompagne presque toujours d'autres troubles visuels. Elle est le plus fréquemment observée dans les maladies du nerf optique (atrophie en particulier), dans l'hystérie, dans l'épilepsie, occasionnellement dans les maladies de l'écorce cérébrale ; dans l'intoxication par la santonime, il y a cécité pour le jaune.

La cécité pour les couleurs est totale ou partielle.

1° *Cécité totale pour les couleurs* (achromatopsie ou monochromasie). Tous les objets ont la même couleur et sont vus gris sur fond gris, mais avec des nuances, comme dans une gravure. Elle est très rare et souvent liée à de l'amblyopie et à du nystagmus.

2° *Cécité partielle*. C'est la forme la plus commune et on l'observerait chez 4 0/0 des sujets pris en bloc. Nagel a trouvé, sur un régiment de 1420 hommes, 53 dyschromatopes, dont 30 pour le vert et 23 pour le rouge. Il y a plutôt, en général, affaiblissement de la perception que suppression du sens chromatique.

La forme la plus fréquente de cécité congénitale est la cécité rouge-vert, c'est-à-dire que l'aveugle pour ces couleurs les confond l'une avec l'autre, tandis qu'il distingue les groupes bleu-jaune, et blanc-noir. L'aveugle pour le rouge vert voit dans le spectre tout jaune et bleu, celui pour le violet tout rouge et bleu.

II. EXPLORATION DU SENS CHROMATIQUE. — La *Méthode des couleurs pseudo-isochromatiques* est la plus usitée.

Elle comprend un assez grand nombre de procédés et consiste dans l'examen de couleurs associées qui apparaissent très différentes à un œil normal, mais semblent identiques, par exemple, à un aveugle pour le rouge-vert. C'est une méthode qualitative et de différenciation des couleurs.

On choisira des couleurs de confusion qui sont 1° pour la cécité rouge-vert : *a*. pour le vert clair : le vert gris, le vert jaunâtre, le rouge gris, le brun ; *b*. pour le rouge : toutes les nuances sombres de jaune, orange et les nuances de vert et de brun. 2° Pour la cécité bleu-jaune : pourpre, rouge et orange, d'une part ; bleu, jaune vert et gris, d'autre part.

L'aveugle pour les couleurs voit dans ces couleurs mélangées, associées, seulement les tons pour lesquels son sens chromatique est normal. L'aveugle pour le rouge vert voit donc dans le pourpre, dans le rose, dans le violet et le bleu vert seulement les composants bleus, dans le vert clair, tous les composants jaunes.

1° *Procédé des poudres colorées de Mauthner.* Dans un flacon, on superpose deux poudres pseudo-isochromatiques choisies d'après les indications précédentes; l'aveugle pour les couleurs ne peut les différencier.

2° *Procédé des laines colorées de Holmgreen.* Ce procédé nécessite une collection d'écheveaux de laine comprenant les couleurs suivantes : rouge, violet, pourpre, jaune, vert jaune, vert pur, vert bleu, bleu, rose, brun gris. Il constitue une excellente épreuve clinique. On opère à la lumière du jour et on présente les échantillons au sujet en les plaçant sur un fond incolore ou sur un fond noir. On présente d'abord l'échantillon vert clair, puis le pourpre, le rose et en dernier lieu le rouge, mais sans les nommer, et on l'invite à choisir dans le paquet des laines et à réunir tous les échantillons dont la couleur se rapproche de celui remis. La décision et la rapidité dans le choix des échantillons donnent déjà des indications sur l'énergie ou la faiblesse du sens chromatique.

a) *Échantillon vert-clair.* — L'aveugle pour le groupe rouge-vert choisit, au lieu de tons verts, des échantillons gris, bruns ou de couleur rose ou orange.

b) *Échantillon pourpre.* — Le pourpre étant une combinaison du rouge et du violet, l'aveugle pour le rouge ne voit pas le rouge du pourpre et choisit des échantillons violets et bleus. S'il est aveugle pour le vert, il confond les nuances claires, gris verdâtres, vertes ou grises.

c) *Échantillon rose.* — L'aveugle pour le rouge ne voit pas le rouge qui se trouve dans le rose et prend du bleu. L'aveugle pour le groupe bleu-jaune ne voit pas le bleu du rose et y ajoute des échantillons rouges.

d) *Échantillon rouge.* — L'aveugle pour le rouge choisit avec le rouge des nuances de vert et de brun plus foncées que le rouge. S'il est aveugle pour le vert, il prend des nuances plus claires que le rouge.

En somme, le daltonien assortit des échantillons sans relations apparentes entre eux ; une seule des épreuves est suffisante pour affirmer le daltonisme ou la dyschromatopsie.

Il est cependant des daltoniens habiles ou préparés d'avance à l'épreuve, qui ne commettent aucune faute dans le choix des laines dont ils reconnaissent les couleurs d'après leur intensité lumineuse. Si l'on est en méfiance, on déjouera l'erreur en atténuant l'éclairage.

3° *Tableaux colorés de Daae.* — Les couleurs de confusion sont disposées en dix séries horizontales de carrés faits de laines colorées. Les deux premières séries comprennent des couleurs de confusion pour les aveugles du groupe bleu-jaune ; les séries trois à sept pour les aveugles du groupe vert-rouge ; les séries huit et dix sont de même couleur, et constituées, la première, de diverses nuances de vert, la seconde, de diverses nuances de rouge.

On invite le sujet à désigner les séries composées de couleurs semblables, en indiquant si elles sont d'intensité égale, et les séries de couleurs différentes. S'il désigne une série de couleurs différentes comme étant une série de même couleur, il est aveugle pour ces couleurs.

On remplace, dans les livres d'optotypes, les carrés de laine par des carrés coloriés.

On fait aussi la recherche, en donnant au sujet des crayons colorés, pour le pastel, à classer par groupes de couleurs de même nuance ; l'aveugle pour le groupe rouge-vert mélangera les crayons rouges et verts. Si on l'invite à tracer, avec ces crayons, des raies de couleurs assorties sur une feuille de papier, on trouvera des raies vertes entre les raies rouges.

Parinaud a établi une échelle chromatique composée de bandes rouge, jaune, vert, bleu et violet sur fond noir, de cinq degrés de saturation. Masselon a fait une échelle de carrés coloriés qui, ne pouvant être reconnus au delà de 5 mètres, permettent de mesurer en même temps l'acuité ou perception quantitative des couleurs. Les tableaux de Stilling en lettres et chiffres coloriés sur un fond de couleurs de confusion (vert sur rouge, rouge sur vert) sont bien connus.

Nagel, se basant sur ce que le daltonien confond le rouge et le jaune, lorsque leur intensité lumineuse est affaiblie, a construit un petit appareil dans lequel des verres rouge et jaune sont éclairés par transparence à l'aide d'un bec Auer et dont on fait varier l'intensité par l'interposition d'un verre dépoli.

Grossmann a établi deux disques avec des verres à teintes multiples. Chaque disque est éclairé par transparence et la couleur du verre en épreuve se projette dans une glace. Le sujet doit manœuvrer l'un des disques et en assortir les couleurs à celles formées dans la glace par l'observateur avec l'autre disque. Des verres d'un gris neutre permettent d'atténuer la lumière pour déceler les cas de daltonisme léger qui échappent aux autres procédés.

A. Broca conseille le procédé suivant spécialement pour les employés des chemins de fer et les marins, dans le but de reconnaître la viciation du sens coloré lorsqu'elle est localisée à la partie centrale de la rétine. Un œil normal doit distinguer, à 6 kilomètres, la couleur d'un fanal à pétrole de 0^{m}30 de diamètre, lequel est vu sous un angle de $\dfrac{0^m30}{6.000} = \dfrac{1}{20.000}$. Si donc on perce, dans un écran, un trou de 1 dixième de millimètre éclairé par une lampe à pétrole placée derrière, ce trou devra être reconnu, avec sa couleur, à 2 mètres par un œil normal. Il suffit, par conséquent, de mettre une lampe à pétrole dans une lanterne close avec des diaphragmes munis de verres colorés en rouge, vert, et percés d'un orifice de 0^{mm}1, et de faire l'épreuve à 2 mètres dans une chambre noire.

La marine française fait usage d'un chromo-optomètre spécial.

Nous signalerons encore le chromatoptomètre de Chibret, Izarn et Colardeau qui est un excellent appareil pour explorer la sensibilité chromatique.

III. DÉTERMINATION DE L'ACUITÉ CHROMATIQUE. — Lorsqu'on a constaté la diminution de la sensibilité chromatique d'un œil, si l'on veut déterminer son acuité chromatique, on recherche soit quel est le plus petit index coloré reconnu à une distance déterminée, soit quelle est la plus grande distance à laquelle un index coloré de grandeur déterminée est encore vu coloré. Ces index sont en papier ou en étoffe, collés ou fixés sur du carton noir mat.

D'après Dor, on doit reconnaître à 5 mètres un index rond de papier rouge de 3 millim. de diamètre, vert de 2 millim., jaune de 2 mm. 5, bleu de 8 millim. ; pour Weber, il suffit que les index jaune et bleu aient 5 millim.

Wolffberg a employé des index de ce genre pour la recherche simultanée de l'acuité visuelle. Il se sert de petits carrés en drap, l'un rouge de 2 mm. de côté, l'autre bleu de 7 millim. collés sur fond de velours noir, qu'un œil normal voit avec leur couleur jusqu'à une distance de 5 mètres 50 à 6 mètres. Un carré blanc de un demi-millimètre est également vu à la même distance. Le sujet qui ne les reconnaît qu'à 3 mètres a une acuité de 3/6 ou 1/3. L'éclairage doit être excellent. L'abaissement de l'acuité pour le bleu, par exemple, indiquerait un trouble des milieux ou une affection photo-chimique rétinienne (chorio-rétinite, héméralopie, rétinite pigmentaire). Lorsqu'il existe une disproportion entre la distance de l'objet et l'acuité visuelle alléguée, il y aurait simulation. Ce procédé donne lieu à des erreurs et sa valeur est encore fort contestée.

Au point de vue de *l'aptitude au service militaire*, le daltonisme n'entraîne ni l'exemption, ni la réforme ; toutefois les hommes à désigner pour le régiment de chemin de fer, pour les pontonniers et pour les télégraphistes doivent distinguer le vert du rouge.

CHAPITRE XII

EXAMEN DU CHAMP VISUEL

Le champ visuel sera exploré pour la vision monoculaire et pour la vision binoculaire.

§ 1. — Champ visuel monoculaire.

C'est l'étendue de l'espace d'où la rétine d'un œil, maintenu immobile et dirigé vers un point de fixation, peut recevoir l'image d'un objet, quelle que soit la distance de cet objet.

On doit l'explorer pour les impressions lumineuses simples et pour les couleurs.

L'étendue du champ visuel est importante à connaître, car c'est en conséquence de la vision indirecte qu'elle donne que l'homme s'oriente, se défend instinctivement contre une attaque, un obstacle.

Au point de vue de *l'aptitude au service militaire,* la diminution et les troubles du champ visuel ne doivent pas être pris en considération isolément; l'affection causale, seule, détermine le jugement de l'expert; on ne classera dans la cavalerie que des sujets ayant un champ visuel normal.

L'étendue du champ visuel dépend de l'écartement des paupières, de la saillie du rebord orbitaire, de l'os jugal, du nez, de la saillie ou de l'enfoncement du globe oculaire, du diamètre de la pupille et surtout de l'étendue de la partie sensible de la rétine. Les limites, reportées sur les schémas spéciaux à cercles con-

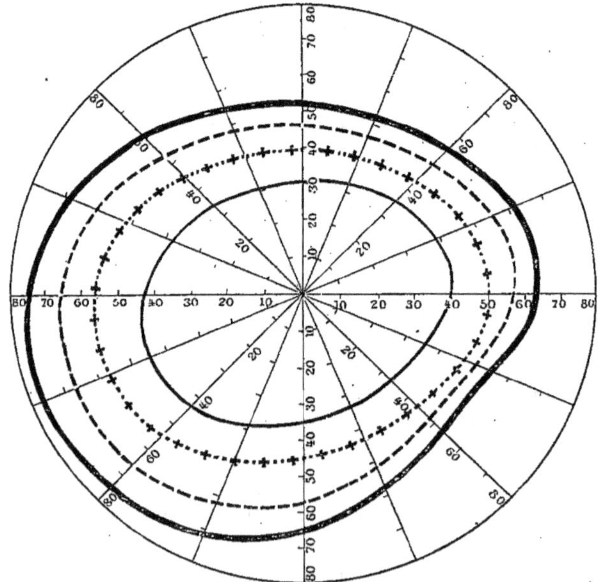

Fig. 35. — Forme du champ visuel pour le blanc et les couleurs
(d'après Bordier).

centriques équidistants divisés de 10° en 10°, forment une courbe ovalaire à base externe, plus étendue en dehors, et à grand axe oblique en bas et en dehors (fig. 35).

Le champ visuel des couleurs est plus petit que le champ visuel achromatique, mais avec des différences individuelles très marquées. La périmétrie des couleurs se limite, en général, à l'emploi du bleu, du rouge et du vert. La recherche se faisant toujours de la périphérie du champ visuel vers le centre, les couleurs sont perçues d'abord comme impressions lumineuses simples, avec variations pour chacune d'elles : ainsi le bleu est d'abord vu gris, puis gris jaunâtre, gris blanchâtre, bleuâtre et enfin bleu, etc. On ne doit donc inscrire le résultat que lorsque le sujet donne exactement le nom de la couleur expérimentée.

Les limites moyennes du champ visuel achromatique et chromatique sont les suivantes.

Directions	blanc	bleu	rouge	vert
En haut. . .	55°	50°	40°	30°
En dehors . .	90°	80°	70°	60°
En bas . . .	65°	55°	45°	35 à 40°
En dedans . .	60°	50°	40°	30 à 35°

L'exploration périmétrique amène une fatigue rapide de l'œil, aussi faut-il laisser reposer l'organe après l'examen de chaque couleur et parfois remettre une partie de la recherche à une séance ultérieure.

I. Procédés de mensuration du champ visuel monoculaire. — 1° *Périmètres et campimètres.* Ces instruments constituent les moyens de mensuration les plus précis. Le périmètre est circulaire, le campimètre est plan (celui de de Wecker par exemple). Nous n'étudierons que la mensuration au périmètre de Maurice Perrin en usage à la clinique du Val-de-Grâce.

Périmètre de M. Perrin. Cet appareil représente un quart de cercle gradué de 0° à 90° de 5° en 5°, ayant 35 cent. de rayon, mobile autour d'un axe de la sphère et supporté par une tige verticale. Une aiguille mobile sur l'arc et autour du même axe indique sur un cadran gradué en degrés la position de cet arc dans ses divers mouvements de rotation.

Un index mobile, fixé sur une chaîne sans fin, court sur la face interne de l'arc de cercle à l'aide d'une manivelle placée derrière le cadran.

Le point de fixation est un disque blanc de 2 cent. de diamètre placé au 0 de l'arc. L'index mobile reçoit des petits disques de papier de mêmes dimensions qui, suivant la nature de la recherche, sont blancs ou colorés (bleu, rouge, vert).

Tout l'appareil est fixé sur l'une des extrémités d'une planchette ; à l'autre se trouve un support destiné à recevoir le menton de l'observé et qui peut se déplacer à droite ou à gauche suivant l'œil exploré.

Aux index en papier on peut substituer des index en étoffe mate qui sont préférables, s'altérant moins rapidement et étant moins brillants.

Lorsque l'appareil sera appliqué à la recherche des scotomes, on emploiera des index n'ayant pas plus de 2 mm. de diamètre ou de côté.

L'appareil est placé en face d'une fenêtre à laquelle le sujet tourne le dos. Soit l'exploration de l'œil droit : l'œil gauche est masqué avec un bandeau ou la main. Le sujet appuie le menton sur le support tourné vers la gauche, de telle sorte que l'œil droit occupe exactement le centre de la sphère et soit vis-à-vis du point de fixation. Il est invité à fixer bien exactement ce point pendant toute la durée de l'épreuve, et l'observateur placé derrière l'arc gradué, face au sujet, s'assure de la bonne direction et de l'immobilité de l'œil.

L'arc mobile est d'abord tourné en haut dans le méridien vertical. Sur le disque mobile, préalablement amené à l'extrémité de l'arc (à 90°), on dispose, à l'insu du sujet, l'index de la couleur à examiner. Ensuite à l'aide de la manivelle, on amène lentement et par petites saccades l'index mobile vers le centre ou point de fixation. Le sujet doit indiquer l'instant où il l'aperçoit et sa couleur. L'observateur relève le point exact où l'index est aperçu, s'il est blanc, et celui où la couleur vraie en est reconnue, s'il est coloré, et reporte la graduation sur le schéma spécial ; il a ainsi obtenu la limite supérieure du champ visuel dans le méridien vertical. La même opération est successivement répétée dans les autres méridiens, soit en tout quatre mensurations ; cependant si le champ visuel apparaît notablement altéré, il sera bon de relever aussi ses limites dans les quatre méridiens obliques.

Lorsqu'il y a des troubles des milieux ou de l'amblyopie, on fait la périmétrie avec la flamme d'une bougie.

Procédé de Schlœsser. Schlœsser applique, pour la périmétrie des couleurs, le procédé de *périmétrie binoculaire* conseillé par Hirschberger pour les strabiques. Le patient fixe mieux et la détermination des scotomes centraux pour les couleurs est plus facile. L'œil exploré est placé comme pour la recherche monoculaire et regarde le point de fixation que doit aussi fixer l'œil non exploré ; mais on prive ce dernier de son impression lumineuse en le faisant regarder à travers un verre coloré de forme triangulaire, à angles arrondis, de couleur complémentaire à celle explorée ; jaune si on explore le bleu, vert pour le rouge et inversement, ce qui donne à cet œil une vision incolore de l'index coloré.

2° *Examen du champ visuel avec le tableau noir*. Le sujet est placé à 25 ou 30 cent. du tableau ; l'œil non examiné est couvert, l'autre fixe, comme direction, une croix tracée à la craie blanche. Alors, l'extrémité d'une baguette portant un morceau de craie blanche est promenée sur le tableau de la périphérie vers le centre dans la direction des méridiens principaux ; le sujet indique le moment où il aperçoit le morceau de craie. On obtient ainsi une idée approximative du champ visuel, que l'on doit comparer à celui d'un œil normal tracé préalablement. Ce moyen est surtout bon pour la recherche des scotomes et de la tache de Mariotte.

On peut aussi faire la périmétrie sur une feuille de papier blanc placée à 10 cent. de l'œil, en employant un crayon comme index mobile et en traçant une petite croix comme index fixe.

3° *Mensuration avec les doigts*. — Moyen très approximatif qui rendra cependant des services dans les conseils de révision. L'observateur et l'observé s'asseoient vis-à-vis l'un de l'autre, à 0^m50, fermant l'un l'œil droit, l'autre l'œil gauche, et fixant tous deux le bout de l'index d'une main de l'observateur placé à égale distance des deux yeux, soit à 0^m25, sur la ligne visuelle commune. L'observateur porte alors successivement l'index de l'autre main, toujours de la périphérie vers le centre, dans les quatre directions cardinales du plan de l'index de fixation, en le rapprochant peu à peu de ce dernier, tandis qu'il l'agite légèrement.

Un œil normal voit, dans ces conditions, l'index en dehors

jusqu'à la longueur du bras et dans les autres directions au moins jusqu'à sa demi-longeur.

4° *Procédé de Bastier*. — C'est aussi un moyen de fortune et d'approximation. Deux fils noirs de 0^m60 sont fixés par une extrémité sur le centre d'un demi-cercle gradué, comme par exemple le rapporteur d'une boîte de compas, que le sujet tient tout près et au-dessous de l'œil exploré. A l'extrémité libre de l'un des fils est une petite tige avec un index blanc qui sert de point de fixation. A l'extrémité de l'autre fil est fixé l'index mobile qui sert à faire la périmétrie. On relève sur le demi-cercle l'angle formé par le fil à la limite du méridien exploré. Le campimètre de Piton employé dans la marine est basé sur le même principe.

II. — ANOMALIES ET ALTÉRATIONS DU CHAMP VISUEL MONOCULAIRE

Le champ visuel peut présenter des lacunes ou scotomes et des rétrécissements.

I. Scotomes. — Ce sont des lacunes en forme d'îlots.

1° *Tache de Mariotte*. — Il existe dans l'œil un scotome normal, la tache de Mariotte, qui correspond à la papille et se trouve en dehors (à 15° ou 20°) et un peu au-dessous (3°) du point de fixation. On peut la rechercher avec le périmètre, à la condition d'incliner légèrement l'arc en bas et en se servant d'un index porté à l'extrémité d'une baguette. Elle a une étendue de 6° en moyenne.

Le meilleur moyen de recherche est l'emploi d'un tableau noir à 0^m50 ou 1 m. duquel on place le sujet. L'œil non exploré est couvert, l'autre fixe un point, et l'on fait mouvoir lentement un bout de craie tenu à la main, en venant de la périphérie vers le point de fixation ; on marque d'un trait l'endroit où le bout de craie disparaît et celui où il reparaît. En explorant ainsi plusieurs parties des méridiens voisins, on arrive à dessiner exactement la tache ; on la trouve élargie dans le staphylome postérieur, la rétino-choroïdite, la papillite, la neurasthénie.

2° *Scotomes pathologiques*. — Les scotomes sont positifs ou négatifs.

Le scotome *positif* est celui qui est vu par le malade lui-même, sous la forme d'une tache (mouche) projetée extérieurement. Les causes principales sont les altérations de la macula, de la rétine, de la choroïde, l'embolie ou la thrombose des branches des vaisseaux centraux. Une variété de scotome positif est le scotome optique qui est dû à des opacités des milieux (corps vitré, cristallin) interceptant les rayons visuels.

Ces scotomes apparaissent le mieux lorsque le sujet fixe une feuille de papier blanc à un faible éclairage.

Le scotome *négatif*, qui dépend d'un trouble fonctionnel des fibres maculaires du nerf optique (intoxications, tabac, alcool, névrite rétro-bulbaire), ne se reconnaît que par l'examen du champ visuel.

Le scotome est dit absolu ou relatif suivant que la perception lumineuse est abolie ou simplement diminuée à son niveau.

D'après la forme, on distingue les scotomes en : 1° scotome central (sur le point de fixation) ; 2° scotome péri-central ou annulaire (autour du point de fixation) ; 3° scotome paracentral (latéral relativement au point de fixation) ; 4° scotome périphérique ou excentrique.

Recherche des scotomes. — Le *scotome central* se recherche le mieux au tableau noir, à 0ᵐ30 de distance par exemple, en prenant comme index un petit carton blanc ou coloré (bleu, rouge, vert) de 2 à 3 mm. de largeur sur 1 c. 1/2 de longueur, dont 1 centim. est pris dans la fente d'une baguette.

Roth conseille le moyen suivant : l'œil à explorer fixe l'œil de l'observateur ; on fait alors mouvoir un carré de papier de 2 à 3 millim. de côté dans diverses directions en le ramenant vers le point de fixation ; s'il est moins bien vu ou disparaît dans la ligne de fixation, il y a scotome central. On peut aussi rechercher le scotome pour les couleurs à l'aide d'index colorés de 3 à 5 millim. de côté que l'on masque d'abord avec l'extrémité de l'index. Pendant que le sujet fixe cette extrémité, on démasque brusquement, pour une seconde, le carré coloré que le patient doit dénommer immédiatement s'il n'y a pas de scotome.

On peut aussi employer une carte percée d'un petit trou circulaire de 5 mm. de diamètre que fixe le sujet placé à 0ᵐ25 et dans lequel on fait passer des disques bleu, vert, rouge ; on demande le nom de la couleur, si le sujet répond gris, il y a scotome. On fait alors diriger le regard sur une croix noire ou blanche, située à 5 c. 1/2 environ en dehors du trou, soit à 15° du point de fixation, et on constate que la couleur est reconnue, ce qui confirme le scotome central. Ribeiro a construit un chromatoscope d'après ce principe.

Dans les cas très légers, on emploiera des index très petits, de 2 à 3 millim. et de couleurs très claires.

Les scotomes paracentraux, annulaires, périphériques se rechercheront au périmètre.

Le scotome central gêne la vision directe (acuité visuelle, mais peu la vision indirecte (orientation). Un scotome paracentral dans la moitié droite rend difficile ou impossible la lecture courante ; s'il est dans la moitié gauche, le sujet a de la peine à trouver le commencement des lignes.

Sous le nom de *scotome scintillant*, on désigne un trouble visuel fugace, consistant en sensations lumineuses entoptiques passagères, centrales ou périphériques (nuage scintillant ou éclairé de diverses couleurs) ; il coexiste fréquemment avec la migraine ophtalmique.

II. Rétrécissement du champ visuel. — Le rétrécissement est soit régulier, soit irrégulier. Le rétrécissement régulier, concentrique ou non, et qui peut porter plus sur un des méridiens que sur les autres, s'observe surtout dans les affections du nerf optique, du chiasma, des bandelettes optiques et des noyaux d'origine, dans la rétinite pigmentaire, dans l'hystérie.

Le champ visuel irrégulier (en lacunes pénétrantes, secteurs angulaires, parfois en zigzag) s'observe surtout dans les maladies des membranes profondes, dans le décollement, le glaucome, l'embolie ou la thrombose d'une branche des vaisseaux centraux, dans le colobome choroïdien, parfois dans la névrite optique. Les lacunes symétriques du champ visuel des deux yeux sont le plus souvent occasionnées par une lésion des voies ou des centres optiques.

Suivant sa forme, on dit que le rétrécissement est annulaire ou concentrique, segmentaire, semi-annulaire, sectoral, bilatéral, hémianopsique.

Particularités. Dans les affections choroïdiennes, les limites externes pour le bleu sont souvent plus étroites que pour le rouge et il y a aussi des scotomes qui n'existent pas pour le rouge. Dans le décollement, la diminution sectorale est plus grande pour le rouge. Dans le glaucome, le rétrécissement est irrégulier et commence par le côté nasal pour s'accentuer ensuite vers le côté temporal. Dans les affections neuroptiques, la disproportion trop grande entre le champ visuel pour le blanc et celui des couleurs est d'un pronostic grave pour la vision. Dans la papillite par stase, le champ visuel est peu rétréci et l'acuité visuelle peu diminuée, tandis que dans la papillite inflammatoire, l'acuité est très abaissée, le champ visuel très rétréci, parfois même le champ des couleurs a disparu. Dans l'atrophie optique, le rétrécissement est tantôt régulièrement concentrique, tantôt irrégulier, en secteurs, toujours plus marqué pour les couleurs, surtout pour le vert. Dans la névrite rétro-bulbaire accentuée, le champ visuel est le plus souvent réduit à un segment en croissant périphérique dépendant de l'étendue du scotome central ovalaire (intoxications, par exemple).

Le champ visuel est influencé à un haut degré par l'état général, (fatigue générale, fatigue de la rétine, convalescence des maladies graves), et il en résulte un rétrécissement concentrique qui s'accentue brusquement si l'examen se prolonge (champ visuel oscillant) ; les scotomes changent de place et de grandeur (d'après Oppenheim ce signe s'observerait spécialement dans la syphilis cérébrale).

Les courants continus ascendants (pôle positif sur l'œil) agrandissent le champ visuel ; les courants descendants le rétrécissent.

Hystérie. Dans l'hystérie, il existe, en général, un haut degré de rétrécissement concentrique présentant, comme caractéristique, un désordre complet dans la répartition du blanc et des couleurs (Pansier). Le rétrécissement peut être inégal sur les deux yeux et non proportionnellement pour les divers cercles colorés, une couleur étant parfois plus intéressée que les autres. Il est parfois cependant agrandi pour les couleurs chez les hystériques non amblyopes. On observe également dans certains cas l'inversion des couleurs (Charcot); dans un type, le blanc est à la périphérie avec cercles de couleurs tangents ou intervertis, dans un autre type, le rouge ou le bleu, exceptionnellement le vert, est à la périphérie, le blanc étant concentrique. Le rétrécissement pour le bleu est fréquent et, s'il est considérable, constitue un bon signe. S'il y a hypoesthésie hémilatérale, le champ visuel est plus rétréci du côté anesthésié.

Dans l'hystérie traumatique, le champ visuel reste assez souvent normal.

Dans les névroses diverses, on peut observer le champ visuel de

Förster : l'étendue en est plus petite lorsqu'on fait la recherche du centre à la périphérie que dans la recherche de la périphérie au centre ; ces sujets se fatiguent rapidement et les résultats se modifient d'une épreuve à l'autre.

On a noté parfois les interversions du champ visuel dans la syphilis cérébrale et dans l'apoplexie hémiplégique.

§ 2. — Champ visuel binoculaire ou total.

C'est toute la portion de l'espace dont on peut recevoir une impression lumineuse les deux yeux étant ouverts et le regard fixe. Il comprend une portion centrale, commune aux deux yeux, et deux portions temporales, distinctes pour chaque œil. Il mesure 180° environ, dont 50° de chaque côté du point de fixation pour la portion commune.

On peut le déterminer au périmètre, et cette détermination est intéressante en cas de soupçon de simulation de cécité unilatérale ; normalement, il est aussi étendu du côté temporal qu'il l'est pour chaque œil isolément examiné. Pendant l'épreuve, le sujet fixe le 0 avec les deux yeux.

Pour reconnaître si la vision binoculaire est intacte, tout au moins dans sa portion centrale, il suffit d'interposer un crayon ou une règle entre une page d'imprimerie et les deux yeux ; le sujet doit lire toutes les lettres, si elle est intacte. Ou bien encore, on fait lire avec un verre rouge sur un œil et un verre vert sur l'autre des lettres rouges et vertes sur fond noir (épreuve de Stilling) et chaque œil ne voit que les lettres de la couleur du verre dont il est muni ; au contraire, si les lettres sont sur fond blanc, le sujet ne voit que les lettres de la couleur contraire (V. chap. XVI).

Hémianopsie. L'hémianopsie est le défaut de perception lumineuse dans une moitié du champ visuel binoculaire. Elle peut ne porter que sur la perception des couleurs.

D'après la situation de la portion aveugle de la rétine, on distingue 1° l'hémianopsie horizontale, homonyme ou hétéronyme, 2° l'hémianopsie verticale, supérieure ou inférieure.

L'hémianopsie horizontale ou latérale est dite *homonyme* lorsque ce sont les deux moitiés latérales de même nom de la rétine qui sont aveugles (moitiés droites ou bien moitiés gauches). Elle est dite *hétéronyme* lorsque la cécité frappe les deux moitiés de nom opposé, par exemple la moitié droite de l'œil gauche et la moitié gauche de l'œil droit. L'hémianopsie verticale est dite supérieure lorsque ce sont les deux moitiés supérieures de chaque rétine qui sont aveugles ; — inférieure, si ce sont les deux moitiés inférieures. On décrit aussi une hémianopsie segmentaire, par quadrants, lorsqu'elle est limitée à un segment polygonal du champ visuel.

En règle générale, la ligne de séparation du champ visuel de la partie aveugle et de la partie voyante ne coïncide pas tout à fait exactement avec le méridien vertical (H. horizontale) ou avec le méridien horizontal (H. verticale), mais empiète un peu sur le point de fixation, c'est-à-dire que le point de fixation est dans la moitié voyante.

L'hémianopsie est produite par des lésions du chiasma, des bandelettes optiques ou des centres nerveux visuels. La pathogénie s'explique par les relations anatomiques de la rétine avec le système nerveux central, par la demi-décussation des fibres optiques dans le chiasma et par la situation des centres visuels (v. fig. 18). La bandelette optique du côté droit contient les fibres nerveuses provenant de la moitié droite de chaque rétine ; celle du côté gauche, les fibres de la moitié gauche de chaque rétine ; on voit donc que les fibres des moitiés temporales ne sont pas croisées dans le chiasma. De la bandelette optique quelques fibres se rendent au noyau irido-constricteur de l'OMC, à travers le tubercule quadrijumeau antérieur et le pulvinar, mais la plupart aboutissent au centre visuel cortical du lobe occipital du même côté, en passant par le corps genouillé externe et par la partie postérieure de la capsule interne ; ce centre visuel se trouvant dans la partie corticale de la scissure calcarine (Henschen), chaque œil voit donc à gauche avec la moitié droite des rétines et le centre visuel du côté droit, et à droite avec la moitié gauche des rétines et le centre visuel gauche. Les fibres venant de la région maculaire (vision centrale) se termineraient sur la partie postérieure du fond de la scissure calcarine ; cependant pour Monakow et Bernheimer elles se termineraient sur toute la partie médiane du lobe occipital après avoir traversé, au départ de la bandelette, le corps genouillé externe.

1° *Hémianopsie horizontale homonyme.* — Elle peut être soit latérale droite, soit latérale gauche, suivant que ce sont les moitiés droites ou les moitiés gauches du champ visuel qui sont supprimées.

Donnent une hémianopsie homonyme du côté opposé à leur siège (par exemple dans le champ visuel gauche si elles sont à droite), les lésions suivantes : destruction d'une bandelette optique, ou du corps genouillé externe, ou des radiations optiques dans la partie postérieure de la capsule interne, ou enfin du centre visuel cortical. Comme causes les plus fréquentes, on trouve le ramollissement, les tumeurs, les hémorragies, les gommes, les tubercules, les exsudats méningitiques, les traumatismes. Les lésions du chiasma ne produisent que des scotomes ou lacunes symétriques ou de l'hémianopsie hétéronyme.

Dans l'hémianopsie homonyme, le malade se plaint seulement de l'œil dont la moitié temporale du champ visuel fait défaut, c'est-à-dire, du côté opposé à la lésion. L'hémianopsie homonyme latérale droite gêne plus la lecture et l'écriture que la gauche ; cette dernière rend pénible le passage d'une ligne à l'autre. Lorsque le champ visuel de la partie rétinienne voyante est rétréci, il faut admettre une complication sur les voies optiques de l'autre côté, et alors l'acuité visuelle est toujours abaissée.

L'hémianopsie par lésion des bandelettes optiques se caractérise par le mode de développement, la marche de l'affection et la réaction pupillaire. Due le plus souvent à une tumeur de la base ou du lobe temporal, elle a un développement habituellement progressif, se complique exceptionnellement de paralysie des membres, plus souvent de paralysie des muscles de l'œil ou du facial. Lorsque la lumière frappe la moitié aveugle de la rétine, la réaction pupillaire directe manque, car les fibres qui vont au noyau de l'OMC, comprises dans la bandelette, sont également altérées (c'est la réaction de Wernicke). Les malades auraient conscience de leur hémianopsie (Dufour).

Dans l'hémianopsie par lésion du corps genouillé externe, de la partie postérieure de la couche optique ou pulvinar, les malades ont, comme pour la précédente, conscience de l'hémi-cécité rétinienne ; il y a assez souvent hémiplégie motrice, parfois hémi-anesthésie sensitivo-sensorielle, des troubles choréiformes, etc. La réaction pupillaire manque assez fréquemment.

Dans l'hémianopsie d'origine corticale ou sous-corticale, les malades n'ont pas toujours conscience de leur hémi-cécité ; il y a assez souvent concomitance d'hémiplégie motrice, de monoplégies, de troubles de la parole (si l'hémianopsie est latérale droite), de cécité verbale et mentale. Si, avec l'hémianopsie, il existe de l'hémianesthésie et de l'hémiplégie croisées, on songera à une lésion des radiations optiques dans la partie postérieure de la capsule interne.

Réaction pupillaire de Wernicke. — Cette réaction a pour but, avons-nous dit, de discerner une hémianopsie par lésion des bandelettes d'une hémianopsie par lésion des radiations optiques et du centre visuel, et elle est basée sur le fait anatomique de la présence ou de l'absence dans la région lésée des fibres allant au noyau irido-constricteur de l'O M C.

L'épreuve se pratique dans la chambre obscure, en opérant comme il suit (Schmidt-Rimpler) : on doit chercher à obtenir la formation d'une image aussi petite que possible sur la partie de la rétine explorée pour éviter les irradiations lumineuses sur la partie encore sensible. L'œil non observé est couvert avec un bandeau ; l'œil exploré regarde au loin et un peu de côté, évitant toute fixation, toute convergence et toute accommodation. On envoie, latéralement, la lumière sur la partie rétinienne à explorer, à l'aide d'un miroir concave et d'une lentille convexe combinés pour donner la plus petite image possible. Un aide examine comment se comporte la pupille suivant que la lumière tombe sur la partie aveugle ou sur la partie sensible. Si la pupille reste immobile, lorsque l'image lumineuse se fait sur la portion sensible de la rétine, c'est que la lésion siège sur la bandelette optique, du chiasma au corps genouillé externe exclusivement ; si elle se rétrécit, la lésion siège sur le corps genouillé externe (?) sur le pulvinar, sur les radiations optiques ou sur le centre visuel (Henschen).

Cette épreuve donne des renseignements généralement exacts, mais il y a des exceptions encore mal expliquées, en particulier pour les lésions des corps genouillés externes et du pulvinar.

L'hémianopsie hystérique se comporte, naturellement, comme une hémianopsie de cause corticale et s'observe plus fréquemment sur la moitié gauche des rétines.

2° *Hémianopsie hétéronyme.* — La suppression du champ visuel porte sur la moitié droite d'un œil et sur la moitié gauche de l'autre œil ; l'hémianopsie est donc soit nasale, soit le plus fréquemment temporale. Elle ne peut être produite que par une lésion du chiasma et s'observe surtout dans la jeunesse et l'âge moyen de la vie, tandis que l'hémianopsie homonyme est l'apanage de l'âge mûr et des vieillards. Les cas types sont rares, car les scotomes hétéronymes sont généralement irréguliers et ont de la tendance à se transformer en amblyopie. Les processus qui évoluent à la base du crâne ou sur la couche inférieure du chiasma et vers l'angle antérieur de celui-ci lèsent presque exclusivement les fibres croisées et produisent l'hémianopsie temporale. Les lésions de l'angle postérieur du chiasma donnent une hémianopsie temporale avec scotome central, car les fibres du faisceau papillo-maculaire sont alors atteintes en même temps que les fibres croisées. Il y a souvent concomitance d'anosmie, de diplopie, d'atrophie optique, de paralysie faciale.

Lésions causales habituelles : hypertrophie de la glande pituitaire (acromégalie), tumeurs et lésions de la selle turcique et du sinus caverneux, affections des sinus frontaux, sphénoïdaux, syphilis, etc.

Les cas *d'hémianopsie hétéronyme nasale* sont tout à fait exceptionnels et discutables, car ils exigent une lésion simultanée des fibres directes des deux angles latéraux du chiasma ; ce sont plutôt des scotomes irréguliers.

3° *Hémianopsie verticale supérieure ou inférieure.* — La pathogénie en est encore très discutée. On l'observe surtout dans les lésions des corps genouillés externes, des radiations optiques et de la scissure calcarine.

<h2 align="center">§ 3. — Diplopie monoculaire.</h2>

Il s'agit d'une altération de la vision ayant sa source soit dans l'œil lui-même, soit dans le système nerveux.

1° *Diplopie d'origine oculaire.* — On peut l'observer dans certaines altérations de la cornée (taies, cornée conique, astigmatisme irrégulier, ptérygion), ou de l'iris (polycorie ou pupilles multiples, synéchies divisant la pupille en deux). Elle est plus fréquemment d'origine cristallinienne (modifications du début de la cataracte, troubles de l'accomodation entraînant une différence de réfraction des trois secteurs du cristallin). Parfois elle est d'origine rétinienne après le redressement du strabisme. On l'a signalée aussi dans la myopie, l'hypermétropie (très probablement par spasme de l'accommodation), dans les corps étrangers de l'humeur vitrée.

2° *Diplopie d'origine nerveuse.* — Une des causes les plus fréquentes est l'hystérie qui agirait par le spasme ciliaire (Parinaud) ou par la perversion du sens visuel central (Lagrange). Lorsque le sujet fixe un petit objet qu'on éloigne progressivement, il voit deux images dont l'écartement s'accroît avec l'éloignement. — L'ataxie locomotrice, certains traumatismes cérébraux agissant sur les centres visuels, dont ils empêchent le fonctionnement simultané, occasionnent aussi parfois la diplopie monoculaire.

Le trou sténopéique fait disparaître la diplopie d'origine oculaire, mais non point celle d'origine nerveuse.

—

CHAPITRE XIII

EXAMEN DES MUSCLES DE L'ŒIL — STRABISME — PARALYSIES
ET OPHTALMOPLÉGIES — NYSTAGMUS

§ 1. — Exploration des mouvements. Du strabisme en général.

Les troubles des mouvements associés ou des mouvements de convergence des yeux se traduisent par le strabisme.

Le strabisme est, d'après la définition de Javal, une déviation du regard par suite de laquelle pendant qu'un œil fixe un certain point, son congénère est dirigé vers un autre point de l'espace ; les deux lignes de regard ne se croisent plus au point de fixation et il n'y a pas de vision binoculaire.

On distingue deux sortes de strabisme : 1° le strabisme vrai, fonctionnel ou concomitant, dû à un défaut de l'innervation ;

2° Le strabisme paralytique, dû à la paralysie d'un ou de plusieurs muscles de l'œil.

Suivant la direction de la ligne de regard déviée, le strabisme est dit convergent, divergent, oblique, supérieur ou inférieur.

L'examen doit porter sur les mouvements associés et ensuite sur le mouvement isolé de chaque muscle.

I. Exploration des mouvements associés. — Les yeux sont d'abord examinés dans la position dite primaire, la tête bien verticale, le regard dirigé au loin. S'il y a strabisme, les lignes du regard ne sont généralement pas parallèles, comme elles doivent l'être à l'état normal. Mais il faut être en garde contre ce qu'on désigne sous le nom de *faux strabisme*, *strabisme apparent*, convergent ou divergent, qui est dû à la présence d'un angle α positif ou négatif. Ce strabisme apparent est divergent chez les hypermétropes, convergent chez les myopes, l'angle α étant plus grand qu'à l'état normal et positif chez les premiers (souvent 7° à 8°). plus petit et parfois négatif chez les seconds (v. p. 13); chez l'emmétrope, l'angle est presque toujours positif, ayant en moyenne 5° à 7°, aussi, comme chez l'hypermétrope, mais à un degré moindre, les yeux sont en position de divergence dans le regard au loin. Pour reconnaître s'il s'agit d'un strabisme faux, on fait fixer un objet éloigné; si, alors, en couvrant alternativement chacun des yeux, l'œil découvert ne change pas de position pour entrer en fixation au moment où on le découvre, l'autre œil étant couvert, il y a strabisme apparent. Si, au contraire, l'œil découvert se redresse ou tend à se redresser quand on couvre l'autre œil, il y a strabisme vrai. On répète ensuite la même épreuve en faisant fixer un objet rapproché à un mètre et en le portant dans diverses directions (en haut, en bas, en dehors, etc.), dans le plan médian, pendant qu'on couvre alternativement chaque œil; s'il existe un strabisme vrai, la déviation de l'œil découvert sera plus accentuée dans cette fixation rapprochée ou même parfois ne se manifestera que dans cette épreuve.

Déviations primitive et secondaire ; leur mensuration. — Les déviations exécutées par les yeux dans ces recherches ont reçu, suivant leur variété, les noms de *déviation primitive* et de *déviation secondaire*. On les examinera le plus nettement en masquant l'œil avec un verre dépoli qui permet d'en suivre les mouvements.

La *déviation primitive* est celle qu'exécute l'œil strabique pour se porter en fixation sur l'objet lorsqu'on masque l'autre œil (ou encore celle de l'œil strabique pendant que l'œil normal fixe). La *déviation secondaire* est celle subie par l'œil sain sous l'écran qui le couvre pendant que l'autre œil entre en fixation.

Ces déviations se mesurent soit avec un strabomètre, soit de la manière suivante.

a). *Déviation primitive.* L'œil normal étant en fixation, on marque d'un trait, avec le crayon dermographique, sur la paupière inférieure de l'œil strabique, la situation du milieu de la pupille. On couvre alors l'œil normal, et à ce moment l'œil strabique exécute un mouvement pour entrer en fixation à son tour. On marque d'un nouveau trait le point corespondant à la nouvelle situation du centre de la pupille. La distance qui sépare les deux traits donne l'étendue de l'arc de la déviation primitive.

b). *Déviation secondaire.* Elle se mesure de la même manière, mais en opérant sur l'œil sain : pendant que l'œil strabique fixe, on marque, sur la paupière inférieure de l'œil sain masqué par l'écran et qui est alors en position secondaire, le point correspondant au centre de la pupille ; ensuite, on démasque cet œil sain de manière à lui permettre d'entrer à son tour en fixation et l'on marque la nouvelle situation du centre de la pupille. La distance qui sépare les deux repères tracés représente l'arc de la déviation secondaire.

II. EXPLORATION DE LA MOBILITÉ DE CHAQUE ŒIL. — L'œil exploré est seul maintenu découvert et doit fixer, à une distance de 0ᵐ50, un objet tenu à la main et que l'on porte successivement dans la direction des divers méridiens de l'œil ; on recherche avec soin si l'excursion est incomplète ou manque dans une direction quelconque, ou si la fixation est instable, s'opère par saccades nystagmiques, en particulier dans les positions extrêmes du mouvement de l'œil. Le champ d'excursion peut se mesurer au strabomètre. En ce qui concerne les mouvements de latéralité, dans l'adduction maximum, le tiers de la cornée disparaît habituellement en dedans d'une ligne verticale réunissant les points lacrymaux, le bord interne de la cornée touchant la caroncule lacrymale ; dans l'abduction maximum, le bord externe de la cornée s'enfonce très légèrement sous la commissure externe. La détermination du champ visuel total permet aussi de se rendre compte si les deux yeux prennent part ou non à la vision, c'est-à-dire s'il y a vision binoculaire.

Sous le rapport de *l'aptitude au service militaire*, le strabisme fonctionnel ou vrai, quel que soit son degré, n'est pas pris en considération ; on ne tient compte que de l'existence d'une diminution de l'acuité visuelle dans les conditions de l'art. 78. Quant à la paralysie d'un ou de plusieurs muscles de l'œil, comme elle est parfois passagère, elle nécessite simplement, pour l'appelé, le renvoi à la fin des opérations du conseil de révision ;

si elle est persistante, elle motive l'exemption. Lorsque le sujet est incorporé, il sera réformé temporairement si l'affection est récente et a résisté au traitement; définitivement, si la paralysie est ancienne; pour les militaires de la réserve ou de l'armée territoriale, il y aura lieu à ajournement ou à sursis de périodes d'instruction avant de faire prononcer la réforme définitive.

Les paralysies des muscles de l'œil peuvent ouvrir des droits à une pension de retraite (voir appendice).

§ 2. — Strabisme vrai ou fonctionnel.

On donne aussi à ce strabisme fonctionnel le nom de *concomitant* parce que les deux yeux dans leurs mouvements décrivent des excursions égales. Il se développe toujours dans le jeune âge, très probablement par trouble d'innervation des centres coordinateurs. Il est toujours unilatéral, bien qu'il puisse affecter tantôt l'un, tantôt l'autre œil. Son caractère est la dissociation de la convergence et de l'accommodation.

On le dit périodique ou intermittent quand il est passager; alternant, lorsque les deux yeux sont employés alternativement à la fixation; relatif, s'il n'apparaît que dans certaines conditions, par exemple dans la fixation rapprochée; latent, s'il n'apparaît que lorsque, dans la vision binoculaire, on cache l'un des yeux.

Le strabisme convergent est surtout observé chez les hypermétropes, le divergent chez les myopes, bien qu'on relève parfois l'inverse. En général, dans le strabisme, les deux yeux ont une acuité visuelle ou une réfraction inégale; si le strabisme existe toujours sur le même œil, celui-ci a ordinairement une acuité visuelle très diminuée (V. traités de Javal et de Parinaud).

Le strabisme fonctionnel se différencie du strabisme paralytique par les caractères suivants: 1° l'examen de chaque œil isolément ne montre aucune diminution de l'étendue du champ d'excursion de chaque muscle; 2° la déviation secondaire est égale à la déviation primitive; il n'y a aucun trouble des mouvements associés; 3° la déviation est constante, c'est-à-dire qu'elle ne se modifie pas dans toute l'étendue du champ du regard, quand on fait suivre un objet par les deux yeux ; 4° la diplopie est exceptionnelle ; il n'y a ni fausse projection, ni vertige, mais on observe assez souvent des positions défectueuses de la tête.

Mensuration du strabisme. — Elle n'a d'importance qu'en vue d'une opération.

1° *Mesure de l'angle* α. Il est d'abord nécessaire de mesurer l'angle α qui est formé par l'axe de la cornée ou axe optique et la ligne visuelle (voir page 13). S'il est négatif, on ajoutera sa valeur à celle du strabisme ; s'il est positif, on l'en retranchera. On le mesure au périmètre : l'œil exploré est placé au centre de l'arc du périmètre, et doit fixer le point 0, l'autre œil étant fermé. L'observateur déplace alors le long de l'arc la flamme d'une bougie au-dessus de laquelle il vise, avec un seul œil, l'image portée sur la cornée ; il s'arrête au moment où il aperçoit le reflet sur le centre de la cornée et relève la graduation correspondante à la position de la flamme ; cette graduation indique le degré de l'angle qui est positif si elle est en dehors du 0 par rapport à l'œil, négatif, si elle est en dedans.

Charpentier préfère laisser la bougie au 0 ; l'observateur se déplace le long de l'arc en visant avec un œil le reflet cornéen de la flamme, jusqu'à ce qu'il la voie bien au centre de la cornée. Le degré relevé à ce moment indique le double de l'angle α.

2° *Mesure du strabisme* —L'angle du strabisme est celui formé par la ligne visuelle de l'œil dévié avec la direction qu'elle devrait avoir. Il se mesure de la manière la plus précise au périmètre : on dispose le support mentonnier de telle sorte que l'œil strabique soit au centre du périmètre, et l'on fait fixer par le sujet soit le 0, soit un objet situé à 5 m. sur la ligne passant par le 0 et l'œil examiné (Javal), suivant que l'on veut connaître l'angle du strabisme pour la vision rapprochée ou pour la vision à distance. On recherche alors, comme pour l'angle α, le point de l'axe sur lequel la flamme d'une bougie promenée le long de cet arc fait son image sur le centre de la cornée ; le degré relevé donne l'angle du strabisme auquel on ajoute ou on retranche la valeur de l'angle α selon le cas.

On peut aussi employer l'arc kératoscopique de de Wecker et Masselon.

Si on emploie le petit strabomètre gradué en millimètres, on fait regarder le malade au loin et on applique l'instrument, par sa partie concave, sur la paupière inférieure ; le 0 étant placé au milieu de la fente palpébrale, on note le chiffre en millimètres qui correspond au centre de la pupille. Un millimètre de déviation représente environ un angle de 5°.

Strabisme latent. — On devra le rechercher chez les sujets qui présentent des symptômes d'asthénopie musculaire, de la diplopie passagère, dans le travail soutenu à courte distance.

Ce strabisme tient le plus souvent à une insuffisance des muscles droits internes chez les myopes, et constitue un strabisme divergent latent. Il est plus rarement dû à une insuffisance des muscles droits externes.

Cette insuffisance a comme signes fonctionnels l'asthénopie musculaire caractérisée par la difficulté du travail de près soutenu, l'état flou des lettres, souvent la diplopie, la sensation de pression ou de tension dans les deux yeux, des douleurs frontales, tous symptômes qui disparaissent par la simple occlusion d'un œil, ce qui la différencie de l'asthénopie accommodative.

Dans la vision rapprochée, si l'on vient à couvrir l'un des yeux, on le voit se dévier, en dehors le plus souvent.

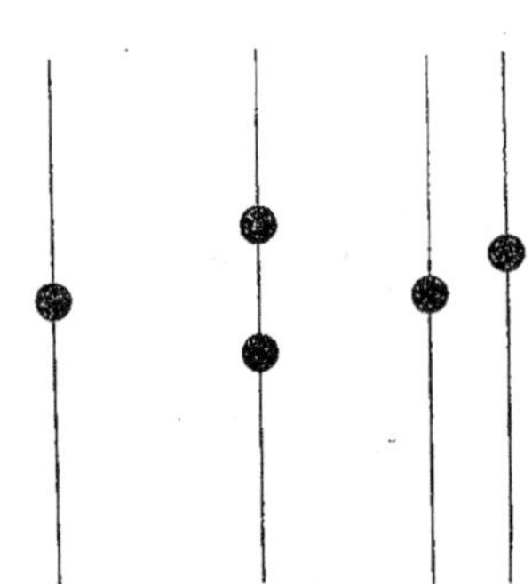

Fig. 36.   Fig. 37.   Fig. 38.

Fig. 36. — Ligne pour la recherche de l'insuffisance musculaire.
Fig. 37. — La ligne vue avec un prisme par un sujet normal.
Fig. 38. — La ligne vue avec un prisme par un sujet atteint d'insuffisance.

On peut rechercher cette insuffisance par le procédé de Græfe : on trace sur une feuille de papier une ligne verticale avec un point noir (fig. 36) ; on fait regarder cette ligne par le sujet, à une distance de 0ᵐ25, en disposant devant un œil un prisme de 18° la base en bas ; s'il n'y a pas d'insuffisance, le sujet voit une seule ligne avec deux points superposés (fig. 37) ; s'il y a insuffisance de convergence (m. droits internes), il voit deux lignes verticales, chacune avec un point, mais les deux points sont à un niveau différent, et en diplopie croisée (fig. 38) ; si, par exception, il y avait insuffisance de divergence ou des muscles droits externes, la diplopie serait homonyme.

Kugel a conseillé le moyen suivant : on trace à l'encre sur une feuille de papier une ligne droite, ensuite on place perpendiculairement sur la feuille et obliquement sur la ligne tracée un morceau de carton de 15 à 20 centim. de long. Le système est alors disposé devant les yeux de l'observé, de telle sorte que l'extrémité libre du carton s'appuie verticalement sur le front et la racine du nez. Le sujet ne doit voir avec chaque œil que la moitié de la ligne. S'il a la vision binoculaire exacte, il aura la sensation que les deux lignes se prolongent ; s'il a du strabisme latent, chaque moitié se présentera comme deux lignes situées dans des plans différents.

§ 3. — Paralysies des muscles de l'œil en général.

Les paralysies des muscles de l'œil peuvent affecter un muscle, un groupe de muscles innervés par le même nerf, ou les muscles innervés par plusieurs nerfs, ou enfin tous les muscles de l'œil. On réserve le nom d'*ophtalmoplégie* aux paralysies multiples, lorsque la paralysie atteint sur le même œil soit toute la musculature intérieure, soit toute la musculature extérieure (avec ou sans participation du releveur de la paupière), soit des muscles innervés par deux nerfs différents, ou lorsqu'il y a des muscles paralysés sur les deux yeux.

Les *symptômes* des paralysies sont subjectifs et objectifs.

Le seul symptôme subjectif est la diplopie, qui présente une importance capitale et qui amène le sujet au médecin dans les paralysies récentes.

Les symptômes objectifs sont : 1° l'absence ou la limitation du mouvement du muscle paralysé et la diminution du champ du regard dans le champ d'action du muscle paralysé ; 2° le strabisme paralytique ou déviation de l'œil frappé du côté de l'antagoniste du muscle paralysé ; 3° la déviation secondaire plus grande que la déviation primitive ; 4° une projection défectueuse de l'image des objets ou fausse orientation ; 5° des attitudes spéciales de la tête.

Examinons ces symptômes en détail.

I. DIPLOPIE. — Ce symptôme, bien étudié, suffit presque toujours à lui seul, dans les paralysies isolées, à établir le diagnostic du muscle atteint. L'observateur doit rechercher exactement la situation de la fausse image vue par l'œil malade, son inclinaison, le degré de son écartement et le sens dans lequel il augmente, et son élévation par rapport à l'image vraie ou vue par l'œil sain. Il est nécessaire qu'il ait bien présent à l'esprit le mode d'action de chaque muscle de l'œil, car la fausse image est toujours vue du côté du muscle paralysé, son inclinaison est en rapport avec celle donnée par ce muscle à la partie supérieure du méridien vertical de la cornée, et son écartement de l'image vraie est d'autant plus grand, s'accentue d'autant plus que l'objet fixé est porté davantage du côté du muscle paralysé.

La diplopie est dite *homonyme*, lorsque la fausse image est vue du côté de l'œil malade, par rapport à l'autre œil : par exemple, lorsque dans une paralysie d'un muscle de l'œil droit, le sujet voit la fausse image à droite de la vraie. *Elle caractérise les paralysies des muscles abducteurs*, qui sont le muscle droit externe et les deux muscles obliques.

La diplopie est dite *croisée*, lorsque l'image fausse est reportée du côté de l'œil sain : par exemple, lorsque dans une paralysie d'un muscle de l'œil droit, elle est vue à gauche de l'image vraie. *Elle est pathognomonique des paralysies des muscles adducteurs*, qui sont les muscles droit interne, droit supérieur et droit inférieur.

Dans les paralysies des muscles élévateurs ou des abaisseurs, il y a, en plus, une déviation en hauteur venant s'ajouter à la déviation homonyme ou à la déviation croisée. L'image fausse est la plus haute, si le muscle paralysé est élévateur; elle est la plus basse, si le muscle paralysé est abaisseur. Lorsque l'élévateur ou l'abaisseur est en même temps abducteur, les deux images ont leur plus grand écart en hauteur dans l'adduction de l'œil paralysé; s'il est adducteur, c'est dans l'abduction.

Recherche de la diplopie. — Cette recherche se fait dans la chambre noire et nécessite comme instrumentation une bougie et un large verre rouge; si même l'on n'a pas de verre coloré à sa disposition, on couvre les yeux l'un après l'autre pour savoir laquelle des deux images appartient à l'œil droit ou à l'œil gauche. Le sujet doit toujours indiquer, marquer avec la main, la situation respective des deux images dans l'espace.

Le verre rouge est placé et maintenu par l'observateur, ou par le sujet lui-même, devant l'œil le meilleur sous le rapport de l'acuité visuelle, afin de ne pas affaiblir l'image de l'autre. On invite le sujet à regarder la flamme d'une bougie tenue par un aide (ou à son défaut par l'observateur), à environ 3 mètres, d'abord sur la ligne médiane et à hauteur des yeux ; si le verre rouge est placé devant le bon œil, la fausse image sera celle de la couleur de la flamme de la bougie. On fait ensuite porter successivement la bougie dans les divers méridiens correspondants au plan d'action de chaque muscle envisagé isolément, en invitant le sujet à la suivre du regard, tout en maintenant la tête immobile et bien droite. La flamme est donc portée à droite, à gauche, en haut et en bas, puis dans les méridiens obliques en haut et en dehors, en bas et en dehors, en haut et en dedans, en bas et en dedans, en s'écartant d'un mètre au moins du plan médian dans chaque direction. Le sujet indiquera d'une manière précise la situation des deux images par rapport l'une à l'autre, leur écartement approximatif, si cet écartement augmente ou diminue dans chaque direction explorée, si les deux images sont parallèles l'une à l'autre ou si l'une est inclinée sur l'autre et dans quel sens est leur écart en hauteur.

Le sens dans lequel l'écartement augmente est celui où se trouve le muscle paralysé, qu'il s'agisse d'un écartement dans le sens horizontal ou d'une différence de niveau. L'inclinaison ou obliquité de la fausse image relativement à l'autre est due à la rotation du globe de l'œil et est en rapport avec la situation que donne normalement à l'extrémité supérieure du méridien vertical de la cornée le muscle paralysé. Si ce muscle inclinait la partie supérieure de ce méridien en dedans, l'image fausse est inclinée en dedans (par rapport à l'axe du corps) par son extrémité supérieure. La fausse image, quand elle est la plus basse et qu'elle est projetée sur le plancher, paraît plus rapprochée que la vraie.

Il arrive quelquefois que la position de la fausse image semble ne pas être en rapport avec la direction normale de l'œil, ce qui tient alors à une rotation exagérée du globe, qui a pour conséquence la formation de l'image sur la moitié de la rétine opposée à celle sur laquelle elle aurait eu lieu si le méridien horizontal de l'œil avait conservé sa position. Parfois, un sujet atteint d'une paralysie d'un muscle abaisseur, droit inférieur ou grand oblique, ne remarquera pas de différence en hauteur des deux images et indiquera plutôt qu'une image est plus rapprochée que l'autre et cela d'autant plus que le regard est dirigé plus bas.

Si la diplopie est ancienne, elle peut déjà apparaître avant que la lumière arrive dans le champ d'action du muscle paralysé, c'est qu'il y a alors contracture de l'antagoniste, mais l'écartement des images reste constant, ou diminue même de ce côté, tandis qu'il s'accroît toujours dans le champ d'action du muscle paralysé.

Hofmann et Bielschowski, en se basant sur les données de la loi de Nagel, ont indiqué le moyen suivant pour reconnaître la paralysie d'un muscle élévateur ou abaisseur, en particulier des muscles obliques, dans les cas difficiles. Nagel a démontré que chaque inclinaison de la tête à droite est accompagnée d'un mouvement de rotation des deux yeux dans le sens des aiguilles d'une montre, mouvement qui a pour but de redresser les méridiens verticaux des yeux penchés à droite par leur extrémité supérieure. Ce sont les deux muscles supérieurs (dr. sup. et gr. obl.) de l'œil droit, et les deux muscles inférieurs (dr. inf. et p. obl.) de l'œil gauche, qui, en s'associant, ont pour effet de produire, par leur contraction, ce mouvement de rotation, leur action sur la dérivation de leur œil réciproque étant contraire et, par conséquent, se neutralisant. On observe l'inverse dans les cas d'inclinaison de la tête à gauche ; ce sont alors les deux muscles inférieurs de l'œil droit et les deux muscles supérieurs de l'œil gauche qui redressent les méridiens verticaux. Soit donc, par exemple, une parésie du m. grand oblique de l'œil droit. La diplopie due à cette parésie diminuera et disparaîtra même complètement lors de l'inclinaison latérale de la tête à gauche, les muscles supérieurs de l'œil droit n'agissant pas dans ce mouvement ; elle augmentera sensiblement, par contre, dans l'inclinaison de la tête à droite. C'est pour cela que les malades dont le m. grand oblique droit est paralysé inclinent la tête vers la gauche, en plus de son inclinaison en avant. On peut ainsi diagnostiquer la parésie des autres muscles abaisseurs ou des élévateurs.

Mensuration du degré de la diplopie. Elle a pour but de renseigner le médecin sur la marche de l'affection.

1° *Mensuration par le prisme.* — On recherche le prisme qui fait disparaître la diplopie et on prend la moitié de son angle. Pour un objet à 1 mètre, un prisme de 1° dévie environ de 1 centimètre (Prentice).

2° *Mensuration de l'écartement des images au tableau noir.* — Le sujet étant placé à 0m,50 du tableau, on couvre l'un des yeux d'un verre coloré, et on applique bien verticalement contre le tableau un morceau de craie blanche que l'on porte dans toutes les directions. Le sujet doit indiquer le moment où la double image apparaît, sa disposition, etc., indications que l'on reporte immédiatement sur le tableau. Si l'on a pu inscrire sur le tableau une graduation planimétrique, les points de repère et les mensurations sont plus précis et plus facilement comparables d'une séance à l'autre. On peut aussi opérer à l'aide d'une ardoise, sur laquelle des lignes entrecroisées forment des carrés d'un centimètre, et on reporte les résultats sur un papier quadrillé dont chaque carré à un centimètre et représente une distance de 20 centimètres entre les images (Bourgeois).

3° *Mensuration au périmètre.* — On dispose l'arc dans la direction du méridien du muscle atteint. L'œil atteint est couvert d'un verre rouge, la tête tenue bien droite vers le 0 de l'arc. On invite alors le sujet à suivre des yeux, et non de la tête, une bougie qu'on fait mouvoir le long du périmètre, du 0 à la périphérie. Le sujet indiquera avec le doigt la position des images lorsqu'elles ont atteint leur maximum d'écartement et l'on relève alors le nombre de degrés qui les sépare.

II. Symptômes objectifs. — 1° *Le mouvement fait défaut ou est diminué dans le sens d'action du muscle paralysé.* On examine d'abord chaque œil séparément, l'autre étant couvert, en faisant suivre du regard l'index tenu à 0m50 environ en avant de l'œil exploré et que l'on porte dans les directions correspondant au mouvement des muscles; on fait ensuite l'épreuve tandis que le sujet tient les deux yeux ouverts. On s'aperçoit facilement, dans les paralysies, que dans une direction l'excursion du globe est impossible ou est moindre qu'à l'état normal et que, dans ce sens, la contraction du muscle s'opère par saccades nystagmiques. Dans les simples parésies, l'appréciation de ce symptôme est très délicate.

2° *L'œil est dévié du côté opposé au muscle paralysé*, c'est-à-dire du côté de l'antagoniste, surtout lorsque la paralysie est assez prononcée et qu'elle est ancienne ; c'est le *strabisme paralytique*.

3° *La déviation secondaire est plus grande que la déviation primitive.* — On se reportera à la page 210 pour cette recherche.

4° *Projection défectueuse ou fausse orientation.* — C'est l'erreur commise par le sujet sur la situation d'un objet, lorsqu'il regarde seulement avec l'œil malade et du côté du muscle paralysé. L'œil sain étant fermé et même parfois lorsqu'il est ouvert, le sujet a de la peine à s'orienter, se jette sur les obstacles qu'il veut éviter, ne peut saisir rapidement et sans hésitation un objet. Ce signe est surtout marqué dans les paralysies récentes. Dans les paralysies un peu anciennes, lorsqu'il y a une différence de vision très marquée entre les deux yeux, la fausse projection musculaire se manifeste aussi sur l'œil sain (Landolt).

5° *Vertige.* — Le vertige se produit surtout lorsque l'œil sain est fermé et est dû au nystagmus de l'œil malade, c'est-à-dire aux oscillations ataxiques qu'il exécute pour ramener sur la macula l'image de l'objet fixé ; par erreur d'interprétation, le sujet se croit lui-même en état d'oscillation.

6° *Attitudes spéciales -de la tête.* — Dans le but d'éviter les inconvénients de la diplopie, le sujet imprime à sa tête des attitudes spéciales bien étudiées par Landolt et qui seront indiquées à propos de la paralysie de chaque muscle. La tête est en général dirigée vers le côté sain pour un adducteur, vers le côté malade pour un abducteur, renversée en arrière pour un élévateur, fléchie pour un abaisseur.

§ 4. — Paralysies des muscles de l'œil examinées isolément.

Il est nécessaire de rappeler quelques notions sommaires d'anatomie pour faciliter l'étude des paralysies isolées des muscles de l'œil.

Les muscles droit supérieur, droit inférieur, droit interne et petit oblique, sont innervés par la IIIᵉ paire ou nerf oculo-moteur commun ; le muscle grand oblique est innervé par la IVᵉ paire ou nerf pathétique ;

le muscle droit externe par la VI⁰ paire ou nerf oculo-moteur externe.
Les noyaux d'origine de ces nerfs sont situés dans le plancher du
IV⁰ ventricule, au-dessous de l'aqueduc de Sylvius, de chaque côté de
la ligne médiane, et placés dans l'ordre suivant, d'avant en arrière :
III⁰ paire, IV⁰ paire, et plus loin VI⁰ paire, dont le noyau est voisin de
celui de la VII⁰ paire ou nerf facial et placé au dessus de celui du trijumeau. Dans la colonne formée par le noyau de la III⁰ paire, le groupe
le plus antérieur est celui de la musculature intérieure de l'œil (m. ciliaire et m. du sphincter irien). Les fibres de la IV⁰ paire d'un côté s'en-
trecroisent avec celles du côté opposé ; l'entrecroisement est total pour
Gudden, incomplet pour van Gehuchten. Duval et Graux ont décrit
une anastomose entre le noyau de la VI⁰ paire d'un côté et celui de la
III⁰ paire du côté opposé, anastomose qui expliquerait les mouvements
associés de latéralité, mais qui n'est pas admise par tous.

Au-dessus de ces noyaux d'origine, il existe des centres de coordination, des centres moteurs et des centres d'association, pour la topographie desquels on se reportera aux traités spéciaux de neuropathologie.

Les six muscles de l'œil s'insèrent à une distance un peu variable
du bord de la cornée : le m. droit interne à 5 à 6 mm., le droit inférieur
à 6 ou 6mm.,5, le droit externe à 7 mm., le droit supérieur à 8 mm.
Le m. droit interne est le plus fort de tous; le droit supérieur, le plus
faible.

Sous le rapport de leur action générale sur le globe de l'œil, on peut
diviser les muscles en deux groupes : 1° muscles adducteurs donnant
une diplopie croisée (droit interne, droit supérieur et droit inférieur);
2° muscles abducteurs donnant par leur paralysie respective une diplopie homonyme (droit externe et les deux obliques) ; dans le premier groupe, le droit supérieur est en même temps élévateur et le
droit inférieur abaisseur, d'où la situation plus élevée de la fausse
image pour le premier de ces muscles, plus basse pour le second ; dans
le second groupe, le m. grand oblique abaisseur et le m. petit oblique
élévateur exercent, par leur paralysie, une action analogue sur la situation des images.

I. Paralysies des muscles du groupe adducteur. — Diplopie
croisée. Dans les figures 39 à 44, relatives aux paralysies isolées,
la fausse image est dessinée en noir ; sur chaque figure, la disposition des images est indiquée pour l'œil gauche et pour l'œil
droit, suivant que le muscle dont la paralysie est étudiée appartient à l'un ou à l'autre.

1° *Paralysie du m. droit interne.* Ce muscle est franchement adducteur. — Soit une *paralysie du muscle droit interne de l'œil droit* (fig. 39, OD). Diplopie croisée avec écartement des images s'accroissant dans le regard à gauche ou quand l'objet est porté à gauche. Images de niveau et parallèles. S'il y a contracture du muscle droit externe antagoniste, la paralysie apparaît déjà dans le regard à droite. Dans le regard en dedans et en haut, la fausse image est un peu plus basse et s'écarte de l'autre par son sommet ; dans le regard en dedans et en bas, c'est l'inverse. Strabisme divergent s'accentuant dans le regard à gauche. La face est légèrement tournée vers le côté sain.

Dans la parésie, la diplopie n'apparaît qu'à partir d'une distance relativement courte.

Pour la paralysie du m. dr. int. de l'œil gauche, situation des images comme sur la figure 39, OG.

2° *Paralysie du m. droit supérieur* (fig. 40). — Ce muscle est adducteur

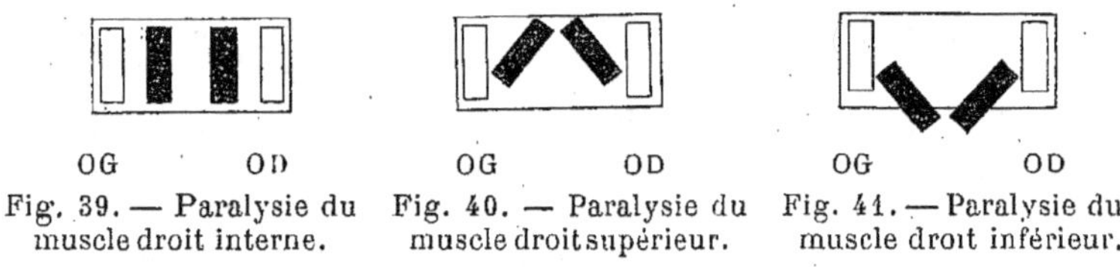

<table>
<tr><td align="center">OG   OD</td><td align="center">OG   OD</td><td align="center">OG   OD</td></tr>
<tr><td align="center">Fig. 39. — Paralysie du muscle droit interne.</td><td align="center">Fig. 40. — Paralysie du muscle droit supérieur.</td><td align="center">Fig. 41. — Paralysie du muscle droit inférieur.</td></tr>
</table>

et élévateur ; il porte la cornée en haut et en dedans et incline légèrement en dedans la partie supérieure du méridien vertical.

Soit une *paralysie du m. droit supérieur de l'œil droit* (fig. 40, OD). Diplopie croisée dans le regard en haut avec fausse image plus haute s'écartant de la vraie par son extrémité supérieure qui est inclinée à gauche. L'écart en hauteur s'accroît dans le regard en haut et en dehors ; l'inclinaison s'accroît au contraire dans le regard en haut et en dedans ainsi que la diplopie. Le défaut d'excursion se marque dans le regard en haut et en dedans.

Léger strabisme divergent inférieur avec rotation du globe en dehors et qui s'accentue dans le regard en bas et en dehors. Le malade renverse la tête en arrière vers le côté sain, en l'inclinant sur l'épaule de ce côté pour éviter la production de la diplopie.

3° *Paralysie du m. droit inférieur* (fig. 41). — Ce muscle, adducteur et abaisseur, porte la cornée en bas et en dedans et incline légèrement en dehors la partie supérieure du méridien vertical (rotation du globe en dehors).

Soit une *paralysie du m. droit inférieur de l'œil droit* (fig. 41, OD). Diplopie croisée dans le regard en bas avec fausse image plus basse et à extrémité supérieure inclinée en dedans vers la vraie. La différence en hauteur s'accroît dans le regard en bas et en dehors ; l'écartement et l'inclinaison s'accroissent dans le regard en bas et en dedans. La diplopie ne se manifeste dans le regard en haut que s'il y a contracture de l'antagoniste (dr. supérieur). La fausse image, projetée sur le plancher, apparaît au malade plus rapprochée que l'autre. Le défaut d'excursion se produit surtout dans le regard en bas et en dehors. L'œil est dévié en haut et un peu en dehors. La tête est légèrement fléchie vers le côté sain et inclinée sur l'épaule du côté malade.

II. Paralysies des muscles du groupe abducteur. — Diplopie homonyme.

1° *Paralysie du m. petit oblique ou oblique inférieur* (fig. 42). — Ce

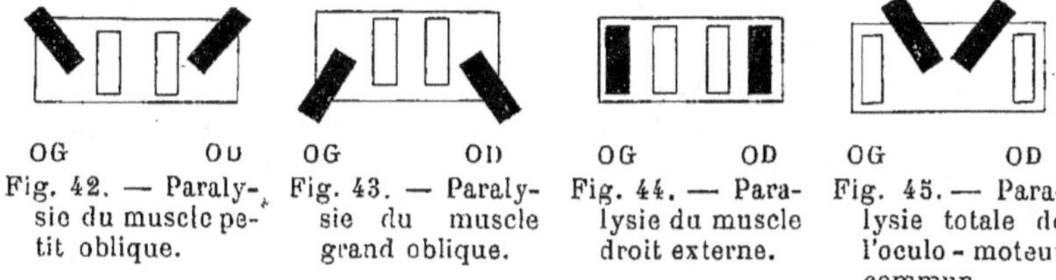

Fig. 42. — Paralysie du muscle petit oblique.　　Fig. 43. — Paralysie du muscle grand oblique.　　Fig. 44. — Paralysie du muscle droit externe.　　Fig. 45. — Paralysie totale de l'oculo - moteur commun.

muscle, élévateur et abducteur, porte la cornée en haut et en dehors et incline en dehors la partie supérieure du méridien vertical.

Soit une *paralysie du m. petit oblique de l'œil droit* (fig. 42, OD). Diplopie homonyme s'accentuant dans le regard en haut, avec fausse image plus haute, s'écartant de l'autre par son extrémité supérieure qui est inclinée en dehors. L'écartement horizontal s'accroît dans le regard en haut et en dehors ainsi que l'inclinaison ; la différence en hauteur s'accroît dans le regard en haut et en dedans. S'il y a contracture secondaire de l'antagoniste ou m. oblique supérieur, la diplopie peut déjà apparaître dans la moitié inférieure du regard et alors d'homonyme, elle se transforme en croisée, ce qui rend le diagnostic difficile. Le défaut d'excursion se montre dans le regard en haut et en dehors. Il y a un strabisme inférieur légèrement convergent avec rotation de l'extrémité supérieure du méridien vertical en dedans, surtout dans le regard en bas. La tête est renversée en arrière vers le côté malade et inclinée sur l'épaule du côté sain.

2º *Paralysie du m. grand oblique ou oblique supérieur* (fig. 43). — Ce muscle, abaisseur et abducteur, porte la cornée en bas et en dehors et incline en dedans la partie supérieure du méridien vertical.

Soit une *paralysie du muscle grand oblique du côté droit* (fig. 43, OD). Diplopie homonyme avec fausse image en dehors (côté temporal), plus basse, inclinée vers la vraie par son extrémité supérieure. Dans le regard en bas et en dedans, la différence en hauteur des images s'accroît ; dans le regard en bas et en dehors, c'est l'inclinaison ou obliquité qui augmente. La fausse image plus basse paraît plus rapprochée. L'œil est en strabisme en haut et en dedans et l'extrémité supérieure du méridien vertical est inclinée en dehors. Le défaut d'excursion apparaît dans le regard en bas et en dedans, position dans laquelle le muscle exerce le mieux son action d'abaisseur en bas et en dehors.

La tête est fléchie vers le côté malade et la face inclinée sur l'épaule du côté sain. Ces malades éprouvent de la difficulté à monter un escalier.

Certains sujets croient voir l'image de l'œil sain oblique, inclinée par son extrémité supérieure vers le côté nasal, tandis que la fausse image reste verticale (v. p. 218).

Lorsque le regard vient à s'abaisser notablement, il arrive que dans quelques cas la fausse image est reportée au-dessus de celle de l'œil sain. S'il y a en même temps une insuffisance du muscle droit interne, il se produit une diplopie croisée et le diagnostic devient très difficile.

3º *Paralysie du m. droit externe* (fig. 44). — Il est franchement abducteur. Sa paralysie, qui est la plus fréquente des paralysies isolées oculaires, est le plus souvent d'origine périphérique.

Soit une *paralysie du m. droit externe de l'œil droit* (fig. 44, OD). Diplopie homonyme avec images parallèles et de niveau. L'écartement s'accroît dans le regard en dehors ou si l'objet est porté de ce côté, surtout s'il est éloigné. On relève parfois quelques légères différences en hauteur, mais elles restent fixes, constantes dans les divers mouvements de l'œil et sont dues à la prépondérance d'un muscle élévateur ou d'un muscle abaisseur. S'il y a contracture de l'antagoniste (droit interne), la diplopie apparaît déjà dans le regard en dedans. Strabisme convergent dans la moitié externe du champ du regard et s'accroissant à mesure que le regard est porté plus à droite. Perte ou diminution de l'excursion dans le regard à droite. La face est tournée du côté de l'œil non paralysé et les objets à examiner sont également tenus de ce côté, à gauche donc dans notre exemple.

En résumé, dans les paralysies isolées, la diplopie offre les caractères généraux suivants :

Diplopie croisée : muscle adducteur.

Diplopie homonyme : muscle abducteur.

Si en même temps il y a diplopie verticale, le muscle est élévateur lorsque la fausse image est plus haute, abaisseur si elle est plus basse.

Nous donnons page 226 un tableau récapitulatif de la recherche de la diplopie d'après Bourgeois (de Reims).

§ 5. — Paralysie totale de l'oculo-moteur commun.
Paralysies multiples. Ophtalmoplégies.

Nous étudierons dans ce paragraphe les symptômes de la paralysie totale de l'oculo-moteur commun, des paralysies multiples, des ophtalmoplégies, et la pathogénie des paralysies et des ophtalmoplégies.

I. PARALYSIE TOTALE DE L'OMC. — Il ne reste plus en fonction que les muscles droit externe et grand oblique ; le diagnostic est facile par le simple aspect de l'œil qui est recouvert par la paupière supérieure en ptosis.

Diplopie croisée existant dans tout le champ visuel, sauf horizontalement en dehors ; la position des images est variable dans les divers sens, cependant la fausse image est généralement plus haute et est inclinée du côté malade (fig. 45, OG et OD), et l'écartement augmente dans le regard vers le côté sain ; la fausse image est plus élevée dans le regard en haut, plus basse dans le regard en bas. La pupille, en dilatation moyenne, est immobile, sans réaction à la lumière et à la convergence ; la vision distincte rapprochée est impossible par paralysie de l'accommodation. L'œil ne peut se mouvoir qu'en dehors, et en dehors et en bas ; il est dans une légère position d'abduction et assez souvent en exopthalmos paralytique. Heureusement le ptosis empêche le sujet de faire usage de son œil.

II. PARALYSIES MULTIPLES ET COMBINÉES. — Il est très souvent difficile, dans les paralysies multiples, de faire la part de chaque muscle paralysé, surtout s'il s'agit de paralysies combinées occupant les deux yeux. Ainsi, dans le cas de paralysie des deux muscles droits externes,

Tableau récapitulatif de la recherche de la diplopie (d'après Bourgeois).

Verre rouge sur l'œil droit.	IMAGES HOMONYMES	Au même niveau, parallèles.	Ecartement maximum du côté droit. . . .	Droit externe droit.
			— — gauche . . .	— gauche.
		Superposées — Dans le regard en bas.	Image rouge plus basse et inclinée en dedans.	Oblique sup. droit.
			Image jaune — — .	— gauche.
		Superposées — Dans le regard en haut.	Image rouge plus élevée et inclinée en dehors.	Oblique infér. droit.
			Image jaune — — .	— gauche.
	IMAGES CROISÉES.	Au même niveau, parallèles.	Ecartement maximum du côté gauche. . .	Droit interne droit.
			— — droit . . .	— gauche.
		Superposées — Dans le regard en bas.	Image rouge plus basse et inclinée en dedans.	Droit infér. droit.
			Image jaune — — .	— gauche.
		Superposées — Dans le regard en haut.	Image rouge plus élevée et inclinée en dehors.	Droit sup. droit.
			Image jaune — — .	— gauche.
Verre rouge sur l'œil gauche.	IMAGES HOMONYMES	Au même niveau, parallèles.	Ecartement maximum du côté droit . . .	Droit externe droit.
			— — gauche . . .	— gauche.
		Superposées — Dans le regard en bas.	Image jaune plus basse et inclinée en dedans.	Oblique sup. droit.
			Image rouge — — .	— gauche.
		Superposées — Dans le regard en haut.	Image jaune plus élevée et inclinée en dehors.	Oblique infér. droit.
			Image rouge — — .	— gauche.
	IMAGES CROISÉES	Au même niveau, parallèles.	Ecartement maximum du côté gauche. . .	Droit interne droit.
			— — droit . . .	— gauche.
		Superposées — Dans le regard en bas.	Image jaune plus basse et inclinée en dedans.	Droit infér. droit.
			Image rouge — — .	— gauche.
		Superposées — Dans le regard en haut.	Image jaune plus élevée et inclinée en dehors.	Droit supér. droit. .
			Image rouge — — .	— gauche

NOTA. — Les termes droit et gauche s'appliquent à la droite et à la gauche du malade. Le terme image jaune s'applique à celle vue directement, sans l'intermédiaire d'un verre.

il y a diplopie homonyme et l'écartement des images reste égal dans tout le champ du regard, bien que dans la vision latérale elles s'écartent plus fortement l'une de l'autre des deux côtés. Dans la paralysie d'un abducteur, combinée avec celle d'un élévateur ou d'un abaisseur adducteur, la diplopie est croisée ou homonyme suivant la direction du regard.

Dans les paralysies hystériques, la contractilité électrique n'est pas modifiée ; il y a perte des mouvements volontaires et conservation des mouvements réflexes.

III. Des ophtalmoplégies. — Ce sont des paralysies multiples qui ont été définies page 215. Elles sont pour la plupart du ressort de la neuropathologie et coexistent souvent avec des symptômes cérébraux ou médullaires, aussi ne les examinerons-nous que très sommairement.

On distingue 1° Une *ophtalmoplégie externe* ou extérieure qui est limitée à la musculature extérieure de l'œil ; 2° Une *ophtalmoplégie interne* ou intérieure, constituée par la paralysie de la musculature intérieure de l'œil, la pupille est dilatée, immobile aux réflexes, et l'accommodation est abolie. 3° *Une ophtalmoplégie totale ou mixte*, dans laquelle la paralysie frappe à la fois les muscles extérieurs et intérieurs de l'œil. Le malade a le facies dit d'Hutchinson : les yeux sont absolument fixes, comme figés dans de la cire (Bénédikt), les paupières tombantes, le front est plissé, les sourcils sont arqués ; ces deux derniers signes sont dus aux efforts du frontal pour remédier à la blépharoptose.

IV. Pathogénie des paralysies et des ophtalmoplégies. — Dans cette pathogénie, la syphilis et le tabes jouent le plus grand rôle ; viennent ensuite, comme causes, l'hystérie, les tumeurs intra-crâniennes, les méningites chroniques, la paralysie générale, la sclérose en plaques, certaines maladies infectieuses aiguës ou chroniques (diabète, tuberculose méningée, diphtérie, grippe, rougeole, qui agissent souvent par névrite), le refroidissement, les intoxications diverses (ptomaïnes, botulisme, oxyde de carbone, plomb, alcoolisme chronique). La syphilis frappe surtout l'O.M.E. et l'O.M.C.

Les paralysies de l'O.M.E. sont les plus fréquentes, puis celles de l'O.M.C. et, en dernière ligne, du pathétique. La paralysie unilatérale de l'O.M.E. est très souvent de cause périphérique ; sa paralysie bilatérale résulte soit d'une affection des noyaux moteurs, soit d'une compression à la base du crâne en avant du pont de Varole où les deux troncs sont voisins ; de même pour la paralysie bilatérale de l'O.M.C.

L'ophtalmoplégie *congénitale* est presque toujours incomplète et s'accompagne de ptosis incomplet ; la musculature intérieure de l'œil est indemne ; le m. droit supérieur est toujours paralysé ; les yeux sont habituellement en convergence.

Les paralysies et ophtalmoplégies sont d'origine périphérique ou d'origine cérébrale.

1° *Paralysies et ophtalmoplégies d'origine périphérique.* — Le tronc nerveux est atteint soit dans l'orbite (p. orbitaires), soit à la base du crâne (p. basilaires) ; exceptionnellement c'est le muscle qui est directement frappé.

Les paralysies et ophtalmoplégies *orbitaires* sont unilatérales et dues à des phlegmons, tumeurs, traumatismes, refroidissement, etc.

Les paralysies *basilaires* sont également bilatérales, du moins en général, et s'accompagnent souvent de paralysies d'autres nerfs (olfactif, optique, trijumeau, parfois facial). La paralysie incomplète de l'O.M.C. ne serait jamais d'origine basilaire, fait très discuté lorsqu'il s'agit de paralysie d'origine syphilitique, surtout pour les paralysies dissociées de ce nerf, qui sont considérées par Uhtoff comme étant toujours basales et localisées dans l'espace interpédonculaire ; sa paralysie brusque et totale est basilaire. Causes : méningite tuberculeuse, syphilis, tumeurs, hémorragie méningée, anévrysmes, etc. La paralysie unilatérale de l'O.M.E. s'observe aussi dans les fractures de la base du crâne passant par le sommet du rocher ; elle a été signalée par Nuel dans un cas d'anévrysme artério-veineux traumatique développé dans le sinus caverneux.

Certaines paralysies sont dues à des *névrites périphériques* (maladies infectieuses, intoxications, refroidissement). Pour Déjerine, elles auraient pour caractères d'être curables et de coexister avec des spasmes des muscles associés de l'œil sain.

2° *Paralysies et ophtalmoplégies d'origine centrale ou cérébrale.* — Sauvineau les a divisées en radiculaires ou fasciculaires, nucléaires, sus-nucléaires et corticales.

Dans les *paralysies fasciculaires* ou pédonculaires, la lésion siège entre le point d'émergence et les noyaux, et agit sur le pont de Varole ou sur les pédoncules cérébraux, de sorte qu'il existe, en général, des symptômes cérébraux et des symptômes de foyer. Elles peuvent être admises quand il y a en même temps paralysie des extrémités du côté opposé ou hémiplégie contra-latérale. D'après Bach, toutes les paralysies partielles de l'O.M.C. seraient fasciculaires ou périphériques, jamais nucléaires.

Les *paralysies et ophtalmoplégies nucléaires* sont dues à la lésion des noyaux d'origine des nerfs. Elles sont encore très discutées et Bach affirme qu'on considère comme nucléaires des paralysies qui ne le sont pas. Elles sont les plus fréquentes, généralement bilatérales, et ont pour caractère habituel d'atteindre successivement les muscles des yeux l'un après l'autre sans ordre déterminé, et d'évoluer chroniquement ; parfois leur évolution est aiguë et mortelle en quelques jours. Il s'agit d'une poliencéphalite. Causes habituelles : syphilis, alcoolisme, tabes, paralysie générale.

Les *paralysies sus-nucléaires* portent soit sur les centres coordinateurs des mouvements associés dont le siège est encore discuté (tubercules quadrijumeaux antérieurs et leur voisinage), soit sur les fibres qui réunissent ces centres aux noyaux d'origine. Il existe toujours des paralysies des mouvements associés et conjugués.

Les *paralysies corticales* sont mal connues, difficiles à différencier des sus-nucléaires ; les unes, de cause organique, sont aiguës avec phénomènes cérébraux graves ; les autres sont d'origine hystérique. Il y aurait paralysie et dissociation des mouvements volontaires associés.

§ 6. — Troubles des mouvements associés ; paralysies associées et déviations conjuguées.

Ces troubles, toujours accompagnés de phénomènes cérébraux, ont été bien étudiés par Parinaud et Raymond.

La paralysie des mouvements associés s'observe dans les lésions de l'écorce cérébrale, des pédoncules, de la protubérance et des masses ganglionnaires, lésions portant sur les centres coordinateurs. Elle est constituée par la perte d'un mouvement qui demande pour être exécuté l'action combinée des deux yeux : élévation, abaissement, convergence et divergence, mouvements de latéralité à gauche ou à droite. Cette dernière est la plus fréquente et comporte la paralysie associée du muscle droit externe d'un œil et du muscle droit interne de l'autre œil.

La déviation conjuguée des yeux à droite ou à gauche, en haut ou en bas, est le résultat soit d'une paralysie des muscles opposés soit le plus souvent d'une contracture ou spasme simultané des muscles correspondant au sens de la déviation. La forme la plus fréquente est également ici la déviation à droite ou à gauche. On l'observe dans l'apoplexie cérébrale, parfois dans l'encéphalite, dans la méningite suppurée de la convexité, dans les tumeurs, dans les abcès du cervelet. Prévost a montré que, dans l'hémiplégie, le sujet regarde toujours du côté de sa lésion, c'est-à-dire du côté non paralysé ; que dans les lésions du méso-céphale, y compris les pédoncules cérébraux et les pédoncules cérébelleux moyens, il regarde du côté opposé à sa lésion, c'est-à-dire du côté paralysé. Dans un cas d'abcès du cervelet d'origine otique, nous avons observé la déviation conjuguée du côté opposé à la lésion. Ces conclusions ne sont pas absolues.

Les déviations dissociées, un œil regardant en haut, l'autre en bas, sont très rares (blessures du cervelet, du vermis, des corps restiformes).

Dans les troubles des mouvements associés, chaque œil examiné isolément, l'autre œil étant fermé, ne présente aucun trouble de la motilité ; ces troubles n'apparaissent que dans le regard avec les deux yeux dans une direction déterminée.

Les paralysies oculaires reliées à des lésions cérébrales offriraient, d'après Raymond, les deux types principaux suivants : 1° Paralysie alterne supérieure, type de Weber : hémiplégie motrice ou sensitivo-motrice associée à une paralysie de quelques-unes ou à l'ensemble des branches de l'OMC du côté opposé ; 2° Paralysie alterne inférieure, type de Maillard-Gubler : la paralysie des membres s'accompagne d'une paralysie du facial du côté opposé avec ou sans participation de l'OME ; la paralysie de ce dernier nerf peut aussi exister sans paralysie simultanée du facial. Ces paralysies alternes peuvent dépendre soit d'une lésion bulbo-pédonculo-protubérantielle, soit, assez souvent, de l'hystérie. Il peut y avoir aussi coexistence d'une hémiplégie motrice ou sensitivo-motrice avec une paralysie totale ou partielle des mouvements associés, plus prononcée du côté opposé à celui où siège la paralysie des membres. La cause en serait, pour Raymond, une lésion supra-nucléaire au voisinage des tubercules quadrijumeaux, centres coordinateurs.

§ 7. — Nystagmus.

Le nystagmus est l'état d'un globe oculaire animé de mouvements rythmiques ou irréguliers, saccadés, involontaires, de nombre et de rapidité variables.

Sous le rapport de l'*aptitude au service militaire*, le nystagmus est compatible avec le service actif ou le service auxiliaire suivant le degré de l'acuité visuelle (art. 78 et 93); il entraîne l'exemption ou la réforme si l'acuité est inférieure aux limites fixées.

Le nystagmus est dit oscillatoire si le mouvement est horizontal ou vertical, rotatoire quand le globe de l'œil présente des mouvements alternatifs de rotation incomplète autour de son axe antéro-postérieur. Il est en général binoculaire, s'exagère lorsque le sujet fixe un objet ou se sent observé, s'arrête pendant le sommeil ou bien si le regard est fortement dirigé en bas ou en dehors, quelquefois dans la fixation très rapprochée. L'amplitude des oscillations est habituellement en raison inverse de leur nombre. Il ne peut être simulé, cependant Fano et Schveigger ont cité, chacun, un cas de nystagmus volontaire.

Le nystagmus est congénital ou acquis. Dans le nystagmus congénital, il y a presque toujours abaissement de l'acuité visuelle par amblyopie, et fréquemment coexistence d'hypermétropie ou d'astigmatisme. Par lui-même, il ne gêne en rien l'exercice de la vision et s'atténue avec l'âge.

Le nystagmus acquis est soit professionnel, soit symptomatique. Le professionnel s'observe spécialement chez les mineurs ; il est sujet à des rémissions périodiques et présente presque toujours le type rotatoire. L'acuité n'est pas affaiblie, mais les sujets perçoivent le mouvement apparent des objets correspondant aux oscillations de leurs yeux, d'où vertiges, souvent asthénopie accommodative.

Le nystagmus symptomatique (ou ataxique) s'observe dans les maladies du système nerveux (épanchements sanguins sous-duraux, thrombose des sinus, tumeurs du cerveau, lésions du mésocéphale et du cervelet) ; il est pathognomonique de la sclérose en plaques et accompagne souvent les déviations conjuguées. On le rencontre parfois dans les affections de l'oreille qui déterminent une augmentation de pression de l'oreille interne, et aussi pendant les lavages du conduit auditif externe à l'eau froide.

Il est une variété de contractions nystagmiques des muscles de l'œil, sorte de faux nystagmus, ou nystagmus saccadé, qui se produit lorsque les deux yeux se trouvent amenés dans une position extrême, en particulier dans la direction d'un muscle parésié ou paralysé, surtout si c'est le muscle droit externe (Javal).

CHAPITRE XIV

AMBLYOPIES ET AMAUROSES — DE L'AMBLYOPIE ET DE LA CÉCITÉ AU POINT DE VUE MILITAIRE

On donne le nom d'amblyopie à la diminution de l'acuité visuelle et celui d'amaurose à la suppression totale de la vision de l'un ou des deux yeux, lorsque ces deux états ne peuvent être rattachés à une lésion de l'appareil nerveux optique appréciable à l'ophtalmoscope.

Nous les diviserons d'après leurs causes en 1° amblyopies et amauroses toxiques et infectieuses, 2° amblyopies et amauroses traumatiques et réflexes; 3° amblyopie et amauroses fonctionnelles, 4° amaurose par affections endo-crâniennes.

Dans toute amblyopie, on doit explorer l'acuité visuelle, les réactions pupillaires, le champ visuel, le sens des couleurs et, éventuellement, le sens lumineux.

§ 1. — Amblyopies et amauroses toxiques et infectieuses.

Presque toujours bilatérales, elles sont produites par des intoxications ou par des infections soit exogènes, soit endogènes. Nous classerons, à côté d'elles, les amblyopies et les amauroses dues aux troubles de la nutrition.

La plupart des amblyopies toxiques sont le résultat de névrites rétro-bulbaires dont les signes ophtalmoscopiques (décoloration surtout prononcée sur le segment temporal de la papille) apparaissent tardivement; pour quelques-unes, le poison agit sur la rétine ou sur les centres nerveux. Causes les plus communes : alcool, tabac, plomb, sulfure de carbone, quinine, acide salicylique et salicylates, arsenic, iodoforme, ac. osmique, opium, haschisch, extrait éthéré de fougère mâle, morsure des serpents, diabète, urémie.

Avec Uhthoff on peut les diviser en deux groupes. Le premier groupe se caractérise par un scotome central avec intégrité de la périphérie du champ visuel ; il comprend les intoxications par l'alcool, le tabac, le sulfure de carbone, l'arsenic, l'iodoforme, le diabète sucré. Le second groupe est caractérisé par un rétrécissement du champ visuel ; on y range les intoxications par la quinine, l'acide salicylique, la fougère mâle et la pelletiérine ; Nuel et Druault admettent que l'amblyopie due à ces deux dernières substances, ou amblyopie filicique, est occasionnée par une névrite optique parenchymateuse.

Nous ne décrirons que les principaux types de ces amblyopies et amauroses :

1° *L'amblyopie nicotinique et l'amblyopie alcoolique* coexistent dans la plupart des cas. On observe une forme aiguë et une forme chronique.

La forme aiguë apparaît brusquement, de préférence chez les fumeurs ou chez les alcooliques invétérés, à la suite d'un excès de tabac ou de boisson, par la formation d'un scotome central. La forme chronique est la plus fréquente : l'abaissement de l'acuité visuelle s'établit lentement par l'apparition progressive d'un scotome central négatif, d'abord relatif, puis absolu pour le blanc et les couleurs. Le scotome débute le plus souvent par un agrandissement de la tache de Mariotte (de Lapersonne). Le sujet voit mieux le soir, car la lumière vive est mal tolérée. Ultérieurement apparaît l'atrophie du segment temporal ou papillo-maculaire de la papille (névrite rétro-bulbaire). Panas a observé plusieurs cas d'amblyopie alcoolo-nicotinique aiguë pendant le siège de Paris ; Santos Fernandez en a aussi observé d'assez nombreux sur les troupes en campagne à Cuba. Cette amblyopie est curable.

2° *L'amblyopie par le sulfure de carbone* est caractérisée par le rétrécissement concentrique du champ visuel ; il y a souvent de la dyschromatopsie, parfois un scotome central, et de l'atrophie de la moitié temporale de la papille.

3° *L'amblyopie et l'amaurose par intoxication quinique*, consécutives à l'absorption de très fortes doses de ce médicament (2 à 3 gr. au moins), sont dues à une dégénérescence des cellules de la couche ganglionnaire de la rétine suivie de la dégénérescence du nerf optique (Druault) ; le rétrécissement concentrique du champ visuel est très prononcé et l'on observe l'amincissement excessif des vaisseaux et la blancheur ischémique crayeuse de la papille.

4° L'*amblyopie diabétique* avec scotome central est un signe grave, surtout s'il y a en même temps rétrécissement concentrique du champ visuel. L'amblyopie sans scotome central est rare ; il en est de même de la cécité subite.

5° *Dans l'intoxication urémique,* ce n'est plus de l'amblyopie mais une amaurose complète qui s'établit brusquement au cours de l'urémie cérébrale ; elle est passagère et la vision revient aussi brusquement qu'elle a disparu.

6° L'*amblyopie et l'amaurose palustres* procèdent par accès et se montrent soit comme phénomène isolé (accès larvé), soit dans les accès ordinaires ou plus souvent dans les accès pernicieux, commençant avec le stade algide pour disparaître, habituellement, avec la transpiration. On rencontre l'amblyopie avec plus de fréquence dans le type tierce. Il y a rétrécissement concentrique du champ visuel.

7° L'*amblyopie et l'amaurose post-hémorragiques* apparaissent le plus souvent du 3e au 6° jour après les grandes hémorragies, quelquefois immédiatement ; il y a rétrécissement du champ visuel. Généralement passagères, elles peuvent devenir permanentes, mais alors il se produit des lésions papillo-rétiniennes qui se terminent par l'atrophie optique et il ne s'agit plus d'amblyopie ni d'amaurose vraie (v. page 248).

On observe également des amblyopies, et parfois des amauroses, dans les maladies infectieuses et les fièvres éruptives.

§ 2. Amblyopies et amauroses traumatiques et réflexes.

Les principales sont : 1° *l'amblyopie* (et l'amaurose) *par fulguration* dans laquelle le trouble visuel dérive de l'ébranlement profond du système nerveux et, dans certains cas, de l'impression produite par l'éclair. Elle est passagère ou définitive ; dans ce dernier cas, il y a des complications intra-oculaires appréciables (atrophie optique, hémorragie, décollement de la rétine, cataracte). D'après Widmark, l'action des rayons ultra-violets de l'éclair jouerait un rôle important dans le développement de la cataracte.

2° *L'amblyopie par compression et par contusion* de l'œil.

3° Les *amblyopies et amauroses réflexes* produites par une excitation prolongée des nerfs centripètes sensitifs les plus divers (névralgies dentaires, otalgies, ablation de polypes nasaux, vers intestinaux). On les observe ordinairement chez des névropathes et l'on peut donc se demander s'il ne s'agit pas de manifestations hystériques. Cette forme s'accompagne souvent du rétrécissement périphérique du champ visuel.

§ 3. — Amblyopies et amauroses fonctionnelles.

1° *Amblyopie congénitale.* — Généralement unilatérale, elle est souvent liée à l'hypermétropie, à l'astigmatisme ; on l'observe rarement chez le myope et chez l'emmétrope. L'œil amblyope est souvent en strabisme. Lorsqu'elle est bilatérale, elle s'accompagne ordinairement de nystagmus.

2° *Amblyopie par anopsie ou par défaut d'usage.* — Unilatérale, en général, elle résulte du manque de fonctionnement de l'œil par suite de troubles congénitaux ou acquis des milieux transparents (taies, opacités du cristallin), ou d'anomalies de la réfraction ; le strabisme y est fréquent. On la rencontre aussi, après les blépharospasmes prolongés, surtout chez les enfants. De pareils yeux peuvent récupérer une acuité visuelle très suffisante quand l'amblyopie est acquise et n'est pas trop accentuée (acuité non inférieure à 1/30).

3° *Amblyopie et amaurose hystériques.* — Le début peut en être insidieux, mais le plus souvent l'affection survient brusquement à la suite d'une émotion, d'un traumatisme ou d'une affection aiguë. Dans l'amblyopie, il y a affaiblissement de l'acuité visuelle, rétrécissement du champ visuel pour le blanc et les couleurs (page 203), diminution du sens lumineux et du sens des couleurs, dyschromatopsie. Il se produit souvent successivement des disparitions et des réapparitions brusques des symptômes. S'il existe de l'hypoesthésie unilatérale, l'amblyopie est plus accentuée de ce côté. Souvent unilatérale au début, l'amblyopie ou l'amaurose devient bilatérale, mais il y a plus fréquemment alors amaurose d'un côté et amblyopie de l'autre. On observe concomitamment, dans certains cas, du strabisme, des paralysies associées, de la polyopie monoculaire, de la micropsie ou de la macropsie ; on peut aussi produire le phénomène du transfert. Les réflexes pupillaires sont conservés, alors même qu'il y a cécité absolue, l'amaurose se comportant comme si elle était de cause cérébrale.

L'amaurose peut s'établir d'emblée après un traumatisme. Binoculaire, elle est en général passagère, quoique pouvant persister des mois et même plus d'une année. Nous en observons un cas qui date déjà de dix mois. Oppenheim a relaté un cas d'amaurose bilatérale qui dura 1 an 1/2 et rechuta ensuite treize fois dans les dix années qui suivirent. Harlan a cité un cas qui persista dix ans. Dupuy-Dutemps a rapporté un cas datant déjà de quatre ans.

L'amblyopie et l'amaurose hystériques sont très déconcertantes au point de vue médico-légal, car, ainsi que l'a fait remarquer Pansier et que nous avons pu le constater, ces hystériques se comportent comme de parfaits simulateurs, surtout si la manifestation est unilatérale. En effet, un œil hystérique, amblyope ou aveugle dans la vision monoculaire, peut y voir et fonctionner normalement dans la vision binoculaire et particulièrement dans la vision stéréoscopique : il lira, par exemple, toutes les lettres de la boîte de Chauvel, mais il sera troublé par l'interposition d'un prisme (v. chap. XVI). C'est que l'intellect ne perçoit pas toutes les impressions cérébrales ; on peut invoquer l'automatisme psychologique de Grasset. On devra tenir grand compte, pour se faire une opinion exacte, de l'attitude du malade, de l'hésitation des réponses, de la non-concordance des différentes épreuves, etc.

4° *Amblyopie par neurasthénie.* — Elle s'observe surtout de l'âge de la puberté à 25 ans ; elle est toujours bilatérale. Les troubles visuels se développent progressivement. L'acuité est très diminuée, le champ visuel est rarement rétréci, mais présente le phénomène du champ visuel oscillant (page 203) par fatigue probable de l'attention du sujet ; on observe souvent un élargissement de la tache de Mariotte, des troubles asthénopiques et de l'insuffisance des muscles droits internes, du tremblement des paupières par contractions fugaces de l'orbiculaire (signe de Rosenbach).

§ 4. — Amauroses par affections intra-crâniennes.

L'amaurose unilatérale est habituellement due, en dehors de l'hystérie, à une interruption complète des fibres optiques entre le globe oculaire et le chiasma ; exceptionnellement, elle peut être causée par des lésions bilatérales du cerveau ou des couches optiques. Si elle s'accompagne d'amblyopie de l'autre œil, elle indique soit une affection ou une compression du chiasma, soit un foyer morbide dans la partie postérieure de la capsule interne du côté opposé à l'œil amaurotique, soit enfin l'hystérie.

L'amaurose bilatérale de cause cérébrale est produite soit par un ramollissement siégeant dans les deux lobes occipitaux, soit par l'hystérie. Nous avons vu qu'on pouvait l'observer dans le paludisme, dans l'urémie et dans les maladies infectieuses.

§ 5. — De la cécité et de l'amblyopie au point de vue militaire.

Le médecin militaire est appelé à se prononcer sur la cécité soit à propos de malades ayant perdu la vue à la suite d'une blessure ou d'une maladie contractée à l'occasion du service (lois des 11 et 18 avril 1831, voir appendice), soit lorsqu'il s'agit de la dispense à conférer à titre de chefs de famille à des jeunes gens, en raison de l'impotence de certains de leurs parents atteints de cécité ou d'infirmités incurables (loi du 15 juillet 1889, art. 21).

Quand doit-on admettre qu'il y a cécité ou perte totale de la vision, au point de vue médico-légal, pour une pension de retraite ou pour une dispense ?

Scientifiquement, dans l'acception rigoureuse du mot, un œil est aveugle lorsqu'il ne distingue plus le clair de l'obscur, que toute impression lumineuse a disparu. En pratique, l'interprétation du mot cécité doit être, selon nous, moins rigoureuse, moins stricte, plus humaine, et l'on considérera comme aveugle un œil qui ne perçoit plus que les différences du clair et de l'obscur, qui a perdu toute acuité visuelle et n'a plus aucune perception des objets extérieurs.

Un malade ainsi atteint sur les deux yeux est un véritable aveugle, il a perdu la vue, puisqu'il se trouve dans l'impossibilité absolue de se conduire sans un guide et de se livrer à un travail quelconque ; malgré la persistance éventuelle du sens lumineux, comme toute acuité visuelle a disparu, il n'en est pas moins frappé de cécité. On doit donc lui appliquer, à notre avis, les dispositions de la classification des blessures et infirmités ouvrant des droits à la pension, édictées pour la première classe de l'échelle de gravité « cécité ou perte totale et irrémédiable de la vue. »

La perte totale de la vue doit être irrémédiable. Il s'ensuit donc que le bénéfice de ces prescriptions relatives à la première classe ne saurait être étendu à un sujet atteint d'une cataracte bilatérale, totale, consécutive à un traumatisme ou à une maladie contractée à l'occasion du service, si, le sens lumineux étant conservé, une intervention est susceptible de rendre au malade un certain degré de vision ; mais si le sens lumineux est aboli ou bien si toute opération est jugée contre-indiquée d'une manière absolue et définitive, le malade étant alors atteint de cécité irrémédiable, le cas devra être rangé, à notre avis, dans la première classe de l'échelle de gravité.

Pour l'application des prescriptions relatives aux numéros 20 et 21 de la cinquième classe et 54 de la sixième classe, les expressions, perte complète de la vision, perte de la vue, abolition complète de la vision, d'un côté, seront interprétées, en ce qui concerne l'unilatéralité de la cécité, d'après les considérations précédentes. Il est toujours nécessaire, bien entendu, que la lésion soit reconnue comme incurable, ce qui élimine en particulier toutes les amblyopies et amauroses hystéro-traumatiques uni ou bilatérales.

Les amblyopies et autres affections des yeux incompatibles avec le service militaire, dont l'origine peut être attribuée au service et qui ne sont pas susceptibles d'être rangées dans l'échelle de la classification des blessures ou infirmités ouvrant des droits à la pension de retraite (v. appendice), feront l'objet de propositions pour la réforme n° 1 avec gratification, s'il y a lieu.

En ce qui concerne les opérations des conseils de révision, les comptes rendus sur le recrutement de l'armée donnent, de 1891 à 1900, une moyenne annuelle de 102.7 exemptions pour perte complète de la vue par maladie ou de naissance, et de 31.9 par accident, sur 323,831 appelés au tirage au sort, soit une proportion totale de 4,15 aveugles pour 10.000 hommes. Quant à la cécité unilatérale, la moyenne annuelle est de 1368 cas, soit 42.2 pour 10.000 hommes.

Au point de vue civil, purement professionnel, la définition de la cécité proposée par les ophtalmologues diffère sensiblement de celle que nous avons admise ci-dessus, et cela surtout en raison de l'application de la loi sur les accidents du travail. Il y a quelques années, Fuchs (de Vienne) admettait qu'il y a cécité lorsque les doigts ne peuvent plus être comptés à un mètre, c'est-à-dire lorsque l'acuité descend au-dessous de 1/50 ; Schmidt-Rimpler et Magnus, plus rigoureux, considéraient comme aveugles les sujets qui ne peuvent plus compter les doigts qu'à trente-trois centimètres. Les tendances actuelles, n'envisageant que le côté strictement professionnel, social, sont en faveur d'une interprétation plus large de l'expression cécité. Grœnow admet que celui à qui il ne reste plus que 0,15 de l'acuité visuelle normale a perdu toute acuité visuelle professionnelle et peut tout juste se conduire. Dans sa thèse (Paris, 1901) sur les accidents du travail concernant l'appareil de la vision, Gorecki conclut de ses recherches que en dessous de 0,15 à 0,10 de la normale, c'est-à-dire lorsque il a perdu 6/7 de sa vision environ, l'œil n'est plus apte à être utilisé pour un travail rémunérateur. Truc et Trousseau, dans leur rapport sur la cécité et les aveugles, lu au congrès de 1902 de la Société française d'ophtalmologie, ont admis que tout sujet qui n'a pas assez de vue d'une façon définitive pour travailler avec ses yeux, c'est-à-dire, quand la vision, d'une façon réputée incurable, est nulle, simplement quantitative ou inférieure à 1/10, est aveugle au point de vue social ou professionnel.

En somme, cette question de la cécité professionnelle est loin d'être résolue, mais il semble excessif de faire commencer la cécité avec 1/12 d'acuité visuelle ; on rencontre bon nombre de sujets, qui, avec une acuité de 1/20 et de 1/25, exercent des professions fort rémunératrices.

Au point de vue de l'application des lois des 11 et 18 avril 1831, il n'y a pas lieu de tenir compte des considérations précédentes, qui ont été données à titre simplement documentaire.

CHAPITRE XV

RELATIONS DES MALADIES DES YEUX AVEC LES AUTRES MALADIES

Les relations des maladies des yeux avec les autres maladies forment un chapitre d'étiologie générale dont la connaissance est des plus importantes pour le médecin militaire, non seulement sous le rapport d'un pronostic à porter ou d'un traitement à instituer, mais aussi et surtout pour lui permettre de se prononcer sur l'origine, souvent litigieuse, d'une affection oculaire en vue d'une réforme ou d'une pension de retraite.

Cette étude sera faite, aussi sommairement que possible, d'après la division suivante : 1° Relations avec les maladies générales; 2° Relations avec les maladies des principaux appareils et organes. Les principaux ouvrages sur l'ensemble de cette question sont ceux de E. Berger, en France, Knies, Schmidt-Rimpler, Eversbusch, à l'étranger.

I. — RELATIONS DES MALADIES DES YEUX AVEC LES PRINCIPALES MALADIES GÉNÉRALES

Nous examinerons ces relations avec les maladies infectieuses, toxiques et parasitaires, et avec les affections par troubles de la nutrition.

§ 1. — Relations avec les maladies infectieuses.

Les maladies infectieuses aiguës et chroniques peuvent produire des affections des yeux par infection primitive ou par infection secondaire ; elles peuvent aussi aggraver une affection oculaire existante. On observe assez fréquemment dans la convalescence des maladies infectieuses graves de la parésie de l'accommodation parfois liée avec une amblyopie sine materiâ. C'est surtout par la cornée que les exanthèmes aigus menacent la vue.

1° *Rougeole*. — Au début, il y a souvent de la photophobie, du larmoiement, du blépharospasme, un peu de catarrhe conjonctival ; lors de l'apparition de l'exanthème, on voit quelquefois une éruption de taches rubéoliques le long du bord ciliaire de la conjonctive, particulièrement sur la paupière inférieure. On observe également des phlyctènes marginales de la cornée, suivies ou non d'ulcérations, de la kératite exanthématique ponctuée superficielle (Trantas), du catarrhe des voies lacrymales. On a signalé également la choroïdite plastique, l'amaurose transitoire par cause cérébrale, peut-être urémique, ou permanente et alors presque toujours due à une névrite optique, des paralysies musculaires, en particulier, la paralysie du muscle droit externe surtout s'il y a méningite ; notre collègue Simonin a publié un cas de ptosis et de paralysie bilatérale des muscles droits externes qu'il a attribués à une névrite.

2° *Scarlatine*. — La conjonctivite est rare. On a observé, comme complications, la diphtérie oculaire, la kératite avec ulcère à marche rapide, l'amblyopie et l'amaurose très probablement d'origine urémique et guérissant généralement, la rétinite en cas d'albuminurie, exceptionnellement de la névrite optique et des paralysies des muscles de l'œil.

3° *Variole*. — Elle menace la vue de dangers plus grands que les autres fièvres éruptives. On peut voir se développer, sur la conjonctive, du catarrhe, quelquefois des hémorragies, des pustules près du bord inférieur de la cornée qui s'altère secondairement, des exsudats diphtéroïdes. Le catarrhe du sac est fréquent, ainsi que l'occlusion du point lacrymal par une pustule. Il est admis qu'il ne se produit pas de vraies pustules sur la cornée. On y observe soit des kératites circonscrites marginales et centrales, soit des abcès souvent accompagnés d'hypopyon, soit des ulcérations ; la perforation, le prolapsus irien, le staphylome antérieur, les troubles du cristallin sont souvent la conséquence des processus ulcéreux et suppuratifs de la cornée qui entraînent aussi de l'irido-choroïdite. On a signalé très rarement la rétinite, la neuro-rétinite diffuse, la névrite rétro-bulbaire. Il n'y a aucun fait positif d'atrophie du nerf optique.

4° *Erysipèle*. — En dehors du phlegmon des paupières généralement bénin, et de celui de l'orbite qui peut entraîner la cécité uni ou bilatérale par atrophie optique, on a observé l'iritis, des kératites rebelles, des troubles visuels mal précisés, le rétrécissement du champ visuel, des embolies et tromboses rétiniennes, la névrite rétro-bulbaire, l'atrophie optique (Galezowski), la papillite, tantôt unilatérale, tantôt bilatérale, la paralysie de la 3e paire.

5° *Urticaire*. — Peut produire de l'iritis. L'érythème polymorphe cause souvent de la conjonctivite.

6° *Oreillons*. — La conjonctivite et le larmoiement sont fréquents, la kératite est très rare. On a aussi observé l'iritis, l'irido-cyclite, la paralysie de l'accommodation avec mydriase, la dacryo-adénite ou plutôt la fluxion de la glande lacrymale, l'amblyopie passagère par congestion de la rétine, la dyschromatopsie, l'atrophie papillaire à apparition tardive (Talon) probablement par neuro-rétinite, quelques cas de paralysies musculaires, l'héméralopie (Hatry).

7° *Pneumonie*. — La complication la plus fréquente est la kératite ; mais les pneumocoques ou leurs toxines peuvent produire la rétinite septique avec hémorragies, dégénérescence de la membrane (Anenfeld et Goh), ou même la panophtalmie suppurative débutant par le corps vitré et la rétine (Anenfeld, Abt).

8° *Diphtérie*. — La conjonctivite diphtérique a déjà été étudiée (page 30). Schmidt-Rimpler a signalé de l'hyperhémie et des troubles de la papille avec amblyopie. Pendant la convalescence de la diphtérie naso-pharyngo-laryngée, on observe fréquemment des paralysies de l'accommodation avec intégrité du sphincter irien, plus rarement des paralysies des muscles de l'œil, parfois l'ophtalmoplégie externe totale avec ptosis, paralysies guérissant presque toujours en quelques semaines. On a quelquefois constaté la névrite optique (papillite ou névrite rétro-bulbaire).

9° *Fièvre typhoïde*. — On peut observer la conjonctivite, la kératite phlycténulaire ou ulcéreuse, parfois même la nécrose de la cornée, des hémorragies rétiniennes presque toujours suivies d'atrophie optique. La névrite optique avec œdème papillaire peu accusé peut être le premier signe d'une complication méningée, d'une inflammation du sinus sphénoïdal (E. Berger), ou bien être de cause périphérique ou due à l'action directe du bacille d'Eberth. On a constaté aussi l'embolie de l'artère centrale (Galezowski), la cataracte, des amauroses sans lésions ophtalmoscopiques et guérissant rapidement.

10° *Typhus exanthématique*. — La névrite rétrobulbaire suivie d'atrophie a été observée.

11° Dans la *fièvre récurrente*, on a signalé la fréquence des affections du tractus uvéal (iritis, choroïdite, troubles du corps vitré).

12° *Dysenterie.* — On a observé de l'iritis, de l'irido-cyclite, des hémorragies choroïdiennes.

13° *Fièvre jaune.* — Des hémorragies du corps vitré et de la chambre antérieure, l'urémie et ses conséquences, ont été signalées.

14° *Impaludisme.* — Les lésions oculaires peuvent se montrer soit comme fièvre larvée, soit comme complications des accès aigus, des accès pernicieux, du paladisme chronique ou de la cachexie palustre.

On a observé l'herpès palpébral, la conjonctivite, la kératite avec érosion marginale débutant sous la forme phlycténulaire et parfois compliquée d'ulcère, d'hypopyon ou d'iritis, la kératite dendritique, l'infiltration parenchymateuse de la cornée ; la forme ulcéreuse avec anesthésie de la cornée se remarque plutôt dans la cachexie.

L'iritis, la choroïdite diffuse avec troubles du corps vitré, les hémorragies rétiniennes ponctuées à la périphérie, larges au pôle postérieur, l'œdème brusque de la rétine avec amaurose transitoire, la thrombose et l'embolie de l'artère centrale mais plus souvent de ses branches, sont des complications relativement fréquentes (v. page 163). Les lésions du fond de l'œil procèdent d'altérations vasculaires, circulatoires (Poncet, de Cluny).

La rétine est la membrane la plus fréquemment atteinte (Bassères). On trouve parfois la rétinite diffuse, la rétinite avec dépôts du pigment, de préférence chez les cachectiques, de l'œdème péripapillaire avec artères amincies et veines dilatées et tortueuses ; presque toujours le nerf optique est affecté en même temps. Poncet a décrit la neuro-rétinite avec papille gonflée, rouge vif dans les accès aigus, rouge sombre dans la paludisme chronique ; elle peut survenir d'emblée, et n'est pas toujours curable (alors suivie d'atrophie).

L'amblyopie sine materiâ, les scotomes, l'amaurose temporaire, intermittente (forme larvée), l'hémianopsie sont des complications plus rares, ainsi que les paralysies musculaires.

15° *Grippe ou influenza.* — Elle peut donner naissance à la presque totalité des affections oculaires : dacryo-adénite, conjonctivite catarrhale souvent avec ulcères marginaux, kératites ponctuées ou vésiculeuses, ulcéreuses avec ou sans hypopyon, épisclérite, ténonite, iritis séreuse, choroïdites et troubles du corps vitré, chorio-rétinite centrale, papillite, névrite rétro-bulbaire (assez fréquente et précoce), thrombose des veines de la rétine entraînant des hémorragies, le décollement de la rétine et le glaucome hémorragique (nous en avons observé un cas des plus intéressants ayant abouti à la cécité), rétinite séreuse, neuro-rétinite suivie d'atrophie, enfin paralysies de l'accommodation et des muscles de l'œil ; on a même attribué à la grippe l'apparition brusque de la cataracte (Schiess-Gemmuseus). L'amaurose sans lésion a été signalée par Sedan. La grippe frappe donc tous les tissus de l'œil.

16° *Rhumatisme articulaire aigu*. — L'iritis, l'irido-choroïdite avec troubles du corps vitré sont les lésions les plus fréquentes et les deux yeux sont souvent atteints l'un après l'autre. La névrite optique est rare, mais on l'a observée après de simples refroidissements, une exposition prolongée à la neige ou à un froid vif. — L'épisclérite, la sclérite, la ténonite ont été également signalées, ainsi que des paralysies musculaires, en particulier la paralysie du droit externe. L'embolie de l'artère centrale a été vue dans certains cas de lésions valvulaires du cœur.

17° *Blennorragie*. — Elle frappe surtout la conjonctive et l'iris par l'intermédiaire du gonocoque ou de ses toxines. La conjonctivite, déjà étudiée (pag. 28) se développe soit par contagion, soit plus rarement par métastase ; dans ce dernier cas, elle est surtout séro-vasculaire et la sécrétion est presque nulle, tandis que dans la conjonctivite par contagion, la sécrétion purulente est abondante. La conjonctivite par métastase se produit presque toujours avec le rhumatisme blennorragique ; dans les cas que nous avons observés, elle récidivait avec chaque poussée articulaire, atteignant les deux yeux en même temps ; elle est, en général, moins grave que l'autre qui, on l'a vu, entraîne assez souvent des troubles permanents de la vision.

L'iritis, de forme séreuse, parfois plastique, est également fréquente et coïncide le plus souvent avec les manifestations articulaires, mais nous l'avons rencontrée aussi sans ces dernières ; elle récidive facilement. Enfin on a signalé la sclérite, la ténonite, la dacryo-adénite, la névrite optique (Panas).

18° *Syphilis*. — Elle peut frapper tous les tissus de l'œil et donner lieu à des manifestations variées suivant la période de son évolution : conjonctivites papuleuses, kératites vésiculeuses diverses et en particulier la kératite interstitielle dans la syphilis héréditaire ou tardive, iritis plastique, nodulaire ou gommeuse (la forme plastique est la plus fréquente), l'irido-cyclite avec troubles du corps vitré, les choroïdites à forme aréolaire, disséminée, maculaire, etc., la chorio-rétinite avec trouble poussiéreux du corps vitré, la rétinite récidivante par accès brusque avec trouble maculaire et scotome central (de Grœfe), la rétinite pigmentaire, l'atrophie papillaire, très rarement la sclérite. On a signalé des amblyopies sans lésions ophtalmoscopiquement appréciables et disparaissant par le traitement mercuriel. L'atrophie du nerf optique apparaissant d'emblée est presque toujours le prélude du tabes.

La mydriase unilatérale est un signe fréquent de syphilis tardive et s'accompagne le plus souvent de paralysie de l'accommodation ; elle atteint de préférence l'œil gauche et est souvent incurable. Les paralysies oculaires sont fréquentes ainsi que l'ophtalmoplégie. Les stigmates de la syphilis héréditaire ont été étudiés page 173.

19° *Tuberculose.* — Elle peut donner lieu à la conjonctivite, à la kératite, à l'iritis, à la choroïdite, ainsi que cela a été exposé dans les chapitres II et IV ; on a aussi observé la tuberculose du sac lacrymal. L'iris est le siège de prédilection des tubercules.

20° *Lèpre.* — Les affections oculaires s'observent chez les 3/4 des lépreux : macules violacées et nodules d'un rouge-jaunâtre sur la conjonctive et la cornée, avec, souvent, anesthésie et xérosis de cette dernière ; pannus ; lépromes de l'iris ; irido-choroïdite. Les lésions du fond de l'œil consistent surtout en taches isolées, blanches ou noires, sans encadrement de pigment et surtout à siège périphérique (Trantas).

§ 2 — Relations avec les maladies toxiques et les intoxications.

Les maladies toxiques peuvent atteindre l'œil soit dans ses éléments anatomiques, soit dans son système nerveux périphérique ou central.

L'amblyopie est le symptôme le plus fréquent de l'intoxication et nous l'avons déjà étudiée en détail au chapitre XIV, auquel on se reportera. Presque toujours due à une névrite rétro-bulbaire, elle est tantôt brusque, tantôt progressive, d'intensité variable, souvent réduite à un scotome, ou même à un simple rétrécissement concentrique du champ visuel.

I. Intoxications d'origine minérale. — Les intoxications par la quinine et le sulfure de carbone ont été exposées page 233.

Dans l'intoxication par le *plomb*, on observe, outre la névrite rétro-bulbaire, la rétinite hémorragique par néphrite, des paralysies des muscles de l'œil.

L'*arsenic* produit du catarrhe conjonctival, fugace, parfois de l'amblyopie ou de l'amaurose, un scotome central.

Le *phosphore* entraîne, par la néphrite albumineuse, des hémorragies rétiniennes et des taches blanches de dégénérescence.

L'*oxyde de carbone* cause parfois des paralysies de l'accommodation et des muscles de l'œil, de l'œdème de la rétine, de la diminution du champ visuel.

L'*aniline*, la *roburite*, le *nitro-benzol* (affections professionnelles) causent de la cyanose de la face, des conjonctives et souvent du fond de l'œil, des hémorragies péripapillaires, de l'œdème de la rétine, un scotome central, du rétrécissement du champ visuel, de la dyschromatopsie (confusion du blanc et du bleu), Dans les fabriques d'aniline, les affections de la cornée sont fréquentes et on observe des iritis récidivantes (Galezowski). La *naphtaline* peut occasionner la cataracte (Panas).

II. Intoxications d'origine végétale. — Les plus importantes sont celles par le tabac et l'alcool déjà étudiées (page 233). D'après Eversbusch, l'amblyopie alcoolique avec scotome central se distinguerait de la nicotinique en ce que la vision est affaiblie aussi bien le jour que la nuit, parfois même les malades ne peuvent se conduire après le coucher du soleil.

L'*opium et la morphine* donnent lieu dans l'intoxication aiguë à un myosis très prononcé avec spasme de l'accommodation ; si la mydriase se produit, la mort est imminente.

La *belladone* et ses succédanés produisent de la mydriase et de la paralysie de l'accommodation.

La *fougère mâle* donne lieu à l'amblyopie, à l'amaurose et parfois à l'atrophie optique ; les pupilles sont dilatées et ne réagissent pas à la lumière.

III. Intoxications d'origine alimentaire.

A. **D'origine végétale.** — 1° *Béribéri* (intox. par le riz avarié). — On a observé des névrites multiples, des paralysies musculaires (disparaissant avec la maladie), de la paralysie de l'accommodation avec atteinte presque constante du sphincter pupillaire, de l'amblyopie et de l'amaurose, soit sans lésions ophtalmoscopiques, soit avec névrite optique.

2° *Seigle ergoté.* — On a signalé des troubles périodiques et passagers de la vue et assez souvent la cataracte.

3° *Maïs altéré ; pellagre.* — Cette intoxication peut produire l'atrophie des nerfs optiques, la rétinite pigmentaire, des troubles du cristallin et du corps vitré, de la choroïdite, de la nécrose cachectique de la cornée.

B. D'origine animale (Botulisme). — Les viandes altérées, conserves alimentaires, poissons, mollusques, huîtres, produisent des troubles visuels, du brouillard devant les yeux, de la cécité passagère, de la paralysie bilatérale de l'accommodation, et dans les cas graves de la mydriase, parfois du ptosis, de l'ophtalmoplégie externe bilatérale. C'est surtout dans l'intoxication par les huîtres que se produisent la paralysie de l'accommodation, le ptosis et la mydriase.

Le *venin des serpents* a été accusé de causer parfois la cataracte.

IV. AUTO-INTOXICATIONS. — 1° *Coup de chaleur*. — On a observé à sa suite la névrite, la neuro-rétinite, la choroïdite exsudative avec décollement rétinien.

2° *Brûlures étendues*. — Les hémorragies rétiniennes, la choriorétinite, la névrite optique ont été observées.

§ 3. — Relations avec les affections par trouble de la nutrition.

Ces affections sont pour la plupart dues à de véritables intoxications endogènes.

1° *Diabète*. — Il peut occasionner des hémorragies conjonctivales, de la blépharite, la cataracte à marche rapide, une rétinite spéciale à forme hémorragique (page 161), la névrite rétro-bulbaire avec scotome central, l'atrophie optique (surtout secondaire à la rétinite), l'amblyopie sans cause matérielle, sans scotome ni rétrécissement du champ visuel, la parésie de l'accommodation ainsi que l'insuffisance, et même la paralysie des muscles droits internes (symptômes pouvant disparaître avec l'amélioration de l'état général). L'iritis, la choroïdite et l'épisclérite sont rares.

2° *Goutte et diathèse urique*. — La conjonctivite aiguë, mais plus souvent la conjonctivite chronique, les hémorragies conjonctivales, l'épisclérite et la sclérite, l'iritis rebelle, récidivante, la choroïdite, la rétinite avec taches blanchâtres et petites hémorragies, les hémorragies rétiniennes en flammèches ou en plaques (fréquentes), l'endo et la périvasculite, la thrombose des vaisseaux rétiniens, sont des affections assez souvent observées. On voit aussi la névrite rétro-bulbaire à poussées aiguës comme une véritable attaque goutteuse (uricémique), enfin le glaucome.

3° *Rhumatisme chronique*. — L'iritis, qui en est la complication la plus fréquente, est bilatérale généralement et revêt la forme plastique avec synéchies. S'observent aussi l'épisclérite, la névrite rétro-bulbaire avec douleurs dans le fond de l'œil et scotome central. Dans l'oxalurie, on a signalé des hémorragies de la rétine.

4° *Anémie consécutive aux hémorragies graves.* — Outre l'amblyopie et l'amaurose (page 234), on peut observer de la névrite, de la neuro-rétinite avec foyers d'hémorragies rétiniennes et atrophie du nerf consécutive, quelquefois des hémorragies du corps vitré.

II. — RELATIONS DES MALADIES DES YEUX AVEC LES AFFECTIONS DES PRINCIPAUX ORGANES

Nous étudierons ces relations avec les affections des organes de la circulation, de la respiration, de la digestion, de la sécrétion urinaire, et avec les affections du système nerveux, des oreilles, des fosses nasales et des dents.

§ 1. — Relations avec les affections des organes de la circulation

Il y a à examiner les affections du cœur et celles des vaisseaux.

1° *Affections du cœur.* — Le *pouls artériel* s'observe dans l'insuffisance des valvules aortiques, exceptionnellement dans les maladies des valvules mitrales. L'embolie de l'artère centrale de la rétine, plus fréquente à gauche, est une complication grave. Chez les cardiaques, l'arc sénile cornéen est précoce. Les affections congénitales du cœur droit et la communication entre les deux ventricules occasionnent l'hyperhémie par stase, la cyanose du fond de l'œil. La sténose de l'orifice veineux gauche produit de la dilatation pupillaire.

2° *Affections des vaisseaux.* — L'artério-sclérose est une cause fréquente de troubles oculaires : ecchymoses conjonctivales souvent signe précurseur de lésions cérébrales, opacités de la cornée, catarrhe chronique de la conjonctive, endo et périvasculite des vaisseaux rétiniens, thrombose et embolie des vaisseaux rétiniens, glaucome hémorragique, cataracte sénile (Eversbusch), dégénérescence circinée de la rétine avec petites taches et stries blanches, hémorragies dans les gaines du nerf optique par altérations des artères cérébrales de la base du crâne.

Les anévrysmes de la carotide interne peuvent produire la papillite par stase (stauungs papille), ceux de l'artère ophtalmique l'atrophie du nerf optique par compression sur le nerf ou sur le chiasma.

La thrombose et l'embolie de l'artère cérébrale postérieure et de l'artère basilaire entraînent la cécité uni ou bilatérale rapide, parfois brusque.

§ 2. — Relations avec les affections des organes de la respiration.

La conjonctivite herpétique et, surtout, la kératite herpétique vésiculeuse accompagnent souvent les catarrhes bronchiques aigus.

L'emphysème pulmonaire peut produire de l'hyperhémie rétinienne par stase ou même des hémorragies.

Le myosis se voit dans certaines affections du sommet du poumon par action sur la portion cervicale du sympathique. Dans la tuberculose du sommet du poumon, Souques a observé des troubles oculo-pupillaires consistant en myosis, diminution de la fente palpébrale et rétraction du globe oculaire.

Dans la respiration de Cheynes-Stockes, on observe quelquefois des alternatives de rétrécissement pupillaire dans la pause respiratoire et de dilatation quand la respiration reprend. Pour la pneumonie, voir page 242.

§ 3. — Relations avec les affections des organes digestifs.

On a vu certaines inflammations du pharynx, en particulier des amygdales, avoir pour conséquence la névrite optique (papillite et névrite rétro-bulbaire), la rétinite œdémateuse, l'irido-cyclite, la dacryo-cystite.

Les maladies chroniques de l'estomac et de l'intestin peuvent agir par auto-intoxication et par réflexe et donnent surtout lieu à de l'amblyopie, à de la parésie de l'accommodation. Pour la dysenterie, voir page 242.

Les maladies du foie entraînent parfois de l'héméralopie, de la rétinite pigmentaire (Landolt l'a signalée dans les cirrhoses), des troubles précoces du cristallin, parfois des hémorragies rétiniennes.

17

§ 4. — Relations avec les affections des reins.

Les lésions oculaires qui dépendent des maladies des reins sont à peu près toujours la conséquence de la néphrite albumineuse : œdème des paupières, irido-cyclite, et surtout la rétinite albuminurique (page 160), qui est susceptible de guérison si la néphrite guérit elle-même, quoique habituellement elle soit d'un pronostic grave. On observe aussi l'amaurose urémique passagère, la n euro-rétinite (surtout dans la néphrite chronique avec petit rein rétracté), parfois la chorio-rétinite, rarement des paralysies musculaires par hémorragies dans les noyaux d'origine.

§ 5. — Relations avec les affections du système nerveux.

Les lésions causales peuvent occuper soit la face interne de la boîte crânienne, en particulier la base, soit le nerf optique ou ses racines, soit les méninges, ou l'encéphale, soit la moelle épinière.

Les principaux troubles oculaires observés dans ces affections sont les scotomes, l'hémianopsie, la papillite par stase, l'atrophie optique, des troubles de la pupille et de l'accommodation, des paralysies musculaires.

I. Affections du nerf optique et de ses racines. — Nous ne reviendrons pas sur les troubles oculaires dus aux lésions du nerf optique (scotome central, amblyopie et amaurose, rétrécissement du champ visuel, atrophie optique, etc.), et à celles du chiasma (altération du champ visuel, scotomes divers, hémianopsie), étudiées dans les chapitres précédents.

Les lésions unilatérales des bandelettes optiques entraînent l'hémianopsie homonyme, les lésions bilatérales, la cécité. En général, il y a en même temps des paralysies d'autres nerfs crâniens (facial, trijumeau, hypoglosse).

Les lésions des tubercules quadrijumeaux ne déterminent ni am blyopie, ni cécité. Leur destruction bilatérale produirait la paralysie du sphincter pupillaire des deux côtés, une lésion unilatérale, la paralysie de la pupille du même côté (Bach). Les lésions des noyaux d'origine produisent des paralysies et ophtalmoplégies (chap. XIII). Les lésions unilatérales du pulvinar, de la partie postérieure de la capsule interne ou de la scissure calcarine (centre visuel), donnent lieu à de l'hémianopsie avec conservation de la réaction pupillaire.

II. AFFECTIONS DES MÉNINGES. — 1° *Méningite aiguë*. — Anisocorie et myosis au début, plus tard mydriase; parfois strabisme par contraction ou par parésie; ptosis fréquent.

2° *Méningite basilaire*. — Fréquence des paralysies des muscles de l'œil, surtout de l'OME, par des exsudats; anisocorie; parfois atrophie optique; le chiasma peut être atteint.

3° *Méningite cérébro-spinale*. — On a observé l'atrophie ou la névrite optique uni ou bilatérale, parfois de l'irido-choroïdite.

4° *Méningite séreuse* (hydropisie aiguë ou chronique des ventricules). On a signalé la papillite par stase.

5° *Pachyméningite*. — Myosis au début, parfois anisocorie, papillite par stase.

III. AFFECTIONS DU CERVEAU. 1° *Hémorragie cérébrale, apoplexie*. — On peut observer l'hémianopsie passagère ou persistante, la papillite par stase, quelquefois la pénétration du sang dans les gaînes du nerf optique, plus souvent de la déviation conjuguée les yeux regardant du côté de la lésion, des paralysies des divers muscles; la pupille est dilatée du côté de l'hémorragie; s'il y a myosis, c'est que l'hémorragie a excité le noyau de l'O M C.

2° *Encéphalite; ramollissement; abcès du cerveau*. — Ces lésions, agissant d'après leur siège, peuvent produire des troubles très divers : hémianopsie, ou cécité s'il y a des foyers multiples; paralysies et contractures des muscles de l'œil; déviation conjuguée; quelquefois névrite optique, très rarement papillite par stase et alors toujours bilatérale (nous en avons observé un cas avec hémianopsie homonyme).

Dans les abcès cérébraux, la papillite par stase est un peu plus fréquente que dans le ramollissement; assez souvent, névrite descendante. Si l'abcès siège dans le lobe temporo-sphénoïdal, il y a parfois du côté lésé paralysie de la 3° paire et du côté sain parésie du bras et de la face.

3° *Thrombose des sinus caverneux*. — Protrusion du globe de l'œil par infiltration du tissu cellulaire de l'orbite du côté lésé, immobilité pupillaire et amblyopie, paralysies des muscles de l'œil, stase veineuse rétinienne qui peut s'accompagner d'hémorragie rétinienne et de papillite par stase; parfois, irido-choroïdite suppurée septique.

4° *Tumeurs du cerveau*. — Leur action s'exerce d'après leur siège et leur volume, soit directement, soit à distance. Un de leurs symptômes le plus fréquent est la papillite par stase qui est précoce, habituellement bilatérale, souvent plus prononcée dans l'œil opposé à la lésion ; elle ferait plus souvent défaut dans les tumeurs de la convexité. Elle peut disparaître par la suppression de la tumeur, mais elle est parfois suivie de neuro-rétinite avec atrophie secondaire. Dans le cas de papillite par tumeur cérébrale, si l'on vient à comprimer le globe oculaire avec un doigt, les pulsations des artères rétiniennes deviennent manifestes, ce qui ne se produit pas dans la papillite due au mal de Bright (Deyl).

Dans les tumeurs du cervelet, il se produit rapidement un rétrécissement du champ visuel qui peut aboutir hâtivement à la cécité complète. Ces tumeurs peuvent aussi, par compression de la grande veine de Galien ou de l'aqueduc de Sylvius, occasionner une hydrocéphalie du ventricule qui a pour conséquence une névrite optique précoce avec amblyopie très accentuée.

Les tumeurs de la base du crâne sont souvent des tumeurs de l'hypophyse ou des gommes qui agissent sur les bandelettes optiques ou sur le chiasma.

Les lésions ou la compression d'un pédoncule cérébral entraînent l'hémiplégie croisée ; il y a hémiparésie du même côté que le champ visuel aveugle et parésie de l'O M C. du côté opposé à la tumeur. Si la tumeur s'étend en avant, elle peut attaquer les bandelettes optiques ou le chiasma, d'où hémianopsie, scotomes, etc. Si le chiasma est atteint, il y a des troubles visuels précoces, de l'hémianopsie irrégulière, plus tard de l'hémianopsie temporale, enfin la cécité par névrite. L'hémianopsie bitemporale, avec réaction hémianopsique de Wernicke et parésie de l'O M C., est caractéristique des tumeurs du chiasma.

Il résulte des recherches d'Henschen que les tumeurs d'un lobe occipital produisent de l'hémianopsie avec conservation du réflexe pupillaire direct ; — que celles du lobe frontal n'agissent que par compression à distance sur le chiasma ou le nerf optique ; — que celles du lobe pariétal entraînent des troubles de l'ouïe si elles compriment le lobe temporal, de l'hémianopsie commençant par le quadrant inférieur sans réaction hémiopique de la pupille (conservation du réflexe direct) si elles compriment le lobe occipital ; — que celles du segment occipital et du segment inférieur du lobe temporal produisent une lacune du champ visuel, une hémianopsie homonyme en quadrant supérieur sans réaction hémiopique de la pupille.

IV. Affections de la protubérance annulaire et du bulbe. — La polioencéphalite chronique (lésion des noyaux gris) est seule intéressante pour l'ophtalmologue. Inférieure, elle affecte les noyaux bulbaires, supérieure les noyaux protubérantiels ; la première atteint parfois l'O M E., mais la seconde produit les ophtalmoplégies nucléaires.

Les lésions de la protubérance annulaire donnent des paralysies croisées, l'O M C. étant atteint soit partiellement, soit en totalité du côté opposé à la paralysie des membres.

V. AFFECTIONS DE LA MOELLE ÉPINIÈRE. 1° *Ataxie locomotrice ou tabes dorsal.* — L'importance des manifestations oculaires tient à ce qu'elles apparaissent souvent plusieurs années avant les autres symptômes ; la plus fréquente et la plus précoce est l'atrophie optique. On observe aussi des troubles pupillaires, en particulier l'immobilité aux réflexes direct et synergique avec conservation de la réaction à l'accommodation et à la convergence (signe d'Argyll Robertson) et à l'irritation douloureuse ; quelquefois l'immobilité est totale dans le stade final. L'anisocorie par myosis est plus fréquente que celle par mydriase, cette dernière étant généralement tardive ; on observe aussi la diminution de l'acuité visuelle centrale, le rétrécissement progressif du champ visuel avec altération du sens des couleurs, surtout pour le vert qui disparaît le premier ; le champ du blanc reste longtemps très éloigné de celui des couleurs. Le rétrécissement du champ visuel présente parfois la forme hémiopique, et alors la perte de la vision survient à bref délai, souvent brusquement (Jocqs). La progression de ces troubles aboutit à la cécité, plus ou moins lentement, quelquefois en un an, d'autres fois en vingt ans.

A l'ophtalmoscope, on trouve exceptionnellement de la névrite optique, mais toujours de l'atrophie primitive, dès l'apparition des troubles visuels, ce qui n'est pas le cas dans la sclérose en plaques et dans les névrites multiples ; dans ces dernières, il y a seulement atrophie secondaire par névrite rétro-bulbaire.

Concurremment avec l'atrophie ou bien sans elle, se développent des paralysies des muscles de l'œil, dont la plus fréquente est celle du droit externe. Ces paralysies quand elles sont précoces et qu'un seul muscle est touché sont le plus souvent passagères ; elles atteignent près de la moitié des tabétiques et, dans le tiers des cas, à la période préataxique. Les paralysies combinées sont moins favorables en raison de leur tendance à la récidive. D'après Mœbius, toute paralysie musculaire des yeux qui survient sans douleur chez un homme sain jusque-là rend le tabes vraisemblable (surtout s'il y a syphilis).

2° *Syringomyélie.* — Le nystagmus est assez fréquent et il y a des signes de paralysie du sympathique oculaire (ptosis léger et myosis).

3° *Sclérose en plaques*. — Le nystagmus horizontal est le trouble le plus fréquent ; il s'accompagne, dans la moité des cas, de paralysies des muscles de l'œil, particulièrement de l'OME, qui apparaissent dans les stades avancés. L'immobilité réflexe est extraordinairement rare.

Le pouvoir visuel est diminué dans la moitié des cas, presque toujours sans lésion ophtalmoscopiquement appréciable, et sous la forme d'un scotome central, surtout pour les couleurs. On observe quelquefois la cécité passagère, rarement une cécité persistante.

Il se produit, dans l'intensité des troubles visuels, des oscillations et variations, des alternatives d'amélioration et d'aggravation qui sont caractéristiques de l'affection.

On trouve très exceptionnellement de la névrite optique, qui peut alors aboutir à une atrophie partielle, temporale de la papille.

VI. Névroses. — 1° *Hystérie*. — Elle détermine des troubles visuels extraordinairement variés, portant soit sur la musculature, soit sur la perception rétinienne, particulièrement bien étudiés par Pansier et Parinaud.

L'amblyopie et l'amaurose, les altérations du champ visuel (très rares dans l'hystéro-traumatisme et souvent simulées) ont été examinées dans les chapitres XII et XIV.

Les troubles de l'accommodation et de la convergence sont fréquents et entraînent de l'asthénopie nerveuse (kopiopie de Förster), de la diplopie binoculaire par contracture des muscles droits internes avec images superposées ; cette diplopie a pour caractère de ne pas augmenter dans le regard à droite ou à gauche. On observe aussi le blépharospasme, le ptosis pseudo-paralytique ou par contraction.

Les paralysies musculaires sont exceptionnelles ; cependant nous avons observé un cas d'ophtalmoplégie externe, bilatérale, sans ptosis et avec conservation des mouvements réflexes, après un traumatisme opératoire sur les fosses nasales.

Les paralysies musculaires hystériques de l'œil ont pour caractères d'être alternantes et intermittentes, variables, et de présenter la conservation des mouvements inconscients ou réflexes, tandis que les mouvements intentionnels sont impossibles. Ce sont le plus souvent des paralysies du regard.

La diplopie et la polyopie monoculaire, avec image fausse toujours en dehors, l'hémianopsie homonyme surtout à gauche (de préférence), sont assez rares.

2° *Epilepsie*. — Au début de l'attaque, il y a habituellement dilatation et immobilité des pupilles ; pendant l'attaque, on observe souvent la déviation conjuguée des yeux et des mouvements de rotation du globe. Cependant on a fait remarquer que la rigidité pupillaire n'était pas un caractère différentiel absolu entre l'accès épileptique et l'attaque d'hystérie. D'après Lévi Giuglio, dans l'épilepsie, la pupille en mydriase se rétrécit un peu à la première approche de la lumière pour reprendre ensuite sa dilatation malgré la persistance de l'excitation lumineuse.

3° *Affections mentales. Paralysie générale.* — Les troubles pupillaires sont fréquents. Dans la paralysie générale, on peut observer de l'anisocorie ou inégalité pupillaire, de l'irrégularité de la pupille, des paralysies musculaires et des déviations conjuguées, de l'hémianopsie, de l'amblyopie et de l'amaurose avec fond d'œil normal (par ramollissement encéphalique occipital), de l'atrophie optique par névrite descendante.

§ 6. — Relations avec les affections des oreilles.

L'œil et l'oreille sont en rapports anatomiques par l'intermédiaire du système nerveux (trijumeau et noyaux bulbo-protubérantiels) et du système circulatoire (sinus de la dure-mère).

Les troubles oculaires les plus fréquents sont d'ordre réflexe : diplopie par obstruction cérumineuse, nystagmus par lavage du conduit auditif externe ; blépharospasme, hyperhémie conjonctivale, larmoiement dans certains cas d'otite moyenne aiguë.

Nous avons observé un cas de kératite vésiculeuse récidivante chez un sujet atteint d'une otite moyenne chronique du même côté. Dans ces otites moyennes chroniques, on a signalé aussi le nystagmus, le strabisme divergent ou convergent, la paralysie de l'OME, mais on doit considérer ces manifestations comme étant le plus souvent des signes de complications endo-crâniennes, de même que la névrite optique observée au cours d'une otite moyenne aiguë. Gellé a cité un cas d'exophtalmie bilatérale réflexe après ablation d'un polype de la caisse.

Une carie du rocher peut atteindre le ganglion de Gasser et entraîner les mêmes troubles oculaires que les lésions du trijumeau.

Au cours des mastoïdites, on a observé de la diplopie, du strabisme, du ptosis, du myosis, ayant disparu aussitôt après la trépanation.

Dans les maladies de l'oreille interne (labyrinthe), les affections réflexes oculaires sont la mydriase, le nystagmus, qui se complique de déviation conjuguée des yeux s'il y a destruction des canaux semi-circulaires ; en particulier dans la maladie de Ménière, on rencontre l'obscurcissement passager du champ visuel, de la mydriase, des mouches volantes et parfois de l'hémianopsie transitoire.

Chez les sourds-muets, Badal a relevé de nombreuses maladies oculaires : vices de réfraction, atrophie optique, rétinite pigmentaire, affections probablement consécutives à une méningite ayant causé de la surdi-mutité.

Lorsque, au cours d'une otite moyenne aiguë ou chronique, on redoute une *complication endo-crânienne*, méningite, phlébite des sinus, abcès, il faut explorer l'œil ; on trouvera parfois de l'hyperhémie de la papille ou une papillite par stase. Cette papillite qui n'est pas toujours bilatérale, s'observe dans environ la moitié des cas de complications cérébrales et est susceptible de guérison. On a aussi signalé la névrite optique.

Les affections des yeux peuvent de leur côté exercer une certaine influence sur l'organe de l'ouïe. C'est ainsi qu'on a signalé le développement d'une surdité bilatérale et absolue à la suite d'une ophtalmie sympathique (de Wecker), des troubles de l'ouïe, en particulier des bruits subjectifs, après des ténotomies.

§ 7. — **Relations avec les affections des fosses nasales
et de leurs cavités annexes.**

Les yeux et les fosses nasales ont des rapports par le système circulatoire, par le système nerveux, et par la continuité de leurs muqueuses à travers le canal lacrymo-nasal ; leur voisinage facilite aussi l'infection par contact direct. Les cavités annexes, sinus frontal et maxillaire, cellules ethmoïdales, ont des parties de leurs parois qui contribuent à former la cavité orbitaire ; le sinus sphénoïdal est en rapport avec le nerf optique.

I. Affections des fosses nasales. — On a beaucoup exagéré, tout au moins en ce qui concerne les adultes, l'influence des affections des fosses nasales sur le développement de certaines affections de l'œil ; nous n'avons rencontré des affections oculaires dues à cette cause que très exceptionnellement sur les malades de notre service clinique. Ces relations ont été bien étudiées et mises en relief par Ziem à l'étranger et Laurens en France.

On a signalé 1° des troubles oculaires d'ordre réflexe d'origine nasale ; 2° des troubles par propagation directe d'une affection nasale au sac lacrymal et à la conjonctive, et réciproquement ; 3° des troubles dus aux affections des cavités annexes des fosses nasales ; 4° Enfin des troubles consécutifs aux déformations congénitales des os de ces cavités annexes (E. Berger).

1° *Troubles oculaires d'ordre réflexe d'origine nasale.* — Ils portent sur la sensibilité, les sécrétions, la motilité, la nutrition, et sont soit d'ordre réflexe pur, soit d'origine hystérique. Ils sont rares, et, d'après E. Berger, on les observerait surtout chez les prédisposés, les neurasthéniques. On les rencontre dans le coryza aigu ou chronique, spécialement dans la rhinite hypertrophique, dans la rhinite atrophique ozéneuse, dans les polypes muqueux, dans l'excitation des fosses nasales par les vapeurs irritantes, dans les cas d'épines ou crêtes de la cloison venant en contact avec le cornet inférieur, dans les excoriations autour des orifices des narines, et, parfois, après les opérations sur les cavités nasales (nous avons déjà parlé d'un cas d'ophtalmoplégie hystérique ainsi développée).

L'œil atteint ou celui qui l'est davantage est toujours du côté de la lésion nasale.

L'hyperhémie conjonctivale et le larmoiement sont les troubles les plus fréquents. On a observé la névralgie ciliaire causée par une synéchie entre le cornet inférieur et la cloison nasale, le goître exophtalmique avec une rhinite atrophique (?), l'exophtalmie après l'ablation de polypes muqueux (Semon et Gellé), le rétrécissement du champ visuel après des inflammations des fosses nasales et des sinus. Gradde a appelé l'attention sur les accès de larmoiement, de sensation de cuisson conjonctivale, qui surviennent chez des individus à « nez irritable » c'est-à-dire dont la muqueuse des fosses nasales est sujette à des gonflements brusques par les changements de température ou par des excitations psychiques.

Le scotome scintillant et le glaucome seraient parfois d'origine nasale.

2° *Troubles d'origine inflammatoire ou infectieuse par propagation.* Les affections des voies lacrymales, larmoiement, dacryocystite et péridacryocystite, fistule lacrymale, sont les plus fréquentes et sont ordinairement dues à un rétrécissement ou à une obstruction du canal nasal par hypertrophie du cornet inférieur, par épaississement inflammatoire, muqueux ou osseux, des parois du conduit.

L'obstruction par propagation infectieuse ascendante est généralement due au pneumocoque ; elle s'observe surtout dans l'enfance et sur des terrains prédisposés et atteint presque toujours les deux yeux. L'origine nasale de l'iritis signalée par Ziem est rare.

Dans l'ozène, on peut observer des complications cornéennes sans que les voies lacrymales soient atteintes ; l'infection est plus probablement due au contact par l'intermédiaire des doigts.

Le lupus, le rhinosclérome, la diphtérie, l'érysipèle peuvent se propager au sac lacrymal et à la conjonctive oculaire. Dans plusieurs cas de tuberculose nasale, on a observé des affections des voies lacrymales, de la conjonctive ou de la cornée de même nature.

II. Cavités annexes. — Les affections de ces cavités peuvent atteindre l'œil et la cavité orbitaire, soit par compression mécanique, soit par effraction avec infection par continuité. Elles sont aussi susceptibles de déterminer les mêmes *troubles réflexes* que les cavités des fosses nasales, mais plus fréquemment le rétrécissement concentrique du champ visuel, l'asthénopie musculaire, le blépharospasme. Les complications orbitaires et oculaires des sinusites ont été bien exposées par de Lapersonne dans son rapport à la Société française d'ophtalmologie au congrès· de 1902.

1º *Troubles oculaires d'origine mécanique.* — Ce sont le déplacement du globe oculaire (d'où la diplopie), l'exophtalmie, les troubles de la motilité des muscles de l'œil, en particulier du grand oblique dans la sinusite frontale, surtout après une intervention chirurgicale, parfois l'amblyopie ; on les observe le plus fréquemment dans l'hydropisie des sinus, presque exclusivement dans la mucocèle du sinus frontal, exceptionnellement dans l'empyème chronique. Il y a de l'épiphora, si l'orbiculaire est troublé dans ses fonctions.

2º *Inflammations secondaires de l'orbite.* — Le contenu de l'orbite s'enflamme par effraction du pus d'un empyème, frontal, ethmoïdal, exceptionnellement maxillaire, d'où phlegmon,· exophtalmie, déplacement du globe oculaire. Les abcès orbitaires sont soit simples, soit suivis de fistule dans l'empyème chronique, soit accompagnés d'ostéite nécrosante des parois de l'orbite.

3º *Affections du globe de l'œil.* — On a signalé des kératites, l'iritis, l'iridocyclite, la choroïdite, des troubles du corps vitré, la cataracte polaire postérieure, l'hyperhémie papillaire, la thrombose de la veine centrale avec rétinite hémorragique dans l'empyème chronique du sinus maxillaire, la névrite optique surtout dans la sinusite sphénoïdale, la névrite rétrobulbaire.

C'est presque toujours dans les sinusites maxillaires que les lésions du tractus uvéal ont été observées (de Lapersonne). Ziem, le premier, a attiré l'attention sur certaines complications oculaires, dont on était loin de soupçonner l'origine sinusienne.

Troubles spéciaux aux diverses cavités accessoires. 1° *Sinus frontal.* — L'hydropisie, l'empyème fermé à évolution lente, les tumeurs, donnent lieu à une ectasie dans la partie supérieure de l'angle interne de l'orbite, d'où résulte le déplacement du globe oculaire en bas et en dehors. La mucocèle est assez souvent bilatérale (Rollet et Valude).

Lorsque dans une sinusite frontale il se produit une perforation, c'est toujours pendant un état aigu ou une exacerbation d'un état chronique, et son siège de prédilection est également au point le plus mince de la cavité sinusale, c'est-à-dire à la partie supérieure de l'angle interne de l'orbite, quelquefois cependant sur le toit orbitaire si le sinus est vaste. Au point de perforation, il se forme une saillie molle ou rénitente, qui s'abcède bientôt; on observe en même temps de l'œdème de la paupière, du chémosis, de l'exophtalmie, enfin tous les signes d'un phlegmon orbitaire qui s'amendent dès que l'abcès est ouvert. Si la perforation se fait sur le toit de l'orbite, l'abcès se forme en général sur le milieu du bord convexe du tarse. La thrombo-phlébite orbitaire est une des complications les plus dangereuses de la sinusite frontale.

Au cours de l'empyème, on observe parfois un léger œdème intermittent de la paupière supérieure.

2° *Cellules ethmoïdales.* — Si leur inflammation détermine une nécrose de la lame papyracée avec perforation dans l'orbite, il se développe un phlegmon orbitaire dans l'angle interne de l'œil, avec une allure aiguë ou chronique, parfois pris pour une dacryocystite suppurée (le stylet trouvera la perforation). Si le développement est aigu, il y a gonflement considérable des paupières, déplacement de l'œil en bas et en dehors et exophtalmie. Lorsque la perforation s'établit lentement, on trouve à l'angle interne de l'orbite une infiltration ligneuse, sans douleur ni réaction de voisinage, et le déplacement du globe s'opère progressivement.

L'hydropisie ou mucocèle du labyrinthe ethmoïdal forme, à l'angle interne de l'orbite, une tumeur à développement insidieux non fluctuante tant que la lame papyracée n'est pas résorbée, et pouvant être prise pour un ostéome.

3° *Sinus maxillaire*. — C'est surtout l'empyème latent, clos, qui cause les troubles oculaires ; le blépharospasme et les névralgies sous-orbitaires en sont souvent pendant longtemps les seuls symptômes. Cet empyème s'ouvre rarement dans l'orbite, et, dans ce cas, sur la paroi inférieure, entraînant le phlegmon orbitaire. L'hydropisie et les tumeurs de ce sinus peuvent soulever la paroi orbitaire inférieure et déplacer lentement, insidieusement, le globe de l'œil vers le haut et en dedans. L'iritis récidivante ou rebelle a été parfois signalée (Ziem, Fromaget) ; de même la choroïdite séreuse, la chorio-rétinite (de Lapersonne) et des neuro-rétinites infectieuses.

Les affections de ce sinus entraînent quelquefois des maladies du canal lacrymal.

4° *Sinus sphénoïdal*. — Le canal optique longeant la partie anté-rieure de la face externe de ce sinus, il s'ensuit que ses inflammations peuvent déterminer la névrite optique rétro-bulbaire monolatérale (E. Berger, Panas, de Lapersonne). Dans certains cas, on a observé une cécité subite monoculaire, sans lésion immédiate apparente du fond de l'œil, soit par compression du nerf dans le trou optique, soit par propagation de l'inflammation sinusale, d'où périnévrite. On l'observe aussi dans les tumeurs du sinus. On a signalé des paralysies du moteur oculaire commun et du moteur oculaire externe (Panas).

La perforation du sinus peut causer une infiltration séreuse ou purulente du tissu rétro-bulbaire, presque toujours par thrombo-phlébite (complication généralement mortelle), de l'exophtalmie et parfois la méningite.

5° *Troubles oculaires par déformations congénitales des os des cavités annexes*. — D'après E. Berger, si l'ethmoïde s'accroît trop en largeur, il y a écartement trop grand des yeux, d'où insuffisance des muscles droits internes, quelquefois strabisme divergent ; il peut y avoir aussi rétrécissement du canal lacrymo-nasal.

Des anomalies de la croissance du corps du sphénoïde peuvent étrangler le nerf optique, ce qui entraîne sa décoloration, surtout dans sa moitié externe ; l'acuité visuelle est alors soit conservée, soit affaiblie ; il en résulte parfois une atrophie complète. L'atrophie optique héréditaire est peut-être due à cette cause (E. Berger).

§ 8. — Relations avec les affections des dents et du pharynx

I. AFFECTIONS DES DENTS. Les relations entre l'œil et les dents sont anatomiquement établies par voie nerveuse (trijumeau et grand sympathique) et par voie vasculaire. L'influence des affections dentaires sur l'œil a été étudiée dans son ensemble par Lagleyze.

La carie et la périostite alvéolo-dentaire, surtout des dents du maxillaire supérieur, sont le plus souvent en cause.

On observe des troubles d'ordre réflexe et des troubles d'ordre inflammatoire.

1° *Troubles oculaires d'origine réflexe.*— Le larmoiement, l'hyperhémie conjonctivale, le blépharospasme, la parésie de l'accommodation sont fréquents dans l'odontalgie. On observe aussi la mydriase monoculaire, la photophobie, la névralgie orbitaire, la photopsie, les scotomes, le rétrécissement du champ visuel. On a également signalé l'amblyopie et l'amaurose soit, d'après Parinaud et Panas, par la compression du nerf optique par des lésions inflammatoires développées au niveau du canal optique, soit après extraction ou fracture de dents et alors d'origine hystéro-traumatique. Caffe a cité l'observation d'un sujet porteur d'une dent cariée de la mâchoire supérieure qui devenait aveugle chaque fois que sa cavité se remplissait de détritus alimentaires.

2° *Troubles oculaires d'origine inflammatoire.* — Ils sont d'origine infectieuse et ont pour point de départ une dent malade ; l'inflammation progresse et se propage vers l'œil, dans le plus grand nombre des cas par contiguïté des tissus ou par voie veineuse. On observe la péridacryocystite, le phlegmon orbitaire, par propagation par la voie intra-osseuse et périostique. Les abcès de la paupière inférieure par suppuration des alvéoles sont assez fréquents.

Dans l'infection propagée par voie veineuse, extrêmement rare, il s'agit presque toujours d'une périostite alvéolaire ou des suites de l'extraction d'une dent. La propagation s'opère par l'intermédiaire du plexus veineux de la fosse zygomatique qui reçoit les veines alvéolo-dentaires inférieures et communique directement par le trou ovale avec le sinus caverneux, d'où suppuration des veines de l'orbite, phlébite orbitaire récurrente avec symptômes de phlegmon orbitaire et perte rapide de la vision par phlébite de la veine centrale. L'infection peut aussi se faire à travers la veine faciale par thrombo-phlébite directe, mais alors la vision est conservée jusqu'au moment de la mort.

On a également signalé l'iritis, l'irido-choroïdite, la choroïdite par infection de voisinage.

II. Affections du pharynx. Il s'agit surtout du retentissement des affections du pharynx nasal, qui amènent les mêmes troubles réflexes que celles des fosses nasales : larmoiement, hyperhémie de la conjonctive.

On a décrit une conjonctivite folliculaire qui serait de nature adénoïdienne et disparaîtrait par l'ablation des végétations adénoïdes ; le fait est très rare et nous n'avons eu l'occasion d'en observer qu'un seul cas chez une fillette de 13 ans, qui fut ainsi guérie d'une conjonctivite durant depuis plusieurs années.

On a signalé la névrite optique après des angines.

CHAPITRE XVI

DE LA SIMULATION DES MALADIES DES YEUX.
DES MOYENS EMPLOYÉS POUR LA RECONNAITRE

Le nombre des grands simulateurs des affections oculaires a certainement diminué à notre époque, non seulement en raison de la réduction de la durée du service militaire, mais aussi parce que la notion de la facilité avec laquelle les simulations peuvent être presque toujours déjouées a pénétré dans les masses. C'est tout au plus, en effet, si à la clinique ophtalmologique du Val-de-Grâce nous avons l'occasion d'observer par an une dizaine de cas de simulation d'amaurose unilatérale soit sur des jeunes soldats, soit sur des réservistes ou des territoriaux appelés pour une période d'instruction, soit, surtout, sur des militaires en activité de service qui arguent le plus souvent d'un traumatisme de la région orbitaire comme cause. Devant les conseils de révision, la proportion de ces cas est également peu élevée. M. le médecin major Huguet, dans ses recherches sur les maladies simulées, observées de 1859 à 1896 sur les conscrits, les appelés et les soldats envoyés à la 2⁰ compagnie de pionniers de discipline, a relevé seulement 40 cas de simulation de maladies de la vision, dont 31 d'amblyopie ou d'amaurose unilatérale et un seul cas d'amaurose bilatérale, sur 496 cas de simulations diverses. Dans le cours d'une carrière déjà longue, nous n'avons observé qu'un seul cas de simulation d'amaurose bilatérale.

En revanche, le nombre des petits simulateurs, c'est-à-dire de ceux qui entretiennent ou provoquent des blépharites, des conjonctivites, des kératites, de ceux qui allèguent une diminution notable de l'acuité visuelle, est tout aussi grand, sinon plus, que par le passé. Il est juste cependant de remarquer que les allégations de myopie plus forte qu'elle ne l'est en réalité sont devenues rares ; nous n'avons rencontré ce genre de simulation que chez des sujets instruits, surtout parmi ceux ayant perdu leur droit à la dispense.

La sagacité et la patience du médecin militaire sont donc mises encore trop souvent à l'épreuve et nombreuses se présentent à lui les occasions dans lesquelles il a à apprécier si les allégations d'un sujet sont exactes, si l'affection dépend de la cause invoquée, ou bien si elle est simulée, exagérée, provoquée ou entretenue.

Quel que soit le cas soumis à son examen, quelle que soit la situation du sujet, le médecin devra toujours se comporter comme s'il s'agissait d'une affection véritable et n'arriver au diagnostic de simulation que par exclusion, comme pour tout autre cas pathologique. Il demandera à la physiologie et à la pathologie de l'appareil visuel les éléments de son diagnostic spécial, et c'est par un examen méthodique de cet appareil, tel qu'il a été décrit dans les chapitres précédents, qu'il arrivera au soupçon ou à la conviction d'une simulation ; il y sera aidé par le désaccord frappant entre les symptômes allégués et l'état de l'organe de la vision, par une évolution insolite ou une pathogénie inacceptable de l'affection, par des réponses contradictoires, etc. C'est alors seulement qu'il aura recours pour assurer son diagnostic, et aussi pour convaincre matériellement le sujet d'imposture, aux moyens de surprise qu'il nous reste à exposer.

« On ne saurait trop recommander de ne jamais trancher les questions de simulation avant d'avoir acquis une certitude, de ne jamais porter un jugement prématuré. » (Médecin inspecteur général Boisseau, *Des maladies simulées*, Paris, 1870.) En ce qui concerne spécialement les opérations des conseils de révision, l'Instruction du 31 janvier 1902 donne, page 7, l'indication suivante : « le médecin sera très circonspect avant d'exposer le sujet, par une accusation de cette nature, à des poursuites judiciaires et aux sévérités de la loi (art. 69 et 70 de la loi du 15 juillet 1889 sur le recrutement de l'armée). »

Lorsqu'il le jugera nécessaire, le médecin devra s'éclairer par des enquêtes faites soit au corps, soit, par la gendarmerie, dans le lieu d'origine du sujet ou à son dernier domicile.

Nous adopterons la division suivante : *premier groupe, maladies provoquées; second groupe, maladies simulées.*

PREMIER GROUPE. — MALADIES PROVOQUÉES, ENTRETENUES
OU AGGRAVÉES

Il s'agit le plus souvent de blépharites, de conjonctivites et de kératites, exceptionnellement de cataractes. Elles sont généralement unilatérales.

I. Blépharite ciliaire. — Elle est parfois produite par l'arrachement des cils et la cautérisation du bord libre des paupières, mais presque toujours les glandes de Meibomius ne présentent aucune trace d'inflammation, et la guérison s'obtient rapidement par l'occlusion de l'œil et la surveillance du sujet. Les blépharites vraies sont assez souvent entretenues par des irritations répétées, ou bien sont négligées à dessein par les malades avant la période du conseil de révision.

II. Conjonctivites. — Les conjonctivites provoquées se localisent, en général, sur la conjonctive palpébrale et sur le cul-de-sac de la paupière inférieure. Cependant nous avons eu l'occasion d'en constater les signes sur la conjonctive des deux paupières et sur la conjonctive bulbaire. Les corps irritants le plus fréquemment employés sont le tabac en poudre ou en cendres, les poussières de chaux raclées sur les murs, l'eau de savon, l'urine, le sel marin, le suc de citron, et tout autre corps irritant, parfois même le suc d'euphorbe, l'essence de térébenthine, la chaux vive, moyens dont l'emploi est parfois accompagné de frottages exercés avec la pulpe du doigt sur la muqueuse des paupières éversées ; dans ce dernier cas, il se produit, ainsi que nous l'avons observé, de véritables exsudats grisâtres superficiels. Certains sujets ayant à leur disposition un fragment de nitrate d'argent ou de sulfate de cuivre, se déterminent de véritables cautérisations de la muqueuse.

S'il s'agit de corps pulvérulents, on en retrouve souvent les débris dans le cul-de-sac inférieur ; les exsudats superficiels, limités à la conjonctive palpébrale, sans réaction violente ou sans participation de la conjonctive bulbaire, devront attirer l'attention du médecin. Pour les cas où aucune trace du corps irritant n'est retrouvée, de même que pour les *conjonctivites entretenues*, on se basera sur la résistance de l'affection à un traitement rationnel, sur des aggravations brusques survenant sans cause appréciable ; l'application d'un pansement occlusif au collodion ou à la colle d'amidon pure, amènera en peu de temps la guérison de ces conjonctivites (nous en avons vu disparaître en 24 à 48 heures), mais il faut aussi faire exercer une surveillance sur le sujet, particulièrement avant la visite du matin, et examiner en détail ses vêtements et sa literie, etc. pour rechercher le corps du délit.

L'apparition brusque et simultanée d'un grand nombre de conjonctivites, en dehors de toute cause épidémique, devra éveiller les soupçons (épidémie de Chelmsford par l'emploi du sublimé corrosif) ; une surveillance rigoureuse, parfois l'examen bactériologique des sécrétions conjonctivales permettront d'arriver à une prompte solution. Certains sujets sont même allés jusqu'à s'inoculer du pus blennorragique emprunté à un camarade.

III. Kératite. — Elle est parfois provoquée par des cautérisations de la cornée au nitrate d'argent pratiquées plutôt dans le but d'obtenir la formation de taies. La cautérisation étant généralement superficielle, la petite escarre grisâtre s'enlève facilement par un simple frottement et la guérison est rapide ; si elle est plus large, plus profonde, il peut en résulter une opacité qui diminue d'étendue avec le temps. Il en est cependant résulté quelquefois des lésions graves qui ont abouti à la perte de la vision. La kératite peut être entretenue par les substances irritantes. Dans les cas suspects, on agira comme pour la conjonctivite.

IV. CATARACTE. — La cataracte a été parfois provoquée par piqûre du cristallin à l'aide d'une aiguille (9 cas de Gavin). Dans ces cas, l'iris est presque toujours traversé ; on trouve la trace du passage du corps vulnérant sur la cornée et sur la capsule cristallinienne. Une enquête sera nécessaire pour les hommes appelés ; si le sujet est sous les drapeaux les conditions alléguées pour expliquer l'accident mettront sur la voie de la véritable cause.

V. MYOPIE. — Le port de verres concaves très forts était assez employé jadis pour entraîner une myopie spasmodique ou aggraver une myopie existante. C'était l'époque des examens subjectifs. Actuellement, une semblable simulation est rapidement dévoilée par l'exploration avec l'ophtalmoscope à réfraction, moins facilement par la skiascopie si on n'atropinise pas le sujet.

VI. MYDRIASE PROVOQUÉE. — Elle est presque toujours associée avec la simulation d'une amaurose ou d'une amblyopie uni-latérale. Nous l'avons observée cependant bilatérale chez un réserviste instruit qui cherchait à obtenir un sursis pour une période d'exercice et en faisait un état nerveux. Le soupçon doit en venir lorsqu'on ne constate aucune lésion de l'œil, aucun trouble du système nerveux cérébro-spinal, susceptible de l'expliquer (syphilis en particulier). Dans le cas de bilatéralité, on pensera en outre à la possibilité d'une mydriase réflexe par helminthiase, carie dentaire.

Si la pupille est moyennement dilatée, peu sensible aux projections lumineuses directes et au contraire sensible à l'excitation de la rétine de l'autre œil, si surtout l'œil est dévié, on peut écarter l'idée de simulation, tout au moins de mydriase provoquée. Dans les mydriases provoquées, récentes, par les mydriatiques puissants (atropine et extrait de belladone, duboisine, scopolamine), la dilatation pupillaire est presque totale et la pupille est immobile à la réaction directe, à la réaction synergique et à l'accommodation (v. pages 34 et suivantes). Si l'atropine a été instillée quelques jours avant l'examen, la dilatation est moins complète, mais l'immobilité réflexe persiste ou tout au moins les mouvements de l'iris sont presque insignifiants. La mydriase par action de la cocaïne est passagère et modérément accentuée, avec persistance de la réaction à l'accommodation ; peu après l'application, la cornée est insensible. Lorsque la mydriase provoquée est unilatérale, l'éclairage de l'œil mydriatique détermine la contraction synergique de la pupille de l'œil sain.

Dans la mydriase hystérique, fort rare chez l'homme, toutes les réactions pupillaires existent comme à l'état normal.

On a conseillé, pour reconnaître la simulation, l'instillation d'un collyre à l'ésérine ou à la pilocarpine qui seraient sans action myotique dans la mydriase provoquée ; les résultats obtenus ne sont pas constants. Dans le sommeil, la pupille se rétrécit même chez les amaurotiques, tandis qu'elle reste dilatée après atropinisation.

S'il y a mydriase unilatérale, sans allégation d'amblyopie ou d'amaurose, on peut déjouer la fraude en faisant lire le sujet avec un verre de + 8 dioptries sur l'œil sain et de + 4 D. sur l'œil malade ; si le sujet lit à 0,25 cent. (ne pas rapprocher davantage), c'est qu'il est simulateur.

Au conseil de révision, on peut, en principe, déclarer apte au service tout sujet qui ne présente pas d'autres symptômes qu'une mydriase unilatérale, avec rigidité ou immobilité absolue de la pupille, l'autre pupille ayant conservé toutes ses réactions normales y compris la synergique.

Si l'homme est au service, il sera mis en observation à l'infirmerie ou plutôt à l'hôpital et l'on devra l'isoler pendant quelques jours, lui retirer tous ses effets et lui faire prendre un bain lors de l'entrée. On a, en effet, observé des sujets qui dissimulaient le mydriatique en extrait sous l'ongle du gros orteil.

DEUXIÈME GROUPE. — MALADIES SIMULÉES

Les affections de l'appareil visuel le plus souvent simulées sont l'amblyopie et l'amaurose uni ou bilatérales ; l'héméralopie, le blépharospasme et la blépharoptose viennent ensuite dans l'ordre de fréquence ; la diplopie, l'hémianopsie, la dyschromatopsie ne le sont qu'exceptionnellement ; très rares sont les tentatives de simulation du strabisme ou même du nystagmus.

La simulation de l'amaurose et de l'amblyopie bilatérales demande beaucoup de sagacité de la part de l'expert, car elle est soutenue parfois avec ténacité par un sujet ayant une grande force de persévérance ou d'entêtement. Lorsque, par un examen clinique approfondi, le médecin a acquis la certitude de la simulation, s'il s'agit d'un appelé au conseil de révision, il fera prononcer son incorporation ; si le sujet est sous les drapeaux, il le mettra en surveillance à l'hôpital, et il devra se garder de lui faire part de sa certitude, mais il le laissera dans la conviction que l'on croit à sa maladie, que le traitement qui va être employé est infaillible, de manière à l'amener progressivement à renoncer de lui-même à sa supercherie. Si la persuasion ne réussit pas, il faut alors brusquer les événements, et montrer au simulateur les risques de punition qu'il encourt s'il ne veut pas reconnaître sa fraude. Lorsqu'on échoue encore, ce qui nous est arrivé dans un cas de simulation d'amaurose bilatérale, il ne reste plus qu'à renvoyer le simulateur à son corps de troupe, en adressant un rapport détaillé, basé sur les faits cliniques qui établissent indubitablement la preuve de la simulation.

Il existe un très grand nombre de procédés et d'appareils dus à l'ingéniosité des médecins et des ophtalmologues pour déjouer ces simulations, en particulier celle de l'amblyopie et de l'amaurose unilatérales (nous signalerons en particulier la monographie très complète de K. Wick, Oberstabsarzt : *Ueber Simulation von Blindheit und Schwachsichtigkeit*, 1891). Comme nous ne pouvons les décrire tous, nous avons fait un choix qui a porté sur un assez grand nombre des procédés et des appareils les plus simples et les plus efficaces. Il est en effet nécessaire que le médecin expert soit bien armé vis-à-vis de certains simulateurs intelligents, qui ont pu se rompre à la pratique des moyens et des appareils les plus connus.

§ 1. — Simulation de l'amaurose bilatérale.

La simulation de la cécité totale, absolue, est exceptionnelle, car elle exige de la part de l'intéressé une tension d'esprit et aussi une abnégation telles qu'il ne peut la soutenir longtemps. Aussi, dans un cas qu'il nous a été donné d'observer, notre sujet a profité de la première douche en pluie administrée deux jours après l'entrée à l'hôpital, pour passer de la cécité absolue à l'amblyopie forte qui lui permettait de s'alimenter seul et de se livrer à quelques occupations.

Après examen négatif de l'œil et du système nerveux, on se basera sur les recherches suivantes.

I. Cause invoquée. — Le sujet déclare généralement que la perte de la vision a été subite ou très rapide. Or une perte subite bilatérale de la vision ne va pas sans altérations oculaires manifestes, apparaissant tout au moins après trois à quatre semaines, ou sans symptômes cérébraux graves. Il ne pourra y avoir de doute que sur la possibilité d'une cécité hystérique, si le sujet invoque un traumatisme par exemple ; on recherchera donc les signes de la névrose, mais il faut qu'ils soient nettement accentués.

II. Attitude du sujet. — Le véritable amaurotique par atrophie papillaire a une démarche que ne peut imiter le simulateur : il avance hésitant, les bras en avant, la tête légèrement renversée en arrière, les yeux bien ouverts comme cherchant la lumière, le regard vague ne sachant se fixer sur rien ; si l'affection date de quelques semaines, les yeux se mettent en position de divergence.

Le simulateur, au contraire, évite de fixer ou de chercher à fixer et affecte de heurter brutalement les objets ; il tient presque toujours le regard dirigé vers le sol, avec les paupières demi-fermées, parfois même leur imprimant un clignotement excessif.

III. Réactions pupillaires. — A moins d'emploi d'un mydriatique ayant amené une mydriase bilatérale avec immobilité absolue des pupilles, celles-ci, chez un simulateur, ont une dilatation et une forme normales et répondent à toutes les excitations lumineuses avec autant d'intensité que chez un sujet normal ;

on éliminera l'hystérie et les affections cérébrales bilatérales pouvant siéger au delà des corps genouillés externes.

Le rétrécissement de la pupille à la convergence et à l'accommodation existe également ; sa recherche n'est pas toujours facile car le sujet refuse obstinément de fixer. On pourra le faire apparaître par l'approche d'un rhéophore électrique que le sujet fixera sûrement après une première secousse (voir plus loin).

IV. ÉPREUVES DE SURPRISE. — 1° Chercher à provoquer *l'occlusion instinctive des paupières* soit en passant brusquement la main devant les yeux, soit en avançant rapidement contre les yeux un objet quelconque, soit en projetant subitement une lumière électrique vive.

2° *Commotion électrique.* — Chercher à provoquer cette occlusion en même temps que l'émotion du sujet, émotion qui se traduira par une sorte de contracture généralisée, par l'accélération du pouls, par une tendance au recul de la tête, en employant *le courant d'un appareil faradique* dont un des pôles sera placé dans l'une des mains du sujet, l'autre étant approché lentement au contact de l'extrémité du nez du sujet. Une commotion très courte et d'intensité modérée est suffisante ; à la seconde reprise, le sujet manifestera sûrement par les signes précédents qu'il voit le rhéophore s'approcher et qu'il en redoute le contact (Roth).

3° *Épreuves du sens musculaire.* — L'une d'elles consiste à faire porter l'index du sujet, à hauteur des yeux, dans diverses directions, en invitant le sujet à le suivre ; le véritable aveugle suivra ou cherchera à suivre son doigt, quoique lentement, le simulateur, à moins d'être au courant de l'épreuve, ne remuera pas les yeux ou les dirigera du côté opposé (Schmidt-Rimpler).

Dans une autre épreuve, on dit au sujet de choquer ses deux index l'un avec l'autre, ce que peut faire à tout coup un individu ayant les yeux fermés ou un aveugle ayant conservé son sens musculaire. Le simulateur croira devoir échouer tout au moins de temps à autre et fera l'épreuve maladroitement (Burchardt).

4° *Épreuve de Welz.* — On invite le sujet à s'efforcer de fixer un objet très rapproché qu'il tiendra lui-même, et on place alors brusquement devant l'un des yeux un prisme de 10 à 12°

à base externe ou interne ; si la vision binoculaire existe réellement, il se produit immédiatement une déviation de l'œil couvert par le prisme. Cette épreuve échoue souvent car le simulateur méfiant ne fait aucun effort de fixation.

V. MOYENS DIVERS. — On suggère au simulateur, en causant devant lui, certains symptômes comme accompagnant généralement son affection ou devant apparaître à bref délai ; il manifestera ces signes quelques jours après. Notre simulateur affectait un clignotement absolument invraisemblable, qui cessa après 48 heures, parce que nous avions dit devant lui que ce signe n'existait jamais dans les cas semblables au sien.

VI. SURVEILLANCE DE L'INTÉRESSÉ. — Elle devra être rigoureuse, et, si l'on peut, on y joindra l'isolement et on tâchera alors d'obliger le suspect à s'alimenter, en le mettant en demeure de prendre lui-même ses aliments placés en un endroit quelconque de la chambre.

S'il fume, on surveillera la façon dont il allume une cigarette : l'aveugle vrai y parvient difficilement, maladroitement en tout cas, le simulateur, par distraction, le fera correctement.

On pourra le conduire à la douche en pluie par exemple, le laisser se déshabiller et disposer lui-même ses vêtements sur une chaise ; pendant qu'il sera sous la douche, on fera tomber à terre, comme par mégarde, une partie quelconque de ses vêtements, et on examinera comment il s'y prend pour s'habiller.

On surveillera la manière dont il prend ses aliments, dont il se conduit, etc.

On a recommandé le repos forcé au lit avec application d'un pansement occlusif binoculaire au collodion ou à la colle d'amidon, pendant quinze jours à trois semaines, en faisant alimenter le sujet par un aide, comme un petit enfant. Ce moyen a échoué absolument chez notre sujet.

Chacun variera ces petits moyens suivant son ingéniosité et l'inspiration du moment.

§ 2. — Simulation de l'amblyopie bilatérale.

Elle est fréquente et difficile à déjouer quand elle n'est pas portée à un degré excessif et surtout quand il existe soit un léger trouble des milieux, soit une lésion du fond de l'œil, soit une amétropie. Il s'agit dans ces derniers cas d'exagération, ce qui rend le diagnostic plus délicat. Nous avons observé le plus souvent cette simulation chez des habitants de la campagne, surtout chez des bergers et des laboureurs.

Deux cas se présentent : ou bien le sujet allègue une amblyopie élevée, lui permettant à peine de se conduire, ou bien il allègue une amblyopie simplement suffisante pour le soustraire aux obligations du service militaire.

Il faut reconnaître la simulation et déterminer le degré de l'acuité visuelle.

Dans le cas où le sujet dit y voir à peine pour se conduire, on opérera comme il a été dit pour la cécité absolue, après avoir recherché s'il n'existe ni affection générale (diabète, albuminurie), ni intoxication (plomb, alcool, tabac, sulfure de carbone, etc.). Si la congénitalité est alléguée, on devra recourir à une enquête.

L'hystérie (y compris l'hystéro-traumatisme) détermine aussi de l'amblyopie bilatérale, mais celle-ci est généralement oscillante, plus accentuée sur un œil ; on recherchera des stigmates positifs de la névrose.

Si le sujet, ce qui est le cas le plus fréquent, accuse un certain degré d'acuité, on emploiera les procédés suivants :

1º On fait écrire au sujet son nom et on l'interrompt au milieu du mot par une question quelconque, puis on lui dit de continuer à écrire ; s'il replace la plume au point où il l'avait enlevée, c'est qu'il a une acuité d'au moins 1/10. Peu après, on tire un trait d'une netteté correspondante à l'écriture du sujet et on lui dit de le prolonger, s'il répond qu'il n'y voit pas assez pour le faire, c'est un simulateur (Roth).

2º Si le sujet dit ne pas reconnaître le doigt à hauteur du nez, on lui applique le procédé de l'électrode faradique (pag. 270).

3º Si l'on peut prendre le *champ visuel* sur un tableau, ne serait-ce qu'avec une bougie, le simulateur se croira obligé de donner un champ visuel, d'autant plus étroit qu'il s'éloignera davantage du tableau et il l'indiquera arrondi. La seconde fois, on opérera à une distance double de la première et avec un index de dimensions doubles si on n'emploie pas la bougie (Roth).

4° *Détermination de l'acuité visuelle à distance à différentes reprises* et en variant l'éloignement et les échelles et en s'aidant de moyens de surprise. Si l'acuité est de 1/3 à 5 mètres, elle doit avoir le même degré à 2 et à 3 mètres. On montrera au sujet des optotypes de même grandeur, mais de forme différente, en présentant les lettres, les signes ou les séries isolément pour éviter toute comparaison; de même, avec des objets divers et d'égales dimensions, crayons, porte-plumes, etc. On évitera également que le sujet suspect puisse évaluer la distance exacte à laquelle est placée l'échelle murale, en prenant l'acuité de chaque œil isolément, l'autre étant couvert, à travers un tube d'environ 0m,50 de long et de 5 centimètres de diamètre qui s'engage à travers un large écran destiné à masquer la vue des points de repère que le sujet pourrait prendre sur les objets voisins de l'échelle. Si le sujet donne, dans ces recherches, des acuités variables alors qu'elles devraient être égales, c'est qu'il simule.

Un sujet qui compte les doigts à proximité doit reconnaître les mouvements de la main sur fond noir, à quelques mètres, et la flamme d'une bougie à 5 mètres. D'après Groenow, tout individu qui ne peut reconnaître à 5 ou 6 mètres la lueur d'une bougie et qui peut se promener seul est un simulateur.

Procédé de Barthélemy. — Une grande glace est fixée sur un des murs de la salle d'examen et en face, sur le mur opposé, à la distance maximum de 4 à 5 mètres, se trouve une échelle d'optotypes composée de préférence avec des signes, fourchettes diverses, ou des lettres A, H, T, O, I (on peut à la rigueur employer une échelle de caractères ordinaires). Le sujet est d'abord tourné vers l'échelle et l'on note son acuité; puis le faisant tourner vers la glace, on l'invite à lire les caractères qui s'y réfléchissent. Le simulateur se croit obligé de lire les mêmes caractères que dans sa première lecture sans se douter qu'il accuse ainsi une acuité visuelle beaucoup plus grande. On peut même le faire lire directement d'emblée dans la glace.

Procédé de la jumelle. — On recherche d'abord l'acuité à 3 ou à 5 mètres. On fait ensuite lire avec une jumelle de spectacle et adaptée pour un emmétrope; le simulateur ne lira que jusqu'au même point que lors de la première recherche alors que son acuité devrait avoir doublé (Roth).

Emploi des verres de lunette. — On place devant les yeux du sujet des verres de lunettes plans, concaves, ou même neutralisants (concave-convexe de force égale), en lui disant que ces verres ont la propriété d'améliorer la vision. Il accusera soit une amélioration, soit une diminution tout à fait en disproportion avec les verres employés.

§3. – Simulation de l'amaurose et de l'amblyopie très forte unilatérales.

C'est la forme de simulation la plus fréquente et elle porte presque toujours sur l'œil droit que les sujets considèrent encore comme ayant la plus grande importance pour le service militaire. C'est aussi celle qui est le plus souvent alléguée après des traumatismes de la région orbitaire (chutes, coups de fleuret, etc.) et qu'il y a lieu alors de distinguer de l'hystéro-traumatisme.

La simulation de la cécité et de l'amblyopie forte d'un œil est facile à déjouer; il n'en est plus de même s'il existe un certain degré d'amblyopie vraie, c'est-à-dire s'il s'agit d'une exagération.

Les procédés et appareils conseillés pour déjouer cette simulation sont extrêmement nombreux. Les meilleurs sont ceux qui permettent de varier les épreuves, surtout de les faire rapidement sans laisser au sujet le temps de la réflexion et qui rendent facile la surveillance de ses yeux pendant l'examen. Presque tous exigent, en effet, une surveillance rigoureuse des deux yeux pendant toute la durée de l'épreuve, pour s'assurer que le sujet ne cligne pas d'un œil, ce qui ferait manquer la recherche. Dès que l'on s'aperçoit de cette tentative, il faut interrompre l'épreuve et passer à une autre; du reste, l'on peut alors considérer à peu près sûrement le sujet comme un simulateur.

Lorsque l'observé a un œil réellement plus faible que l'autre, mais qu'il en exagère l'amblyopie, il lui devient facile de déjouer la plupart des épreuves par la différence de netteté des images, si l'on ne prend pas la précaution d'affaiblir celles vues par l'œil sain, soit au moyen de verres plans légèrement dépolis ou enduits d'une mince couche de vaseline, soit au moyen de verres concaves ou convexes.

Les cas dans lesquels il existe du strabisme sont les plus difficiles, car ils limitent le nombre des moyens à employer, à cause de l'absence de la vision binoculaire ; il est vrai qu'il y a souvent alors une amblyopie élevée de l'œil dévié, à moins qu'il ne s'agisse de strabisme alternant.

Dans la recherche de cette simulation, on explore tout d'abord la réaction pupillaire (page 36) et on s'assure qu'il n'existe aucune lésion du fond de l'œil. Lorsque la pupille est dilatée, on recherche si la dilatation est due à l'emploi d'un mydriatique. Si la pupille n'est pas dilatée, et a conservé ses réactions normales, alors que le sujet allègue une amaurose absolue, il y a simulation ou hystérie. Si la réaction directe est supprimée ou affaiblie, et si, pendant sa recherche, la pupille de l'autre œil reste immobile, les allégations du sujet sont très certainement véridiques, et il existe une lésion des voies neuroptiques.

La direction de la ligne du regard est importante à relever. En règle générale, lorsque l'acuité visuelle d'un œil est très affaiblie, en tout cas sûrement inférieure aux limites fixées pour le service militaire, il y a déviation permanente de la ligne du regard de l'œil amblyope, c'est-à-dire strabisme, absence de vision binoculaire, mais on se défiera du strabisme alternant dans lequel l'acuité des deux yeux est habituellement très bonne.

Nous diviserons les moyens employés pour déjouer cette simulation de la manière suivante.

I. Procédés simples ne nécessitant ni verres, ni appareil spécial.

II. Production de la diplopie monoculaire et binoculaire.

III. Epreuves avec les verres concaves et cylindriques.

IV. Epreuves avec les verres et les caractères colorés.

V. Epreuves pseudoscopiques avec les boîtes, stéréoscopes, etc.

VI. Epreuves portant sur le champ visuel binoculaire.

I. Procédés simples ne nécessitant ni verres ni appareils.

1° *Procédé de Knapp.* — Il est basé sur la non existence de la vision binoculaire. Tandis que le sujet fixe un objet très rapproché, on couvre et on découvre alternativement l'œil allégué amaurotique ; si cet œil exécute un mouvement en dehors au moment où il est couvert, pour reprendre ensuite rapidement sa fixation quand on le découvre, c'est qu'il n'est pas complètement aveugle, mais cependant il peut être amblyope. Procédé infidèle.

2° *Procédé de Bastier.* — Donner une cigarette au sujet. S'il la glisse par hasard dans l'angle de la bouche du côté amaurotique et s'il l'allume sans hésitation avec une allumette, c'est qu'il n'est pas aveugle et qu'il est peu amblyope.

3° *Procédé de Roth.* — On dit au sujet d'écrire son nom, ce qu'il fait très correctement, puis on lui ferme l'œil sain et on recommence l'épreuve. Le simulateur se croit obligé d'écrire son nom de travers et avec des lettres défigurées. On lui démontre alors que ses camarades écrivent très bien leur nom avec les deux yeux fermés. Si le sujet écrit bien son nom, on ne peut rien en préjuger.

4° *Procédé de Boisseau.* — On invite l'individu suspect à fixer un objet ou à lire, puis on presse sur l'œil sain ; si le sujet accuse à ce moment une image double ou s'arrête dans sa lecture, on peut être certain de la supercherie.

5° *Procédés divers.* — Porter horizontalement une bougie allumée de l'œil sain vers l'œil dit amaurotique. Si le sujet persiste à dire qu'il voit la flamme lorsqu'on remarque que le reflet en a disparu sur l'œil sain, c'est qu'il la voit bien avec l'œil amaurotique (Cuignet).

On peut aussi, en fermant l'œil sain, faire l'épreuve avec *l'Electricité faradique* ou chercher à provoquer l'occlusion instinctive de l'œil suspect (v. page 270).

II. PRODUCTION DE LA DIPLOPIE MONOCULAIRE ET BINOCULAIRE. —

La non réussite d'une partie des épreuves suivantes n'implique pas forcément que le sujet est de bonne foi, car il est des simulateurs qui connaissent la diplopie produite par les prismes et se sont préparés à ces diverses épreuves. Elles sont presque toutes basées sur l'emploi des prismes.

1° *Procédé de Welz.* — Pendant que le sujet lit une page d'impression ou fixe un objet rapproché, on place devant l'œil amblyope un prisme de 18 à 20°, la base en dedans. Pour éviter la diplopie ainsi produite, l'œil couvert par le prisme, s'il prenait part à la vision, c'est-à-dire s'il y a simulation, se dévie instinctivement du côté nasal, pour revenir ensuite à la fixation normale dès que le prisme est retiré. Ce procédé ne réussit pas si l'œil a véritablement une diminution notable de l'acuité visuelle.

2° Pendant que le sujet lit à haute voix, on interpose brusquement un prisme de 18° à 20°, la base en haut, devant l'œil dit amaurotique. Le trouble apporté à la vision par la diplopie verticale ainsi produite, dont le résultat est de faire chevaucher les caractères les uns sur les autres, trouble qu'on peut aggraver en imprimant des mouvements de rotation au prisme, entraîne un temps d'arrêt fort appréciable dans la lecture. Ce procédé réussit souvent.

3° Baudry conseille de fixer un prisme la base en haut devant l'œil aveugle de telle sorte que le sujet ne puisse voir à son pourtour, puis de lui faire monter ou descendre rapidement un escalier qu'il ne connaît pas, en s'assurant bien entendu qu'il ne ferme pas l'œil exploré. Le simulateur aura des hésitations et de la difficulté à mener à bien l'épreuve.

4° *Procédé d'Albrecht von Græfe.* — Pendant que le sujet regarde la flamme d'une bougie ou d'une lampe, on place devant son œil sain un prisme de 12° au moins, la base en haut ou en bas. S'il dit qu'il voit deux lumières l'une au-dessus de l'autre et qu'elles se rapprochent ou glissent l'une vers l'autre par la rotation du prisme, la simulation est flagrante. Un sujet un peu intelligent mettra facilement le procédé en défaut.

5° *Procédé de Schenkl.* — On place devant l'œil dit aveugle un prisme de 16° à 18°, la base en bas, et un verre plan devant l'œil sain, et on donne à lire au sujet, à 0^{m}20, une page d'imprimerie en lui faisant désigner rapidement avec le doigt les caractères qu'on lui nomme. Il arrivera au simulateur de désigner des caractères vus en fausse image, en montrant la ligne supérieure à celles où ils se trouvent.

6° *Procédé d'Armaignac.* — Un fort prisme étant placé la base en bas devant l'œil dit amaurotique, on fait regarder une ligne verticale avec un point noir en son milieu. Comme le simulateur voit la ligne non pas double mais simple, s'il ne réfléchit pas au mode d'action du prisme ou l'ignore, il avouera voir une ligne avec deux points.

Barthélemy a modifié le procédé d'Armaignac de la manière suivante : on place devant l'œil gauche du sujet un prisme fort, la base en dehors, et devant l'œil droit un verre rouge. Si le sujet y voit bien, il aperçoit à gauche une image rouge appartenant à l'œil droit, et à droite une image noire donnée par l'œil gauche ; s'il simule, il avouera une seule image, celle du côté de son bon œil. — Ou bien encore, on fait regarder au sujet, armé des mêmes verres que ci-dessus, d'abord un trait noir sur fond blanc, ensuite une croix rouge sur fond blanc ; le simulateur se croira obligé de dire qu'il voit une croix.

Berthold conseille de placer un fort prisme, la base en haut, devant l'œil amaurotique et de faire regarder deux lignes parallèles coupées par une ligne oblique. Si le sujet voit avec les deux yeux, il aperçoit deux lignes verticales coupées par deux lignes horizontales parallèles l'une à l'autre.

7º *Procédé de Miller*. — On trace sur une feuille de papier une série de lettres ou de signes placés verticalement les uns au-dessus des autres et espacés de deux centimètres environ. On met un prisme fort, la base en haut ou en bas, devant l'un des yeux du sujet et on l'invite à séparer par un trait au crayon les caractères les uns des autres ; s'il en manque un seul, c'est qu'il y voit double.

— Le sujet étant placé devant une échelle optométrique, on met devant son œil sain un prisme de 12º au moins, la base en haut ou en bas ; s'il simule, il voit sûrement une image double, et en lui faisant lire alternativement tantôt les lignes les plus élevées, tantôt les plus basses, on peut déceler la simulation et se rendre compte de l'acuité visuelle. Épreuve difficile à mener à bien, et de résultats incertains.

8º *Production de la diplopie monoculaire combinée avec la diplopie binoculaire. Procédé d'Alfred Grœfe et ses modifications.* — On dit au sujet qu'on a besoin de s'assurer de la manière dont y voit son œil sain. En conséquence, on lui ferme l'œil dit amaurotique et on lui fait fixer avec l'œil sain la flamme d'une bougie placée à 2 mètres. Ensuite, prenant un fort prisme de 14 à 16º, on l'amène lentement la base en haut, de la joue devant l'œil, en prenant la précaution essentielle que la base ne dépasse pas le milieu de la pupille et même qu'elle atteigne seulement le niveau de son bord inférieur. On produit ainsi une diplopie monoculaire et il faut que le sujet affirme qu'il voit deux images. A ce moment, comme par inadvertance, sans avoir l'air d'y attacher de l'importance, on démasque l'œil dit amaurotique, en même temps qu'on remonte un peu le prisme de manière à recouvrir toute la pupille de l'œil sain, et l'on demande au sujet d'indiquer comment sont disposées les deux lumières. S'il l'indique, c'est qu'il est simulateur. Si l'épreuve ne réussit pas, il peut se faire que ce soit parce que le sujet la connaît déjà, ou bien parce que l'œil dit aveugle est réellement atteint d'un certain degré d'amblyopie, ce qui lui permet de différencier les deux images l'une de l'autre. Dans ce dernier cas, on ternira légèrement le prisme avec un peu de vaseline pour donner aux images le même éclat, en affaiblissant cette vue par l'œil sain.

Le procédé de A. Grœfe a été l'objet des modifications suivantes.

Galezowski a conseillé, pour cette épreuve, un prisme biréfringent en spath d'Islande, auquel on substitue ensuite un prisme ordinaire de même dimension ; il n'y a donc pas lieu ici de s'inquiéter des rapports du prisme avec le milieu de la pupille.

Monoyer a proposé un bi-prisme composé de deux prismes rapprochés par leur base, placés dans une monture, et qui peuvent s'écarter l'un de l'autre ou se rapprocher à volonté, de telle sorte qu'on peut produire non seulement de la diplopie monoculaire, mais aussi de la triplopie monoculaire.

Baudry emploie, pour appliquer l'épreuve de Grœfe, un prisme spécial (fig. 46) qui représente un prisme à section de triangle rectangle, partagé en deux parties A et B, par un trait parallèle à sa base ; cette dernière AB′ est accolée à un milieu à faces parallèles de même épaisseur C. Cet appareil est dissimulé dans une boîte métallique de forme arrondie pour en soustraire le mécanisme à l'observé. Cette boîte est percée sur chacune de ses faces d'une ouverture centrale, dont l'une a 6 millim. de diamètre et l'autre 3 millim.

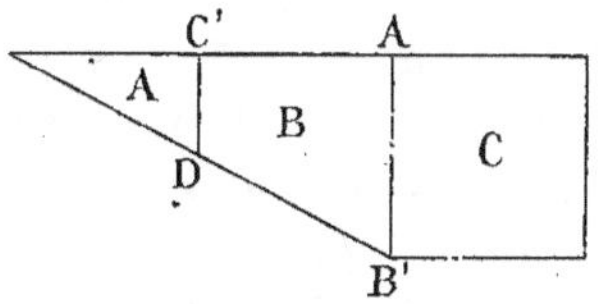

Fig. 46. — Prisme de Baudry.

Un mécanisme simple permet d'amener dans ces orifices, devant la pupille de l'œil sain, l'une ou l'autre des lignes de séparation C′D ou AB′, en même temps qu'une partie contiguë du verre, c'est-à-dire, comme effet optique, tantôt la base du prisme, tantôt le prisme lui-même de manière à provoquer soit la diplopie binoculaire, soit la diplopie monoculaire.

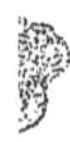

On recouvre d'une main l'œil supposé aveugle, et on engage le sujet à fixer la flamme d'une bougie située à 3 mètres, devant laquelle on a placé un verre rouge bien homogène pour empêcher l'irisation des images. On dispose alors l'appareil devant l'œil normal, de telle sorte que la ligne de séparation AB' de la base du prisme et du milieu à faces parallèles coupe horizontalement la surface de l'ouverture centrale qui est en regard de la pupille. Sous peine de mauvaise foi, le sujet doit accuser deux images de la flamme. Retirant alors l'instrument, on amène dans l'orifice la ligne de séparation C'D des deux parties du prisme, et on place de nouveau l'appareil devant l'œil sain, mais en omettant de fermer l'œil soi-disant malade. Si le sujet avoue encore deux images, il est simulateur, car la diplopie monoculaire a fait place à la diplopie binoculaire. — Avec cet instrument, la surveillance de l'œil du sujet est moins facile qu'avec le simple prisme de Græfe, et l'épreuve est un peu plus compliquée.

9° *Épreuve de Magnani* (Prismes opposés par le sommet). — Elle est basée sur ce fait que lorsque deux prismes d'un degré élevé, opposés par leur sommet, sont présentés devant l'œil, de telle sorte que la ligne d'union se trouve au milieu du champ pupillaire, les rayons lumineux venant d'un objet ont une déviation telle qu'aucun ne pénètre dans la pupille ; l'œil ne voit plus rien. L'expérience réussit d'autant mieux qu'on tient les prismes à 3 ou 4 centim. en avant de l'œil. La combinaison de ces prismes peut être enfermée dans une boîte.

Soit un sujet alléguant une amaurose de l'œil droit. On le place devant une échelle murale à 2 mètres, et on lui demande combien il en voit, il répond une seule. On met alors devant son œil gauche le double prisme, de telle sorte que la ligne d'union ne tombe pas sur la pupille ; l'appareil ne remplissant ainsi que le rôle d'un simple prisme, le sujet voit deux échelles (dont une avec l'œil amaurotique), mais il croira devoir déclarer qu'il continue à n'en voir qu'une. On fait alors glisser lentement le prisme devant l'œil et quand la ligne d'union arrive exactement devant le milieu de la pupille, si le sujet est véritablement amaurotique de l'autre œil, il dit qu'il ne voit plus rien, tandis que le simulateur continue à dire qu'il aperçoit encore une seule échelle, ce qui est vrai, mais il ne la voit qu'avec l'œil soi-disant amaurotique. Si on l'invite à lire, à ce moment, les caractère de l'échelle, on obtiendra son acuité visuelle ; en outre, si pendant qu'il lit on fait glisser le prisme, on détermine de nouveau de la diplopie binoculaire, et, troublé dans sa lecture, il s'interrompra au moins pendant quelques instants. On peut également faire l'épreuve de Grœfe avec cet appareil.

10° *Épreuve de Trombetta*. — Cette épreuve est basée sur la production de la diplopie monoculaire par l'expérience de Scheiner. Pour la pratiquer, on se servira du petit optomètre Scheiner-Parent (pag. 108), c'est-à-dire du disque percé de deux trous, que l'on monte sur l'ophtalmoscope à réfraction, mais après en avoir enlevé les verres rouge et vert ; on peut tout aussi bien le remplacer par un disque en carton ou en zinc mince, percé de deux trous sténopéiques ayant un écartement inférieur à 3 millim.

Le sujet allègue, par exemple, une cécité de l'œil droit, qui est en réalité emmétrope, l'œil gauche étant également emmétrope avec V=1. On couvre avec la main l'œil allégué amaurotique, et on fait regarder avec l'œil gauche, à travers les deux trous de l'instrument derrière lesquels on a amené un verre de + 2 dioptries, une lampe placée à 5 mètres. Ainsi rendu myope, cet œil voit deux images de la flamme. Cette constatation faite, on retire rapidement le verre + 2, ce qui amène la disparition de la diplopie monoculaire, et en même temps on laisse à découvert l'œil allégué amaurotique. Il persiste alors, pendant un temps assez court, une diplopie binoculaire due à la déséquilibration musculaire des deux yeux, et qui donne à croire au simulateur qu'il voit les deux images avec l'œil couvert par le disque.

Si l'œil amaurotique était amétrope, on le couvrirait d'un verre correcteur choisi de manière à lui laisser une myopie de 2 dioptries, mais il faudrait corriger entièrement cette dernière dans la deuxième partie de l'expérience.

Cette épreuve est difficile à réussir chez un sujet un peu avisé, car les images de la diplopie monoculaire sont plus petites que celles perçues lorsqu'on établit la diplopie binoculaire et le sujet peut s'apercevoir de la différence. Elle réussit rarement chez les hypermétropes d'un degré un peu élevé.

11° *Diploscope de Rémy*. — La construction de cet appareil repose sur le phénomène de la diplopie physiologique. On combine son emploi avec celui des prismes pour certaines épreuves.

Théorie et fonctionnement. — Si l'on place sur une table deux bougies l'une devant l'autre, la première A, à 0m60 de l'observateur, la

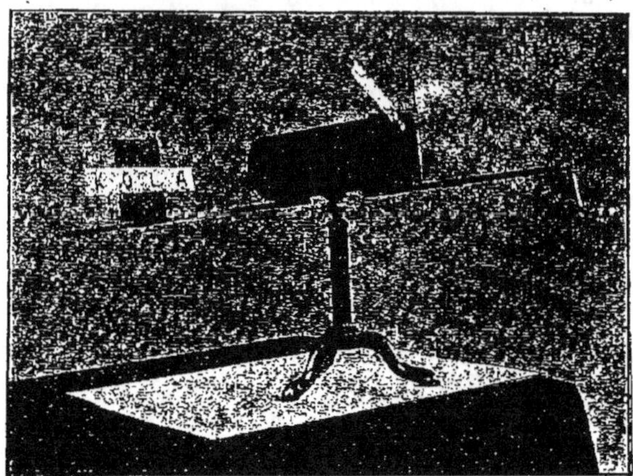

Fig. 47. — Diploscope de Rémy ; la barrette est relevée.

deuxième B, à une distance double environ, et qu'on fixe la flamme de la bougie la plus éloignée B, la bougie située en A est vue double, et avec un verre rouge placé devant un œil, les deux images de A sont vues en diplopie croisée. L'inverse a lieu si l'on fixe la première bou-

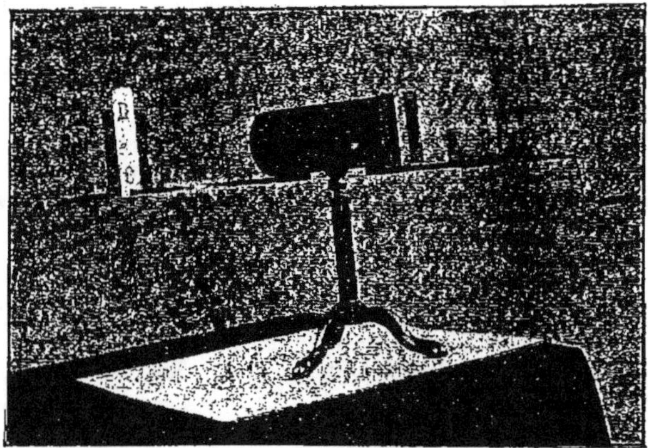

Fig 48. — Diploscope de Rémy ; la barrette est placée verticalement.

gie ; c'est alors la deuxième bougie qui paraît double, en diplopie homonyme. Supposons qu'à la place de la première bougie, on mette un écran percé d'un trou de deux centimètres de diamètre, et, à la place de la deuxième bougie, un carton blanc sur lequel sont imprimées des lettres. Si on regarde les lettres à travers le trou de l'écran, ce trou apparaît double en image croisée ; si au contraire, on fait un effort de convergence en regardant en avant de l'écran, au lieu de regarder au delà, les trous sont vus en image directe.

Soit le premier cas, diplopie avec images croisées : les deux bougies sont placées l'une à côté de l'autre et on perce, dans l'écran, deux trous voisins à environ 6 centimètres de distance de centre à centre (1er dispositif). Il se produira alors deux fois le phénomène indiqué plus haut. La bougie ou le trou de gauche seront vus deux fois en *images croisées ;* et à droite de celles-ci, deux autres bougies et deux autres trous apparaîtront également en images croisées.

L'appareil (fig. 47 et 48) construit d'après ces principes consiste essentiellement en un cylindre de cuivre de 20 centimètres de long et d'environ 8 à 9 centimètres de diamètre, noirci à l'intérieur, entièrement ouvert du côté de l'observateur. Le côté opposé à l'observateur est fermé par un diaphragme ou écran qui est percé de quatre trous en croix : les deux trous d'un des diamètres ont 20 millim. de diamètre avec une distance des centres égale à 6 centimètres; les deux autres trous perpendiculaires aux précédents ont le même diamètre, avec un écart des centres de 33 à 34 millimètres. L'écran est mobile autour d'un axe central. Deux opercules peuvent, à volonté, recouvrir les trous éloignés ou les trous rapprochés.

A la partie antérieure du tube, se meut une petite réglette de 2 cent. de large, qui peut être placée soit verticalement sur la ligne médiane, soit dans une position oblique, soit enfin être relevée quand elle n'est pas nécessaire. Elle sert à empêcher la lecture d'une lettre à un œil seulement ou de deux lettres dont une à chaque œil, suivant la manière dont elle est interposée entre les yeux de l'observateur et le tube.

Du côté de la réglette, le tube se continue par une tige d'environ 45 cent. de long, terminée par une mentonnière.

A l'autre extrémité du tube, une tige semblable à la précédente, de 60 cent. de long, supporte un petit pupitre destiné à tenir les cartons imprimés à une place invariable.

Le corps de l'instrument est supporté par une colonne avec trépied sur laquelle il se meut comme un balancier.

Technique des épreuves. — On emploie des cartons sur lesquels sont imprimés, ou composés avec des lettres découpées et collées, des mots ou des associations de lettres soit dans le sens horizontal, soit dans le sens vertical. Pour les mots horizontaux on les choisit de quatre lettres, deux voyelles et deux consonnes GARE, KOLA, CAFÉ, IRAN, ARAS. L'œil droit voit la première et la troisième lettres, l'œil gauche, la deuxième et la quatrième, mais on a l'illusion de les voir chacune avec les deux yeux. A la moindre altération de la vue du sujet, les lettres ne sont pas toutes vues.

L'appareil permet plusieurs expériences, ce qui est un grand avantage, et une surveillance des plus faciles des deux yeux que rien ne cache. Il est nécessaire que les deux yeux soient égalisés; si l'œil allégué amaurotique est plus faible que l'autre, on affaiblira suffisamment les images de ce dernier à l'aide de verres appropriés variables suivant l'état de la réfraction de cet œil sain et suivant son pouvoir accommodateur, mais permettant encore la lecture, tout en la rendant difficile; on met un verre plan devant l'œil malade; si l'on est obligé de changer les verres placés devant l'œil sain, on doit aussi changer d'expérience. On a recours, dans ces cas, tout d'abord aux 2e, 3e et 7e expériences (v. plus loin), après avoir eu soin, pour ne laisser voir qu'une lettre à la fois, de boucher l'un ou l'autre trou avec le doigt ou un bouchon noirci. Si le sujet refuse de lire quand c'est l'œil sain qui doit voir, c'est qu'il simule.

Dans la recherche de la simulation, on peut, avec le diploscope seul, faire sept expériences, mais par l'emploi de verres prismatiques on peut en ajouter trois autres à la première, ce qui donne en réalité dix expériences.

Les cinq premières expériences, ainsi que les trois autres dérivées de la première, se font à l'aide du premier dispositif, la sixième et la septième expérience, à l'aide du deuxième dispositif. Le premier dispositif est obtenu par l'ouverture des trous les plus éloignés et l'occlusion des deux autres; le deuxième dispositif est obtenu par l'occlusion des trous les plus éloignés et l'ouverture des deux autres qui restent toujours horizontalement placés.

1re *expérience* : La barrette est relevée (fig. 47); le carton présente un mot à quatre lettres, GARE par exemple; les deux trous ouverts du premier dispositif sont placés horizontalement. La 1re et la 3e lettre (G R) sont lues par l'œil droit; la 2e et la 4e par l'œil gauche.

Les trois expériences dérivées de cette première s'obtiennent par l'adjonction devant les yeux de verres prismatiques.

1° Avec un prisme de 5° à sommet nasal devant chaque œil, le mot

GARE devient pour deux yeux normaux : G R A E avec écartement des lettres un peu plus grand que précédemment.

2° Avec les prismes à 5° à sommet temporal, on obtient AGER.

3° Avec des prismes de 10° à sommet temporal, les lettres sont plus écartées et forment A E G R.

2ᵉ *expérience* : La barrette est abaissée verticalement ; on prend un carton présentant deux lettres l'une au-dessus de l'autre (fig. 48). Les deux trous ouverts du premier dispositif sont amenés le supérieur dans la position de l'aiguille d'une horloge marquant 11 heures, l'inférieur placé sur 5 heures pour un observateur tournant le dos au pupitre ; soit $\frac{P}{S}$, l'œil droit voit seul la lettre du haut P, le gauche, celle du bas, S.

3ᵉ *expérience* (suite de la précédente) : La barrette est abaissée verticalement ; les trous du dispositif sont placés le premier dans la position de l'aiguille d'une horloge sur 1 heure, la deuxième sur 7 heures, l'œil droit seul voit la lettre du bas, S, l'œil gauche, la lettre du haut, P.

4ᵉ *expérience* : La barrette est déplacée légèrement à gauche. Le carton employé présente à gauche une partie noircie et à droite trois lettres, TON, par exemple. Les trous les plus écartés sont placés horizontalement. L'œil droit seul voit la 2ᵉ lettre, l'œil gauche voit la 1ʳᵉ et la 3ᵉ lettres (fig. 49).

5ᵉ *expérience* : La barrette est portée un peu à droite de la ligne

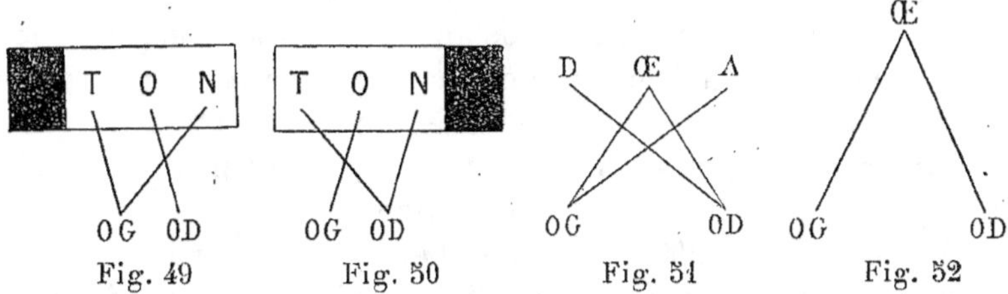

Fig. 49   Fig. 50   Fig. 51   Fig. 52

médiane et verticale, carton avec trois lettres et une partie noircie à droite. L'œil droit voit la 1ʳᵉ et la 3ᵉ lettres, l'œil gauche la 2ᵉ lettre (fig. 50).

6ᵉ *expérience* : La barrette est relevée complètement. Les deux trous les plus écartés du premier dispositif sont bouchés et les deux autres sont placés horizontalement. Le carton présente trois lettres (DŒA), dont une médiane qui est vue par les deux yeux à la fois, en même temps que chaque œil en voit une autre, le droit la 1re, le gauche la 3e (fig. 51).

7e *expérience* : La barrette est abaissée; dispositif et carton comme ci-dessus. Les deux yeux voient la seule lettre Œ du milieu (fig. 52). En bouchant préalablement l'un des trous, on voit difficilement si c'est un œil ou les deux qui lisent la lettre.

Quand une lettre accusatrice est lue, on remplace le carton par un autre sur lequel les lettres sont plus petites, et ainsi de suite, pour déterminer l'acuité visuelle.

Pendant chaque changement d'expérience, un aide doit tenir un écran abaissé devant les yeux du simulateur et ne soulever légèrement l'écran qu'au commandement : lisez, et l'abaisser au moindre mouvement du simulateur.

Cet appareil est non seulement un des meilleurs pour déjouer la simulation de l'amblyopie unilatérale, mais encore il sert aussi à la recherche des déviations oculaires et au redressement du strabisme (v. la monographie du docteur A. Rémy sur le diploscope et ses applications).

III. Epreuves avec les verres sphériques et cylindriques.

1° *Procédé du verre convexe* (Alf. Grœfe). — On met devant l'œil sain, à condition qu'il soit emmétrope, un verre convexe $+ 6$ qui lui donne une myopie avec remotum à 17 cent., et, devant l'autre œil, un verre plan ; le sujet ne pourra donc lire avec l'œil sain de petits caractères au delà de cette distance. On lui donne alors à lire à une toute petite distance un livre à caractères fins et on l'éloigne graduellement sans qu'il le remarque. Si l'on parvient à éloigner le livre au delà de 17 centimètres sans que la lecture cesse, il y a simulation, car le sujet ne peut continuer à lire qu'avec son œil allégué amaurotique.

On a aussi conseillé de combiner l'emploi d'un mydriatique avec celui des verres convexes (Baroffio, Frœlich, Jakson). Nous repoussons absolument ce moyen qui échoue facilement et désarme alors complètement le médecin expert.

2° *Vision à distance avec des verres sphériques et des verres plans.* — Le sujet étant placé à 5 mètres de l'échelle typographique, on lui met les lunettes d'essai portant un verre convexe de 4 D. devant l'œil droit et un verre plan (ou suivant le cas un verre correcteur) devant l'œil dit aveugle. Il ne peut donc lire qu'avec ce dernier à cette distance et s'il le fait il dénonce à la fois son acuité visuelle et sa simulation.

Schenkl emploie un verre concave de 10 à 12 D. au lieu du verre convexe ; Silex place d'abord devant l'œil voyant des verres concaves et des verres convexes, et en particulier des verres concaves faibles, puis brusquement un fort verre convexe.

Ces épreuves doivent être menées très rapidement. Elles réussissent rarement, le sujet se rendant compte du subterfuge sans grande difficulté.

Procédé de Ségal. — A travers un fort verre convexe, la flamme d'une bougie placée à quelques mètres apparaît comme un globe de feu. On met donc devant le bon œil un verre convexe fort en invitant le simulateur à dire ce qu'il voit ; il lui arrivera de se trahir.

On a conseillé de saupoudrer finement de lycopode deux verres convexes sur leur face tournée vers la flamme. Celle-ci paraît entourée de cercles lumineux, on enlève subrepticement le lycopode sur le verre de l'œil sain, et si le sujet dit voir encore des cercles lumineux, il simule.

3° *Emploi des verres cylindriques.* — Jakson place devant l'œil dit aveugle soit un verre plan, soit, s'il est amétrope, un verre correcteur, et devant l'œil sain deux forts verres cylindriques se neutralisant. Dès que le sujet s'est convaincu qu'il voit bien à travers ces derniers, on fait tourner l'un deux de 90° ; si le sujet continue à lire, c'est qu'il simule, et on peut ainsi obtenir son acuité visuelle.

Kugel trace sur une feuille de papier une série de lignes parallèles entre elles, mais espacées et dirigées de telle sorte que leur nombre ne peut être reconnu à travers un fort verre cylindrique qui est placé devant l'œil voyant. Si le sujet les compte, c'est qu'il le fait avec l'œil aveugle.

On peut encore tracer sur une feuille de papier plusieurs lignes horizontales et verticales qui se croisent perpendiculairement. On place devant chaque œil un fort verre cylindrique avec axe vertical pour l'un des yeux et axe horizontal pour l'autre. Le sujet ne peut apercevoir les croix et les compter que s'il y voit avec les deux yeux (Kugel).

IV. Épreuves avec les verres et les caractères colorés. — Les divers procédés employés, dans ces épreuves, reposent sur l'un ou l'autre des principes de physique suivants. A travers un *verre rouge*, on ne peut reconnaître 1° des signes ou des caractères verts (couleur complémentaire) sur fond noir ou par transparence, 2° des caractères rouges sur fond blanc (le verre donne au fond blanc une teinte rouge avec laquelle se confond la couleur des caractères). On choisira le verre rouge avec soin et de telle sorte que les caractères rouges ne soient pas vus sur fond blanc, et les verts sur fond noir.

A travers *un verre vert*, suffisamment foncé, on ne peut reconnaître 1° des signes ou des caractères rouges sur fond noir ou par transparence, 2° des caractères verts sur fond blanc. De même, des signes ou caractères tracés en jaune sur du papier blanc ne sont pas vus à travers un verre rouge, et des caractères bleus à travers un verre bleu convenablement teinté.

Le plus ancien procédé basé sur ce principe est celui de Snellen-Stilling, qui consiste à faire lire à travers un verre rouge une échelle d'optotypes verts sur fond noir, puis à travers un verre vert, une échelle d'optotypes rouges sur fond noir. Cette épreuve réussit mal, car le sujet peut, tout en étant de bonne foi, reconnaître les lettres à leur forme que dessinent leur luisant et leurs bords.

Appareil de Stœber. — Sur le même principe, Stœber a construit un petit appareil composé de carrés en verre rouge et vert alternativement encastrés dans une double plaquette de carton léger qui peut se replier comme un portefeuille, ce qui la rend portative. Sur chaque carré est collée une lettre noire de la dimension des optotypes de l'échelle de Monoyer.

On applique l'appareil contre une fenêtre de manière à l'éclairer par transparence et l'on met devant les yeux du sujet une paire de lunettes armée d'un verre rouge et d'un verre vert. Si le sujet est réellement amaurotique d'un œil, et si cet œil est couvert par le verre rouge, il ne verra avec le bon œil couvert par le verre vert que les caractères verts et les lettres qui y sont collées ; s'il y voit des deux yeux, ou bien il lira tout ou bien il fera des réponses contradictoires.

Procédé de Bravais-Michaud. — Il est fondé sur l'emploi des caractères colorés sur fond blanc.

Bravais a le premier conseillé, en 1884, de mettre devant les yeux du sujet une paire de lunettes avec un verre rouge pour l'œil sain et un verre bleu pour l'œil soit-disant amaurotique, et de lui donner à déchiffrer des signes ou des caractères tracés sur du papier blanc avec des crayons rouge et bleu. L'œil armé du verre rouge voit seulement les caractères bleus, et l'autre, avec son verre bleu, voit seulement les caractères rouges. On écrit, par exemple des phrases et des mots partie bleus, partie rouges, de telle sorte qu'ils aient chacun un sens propre, ainsi :

Je	ne	vois	pas	bien
bleu	rouge	bleu	rouge	bleu

Le procédé de Michaud est une modification du précédent. On trace des caractères en deux couleurs, bleue et rouge, de manière à leur enlever leur aspect et leur valeur ordinaires. Ainsi de E mi-partie bleu et rouge (sur les figures 53, 54 et 55 les couleurs ont été remplacées par un trait noir et un trait blanc), on fait un I, un F, ou un L. Plusieurs lettres ainsi modifiées peuvent

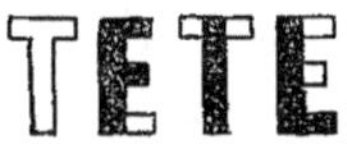

TÊTE   ŒIL   EPONGE

Fig. 53. 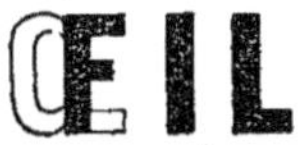   Fig. 54. 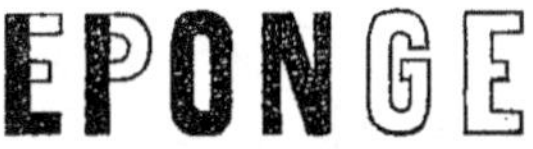   Fig. 55.

constituer un mot nouveau. Ainsi TÊTE peut faire FIL (fig. 53).

De même ŒIL peut aussi faire FIL (fig. 54).

ÉPONGE peut donner le mot LION (fig. 55).

Le sujet doit lire avec une paire de lunettes ayant un verre rouge et un verre vert; il ne voit pas le bleu à travers le verre vert, et le rouge à travers le verre rouge.

Ce procédé, qui se prête à de nombreuses combinaisons, et peut s'appliquer aussi avec le stéréoscope et les divers pseudoscopes, est excellent. Nous conseillons de tracer les caractères ou dessins (pour les illettrés) aux crayons colorés, car les échelles d'optotypes établies avec de la couleur s'altèrent rapidement et ne remplissent plus leur but. Pour les illettrés, on peut faire aux deux crayons des dessins, des signes à deviner ou des points à compter. Le sujet doit toujours répondre rapidement, sans hésitation ; il faut empêcher tout travail mental et tout clignement d'yeux.

Vanderstraeten préfère les caractères jaunes aux rouges, car le simulateur peut savoir que les caractères rouges ne se voient pas à travers le verre rouge, tandis qu'il ignore qu'il en est de même avec les caractères jaunes.

Kugel ne se sert que de verres bleus de teintes différentes ; on place le plus foncé devant l'œil voyant et le plus clair devant l'œil allégué amblyope. Les caractères bleus de l'échelle optométrique sont établis de telle sorte que le sujet ne peut les lire qu'à travers le verre bleu le plus clair.

V. Épreuves avec le stéréoscope, les boites et les procédés pseudoscopiques.

I. **Épreuves avec le stéréoscope.** — L'emploi du stéréoscope avec ses prismes légèrement convexes repose sur les données de la vision binoculaire. Les résultats obtenus sont bien incertains quoique l'instrument permette de varier les épreuves. On fera des épreuves très simples pour lesquelles on peut se servir du stéréoscope dit américain. Si le sujet est réellement amblyope de l'œil allégué amaurotique, on vaselinera légèrement le prisme correspondant à l'œil sain pour en atténuer l'image.

Les épreuves indiquées par Armaignac sont les plus simples. De chaque côté de la ligne verticale qui sépare les cartons en deux et à 3 centimètres d'elle, on trace la lettre A sur le haut de la moitié gauche et la lettre B sur le bas de la moitié droite, ou bien on colle en ces points des pains à cacheter de coloration différente. S'il y a vision binoculaire, le sujet dira qu'il voit les lettres superposées. S'il simule, il croira devoir avouer seulement la vue d'une des lettres qu'il nommera au hasard.

On peut aussi coller dans le haut du carton de la case de gauche deux pains à cacheter, un rouge à 5 centimètres, l'autre bleu à 3 centimètres de la ligne de séparation, et deux autres, de la même manière, dans le bas de la case de droite. Le simulateur sera porté à dire qu'il voit les deux pains colorés superposés seulement du côté de son œil sain.

Kuhnt a combiné le stéréoscope avec les verres colorés, rouge et vert, qu'on peut glisser à volonté devant les prismes. On trace, par exemple, sur chaque moitié de carton les mêmes mots ou signes avec le crayon rouge et on place le verre rouge devant l'œil sain, mais on s'arrange de manière à ce que le sujet puisse préalablement jeter un coup d'œil sur le carton, pour qu'il croie qu'il doit voir ce qui est tracé sur l'une des moitiés du carton, tandis qu'en réalité, s'il était borgne, il ne verrait rien.

Baldanza a proposé un stéréoscope de 33 cent. de long, muni de deux prismes fixes de 12", à base externe, et de deux prismes tournants de 12° qui peuvent doubler ou neutraliser les effets des premiers.

II. **Boîtes et appareils pseudoscopiques.** — Leur emploi consiste à faire croire au sujet qu'il voit avec l'œil sain ce qu'il voit en réalité avec l'œil prétendu amaurotique. On obtient ce résultat par un jeu de miroirs ou d'écrans.

Il existe un très grand nombre de ces appareils. Nous nous bornerons à rappeler les boîtes bien connues de Flees, Mareschal, Bertin-Sans, qui ne permettent qu'une seule épreuve, la boîte d'Armaignac dont les miroirs mobiles se prêtent à plusieurs combinaisons et qui est un bon appareil. Le diploscope de Rémy décrit page 281 est également un appareil pseudoscopique.

1° *Boîte de Chauvel.* — Elle constitue un des meilleurs appareils pseudoscopiques et nous a permis, à la clinique du Val-de-Grâce où elle est d'un usage courant, de déjouer en quelques instants presque tous les cas de simulation d'amaurose unilatérale soumis à notre examen.

Elle a emprunté aux boîtes des médecins majors André et Berthelé leurs écrans à ouverture unique centrale pour la vision croisée et à deux ouvertures latérales pour la vision directe.

Elle est constituée par une boîte rectangulaire, longue de 33 centimètres, large de 20 centimètres et haute de 8 centimètres 1/2, fermée par un couvercle à charnière. La paroi antérieure est munie de deux bonnettes écartées de la distance ordinaire des yeux, saillantes de plus d'un centimètre pour permettre au nez de se placer entre elles et portant une rainure à ressort destinée à recevoir les verres qui pourraient être nécessaires. Chaque bonnette est percée d'un orifice rectangulaire de 2 centimètres de hauteur et de 1 centimètre de largeur. La paroi postérieure est fermée par une plaque de verre transparente sur laquelle sont gravées des lignes d'optotypes, divisées chacune en deux moitiés, et dont les lettres sont calculées de manière à mesurer l'acuité visuelle pour la distance de 33 centimètres. La première ligne correspond à l'acuité de 1/2, la seconde à 1/3, la troisième à 1/4, la quatrième à 1/5, la cinquième à 1/7, la sixième et la septième à 1/10, ce qui est suffisant, toutes les acuités de vue compatibles avec le service militaire étant comprises entre 1/2 et 1/10. Les lignes sont éclairées par transparence.

Dans l'intérieur de la boîte, à 6 centimètres 1/2 de la paroi antérieure, deux plaques de bois mince sont réunies perpendiculairement l'une sur l'autre par un de leurs bords transversaux qui forme ainsi pivot pour permettre d'amener sur les lignes visuelles l'une ou l'autre de ces plaques. La manœuvre s'opère, à l'insu du sujet, à l'aide d'un petit levier métallique placé sur le côté droit de la boîte. L'une des plaques, percée d'une ouverture unique centrale de 4 centimètres de largeur et de 3 centimètres de hauteur, garnie de deux prismes de 1° à base en dehors, donne la vision croisée (fig. 56). L'autre plaque est percée de deux ouvertures latérales, larges de 2 centimètres, hautes de 3 centimètres, distantes de 4 cent. 8, munies chacune d'un prisme de 5° la base en dedans donnant à chaque œil la vision directe (fig. 57). Par conséquent, le changement de plaques permet de donner au sujet soit la vision directe, soit la vision croisée, c'est-à-dire de lui faire lire à droite ce qu'il voit réellement avec l'œil droit et à gauche ce qu'il voit avec l'œil gauche, ou bien à droite ce qu'il voit avec l'œil gauche, et à gauche ce qu'il voit avec l'œil droit.

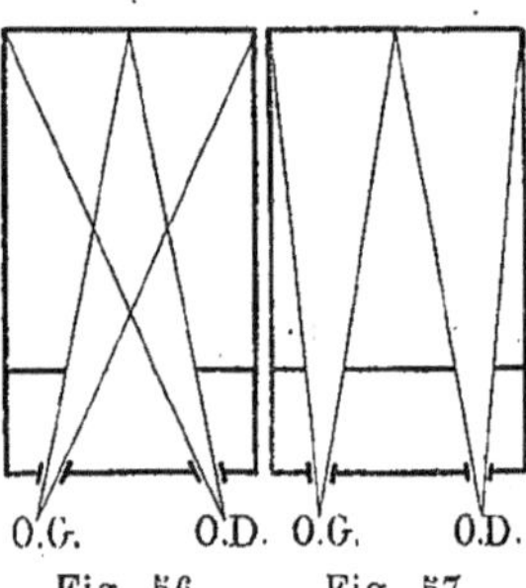

Fig. 56. — Boîte de Chauvel disposée pour la vision croisée.

Fig. 57. — Boîte de Chauvel disposée pour la vision directe.

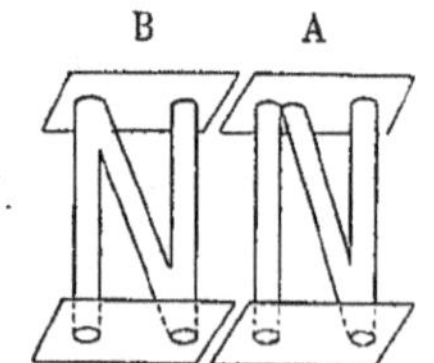

Fig. 58. — Schéma des tubes de la boîte de Vagliasindi.

On commence par la vision croisée ; puis, sous le prétexte de s'assurer si le sujet a bien lu, on regarde dans l'appareil en disposant la plaque pour la vision directe, et on recommence l'épreuve.

Il est de la plus haute importance de surveiller les yeux du sujet pendant toute la durée de l'examen, et de s'assurer qu'il ne cligne pas ou ne ferme pas un œil subrepticement dans le but de découvrir la nature de l'épreuve à laquelle il est soumis et de la déjouer.

Prato a construit, l'un des premiers, une boîte pseudoscopique à tubes croisés en X. Vagliasindi a établi récemment (1901), d'après ce principe, un appareil assez compliqué, qui permet un grand nombre d'épreuves. Il consiste essentiellement d'après le schéma (fig. 58) en deux dispositifs composés d'un tube droit et d'un tube en Y, accolés, dont le premier permet la vision directe et l'autre la vision croisée et directe à volonté, et susceptibles par rotation de se placer immédiatement devant l'un ou l'autre œil ; dans l'un des dispositifs (A), la branche oblique du tube en Y donne une vision distincte de celle du tube droit ; dans l'autre dispositif (B), elle donne la vision des mêmes caractères, car elle se fusionne avec l'extrémité de ce tube droit. Un jeu d'écrans mobiles complète cet appareil, assez compliqué comme mécanisme, mis à l'essai dans l'armée italienne.

III. **Pseudoscopie à l'aide d'un miroir tenu à la main.** — 1° *Procédé de Herter.* — Lorsqu'on éclaire successivement et rapidement, avec un miroir ophtalmoscopique, tantôt l'œil droit, tantôt l'œil gauche d'un sujet jouissant de la vision binoculaire, il lui devient très difficile à un moment donné de désigner celui de ses yeux sur lequel est projetée la lumière. Le simulateur aboutira à des réponses erronées à la condition qu'il ne soit pas très fortement amblyope de l'œil allégué amaurotique, et qu'on exige une réponse immédiate.

Roth conseille l'emploi de lunettes avec verres de + 10 dioptries pour éviter que le sujet ne voie les mouvements du miroir.

2° *Procédé de Fridenberg.* — Un large miroir concave (par ex. celui pour l'otoscopie), et un petit tableau d'optotypes composé sur un carton ou une carte de visite, avec les lettres A H O I T, qui peuvent être lues renversées, sont nécessaires.

L'observateur tient le miroir devant le sujet, un peu du côté de l'œil dit sain. Le tableau d'optotypes est placé contre le temporal du sujet du côté du même œil. L'exploré voit alors dans le miroir l'image de l'œil sain et les caractères avec son œil dit amaurotique. S'il lit c'est qu'il simule, et il donne en même temps son acuité pour la vision rapprochée. Si l'on met le tableau du côté de l'œil dit amblyope, le sujet se refusera absolument à lire.

IV. **Interposition d'un objet opaque et étroit entre les yeux et la feuille d'épreuves.** — Ce procédé, que Javal a indiqué le premier, est basé sur ce fait que le champ visuel binoculaire commun persiste entièrement malgré l'interposition d'un objet étroit, (règle, crayon, index, etc.), entre les yeux et une page d'impression, tandis qu'en cas d'amaurose unilatérale une partie du champ visuel de l'œil sain est supprimée par le fait.

1° *Procédé de Javal-Cuignet.* — On place devant l'œil sain, à 3 centimètres, et un peu vers le nez, une règle ou un crayon, et on fait lire à 33 centimètres une feuille de papier, un carton portant des caractères typographiques choisis pour mesurer l'acuité à cette distance ou des points noirs numérotés, et distants de un centimètre. Si l'autre œil est réellement amaurotique, une partie des caractères se trouve masquée, et le sujet ne peut les lire. Il faut avoir soin de vérifier personnellement cette épreuve. Cuignet conseille d'interposer la règle ou l'index à distance égale du papier et des yeux, et préfère employer trois lignes de points et de cercles numérotés, espacés d'un centimètre, que le sujet devra compter.

2° *Boîte de Martin.* — Le médecin principal Martin a construit pour l'application de ce procédé une boîte de 0^m20 de largeur sur 0^m35 de longueur, avec deux œilletons sur la paroi antérieure, et des caractères typographiques sur la paroi postérieure. A 0^m15 en avant de cette dernière est dressée verticalement une baguette ronde d'un centimètre de diamètre qui remplit le rôle de la règle ou du crayon de Javal.

3° *Appareil de Barthélemy.* — Il se compose essentiellement d'une plaque de tôle avec deux œilletons pouvant recevoir des verres correcteurs ou des prismes, d'une tige écran ovalaire, verticale, à section de 2 centimètres dans son grand axe, et d'une plaque de caractères typographiques, le tout supporté par une règle carrée, de 0^m50 de long, sur laquelle la tige et la plaque peuvent glisser isolément. — On peut s'en servir aussi comme boîte de Flees par l'adjonction de deux miroirs inclinés à 120°, et qu'on place à 0^m33 sur la règle, tandis qu'on colle deux pains à cacheter sur la plaque qui porte les œilletons.

VI. Exploration du champ visuel total. — La détermination, plusieurs fois répétée, du champ visuel total ou binoculaire (page 204) pourra souvent déjouer la simulation de l'amaurose unilatérale ou de l'amblyopie unilatérale très prononcée. Le procédé de Javal-Cuignet, décrit dans le groupe précédent, peut aussi être considéré comme basé sur l'exploration du champ visuel total.

§ 4. — Simulation d'une amblyopie unilatérale permettant encore de compter les doigts à proximité de l'œil.

L'amblyopie, dont il est ici question, doit permettre tout au moins de compter les doigts à proximité de l'œil, soit à 25 ou 30 centimètres ; le sujet doit alors reconnaître à la même distance les gros caractères de l'échelle typographique.

On emploiera de préférence les procédés ci-après, choisis parmi ceux qui ont été décrits pour la simulation de l'amaurose unilatérale.

1° Epreuve de l'acuité prise à diverses distances avec diverses échelles et en employant les moyens spéciaux ne permettant pas l'appréciation de la distance.

2° Emploi des verres sphériques et cylindriques, des prismes.

3° Emploi du stéréoscope, des boîtes, du diploscope, dans certaines conditions variables pour chaque cas ; procédé de Javal-Cuignet.

4° Détermination répétée du champ visuel binoculaire.

5° Epreuves avec les verres et les caractères colorés.

§ 5. — Simulations diverses.

I. Blépharoptose. — On reconnaîtra facilement qu'il s'agit, non point de blépharoptose, mais d'un blépharospasme simulé, parce qu'il y a abaissement du sourcil, plissement des paupières, élévation de la paupière inférieure. En outre, si l'on fait suivre au sujet, les deux yeux ouverts, l'index que l'on élève progressivement bien au-dessus du champ du regard horizontal, on voit la prétendue paupière blépharoptosée prendre bientôt part au mouvement de l'autre. On observe cependant un léger degré de blépharoptose chez les sujets qui ont eu longtemps un œil fermé par un bandage.

Quant au *blépharospasme* unilatéral, il n'existe que s'il y a une lésion quelconque de l'œil ou parfois de la fosse nasale correspondante.

II. STRABISME ET NYSTAGMUS. — Leur simulation nécessite un tel effort qu'elle ne peut être soutenue longtemps. Du reste, elle n'a aucune raison d'être, s'il n'y a pas amblyopie concomitante.

On a cité deux cas tout à fait exceptionnels de nystagmus volontaire (Fano, Schweigger).

III. DIPLOPIE. — Des sujets simulent d'emblée la diplopie, ou bien, en ayant réellement présenté auparavant, allèguent sa persistance. Les épreuves par les verres colorés et les prismes, l'emploi du diploscope permettront de déjouer facilement cette simulation.

IV. DYSCHROMATOPSIE. — Cette simulation est peu intéressante pour l'armée de terre. On découvrira la fraude à l'aide des verres colorés et des couleurs complémentaires. Si le sujet allègue qu'il confond le vert et le rouge, il ne doit plus les confondre en les regardant par transparence à travers un verre rouge que les rayons verts ne traversent pas ; le vert paraîtra seulement plus sombre que le rouge.

V. HÉMIANOPSIE. — Schmidt-Rimpler conseille de recouvrir l'œil prétendu malade avec un fort prisme horizontal de 30°, dont on tourne la base du côté nasal ou temporal à l'opposé de la partie du champ visuel déclaré scotomateuse. Si le malade aperçoit deux images, dont celle correspondant au prisme est irisée, c'est qu'il simule. On peut aussi employer la recherche du champ visuel binoculaire faite à diverses reprises. On peut également considérer comme amblyope ou aveugle celui des deux yeux qui a perdu son champ visuel nasal et faire les épreuves pour la simulation de l'amaurose unilatérale.

VI. HÉMÉRALOPIE. — Dans l'héméralopie, les pupilles sont dilatées et paresseuses et le sens lumineux est affaibli. On devra donc explorer les pupilles et rechercher le degré de sens lumineux (page 187).

Le sujet sera l'objet d'une surveillance attentive. On le mettra dans une chambre obscure et on examinera comment il s'y comporte; du reste, le séjour dans l'obscurité est un excellent moyen de traitement de cette affection dans laquelle la sécrétion du pourpre rétinien est considérée comme altérée, et suffira, d'autre part, à faire capituler promptement le simulateur.

On peut aussi faire marcher le sujet suspect, le soir, dans un endroit semé d'obstacles perceptibles pour un clairvoyant normal et on remarquera la manière dont il les heurte ou les évite. C'est dans cet ordre d'idées qu'on a proposé l'administration d'un purgatif salin, le soir, ce qui oblige le sujet à se lever pendant la nuit et on s'assure s'il se rend sans hésitation aux cabinets.

Le traitement excellent, mais peu agréable, par la chambre obscure et par l'ingestion d'huile de foie de morue ou de 200 gr. de foie de bœuf ou de mouton bouilli, amènera rapidement le simulateur à renoncer à sa supercherie.

DEUXIÈME PARTIE

DIAGNOSTIC DES MALADIES
DES VOIES AÉRIENNES SUPÉRIEURES

(FOSSES NASALES, PHARYNX ET LARYNX)

Sous le nom de *voies aériennes supérieures*, il faut comprendre l'ensemble formé par les fosses nasales, le pharynx et le larynx.

Anatomiquement, la continuité de ces diverses parties est évidente. Au point de vue physiologique, elles ont deux rôles communs, la respiration et la phonation. Au point de vue pathologique, de multiples affinités les rapprochent. Enfin, cliniquement, c'est par des procédés analogues qu'on explore les parties constituantes de cet ensemble d'organes.

Il convient d'étudier successivement :

1º Les fosses nasales et leurs cavités annexes ;

2º Le pharynx nasal et buccal ;

3º Le larynx (avec la base de la langue).

PREMIÈRE SECTION

DIAGNOSTIC DES MALADIES DES FOSSES NASALES ET DE LEURS CAVITÉS ANNEXES

L'examen méthodique de cette partie des voies aériennes supérieures exige la connaissance préliminaire de certaines données générales.

CHAPITRE Ier

NOTIONS D'ANATOMIE ET DE PHYSIOLOGIE. EXAMEN PRÉLIMINAIRE.

Avant d'aborder l'examen proprement dit des fosses nasales elles-mêmes, c'est-à-dire la rhinoscopie, il faut d'une part rappeler succinctement leur conformation anatomique et leur rôle physiologique et d'autre part indiquer, après la méthode générale d'exploration, l'ensemble des recherches qui constituent une sorte d'examen clinique préliminaire.

§ 1. — Notions d'anatomie et de physiologie.

Sont seules à retenir les notions pratiques qui comportent une application, c'est-à-dire celles qui expliquent les symptômes subjectifs ou dirigent l'examen objectif.

I. **Fosses nasales proprement dites.** — Elles peuvent être représentées schématiquement par un double couloir long, étroit et haut, réunissant chaque orifice narinal à l'orifice pharyngien correspondant ou choane.

1° Le plancher de ce couloir est une gouttière antéro-postérieure presque horizontale et assez large.

2° Le plafond est une très étroite gouttière, dont l'ensemble décrit une courbe à concavité inférieure.

3° La paroi interne ou *cloison* est osseuse en arrière, ostéo-cartilagineuse en avant, la portion cartilagineuse occupant l'angle ouvert en avant formé par la réunion du vomer et de la lame perpendiculaire de l'ethmoïde (fig. 59).

4° La paroi externe, très complexe (fig. 60), est hérissée de saillies disposées en 3 et plus souvent en 4 étages de volutes antéro-postérieures, qui sont les *cornets*. Leurs extrémités antérieures ou têtes sont alignées suivant une ligne oblique en haut et en arrière, leurs extrémités postérieures ou queues le sont sur un plan sensiblement vertical. Sous ces saillies s'abritent des dépressions ou *méats*, dans lesquels viennent en plusieurs points s'ouvrir les orifices conduisant dans les cavités annexes des fosses nasales ou *sinus*.

Le groupe formé par les deux cornets et méats supérieurs n'est qu'en partie accessible aux moyens actuels d'exploration directe, en raison de sa situation anatomique. Le groupe formé par les deux autres cornets et méats, que l'on appelle inférieurs et moyens, est bien plus abordable.

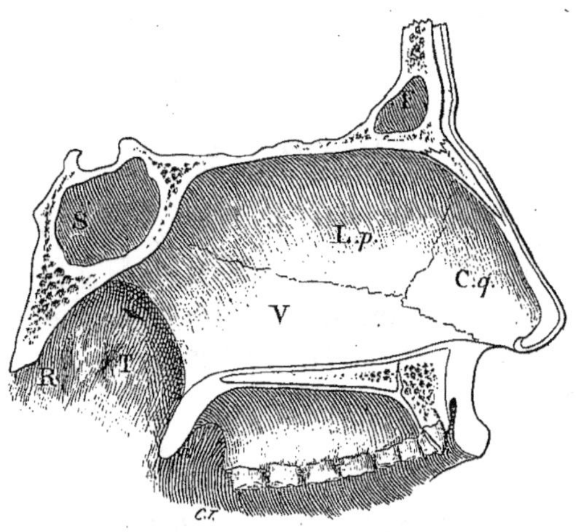

Fig. 59. — Paroi latérale interne de la fosse nasale (côté droit).

C. *q*. Cartilage quadrangulaire. — L. *p*. Lame perpendiculaire de l'ethmoïde. — V. Vomer. — F. Sinus frontal. — S. Sinus sphénoïdal. — T. Orifice tubaire. — R. Fossette de Rosenmüller.

a) Le *cornet inférieur* est un segment de cylindre creux, légèrement déformé, de courbure et de largeur variables, dont le bord inférieur, libre, est sensiblement parallèle au plancher nasal et dont le bord supérieur, adhérent, répond à la paroi externe de la fosse nasale et mesure à peu près la même longueur que celle-ci.

b) Le *méat inférieur*, compris entre le cornet et la paroi externe, est à la fois long, large et assez haut, surtout en avant.

c) Le *cornet moyen* ressemble assez à un segment de tronc de cône creux, à petite base postérieure et à grande base antérieure.

Le bord supérieur est seul adhérent à la paroi nasale externe, tandis que l'extrémité antérieure ou tête et le bord inférieur, légèrement enroulés, demeurent libres, plus ou moins proches de la cloison. L'espace séparant le cornet de la cloison s'appelle la *fente olfactive*.

d) Le *méat moyen*, généralement caché en grande partie par son cornet, présente une surface irrégulière, surtout à sa partie moyenne. Malgré d'assez nombreuses variations individuelles, on peut y reconnaître toujours deux sillons ou gouttières à direction sensiblement antéro-postérieure, délimités par des saillies à contours arrondis. La gouttière supérieure, comprise entre l'insertion du cornet et une saillie oblongue appelée *bulle ethmoïdale*, est la *gouttière de la bulle;* la gouttière inférieure, comprise entre la bulle et une saillie convergente due à l'unciforme, est la *gouttière de l'unciforme*, souvent appelée gouttière de l'infundibulum, ou hiatus semi-lunaire.

Dans ces gouttières se voient des orifices, conduisant dans les sinus ou dans les cellules ethmoïdales.

L'orifice normal du sinus maxillaire a une situation presque invariable : il répond à l'extrémité postérieure de la gouttière inférieure; un orifice accessoire existe quelquefois au-dessus ou au-dessous du précédent.

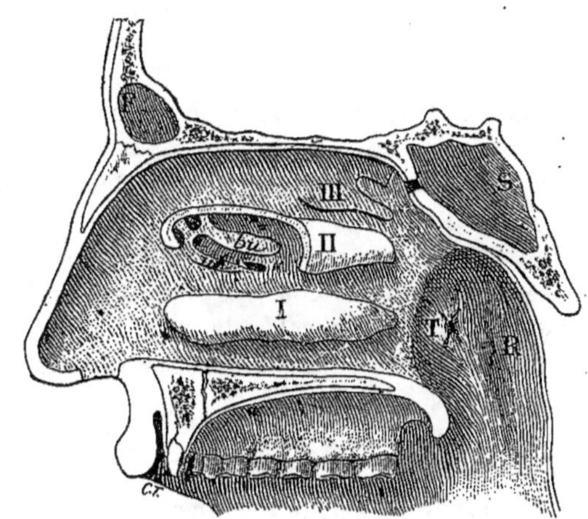

Fig. 60. — Paroi latérale externe de la fosse nasale (côté droit).

I. Cornet inférieur. — II. Cornet moyen (en partie réséqué). — III. Cornet supérieur. — *bu* Saillie de la bulle. — *un* Saillie de l'unciforme. — F. Sinus frontal. — S. Sinus sphénoïdal. — T. Orifice tubaire. — R. Fossette de Rosenmuller.

L'orifice du sinus frontal se trouve au point de convergence antéro-supérieur des deux gouttières; mais il existe en ce point des cloisonnements déterminant la formation de 3 ou 4 orifices, dont un seul répond à l'embouchure du sinus frontal et les autres à l'ouverture de cellules ethmoïdales. Dans la moitié des cas, la direction de la gouttière de l'unciforme est celle du canal fronto-nasal.

Les orifices du sommet du méat autres que celui du sinus frontal, et tous ceux qui s'ouvrent dans la gouttière de la bulle conduisent dans les cellules ethmoïdales antérieures.

e) Dans les *méats supérieurs*, au-dessus du cornet moyen, s'ouvrent les cellules ethmoïdales postérieures. L'ostium du sinus sphénoïdal répond également à cette partie des fosses nasales.

Au point de vue physiologique, les fosses nasales doivent servir surtout à la *respiration ;* les méats moyen et inférieur sont la voie normale d'entrée de l'air. Grâce à la richesse de la muqueuse nasale en vaisseaux et en glandes, l'air respiré est réchauffé, d'autant plus que l'air extérieur est plus froid : il est également saturé ou presque de vapeur d'eau (Aschenbrandt). Il est enfin débarrassé de ses impuretés par les vibrisses narinales, et d'une partie des germes microbiens par l'action bactéricide du mucus nasal.

L'*olfaction* est la fonction sensorielle dévolue au territoire des fosses nasales situé au-dessus du méat moyen. Elle est pour le nez ce que la perception des couleurs est pour l'œil, c'est-à-dire sujette à des variations physiologiques et surtout pathologiques. La fonction olfactive est liée à la fonction respiratoire des fosses nasales, puisque l'air est un intermédiaire nécessaire pour la transmission de l'odeur à l'appareil de perception.

Enfin les fosses nasales interviennent dans la *phonation* comme cavité de résonnance pour renforcer ou modifier le son de sa voix. Les consonnances dites nasales, la voix de fausset exigent le concours du résonnateur nasal pour leur production correcte.

II. **Cavités annexes.** — Elles tirent leur importance clinique de leurs rapports.

Elles sont toutes sujettes à de nombreuses variations de forme et de dimensions : on ne peut donc décrire pour chacune d'elles que le type moyen.

1º Le *sinus frontal* se trouve au point d'union du nez et du front et à la partie supéro-interne de la voûte orbitaire : la portion orbitaire du sinus, qui répond à la partie supéro-interne de la base de l'orbite, est invariable et constante ; la portion frontale proprement dite est au contraire très variable de forme et de dimensions. Les sinus frontaux sont souvent inégaux : leurs parois crânienne et orbitaire sont généralement plus minces que la paroi sous-cutanée.

2º Le *sinus maxillaire* est creusé dans l'épaisseur du maxillaire supérieur : il confine donc au plancher de l'orbite, à la voûte palatine et à la paroi nasale externe sur des surfaces d'étendue variable ; les rapports nasaux et orbitaires sont généralement les plus étendus.

3º Le *sinus sphénoïdal* occupe le corps du sphénoïde. Il est en rapport avec la base de l'encéphale en haut, le sinus caverneux en dehors, le sommet de l'orbite en avant et en haut.

4º Les *cellules ethmoïdales* ont une disposition si complexe et si variable qu'on donne à leur ensemble le nom de *labyrinthe ethmoïdal*. Elles répondent aux masses latérales de l'ethmoïde. Au triple point de vue embryologique, anatomique et pathologique, elles représentent le trait d'union entre les divers sinus. Elles sont en effet en rapport avec le sinus frontal en haut, le maxillaire en bas, le sphénoïdal en arrière. Elles forment aussi la paroi interne de l'orbite. Les cellules ethmoïdales se laissent diviser assez naturellement en deux groupes : d'une part, les cellules ethmoïdales antérieures, qui confinent au sinus frontal, venant s'ouvrir dans le méat moyen et répondant à la moitié antérieure de la paroi orbitaire, d'autre part, les cellules ethmoïdales postérieures, proches du sinus sphénoïdal, s'ouvrant dans les méats supérieurs et occupant la moitié postérieure de la paroi orbitaire.

Le *rôle physiologique des cavités annexes* est peu connu ; il n'existe sur ce sujet que des hypothèses sans intérêt clinique.

§ 2. — Méthode générale d'examen clinique.

Cet examen comporte d'une part la recherche des symptômes principaux, d'autre part l'exploration objective méthodique.

Il pourra être fait conformément au tableau ci-dessous qui indique l'ordre de succession des épreuves régulières et des épreuves éventuelles de cet examen, telles qu'elles sont pratiquées à la clinique de chirurgie spéciale du Val-de-Grâce.

Quand l'examen est terminé, l'observateur rédige ses conclusions au point de vue médical comme au point de vue militaire.

EXAMEN MÉTHODIQUE DES FOSSES NASALES ET DU PHARYNX

Renseignements généraux. { Nom, âge, profession, situation militaire.
{ Antécédents héréditaires et personnels.

I. — ÉPREUVES RÉGULIÈRES.

1º Examen préliminaire. { Facies.
Troubles de la respiration.
Troubles de la phonation.
Troubles de la déglutition.
Douleurs.
Sécrétions.

2° Examen objectif.
- Rhinoscopie antérieure.
  - Cloison.
  - Paroi externe.
    - Cornets.
    - Méats.
- Examen de la bouche et du pharynx buccal.
- Rhinoscopie postérieure (exceptionnellement toucher rhino-pharyngien).

II. — ÉPREUVES ÉVENTUELLES.

1° Examen des sinus par des méthodes spéciales. . .
- Cathétérisme ou ponction.
- Translumination.

2° Examen du larynx.
3° Examen de l'oreille.
4° Examen des poumons et du cœur.
5° Examen des grandes fonctions de l'économie.

Diagnostic. — Conclusions militaires.

Les indications données à propos de l'examen des yeux (page 11) sont applicables aux examens des autres organes spéciaux.

§ 3. — Examen préliminaire.

Les renseignements fournis par le sujet, spontanément ou en réponse à l'interrogatoire, permettent de diviser les malades en deux groupes principaux : les uns souffrent de troubles fonctionnels (respiration, olfaction, phonation) ; les autres se plaignent surtout de modifications de la sécrétion nasale ; enfin, dans les deux cas, il peut exister des troubles à distance ou des troubles généraux.

I. TROUBLES FONCTIONNELS SPÉCIAUX. — 1° La *gêne respiratoire* est caractérisée par une sensation de plénitude, par l'absence de ce sentiment de bien-être particulier dû à la libre entrée de l'air, enfin par l'insuffisance du courant d'air inspiré. Elle est généralement constante, mais présente souvent des exacerbations. Pendant la nuit, elle persiste et se traduit par la sécheresse de la gorge le matin au réveil. Elle s'exagère sous l'influence de l'effort et se transforme en véritable dyspnée. Parfois elle présente des paroxysmes analogues aux crises d'asthme.

Le médecin peut mettre en évidence cette gêne respiratoire en faisant souffler le malade alternativement par l'une et par l'autre narine ou encore en recevant sur une glace la buée sortant du nez dans l'expiration forcée : la surface ternie sera d'autant plus petite que l'obstruction nasale sera plus complète. C'est sur ce principe que sont construits plusieurs appareils enregistreurs : un des plus ingénieux est celui de Courtade, le pneumodographe, qui note à la fois la respiration buccale et nasale, en inscrivant séparément les résultats pour les deux narines.

Enfin la respiration nasale peut devenir bruyante et même, pendant la nuit, s'accompagner de ronflement. Parfois la sensation d'*obstruction nasale* est *purement subjective*. On aurait constaté le fait chez certains sujets, généralement névropathes, dont la perméabilité des voies nasales a été rétablie par une intervention opératoire (Lermoyez), ou chez d'autres sujets qui ne « savent pas respirer » (Natier).

La question de l'obstruction ou de l'insuffisance nasale est d'un très grand intérêt pour le médecin militaire; elle sera étudiée en détail à ce point de vue à la IVᵉ section, chap. I et II.

2° L'*éternuement* survenant par accès, terminés ou non par des vertiges, est un trouble de la fonction respiratoire assez souvent signalé dans les obstructions nasales intermittentes.

3° La *toux*, opiniâtre, sèche, quinteuse, peut accompagner l'obstruction nasale ou même exister en dehors de celle-ci. Il y aurait de véritables zones « tussigènes » sur la base de la cloison, la queue du cornet inférieur, la partie la plus antérieure du méat inférieur, le cornet moyen.

Tous ces troubles d'ordre respiratoire sont variables. Il y a lieu de faire préciser par le malade les circonstances qui les modifient; en vérité, ces diverses causes peuvent se ramener pour la plupart à des modifications circulatoires de la muqueuse.

4° L'*olfaction* est compromise par l'obstruction nasale, qui ferme aux particules odorantes l'accès de la région olfactive; elle l'est également par les transformations que subit la muqueuse enflammée ou atrophiée. Quelquefois aussi l'olfaction est supprimée ou pervertie à la suite de troubles nerveux de nature organique ou fonctionnelle.

5° Les troubles de la *phonation* enfin sont souvent d'origine nasale. Ils portent alors surtout sur le timbre des consonnances dites nasales. Si les cavités nasales ne fonctionnent pas comme résonnateur, le malade parle avec la bouche seule, c'est-à-dire sans le concours du nez (et non pas du nez, quoi qu'en dise l'expression consacrée) : il y a stomatolalie (Raugé) ou mieux rhinolalie fermée (Kussmaul). Ces malades, dans l'articulation des mots, prononcent B et D, au lieu de M et N. Le G, l'R, l'S, l'L seraient également modifiés ; le balbutiement et le bégaiement s'observeraient chez 9 0/0 des sujets respirant par la bouche (Kafemann).

II. Modifications de la sécrétion nasale. — Normalement, le nez sécrète, en quantité modérée, du mucus clair. L'obstruction nasale peut modifier l'excrétion et la sécrétion à la fois. Celle-ci est rarement diminuée, et parfois en apparence seulement, chez certains malades qui ont pris l'habitude de se moucher dans leur pharynx. Elle est plus souvent augmentée ; de la sérosité en quantité variable, quelques mucosités expulsées par les narines ou par les choanes, un peu de muco-pus humide ou concrété, telles sont certaines sécrétions anormales habituelles, banales, en quelque sorte. Mais il en est d'autres dont le caractére pathologique est plus accentué, et qui méritent d'être étudiées en détail.

1° C'est d'abord la *sécrétion séreuse* abondante. On l'observe dans le coryza aigu au début, où elle est passagère, dans le coryza iodique, et surtout dans des affections de nature encore indéterminée où le symptôme *hydrorrhée nasale* ou *rhinorrhée* constitue à lui seul presque toute la maladie. L'aspect extérieur du liquide peut varier ; à des aspects différents correspondent des origines différentes. Opalescent et visqueux, il provient de la pituitaire ; très clair et n'empesant pas le mouchoir, de la cavité cérébro-spinale (Mignon). La rhinite chronique, les polypes muqueux, certaines infections sinusales s'accompagnent également d'un abondant écoulement nasal, qui rappelle celui de l'hydrorrhée, mais ne mérite pas ce nom, puisqu'il est symptomatique et non idiopathique comme celui-ci.

2° La *sécrétion purulente* se présente cliniquement sous des aspects distincts qui traduisent des affections généralement différentes : tantôt l'écoulement est constant ou à peu près, variable simplement de quantité, tantôt il est intermittent.

L'écoulement nettement *intermittent* indique vraisemblablement que le pus provient d'un réservoir qui se vide soit par le mécanisme du trop plein, soit par l'action de la pesanteur, c'est-à-dire à la suite des modifications produites dans la déclivité de l'orifice du réservoir par l'attitude de la tête. Ces suppurations, à caractère nettement intermittent, s'observent dans les sinusites frontales et maxillaires : le sinus frontal, dont l'orifice est inférieur, se vide quand la tête est tenue droite; le sinus maxillaire, dont l'orifice est presque supérieur, se vide quand la tête est en très forte flexion sur le cou, légèrement penchée aussi vers l'épaule du côté opposé.

Outre l'intermittence, l'*unilatéralité* ou la *bilatéralité* de l'écoulement est à rechercher. Unilatéral, il signifie corps étranger, affection organique (syphilis, tuberculose) et surtout empyème sinusal, plutôt que rhinite chronique.

Enfin la *qualité du pus* mouché peut renseigner sur son origine. Crêmeux ou gélatineux, il est plutôt de provenance muqueuse et cet état indique l'absence de rétention de la sécrétion nasale. Mal lié, grumeleux, caséeux, le pus sort vraisemblablement d'un foyer de rétention ou provient d'une lésion osseuse, spécifique ou non. Dans le premier cas rentrent les rhinites très sécrétantes et les empyèmes largement ouverts, dans le second les sinusites anciennes mal vidées, les corps étrangers intolérés, enfin et surtout la syphilis. Quelquefois des débris osseux, de vrais séquestres lamellaires ou massifs sont expulsés avec le pus : ils révèlent presque toujours l'origine spécifique de la lésion nasale.

Riches en mucus, pauvres en eau, les sécrétions nasales tendent à se dessécher en partie sur place : elles sont alors péniblement chassées sous forme de *croûtes* de consistance et de couleur variées. On observe celles-ci dans la syphilis, la tuberculose, mais surtout dans la rhinite atrophique ozéneuse, où leur odeur et leur aspect sont pathognomoniques.

L'*odeur* des sécrétions nasales est en effet un symptôme important à étudier avec soin. Simplement fade et à peine désagréable, perçue en outre par le malade, elle signifie rhinite hypertrophique, quelquefois sinusite aiguë. Fétide et pénible pour le malade seulement, elle révèle généralement une sinusite avec un peu de rétention. Enfin repoussante, presque intolérable, non pour le malade mais surtout pour son entourage, la mauvaise odeur serait due à du caséum syphilitique, à un corps étranger méconnu à l'ozène proprement dit. Le lavage supprime pour un temps plus ou moinslong la fétidité des sécrétions des sinusites ou de l'ozène ; il est presque sans action dans les cas de carie ou de nécrose osseuse.

3° Alternant avec les sécrétions anormales ou se produisant comme symptôme isolé, l'*écoulement sanguin* ou *épistaxis* s'observe dans plusieurs affections. Un examen complet du malade permet en général d'éliminer les épistaxis de cause extra-nasale : les unes tenant à un état particulier du sang (maladies infectieuses), les autres à des troubles circulatoires (cœur, artères, veines, lésions du foie et des reins). Quant aux épistaxis d'origine nasale à proprement parler, elles doivent éveiller l'attention sur l'existence possible d'une tumeur ou, bien plus fréquemment, d'une ulcération intranasale.

III. TROUBLES D'ORDRE GÉNÉRAL. — Ainsi nommés parce qu'ils sont indépendants jusqu'à un certain point des fonctions spéciales des fosses nasales, les uns sont des troubles de voisinage, les autres des troubles à distance.

1° Parmi les premiers, le symptôme *douleur* est un des plus variables, autant dans sa forme que dans son intensité ou sa localisation.

La *douleur nasale*, ou plus exactement intranasale, s'observe tantôt au voisinage des narines, tantôt à la racine du nez ; dans le premier cas, c'est presque toujours une fissure ou un furoncle qui en est la cause durable ou fugace ; dans le second cas, la douleur, à exacerbations nocturnes, douleur spontanée ou mieux provoquée par la pression au niveau des os propres, serait un signe témoignant hautement en faveur de la syphilis intranasale.

La *douleur à forme névralgique* accompagne surtout les états aigus. Elle est parfois nettement intermittente, dans les empyèmes aigus du sinus frontal par exemple, où on l'observe surtout vers le milieu de la journée. La névralgie serait plutôt sus-orbitaire dans les empyèmes frontaux, sous-orbitaire et dentaire dans les sinusites maxillaires, occipitale ou rétro-orbitaire dans les sinusites sphénoïdales.

La *douleur à forme gravative*, avec localisation vague au front, au vertex ou à l'occiput, s'observe dans un grand nombre d'états chroniques du nez, en particulier dans les obstructions et les sinusites chroniques; elle est intermittente, irrégulière, modifiée par des conditions physiques ou psychiques, ou certains états spéciaux, généralement aggravée par la constipation, l'alcool, le tabac, la fatigue, etc.

La *douleur à forme d'hémicrânie* ou *de migraine* est beaucoup plus rare en tant que symptôme d'origine vraiment nasale.

Du reste, avant ou après l'examen objectif des fosses nasales, il est de toute nécessité d'explorer les organes ou fonctions susceptibles de traduire leur altération morbide par des symptômes douloureux à localisation céphalique. Il serait aussi excessif d'attribuer systématiquement ces états pathologiques aux fosses nasales que d'oublier habituellement l'examen de ces dernières dans l'étude étiologique du symptôme céphalée. Il faut également savoir qu'il existe des états douloureux *sine materia*, véritables *rhinalgies essentielles*, ou plutôt de nature hystérique ou neurasthénique dans nombre de cas.

2° Outre ces troubles nerveux relativement précis, l'on peut en observer de beaucoup plus vagues. La plupart d'entre eux peuvent être définis en bloc des *états de dépression*. Indolence, inappétence pour le travail qui est en outre pénible, perpétuelle fatigue, découragement, caprices, irascibilité passagère, dégoût de la vie, tristesse, apathie; tels sont les caractères de cette sorte de *neurasthénie* consécutive à certaines lésions nasales et entretenue quelquefois par elles, puisqu'elle est susceptible de rétrocéder sous l'action d'un traitement curateur local. L'*aprosexie* (Guye) n'est qu'un cas particulier de ces troubles d'ordre dépressif: c'est l'impossibilité de fixer longtemps l'attention sur le même objet, accompagnée de faiblesse de la mémoire, de maux de tête et même parfois de vertiges (Brügelmann). Chez l'adulte, on observe en outre de l'intolérance pour les boissons alcooliques. L'aprosexie serait plus fréquente dans les cas où existent des complications auriculaires ou une diminution de l'acuité auditive ; chez l'enfant, elle pourrait être expliquée par l'anoxhémie.

3° Il est également des *états congestifs* accompagnant les lésions nasales. C'est à l'occasion des repas, ou après l'usage même modéré d'alcool ou de tabac qu'ils s'observent, caractérisés par de l'excitation générale, de la rougeur du visage, du papillotement devant les yeux, de la fréquence du pouls. Il y a souvent des alternances de congestion et de dépression chez les malades.

4° Enfin de véritables *névroses*, multiples et variées, s'observent en même temps que les lésions nasales, causées et entretenues par elles : ̄ tels sont certains tics, certaines formes d'asthme, d'hystérie, d'épilepsie et même d'incontinence d'urine nocturne, enfin les cauchemars habituels, les frayeurs nocturnes, fréquents surtout chez les enfants.

5° Il existe des *états d'infection chronique* dus à la pénétration lente mais continue du pus dans les voies respiratoires et digestives (Goris), caractérisés par de la faiblesse, de l'amaigrissement, de la pâleur ; on les observe plutôt à la suite des sinusites et en particulier de la sinusite sphénoïdale.

6° La *fièvre* n'apparaît au cours des lésions nasales que s'il se produit en même temps une infection telle que grippe, rougeole, diphtérie, érysipèle, suppuration aiguë des sinus ou complication méningée.

§ 4. — Examen d'ensemble. Facies et vestibule nasal.

L'examen d'ensemble portera sur le facies du sujet et sur le vestibule nasal.

A. Facies. — Le *facies* est souvent caractéristique, en particulier *l'aspect du nez* et des régions adjacentes.

Il existe une première variété de nez, que l'on peut appeler *nez d'insuffisance*. Ils doivent en effet appeler l'attention du médecin sur l'existence probable d'une obstruction nasale ancienne. Ces nez sont caractérisés surtout par leur défaut d'ampleur. Tantôt ils sont petits et retroussés, demeurés infantiles chez l'adolescent ou l'adulte, avec des ailes atrophiées dans leur charpente ou leur musculature, perpétuellement accolées à la cloison. Tantôt ces nez d'insuffisance sont longs, mais effilés, aplatis latéralement sur toute leur hauteur. Dans les deux cas, le sillon naso-jugal est effacé. Les maxillaires supérieurs ont subi des troubles dans leur développement: ils sont aplatis, étroits et hauts. Le maxillaire inférieur, par contraste, paraît en prognathisme. Enfin la lèvre supérieure, courte, et de plus attirée en quelque sorte par la sous-cloison, forme un accent circonflexe qui laisse à découvert les incisives supérieures souvent déformées ou déplacées. Cet ensemble donne à la physionomie un aspect particulier, plutôt hébété, qui est connu sous le nom de *facies adénoïdien* ou *pseudo-adénoïdien*; il s'observe en effet non seulement chez les sujets porteurs depuis l'enfance de végétations adénoïdes du pharynx gênant la respiration nasale, mais aussi chez des sujets qui ont eu de l'obstruction intra-nasale prolongée pendant la période de croissance. La déformation peut d'ailleurs subsister alors qu'a disparu la cause qui l'avait provoquée.

Les *nez déviés ou déformés* sont assez communs. Tantôt le dos du nez est déplacé sur un côté, le droit de préférence, soit en masse, soit seulement dans sa portion lobulaire et cet état est si fréquent qu'il ne doit pas toujours être regardé comme pathologique. Tantôt la ligne qui dessine le profil nasal est déviée latéralement en courbe ou en S, ce qui répond généralement à des déformations de la cloison. Tantôt enfin la déformation porte seulement sur le plan sagittal. Tels sont les nez aquilins, appelés quelquefois aristocratiques, à courbure exagérée mais non pathologique, sauf certains « nez de vautour ou de perroquet » dont la déformation est acquise, et alors consécutive à une rétraction cicatricielle, généralement d'origine syphilitique, qui tend à attirer le lobule vers la base de la sous-cloison. Tels sont les nez camards, appelés aussi nez plébéiens ou encore nez infantiles, dont quelques variétés ont une signification diagnostique. Ainsi l'écrasement en coup de hache à la racine indique la destruction probable de la cloison cartilagineuse due à la nécrose qui suit soit les hématomes suppurés consécutifs aux fractures, soit l'ostéo-chondrite tuberculeuse. L'enfoncement du nez extérieur vers les fosses nasales (nez en lorgnette, en selle, en pied de marmite) serait révélateur de l'affaissement de la partie osseuse de la cloison et de la rétraction des tissus cicatriciels, consécutivement à la syphilis tertiaire terminant son évolution.

Il existe aussi quelques variétés pathologiques de *nez gros, épais*. La déformation éléphantiasique se définit d'elle-même. Le nez boursouflé du scrofuleux est également bien connu. Les nez épaissis à la racine, surtout s'ils sont douloureux et obstrués, répondent souvent à des lésions spécifiques tertiaires, acquises ou héréditaires, en évolution.

Les nez tuméfiés par refoulement de leur contenu sont des nez remplis par de gros polypes muqueux ou des tumeurs malignes.

Il faut signaler enfin les *nez rouges*, à coloration uniforme ou par-semée de varices plus foncées. Cet état de la vascularisation du lobule peut tenir à une cause générale (alcoolisme, affections cardiaques, etc.); assez souvent il révèle une gêne notable de la circulation intranasale pour laquelle il constitue alors une voie de suppléance.

Au *point de vue militaire*, il faut savoir que seules les déformations ou malformations qui entravent manifestement la phonation ou la respiration sont incompatibles avec le service actif. Consécutives à des traumatismes résultant du service, elles peuvent entraîner la retraite. (Voir appendice).

B. Examen du vestibule. — Le vestibule peut être examiné d'une façon très suffisante sans instruments. Il suffit de placer le sujet en face de la lumière du jour, le visage bien éclairé, la tête for-tement inclinée en arrière, et de relever le lobule, mobile sur la cloison du nez, pour voir nettement la région du vestibule. Elle comprend l'orifice narinal en bas, la sous-cloison en dedans, l'aile du nez en dehors, enfin en haut une fente comparable à la glotte, avec deux lèvres convergentes en avant. En cas de besoin on peut recourir avant l'examen à la dilatation du vestibule et de la partie antérieure de la cavité nasale : après cocaïnisation préalable, on introduit et on tasse légèrement dans la narine un ou plusieurs tampons de coton hydrophile disposés en coin et on les laisse en place environ 15 minutes (Mygind).

A l'état normal, le revêtement intérieur des narines a l'aspect de la peau : il est recouvert de poils.

Les états pathologiques du vestibule sont peu complexes.

1º Les *déformations* peuvent se réduire à deux. L'une, déjà décrite, est l'atrophie des ailes du nez, entraînant « l'aspiration » de celles-ci. L'autre est constituée par l'existence d'une saillie dure, sorte de crête proéminente dans le vestibule, débordant le bord supérieur de la sous-cloison. Artificiellement, on peut réaliser partiellement cette déforma-tion sur soi-même en tordant le lobule nasal vers le côté opposé à la narine en expérience, dont on regarde l'image dans un miroir. Cette crête cartilagineuse serait due tantôt à une *luxation traumatique de la cloison* en dehors de l'épine nasale osseuse (Bernal), tantôt au déve-loppement anormal de cette épine (Sieur et Jacob) qui rejette le bord inférieur de la cloison du côté opposé par un mécanisme que l'on peut comparer à celui d'une *luxation spontanée*. Dans les deux cas d'ailleurs, on voit, dans la narine dont le vestibule est libre, une courbure de compensation sur la cloison, un peu au-dessus de la région vestibulaire ; la pointe du lobule est déviée du côté de cette courbure.

2° Les *tuméfactions* à siège vestibulaire sont également de deux sortes. Dans une première série de cas, rares du reste, on constate, par simple relèvement du lobule, dans chaque narine, une tuméfaction arrondie, rouge foncé, en cerise : la fluctuation est nette et, fait important, la pression des deux index appliqués sur les deux tumeurs refoule le liquide de l'une dans l'autre. Cette collection en bissac est soit un *hématome*, consécutif à une fracture basse de la cloison cartilagineuse, soit l'*abcès* qui résulte de la suppuration, presque fatale, de cet hématome abandonné à lui-même. Dans d'autres cas, fréquents, la tuméfaction est unilatérale et localisée même en un point déterminé du vestibule : c'est un *furoncle* de la cloison, ou de l'aile du nez, ou de l'un des culs-de-sac qui font suite à l'orifice narinal, l'un en avant vers le lobule, l'autre en arrière, juste au-dessus du cul-de-sac gingivo-labial supérieur ; ces derniers abcès peuvent se vider isolément ou simultanément par le nez ou par la bouche, ainsi que nous l'avons observé.

Pour bien voir le cul-de-sac situé en avant, il est indispensable de s'aider d'un miroir (celui du laryngoscope par exemple) placé sous l'orifice narinal, la face réfléchissante tournée à la fois vers le lobule du nez de l'observé et vers l'œil de l'observateur.

3° Les *ulcérations* du vestibule sont généralement en surface. Elles répondent alors à *l'eczéma* parfois extra et intranarinal et elles présentent souvent l'aspect impétigineux dû à des infections secondaires. Les pustules réparties chacune autour d'un poil comme centre traduisent la *folliculite*. Enfin les *fissures* de l'angle antérieur ou postérieur de la narine, simples ou spécifiques, s'accompagnent en général d'un état douloureux presque continu qui fait que spontanément le malade peut en indiquer lui-même le siège.

4° On peut encore trouver dans le vestibule, participant aux caractères des tuméfactions et à ceux des ulcérations, des *néoformations*. La cloison est généralement leur lieu d'élection. Une saillie fongueuse, à large pédicule, couverte de croûtes, saignant facilement doit faire songer au *sarcome*, à la *tuberculose*, au *chancre syphilitique*. Le diagnostic différentiel se fait d'après certains caractères concomitants : ainsi le chancre nasal, unilatéral en principe, est susceptible de guérir spontanément ; la tuberculose, bilatérale souvent, ne guérit que sous l'action d'un traitement chirurgical et fréquemment en perforant la cloison ; le sarcome a une évolution fatalement progressive.

Dans le vestibule, le *lupus*, forme très spéciale de la tuberculose nasale, est d'un diagnostic facile à la période pré-ulcéreuse : il est en effet toujours accompagné de lupus de la face autour de l'orifice narinal et il se reconnaît à ses nodules rouge-bruns ou jaunâtres, agminés en petits groupes indolents, non indurés. A la période ulcéreuse, le lupus doit être distingué du cancroïde ou de la gomme : l'induration de la base, l'évolution viennent en aide à ce diagnostic. Enfin, à la période de cicatrice, le lupus guéri se distingue de la gomme par l'aspect blanc brillant, la souplesse et une tendance modérée à la rétractilité.

CHAPITRE II

EXAMEN INSTRUMENTAL. — RHINOSCOPIE ANTÉRIEURE

Il convient d'étudier successivement les instruments nécessaires pour cette exploration, la technique de celle-ci, enfin l'aspect des parties vues et l'interprétation de cet aspect.

§ 1. — Instrumentation.

Il y a lieu de considérer d'une part les sources d'éclairage, d'autre part les instruments destinés à permettre d'éclairer la cavité des fosses nasales.

La *source de lumière* nécessaire pour examiner une cavité aussi étroite, profonde et anfractueuse que le couloir formé par les fosses nasales, devra nécessairement être d'une assez grande puissance éclairante. Il y aura donc intérêt à employer un bon éclairage et à faire l'examen dans une chambre demi-obscure.

La *lumière solaire* ne peut être utilisée qu'exceptionnellement.

La *lumière électrique*, presque aussi blanche que la lumière solaire, altère assez peu les couleurs. Quand l'installation générale s'y prête, on peut faire usage soit d'une lampe ordinaire à incandescence (110 volts), soit d'une petite lampe (6 ou 8 volts) alimentée par une petite batterie portative d'accumulateurs ou même par une pile : cette lampe, nous le verrons plus loin, est dans ce cas placée en avant du miroir et fait corps avec la monture de celui-ci (miroir de Clar). Enfin sous le nom de photophore frontal (Héliot, Schütz, Stein, etc.) on a imaginé un appareil, où la source de lumière placée au-dessus de la racine du nez est représentée par une lampe électrique munie d'un système de lentilles concentrant les rayons lumineux.

L'*incandescence* a été également utilisée pour l'éclairage par le gaz et même par l'alcool. L'*acétylène*, parfois dangereux, est encore à l'étude (Lichtwitz). Le *gaz ordinaire* brûlant dans un bec circulaire à double courant d'air ou dans un bec Auer assure un bon éclairage. Les bonnes lampes à *huile* ou mieux à *pétrole* avec large mèche circulaire et puissante circulation d'air, chauffent moins et éclairent aussi bien que le gaz.

Miroirs. — Quelle que soit la lumière utilisée, elle est généralement dirigée vers la fosse nasale à éclairer *par réflexion* et non directement. C'est un *miroir concave* qui est employé pour réaliser cette réflexion. Un bon miroir, utilisable à la fois pour la rhinoscopie, la laryngoscopie et l'otoscopie, aura quant à ses dimensions environ 10 cm. de diamètre et appartiendra par sa courbure à une sphère de 30 cm. de rayon : sa longueur focale sera donc de 15 cm. Il éclairera très vivement toutes les parties placées entre son centre de courbure et son foyer, c'est-à-dire situées entre 30 cm. et 15 cm. par rapport à la surface réfléchissante.

En cas de besoin et faute de mieux, un miroir d'ophtalmoscope, tenu à la main, peut être utilisé.

Le miroir à bandeau frontal est classique, mais le type à casque (dit quelquefois américain ou à ressort) lui est de beaucoup supérieur.

Un type particulier de miroir frontal est le *miroir de Clar*. Il diffère des autres en plusieurs points. Si son diamètre est, comme celui du miroir ordinaire, de 10 cm., la sphère à laquelle il appartient est de très court rayon, 6 cm. seulement ; sa longueur focale est donc de 3 cm. ; à son foyer se trouve une petite lampe à incandescence de 6 à 8 volts ; enfin deux orifices répondent aux deux pupilles de l'observateur, ce qui rend obligatoire et facile la vision binoculaire. Il représente le meilleur moyen d'éclairage, partout où l'on a à sa disposition une source d'électricité.

Spéculums. — Parmi les *spéculums* réduits au rôle d'*écarteurs*, on peut citer celui de Frœnkel, celui de Palmer, sorte de blépharostat, et le spéculum de Jurasz improvisé à l'aide d'une épingle à cheveux.

Tous ces instruments sont en effet des fils ou des rubans métalliques incapables de réfléchir la lumière.

Les *spéculums à valves* écartent et éclairent à la fois. L'écartement des valves est obtenu par des mécanismes multiples (sp. de Duplay, Moure, Vacher, Chiari, Cholewa). Killian se sert d'un spéculum à très longues valves pour l'examen de la partie moyenne des fosses nasales.

Tous les spéculums étant entièrement métalliques sont stérilisables par l'ébullition ou par le flambage.

Un type exceptionnellement employé est le *modèle tubulaire*, en forme de long cylindre faisant suite à un petit tronc de cône, employé par Voltolini et par Zaufal pour l'examen du fond et de l'arrière-fond des fosses nasales. Le spéculum d'oreille a été utilisé chez le nourrisson.

§ 2. — Technique de la rhinoscopie antérieure.

Se bien placer, bien exposer la région à examiner, la bien éclairer, telles sont les conditions préliminaires d'une bonne exploration.

I. Temps préliminaires. — Le sujet sera assis en face du médecin, les genoux rapprochés, le dos bien appuyé, au besoin l'occiput soutenu par un support ou par la main d'un aide qui s'oppose à la fuite instinctive de la tête en arrière. Le médecin, assis sur un siège de hauteur telle que ses yeux soient un peu au-dessus de l'orifice narinal du patient, placera entre ses genoux ou à sa gauche les genoux du patient.

Si le médecin utilise l'éclairage *direct* par le photophore frontal, il n'a qu'à diriger les rayons sortant de l'appareil vers l'orifice narinal, en faisant mouvoir le photophore autour de l'articulation qui le réunit au bandeau ou au ressort fixateurs. S'il emploie, ce qui est classique, l'éclairage *réfléchi*, il disposera la source d'éclairage généralement à la hauteur des narines du sujet, aussi près de la face que le permet la table. La distance séparant l'œil de l'observateur du plan vertical passant par la lampe et par le nez de l'observé sera de 15 à 30 cm., c'est-à-dire commandée par la longueur focale et le rayon de courbure du miroir employé. Pour augmenter l'éclairage, il suffit que le médecin éloigne la lampe de lui et s'approche du malade ; les mouvements inverses sont à employer pour diminuer l'éclairage (Lermoyez).

Le *placement du miroir frontal* est délicat. Avec le miroir de Clar, la difficulté est supprimée, puisqu'il ne permet que la vision binoculaire. Avec le miroir ordinaire, on doit apprendre à regarder par l'œil placé derrière le miroir ; il faut donc que le centre de celui-ci et l'orifice pupillaire de l'iris de l'observateur se correspondent *exactement*.

Pour que l'*orientation du faisceau lumineux* incident, et par conséquent celle du faisceau réfléchi, soient bonnes, il importe que le plan du miroir ne soit perpendiculaire ni à la ligne allant de son centre à l'orifice de la cavité à éclairer, ni à la ligne allant au foyer lumineux ; il faut que ce plan soit dans une situation intermédiaire. En pratique, l'œil observateur étant et demeurant bien placé derrière le centre du miroir, le médecin tournera d'abord la surface réfléchissante vers la lumière, puis par un mouvement autour de l'axe vertical du miroir amènera l'image de la lampe au point déterminé, sur le lobule nasal, par exemple. Tout mouvement de l'observateur fait perdre l'éclairage et oblige à rectifier pour chaque attitude de la tête la position du réflecteur.

Il va de soi que la lampe doit être placée du même côté que le miroir, à droite de l'observateur qui se sert de l'œil droit et réciproquement. Certains spécialistes ont l'habitude de se servir de préférence de l'œil droit. D'autres conseillent de prendre l'habitude de regarder avec l'œil gauche, en raison de l'ombre portée par la main droite, qui dans ce dernier cas devient négligeable, tandis qu'elle peut gêner un observateur usant de l'œil droit.

Si l'observateur a une meilleure vision d'un côté, il utilise l'œil le plus habile. S'il est amétrope ou presbyte, il se corrige par des lunettes.

II. EXPLORATION PROPREMENT DITE. — *L'introduction du spéculum* se fait de la main droite, l'instrument fermé, la main gauche relevant le lobule. Le bec du spéculum décrira une courbe à concavité inférieure qui le conduira de la narine, horizontale mais mobile, dans l'ouverture osseuse de la fosse nasale, verticale et à parois rigides. Guidé par la vue, l'observateur arrêtera le mouvement de pénétration du spéculum dans la fosse nasale dès qu'il sentira une petite résistance, c'est-à-dire avant de heurter la tête du cornet inférieur, qui est très sensible. Alors seulement seront écartées les valves, d'un mouvement lent qui cessera dès que la résistance osseuse annoncera que le spéculum appuie sur la cloison en dedans, sur la paroi externe en dehors.

Maintenant le regard plonge dans le nez. La rhinoscopie proprement dite commence. Mais le champ du spéculum est restreint, eu égard à l'étendue de la fosse nasale ; il est indispensable de le déplacer pour explorer la zone éclairable dans sa totalité. De là des attitudes spéciales de l'observé et de l'observateur et des modifications d'orientation du spéculum. On décrit souvent trois positions, sur lesquelles d'ailleurs les divers spécialistes ne s'accordent pas ; il est plus simple et aussi exact de les réduire à *deux positions fondamentales*.

1° Tête de l'observé directe ou légèrement fléchie sur le thorax ; tête de l'observateur directe ou placée un peu au-dessus de celle de l'observé ; spéculum horizontal. C'est l'attitude qui convient pour explorer l'étage inférieur (cornet et méat inférieurs, plancher, partie basse de la cloison). C'est la *rhinoscopie antéro-inférieure* (Kayser). 2° Tête de l'observé fortement inclinée en arrière ; tête de l'observateur penchée également en arrière et placée au-dessous du plan de l'orifice narinal ; spéculum oblique en haut et en arrière. C'est l'attitude de choix pour examiner l'étage moyen (cornet et méat moyens, fente olfactive, segment moyen de la cloison). C'est la *rhinoscopie antéro-supérieure* (Kayser). L'étage supérieur est invisible par la rhinoscopie antérieure. Les speculums tubulaires ne permettent de voir que l'étage inférieur.

On a décrit sous le nom de *rhinoscopie médiane* l'examen à l'aide d'un petit miroir glissé le long du plancher des fosses nasales (Shurly). Ce procédé ne conviendrait qu'aux fosses nasales très larges. Escat a imaginé une petite lampe électrique analogue à celle du cystoscope, que ses petites dimensions transversales (5 mm. de diamètre) permettent d'utiliser dans un grand nombre de cas.

L'exploration par la vue sera complétée à l'aide de *l'exploration par le toucher*. L'instrument destiné à prolonger le doigt médical sera un stylet nasal, à tige boutonnée, assez longue pour atteindre toutes les parties accessibles, assez rigide pour permettre d'apprécier les résistances, assez malléable pour se prêter aux incurvations improvisées qui peuvent devenir nécessaires.

En cas de besoin, le classique stylet de trousse convenablement incurvé suffirait pour le nez.

Un autre auxiliaire de la rhinoscopie est la *cocaïne*. En solution à 1/20, exceptionnellement à 1/10, elle agit bien et vite sur l'élément vasculaire de la muqueuse nasale, dont elle détermine la vaso-constriction énergique ; elle est sans action sur l'élément conjonctif c'est-à-dire fibreux et, cela va sans dire, à fortiori sur le cartilage et l'os. Elle permet donc de distinguer les déformations des hypertrophies et dans celles-ci de faire la part qui revient au tissu érectile, si développé en certains points qu'il peut à l'état turgide tripler et quadrupler l'épaisseur de la muqueuse. Par l'anesthésie qu'elle détermine, la cocaïne facilite encore l'exploration. Elargies, devenues insensibles au contact, les fosses nasales sont alors dans les meilleures conditions pour l'examen. Si par hasard le sujet présentait des symptômes *d'intolérance cocaïnique* (pâleur, accélération du pouls, vertiges, syncope), le décubitus dorsal, l'air frais, les excitants (éther, etc.), en auraient vite raison.

L'*adrénaline*, principe actif des capsules surrénales, employée à la dose de quelques gouttes de solution à 1 pour 2.000, 3.000 ou 5.000, a un pouvoir anesthésique et vaso-constricteur de beaucoup supérieur à la cocaïne. Elle présente l'inconvénient d'entraîner parfois secondairement, comme accidents locaux, de la vaso-dilatation et de l'hydrorrhée profuse et, comme accidents généraux, des troubles vertigineux et de l'hypertension artérielle, pouvant exposer les prédisposés à un ictus apoplectiforme.

Le *nettoyage* des fosses nasales ne doit pas précéder l'exploration, tout au moins une exploration préliminaire. Celle-ci en effet doit renseigner sur l'état et la topographie des sécrétions anormales. Pour expulser ensuite les mucosités ou les croûtes, deux procédés suffiront. Le premier, fort simple, est de faire moucher le malade, une narine après l'autre, pour éviter l'excès de pression capable de projeter le mucus dans les sinus ou même dans l'oreille moyenne. Les croûtes, une fois ramollies par le contact préalable d'une solution alcaline ou de glycérine boratée, peuvent être mouchées aisément. Le second procédé de nettoyage est l'enlèvement au tampon sec par essuyage : le coton est soit enroulé sur le pas de vis d'un stylet spécial, soit tenu au bout d'une pince nasale à mors fins. Dans les deux cas, le coton sera stérilisé soit extemporanément par le flambage après immersion dans une solution saturée d'acide borique dans l'alcool à 95°, ce dernier brûlant pour assurer le flambage, tandis que l'acide borique rend incombustible la ouate, soit, préalablement, par le passage à l'étuve à vapeur sous pression. Des pinces spéciales à mors élargis en palettes permettent même de ne toucher le coton avec les doigts ni avant, ni après son utilisation.

§ 3. — **Aspect des parties vues.**
Etat normal. — Etat pathologique.

Au point de vue clinique, il y a dans une fosse nasale 1° un segment facile quant à son exploration et à sa pathologie : c'est le segment interne, *la cloison* ; 2° un segment difficile quant à son examen et à l'interprétation de ses états pathologiques : c'est la *paroi externe* de la fosse nasale, les deux cornets et les deux méats.

I. CLOISON. — Pour la voir dans toutes ses parties accessibles, il faut que le spéculum, dont le pavillon sera reporté vers l'aile du nez, soit introduit d'abord très peu pour l'examen de l'extrémité inférieure du cartilage, puis poussé plus loin et qu'alors successivement par la flexion de la tête sur le thorax, par l'attitude directe, par l'inclinaison en arrière, le patient amène de bas en haut, dans le champ du spéculum (dont le pavillon suit un mouvement inverse de celui de la tête du malade), tout ce qui peut être vu du septum.

1° ETAT NORMAL — Normalement la *couleur* de la cloison, à la lumière jaune, est d'un rouge mêlé de jaune, plutôt que blanc rosé, ce qui représenterait la coloration naturelle à la lumière blanche. La *surface* est généralement lisse ; mais il peut exister des sillons antéro-postérieurs qui n'ont rien de pathologique, car ils sont normaux chez le nouveau-né et peuvent persister chez l'adulte.

Normalement encore, il existe des *points épaissis de la cloison* qu'il ne faut pas confondre avec les états pathologiques, fréquents d'ailleurs, observés en ces mêmes points. D'une part, à son union avec le plancher, la cloison s'élargit et arrondit l'angle formé par la réunion de ces deux plans. D'autre part, en face du cornet moyen, la cloison cartilagineuse elle-même épaissie est recouverte d'une muqueuse plus épaisse : c'est le tubercule de la cloison.

Enfin le long de la ligne oblique en haut et en arrière répondant à l'articulation voméro-chondrale, la cloison est encore légèrement épaissie.

2° Etats pathologiques. — Les plus fréquents des états pathologiques de la cloison sont les *déformations, les déviations et les ulcérations.*

Elles sont le plus souvent acquises, puisque, rares avant sept ans, elles sont fort communes chez l'adolescent et l'adulte.

a) *Déformations.* — Une première catégorie de déformations est représentée par des *ecchondroses* ou *exostoses* du septum qui ont reçu le nom d'*épines* ou *éperons* quand elles sont acuminées, formant une sorte de pic isolé, et le nom de *crêtes* quand elles se prolongent en une sorte de chaîne montagneuse. Vues de face, c'est-à-dire en raccourci, ces saillies apparaissent comme un triangle à base interne et à sommet externe. Vues en perspective, à la faveur de mouvements latéraux de la tête, elles se montrent tantôt limitées (épines ou éperons), tantôt prolongées (crêtes) suivant certaines directions,

Leur *topographie* est régulière, car elle est déterminée par l'anatomie. Le plus souvent les crêtes sont longues, obliques en haut et en arrière; elles jalonnent alors l'articulation voméro-chondro-ethmoïdale. Quelquefois elles sont courtes et parallèles au plancher nasal, suivant la suture voméro-maxillaire et répondant à l'os sous-vomérien. Rarement elles sont haut situées, courtes encore, presque antéropostérieures, disposées le long de la ligne ethmoïdo-chondrale (fig. 55). Cette situation des crêtes le long des lignes de suture s'explique par ce fait que ces régions représentent la « zone d'accroissement » de la cloison, comparable au cartilage de conjugaison diaphyso-épiphysaire des membres; ces ecchondroses ou exostoses auraient donc sur la cloison la même signification que les exostoses dites de croissance sur les membres (Sieur et Jacob).

Pour se rendre compte de la *structure* de ces crêtes ou épines, le chirurgien doit d'abord employer la cocaïne qui détermine l'affaissement de la muqueuse souvent turgide, puis explorer au stylet; enfin il se rappellera les données fournies par l'expérience, qui a appris que les crêtes antérieures sont plutôt cartilagineuses (sauf quelquefois celles du plancher), et les postérieures plutôt osseuses.

b) *Déviations.* — Elles sont plus fréquentes chez l'adolescent ou l'adulte que chez l'enfant, chez l'homme que chez la femme, dans les nez aquilins que dans les nez camards ou infantiles. Ces déviations se montrent, à l'examen rhinoscopique, sous forme de saillies moins aiguës que les précédentes, en C ou en < dont les extrémités se continuent par une pente insensible avec la partie non déviée de la cloison.

La *topographie* de ces déviations est celle des crêtes et éperons, ce qui semble indiquer que leur pathogénie est la même, c'est-à-dire en général un trouble de croissance. Il peut se produire, pour la cloison comme pour le rachis dévié, des courbures de compensation : la déformation en S de la cloison a reçu le nom de scoliose.

Le *diagnostic* d'une déviation est généralement facile. La confusion, quelquefois faite avec un polype, sera évitée par le toucher à l'aide du stylet qui renseigne aussitôt sur la consistance. Le même stylet permettra de distinguer la saillie globuleuse due à une malformation du cornet moyen d'une convexité due à la cloison déviée, puisque, dans la première hypothèse, il peut s'insinuer en dedans de la saillie, donc entre elle et la cloison. Le diagnostic différentiel est moins simple entre une déviation de la cloison et une crête ou éperon. Théoriquement il suffirait de comparer par la rhinoscopie successive ou simultanée (Avellis) les deux fosses nasales : dans les déviations pures, la convexité d'un côté serait de même courbure que la concavité du côté opposé ; dans les crêtes pures, la saillie unilatérale répondrait à une surface plane ou à peu près de l'autre côté. On a même imaginé (Sandmann) un compas d'épaisseur analogue au pelvimètre pour cette exploration. Pratiquement l'observation démontre que déviations et crêtes se combinent volontiers, celles-ci développées sur la convexité de celles-là. Un coup d'œil comparatif dans les deux fosses nasales permet d'apprécier ce qui revient à chacun des éléments de la déformation.

On a voulu trouver dans la forme des déviations des éléments pour le *diagnostic de leur cause*. Les déviations angulaires souvent considérables résulteraient d'anciens traumatismes, les curvilignes de troubles de croissance. Il y aurait enfin des *déviations symptomatiques* résultant du refoulement de la cloison par une cause extérieure à elle, le plus souvent une tuméfaction osseuse du cornet moyen ou une tumeur d'origine sinusale ou intra-nasale.

En pratique, le point le plus important est celui des *rapports* des déviations ou saillies de la cloison avec les cornets et les méats (fig. 62), car ils expliquent les symptômes observés, justifient et dirigent les interventions.

Il y a des déformations de la cloison si étendues, celles qui succèdent aux traumatismes par exemple, que l'obstruction nasale déterminée par elles est presque totale.

Une épine et surtout une crête répondant uniquement aux méats, inférieur ou moyen, détermineront de l'obstruction nasale complète ou incomplète, intermittente ou permanente, avec tout le cortège symptomatique qui la traduit. Un éperon même minime répondant à un cornet, surtout au cornet moyen, provoquera plutôt des troubles nerveux, toux, éternûment, dyspnée, hydrorrhée, etc., souvent passagers, dont les variations coïncideront avec les alternatives de congestion et d'affaissement du tissu érectile du cornet. L'apparition des troubles réflexes par l'attouchement au stylet de certaines zones de la muqueuse, leur cessation par la cocaïnisation des mêmes régions confirmeront le diagnostic étiologique de ces symptômes d'ordre nerveux. Les crêtes haut placées, chondro-ethmoïdales, peuvent troubler l'olfaction si elles obstruent la fente olfactive.

c) *Ulcérations.* — Il est un *lieu d'élection* pour les lésions ulcéreuses, quelle qu'en soit d'ailleurs la nature. C'est un point qui se trouve à un cm. au dessus de l'épine nasale, par conséquent à un cm. et demi environ de l'ouverture narinale (point de Kiesselbach) ; la muqueuse y est peu vivace, souvent variqueuse, le cartilage mince et mêlé de tissu fibreux, et les petits traumatismes répétés (grattage, dépôt de poussières accidentelles ou professionnelles) s'y observent fréquemment

L'*ulcère simple perforant*, appelé souvent ulcère de Hajek, se voit aisément à l'examen rhinoscopique, à la condition que le spéculum ne pénètre pas au-delà du vestibule narinal et qu'il soit dirigé par sa pointe obliquement en dedans. C'est d'abord une exulcération arrondie, mesurant rarement plus de un cm. de diamètre, à surface irrégulière, brune ou grise, selon qu'il s'est fait ou non des hémorragies. L'épistaxis, spontanée en apparence, en réalité provoquée par un petit traumatisme, épistaxis de courte durée souvent, mais tendant à se répéter, est en effet le premier signe qui révèle cet ulcère. Les dystrophies, les états infectieux (fièvre typhoïde), les troubles vasculaires, les infections locales à streptocoques ou staphylocoques, greffées sur des ulcérations d'abord banales, en sont les causes déterminantes ou efficientes. A l'exulcération hémorragipare succèdent des croûtes sous lesquelles l'infection gagne en profondeur jusqu'au cartilage, qu'elle nécrose et perfore sur une étendue dont le diamètre varie de un demi à deux centimètres. Quand la cicatrisation est faite, souvent spontanément, mais après une longue période d'évolution, l'examen local ne révèle plus qu'une perforation, autour de laquelle la muqueuse est à peine altérée sur une petite étendue.

Bien que fréquent chez les tuberculeux, cet ulcère perforant n'est pas l'*ulcère tuberculeux*. Ce dernier se présente en divers points de la cloison sous l'aspect ordinaire blafard et végétant des tissus infectés par le bacille de Koch. Il participe à la fois de la tumeur et de l'ulcère et il tend sans cesse à s'étendre, au lieu de marcher spontanément vers la guérison comme l'ulcère simple, respectant toutefois le plus souvent la portion osseuse de la cloison que ne ménage pas la syphilis.

C'est encore sous forme d'ulcère ou de tumeur que se manifeste la *syphilis* sur la cloison. Mais les lésions spécifiques secondaires et tertiaires ne sont point localisées à cette place ; elles ont une tendance à la diffusion qui manque aux affections précédemment décrites.

Les *ulcérations syphilitiques* succèdent tantôt à une poussée érythémateuse, véritable roséole intranasale, tantôt à une période d'infiltration qui se traduit par de l'obstruction nasale. Elles reposent sur un fond lardacé, ont des bords en rempart et présentent des sillons et des cupules à direction longitudinale que Michelson regarde comme presque pathognomoniques. L'exploration au stylet conduit par endroits sur des parties dénudées de la cloison osseuse nasale. La sécrétion est très abondante et très fétide.

La tumeur syphilitique répond généralement à la *gomme* et lorsqu'elle est solitaire, elle peut simuler une tumeur maligne jusqu'à ce qu'elle disparaisse par résorption ou par abcédation.

Les *perforations* succédant aux lésions syphilitiques de la cloison sont rondes ou ovales, parfois multiples et confluentes ; leurs bords sont infiltrés ; ils conservent longtemps leur tendance à la suppuration et à l'ulcération extensive.

d) *Tumeurs.* — Sur le lieu d'élection de l'ulcère simple de la cloison, on peut rencontrer une *tumeur bénigne* spéciale, décrite sur le nom de *polype hémorragipare de la cloison*, tantôt fibrome, tantôt granulome, tantôt lymphangiome télangiectasique. Elle ressemble beaucoup aux hypertrophies polypoïdes des cornets, s'observe surtout chez la femme, et varie dans ses dimensions du volume d'une lentille à celui d'une noix.

Enfin les *tumeurs malignes* ont une prédilection pour ce même territoire de la cloison. Le sarcome est la plus fréquente ; sa marche envahissante, l'insuccès du traitement spécifique le font distinguer de la tuberculose et de la syphilis.

II. **Paroi externe et plancher**. — Pour examiner le plancher et surtout la paroi externe d'une fosse nasale, il convient de procéder avec une rigoureuse méthode, et d'employer concurremment, pour cette exploration, la vue et le toucher aidés de la cocaïne.

1° **État normal**. — La *rhinoscopie antérieure* sera faite d'abord la *tête en attitude directe*. Dans le champ du spéculum apparaîtra alors sur la partie latérale de la fosse nasale une proéminence hémisphérique recouverte d'une muqueuse rouge vif (à la lumière jaune). C'est le premier repère, la *tête du cornet inférieur*. Elle reste éloignée du plancher et de la cloison d'une distance qui se modifie beaucoup selon l'état de la cloison et surtout d'après la turgescence très variable du cornet.

L'espace compris entre le cornet, le plancher et la paroi externe est le *méat inférieur*.

Normalement, on peut observer des ponts muqueux congénitaux réunissant le cornet (bord libre, tête ou queue) à la paroi nasale externe ; ils se distinguent par leur situation des synéchies acquises qui réunissent plutôt la face externe du cornet à la cloison.

Pour voir le cornet et le méat non plus de face, c'est-à-dire en raccourci (fig. 61 N. d.), mais bien en perspective allongée (fig. 61. N. g.), il suffira de faire fléchir au sujet le menton jusqu'à l'amener au contact du cou ; en même temps l'observateur déplacera le pavillon du spéculum vers la cloison. Mais si le *corps* du cornet devient ainsi visible, son extrémité postérieure ou *queue* échappe encore généralement. Il faut, pour la découvrir, toucher à la cocaïne les 2/3 antérieurs du cornet environ ; la rétraction de la muqueuse devient alors telle que la queue du cornet est nettement visible, souvent plus claire que le reste du cornet et de couleur gris rosé plutôt que rouge. Enfin le *stylet* est fort utile pour apprécier la consistance des saillies, la largeur des espaces séparant ces saillies des parois et surtout pour explorer le méat inférieur, où la vue ne saurait atteindre tous les recoins.

Quand le cornet inférieur est peu saillant ou quand il a été réduit par la cocaïne, le regard doit plonger dans le pharynx. Le voile du palais forme dans le fond une saillie du plancher nasal qui est mobile dans les mouvements de phonation. Les voyelles

I ou A, la diphtongue EU sont celles qu'il convient de faire prononcer au sujet pour bien voir ces mouvements.

On examinera ensuite l'étage moyen, qui est la région la plus complexe et la plus difficile de la fosse nasale. L'étage supérieur reste inaccessible à la rhinoscopie antérieure.

La *rhinoscopie antérieure* sera pratiquée maintenant la *tête du sujet en extension*, c'est-à-dire inclinée en arrière, vers la nuque.

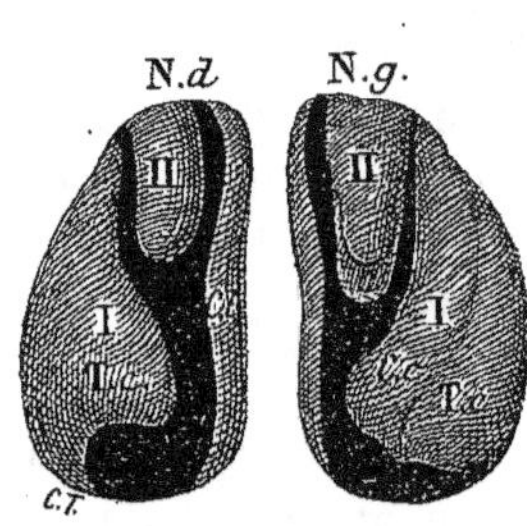

Fig. 61. — Image rhinoscopique antérieure normale.

N. *d.* Fosse nasale droite, vue absolument de face. — N. *g.* fosse nasale gauche vue en perspective pour la paroi interne. — *Cl.* Cloison. — I. T. *c.* Tête du cornet inférieur. — I. C. *c.* Corps du cornet inférieur. — II. Cornet moyen.

Le regard de l'observateur aura une direction ascendante. Dans des conditions favorables, c'est-à-dire sur un sujet normal, à cloison non déformée et à cornets non hypertrophiés, on verra un renflement antérieur, la *tête du cornet moyen*, auquel fait suite une ligne plus ou moins épaisse, le bord libre du cornet, prolongée elle-même quelquefois par une seconde saillie qui est le segment postérieur ou *queue* du cornet devenu plus plongeant que d'ordinaire. Certains cornets, encore normaux, présentent deux proéminences jumelles disposées l'une à côté de l'autre ou l'une derrière l'autre : ce sont des cornets en partie bifides. En forçant l'inclinaison de la tête du sujet en arrière, l'observateur arrive à voir le point le plus antérieur du cornet moyen. L'endroit où le bord antérieur du cornet change de direction pour devenir inférieur s'appelle l'*opercule* du méat moyen ; celui-ci est, en réalité, dissimulé par cette partie du cornet.

En effet, entre le cornet moyen d'une part, la cloison ou la paroi externe d'autre part, l'on ne distingue que deux fentes (fig. 61). L'interne est la *fente olfactive*; elle conduit dans l'étage supérieur de la fosse nasale. L'externe répond au *méat moyen*. Pour bien voir celui-ci, il faut réduire au maximum, par la cocaïnisation, le cornet moyen et au besoin le refouler vers la cloison à l'aide de la sonde. Alors, avec un cornet moyen peu plongeant vers le bas et dont l'incurvation ne sera point convexe en dehors, il sera quelquefois possible de voir une gouttière limitée par deux saillies : c'est la gouttière de l'unciforme, encore appelée gouttière de l'infundibulum ou hiatus semi-lunaire, bordée par la saillie de l'unciforme en bas, par celle de la bulle en haut. Cette gouttière doit être explorée avec soin, quand elle a été rendue visible par le refoulement du cornet, et au besoin, pour les cas pathologiques difficiles, par la résection de la moitié antérieure de celui-ci. C'est dans cette gouttière en effet que s'ouvrent les orifices des deux sinus les plus importants, le frontal et le maxillaire (fig. 60).

De même que derrière le cornet et le méat inférieurs, le regard peut plonger dans le pharynx au dessus du voile, de même derrière le cornet et le méat moyens l'œil de l'observateur peut quelquefois distinguer le bord supérieur de la choane, vu en perspective derrière le cornet moyen, sous forme d'arc à concavité inférieure, presque tangent à une saillie, qui est la paroi antérieure du sinus sphénoïdal.

Si l'on réunit en un schéma les aspects successifs des régions habituellement accessibles de la fosse nasale ainsi examinée, on obtiendra la figure 61 qui représente en perspective raccourcie (narine droite) ou allongée (narine gauche) l'image rhinoscopique antérieure totale, résultant du fusionnement de l'image rhinoscopique antéro-inférieure avec l'image antéro-supérieure.

2° ÉTATS PATHOLOGIQUES. — Les états pathologiques les plus fréquents sont les déformations et les néo-formations ; les suppurations seront étudiées dans un paragraphe spécial.

a) *Déformations.* — Celles qu'on observe le plus souvent sont les *hypertrophies* : elles résultent du développement exagéré de parties normales quant à leur existence. Les cornets sont les lieux d'élection de ces hypertrophies, surtout dans les points où abonde le tissu érectile, c'est-à-dire au niveau des extrémités, tête et queue.

Les *hypertrophies diffuses*, dont l'existence est révélée par des troubles d'obstruction nasale presque complète, intermittents avec paroxysmes, compliqués souvent de troubles nerveux, se traduisent à la rhinoscopie antérieure par l'état turgide des cornets et même de la cloison, surtout dans les points où celle-ci est normalement déjà épaissie. La muqueuse est rouge vif, tendue, luisante, à surface uniformément lisse (hypertrophie en « coussin »). Cornets et cloison arrivent presque partout au contact ; l'œil distingue à peine leurs points de tangence que le stylet seul permet de bien apprécier. L'exploration à la sonde donne une sensation de rénitence, surtout sur le cornet inférieur. L'hypertrophie se distingue de la simple turgescence en ce que la tuméfaction ne se modifie que partiellement sous l'action de la pesanteur (décubitus latéral) ou des modifications vasculaires (congestions de la face de nature diverse) et s'atténue sans disparaître sous l'action de la cocaïne.; celle-ci réduit au contraire si bien la muqueuse turgescente que devenue trop grande elle flotte sur le cornet « comme un vêtement trop large » (Moldenhauer). Dans les hypertrophies non seulement le tissu caverneux est gorgé de sang, mais encore la muqueuse est épaissie en tous ses éléments, tissu conjonctif et épithélium.

Dans les *hypertrophies localisées*, décelées par une obstruction nasale moins complète peut-être que dans les cas précédents, mais accompagnées de troubles nerveux plus fréquents et plus pénibles, la rhinoscopie antérieure montre des lésions souvent limitées au *cornet inférieur*.

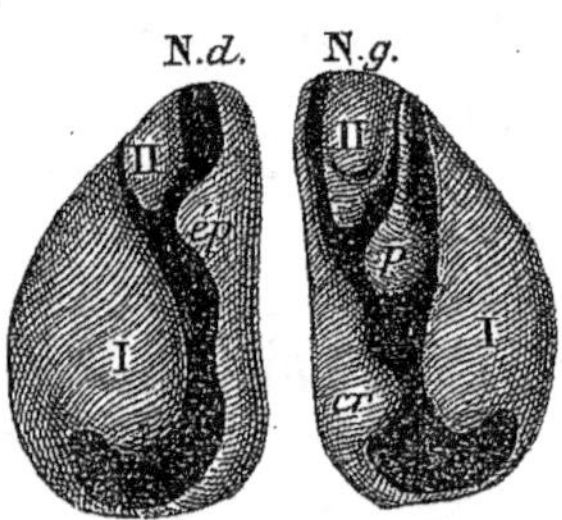

Fig. 62. — Image rhinoscopique antérieure (états pathologiques).

N. *d*. - N. *g*. Fosses nasales droite et gauche vues de face. — Dans la droite, I Tête du cornet inférieur hypertrophié. — *ép*. Eperon de la cloison en face du méat moyen. — Dans la fosse nasale gauche, *cr*. crête de la cloison en face le cornet inférieur I. — *p*. polype dans le méat moyen.

La *tête* de celui-ci est en forme de demi-sphère (fig. 62) ou de poire régulière, ou bien parcourue de sillons lui donnant un aspect déchiqueté ou framboisé. Elle peut atteindre le plancher et la cloison, et parfois apparaître même dans le vestibule narinal. Plusieurs fois, nous avons remarqué que les débutants la prenaient pour un polype.

L'hypertrophie du *bord inférieur* du cornet, rare en tant qu'hypertrophie solitaire, se traduit par une saillie en forme de sangsue, à surface irrégulière, que le stylet soulève en une masse molle appendue au bord libre du cornet osseux. L'hypertrophie du cornet inférieur est toujours plus marquée quand elle siège en face de la concavité de la cloison déviée.

Enfin l'hypertrophie de l'extrémité postérieure ou *queue* du cornet inférieur, très fréquente, se montre à la rhinoscopie antérieure sous un aspect moins facile à interpréter que les précédents. L'impossibilité de plonger le regard dans le pharynx, c'est-à-dire de voir les mouvements du voile, alors surtout que l'entrée de la fosse nasale est assez large, est un signe de présomption de grande valeur. En effet, les végétations adénoïdes, qui produisent au même titre et par un mécanisme analogue l'obstruction nasale *a postériori*, sont exceptionnellement procidentes au point d'atteindre le contact du voile, et de rendre celui-ci invisible à la rhinoscopie antérieure. En donnant au spéculum et au regard une direction oblique en arrière et en dehors, l'observateur verra souvent, surtout à l'aide de la cocaïnisation du segment antérieur du cornet, combinée à l'emploi de la solution d'adrénaline à 1 p. 1.000, s'il est nécessaire, une saillie grise, terne, à peine rosée, mamelonnée, granuleuse ou lamellaire, rénitente, mais dure au stylet, qui est la queue du cornet, hypertrophiée parfois au point d'atteindre le voile en bas et l'orifice de la trompe en dehors, contacts révélés le premier par des symptômes nerveux (sensation de corps étranger, toux, besoin de racler, etc.) ou des troubles de la phonation, le second par des troubles auditifs. Certaines queues de cornet présentent, au lieu de la teinte grise classique, une couleur rouge ou bleue qui indique une structure plus vasculaire que celle des précédentes. La rhinoscopie postérieure permet de préciser et de compléter l'examen de ces hypertrophies (fig. 65) ; elle représente le procédé de choix pour leur diagnostic.

Les hypertrophies localisées au *cornet moyen* sont généralement moins faciles à reconnaître que celles du cornet *inférieur*. Elles s'annoncent surtout par des troubles nerveux (céphalée, etc.), par la diminution ou la suppression de l'olfaction, par les symptômes de la pharyngite. Un de leurs lieux d'élection est la *tête* du cornet. En raison de l'étroitesse de la région, elles restent aplaties et se font principalement dans le sens antéro-postérieur. La saillie rouge, luisante, vernissée, avec ou sans bosselures ou crêtes, est tantôt dure et produite alors par une dilatation ampullaire de l'os (cornet bulleux, *concha bullosa*), tantôt simplement rénitente et due à une hypertrophie muqueuse plutôt qu'osseuse. Avant d'affirmer que cette saillie appartient bien au cornet moyen, il faut s'assurer par l'exploration au stylet, après forte cocaïnisation, que le cornet ne se retourne pas au-dessus et en dehors d'elle, refoulé par elle; dans cette dernière hypothèse, en effet, la tuméfaction est due au développement exagéré de la bulle ethmoïdale qui franchit les limites du méat moyen en déplaçant la limite externe de celui-ci, c'est-à-dire le cornet. Hajek a observé, décrit et figuré plusieurs cas où le diagnostic différentiel de ces saillies anormales ne pouvait être établi avec certitude qu'à l'intervention.

Les hypertrophies de la *queue* du cornet moyen ne se voient guère à la rhinoscopie antérieure. C'est à la rhinoscopie postérieure qu'il appartient d'en faire le diagnostic précis. Leur aspect est d'ailleurs

22

identique à celui des hypertrophies similaires du cornet inférieur.

Les *déformations du plancher* des fosses nasales ne sont jamais des lésions analogues aux précédentes ; elles sont toujours dues à une cause extérieure à la muqueuse.

Les *gommes* de la syphilis tertiaire soulèvent le plancher nasal près de l'insertion de la cloison ; elles disparaissent quelquefois par résorption, surtout à la faveur d'un traitement général, mais elles évoluent plus souvent vers la perforation, ce qui en rend le diagnostic tardif très facile. Les *germes dentaires en ectopie*, surtout ceux des incisives et des canines, les *kystes paradentaires* produisent sur le plancher nasal des déformations moins circonscrites que les gommes et se distinguent de ces dernières surtout par l'évolution. Des *ostéites perforantes* consécutives à la carie dentaire peuvent également s'observer dans cette région. Nous en avons relaté plusieurs cas.

b) *Néoformations* ; *polypes*. Isolément ou accompagnant les hypertrophies de la région du cornet et du méat moyens, s'observent des *néoformations* spéciales qui sont pour ainsi dire propres à cette région : les *polypes* dits *muqueux*.

Longtemps latents, puis révélés par de l'obstruction nasale intermittente généralement plus marquée par les temps humides, par des troubles de la phonation et surtout par des troubles nerveux, ces polypes se présentent à la rhinoscopie antérieure sous un aspect qui est pour ainsi dire pathognomonique. Ce sont des tumeurs à contours arrondis, de couleur blanc-bleuâtre, grise ou légèrement rosée, d'aspect gélatineux et translucide, sauf en certains points où les causes d'irritation locale peuvent déterminer de l'épaississement et une coloration plus ou moins rouge. Leur volume varie depuis celui d'une tête d'épingle jusqu'à celui du pouce ; leur forme est ovalaire ou piriforme souvent, parfois aussi lamellaire, pour s'adapter par pression réciproque à la forme de la cavité qui les loge. Exceptionnellement solitaires, car ils « aiment la société » (Schech), ils se comptent fréquemment par dizaines et ils sont volontiers bilatéraux, visibles en majeure partie à la rhinoscopie antérieure, en minime partie à la rhinoscopie postérieure.

L'exploration au stylet, faite après une cocaïnisation énergique, qui rétracte la muqueuse pariétale, mais ne modifie guère les polypes, permet de reconnaître avec quelque approximation le lieu d'origine, sinon le point d'implantation précis, de ces tumeurs. La plupart viennent du méat moyen, surtout de sa partie inférieure, hiatus semi-lunaire ou gouttière de l'infundibulum ou de l'unciforme ; un certain nombre naissent du cornet lui-même ; exceptionnels sont les polypes

venus de l'étage supérieur des fosses nasales par la fente olfactive et ceux
appendus à la cloison. Une forme particulière, caractérisée par l'accolement de saillies sphéroïdes petites et multiples reposant sur le cornet,
a été décrite sous le nom de dégénérescence polypeuse de la muqueuse.

La signification des polypes est diversement comprise. Certains en
font une tumeur bénigne au sens précis du mot tumeur. D'autres, dont
l'opinion paraît vouloir se généraliser, voient dans ces formations le
résultat d'un état inflammatoire, des hypertrophies œdémateuses (Zuckerkandl, Schmidt) dues à la stase lymphatique, susceptibles de modifications histologiques secondaires.

Quoi qu'il en soit, au point de vue du diagnostic rhinoscopique, il
faut en retenir que la constatation des polypes peut n'être qué la première étape d'un diagnostic plus étudié qui aboutira à la découverte
d'une infection osseuse (ethmoïdite) ou sinusale, concomitante des polypes et aggravée par eux.

Il faut savoir aussi qu'il existe des *faux polypes* : telles les hypertrophies de la muqueuse des cornets déjà décrites, d'aspect papillomateux ou polypeux parfois, siégeant plutôt sur les têtes et les queues
des cornets, tel le tissu de granulations, tissu inflammatoire qui se
développe autour des orifices des sinus dans les infections anciennes
de ces cavités ou encore sur les bords et dans le fond des ulcérations
traumatiques, syphilitiques ou tuberculeuses.

Les autres néoformations s'observent bien plus exceptionnellement
que les polypes dans les fosses nasales. Parmi les moins rares, il faut
citer les *ostéomes, tumeurs bénignes*, de volume variable, peu ou pas
adhérentes, recouvertes par une muqueuse amincie, mais non ulcérée,
et les *tumeurs malignes* (sarcome, carcinome, épithéliome) qui se
traduisent principalement par de l'obstruction nasale, des épistaxis,
un écoulement sanieux, enfin et surtout par leur tendance à l'extension et à l'aggravation rapides.

Au *point de vue militaire*, les polypes muqueux ne peuvent entraîner l'inaptitude absolue (exemption) ou relative (service auxiliaire, réforme temporaire) que s'ils déterminent des troubles *graves*
et s'ils présentent une tendance marquée à la récidive. Les tumeurs
progressives ou malignes sont toujours une cause d'exemption ou de
réforme.

III. Suppurations; rhinites. — Il y a d'abord lieu de distinguer, au point de vue clinique, une première variété de suppurations que l'on pourrait appeler *diffuses* pour les opposer aux

suppurations à caractère circonscrit ou *systématisées* qui sont révélatrices de lésions tout à fait spéciales.

Toutes les *rhinites* peuvent donner lieu, à un moment donné, à un *écoulement muco-purulent*, séro-purulent, hémo-purulent ou même franchement purulent.

Il n'y a pas lieu de revenir ici sur les caractères déjà décrits de ces sécrétions (p. 306). A l'examen rhinoscopique antérieur, ces rhinites se révèlent par des lésions dont plusieurs sont vulgaires et banales, mais dont quelques-unes impriment à chaque rhinite son caractère propre.

La muqueuse des cornets et de la cloison, turgescente, rouge ou violacée, sans ulcérations, à peine érodée peut-être en quelques points très circonscrits ; du muco-pus, peu adhérent, disséminé en traînées ou en îlots jaunâtres parfois confluents à la surface de cette muqueuse, tel est l'aspect classique de la *rhinite catarrhale* aiguë ou chronique simple, qui prédomine généralement au niveau de la partie inférieure des fosses nasales.

Les *rhinites symptomatiques* ou plutôt concomitantes de la grippe, de la rougeole, de la scarlatine, de la variole, n'ont généralement pas de caractère distinctif. La rhinite de la morve, très sécrétante, se reconnaît à des ulcérations siégeant sur les nodules caractéristiques ; celle de la lèpre, peu sécrétante et indolore, se révèle également par des ulcérations et des nodules, quelquefois par de la simple tuméfaction, avant qu'elle arrive à la période de térébration. Dans ces deux dernières formes de rhinite, l'examen bactériologique permet un diagnostic hâtif, précis et indiscutable.

L'obstruction nasale plus ou moins complète, qu'elle siège près des choanes (végétations adénoïdes, queues de cornets), ou dans la fosse nasale elle-même (déformations de la cloison), peut suffire à entretenir des rhinites chroniques, que l'on doit considérer également comme symptomatiques ou concomitantes plutôt que comme primitives.

Au *point de vue militaire*, la rhinite chronique, susceptible de guérison à longue échéance, peut être une cause de réforme temporaire.

Les diverses rhinites sécrétantes peuvent, à un moment donné, se manifester sous forme de *rhinites ulcéreuses* ou *croûteuses* :

Parfois celles-ci prennent d'emblée ces caractères. Les sécrétions peu copieuses, pauvres en eau, riches en mucus, se concrètent aisément sur la muqueuse, dont l'inflammation est alors entretenue par la présence de cette sorte de corps étranger et par les petits traumatismes dont il devient la cause. Les croûtes banales se détachent aisément par le lavage ou à l'aide du stylet ou du porte-coton imprégné d'un liquide approprié ; elles ont parfois une odeur fade désagréable, mais ne sont pas très fétides. Elles recouvrent des ulcérations qui saignent un peu quand on les met à nu. La rhinite de la fièvre typhoïde, les rhinites professionnelles des ouvriers exposés aux poussières ou vapeurs chromiques, arsenicales, calciques, phosphoriques, mercurielles, etc. affectent volontiers cette forme ulcéreuse, qui devient aisément destructive au niveau de la cloison.

Parmi les rhinites croûteuses une place à part doit être faite à l'*ozène* ou rhinite atrophique. Ici en effet la croûte a un aspect particulier, large, épaisse, à couches stratifiées, de couleur verdâtre et surtout d'odeur particulièrement pénétrante et fétide ; elle se moule souvent sur la surface qu'elle revêt, formant alors de vrais bouchons. Une fois la croûte détachée (ce que rend malaisé son adhérence considérable à la paroi), on trouve la muqueuse sous-jacente rouge, mais non ulcérée. Enfin et surtout, à la période avancée de la maladie, la fosse nasale est considérablement élargie par suite de l'atrophie non seulement de la muqueuse, mais encore du squelette : les cornets peuvent être réduits à une simple bande linéaire.

Les rhinites à tendance destructive, la rhinite syphilitique par exemple, peuvent aboutir après des nécroses étendues à ce que l'on a appelé la *rhinite atrophique secondaire* : celle-ci ressemble à l'ozène vrai, mais ne doit pas être confondue avec lui.

Au *point de vue militaire* l'ozène vrai implique l'exemption et la réforme.

Il existe également des *rhinites à exsudats* ; elles sont rares.

L'une, post-opératoire ou post-traumatique, succède aux interventions opératoires, principalement aux cautérisations en surface : elle est due au dépôt d'un *exsudat fibrineux* circonscrit sous lequel d'ailleurs la réparation des tissus se fait normalement.

L'*exsudat pseudo-membraneux* est caractérisé par une membrane blanc jaunâtre, adhérente, reposant sur une muqueuse rouge et tuméfiée ; le stylet porte-coton enlève assez facilement, avec ou sans hémorragie, cette membrane ; mais celle-ci se reproduit généralement assez vite. L'aspect objectif de l'exsudat est le même pour les membranes à bacille diphtérique de Löffler, à pseudo-bacille diphtérique, à staphylocoque ou à pneumocoque. L'examen bactériologique est le seul élément vraiment précis du diagnostic. Cependant l'évolution clinique peut venir en aide à celui-ci. La rhinite pseudo-membraneuse diphtérique a un début insidieux ; elle se révèle par d'abondantes sécrétions muco-hémo-purulentes avec débris membraneux, s'accompagne d'adénopathie sous-maxillaire, et atteint souvent l'état général. La rhinite pseudo-membraneuse non diphtérique a un début plus bruyant, des sécrétions surtout muqueuses ; l'adénopathie est minime ou nulle, l'état général peu touché.

Dans les affections étudiées jusqu'ici, la suppuration, non systématisée, ne constituait pas le signe principal de la maladie. Il est au contraire des cas où l'*écoulement purulent abondant et diffus* devient prédominant au point de représenter à lui seul, pour ainsi dire, l'affection presque tout entière.

La *rhinite purulente* est plus fréquente chez l'enfant que chez l'adulte: les fièvres éruptives, l'impétigo scrofuleux, la blennorragie d'origine maternelle pour le nouveau né, la syphilis congénitale en sont des causes habituelles ; mais aussi fréquentes et plus faciles à méconnaître sont les rhinites purulentes entretenues par l'obstruction nasale due souvent à des végétations adénoïdes et par la présence d'un *corps étranger* septique ou intoléré. Ce dernier, lorsqu'il est fixé dans la cavité nasale, le plus souvent caché dans le méat inférieur et non inclus dans ses parois, peut être reconnu à la rhinoscopie antérieure à l'aide de la vue, et plutôt du toucher au stylet, aidés de la cocaïnisation précédée elle-même d'un nettoyage soigneux (injection sans pression, essuyage au stylet porte-coton). L'incrustation calcaire, qui transforme les corps étrangers en *rhinolithes*, les rend plus aisés encore à reconnaître. L'écoulement unilatéral abondant, grumeleux et fétide, n'est qu'un signe de présomption, car il se rencontre dans d'autres cas, surtout chez l'adulte.

La *syphilis* est la principale cause des rhinites purulentes diffuses qui ne sont pas dues aux corps étrangers. A la rhinoscopie on ne voit guère, au début, que du pus liquide ou concrété et une muqueuse hypertrophiée et végétante, surtout sur le cornet inférieur, quelquefois vers la voûte ou sur le plancher. Après nettoyage et cocaïnisation répétés, l'observateur finit par découvrir soit l'ulcération caractéristique de la gomme ramollie, à fond jaune, à parois infiltrées et disposées en rempart autour d'un cratère central, soit des points gris ou noirs où le stylet donne la sensation de l'os dénudé, et qui répondent à des séquestres enclavés ou partiellement mobilisables. Par sa diffusion, par sa tendance à la nécrose, la syphilis tertiaire des fosses nasales revêt sur les parois autres que la cloison, une forme clinique spéciale. Elle y est moins « déformante » que sur le septum, sauf pourtant au niveau du plancher où elle détermine des perforations palatines; mais elle y devient menaçante par sa tendance à l'extension

Schéma du diagnostic des lésions révélées par la rhinoscopie antérieure.

	DÉFORMATIONS		SUPPURATIONS		ULCÉRATIONS BANALES	TUBERCULOSE ET LUPUS	SYPHILIS	TUMEURS	
	PASSAGÈRES	PERMANENTES	CIRCONSCRITES	DIFFUSES				BÉNIGNES (polypes)	MALIGNES
Étiologie. —	Variable	Congénitales traumatisme, syphilis.	Généralement empyème sinusal.	Corps étrangers, syphilis.	Infection banale favorisée par état général.	Tuberculose locale ou générale.	Syphilis acq. ou héréd.	Sinusite ou cause inconnue.	Souvent tumeur extranasale concomitante. Variables.
Signes subjectifs. —	Obstruction intermittente. Troubles réflexes variés.	Obstruction nasale, partielle ou totale. Modifications de sécrétion; fétidité.	Céphalée. Écoulement unilatéral de pus, intermittent.	Écoulement purulent, abondant et fétide.	Epistaxis.	Indolence.	Douleur, fétidité.	Obstruction variable. Troubles réflexes.	
Localisation. —	Cornets ou cloison.	Cornets ou cloison.	Méat moyen.	Diffuse.	Cloison (point de Kiesselbach).	Vestibule, cloison.	Diffuse.	Méat moyen.	Cloison, vestibule.
Aspect objectif. —	Globuleux, si hématomes ou abcès de la cloison. Hypertrophies circonscrites, (tête et queue) ou diffuses des cornets.	Déviations ou déformations de la cloison (crêtes, éperons, cals). Séquestres massifs (syphilis). Atrophie (ozène).	Topographie du pus ou des hypertrophies circonscrites dans le méat moyen.	Corps étranger rhinolithe, tissu gommeux, séquestres.	Surface grise ou brune, puis croûte récidivante.	Ulcération grise, blafarde, végétante. Nodule ou tumeur et ulcération.	Chancre, tuméfaction dure dans vestib. ou sur cloison. Gomme, tuméfaction puis ulcération. Séquestres, débris blancs ou noirs.	Tumeurs multiples gris bleu ou jaune, gélatineuses.	Aspect vilain, Infiltration diffuse, ulcération précoce, fétidité.
Évolution.	Pour hématomes et abcès, guérison avec perforation de la cloison. Pr hypertrophies, variables	Déformations, persistance. Séquestre, élimination. Atrophie, état définitif.	Sinusite aiguë, souvent guérison. S. chronique durable, non curable spontanément.	Guérison par suppression de la cause.	Guérison avec perforation possible de la cloison.	Tub. extension. Lupus, guérison possible après mutilation.	Cicatrices rétractiles déformantes. Atrophie et ozène secondaires.	Développement des tumeurs non extirpées, simulant la repullulation sur place.	Fatale.

vers les sinus, vers l'ethmoïde et par sa propagation possible vers l'orbite ou l'encéphale.

Le groupe formé par les *coryzas à sécrétion caséeuse* tend à se démembrer de plus en plus ; le caséum s'observe dès qu'il y a stagnation du pus, que la suppuration soit d'origine sinusale ou de cause
syphilitique, et disparaît dès que l'obstruction est supprimée.

Les *suppurations systématisées*, c'est-à-dire localisées à un
point précis d'une fosse nasale, représentant un cas particulier
des sinusites en général, à savoir les empyèmes ouverts, seront
décrites avec les suppurations des cavités annexes.

Le tableau schématique précédent fournit les principaux éléments du diagnostic différentiel des lésions révélées par la rhinoscopie antérieure ; il résume le chapitre II.

CHAPITRE III

EXAMEN DES CAVITÉS ANNEXES DES FOSSES NASALES. — COMPLICATIONS ORBITAIRES OU ENDOCRANIENNES D'ORIGINE NASALE

Les cavités annexes des fosses nasales comprennent les sinus
maxillaires, frontaux, sphénoïdaux et le labyrinthe ethmoïdal.
Outre les méthodes habituelles de la chirurgie et de la médecine générales, quatre méthodes d'examen objectif permettent
l'exploration précise de ces cavités. Ce sont : 1° la rhinoscopie
antérieure faite avec soin pour la région du méat moyen, complétée au besoin par la rhinoscopie postérieure ; 2° le cathétérisme
des sinus par leurs orifices naturels ; 3° la ponction de leurs
parois ; 4° enfin la recherche de leur perméabilité à la lumière
(translumination ou transillumination de la face).

§ 1. — Examen par les méthodes générales.

1° La *douleur* est un symptôme fréquent, presque constant, des
sinusites. Ses caractères subjectifs ont été déjà indiqués (p. 308) à

propos de la séméiologie générale des affections nasales. Quant à ses caractères objectifs, c'est-à-dire, à la localisation de la douleur provoquée par la pression, ils sont les suivants.

Il peut exister des *points douloureux osseux* sur l'os frontal, sur la paroi interne de l'orbite, enfin au-dessous de la pommette, c'est-à-dire au-dessus du bord alvéolaire. Il peut exister des *points douloureux de névralgie* à l'émergence des nerfs sus et sous-orbitaires.

Le siège de beaucoup le plus fréquent est la racine du nez (*point frontal*) et la partie supéro-interne de la base de la cavité orbitaire. Cette localisation révèle une lésion frontale ou ethmoïdale. Mais le fait n'a rien d'absolu, car dans la sinusite maxillaire le *point douloureux sus-orbitaire* peut exister, quelquefois même plus accusé que les *points douloureux sus-alvéolaire* ou *sous-orbitaire* qui ont fait défaut en maintes circonstances (Killian). Par contre, ce même point douloureux sous-orbitaire peut dépendre d'une sinusite sphénoïdale, sans sinusite maxillaire concomitante ; les rapports intimes du nerf maxillaire supérieur à son origine avec le sinus sphénoïdal en donnent la raison anatomique.

2° Les *troubles nerveux généraux*, c'est-à-dire les états de dépression, les états de congestion et certains états névropathiques que les suppurations sinusales créent ou entretiennent ont été signalées plus haut (p. 309). Ils détournent l'attention des sinus plus souvent qu'ils ne l'y appellent.

3° L'*écoulement purulent*, généralement unilatéral et intermittent, dont les caractères subjectifs ont été indiqués déjà (p. 306) n'est, pas plus que la douleur, un symptôme de valeur absolue.

Certaines rhinites peuvent le produire, et, d'autre part, il peut manquer dans des sinusites, même ouvertes, si la sécrétion est minime ou si elle se fait voie vers le pharynx.

L'écoulement classique des sinusites est fétide, surtout pour le sinus maxillaire, et cette fétidité est pénible principalement pour le malade, qui est quelquefois seul à la constater (cacosmie subjective): c'est une odeur de purin, de saumure, de hareng, d'égout, de fromage pourri.

4° Enfin certaines *déformations* ont été considérées comme pathognomoniques des suppurations sinusales.

Rénitentes et dues à de l'œdème, ou bien dures et provenant alors du refoulement d'une paroi osseuse distendue, elles peuvent se trouver suivant le sinus atteint dans les points suivants : racine du nez, base et paroi interne de l'orbite, paroi faciale et paroi nasale du maxillaire supérieur, voûte palatine. Mais ces déformations ne se produisent guère qu'à la suite d'empyèmes anciens méconnus ou d'empyèmes aigus *fermés*, c'est-à-dire aggravés par la rétention du pus en cavité close, ou de *faux-empyèmes* qui sont en réalité des tumeurs kystiques bénignes ou des tumeurs malignes souvent infectées. Elles représentent en somme un signe médiocre pour le sinus maxillaire, assez bon pour le sinus frontal, mais dont le chirurgien doit savoir se passer au point de vue du diagnostic.

5° Il suffira de citer pour mémoire, à titre de simple curiosité, la *percussion* et l'*auscultation* des sinus.

La sonorité de la région frontale à la percussion a été trouvée augmentée (Zenker) dans un cas de dilatation de la paroi antérieure du sinus. Des râles synchrones de la respiration (Czernicki, Berger), un bruit de succussion pendant les mouvements petits et rapides de la tête ont été observés. Enfin on a eu l'idée d'ausculter comparativement les deux sinus frontaux à l'aide du tube otoscopique pendant qu'un diapason vibrait sur le vertex (Richter).

C'est en vérité à d'autres moyens d'exploration qu'il faut demander la découverte d'empyèmes sinusaux que l'on appellerait *latents* souvent à tort, faute d'examen spécial méthodique.

§ 2. — Examen par des méthodes spéciales.

C'est la rhinoscopie antérieure, aidée de moyens complémentaires, qui en forme la base.

. I. Rhinoscopie antérieure et postérieure. — Pratiquée suivant la technique classique, la rhinoscopie antérieure doit viser surtout l'étage moyen des fosses nasales, c'est-à-dire les deux fentes que sépare le cornet moyen, le méat moyen en dehors, la fente olfactive en dedans. Dans le premier se font jour les suppurations frontales, maxillaires et ethmoïdales antérieures ou empyèmes de la première série (Hajek). Dans la seconde, ce sont les suppurations ethmoïdales postérieures et sphénoïdales ou empyèmes de la seconde série (Hajek).

Dans le méat moyen, mis à découvert par la cocaïnisation énergique et répétée du cornet moyen ou au besoin par la résection partielle de ce dernier, il faut s'attacher à découvrir *l'écoulement purulent circonscrit* qui est la signature de l'empyème sinusal.

La fosse nasale aura été débarrassée au préalable par un lavage prudent ou par l'essuyage, du muco-pus ou des croûtes qui pouvaient s'y trouver disséminés. Le spéculum étant dirigé obliquement en haut et en arrière, la tête du patient inclinée sur la nuque, l'observateur guettera la goutte de pus qui vient sourdre dans le méat.

Si le pus apparaît tôt, il est relativement abondant et le méat moyen se remplit assez vite pour être souillé au fur et à mesure qu'il est essuyé au tampon : il s'agit d'un empyème manifestement *ouvert*.

Quelquefois on voit un reflet lumineux animé de battements (Schœller et Walb) qui a la même signification que dans les otites suppurées.

Plus souvent le pus n'apparaît que dans des circonstances spéciales. Tantôt il n'est constatable que dans les heures qui suivent le réveil du sujet, c'est-à-dire son passage de l'attitude couchée à l'attitude debout. Tantôt il ne se montre que lorsque le sujet est resté dans une attitude déterminée, le tête fortement fléchie en avant, et inclinée vers l'épaule du côté opposé (Fränkel, Ziem) ou bien encore lorsque le sujet est couché sur le ventre, et la tête fléchie en avant (Bayer). Tantôt la suppuration est si minime qu'il faut, pour la mettre en évidence, recourir, (comme parfois pour l'oreille du reste) à un tamponnement explorateur (Grünwald) : un mince tampon de coton est porté dans le méat moyen, où il séjourne pendant un temps déterminé ; il est ensuite retiré et son examen indique non seulement l'absence ou la présence, mais encore la topographie du pus, d'après la répartition de la sécrétion sur le coton. Dans une dernière catégorie de cas, enfin, un artifice sera nécessaire pour faire apparaître le pus révélateur. A l'aide de la poire en caoutchouc de Politzer, dont l'embout fermera l'orifice narinal, pendant que le mouvement classique de déglutition isolera le naso-pharynx de la bouche, le médecin déterminera à volonté la compression de l'air dans la cavité ainsi fermée (procédé de Politzer-Hartmann) ou la raréfaction de l'air (procédé de Seifert), selon qu'il refoulera l'air de la poire dans le nez par une énergique pression ou qu'il aspirera l'air du nez en laissant se dilater la poire comprimée à l'avance. L'un ou l'autre de ces mécanismes déterminent la sortie du pus, le premier en le projetant au dehors, le second en l'aspirant à distance. Kaspariantz a conseillé de presser avec une sonde en avant ou en arrière de l'unciforme. Si on réussit à faire sortir du pus par un orifice, ce ne peut être que du sinus maxillaire.

Beaucoup plus difficile que la constatation du pus, déjà cependant malaisée, est la *localisation* de ce dernier en des points déterminés.

Théoriquement la chose est possible. En effet, la paroi externe du méat moyen présente deux gouttières : or, la supérieure, entre l'insertion du cornet et la saillie de la bulle ethmoïdale (p. 301 et fig. 60) reçoit les orifices des cellules ethmoïdales : donc le pus localisé à cette gouttière signifierait ethmoïdite antérieure. D'autre part, la gouttière inférieure, circonscrite par la bulle en haut et l'unciforme en bas, gouttière de l'unciforme, ou de l'infundibulum, ou hiatus semi-lunaire, répond en avant à l'orifice du sinus frontal, en arrière à celui du sinus maxillaire ; donc le pus ruisselant de haut en bas dans la gouttière viendrait du sinus frontal, celui qui sort de l'extrémité inféro-postérieure viendrait du sinus maxillaire. Pratiquement, l'examen clinique ne permet que très exceptionnellement une telle précision (Hajek). En effet, le cornet moyen cache le plus souvent l'hiatus, et les fréquentes déformations pathologiques de la muqueuse du méat moyen modifient la marche du pus, faisant par exemple fuser en arrière le pus venant du sinus frontal ou refluer en haut et en avant du pus d'origine maxillaire. Enfin une grosse cellule ethmoïdale s'ouvrant à l'extrémité soit antérieure, soit postérieure de l'hiatus peut y déverser une certaine quantité de pus dont la provenance paraît de prime abord frontale ou maxillaire.

Cependant, quand le cornet moyen est naturellement peu gênant ou qu'il a été réséqué, quand la muqueuse est réduite à son minimum grâce à un traitement préliminaire, on peut affirmer avec quelque présomption de certitude que le pus venant d'en haut, la tête étant droite ou penchée en arrière, a une origine frontale, tandis que le pus apparaissant plutôt au bas de la gouttière et surtout après inclinaison prolongée de la tête en avant a une origine maxillaire. Les suppurations en surface, peu copieuses, lentes à reparaître après essuyage, proviendraient plutôt de foyers diffus d'ostéite que des sinusites proprement dites, dont le pus stagne en des réservoirs. Dans la fente olfactive la suppuration n'est pas toujours constatée, alors que cependant l'ethmoïde postérieur ou le sinus sphénoïdal sont atteints. Si en effet cette fente est étroite, tandis que les sécrétions ont une consistance ferme, l'écoulement se fait plutôt en arrière. Aussi, souvent, pour bien voir l'origine du pus venant poindre à la fente olfactive, faut-il supprimer les obstacles (hypertrophie du cornet moyen, déviation de la cloison). Alors si l'on essuie la face antérieure du sphénoïde et si le pus reparaît aussitôt, il provient des cellules ethmoïdales postérieures ; on peut même en précipiter l'apparition en faisant pencher la tête du sujet en arrière (Hajek). Quelquefois enfin le pus de la fente olfactive provient de foyers osseux pathologiques (syphilis, etc.) ou traumatiques ; les commémoratifs ou un complément d'exploration permettent alors le diagnostic.

La constatation du pus dans le méat moyen ou dans la fente olfactive est donc un signe de haute valeur pour le diagnostic des sinusites, malgré les réserves à faire dans certains cas particuliers. Quand des obstacles empêchent l'écoulement du pus en avant, la suppression de ceux-ci permet la constatation ultérieure de ce signe qui paraissait d'abord faire défaut.

La *rhinoscopie postérieure* ne donne que des détails complémentaires et dont la valeur est bien moindre.

Cette exploration faite par les procédés classiques montre en effet simplement la voûte nasale ou les queues des cornets souillées de pus liquide ou concrété. La présence du pus sur la voûte du cavum, près des choanes et sur la queue des cornets supérieur et surtout moyen, plaide en faveur d'un empyème ethmoïdal postérieur ou sphénoïdal. Cependant, dans le décubitus dorsal, le pus du sinus frontal ou du sinus maxillaire peut couler dans le naso-pharynx, surtout si le méat moyen est normalement ou pathologiquement étroit.

Aussi importante que la suppuration localisée est l'*altération muqueuse*, circonscrite en certains points et se traduisant par certains aspects particuliers.

Un aspect déjà connu est celui de l'altération qui aboutit à la formation des *polypes* classiques déjà décrits (p. 330). Il n'y a pas lieu, au point de vue de l'exploration clinique, de chercher à trancher la question de savoir si ce sont les polypes qui créent la sinusite ou si c'est la sinusite qui produit les polypes : il suffit de retenir qu'il y a coexistence fréquente et sans doute aggravation réciproque possible des deux affections.

Mais après la disparition des polypes ou souvent en l'absence de polypes, peuvent exister des *hypertrophies circonscrites* de la muqueuse que Hajek appelle *atypiques* pour les distinguer des hypertrophies accompagnant les rhinites vulgaires. Une première forme est représentée par une hypertrophie formée de deux saillies juxtaposées en double canon de fusil, l'une appartenant à la face concave du cornet moyen, l'autre à la paroi nasale externe et obstruant à elles deux le méat moyen. Une deuxième forme est constituée par le bourrelet muqueux latéral de Kaufmann : c'est une hypertrophie localisée à la muqueuse de l'unciforme, c'est-à-dire à la lèvre inférieure de l'hiatus semi-lunaire ; elle ressemble à un véritable cornet minuscule concentrique au vrai cornet moyen, dont elle se distingue par sa consistance. Ces deux variétés d'hypertrophie coexisteraient surtout avec la sinusite maxillaire. Une 3e forme est le bourrelet muqueux de Schäffer : c'est un épaississement de la muqueuse de la cloison en face la tête du cornet moyen. Il coexiste souvent avec les sinusites frontales anciennes, mais il peut se produire au cours des suppurations postérieures se faisant jour par la fente olfactive. Enfin la localisation tout à fait antérieure des bourrelets muqueux vers la tête du cornet moyen, sur sa face concave et vers la partie le plus antérieure de l'unciforme, serait une présomption en faveur de l'origine frontale plutôt que maxillaire de la lésion initiale. Un dernier bourrelet muqueux, décrit par Schäffer, est dû à la voussure faite en avant par la paroi sphénoïdale antérieure, surtout dans les sphénoïdites aiguës, et amenant l'oblitération de la fente olfactive. Il est distinct du bourrelet, également décrit par Schäffer, que l'on observe souvent sur la cloison, en face de la tête du cornet moyen dans les sphénoïdites chroniques.

Outre les polypes et les hypertrophies circonscrites de la muqueuse, il se produit, au cours des suppurations des cavités annexes, des *amas de fongosités* qui reproduisent sur la muqueuse nasale l'aspect de la muqueuse intrasinusale épaissie, végétante, bourgeonnante. Le lieu d'élection de ces fongosités est le méat moyen. Elles saignent aisément au contact même non brutal et couvrent souvent des points osseux nécrosés.

II. EXPLORATION A LA SONDE. — L'exploration de toutes les hypertrophies muqueuses ainsi décrites doit être faite non seulement par la vue, mais encore par le toucher, c'est-à-dire *la sonde* à la main, sonde métallique malléable, extemporanément recourbée près de son bouton dans la direction qui convient.

Le stylet manié avec douceur permet de distinguer les déformations dures, squelettiques, des tuméfactions molles, muqueuses, et aussi de découvrir les points osseux dénudés, que l'on doit rechercher surtout sur l'ethmoïde, c'est-à-dire sur la face concave du cornet moyen et au-dessus de la saillie formée sur la paroi externe par l'unciforme. Bien que l'affirmation de Woakes et de Grünwald, que tout polype tient à l'ostéite de l'ethmoïde, soit exagérée, de l'avis des classiques, il est certain que, sans l'exploration au stylet, nombre d'ostéites resteraient méconnues.

Outre les déformations généralement minimes dues à la muqueuse, la région du cornet et du méat moyen présente parfois d'assez volumineuses déformations d'aspect globuleux dont le stylet révèle la consistance osseuse ; elles répondent en effet à des *empyèmes bulleux* d'origine habituellement ethmoïdale, dont Hajek a donné une description méthodique. Tantôt c'est le cornet moyen lui-même qui est bulleux et il forme une saillie osseuse à parois crépitantes, quelquefois perforées par l'ostéite, et alors végétantes. L'exploration de la cavité de cette dilatation intraturbinale, faite après son ouverture, conduit-elle sur des parois proches les unes des autres, il s'agit d'un empyème bulleux primitif ; si l'exploration conduit dans une cavité adjacente, dans la direction de l'orbite, il s'agit d'un empyème ethmoïdal antérieur ouvert dans la cavité libre du cornet moyen. Tantôt enfin la cavité bulleuse constatée à la rhinoscopie et explorée au stylet coexiste avec un cornet moyen normal, simplement refoulé vers la cloison et susceptible de reprendre sa place, dès que l'ectasie osseuse est supprimée ; celle-ci est due alors à un empyème circonscrit de la bulle ethmoïdale.

Il faut souvent donc l'intervention pour faire le diagnostic topographique exact de ces foyers circonscrits, mucocèles ou empyèmes ethmoïdaux, car ils sont ou fermés complètement ou très peu sécrétants.

III. CATHÉTÉRISME DES SINUS. — L'insuffisance de l'examen rhinoscopique, même aidé de la sonde, conduit à la seconde méthode d'exploration, le cathétérisme des sinus par leurs orifices naturels.

L'instrument nécessaire est une sonde, dont le calibre est unique, mais dont la forme varie pour les divers sinus, du moins en ce qui concerne l'extrémité « sinusale ». Toute sonde comporte en effet trois segments : 1° celui placé à l'extérieur du nez, qui est élargi de façon à s'adapter au besoin à un tube laveur ; 2° le segment intermédiaire, mince, mesurant 1 à 2 mm. de diamètre, faisant avec le précédent une courbe ou un angle obtus ouverts en bas ; 3° le segment terminal fort court en principe, quelques millimètres en général, destiné à pénétrer dans le sinus. Pour le sinus maxillaire (canule de Hartmann), ce segment présente une courbure, modifiable quant à son rayon au gré de l'opérateur, mais ayant toujours son extrémité dirigée à droite (sonde du côté droit) ou à gauche (sonde du côté gauche) et située dans un plan frontal, perpendiculaire par conséquent au plan de l'appareil qui est sagittal. Pour le sinus frontal, la courbure du segment terminal est dans le même plan que le reste de la sonde ; elle fait avec lui un angle droit (canule de Lichtwitz) ou décrit un arc de cercle de court rayon (canule de Hartmann) regardant en haut et en avant ; cette même sonde peut servir pour les orifices de certaines cellules ethmoïdales antérieures ouvertes dans le méat moyen. Enfin la canule destinée au sinus sphénoïdal aura une partie intermédiaire plus longue, puisqu'elle doit atteindre plus loin, et sa partie terminale sera incurvée de façon à regarder en bas par sa concavité, que la coudure soit à angle obtus (canule de Lichtwitz) ou courbe comme la sonde d'Itard (canule de Jacob).

Au point de vue de la *technique du cathétérisme*, le médecin doit savoir que l'orifice à atteindre n'est généralement pas visible : le cathétérisme se fait à tâtons et non d'emblée. Mais la région où se trouve l'orifice doit être rendue aussi accessible que possible à la vue et au toucher. C'est pourquoi une cocaïnisation énergique et répétée du méat et du cornet moyens est un temps préliminaire indispensable, qui aura, au besoin, été précédé lui-même de l'ablation des polypes ou des hypertrophies qui encombraient le méat, de la tête du cornet qui le cachait. L'exploration étant ainsi préparée, en un premier temps, le bout libre de la sonde est porté sous le contrôle de l'œil jusqu'à hauteur du méat moyen. Là, la manœuvre varie suivant le sinus à atteindre (Voir fig. 60).

1° Pour le *sinus maxillaire*, dont l'orifice est placé au bas de la gouttière, toujours plus en arrière qu'on ne le croit, dit Schmidt, et se dirige en dehors et en bas, le cathéter suit de haut en bas la gouttière, puis est tourné de la quantité voulue pour donner au bec terminal la direction connue de l'ostium maxillaire. Celui-ci a en effet une situation invariable, à l'extrémité postérieure de l'hiatus semi-lunaire (Hajek). En arrière de cet orifice normal constant, ou au-dessous de lui, peut se trouver un orifice accessoire, inconstant. Ce qui rend difficile le cathétérisme du sinus maxillaire n'est donc pas la variabilité de l'ostium, c'est l'étroitesse de la gouttière dont il représente l'extrémité postérieure, gouttière dont la lèvre inférieure, l'unciforme, et la lèvre supérieure, la bulle ethmoïdale, peuvent être développées au point de la transformer en une étroite fente interrompue même par endroits. Un cornet moyen bulleux est également une cause d'échec pour le cathétérisme.

2° Pour le *sinus frontal*, comme l'orifice répond à la partie antérieure de la gouttière, le cathéter suit celle-ci de bas en haut, c'est-à-dire d'arrière en avant, puis décrit un mouvement tel que le bec parcourt un demi-cercle, dont la concavité regarde en avant et un peu en haut, légèrement en dehors de la ligne médiane. Quand l'ostium frontal est sur le prolongement de la gouttière, la sonde y pénètre sans hésitation ; quand il est en dehors de celle-ci, c'est-à-dire dans la moitié des cas, il faut des tâtonnements : le bec du cathéter alors ou bien s'engage dans des cellules ethmoïdales peu profondes, ou bien ne pénètre pas, ou enfin entre dans un espace assez grand qui peut être aussi bien une grosse cellule ethmoïdale qu'un sinus frontal. Il est des cas où la radioscopie seule (Scheier) peut trancher la question. Il va de soi, du reste, que les difficultés déjà signalées, déformations de la cloison ou du cornet ou des gouttières du méat moyen, peuvent encore venir compliquer le cathétérisme du sinus frontal. Cependant, quand le canal fronto-nasal a été élargi par l'infection, il est possible d'y pénétrer assez aisément en conduisant d'emblée la canule vers le point connu de l'orifice méatique du canal, sans s'astreindre à suivre la gouttière de l'unciforme (Lichtwitz). Cliniquement le cathétérisme est possible, sinon facile, beaucoup plus souvent que l'anatomie normale ne l'aurait laissé supposer.

3° Pour les grosses *cellules ethmoïdales*, on les cathétérise quelquefois sans le vouloir et sans le savoir, en cherchant l'ostium frontal. Souvent il existe un orifice dit ostium ethmoïdal typique, qui est celui d'une grosse cellule : il est juste à mi-chemin entre l'orifice frontal et l'orifice maxillaire, à quelques millimètres au-dessus du niveau de la gouttière, entre le cornet moyen et la bulle ethmoïdale, près du toit du méat moyen, et se dirige en haut et en dehors.

4° Le *sinus sphénoïdal* peut être atteint par deux procédés ; le premier, classique depuis Zuckerkandl, suit une ligne droite, le second encore à l'étude (Jacob) suit la ligne courbe de la voûte nasale. L'un et l'autre, du reste, sont en dehors du contrôle de la vue. Dans le procédé classique, on dirige la sonde depuis l'orifice narinal (épine nasale antérieure) jusque vers le milieu du bord libre du cornet moyen, et on pousse, sans dévier de direction, en suivant la fente olfactive ; après quelques tâtonnements, une rotation de quelques degrés portant le bec du cathéter en dehors conduit dans l'ostium sphénoïdal, dont la situation est assez variable sur la face antérieure du sphénoïde. Dans le procédé de Jacob, la convexité de la sonde suit scrupuleusement les os propres du nez, puis la lame criblée, c'est-à-dire la voûte même des fosses nasales,

le long de la cloison, enfin un mouvement de rotation sur place dirige
la sonde en dehors dans le recessus sphénoïdal, qui aboutit lui-même à
l'ouverture du sinus.

L'étroitesse de la fente olfactive normale et a fortiori pathologique,
due à des déformations de la cloison ou du cornet moyen, rend difficile et parfois impossible ce cathétérisme, surtout avec le premier procédé, car le second évite la partie encombrée de la fente olfactive en
passant au-dessus.

On a conseillé, pour le sinus sphénoïdal surtout, le *cathétérisme
forcé*. La sonde, conduite au point voulu, est poussée avec assez de
force pour créer en un point voisin de l'orifice naturel une ouverture
artificielle. Cette opération revient à une véritable ponction exploratrice ; celle-ci sera étudiée plus loin pour les divers sinus.

Quand le bec du cathéter explorateur est parvenu dans l'orifice d'un
sinus, il peut arriver que le passage et le retrait de l'instrument
suffisent à faire apparaître du pus dans le méat moyen ou dans la
fente olfactive.

Cependant, il faut généralement soit faire moucher le malade à
petits coups répétés, soit combiner au cathétérisme la *douche d'air*
ou mieux d'eau, c'est-à-dire le *lavage des sinus*.

La douche d'air se donne comme pour l'oreille moyenne. Pour
le lavage, il suffit, le bec du cathéter étant dans l'orifice sinusal ou
même simplement en face de lui, de disposer, à l'extrémité extra-
nasale de la sonde, le tube terminal d'un appareil laveur quelconque
(irrigateur, seringue, etc). On recueille le liquide qui sort du nez :
s'il est clair, le sinus est sain ; s'il est trouble, le sinus est infecté ; l'é-
preuve est plus facile et plus probante pour le sinus maxillaire que
pour le frontal, qui s'ouvre à un carrefour où des suppurations ethmoïdales se font jour également parfois. Il peut arriver que le liquide
injecté par une narine s'écoule par l'autre : cela s'observe surtout
quand le méat moyen ou la fente olfactive sont plus larges en arrière
qu'en avant.

IV. Ponction exploratrice des sinus. — En cas d'insuccès
du cathétérisme ou à titre d'examen complémentaire, la ponction
exploratrice peut être indiquée.

1° Pour le *sinus frontal*, elle a été conseillée par Schäfer et par Winc-
kler qui dirigent le trocart par la fente olfactive, immédiatement
en arrière des os propres du nez, à travers le plancher du sinus. C'est

une opération aveugle, très dangereuse pour le cerveau, condamnée par l'immense majorité des rhinologues, même quand elle est faite au perforateur mû par l'électro-moteur et sous le contrôle de la radioscopie (Spiess).

2° Pour le *sinus maxillaire*, on pratiquait autrefois la ponction exploratrice surtout par l'alvéole ou par la fosse canine. On préfère aujourd'hui la pratiquer par le méat inférieur (Schmidt, Lichtwitz). Mais il est indiqué parfois de combiner les deux explorations : si les résultats en sont discordants, le diagnostic d'empyème dans un sinus cloisonné s'impose.

La technique de la ponction alvéolaire est fort simple : un fort trocart est enfoncé dans l'alvéole laissé libre par l'extraction ou par la chute spontanée de la deuxième prémolaire ou de la première grosse molaire qui répondent au point déclive du sinus. Pour la ponction par le méat inférieur, il suffit pratiquement de se rappeler que l'aiguille exploratrice, longue de 10 à 12 cm. environ, et solide (trocart de Lichtwitz, ou aiguille courbe de Schmidt montée sur une bonne seringue de Pravaz), doit être appliquée par son talon contre la sous-cloison qu'elle refoulera même du côté opposé : de la sorte la pointe se dirige d'elle-même, presque transversale, vers le lieu d'élection de la perforation (paroi mince et point déclive), qui anatomiquement répond à la partie élevée ou toit du méat inférieur, en un point situé à 2 cm. ou 3 cm. en arrière de l'extrémité antérieure de ce méat ; ce dernier repère serait invariable (Sieur, Jacob), alors que les repères classiques (narine, épine nasale) sont moins précis et moins fixes. L'aiguille ne doit pas être poussée trop loin, car elle risquerait, avec un sinus dont la partie inférieure serait réduite à un sillon, de passer au travers des deux parois de l'antre jusque dans la joue (Hajek).

3° Pour les *cellules ethmoïdales*, la ponction vise surtout des cellules dilatées, suspectes d'empyème bulleux : elle se fait alors sur la partie saillante la plus abordable.

4° Enfin pour le *sinus sphénoïdal*, la technique de la ponction est celle du cathétérisme par la méthode de Zuckerkandl ; il suffit de diriger l'instrument sur la face antérieure, toujours mince et friable, du corps du sphénoïde, suivant la ligne qui réunit l'épine nasale antérieure à la partie moyenne du bord libre du cornet moyen.

Après la ponction, comme après le cathétérisme, une manœuvre complémentaire est souvent nécessaire : c'est *l'aspiration* ou le *lavage*. Ils se font de la même manière qu'après le cathétérisme et leur résultat comporte la même interprétation. Quand les sécrétions sont expulsées sans lavage, elles s'écoulent soit par la narine, soit par la choane et le pharynx, selon que la suppuration se fraie passage au-dessous ou au-dessus du méat moyen.

V. TRANSLUMINATION DES SINUS. — Un dernier procédé d'exploration des sinus est la translumination ou transillumination (méthode d'Heryng), qui n'est d'ailleurs applicable qu'au sinus maxillaire, au frontal et peut-être à l'ethmoïde antérieur.

Cet examen doit être fait dans une chambre absolument sombre, dans le cabinet ou sous le voile noir du photographe. Il exige une lampe électrique de 6 à 8 volts, que l'on peut à l'aide d'un mécanisme spécial éclairer ou éteindre à volonté. Certaines lampes ont une partie de la surface de leur verre taillée en lentille convexe, ce qui augmente considérablement la puissance d'éclairage.

Pour le *sinus maxillaire*, la lampe classique s'applique sous le milieu de la voûte palatine contre laquelle un réflecteur dirige toute la lumière. Une lampe spéciale, celle d'Escat, est montée sur sa tige comme un fourneau de pipe sur son tuyau ; elle est destinée à s'appliquer sur la fossette rétro-maxillaire au-dessus de la dernière molaire de chaque côté.

Pour le *sinus frontal*, la lampe, dont un réflecteur spécial (Vohsen, Rochon-Duvigneaud) dirige la lumière dans l'axe de l'appareil vers un diaphragme à petite ouverture, est appliquée assez fortement, par son extrémité éclairante, soit alternativement sous chaque arcade sourcilière, dans l'angle supéro-interne de l'orbite, soit sur la ligne médiane au-dessus de la dépression fronto-nasale (Lubet-Barbon).

Les résultats de l'éclairage des *cellules ethmoïdales* par une lampe intra-buccale (Robertson, Ruault) sont peu précis. Le *sinus sphénoïdal* échappe à ce moyen d'exploration.

. Les indications fournies par la translumination sont d'une netteté variable selon les sujets et surtout selon le sinus exploré.

Chez le sujet normal, les lèvres étant fermées sur le manche de la lampe intrabuccale, l'observateur voit, pour le sinus maxillaire, s'éclairer la région sous-orbitaire (Heryng) c'est-à-dire surtout la paupière inférieure et l'angle inféro-interne de l'orbite. Si les yeux du sujet sont seuls visibles, un masque cachant le reste de la face, l'observateur constate l'éclairage des pupilles (Vohsen-Davidson). Si la rhinoscopie

antérieure est pratiquée, elle fait percevoir la lumière au travers de la
paroi externe (Robertson). Enfin le sujet a, les yeux fermés, l'impression de la lumière, quand le courant passe dans la lampe intrabuccale
(Garel-Burger). S'il existe un empyème unilatéral, les zones claires ou
les impressions lumineuses de ce côté sont supprimées. Mais il faut
bien savoir que les résultats de cette méthode n'ont de valeur que si
la différence entre les deux côtés est très nette, ce qui exclut alors les
variations individuelles ou accidentelles. Il faut se rappeler en outre que
l'infiltration des parois du sinus gêne plus le passage des rayons lumineux que le contenu purulent de ce dernier : l'opacité du sinus
peut donc persister alors que l'empyème a disparu. L'obscurité des
deux sinus signifie parfois épaississement osseux exagéré mais normal;
l'éclairage peut être parfait avec une collection liquide séreuse ; enfin
le sinus peut être opaque s'il contient une tumeur. Inutile d'ajouter
que les pièces de prothèse dentaire, les polypes ou les tampons de coton
dans le nez et surtout dans le méat moyen font obstacle à la translumination et doivent être enlevés.

Pour les sinus frontaux, l'observateur regarde la paroi orbitaire si
la lampe est placée sur le front, la paroi frontale si la lampe est placée
dans l'orbite, assez loin de l'arcade. Dans les deux cas, il faut veiller
à ce que la lumière traverse non pas le pli cutané qui double l'arcade
orbitaire, mais bien le dièdre osseux formé par la voûte de l'orbite et
le plan du front. Sur le sujet sain, la région sourcilière s'éclaire ainsi
fort bien. Si l'éclairage n'est possible que d'un côté, il y a lieu de
soupçonner une sinusite frontale du côté sombre, sauf anomalie de
forme et de dimensions du sinus et sous bénéfice de vérification du
diagnostic par les autres méthodes.

§ 3. — Diagnostic des suppuratious des cavités annexes.

Il est des sinusites aiguës, surtout frontales, d'origine grippale,
qui sont prises pour des névralgies et guérissent sans être reconnues ; le spécialiste ne peut en faire que le diagnostic *rétrospectif*.
Il est des sinusites dont le diagnostic s'impose du fait de la réunion et de l'évidence des signes classiques plus haut décrits et
trouvés tous concordants : inutile d'y revenir. Il ne s'agira donc
ici que des diagnostics délicats. Hajek en a bien indiqué les
principes.

Au *point de vue militaire*, la plupart des suppurations chroniques des sinus entraînent l'inaptitude ; seules celles susceptibles de guérison peuvent comporter la réforme temporaire. L'exploration instrumentale directe des sinus (cathétérisme, ponction) ne doit être pratiquée que sur un sujet hospitalisé.

C'est la *rhinorrhée purulente unilatérale*, chez l'adolescent et principalement chez l'adulte, qui doit appeler l'attention sur les sinus.

La *rhinoscopie antérieure* cherchera d'abord à vérifier l'état général de la fosse nasale ; la découverte d'un corps étranger, incrusté ou non, d'un foyer de nécrose syphilitique permettra d'éliminer des suppurations d'origine extrasinusale. Puis les sécrétions souillant la fosse nasale entière seront abstergées au tampon d'ouate et l'observateur cherchera à suivre le pus jusqu'à son origine, car celle-ci représente le *point saillant* de l'examen.

Si le pus apparaît dans la partie la plus élevée de la zone visible de la fosse nasale et s'il reparaît assez abondant peu de temps après que la région a été bien essuyée, il provient d'une cavité sinusale qu'il s'agit de déterminer. S'il se fait jour par le méat moyen, il peut provenir du sinus frontal, du sinus maxillaire ou du groupe ethmoïdal antérieur (empyèmes de la première série). S'il s'écoule par la fente olfactive, il vient de l'ethmoïde postérieur ou du sinus sphénoïdal (empyèmes de la seconde série).

La *rhinoscopie postérieure* montre le pus étalé en flaques liquides ou en croûtes soit sur le toit du pharynx et les queues des cornets supérieur et moyen, soit sur la queue du cornet inférieur et sur la face supérieure du voile du palais : dans le premier cas, il s'agit d'un empyème de la seconde série, dans le second cas, d'un empyème de la première série, c'est-à-dire frontal, maxillaire ou ethmoïdal antérieur.

L'expérience démontrant que la sinusite maxillaire, pure ou combinée, est la plus fréquente, c'est à l'*exploration de l'antre* qu'il faut de suite s'adresser, par le cathétérisme ou la ponction suivis de préférence de lavage, afin de vider le sinus. Si, celui-ci étant débarrassé ou trouvé vide, le pus reparaît au méat moyen, il faut songer à l'infection concomitante ou isolée d'un autre réservoir s'ouvrant dans le méat moyen.

Cette seconde étape du diagnostic demande parfois des jours et même des semaines pour être franchie : il faudra enlever des polypes, gratter des granulations, réséquer la partie exubérante du cornet moyen. Alors le *sinus frontal* sera, par le cathétérisme et le lavage, vidé comme l'avait été le sinus maxillaire. Si après évacuation de ces deux grands sinus, il vient encore du pus au méat moyen, il ne peut provenir que du *labyrinthe ethmoïdal antérieur*.

Le problème des suppurations émergeant par la fente olfactive (empyèmes de la seconde série) est plus complexe.

La résection du cornet moyen est un temps préalable presque indispensable ; l'ablation de sa tête met à nu les orifices de certaines cellules ethmoïdales, celle de la queue du cornet rend visible ou du moins abordable sans difficulté le sinus sphénoïdal. Sur la surface ainsi devenue accessible, si le pus vient sourdre en avant, il a pour origine *l'ethmoïde postérieur* ; s'il émerge d'arrière en avant, il provient du *sinus sphénoïdal*. Si, après qu'un lavage a débarrassé le sinus sphénoïdal de la sécrétion qu'il contient, le pus reparaît presque aussitôt, il provient d'un empyème concomitant de l'ethmoïde postérieur. Enfin, si l'exploration à la sonde révèle la présence de points osseux dénudés ou ramollis, c'est-à-dire nécrosés, il faut conclure à une suppuration d'origine osseuse, à l'*ostéite*.

Quelles sont les *combinaisons* ordinaires des empyèmes ?

Seuls les empyèmes maxillaire et sphénoïdal peuvent durer en restant isolés. L'empyème frontal infecte aisément les cellules ethmoïdales antérieures par propagation de voisinage. Il infecte également le sinus maxillaire, soit en y déversant ses produits de sécrétion, qui obéissent aux lois de la pesanteur et suivent la gouttière de l'unciforme, soit encore par action de proche en proche, par continuité de tissu muqueux. Plus rarement, c'est le sinus maxillaire qui infecte le sinus frontal par l'intermédiaire de l'ethmoïde lequel, à son tour, peut servir de trait d'union entre le sinus sphénoïdal et les sinus antérieurs, si bien qu'au lieu d'empyèmes combinés ou unilatéraux, il peut se développer en dernière analyse une pansinusite uni ou bilatérale.

Il y a des empyèmes consécutifs aux *fractures des sinus*. Les fractures du sinus frontal ou du sinus maxillaire sont faciles à diagnostiquer par la douleur et souvent par la déformation locale : elles se compliquent d'empyème quand la cavité du sinus est infectée et surtout mal drainée.

Les *tumeurs* des sinus, qu'elles soient bénignes (mucocèles, kystes dentaires, ostéomes), ou malignes (sarcome, épithéliome), se révèlent soit par des déformations (p. 337), soit par des signes d'infection rappelant ceux des sinusites.

§ 4. — Signes des complications orbitaires ou endocrâniennes d'origine nasale.

Ces complications à distance, bien que moins fréquentes qu'en pathologie auriculaire, ne sont cependant pas négligeables et leur séméiologie doit être au moins esquissée.

I. Complications orbitaires. — Elles ont été passées en revue dans la première partie (page 258).

II. Complications endocraniennes. — Ce sont, par ordre de fréquence décroissante, la méningite, les abcès, la phlébite des sinus.

1° *Méningite.*— Elle s'observe non seulement après les traumatismes et les infections de voisinage de la lame criblée ou des masses latérales de l'ethmoïde, mais encore après les sinusites frontale, sphénoïdale et même quelquefois maxillaire. Localisée, au début du moins, à la base, elle est insidieuse et peu bruyante : l'affaissement général, la somnolence, la céphalée, l'insomnie, quelques contractures, un état fébrile variable en sont les seuls symptômes, souvent vagues ; quant aux troubles oculo-pupillaires, aux modifications du pouls, ils ont pu être observés dans des sinusites non compliquées, ce qui enlève à ces signes une partie de leur valeur. Le signe de Kernig, la ponction lombaire, qui seront étudiés à propos des complications d'origine otique (III⁰ partie, chap. V) sont capables de fournir des indications plus précises, mais inconstantes cependant. Parfois la méningite est diagnostiquée, mais son origine est méconnue, en particulier s'il s'agit de sphénoïdites. (Toubert. — Archives générales de médecine, 1900.)

2° *Abcès.* — L'abcès extra ou intra-dural, avec ou sans abcès cérébral concomitant, s'observe surtout après les suppurations du sinus frontal et la faible minceur de la paroi crânienne de ce dernier, souvent assez étendue en surface, donne l'explication anatomique de cette localisation. En raison de leur siège au voisinage des régions neutres de l'écorce cérébrale, ces abcès peuvent être presque muets ou se révéler simplement par des troubles vagues rappelant ceux de la méningite. La céphalée intense, aggravée par la pression exploratrice exercée en certains points du squelette, en est souvent le principal signe de présomption, auquel s'ajoutent dans certains cas, ainsi que nous l'avons observé une fois, des symptômes de compression circonscrite (monoplégie et hémiplégie au cours d'un abcès sous-dural, alors qu'un abcès extra-dural avait déjà été chirurgicalement évacué). D'autre part, des foyers osseux infectés peuvent par irritation méningée circonscrite simuler l'abcès par une symptomatologie bruyante. L'abcès cérébral lui-même n'est souvent diagnostiqué tardivement que par le coma et les troubles respiratoires et circulatoires qui accompagnent cet état. Il est parfois simulé, comme dans notre cas, par un abcès sous-dural comprimant l'écorce du cerveau.

3° *Phlébite intracrânienne.* — Elle est fréquente surtout après les sphénoïdites, dont elle serait en quelque sorte la « lésion intracrânienne spécifique » (Hajek). Quand elle porte sur le sinus caverneux, elle ne se diagnostique guère que par la participation de la veine ophtalmique et alors les signes deviennent vite évidents : exophtalmie, troubles de la motilité de l'œil, chémosis, œdème palpébral diffusé plus ou moins loin, papillite, état local et général grave. Quand elle atteint le sinus longitudinal supérieur, elle est tantôt muette, tantôt révélée par des douleurs et de l'œdème de la région de la nuque, comme nous l'avons observé, ou par la dilatation des veines du cuir chevelu (Lermoyez).

DEUXIÈME SECTION

DIAGNOSTIC DES MALADIES DU PHARYNX BUCCAL ET NASAL

Le pharynx buccal appartient autant à la chirurgie et à la médecine générales qu'à la chirurgie spéciale, à l'inverse du pharynx nasal qui relève uniquement de la rhinologie. Il y a cependant intérêt à étudier ces deux segments côte à côte.

CHAPITRE Ier

NOTIONS D'ANATOMIE ET DE PHYSIOLOGIE
EXAMEN PRÉLIMINAIRE

L'exposé succinct des notions d'anatomie et de physiologie d'une part, l'étude séméiologique des symptômes principaux d'autre part seront présentés simultanément pour le pharynx buccal et pour le pharynx nasal.

§ 1. — Notions d'anatomie et de physiologie.

Quelques notions rapides suffiront pour le pharynx buccal ou oro-pharynx. Il faudra des détails plus précis pour le pharynx nasal ou naso-pharynx, plus difficile à explorer et moins connu.

I. ANATOMIE. — Dans son ensemble, le pharynx naso-buccal représente une gouttière suspendue au crâne, dont les parois postérieure et latérales sont molles, fibro-musculaires, mobiles et contractiles, et dont l'ouverture, antérieure, répond en haut à l'ouverture postérieure des fosses nasales, en bas à la bouche. Un plan mobile, fibro-musculaire, très épais, le voile du palais, qui prolonge en arrière la voûte palatine, établit entre le pharynx nasal et le pharynx buccal une cloison de séparation tantôt incomplète (attitude de repos), tantôt complète (mouvements de déglutition). Cette division anatomique en naso-pharynx et oro-pharynx est d'ailleurs conforme à la séparation physiologique, clinique et pathologique de ces deux segments.

L'*étage inférieur ou buccal* comporte la description anatomique succincte du voile du palais, des loges amygdaliennes et, en passant, du segment buccal de la paroi pharyngienne.

Le *voile* a une longueur, une largeur et une épaisseur qui varient notablement selon les sujets : ces variations sont intéressantes surtout à propos de l'examen clinique de l'oro-naso-pharynx et c'est plus loin qu'il convient de les étudier en détail. La forme de son bord libre, celle des parties latérales qui forment les piliers antérieur et postérieur, sont bien connues. Derrière les piliers postérieurs se trouvent quelquefois des piliers supplémentaires, faux-piliers généralement d'origine pathologique, dont il sera question plus loin.

La *loge amygdalienne*, circonscrite par les piliers, est un triangle presque isocèle, dont le sommet, supérieur, fossette sus-amygdalienne, répond à un confluent lymphatique où aboutissent nombre d'infections du voisinage. La base de la loge amygdalienne s'étend de l'épiglotte à la base de la langue et se confond avec les plis glosso-épiglottiques, c'est-à-dire avec une partie de l'orifice supérieur du larynx, voisinage dangereux qui explique la gravité de certaines infections périamygdaliennes.

Dans la loge amygdalienne se trouvent les amygdales on tonsilles palatines, dont la forme et les dimensions seront décrites en détail à propos de leur examen clinique. Quant à leurs rapports, il convient

de dire que la carotide interne reste toujours à 1 cm. 1/2 de la loge
amygdalienne, en dehors et en arrière d'elle (Linhardt, Zuckerkandl),
et que seule la carotide externe, généralement distante aussi (2 cm),
peut en quelques cas arriver au contact de la loge par la convexité de
la courbe qu'elle décrit pour devenir, de profonde et interne qu'elle
est à l'origine, externe et superficielle ; de la convexité de cette crosse,
se détachent des rameaux tonsillaires parfois assez développés.

L'*étage supérieur ou nasal* du pharynx offre à décrire en avant la
face supérieure du voile et les choanes, en haut et en arrière la voûte du
naso-pharynx, latéralement des saillies et des fossettes, dont la plus
importante répond à l'ouverture de la trompe d'Eustache.

La *face supérieure ou nasale du voile* est souvent rendue convexe en
haut par la tonicité de ses muscles ; elle est séparée des choanes et des
parties latérales du pharynx par un sillon plus ou moins profond.

Les *choanes* représentent des orifices situés dans un plan presque
vertical chez l'adulte normal, un peu oblique en bas et en avant chez
l'enfant, chez la femme et aussi chez l'homme adulte atteint d'obstruction nasale par végétations adénoïdes. Les choanes sont ovalaires et
mesurent en moyenne 12 à 15 mm. de large sur 21 à 25 de haut, avec
une différence en moins sur la hauteur pour le sexe féminin. Dans
l'exploration clinique, les choanes, vues en raccourci, ont des dimensions apparentes toujours moindres. Le bord postérieur ou vomérien
de la cloison, qui établit la séparation entre les deux choanes, l'extrémité postérieure des cornets supérieur, moyen et inférieur qui
affleure les choanes seront décrits en détail à propos de la rhinoscopie postérieure (V. fig. 64).

La *voûte du naso-pharynx* est oblique en bas et en arrière. Sa forme
est variable : tantôt un cintre régulier, tantôt un arc surbaissé, tantôt
une ogive, avec ou sans diverticules (Moure et Lafarelle). L'aire de
cette surface a une étendue et une forme variables : elle est beaucoup
plus large dans le sens transversal que longue d'avant en arrière sur
les crânes brachicéphales ; elle est presque aussi large que longue chez
les dolichocéphales (Escat). Chez nombre d'adultes, la voûte est couverte d'une muqueuse lisse ou du moins à peine accidentée de quelques
élevures et sillons insignifiants. Chez l'enfant et chez certains adultes
existe, développée, une véritable amygdale, l'*amygdale pharyngienne*
ou de *Luschka,* formant une saillie mamelonnée avec des sillons parallèles ou divergents antéro-postérieurs. En son centre, se trouve assez
souvent une fossette profonde, véritable trou borgne considéré tantôt
comme un organe spécial, *bourse pharyngienne* ou *recessus*

pharyngien médian, tantôt comme une simple crypte ordinaire.

Sur la *paroi latérale*, c'est autour de l'*orifice de la trompe d'Eustache*, que se groupent les parties à décrire (V. fig. 64). Cet orifice regarde en bas, en dedans et en avant : il est sur le prolongement de la queue du cornet inférieur, à 7 mm. en moyenne de son extrémité. Il est en forme de cercle, de demi-lune, ou de triangle à base inférieure. De même que la loge amygdalienne, il est circonscrit par des piliers, dont le point de convergence est une saillie arrondie, qui répond au *cartilage de la trompe.*

Dans l'aire du triangle ainsi formé, autour de l'orifice de la trompe se voient parfois des sillons séparant des mamelons dus à l'existence d'une amygdale rudimentaire, l'*amygdale tubaire* ou de *Gerlach*, qui peut se prolonger plus ou moins loin dans la trompe.

Enfin, à la partie la plus reculée de la paroi pharyngienne latérale répond la *fossette de Rosenmüller* ou *recessus pharyngien latéral*. Elle commence en avant et au-dessus du bourrelet de la trompe, qu'elle contourne pour devenir verticale. Ses parois antérieure et postérieure sont souvent infiltrées de tissu lymphoïde. Dans la profondeur, la fossette de Rosenmüller répond, à travers la paroi pharyngienne, à la carotide interne, dont elle est distante de 2 à 3 mm. (Gillette).

L'ensemble formé par les deux amygdales palatines, par l'amygdale de Luschka, par le tissu lymphoïde des parties latérales du cavum naso-pharyngien, enfin par celui de la base de la langue (amygdale linguale) forme une sorte d'anneau lymphatique qui a reçu le nom d'*anneau de Waldeyer.*

II. Physiologie. — De même que les fosses nasales proprement dites, le naso-pharynx et l'oro-pharynx servent à la *respiration*. Les choanes représentent la voie normale, régulière, de pénétration de l'air ; la bouche et l'isthme du gosier sont une voie d'exception, anormale et généralement insuffisante à suppléer la voie nasale, quand celle-ci n'est que peu ou pas perméable à l'air. Dans la respiration nasale, le voile du palais est en relâchement, qu'il s'agisse de la respiration normale, à peine perceptible, ou de la respiration ou plutôt de l'inspiration nasale volontairement exagérée (action de flairer). Cet état de relâchement du voile, qui élargit l'oro-naso-pharynx, est utilisé pour la rhinoscopie postérieure.

Dans la *phonation*, le pharynx intervient encore par sa partie nasale et sa partie buccale. La partie nasale joue le rôle d'une caisse de résonance analogue aux fosses nasales proprement dites et fonctionne dans les mêmes conditions. Elle donne à la voix parlée le timbre normal, dans la prononciation des consonances dites nasales, et à la voix chantée le « métal », la pureté du timbre et l'étendue du volume. Quant à la partie buccale, elle intervient surtout par le voile du palais, dont les mouvements sont indispensables pour l'émission des voyelles A, I, U et des consonnes dites gutturales G dur, K, Q, R et pour l'isolement du nez à l'égard de la bouche dans l'émission des consonnances non nasales.

Dans la *déglutition*, le pharynx, grâce à l'orientation de sa musculature, se soulève d'abord (muscles élévateurs) et se contracte ensuite (muscles constricteurs). La déglutition s'accompagne de l'occlusion du naso-pharynx qui est séparé de l'oropharynx par l'accolement du voile du palais, des piliers postérieurs et du bourrelet de la paroi postérieure appelé bourrelet de Passavant. Le médecin spécialiste doit connaître également la physiologie du *réflexe nauséeux* que produit le contact d'un instrument d'exploration sur la langue, le voile du palais ou le pharynx proprement dit ; dans ce mouvement réflexe, toutes les parois du pharynx se rapprochent les unes des autres, rendant sa cavité presque virtuelle.

La *gustation* n'est pas uniquement dévolue aux papilles linguales. Le pharynx y concourt également, ne serait-ce qu'en permettant l'olfaction *a posteriori* qui entre en jeu dans la dégustation des liquides en particulier.

Les mouvements de déglutition amenant, en même temps que la tension du voile, la dilatation de la trompe d'Eustache (péristaphylin externe), le pharynx intervient également dans la physiologie de l'*audition*.

Enfin, le tissu lymphoïde, si largement réparti dans le pharynx nasobuccal, aurait un rôle physiologique important dans la *phagocytose* et servirait d'organe de protection à l'égard des infections d'origine nasobucco-pharyngée. Malheureusement, il serait souvent insuffisant dans ce rôle et souvent vaincu dans la lutte.

§ 2. — Méthode générale d'examen clinique.
Examen préliminaire.

La méthode d'examen applicable au pharynx est la même que celle qui convient aux fosses nasales, tout au moins en tant qu'examen subjectif. Au point de vue objectif, l'exploration des fosses nasales et celle du pharynx nasal et buccal se complètent

si bien, qu'il serait contraire à l'esprit clinique de ne pas pratiquer dans tous les cas ces diverses explorations successivement.
C'est pourquoi le tableau de la page 303 indique la méthode
d'examen applicable simultanément aux fosses nasales et au pharynx.

L'interrogatoire du sujet permet de relever un assez grand
nombre de symptômes, et en particulier tous ceux qui sont dus
à des troubles fonctionnels.

· I. TROUBLES FONCTIONNELS SPÉCIAUX. — Ils portent sur les
fonctions physiologiques déjà signalées.

1° La *gêne respiratoire* d'origine pharyngienne présente des
caractères comparables à ceux de la gêne respiratoire d'origine
endo-nasale décrite plus haut (p. 304). Même sensation pénible
d'insuffisance d'accès de l'air, mêmes exacerbations sous l'influence de l'effort, mêmes accès d'essoufflement diurne et de suffocation nocturne, même ronflement pendant le sommeil, même
sécheresse de la gorge au réveil. Cette gêne respiratoire résulte
de l'occlusion partielle ou totale des choanes, le plus souvent par
des végétations adénoïdes volumineuses, quelquefois par des
queues de cornets hypertrophiés, rarement par des tumeurs du
rhino-pharynx.

Une variété particulière de gêne respiratoire d'origine buccopharyngée est due à l'immobilisation du voile du palais, souvent
lui-même enflammé d'ailleurs, ou envahi secondairement par une
tuméfaction venue de la région amygdalienne. Il pourrait enfin
se produire des accès réflexes de spasme laryngien dus uniquement à l'hypertrophie amygdalienne.

2° La *toux* s'observe aussi bien à la suite des affections amygdaliennes ou pharyngées qu'à la suite des affections nasales.
Sèche, quinteuse, coqueluchoïde, elle est accompagnée de picotement ou chatouillement pharyngés ou amygdaliens; elle peut être
provoquée par l'exploration du pharynx, alors qu'elle ne l'est
pas par la pression du larynx.

3° Les *troubles de la phonation* sont de plusieurs sortes. Tantôt
le pharynx nasal obstrué ne joue pas son rôle de caisse de résonance; de là, rhinolalie fermée (Kussmaul) ou stomatolalie
(Raugé); de là, transformation de l'M en B et de l'N en D, impos-

sibilité d'articuler ON et AN ou EN, prononciation défectueuse du G, de l'R, de l'S, de l'L, parfois balbutiement et bégaiement. A un degré d'occlusion moins avancé, c'est une simple altération du timbre vocal : la voix manque de sonorité ; elle est éteinte, morte, sans métal. Tantôt au contraire le pharynx nasal ne s'isole pas alors qu'il le devrait (rhinolalie ouverte) : le sujet nasonne, c'est-à-dire prononce AN, EN, ON au lieu de A, E, O, n'articule pas bien K, Q ou G dur. La paralysie du voile du palais, sa brièveté réelle ou relative (insuffisance vélo-palatine), la division congénitale ou acquise du palais mou ou osseux sont les causes de ce trouble de phonation. Un nasonnement spécial enfin accompagne l'immobilisation du voile enflammé (voix amygdalienne). Les lésions amygdaliennes peuvent parfois, quoique minimes, modifier sensiblement la phonation et produire la tendance à la fatigue rapide, la facilité d'enrouement et surtout un abaissement de la hauteur de la voix. Ce sont principalement les lésions amygdaliennes postérieures ou supérieures qui déterminent ces troubles, car ce sont celles qui gênent le plus le jeu du voile du palais (Boulay et Martin).

4° Les *troubles de la déglutition* sont de plusieurs sortes. C'est souvent un simple *état douloureux*, lié généralement à l'inflammation des régions que la déglutition mobilise (angines aiguës circonscrites ou diffuses) : la déglutition, à la fois pénible, difficile et douloureuse, est instinctivement rendue aussi rare que possible par le sujet, qui s'alimente à peine et rejette sans cesse la salive, en bavant ou en crachant, au lieu de la déglutir. La *dysphagie douloureuse prolongée* est un symptôme fréquent, tenace et souvent unique de la syphilis secondaire. Parfois le sujet éprouve un véritable *ténesme pharyngé* (Lennox Browne); on l'observe surtout à la suite d'états irritatifs chroniques, compliqués d'états névropathiques du pharynx (hyperesthésie). Chez les nerveux, les neurasthéniques, on peut rencontrer une *dysphagie psychique* (Betcherew), sorte de peur instinctive précédant et accompagnant l'acte de la déglutition. La *nausée* et le *vomissement* peuvent être l'aboutissant des efforts faits par le sujet atteint de paresthésie pour débarrasser son pharynx. Enfin les *déglutitions vicieuses* avec reflux par le nez s'observent rarement dans les cas d'insuffisance vélo-palatine congénitale, mais souvent dans les cas de division, de paralysie ou de parésie du voile du palais, celles-ci pouvant d'ailleurs être d'origine soit neuro-motrice, soit inflammatoire (angines), soit mécanique (hypertrophie amygdalienne).

5° L'*état nauséeux* s'observe parfois, généralement intermittent du reste, au cours des affections du pharynx qui entretiennent un état d'irritation permanente et en particulier dans une variété d'amygdalite caractérisée par la présence dans les cryptes de bouchons adhérents et fétides.

6° Les *troubles du goût* se rencontrent surtout dans les affections du naso-pharynx entraînant l'obstruction nasale ; ils consistent dans la diminution ou la suppression de certaines saveurs qui exigent le concours de l'odorat pour leur perception exacte.

7° Les *troubles de l'audition*, qui accompagnent et aggravent nombre d'états pathologiques du naso-pharynx, se caractérisent par un ensemble de symptômes dont l'étude appartient à l'examen clinique de la fonction auditive.

8° Enfin l'*insuffisance fonctionnelle du tissu lymphoïde* du pharynx se traduit par un état particulier d'anémie qui caractérise le tempérament lymphatique et par une réceptivité exagérée à l'égard des infections locales ou générales à porte d'entrée naso ou bucco-pharyngienne. Son hypertrophie serait concomitante de celle du thymus et rendrait les sujets en puissance de diathèse lymphoïde plus sensibles à l'action toxique du chloroforme (Laqueur).

II. Modifications de la sécrétion naso-bucco-pharyngée. — Normalement, la sécrétion muqueuse de ces régions est minime, si bien qu'elle passe inaperçue. Si le besoin de se moucher est normal (à la condition que la sécrétion ne salisse pas plus d'un mouchoir par jour, d'après Moldenhauer), le besoin de cracher ne l'est nullement.

1° Pathologiquement, la sécrétion peut être considérablement réduite et cet état se traduit par une sensation particulière de *sécheresse de la gorge* que l'on rencontre surtout dans les pharyngites chroniques anciennes ; elle est quelquefois un signe prémonitoire du diabète ou de l'albuminurie.

2° Le plus souvent les sécrétions du pharynx sont, dans les cas pathologiques, modifiées et dans leur quantité et surtout dans leur qualité. Quelquefois, c'est du *mucus filant et collant* comme du blanc d'œuf cru que le malade rejette, avec quelque difficulté du reste ; plus souvent, c'est du *muco-pus* rappelant par sa viscosité, sa couleur et son odeur fade les mucosités nasales. D'autres fois enfin, il s'agit de *sécrétions* moins fluides, *presque concrètes* : les unes ressemblent à des pelotons gélatineux gris ou à de l'amidon cuit ; les autres sont de véritables croûtes, demi-molles ou dures, à odeur fade non fétide. Toutes ces sécrétions accompagnent les pharyngites chroniques. Il existe également des *sécrétions fétides* constituées soit par les croûtes vertes, épaisses, pathognomoniques de l'ozène, soit par des grains caséeux jaunes, qui proviennent des cryptes amygdaliennes atteintes par le catarrhe chronique.

3° L'*expulsion des sécrétions* ne se fait guère que par deux mécanismes. C'est exceptionnellement, sauf chez l'enfant, qu'elles sont dégluties, plus exceptionnellement encore qu'elles sont rejetées par le nez. Habituellement le malade a recours au « hemmage » et au « *raclement* » pour s'en débarrasser. Le hemmage se définit de lui-même : le « hem » caractéristique est une brève expiration sonore qui a pour but et quelquefois pour résultat de mobiliser une sécrétion adhérente. Le raclement pharyngien comporte deux temps : d'abord un reniflement presque silencieux, puis une expiration par la bouche, brusque et bruyante, qui rapproche d'un coup les parois pharyngiennes et refoule l'air à frottement dur, de façon à détacher les mucosités collées sur le pharynx buccal ou sur le voile. C'est surtout le matin, au réveil, que le malade « hemme et racle » pour se débarrasser, souvent avec peine et avec un succès relatif. Mais ces efforts peuvent se répéter ; parfois même, hemmage, reniflement et raclement deviennent le point de départ d'habitudes, de tics véritables.

C'est chez les buveurs, les fumeurs et les professionnels exposés à l'action des poussières que s'observent surtout ces symptômes tout à fait spéciaux à la pathologie naso-bucco-pharyngée.

4° Il n'est pas rare que, dans les efforts faits par ces malades, il se produise de *petites hémorragies* qui sont dues à la rup-

24

ture de petits vaisseaux souvent variqueux, et sont généralement minimes ; mais par leur répétition elles peuvent inquiéter le malade et quelquefois les médecins qui ont pu les confondre avec de petites hémoptysies (Botey).

III. TROUBLES GÉNÉRAUX. — On peut englober sous ce nom des troubles, la plupart d'ordre nerveux, qui se distinguent des troubles déjà décrits en ce qu'ils ne présentent rien de spécial à la fonction des organes qui en sont le siège.

1° Le symptôme *douleur*, qui peut faire défaut dans nombre d'états pathologiques du pharynx, acquiert dans certaines affections une intensité ou une ténacité remarquables.

Dans les inflammations aiguës du pharynx nasal (adénoïdite aiguë) ou de la région des amygdales palatines, la *douleur locale* est très vive, persistante, avec des exacerbations provoquées par les mouvements imprimés aux parties malades ; elle est réveillée par le palper des régions latérales et supérieure du cou. La douleur spontanée est localisée par le malade soit en arrière des fosses nasales, entre elles et la gorge (adénoïdite), soit à l'isthme du gosier (amygdalite). Toute tentative d'exploration exagère la douleur.

Cette douleur s'irradie autour de son siège primitif : la plus fréquente de ces *irradiations* se fait vers l'oreille et *l'otalgie* qui en résulte est parfois si intense qu'elle a pu faire croire à une otite aiguë en évolution.

La *céphalée* d'origine pharyngienne est généralement localisée au vertex ou à l'occiput ; elle est particulièrement pénible et tenace dans la syphilis du pharynx ; quand elle est frontale, elle se rattache plutôt à une lésion intranasale concomitante.

Il existe enfin un groupe [particulier de symptômes caractérisés par un *état douloureux diffus*, véritable pharyngodynie. Chatouillement, impression pénible d'égratignure, de piqûre, de froid, de chaud, de sécheresse, tels sont les principaux symptômes accusés par les malades et localisés par eux, assez vaguement d'ailleurs, « dans la gorge ». La sensation de corps étranger est une variété de *paresthésie* souvent signalée. Ce sont une mucosité, un débris osseux, une arête, un cheveu, une soie de brosse, une peau, un débris de verre, une aiguille, une croûte de pain, un morceau d'ouate, une barbe de plume, des grains de sable ou de poussière que le malade croit arrêtés dans sa gorge. La sensation de constriction rendant la parole douloureuse par moments, l'impression d'un objet montant et descendant dans le pharynx (boule hystérique) sont encore des troubles subjectifs fréquemment signalés. Ils peuvent exister en dehors de toute affection des muqueuses naso-pharyngiennes, dans la chlorose, l'anémie, l'hystérie, la neurasthénie, l'hypochondrie, la nosophobie (peur de la diphtérie, de la tuberculose laryngée, du cancer ou d'un réveil de syphilis). On les observe aussi au cours des affections utérines ou ovariennes. Mais la paresthésie est la « compagne constante » (Schech) du catarrhe chronique du pharynx sous toutes ses formes, des tumeurs, des cicatrices, ainsi que de l'amygdalite cryptique avec concrétions. Des lésions du nez, des dents, du larynx peuvent également provoquer ces symptômes par action de voisinage.

2° L'*anesthésie* du pharynx et du voile est assez fréquente, et n'a pas toujours une signification pathologique. Elle est quelquefois essentielle ; elle peut être provoquée par l'emploi de certains médicaments internes (bromures, chloral, morphine) ou externes (cocaïne, acide phénique, menthol). Enfin elle existe dans l'hystérie, l'épilepsie et les affections médullaires, bulbaires et cérébrales.

3° L'*hyperesthesie* se traduit tantôt par de la douleur, tantôt par des phénomènes réflexes tels que la toux, la sensation d'étranglement, le vomissement, les éructations. Le spécialiste l'observe souvent au cours de ses explorations laryngoscopiques ou rhinoscopiques. Parfois le contact n'est même pas nécessaire pour réveiller cette hyperesthésie : l'approche de l'instrument, l'ouverture de la bouche, la traction de la langue produisent de violents réflexes. Cette sensibilité excessive peut se rencontrer chez le sujet sain : elle est fréquente surtout chez les obèses, les buveurs, les fumeurs, les nerveux, les « bons vivants » (Schech), chez les sujets atteints de catarrhes pharyngiens aigus ou chroniques, enfin chez les tuberculeux pulmonaires.

4° Les *états de dépression* signalés à propos des affections nasales existent aussi dans les affections du pharynx. Il y aurait

une *neurasthénie* d'origine pharyngée, comme il y en a une d'o-
rigine nasale. Ici les phobies prennent parfois une tournure
particulière. Le malade s'examine tous les jours, toutes les heures,
s'hypnotise sur les sensations anormales étudiées plus haut,
prend pour des lésions des aspects normaux, tel par exemple
celui des papilles du V lingual, croit à de la tuberculose, à du
cancer ou à de la syphilis.

De même que les lésions intra-nasales et même à un degré plus
marqué, les végétations adénoïdes déterminent l'*aprosexie*, surtout
chez l'enfant prédisposé à la paresse, chez qui l'attention finit
par ne plus pouvoir être éveillée et retenue. Les caractères de
l'aprosexie ont été décrits plus haut (p. 309). Il n'y a pas lieu d'y
revenir.

5° La *fièvre*, qui est rare au cours des affections nasales non
compliquées, est au contraire d'une fréquence extrême dans les
infections du pharynx nasal et buccal, souvent excessive même et
hors de proportion avec les phénomènes subjectifs apparents.

CHAPITRE II

EXAMEN DU PHARYNX BUCCAL

Le pharynx buccal s'examine d'ordinaire directement, sans
autre instrument qu'un simple abaisse-langue.

Il est préférable néanmoins, toutes les fois qu'on le peut,
même au lit du malade, d'examiner l'oro-pharynx en s'aidant du
miroir frontal (ou du réflecteur improvisé à l'aide d'une cuillère
métallique placée derrière une bougie), de l'abaisse-langue et du
stylet boutonné.

Le facies d'insuffisance nasale déjà décrit (p. 310) se retrouve
sous le nom de *facies adénoïdien* dans la pathologie du pharynx
nasal. Nez petit, à lobule relevé, lèvre supérieure en accent circonflexe, lèvre inférieure tombante, joues aplaties, aspect hébété,

regard vague, tels sont les signes caractéristiques de ce type qui s'observe chez nombre de sujets porteurs de végétations adénoïdes, mais qui d'une part peut manquer malgré la présence de végétations énormes (les plus grosses que nous ayons opérées existaient chez un vigoureux artilleur ne présentant nullement le type adénoïdien) et d'autre part peut se rencontrer en l'absence de végétations adénoïdes, coexistant alors quelquefois avec de l'obstruction intranasale. Le facies adénoïdien peut être confondu avec le facies rachitique ; de même, certains dégénérés ont l'aspect extérieur des adénoïdiens, sans être fatalement porteurs de végétations.

L'*examen de la bouche* doit être la première étape dans l'exploration du pharynx.

§ 1er. — Maxillaires.

Le *maxillaire inférieur* n'est généralement que très peu déformé ; son prognathisme peut n'être qu'apparent. Cependant l'irrégularité d'implantation des dents, que l'on rencontre surtout au maxillaire supérieur, s'y observe assez souvent.

Le *maxillaire supérieur* est déformé autant, sinon plus, par sa face buccale que par sa face jugale. D'une part, les apophyses palatines des deux maxillaires, droit et gauche, au lieu de décrire dans leur ensemble une voûte en arc régulier rappelant les courbes du style roman, se rencontrent à angle aigu, formant une véritable ogive de style gothique : nous avons même vu plusieurs fois la voûte palatine transformée en une sorte de gouttière antéropostérieure. D'autre part, la ligne d'implantation des dents supérieures n'est pas non plus un arc de cercle, mais bien encore une ogive. La voûte palatine est donc à la fois allongée d'avant en arrière, rétrécie dans le sens transversal et refoulée vers les fosses nasales sur la ligne médiane. Cet état du maxillaire supérieur coexiste en principe avec des végétations adénoïdes. Pour la plupart des auteurs, celles-ci seraient la cause de la déformation ; pour certains, elles en seraient l'effet ; pour d'autres enfin, il y aurait simplement coexistence.

Les *dents* sont souvent, dans ces cas, mal implantées et mal formées. Si les incisives médianes supérieures sont larges, les autres dents restent plutôt atrophiées : nous avons vu une fois les incisives réduites à trois, une médiane et deux latérales. Faute de place pour se disposer de champ, les dents se placent souvent de biais, s'imbriquant légèrement les unes par rapport aux autres, parfois même une dent, la canine fréquemment, est placée hors rang, véritablement luxée, ectopiée vers la voûte palatine ou vers la face jugale du maxillaire. Enfin la carie dentaire concomitante est assez fréquente.

§ 2. — Voile du palais.

L'examen du voile du palais doit être fait à plusieurs points de vue.

I. COULEUR. — Elle varie naturellement selon que l'examen est fait à la lumière du jour, à la lumière artificielle blanche ou à la lumière jaune. La couleur type est d'un rose clair ; la lumière jaune y ajoute une teinte rougeâtre. A l'état sain, la muqueuse du voile et celle du palais osseux ont la même teinte ou ne se différencient que par des nuances.

A l'état pathologique, on trouve cette muqueuse, surtout celle du voile, tantôt pâlie, tantôt hyperhémiée. La *pâleur*, qui peut atteindre un degré tel qu'elle rappelle celle du visage des chlorotiques, a été regardée comme pathognomonique de la tuberculose laryngée ou pulmonaire ; en vérité, la pâleur du voile est concomitante de l'anémie générale, aussi la trouve-t-on parfois chez des syphilitiques ou des paludéens par exemple, alors qu'elle peut manquer chez des tuberculeux qui ont encore peu souffert dans leur nutrition générale (Schmidt). L'*hyperhémie* du voile est caractérisée par une rougeur diffuse, et par des points plus foncés sur ce fond : circulaires, ces points répondent aux orifices glandulaires d'où émergent, sous forme de grains réfringents, des gouttelettes de mucus visqueux ; arborescentes ou en plaques, les surfaces plus foncées sont dues surtout à la réplétion des plexus vasculaires sous-muqueux. L'hyperhémie peut être soit essentielle, soit symptomatique. L'hyperhémie essentielle se rencontrerait, de préférence, d'après Schmidt, chez les sujets habitués à boire ou à manger très chaud. L'hyperhémie symptomatique, plus fréquente, s'observe dans les états aigus et surtout chroniques du pharynx, dans les fièvres éruptives à exanthèmes (rougeole et scarlatine).

II. Forme, dimensions. — Elles sont très variables, même à l'état physiologique. La largeur du voile est en rapport avec la largeur du palais osseux dont il est le prolongement. Sa longueur varie également. D'ordinaire le bord postérieur est juste assez long pour atteindre en se relevant les parois postérieure et latérales du pharynx ; assez souvent le voile est exubérant dans le sens antéro-postérieur ; quelquefois enfin il est insuffisant, c'est-à-dire incapable d'arriver au contact du pharynx. Cette insuffisance serait relative et non absolue, c'est-à-dire qu'elle proviendrait d'un défaut de longueur du palais osseux, le voile ayant des dimensions normales (Lermoyez). Cet état se traduit cliniquement par les troubles vocaux décrits plus haut (rhinolalie ouverte, p. 359).

III. Mobilité. — Elle s'explore en faisant prononcer la voyelle A ou en provoquant le réflexe pharyngé ; dans les deux cas le voile du palais doit se relever, se porter à la rencontre du pharynx et l'atteindre, de façon à séparer l'étage buccal de l'étage nasal. Le voile insuffisant par défaut de longueur se relève, mais ne ferme pas ; le voile parésié ou paralysé se relève peu ou pas. A l'état de repos, le voile doit pendre, à peu près vertical, quand le sujet a la tête légèrement penchée en avant : c'est l'attitude de choix pour la rhinoscopie postérieure, car elle agrandit au maximum le pharynx nasal. Elle s'obtient aisément chez les sujets non hyperesthésiques, à voile court et à respiration nasale libre. Dans les conditions contraires, la tonicité ou la contracture musculaires sont telles que la communication entre le pharynx buccal et le pharynx nasal est minime ou nulle.

Pathologiquement, on observe soit des contractures, soit des paralysies du voile du palais, celles-ci plus fréquentes que celles-là.

1° *Contractures.* — Les contractures s'observent après des lésions primitives ou secondaires du trijumeau, du glosso-pharyngien ou du facial, d'origine périphérique ou centrale, quelquefois au cours d'affections nasales, en particulier de la rhinite hypertrophique (Seifert), lésions qui sont le point de départ de réflexes, ou enfin chez des hypochondriaques, des hystériques ou des neurasthéniques. Dans la rage ou le tétanos, cette contracture n'est qu'un épiphénomène dominé par les autres symptômes. Cliniquement on trouve, dans la contracture tonique, le voile appliqué contre la paroi postérieure du pharynx, faisant un angle droit avec les piliers qui eux-mêmes sont attirés en haut et entraînent avec eux le larynx et le dos de la langue. Comme la contracture du péristaphylin externe maintient béant l'orifice pharyngien de la trompe, la voix du sujet retentit péniblement dans son oreille : il y de l'autophonie. Les contractures cloniques totales ou partielles (releveur et tenseur du voile, azygos de la luette) durent peu, mais se répètent de 20 à 140 fois à la minute (Schech) avec un bruit spécial dû à l'ouverture et à la fermeture de la trompe, accompagné de sensations particulières tenant à des mouvements rythmiques concomitants de la membrane du tympan.

2° *Paralysies*. — Les paralysies sont relativement fréquentes ; leurs causes habituelles sont les affections cérébrales, bulbaires et médullaires d'une part, les lésions des cordons nerveux ou de leurs expansions terminales par destruction, compression, infection ou intoxication d'autre part ; les états inflammatoires aigus ou chroniques de la muqueuse ne donnent lieu d'ordinaire qu'à des parésies.

Au *point de vue militaire*, les paralysies du voile d'origine infectieuse, généralement curables, n'entraînent pas en principe l'inaptitude ; tout au plus comportent-elles la réforme temporaire.

La paralysie *bilatérale* complète typique du voile se traduit par les troubles de la phonation déjà décrits, par le reflux vers le nez des matières dégluties, par l'impossibilité de souffler ; le voile est inerte, flottant au gré du courant d'air inspiré ou expiré ; le contact de la sonde n'est pas perçu et le réflexe pharyngé ne se produit pas. La paralysie diphtérique revêt généralement ce type de paralysie complète sensitivo-motrice d'origine périphérique. La paralysie *unilatérale* du voile se traduit subjectivement par des troubles fonctionnels analogues à ceux de la paralysie totale, mais moins accentués. A l'examen objectif, on constate l'asymétrie des arcs palatins de part et d'autre de la luette, qui est déviée vers le côté sain. Une gouttière plus ou moins profonde sépare le côté malade du côté sain : elle est également déviée vers ce dernier. C'est surtout dans la phonation (voyelle A) que ces détails s'accentuent. La sensibilité au contact de la sonde est conservée et le réflexe pharyngé se produit. Cette *hémiplégie du voile* serait due en principe à une lésion du tronc du pneumogastrique (Lermoyez) et non du facial, auquel Longet et tous les classiques auraient à tort attribué l'innervation motrice du voile. Elle s'accompagne souvent d'hémiplégie laryngée (syndrôme d'Avellis). Quant aux lésions bulbaires ou cérébrales avec paralysies du voile, elles se révèlent par un ensemble d'autres phénomènes concomitants qui seuls permettent un diagnostic exact.

La *paralysie des constricteurs* du pharynx se traduit surtout par des troubles de la déglutition, d'autant plus marqués que non seulement la contraction des muscles, mais encore les réflexes n'existent plus. Les liquides tendent à couler directement dans le larynx; les solides ne passent dans le pharynx que s'ils y sont refoulés.

IV. VICES DE DÉVELOPPEMENT. — Ils relèvent de la chirurgie générale. Suivant leur degré, ils sont compatibles ou non avec le service militaire.

L'*atrophie* de la luette, sa *bifidité* sont de simples curiosités à signaler en passant. L'*hypertrophie de la luette*, mieux nommée luette procidente, accompagne nombre d'états pathologiques du pharynx et du larynx. Son contact avec la base de la langue suffit à déterminer de la toux, des nausées et quelquefois des troubles réflexes à distance qui disparaissent par la suppression de cet appendice. L'hypertrophie de la luette est toujours compatible avec le service militaire.

V. LÉSIONS INFLAMMATOIRES. — Banales ou spécifiques, elles évoluent les unes en surface, les autres en profondeur sur le voile du palais.

L'*inflammation aiguë* du voile n'est guère qu'un épisode au cours des amygdalites ou périamygdalites. L'*inflammation chronique* accompagne généralement le catarrhe chronique du pharynx; elle se traduit par de la rougeur, des arborescences vasculaires, de la saillie des glandes formant piqueté; les bords des arcs palatins sont épaissis, et la luette est souvent œdématiée, avec de petites ectasies glandulaires d'aspect papillomateux.

VI. LÉSIONS ULCÉREUSES. — Sur la face buccale du voile, elles sont dans l'immense majorité des cas soit tuberculeuses, à marche lente, soit syphilitiques, à marche rapide.

1° *Ulcérations tuberculeuses; lupus.* — Les ulcérations débutent, sur un fond hyperhémié par plaques, par des granulations en piqueté, d'abord grises puis jaunes, coalescentes par endroits et entourées de granulations « satellites » ; la tendance à l'aggravation est lente, mais progressive ; l'extension se fait généralement en surface, exceptionnellement en profondeur, entraînant alors comme épiphénomène une perforation du voile. Quant au lupus, il se traduit sur le bord du voile et près de la luette, lieux d'élection, par le développement d'une nappe, grisâtre par endroits, blanchâtre en d'autres, quelquefois parsemée de nodules ; des exulcérations ou des ulcérations lui donnent bientôt un aspect framboisé, granuleux, végétant et une couleur violacée tranchant sur le fond gris. La destruction est très lente, elle est extensive, mais parfois la cicatrisation se fait en certains points, au fur et à mesure que la lésion progresse en d'autres.

2º *Ulcérations syphilitiques*. — L'affection a une marche plus rapide et un aspect plus « inflammatoire », que dans la forme précédente. L'exanthème et les plaques muqueuses n'atteignent guère la face buccale du voile qu'après les amygdales. Les *plaques*, d'un gris violacé particulier, plus appréciable à la lumière du jour qu'à celle de la lampe, peuvent devenir lie de vin, puis se recouvrir d'exsudats pseudo-membraneux ou de véritables végétations. L'*ulcération serpigineuse*, manifestation secundo-tertiaire des syphilis malignes, est plus destructive que végétante ; sur un fond presque plat, de couleur rouge pourpre, un ulcère à bords « géographiques » déchiquetés à pic, à fond gris jaunâtre, s'étale et s'étend avec une assez grande rapidité, détruisant surtout en surface. Nous avons observé un sujet chez lequel une ulcération serpigineuse tertiaire avait détruit une amygdale et la luette.

VII. TUMEURS. — On distingue de fausses tumeurs, ou simples tuméfactions, et de vraies tumeurs.

1º *Tuméfactions*. — La *gomme tertiaire*, rarement isolée, bien plus souvent diffuse, atteint volontiers le voile soit isolément, soit en même temps que le reste du pharynx nasal ou buccal. Après une période de gonflement qui rappelle beaucoup l'abcès par son aspect extérieur, la lésion, indolente et insidieuse, évolue vers l'ulcération : l'ouverture, d'abord petite, s'agrandit par évacuation du contenu bourbillonneux classique et surplombe à pic le fond du cratère. L'action destructive est ici plus intense en profondeur qu'en surface. L'*abcès froid* du voile a une marche lente et insidieuse également ; mais il évolue sans réaction de voisinage sur un fond pâle et en cela il se distingue de la gomme.

2º *Tumeurs*. — Les tumeurs vraies du voile du palais sont assez rares. La moins exceptionnelle des tumeurs bénignes est l'*adénome*, encore appelé *tumeur mixte*, qui est unilatéral, circonscrit, gênant plus ou moins selon son volume la déglutition et la phonation par immobilisation partielle du voile. Au toucher, la tumeur est dure, recouverte d'une muqueuse saine et mobile, et n'adhère pas aux plans profonds, ce qui s'explique, car c'est une tumeur encapsulée ; elle peut même prendre l'aspect pédiculé (Noquet). Le *papillome* n'est pas très rare non plus ; son lieu d'élection est le bord libre du voile et l'isthme du gosier ; il succède souvent aux états inflammatoires. Les *tumeurs malignes* du voile, *épithéliome* et quelquefois *sarcome*, ne sont le plus souvent que le prolongement de tumeurs à point de départ amygdalien.

Au *point de vue militaire*, les tumeurs du voile déterminent soit l'exemption ou le classement dans les services auxiliaires, soit la réforme, suivant leur volume, la gêne fonctionnelle occasionnée, et suivant leur nature.

VIII. Cicatrices. — Celles qui sont consécutives aux lésions ulcéreuses du voile sont généralement peu étendues et assez discrètes. Celles qui succèdent à la syphilis ont une tendance toute particulière à la rétractilité et aux synéchies ; il en résulte des déformations tantôt simples (perforation, échancrure, division du voile), tantôt compliquées de rétrécissements multiples qui ne permettent entre le naso-pharynx et l'oro-pharynx qu'une communication tubuliforme ou même filiforme, quelquefois nulle. Lorsqu'elles sont étendues, elles motivent l'exemption et la réforme.

§ 3. — Région amygdalienne.

Rien n'est plus variable que son aspect à l'état sain et l'on peut dire qu'il n'existe pas un type que l'on puisse qualifier de normal. En hauteur, la loge amygdalienne varie beaucoup, en raison des différences individuelles dans la longueur des piliers ; d'avant en arrière, mêmes variations dues à la variabilité de la distance qui sépare la dernière molaire de la paroi postérieure du pharynx. D'ordinaire le pilier antérieur est plus développé que le postérieur. La conformation de l'amygdale est encore plus variable que celle de sa loge. Au point de vue du volume, tous les intermédiaires sont possibles entre la tonsille atrophiée à peine visible et l'amygdale classique en œuf de pigeon remplissant toute la loge. En explorant au stylet boutonné la surface de la glande, on y trouve des dépressions plus ou moins profondes qui sont les cryptes.

C'est encore par la sonde qu'il faut chercher à se rendre compte des rapports de l'amygdale avec sa loge. Il existe en effet, assez souvent, deux récessus : l'un, pré-amygdalien, entre la glande et un pli (plica triangularis de His) parti du pilier antérieur, s'appelle fossette triangulaire ; l'autre, latéro-amygdalien, s'étend du pôle supérieur de l'amygdale à son hile (Killian, Roy). Ces deux récessus convergent vers la fossette sus-amygdalienne ou supratonsillaire ; ils sont le siège fréquent de suppurations périamygdaliennes.

I. Hypertrophie. — L'hypertrophie est l'état pathologique le plus fréquent pour l'amygdale. Elle est compatible avec le service militaire.

Elle donne lieu à des troubles subjectifs déjà étudiés. A l'examen direct, on constate, dans l'hypertrophie très prononcée, que la saillie des glandes en dedans est telle qu'elles se touchent presque et arrivent au contact de la luette souvent également hypertrophiée. En haut et en arrière, l'amygdale fait saillie dans le pharynx, en bas elle atteint presque la base de la langue et pousse souvent un prolongement jusqu'au voisinage du larynx; en avant, elle refoule le voile vers la bouche.

Au point de vue de la forme, deux types d'hypertrophie sont à retenir : 1° l'amygdale *pédiculée*, fréquente surtout chez l'enfant : elle est presque libre dans sa loge à laquelle un pédicule étroit (le tiers de sa hauteur) la retient ; l'amygdale *pendante*, congénitale, a un pédicule encore plus grêle ; 2° l'amygdale *sessile*, largement adhérente non seulement au fond de sa loge, mais encore parfois à ses piliers, d'où résulte une sorte de phimosis (amygdale enchatonnée). La muqueuse qui recouvre l'amygdale hypertrophiée est rouge, pâle ou jaunâtre, selon son état d'inflammation chronique concomitante. Sa surface est souvent inégale, parsemée de cicatrices en réseau, de dépressions cupuliformes, de crevasses. Les lacunes ou cryptes ont leur orifice rétréci et leur fond élargi et la pression en expulse souvent le contenu, liquide ou caséeux. Il faut être prévenu de l'existence d'une *pseudo-hypertrophie* due à la syphilis secondaire et susceptible de rétrocéder sous l'action du traitement spécifique ; elle a un aspect inflammatoire qui la distingue de l'hypertrophie simple.

II. ÉTATS INFLAMMATOIRES OU PSEUDO-INFLAMMATOIRES. — Ils sont d'une fréquence et d'une variabilité d'aspect très grandes ; on les observe plus particulièrement sur des amygdales déjà hypertrophiées. Au point de vue de l'examen clinique, il suffira de les classer d'abord en deux grands groupes, les périamygdalites et les amygdalites, et ensuite de diviser ce dernier groupe en deux catégories, selon qu'il existe ou qu'il n'existe pas d'exsudats.

1° Les *périamygdalites*, ou phlegmons périamygdaliens, ont trois lieux d'élection principaux, qui sont, par ordre de fréquence décroissante : 1° l'espace séparant le pilier antérieur de l'amygdale ; 2° l'espace voisin du hile de la glande ; 3° l'espace séparant le pilier postérieur de l'amygdale. C'est en ces divers points que siègent l'infiltration inflammatoire et l'œdème, qui déforment la loge tonsillaire et le voile, et refoulent en arrière, en bas ou en avant, selon le cas, la glande peu ou pas atteinte. La douleur, soit spontanée, soit surtout provoquée par le toucher est suraiguë, les signes généraux sont très accentués, les troubles fonctionnels très marqués également.

2° Dans les *amygdalites aiguës*, mêmes symptômes généraux bruyants, presque effrayants parfois. Localement, on trouve l'amygdale rouge, luisante, tuméfiée. Quelquefois elle se voussure, se tend à craquer en un point limité qui s'abcède souvent spontanément après un temps plus ou moins long : il s'agit alors du *phlegmon intra-amygdalien*.

Dans d'autres cas, l'inflammation est diffuse et surtout étendue en surface plus qu'en profondeur. Alors la surface de la glande est tantôt presque sèche (*angine érythémateuse*), tantôt humide, sécrétante, recouverte de mucus (*angine catarrhale*), tantôt parsemée de points blancs dus à la desquamation des cryptes (*angine pultacée*) : ce sont les trois aspects différents d'une lésion identique quant à la nature.

Les amygdalites grippale, rubéolique, ourlienne, rhumatismale n'ont pas de caractères distinctifs spéciaux ; l'amygdalite scarlatineuse se reconnaît à la teinte particulière rouge vernissé, propre à l'exanthème scarlatineux ; l'amygdalite érysipélateuse aurait la couleur pourpre et la surface luisante des plaques d'érysipèle.

Les *amygdalites subaiguës* ou *à répétition* ne sont que les épisodes

de l'amygdalite chronique aboutissant à l'hypertrophie amygdalienne
déjà étudiée. Une seule forme est à retenir et à décrire ici, parce que
l'hypertrophie n'y joue qu'un rôle secondaire : c'est l'*amygdalite lacunaire* ou *cryptique caséeuse*. A l'examen objectif, l'on pourrait croire
à première vue qu'il s'agit d'une angine pultacée sans réaction inflammatoire : en effet, les orifices des cryptes ou lacunes sont occupés par
des points jaunâtres. Mais si on cherche à mobiliser ceux-ci au stylet
ou par « expression » de la glande, on les chasse sous forme de bouchons allongés, abondants surtout en avant et en haut ; ces grumeaux
sont très fétides, ce qui tient à leur composition (acides gras, épithélium macéré). Dans certains cas, le bouchon est masqué par la muqueuse, qu'il soulève en lobules mûriformes ; dans d'autres, il s'infiltre
de sels calcaires (*calculs de l'amygdale*). Sauf une douleur vive, localisée entre l'angle de la mâchoire et la grande corne de l'os hyoïde,
sauf quelquefois la fétidité intrabuccale accusée par certains malades,
cette forme d'amygdalite est, à moins de complications, presque silencieuse.

III. Exsudats amygdaliens. — Ils se présentent à l'observation
sous les aspects les plus variés et dans les conditions les plus
différentes.

Les *exsudats d'origine traumatique* ou plutôt *opératoire*, apparaissant après les interventions, ne méritent pas de description clinique ; ils contiennent souvent le bacille fusiforme de Vincent.

La description des *exsudats surajoutés* à des lésions ulcéreuses
appartient à l'étude de celles-ci.

L'*exsudat du muguet*, qui ne s'observe que chez les débiles, est en
points ou en plaques ressemblant au lait coagulé ; il n'adhère guère
à la muqueuse ; il renferme de l'*oïdium albicans*.

L'*exsudat leptothrixique*, dû au *leptothrix buccalis*, se manifeste sous
forme de piqueté, de petites plaques ou de touffes à pointes hérissées
que l'on compare souvent aux « crêtes de coq » ; il est très adhérent à
la muqueuse et se développe en dehors des orifices cryptiques : l'affection qu'il produit est très tenace.

L'*exsudat pseudo-membraneux* se différencie de l'enduit pultacé en
ce qu'il est résistant et non friable au contact du tampon d'ouate et
qu'il conserve son aspect de couenne dans l'eau au lieu de s'y dissoudre.
Sa forme et son épaisseur le distinguent également de la membranule
qui succède à la coalescence de vésicules herpétiques.

Certains exsudats sont opalins, mats, en saillie, adhérents mais non impossibles à détacher, se reproduisant après avoir été enlevés : ils se développent, du moins, au début sans symptômes bruyants ; ils se rattachent généralement à la *diphtérie* par *bacille de Lœffler* ou diphtérie normale. D'autres exsudats sont plutôt gris sale, déprimés, « en contre bas », très adhérents à la muqueuse, fortement enflammée au-dessous et autour de la plaque. Ils se développent au milieu d'un cortège de symptômes locaux et généraux inquiétants; ils se rattachent généralement à une *streptococcie*, soit primitive, soit secondaire à la scarlatine, à la rougeole, à la dothienenterie, à la diphtérie.

Il est enfin des exsudats analogues entre eux au point de vue extérieur et qui ne se différencient que par l'examen bactériologique : ce sont les exsudats à pneumocoques, à bacilles de Friedlænder, à staphylocoques, à coli-bacilles, à cocci variés : leur confusion clinique avec l'exsudat de la diphtérie bénigne est très facile.

Tantôt sous forme d'exsudat véritable, pseudo-diphtérique, tantôt sous la forme classique de la tache gris violet sur fond rouge vif, pré, latéro ou sus-amygdaliennes, apparaissent les *plaques muqueuses* de la syphilis qui font du pharynx un de leurs lieux d'élection. Il faut savoir les chercher sur les sujets dont les amygdales sont rouge vif et les ganglions engorgés et durs. La lumière du jour permet de les reconnaître beaucoup plus aisément que la lumière artificielle.

IV. Lésions ulcéreuses. — Elles sont aussi fréquentes que les lésions à exsudats; bien que susceptibles de rester à l'état de pureté, ces lésions ulcéreuses sont, du reste, souvent cachées sous des exsudats.

Il est des *ulcérations en surface*, à fleur de muqueuse simplement. Toutes les angines à vésicules (angines herpétique, variolique, varicellique, zona) aboutissent à l'exulcération polycyclique. La syphilis primitive sous la forme, rare du reste, de chancre érosif, vernissé et opalin, la syphilis secondaire à l'état de plaque muqueuse ulcèrent également l'amygdale en surface seulement.

Mais, en vérité, les ulcérations le plus fréquemment observées sont assez profondes, *pénétrantes*. Fort nombreuses, elles peuvent se laisser grouper sans trop d'artifice en inflammatoires, tuberculeuses, syphilitiques, néoplasiques.

1° Il existe deux types de la variété que, faute d'un mot meilleur, l'on peut appeler *inflammatoire ;* autrefois confondus, ils tendent de plus en plus à se différencier, tant au point de vue clinique qu'au point de vue bactériologique : l'un est *l'amygdalite lacunaire ulcéreuse aiguë*, appelée souvent amygdalite de Moure, l'autre est l'*amygdalite ulcéro-membraneuse* ou angine de Vincent ; elles ont d'ailleurs reçu chacune de multiples dénominations, toutes synonymes.

A la période d'état, qui est celle où généralement le médecin pratique l'examen, la seule lésion qui frappe l'attention est une ulcération à bords taillés à pic, de dimensions variables, de forme arrondie ou ovalaire, exceptionnellement polycyclique. Le fond de l'excavation est caché par un exsudat congloméré tantôt en détritus pulpeux grisâtres, tantôt en fausse membrane ; quand celui-ci a été enlevé, sans difficulté en général, apparaît une surface anfractueuse, d'aspect végétant. Les principaux éléments de diagnostic différentiel clinique sont l'absence de réaction de voisinage sur place ou à distance (ganglions) dans les cas d'amygdalite cryptique ulcéreuse, et, au contraire, l'existence d'une inflammation assez vive des régions voisines (piliers, voile) avec fétidité notable de l'haleine et légère adénopathie dans les cas d'amygdalite ulcéro-membraneuse ; en outre, ceux-ci peuvent évoluer en même temps que de la stomatite ulcéro-membraneuse. Le meilleur élément de diagnostic différentiel est l'examen microbiologique qui révèle dans le second cas la présence de très nombreux bacilles fusiformes.

Si semblables à la période d'état, ces deux amygdalites se différencient nettement par leur début. L'une débute par l'inflammation localisée autour d'une crypte atteinte déjà d'infection (amygdalite cryptique caséeuse) ; l'autre s'annonce par une fausse membrane. La première détruit le tissu amygdalien de la profondeur vers la surface, l'autre de la surface vers la profondeur. La confusion avec la syphilis, chancre ulcéreux ou gomme, est la plus fréquente : les caractères de l'adénopathie, l'évolution permettent d'éviter l'erreur.

2° Les *ulcérations tuberculeuses* de l'amygdale dans leur forme chronique (car les formes aiguës observées chez les tuberculeux cachectiques sont sans intérêt) se montrent sous la forme soit destructive, soit végétante. La première, qui est plus spéciale au lupus de l'amygdale (toujours consécutif à un lupus du voile, de la face ou du nez), s'étend lentement, plus en surface qu'en profondeur, en une plaque gris rosé, parsemée de nodules à des degrés divers d'évolution tuberculeuse, entrecoupée parfois de points cicatrisés. La seconde présente, sur un fond anfractueux, piqueté de rouge et de gris, des sortes de bourgeons charnus blafards ; la périphérie a l'aspect légèrement enflammé ; mais l'ensemble de la muqueuse palatine est plutôt pâle.

3° Les *ulcérations syphilitiques* de l'amygdale sont d'un polymorphisme tel qu'on peut aisément méconnaître leur nature. Ulcéreux, le chancre ressemble à l'amygdalite ulcéreuse cryptique ; diphtéroïde, il se rapproche de la diphtérie vraie ou de l'amygdalite ulcéro-membraneuse ; végétant, il fait penser à un néoplasme ; à forme angineuse, il prend le masque d'une amygdalite aiguë. L'induration de la base de l'ulcération, l'adénopathie, enfin l'évolution concourront à infirmer ou confirmer le diagnostic. L'ulcération secundo-tertiaire, serpigineuse, et l'infiltration gommeuse tertiaire, diffuse, déjà étudiées sur le voile (p. 370) peuvent rappeler la tuberculose ou les néoplasmes. Enfin la gomme circonscrite de l'amygdale prête aux mêmes erreurs que le chancre ulcéreux.

4° Les *ulcérations néoplasiques* que l'on observe sur des tumeurs déjà volumineuses sont sans intérêt : au contraire les formes infiltrées, fissuraires, de l'épithélioma vélo-palatin sont importantes à connaître, parce qu'elles ressemblent au chancre et à la gomme, à tel point qu'il faut souvent attendre soit l'examen biopsique, soit l'évolution ou les résultats du traitement spécifique avant de se prononcer.

V. Tumeurs. — Les unes, bénignes, sont des raretés (fibromes, kystes, myxomes, papillomes, adénomes), les autres, malignes, relèvent de la chirurgie générale plutôt que spéciale (lymphadénome, lympho-sarcome, sarcome, épithéliome).

VI. Affections gangréneuses. — Elles forment, dans la pathologie amygdalienne, un groupe spécial.

Au cours d'états septiques graves, à infection banale ou spécifique (diphtéries graves ou surtout compliquées), on voit apparaître sur l'amygdale une fausse membrane sous laquelle les tissus s'érodent et se sphacèlent ; la rapidité d'évolution est telle que la mort peut survenir par hémorragie avant que l'intoxication générale ait accompli son œuvre.

§ 4. — Paroi pharyngienne postérieure.

Très étudiée à l'époque où la rhinoscopie postérieure n'était pas vulgarisée, cette portion du pharynx buccal n'a plus aujourd'hui qu'un intérêt relatif.

A *l'état normal*, rien n'est plus variable que la capacité de l'oro-pharynx, c'est-à-dire l'espace séparant les amygdales et le voile de la colonne vertébrale. Seule, l'habitude résultant de la pratique d'examens multiples permet d'apprécier ce que l'on est convenu d'appeler l'oro-pharynx normal. La muqueuse saine est rosée, légèrement humide; sa surface n'est pas absolument lisse: elle présente, surtout chez l'enfant, des saillies mamelonnées : ce sont des « granulations » dues à la présence de follicules clos, que Meyer et Schmidt appellent les avant-postes de l'amygdale pharyngée.

ÉTATS PATHOLOGIQUES. — A l'état pathologique, l'aspect du pharynx se transforme suivant deux types principaux, qui s'observent le premier chez l'adolescent ou l'adulte jeune, le second chez l'adulte âgé.

I. TYPES DE PHARYNX RÉTRÉCI. — 1° Il y a un type de pharynx rétréci que l'on peut qualifier d'accidentel : c'est celui qui répond au *phlegmon rétro-pharyngien*. La paroi pharyngienne postérieure est refoulée en avant et le toucher digital fait avec la pulpe de l'index y perçoit, à défaut de fluctuation, une sensation particulière de choc en retour qui confirme le diagnostic. L'abcès rétro-pharyngien est compatible avec le service militaire s'il n'est pas symptomatique d'une lésion osseuse.

La plupart des pharynx pathologiques répondent à des états inflammatoires anciens, à évolution chronique interrompue quelquefois de poussées aiguës.

2° Le pharynx rétréci chez l'enfant ou chez l'adulte jeune coïncide souvent avec la *pharyngite folliculaire hypertrophique*. C'est une affection de la paroi pharyngienne postérieure comparable en tout à l'hypertrophie tonsillaire. Outre les granulations disposées en satellites, pâles, sur fond rouge, sur la partie médiane, il en est de latérales, parallèles aux piliers postérieurs, appelées faux-piliers adénoïdes. Cette forme inquiète souvent les malades qui s'hypnotisent sur les granulations et leur attribuent des symptômes soit imaginaires, soit dus à la pharyngite catarrhale diffuse naso-pharyngienne concomitante, à qui revient le rôle prépondérant.

3° Une autre forme de pharynx rétréci est celle que l'on rencontre chez les sujets porteurs depuis assez longtemps de catarrhes pharyngiens et ayant pris l'habitude du raclement presque perpétuel (*pharyngite chronique hypertrophique*). En même temps que l'inflammation chronique a hypertrophié l'élément conjonctif, la fonction pathologique (raclement) a développé le tissu musculaire des parois molles du pharynx ; alors la cavité de celui-ci se trouve réduite latéralement par des faux piliers musculaires, en avant par la face postérieure du voile très épaissie, en arrière par une sorte de capitonnage ; une muqueuse rouge vif, luisante, tapisse le tout. Il est des pharynx d'adultes ainsi réduits aux dimensions de pharynx d'enfants : il en est même qui méritent le nom de pharynx virtuels (Gellé). Cette affection s'accompagne de symptômes pénibles chez les sujets nerveux et congestifs, qui sont souvent en outre des alcooliques ou des tabagiques. Ces états d'hyperesthésie et de paresthésie du pharynx, de même que les troubles de la respiration et de la phonation qui peuvent coexister, ont été étudiés plus haut en détail (chap. I, § 2).

Malgré les troubles qu'elles déterminent, les pharyngites ne sont pas en principe incompatibles avec le service armé : tout au plus peuvent-elles entraîner la réforme temporaire.

II. Types de pharynx élargi. — Les pharynx élargis s'observent chez des malades dont le passé pathologique pharyngien est fort chargé : l'atrophie a succédé à l'hypertrophie. La surface de la muqueuse est devenue grise, striée de veines variqueuses ; son épaisseur a diminué, plus en certains points qu'en d'autres, revêtant l'aspect de « peau de serpent » (Gellé).

III. Sécrétions. — A l'inspection de la paroi postérieure de l'oro-pharynx, l'observateur peut constater la présence de sécrétions diverses, dont l'origine est d'ailleurs le plus souvent naso-pharyngienne, et qui ne font que traverser le pharynx buccal pour passer de là soit dans la bouche, d'où elles sont crachées, soit dans le larynx d'où elles sont expulsées par des spasmes, soit enfin dans l'œsophage qui les déglutit. La pression de l'abaisse-langue, en produisant au cours de l'exploration un effort dû à la nausée, provoque souvent l'apparition de sécrétions dans l'oro-pharynx.

La sécrétion est *visqueuse* mais claire dans les états congestifs passagers, *muco-purulente*, *fibrino-purulente* ou franchement *purulente* dans les états subaigus et chroniques, et alors elle adhère assez peu à la paroi pour qu'un raclement énergique suffise à la mobiliser. Elle se concrète en *croûtes* plates, grisâtres, non fétides dans les pharynx atrophiques dont la sécrétion glandulaire est insuffisante. Enfin des croûtes épaisses de couleur vert foncé ou noire, d'odeur fétide caractéristique, sont pathognomoniques de l'ozène pharyngien, précédé ou accompagné d'ozène nasal ou laryngotrachéal.

On doit signaler également des *gommes syphilitiques* de la paroi postérieure du pharynx ; elles se distinguent des sécrétions banales par les caractères classiques de la gomme ulcérée.

CHAPITRE III

EXAMEN PAR LA RHINOSCOPIE POSTÉRIEURE

L'examen du pharynx buccal doit toujours être complété par celui du rhino-pharynx, examen plus difficile qui exige l'emploi d'instruments spéciaux et la mise en œuvre d'une technique particulière.

§ 1. — Instrumentation.

Elle peut se réduire à fort peu de chose : un bon éclairage, un abaisse-langue, un miroir frontal et un miroir rhino-pharyngien.

Pour l'examen de l'oro-pharynx, la *lumière du jour* peut suffire. Les diverses *lumières artificielles* conviennent toutes également ; même la bougie, la « queue de rat » sont à la rigueur utilisables, en cas de dénûment absolu, à la condition de placer la source lumineuse en face de la concavité d'une cuillère qui à la fois réfléchit la lumière vers la cavité à éclairer et permet au regard de l'observateur de se glisser latéralement. Mais pour l'examen du rhino-pharynx, une *très bonne lumière* est indispensable : il faut recourir à l'une des lumières artificielles indiquées à propos de la rhinoscopie antérieure (p. 314).

Miroirs. — Les *miroirs frontaux* étudiés plus haut (p. 315) sont ceux qui conviennent pour l'éclairage du pharynx. Il faut, en outre, un autre miroir spécial, le *miroir rhino-pharyngien*, qui est plan, de forme circulaire, dont le diamètre varie de 14 à 17 mm., toujours assez petit pour se mouvoir dans le pharynx sans en toucher les parois. L'angle formé par le plan du miroir avec la tige qui le supporte est d'ordinaire de 110°.

La désinfection est aisée pour la tige, qui peut être flambée ; elle est plus délicate pour le miroir. Après immersion dans une solution carbonatée à 1/10, suivie d'un premier essuyage, le miroir est déposé dans un récipient assez large ou assez haut pour qu'il y plonge complètement ; ce récipient contient une solution phéniquée à 5 p. 100 ou de phéno-salyl à 4 p. 100 et le miroir doit y séjourner de 15 à 30 minutes. Schmidt insiste sur l'importance du nettoyage mécanique.

Les miroirs à surface réfléchissante entièrement métallique, les miroirs à glace démontables, les miroirs articulés sont tous trop compliqués pour être vraiment pratiques.

ABAISSE-LANGUE. — C'est un instrument fort utile pour l'exploration du pharynx buccal. Il est indispensable pour l'examen du naso-pharynx. Que l'abaisse-langue soit en forme de boucle ellipsoïde ou de plaque élargie en spatule, sa portion linguale doit avoir moins de 10 cm. pour éviter la région du V lingual qui est la plus sensible, la « région nauséeuse ».

SONDE. — La sonde destinée à l'exploration du voile et des amygdales pourrait n'être qu'un simple stylet boutonné. Pour le rhino-pharynx, il faut une sonde à courbures multiples permettant de diriger vers la voûte du cavum, en haut et en arrière, le bouton terminal.

ECARTEURS DU VOILE. — Sous ce nom on peut comprendre un groupe d'instruments assez nombreux, nécessaires seulement dans les cas difficiles ; leur but est de ramener en avant et d'appliquer contre la voûte palatine la partie mobilisable du voile du palais. Certains de ces instruments sont à main (crochets palatins de Voltolini, Frœnkel, Czermak) et exigent le concours d'un aide, à qui il faut confier l'abaisse langue, l'opérateur tenant d'une main le crochet et de l'autre le miroir. D'autres sont à fixation facile, latéro-nasale (releveurs de Krause, Schmidt, Hopmann). Un dernier modèle enfin (Mahu) a été construit sur le principe de la sonde de Belloc.

OUVRE-BOUCHE. — L'abaisse-langue suffit généralement comme ouvre-bouche. C'est donc exceptionnellement que l'on aura recours aux appareils spéciaux, très nombreux, destinés à obtenir ce résultat ; tous provoquent et exagèrent les réflexes.

§ 2. — Technique de la rhinoscopie postérieure.

La rhinoscopie postérieure est une méthode d'exploration dont on a beaucoup exagéré les difficultés. Elle ne demande pour réussir qu'un peu de patience, d'adresse et d'expérience pratique. D'après Schmidt, sur la grande majorité des malades et plus de la moitié des enfants, on pourrait voir le pharynx au premier examen et 90 fois sur 100 sans cocaïne. Sur nos soldats, encore trop jeunes pour être très-nerveux ou très-alcooliques, la rhinoscopie postérieure est presque toujours possible dès le premier ou le second examen et sans recourir à la cocaïnisation.

I. — Temps préliminaires. — Le sujet est assis en face du médecin, les genoux rapprochés et placés entre ceux de l'observateur ou en dehors, le dos appuyé, la tête légèrement fléchie, le corps souple. Le siège du malade est toujours plus élevé. La source d'éclairage, aussi puissante que possible, est disposée latéralement, sur la table à laquelle le sujet appuie un côté de son corps, et à hauteur de sa joue, aussi près que possible. L'œil de l'observateur doit se trouver distant de 15 à 20 cent. de la bouche du sujet pour profiter des conditions de visibilité les plus favorables. Le placement correct du miroir frontal, l'orientation à donner au faisceau lumineux sont soumis aux règles énoncées à propos de la rhinoscopie antérieure (p. 316).

Il faut alors procéder au *dressage du malade*, ou s'assurer qu'il est dressé : 1° à respirer par le nez, la bouche étant ouverte ; 2° à supporter sans rébellion et sans nausée le contact de l'abaisse-langue. Il va de soi qu'au préalable le malade aura été mis en confiance, qu'on l'aura prévenu que l'exploration n'est ni pénible, ni douloureuse. Au besoin, on lui fait fermer les paupières pour éviter le réflexe instinctif causé par l'approche des instruments. Les enfants raisonnables se laissent très bien examiner, car ils ont peu de réflexes. Il suffit qu'ils veuillent montrer leur gorge et supporter l'abaisse-langue. On obtiendrait aisément ce dernier résultat chez les enfants (Schmidt) en leur donnant systématiquement cette habitude par des examens répétés, en dehors de tout état de maladie.

Dès que le malade sait respirer par le nez, tranquillement et régulièrement, la tête légèrement penchée en avant, le voile du palais pendant presque vertical, la langue couchée sans raideur sur le plancher buccal, il faut essayer l'abaisse-langue. D'une main douce mais ferme, le médecin refoule la langue en bas et en avant, en pressant surtout sur la partie proche du V lingual,

qui répond au segment le plus épais, le plus musclé et le plus
gênant. Il faut éviter : 1° d'atteindre la région du V, dont le
contact provoque presque fatalement la nausée ; 2° d'exagérer la
pression de l'abaisse-langue qui aboutirait au même résultat.
L'impossibilité de respirer dans cette attitude, invoquée par
certains sujets, est purement psychique en général et un dressage
méthodique, que le médecin peut confier à un aide ou au malade
lui-même, en vient le plus souvent à bout. L'apparition immédiate
du réflexe nauséeux au moindre contact, ou quelquefois même
avant le contact, tient presque toujours à un état pathologique
du pharynx ou à un nervosisme exagéré : l'anesthésie locale à la
cocaïne en solution forte, 1/5 d'après Chiari, ou à l'état solide
en pulvérisation à 1/2, atténuerait cette hyperesthésie : le procédé
n'est ni infaillible, ni inoffensif. L'ataxie de la langue, c'est-à-
dire sa rébellion, qui la fait se débarrasser de l'abaisse-langue
« comme le cheval de son cavalier » (Schech), par un écart ou
par une cabrade, oblige le médecin à développer sur l'abaisse-
langue un effort considérable, souvent sans succès du reste. La
rhinoscopie proprement dite ne doit être tentée qu'après avoir
été préparée par ces temps préliminaires. C'est en grande partie
de la bonne exécution et de la réussite de ceux-ci que dépend le
succès de l'exploration du naso-pharynx.

Il faut de plus que l'observateur s'assure de la correction de
l'éclairage. La lumière, projetée par le miroir frontal sur la
luette, doit être concentrée sur celle-ci ou mieux un peu en
arrière pour obtenir l'éclairage dans les meilleures conditions
possibles. Avec un pharynx large, un voile court, des amygdales
petites et une langue docile, la rhinoscopie postérieure est
facile, même pour un débutant. Avec un pharynx étroit ou malade, un voile long, des amygdales grosses et une langue irritable
ou rebelle au contact, cette exploration est difficile même pour
le praticien exercé.

II. Exploration proprement dite. — Tout étant bien disposé,
le médecin procède à l'introduction du miroir rhino-pharyngien.
Pour éviter que la buée le ternisse, il faut le chauffer, du côté
verre et non du côté métal, en l'agitant au-dessus d'une source
de chaleur, lampe d'éclairage ou lampe à alcool : le chauffage

est suffisant dès que le côté métallique du miroir appliqué sur le dos de la main de l'observateur ou de l'observé y détermine une sensation légère de chaleur. Celle-ci est généralement suffisante pour empêcher le dépôt de buée pendant le temps très court que doit durer l'exploration. On a reproché au chauffage d'altérer les miroirs (ce qui est vrai surtout pour le chauffage mal fait) et on a cherché à le remplacer soit par l'application d'une mince couche de savon mou de potasse (Kirstein) étalée par frottement prolongé, soit par le dégraissage parfait du miroir au carbonate de soude à 1 0/0, suivi de l'immersion dans une solution antiseptique qui alors s'étale en couche mince sur le verre et y adhère (Vacher). Ces procédés ne se sont pas vulgarisés.

Le miroir chauffé, tenu en plume en écrire de la main droite, tandis que la main gauche abaisse la langue, est introduit d'un mouvement rapide jusqu'au bord libre du voile. Pour franchir ce dernier, l'on peut passer sous la luette, si le voile est court et la langue bien abaissée ; il vaut mieux passer latéralement entre la luette et les piliers. De toute façon, il faut éviter le contact de la muqueuse qui réveillerait des réflexes : le miroir est donc orienté de telle façon qu'il se présente de champ, par sa tranche, pour franchir les espaces étroits. Aux opérateurs qui ne peuvent conduire le miroir à main levée, c'est-à-dire sans appui, il est permis de faire glisser le miroir sur l'abaisse-langue qui le guide jusqu'au voile, et d'appuyer légèrement sur la commissure labiale gauche du malade l'extrémité de la tige du miroir proche du manche. Enfin le petit doigt de la main droite, appuyé dans le sillon labio-mentonnier de l'examiné, assure la fixité de la main du médecin. Au début l'on se sert d'un petit miroir, plus facile à manier. Plus tard on s'exerce à employer le miroir le plus grand possible (Massei) qui donne des images plus éclairées et plus étendues en surface.

Le point que doit atteindre le miroir est le voisinage immédiat de la paroi pharyngienne postérieure, mais sans arriver au contact. Si le pharynx est anesthésié spontanément ou simplement tolérant, ou si, en cas d'intolérance rebelle, il a été fait avec succès une insufflation de cocaïne, l'examen en est notablement facilité. Parvenu en ce point, le miroir est tourné, de telle sorte que sa face réfléchissante regarde en haut et en avant ; la tige et le manche sont maintenus abaissés c'est-à-dire au contact de l'abaisse-langue ou à son voisinage immédiat. Cependant le miroir reste placé aussi bas que possible dans le pharynx pour que le voile ne fasse pas écran pour les rayons lumineux.

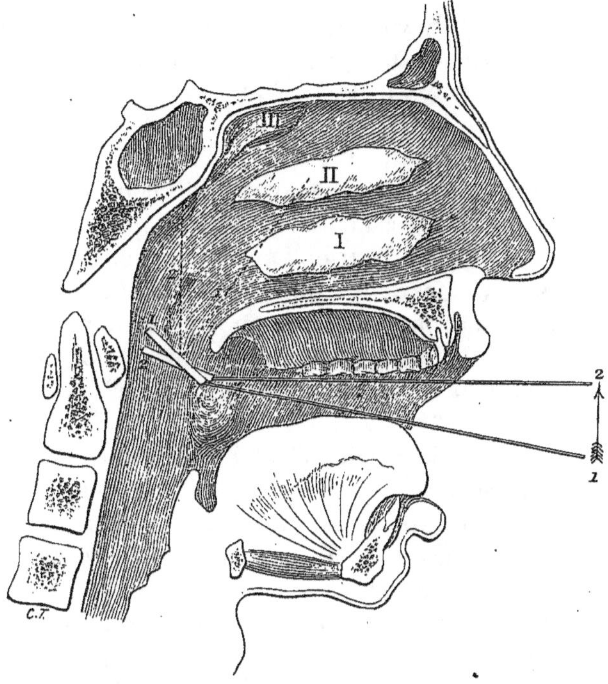

Fig. 63. — Examen du pharynx nasal par la rhinoscopie postérieure.

1 et 2 les deux positions successives du miroir pour examiner : 1° les choanes ; 2° la voûte.
(En déprimant la langue, on permettrait au manche du miroir de s'abaisser et de mieux se placer.)
I, II, III : les trois cornets.

Souvent à ce moment, un mouvement de défense s'esquisse : le voile se contracte et remonte. Il faut retirer lestement le miroir, attendre un peu et recommencer. Il importe avant tout d'éviter le réflexe nauséeux, car le pharynx ne tarderait pas alors à devenir intolérant. Le retour du voile à l'état de repos est obtenu, soit en recommandant au sujet de respirer tranquillement et régulièrement par le nez, soit en lui demandant d'inspirer en « flairant », ou en « ronflant » (Mygind), soit enfin en lui faisant émettre un son nasal, ON, AN ; de ces moyens, le premier est le meilleur ; le dernier est le plus défectueux, car nombre de malades s'obstinent à prononcer O ou A, ce qui porte le voile en haut et en arrière et non en bas et en avant.

III. Positions successives du miroir. — Très rapidement, avec quatre arrêts très courts, le temps de jeter un coup d'œil sur chacune des quatre images, le miroir rhino-pharyngien doit exécuter quatre mouvements presque sur place, autour de son point d'union avec la tige comme pivot. Chacun de ces mouvements doit être précis : son but est de mettre la surface réfléchissante aussi « en face » que possible du point à examiner.

1° La glace du miroir est aussi rapprochée qu'elle le peut de la *verticale*, ce que l'observateur obtient en *abaissant* sa main droite. On voit alors, réfléchies dans le miroir plan, les *choanes* (fig. 63-1).

2° La glace du miroir est dirigée en haut, tendant à se rapprocher de l'*horizontale*, mais restant à 45° en général, ce que l'on obtient en *relevant* la main droite. On voit alors la *voûte* du naso-pharynx (fig. 63-2).

Jusqu'ici le médecin a fait exécuter au manche du miroir les mouvements nécessaires dans un plan vertical antéro-postérieur ou sagittal. Pour voir les parties latérales du naso-pharynx, il faut maintenant faire mouvoir le miroir dans un plan vertical encore, mais transversal ou frontal.

3° Le miroir est donc ramené à sa position primitive, celle qui permet de voir les choanes qui vont servir de point de repère. Puis le manche est porté vers la commissure labiale *gauche* de l'observé, ce qui amène la surface réfléchissante du miroir en face de la *paroi latérale gauche* du cavum.

4° Un mouvement analogue vers la commissure labiale *droite* fait voir la *paroi latérale droite* du naso-pharynx.

IV. Modes d'exploration exceptionnels. — Ils consistent soit à faire prendre au sujet des positions spéciales, soit à employer des instruments spéciaux.

1° *Positions spéciales*. — Dohrn a conseillé la position employée en chirurgie générale sous le nom de position de Rose, la tête « pendante » hors du lit en extension forcée. Ce procédé oblige à regarder la région « à l'envers » ; de plus en raison de la stase veineuse la couleur des parties examinées est fortement modifiée ; enfin le voile du palais est gênant. Pour toutes ces raisons la position de Rose n'est guère utilisable.

Vohsen a proposé la rotation de la tête qui élargit d'un côté l'espace séparant le voile du pharynx et permet l'usage de plus grands miroirs. Ce moyen fait bien voir les régions latérales du naso-pharynx par la rotation alternative à droite et à gauche ; mais il laisse échapper la voûte et l'arc choanal, qui sont les régions les plus importantes.

Avellis recommande d'employer pour l'examen de la voûte l'attitude en flexion forcée, le menton contre le sternum, que Killian conseille pour la laryngoscopie ; le malade est debout et le médecin assis en face sur une chaise. Cette position fait tomber en avant le voile et élargit l'espace utilisable ; elle permet de regarder presque en face et non en raccourci la voûte du pharynx.

2° *Instruments spéciaux.* — Le crochet à main, peu utilisé du reste, est insinué derrière le voile, qui est ensuite ramené en avant d'un mouvement continu, énergique, sans brusquerie, le petit doigt de l'opérateur prenant appui sur le maxillaire. L'exploration ne doit pas durer au delà de 5 à 10 secondes.

Le releveur de Schmidt est introduit le crochet de champ derrière le voile, puis redressé de façon à saisir celui-ci et à le ramener d'arrière en avant, jusqu'à sensation d'une résistance qu'il faut savoir ne pas dépasser ; la tige verticale est alors fixée par des vis de pression. L'application du releveur est indolore et bien tolérée, si elle est précédée de l'anesthésie de la face supérieure du voile, à l'aide de la cocaïne à 1/2 insufflée en un fin mélange pulvérulent. La nausée cesse dès que le malade respire tranquillement ; l'appareil peut rester en place pendant deux minutes.

V. Exploration par le toucher digital. — C'est un procédé d'exception, de nécessité ; il est seul utilisable chez le tout jeune enfant et chez certains adultes ; il ne peut donner de renseignements que sur l'existence et les rapports des tumeurs de l'espace naso-pharyngé. Même pratiqué avec douceur, cet examen paraît brutal : il provoque toujours des reflexes pénibles, nausées, spasmes respiratoires, assez souvent un peu d'hémorragie et d'endolorissement, quelquefois une syncope grave, très exceptionnellement mortelle. Il convient d'en faire la dernière épreuve de l'examen du rhino-pharynx.

On utilise chez l'enfant le petit doigt, chez l'adulte l'index, le droit en général. De son bras gauche, le médecin, placé debout derrière le malade, applique la tête de ce dernier, contre son propre corps ; sa main du même côté refoule entre les arcades dentaires la joue correspondante du sujet ; si alors celui-ci cherche à mordre, ce qui est fréquent, il atteint d'abord sa joue et s'arrête avant d'avoir blessé le doigt. Les mains du patient sont immobilisées par un aide.

L'index explorateur a été soigneusement nettoyé ; d'un mouvement rapide mais non brutal, il traverse la bouche jusqu'à la paroi pharyngienne postérieure. Là il faut quelquefois attendre quelques secondes que la contracture du voile cède. Une fois dans le naso-pharynx, la pulpe de l'index tournée en avant doit aller chercher comme repère la cloison des fosses nasales et sentir au-dessus le bord net de l'arc choanal, puis au-dessus et en arrière le toit du naso-pharynx. Latéralement, on perçoit aisément le bourrelet cartilagineux de la trompe, que la contraction des parois du pharynx rapproche beaucoup du doigt. En retirant l'index, l'on tournera enfin la pulpe vers la paroi pharyngienne postérieure pour l'explorer.

§. 3. — Pharynx normal. — Pharynx pathologique.

Il y a dans le rhino-pharynx trois régions à étudier :
1° La région antérieure (choanes et voile du palais).
2° La région supérieure (voûte du naso-pharynx).
3° Les régions latérales (région tubaire).

I. Région antérieure. — Le miroir rhinopharyngien étant placé près de la paroi postérieure du pharynx, le manche plutôt abaissé, la glace presque verticale, l'observateur voit l'image d'une partie seulement de la région des choanes.

Pour s'orienter il doit chercher le premier repère : c'est le *bord postérieur du vomer*. Il apparaît comme une bande rouge pâle ou jaunâtre, rectiligne, car les déviations si fréquentes de la partie antérieure de la cloison n'atteignent pour ainsi dire jamais sa partie postérieure. Si le miroir reflète l'image des dernières molaires (que certains débutants ont prises quelquefois pour des queues de cornets), de l'amygdale ou de la luette, cela tient à ce qu'il n'est pas assez près de la paroi postérieure.

De part et d'autre de la cloison apparaissent deux ouvertures, les *choanes*, sur le fond sombre desquelles se détache de chaque côté une saillie rose gris, en forme de poire, de sphère, quelquefois de feuille, qui est l'extrémité postérieure ou *queue du cornet moyen*. Cette partie moyenne des choanes est la plus facile à voir.

Pour continuer l'examen vers la partie supérieure, il faut, le miroir restant en place, relever doucement la main qui tient le manche vers l'arcade dentaire supérieure. On voit alors l'extrémité supérieure de la cloison et l'*arc choanal* formé de deux arceaux juxtaposés. Chez l'adulte normal, cet arc doit être net ; chez l'enfant et chez nombre d'adultes, il est masqué en partie par l'amygdale pharyngée. Sous l'arc est une surface sombre, la partie supérieure de la choane, dans l'aire de laquelle on distingue souvent confusément une surface gris rosé, cachée dans la pénombre, qui est l'extrémité postérieure ou *queue du cornet supérieur* toujours petite.

Reste à examiner la partie la plus basse de la région choanale ; il est difficile d'y bien réussir à cause de la contraction du voile qui « fait gros dos » et s'interpose. Mais si le voile est bien relâché ou s'il est rétracté par un releveur ou un écarteur, et si le manche du miroir est abaissé vers l'arcade dentaire inférieure, l'extrémité inférieure de l'ovale choanal apparaît nettement de part et d'autre de la cloison, occupée par l'extrémité postérieure ou *queue du cornet inférieur*, saillante en une boule qui masque une partie de la queue du cornet moyen et est elle-même partiellement masquée par le voile.

Enfin, en poussant au maximum l'abaissement du manche du miroir et en portant sa face réfléchissante aussi haut que possible dans le pharynx nasal, de façon à la faire regarder en bas, l'observateur verra la *face supérieure du voile*, surface convexe gris rosé, plus rouge que les queues des cornets.

Quand la luette et le voile sont courts, ils permettent au miroir de se placer sur la ligne médiane et de montrer les deux choanes à la fois. Dans les conditions inverses, il faut placer la tige du miroir successivement sous chacun des arcs palatins et examiner alternativement l'une et l'autre choane.

Dans l'image rhinoscopique totale des choanes (fig. 64), obtenue par la juxtaposition des images partielles fournies par le miroir, les parties vues à droite et figurées à droite sur le dessin qui reproduit et fixe l'image répondent au côté gauche du sujet et inver-

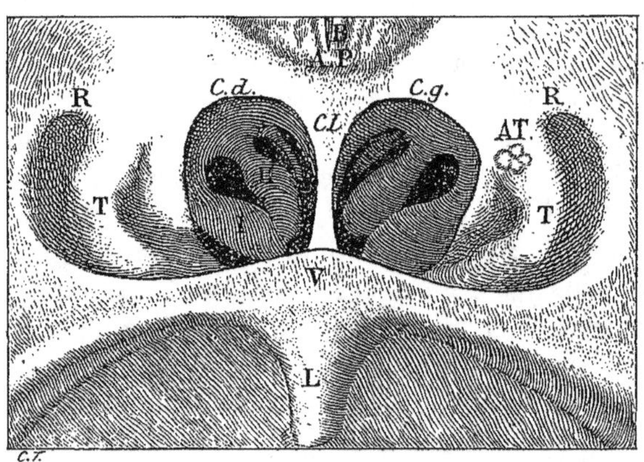

Fig. 64. — Image rhinoscopique postérieure du naso-pharynx normal.

C. d. Choane droite. — C. g. Choane gauche. — Cl. Cloison — A. P. Amygdale pharyngée. — A. T. Amygdale tubaire. — V. Voile du palais. — L. Luette — R. Fossette de Rosenmuller — T. Orifice tubaire. — I. Queue du cornet inférieur. — II. Queue du cornet moyen.

sement : cela s'explique naturellement puisque sujet et observateur sont en face l'un de l'autre. De plus l'image n'est pas égale à l'objet : bien que le miroir rhino-pharyngien soit plan, comme l'image s'y reflète toujours en raccourci, les lois de la physique démontrent que l'image choanale est plus petite que les choanes et que celles-ci sont rapetissées surtout dans le sens de la hauteur.

L'examen des choanes par la vue et le stylet combinés est extrêmement difficile, à moins que le sujet ne soit assez tolérant pour permettre à l'observateur de se passer d'abaisse-langue ou que le releveur du voile n'ait été appliqué. L'observateur devra diriger « comme si l'on opérait à l'aveugle » (Lermoyez) le bouton du stylet vers la partie à toucher et ne se servir de la vue que pour vérifier et rectifier au besoin.

I. Déformations ou malformations. — Fréquemment constatées à la rhinoscopie antérieure, elles sont très rarement observées à la rhinoscopie postérieure.

Le bord choanal du vomer n'est jamais dévié : il est quelquefois épaissi en son milieu ou à ses extrémités ; mais cet aspect en lentille biconvexe ou biconcave n'a rien de pathologique.

Le *cloisonnement partiel* du naso-pharynx par le prolongement du vomer en arrière s'observe exceptionnellement.

L'*occlusion congénitale des choanes*, plus souvent osseuse que membraneuse, est une affection rare, généralement unilatérale, dont la rhinoscopie postérieure rend le diagnostic facile. L'occlusion acquise, toujours membraneuse, est le plus souvent d'origine syphilitique.

L'égalité des choanes est la règle et l'*inégalité* représente une rarissime exception.

Chez les adénoïdiens et chez les dégénérés les choanes seraient plus petites que normalement et cet état d'*atrophie* coïnciderait assez souvent, dans ce dernier cas, avec l'*atrésie* du naso-pharynx tout entier.

Quelquefois on constate la *bifidité* des extrémités postérieures des cornets inférieurs et moyens, due à l'existence d'un sillon longitudinal.

II. Hypertrophies de la muqueuse. — Les hypertrophies localisées à la région choanale sont fréquentes, moins communes cependant que celles de la région antérieure des fosses nasales. Les unes siègent sur la cloison, les autres sur les queues des cornets.

Les hypertrophies de la cloison, qui n'existent presque jamais isolées, s'observent plutôt à la partie supérieure du septum où elles revêtent l'aspect polypoïde ou papillomateux ; elles sont généralement très colorées, car elles occupent la région la plus vasculaire des fosses nasales. Elles seraient, d'après Herzfeld, dont l'opinion est d'ailleurs discutée, pathognomoniques d'une affection du sinus sphénoïdal ou de l'ethmoïde postérieur.

Les hypertrophies de la queue des cornets s'appellent par abréviation *queues de cornets*. Celles du cornet inférieur, généralement les plus volumineuses, apparaissent dans le miroir rhinoscopique comme des tumeurs tantôt rouge sombre ou rouge bleu, tantôt blanchâtres ou grises qui peuvent obstruer la choane tout entière ou en partie seulement ; les queues de cornet grises sont moins vasculaires et revêtues d'un épithélium plus épais. Suivant leur volume, qui varie de la grosseur d'un pois à celle d'une amande et même plus, elles sont lisses ou irrégulières à la surface (fig. 65). Le toucher les réduit sensiblement ; aussi l'examen rhinoscopique doit-il précéder et non suivre l'exploration digitale. L'épreuve de la cocaïnisation déterminera, par la vaso-constriction qu'elle amène, la part qui revient à l' « érection » du tissu vasculaire du cornet et à l'hypertrophie interstitielle de la muqueuse : la première disparaît sous l'action de la cocaïne ; la seconde lui résiste ou lui cède à peine. Subjectivement, ces queues de cornet se révèlent par de l'obstruction nasale, avec ou sans hypersécrétion, par les troubles nerveux décrits sous le nom de paresthésie du pharynx, quelquefois enfin par des troubles auditifs en raison du voisinage de la trompe d'Eustache.

Les queues du cornet moyen sont plus rares et surtout moins volumineuses que celles de l'inférieur ; elles se présentent, au volume près, sous un aspect analogue. Elles coexistent avec des hypertrophies du cornet moyen tout entier et se révèlent par une symptomatologie où prédominent les troubles nerveux, superposés souvent à ceux de la pharyngite.

III. Tumeurs. — Analogues aux queues de cornet parfois, mais faciles à distinguer d'elles cependant, s'observent dans la région des choanes des tumeurs particulières, variables quant à leur nature ; les unes sont appelées en bloc polypes, les autres sont des kystes.

1° *Polypes.* — Nous décrirons les trois variétés suivantes.

a) Les *polypes muqueux vrais*, classiques, analogues à ceux décrits à propos de la rhinoscopie antérieure sont de beaucoup les plus fréquents. Leur caractéristique est d'avoir un pédicule long et grêle, d'être réductibles dans la fosse nasale et de coexister généralement avec des polypes du méat moyen.

b) Certains *fibromes naso-pharyngiens* œdémateux ressemblent aux polypes muqueux, mais ils sont plus durs et s'observent à la puberté plutôt qu'à l'âge adulte ; le toucher démontre qu'ils sont implantés par une assez large base sur les trousseaux fibreux de la région où le vomer s'articule avec le sphénoïde.

c) Les polypes spéciaux à la région choanale, *polypes choanaux,* tiennent topographiquement et histologiquement des deux variétés précédentes de tumeurs. On les trouve, implantés par un pédicule rubané, soit sur les queues des cornets, soit sur la cloison, soit même sur le voile, près de son insertion au voisinage de la cloison. Comme leur volume varie de la grosseur d'une amande à celle d'un œuf, c'est plutôt le toucher que le miroir qui permet d'en préciser les rapports ; ils sont rénitents et très mobiles, car ils n'adhèrent généralement que par leur pédicule : ce sont des fibro-myxomes. Ils ne se révèlent que par les symptômes de l'obstruction nasale : on les observe dans les deux sexes, mais plutôt chez la femme, et depuis l'enfance jusqu'à la vieillesse, à l'inverse des fibromes, qui ont une prédilection pour le sexe masculin et l'âge de la puberté.

2° *Kystes.* — Les *kystes choanaux* se rencontrent près de l'arc choanal, descendant le long de la choane, qu'ils cachent en totalité ou en partie, ou encore sur la queue des cornets. Ils sont de volume moyen, oscillant de celui d'un grain de raisin à celui d'une grosse amande : ils ressemblent beaucoup aux polypes fibro-muqueux, avec lesquels ils restent parfois cliniquement confondus, jusqu'à ce que l'extirpation démontre leur contenu liquide.

Seuls, les polypes ou plus exactement les fibromes naso-pharyngiens et les tumeurs malignes sont une cause d'exemption et de réforme.

IV. Sécrétions pathologiques. — La région choanale et en particulier les queues des cornets sont un lieu d'élection pour les sécrétions pathologiques, nées sur place ou plus souvent venues de régions voisines.

C'est surtout sur la queue des cornets supérieur et moyen que l'on trouve à la rhinoscopie postérieure soit du pus crémeux, soit plutôt des croûtes, de couleur variable, généralement foncées, avec un aspect rappelant parfois celui du sang coagulé et desséché. Quand ces croûtes n'existent qu'en ces points, elles constituent un signe de grande valeur en faveur d'une *ethmoïdite postérieure* ou d'une *sphénoïdite*; mais souvent il existe également des croûtes sur tout le pharynx nasal et le signe perd alors de sa précision. Le pus et les croûtes se rencontrent parfois uniquement sur la face supérieure du voile; leur présence devient alors un signe de *sinusite frontale ou maxillaire* ou d'*ethmoïdite antérieure*, car dans le décubitus dorsal, les sécrétions du méat moyen tendent à gagner le naso-pharynx.

Des masses purulentes fétides, mêlées de sang, de couleur gris sale dans leur ensemble, disséminées dans le naso-pharynx, sont parfois l'indice de *lésions syphilitiques tertiaires* diffuses de cette région.

Dans l'ozène, on peut trouver dans les mêmes points des *croûtes*, que leur aspect et leur odeur, joints à l'ensemble des autres signes, font reconnaître aisément.

Enfin la face supérieure du voile serait un des lieux d'élection de certaines lésions syphilitiques circonscrites secondaires (plaques muqueuses) ou tertiaires (gommes). C'est en portant le miroir très haut dans le pharynx que l'on pourra voir ces lésions, reconnaissables à leur aspect classique, déjà décrit. Leur situation en rend le diagnostic difficile, d'autant plus que les signes qui les traduisent extérieurement (dysphagie douloureuse et rougeur du voile) n'ont rien de caractéristique.

II. — Région supérieure ou voûte du naso-pharynx. — Au point de vue de la pratique, l'on peut dire que cette région est celle dont l'examen a le plus d'importance. Oblique en bas et en arrière, la voûte est difficile à voir dans le miroir rhino-pharyngien, qui ne peut, même avec le mouvement d'élévation maximum du manche, se placer qu'à 45° environ en arrière de la verticale passant par le point d'union de la surface réfléchissante et de la tige. L'examen sera donc pratiqué, le miroir placé plutôt bas dans le pharynx et son manche très relevé, le sujet ayant la tête penchée en avant, au besoin jusqu'au contact du sternum (position d'Avellis, page 387).

Le premier repère à rechercher est l'extrémité supérieure du bord choanal de la cloison et l'arc choanal. Il faut explorer ensuite le plus loin possible au-dessus de ces points, en relevant de plus en plus la main qui tient le manche. La limite de visibilité répond d'habitude à l'apophyse basilaire de l'occipital.

La couleur du naso-pharynx à la lumière artificielle est rouge assez vif, même en dehors de tout état inflammatoire. Chez nombre d'adultes, la voûte est absolument lisse, la muqueuse se trouvant en quelque sorte tendue à plat sur l'os sous-jacent. Chez d'autres sujets, on voit au milieu de cette surface lisse une fossette, la *bourse pharyngée* (fig. 64 B), vestige du recessus médian de l'amygdale pharyngée. Chez un certain nombre d'adultes, surtout d'adultes encore jeunes, la voûte du pharynx est occupée par l'amygdale pharyngée, en voie d'atrophie, mais encore reconnaissable à ses sillons antéro-postérieurs qui convergent en arrière vers le recessus médian, lui-même assez profond. Enfin, chez l'enfant, surtout avant 13 ans, on trouve l'amygdale de Luschka avec sa forme type, c'est-à-dire ses cryptes disposées en tranchées et non en puits comme celles des amygdales palatines, le tout formant une saillie légère qui masque le quart supérieur des choanes environ.

I. Déformations ou malformations. — Elles sont aussi rares dans la région de la voûte que dans celle des choanes.

Certains états décrits comme tels ne sont en effet que de simples variations du type considéré comme normal. Telles sont par exemple les formes ogivales ou diverticulaires de la voûte du cavum par rapport à la forme cintrée regardée comme normale. Telle est l'hypertrophie du tubercule pharyngien de l'apophyse basilaire, placé à l'union de la voûte du pharynx et de sa paroi postérieure, se traduisant à la rhinoscopie postérieure par un aspect de « petite colline » surplombant la bourse pharyngée. Enfin l'existence et le développement plus ou moins grand de cette bourse ne répondraient pas à une anomalie de développement, comme on l'avait cru; mais bien à l'exagération souvent pathologique d'une crypte amygdalienne vulgaire. Normal aussi, sinon fréquent, est le pli transversal formé au-dessus des choanes par la partie la plus antérieure de certaines amygdales pharyngées.

II. Hypertrophie de l'amygdale pharyngée ou végétations adénoïdes.— Cet état est très commun chez l'adulte jeune et surtout chez l'enfant. On peut admettre comme l'expression de la moyenne habituelle les chiffres de Brindel : les adultes fourniraient 10 0/0 et les adolescents 14 0/0 des cas, les 3/4 des cas par conséqnent appartenant aux enfants. D'après Garel, les végétations de l'adulte seraient des « exceptions fort rares ». Cette opinion est trop absolue; chez nos soldats, nous avons vu et opéré maintes fois des végétations adénoïdes variant comme dimensions du volume d'une amande à celui d'une noix.

Facies d'insuffisance nasale, déformations palato-dentaires, troubles de la respiration, de la phonation, de l'audition, troubles nerveux tels sont les signes étudiés plus haut (p. 358) qui permettent de prévoir l'existence de végétations adénoïdes, mais qui ne donnent pas la moindre notion exacte sur leur topographie et leur volume. Si, en effet, chez certains enfants, on peut faire le diagnostic « dans la rue » (Schech), il s'en faut de beaucoup, surtout chez l'adulte, que le parallélisme soit absolu entre ces signes de présomption et les signes de certitude fournis par l'examen rhino-pharyngien fait par le miroir ou par le toucher.

On est généralement convenu de ne regarder comme hypertrophiées que les amygdales pharyngées qui débordent en bas l'arc choanal ; cependant Schech décrit comme « légère hypertrophie » l'état d'une amygdale pharyngée « dont le bord inférieur n'atteint pas le bord choanal supérieur dans l'image réfléchie par le miroir ». Schmidt et la plupart des spécialistes apprécient le volume des végétations d'après la hauteur de la cloison cachée : le quart, la moitié, la totalité.

Il est des *pseudo-hypertrophies* de la glande de Luschka. Les unes sont passagères, dues à une action de la syphilis secondaire sur l'amygdale pharyngienne, analogue à l'hypertrophie syphilitique des

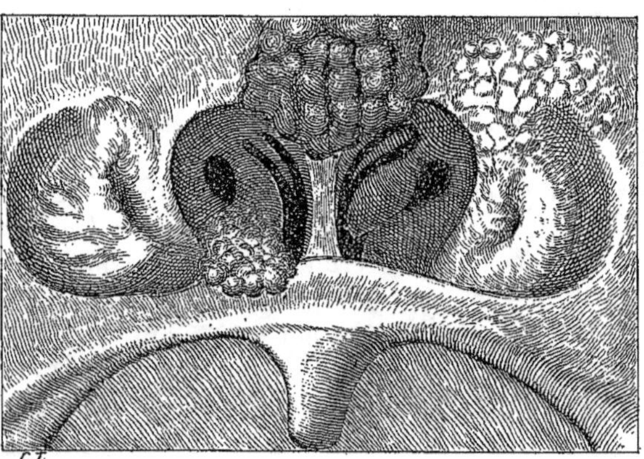

Fig. 65. — Image rhinoscopique postérieure. (États pathologiques.)

Au-dessus de la cloison, la glande de Luschka hypertrophiée. Autour de la choane gauche, végétations adénoïdes diffuses. De la choane droite, sort la queue du cornet inférieur droit hypertrophiée en mamelons. Autour de l'orifice tubaire droit, tuméfaction diffuse, surtout sur la lèvre postérieure.

amygdales palatines. Les autres révéleraient la tuberculose de l'amygdale de Luschka ; l'examen microscopique et l'inoculation expérimentale après ablation permettent seuls un diagnostic précis.

Quant aux *hypertrophies proprement dites*, il en existe deux types principaux : l'un *agminé*, que l'on appelle plutôt hypertrophie de l'amygdale pharyngée, et l'autre *diffus*, désigné plutôt sous le nom de végétations adénoïdes (fig. 65). Dans le premier cas, on retrouve les sillons antéro-postérieurs de l'amygdale normale, mais ils sont irréguliers, entrecoupés, bordés de mamelons ou de crêtes : ce sont des stalactites ou des lamelles juxtaposées que l'on voit appendues à la voûte et se profilant sur les choanes de haut en bas. Dans le second cas, l'aspect est plutôt mûriforme ou en chou-fleur ; les choanes sont envahies non seulement par le haut, mais encore par les côtés et quelquefois même, quoique rarement, par le bas, tant les végétations adénoïdes sont disséminées, occupant à la fois la voûte, les parois latérales du cavum et exceptionnellement la face dorsale du voile.

La couleur de ces tissus varie du rouge au gris rosé suivant l'état de la muqueuse qui les recouvre ; celle-ci est plus grisâtre chez l'adulte parce qu'elle est plus épaisse. Souvent, du reste, l'inflammation concomitante fait apparaître à leur surface des exsudats épais, adhérents, jaunes-verts ou d'aspect hémorragique, parfois desséchés en croûtes. La consistance des hypertrophies adénoïdes ne peut être appréciée que par le toucher. Chez l'enfant, l'index explorateur perçoit, au-dessus du segment de cloison abordable qui sert de repère, une sensation qu'il est classique de comparer à celle que donnerait le contact d'un « paquet de vers » : le tissu adénoïde est si mou qu'il se laisse arracher et saigne à la simple pression du doigt. Chez l'adulte, les sensations sont analogues, mais elles donnent l'impression d'une résistance plus grande des tissus. Enfin la notion exacte du volume des hypertrophies adénoïdes ne peut résulter que de la comparaison des données fournies d'une part par le toucher pharyngien et la rhinoscopie antérieure (p. 329), et d'autre part, par la rhinoscopie postérieure. En effet, les deux premiers moyens d'exploration comportent des causes d'erreur « par excès » et le dernier moyen des causes d'erreur « par défaut », car il présente l'amygdale pharyngienne hypertrophiée vue en raccourci et de bas en haut.

III. — ÉTATS INFLAMMATOIRES DU NASO-PHARYNX. — Ils se présentent cliniquement sous des aspects multiples. Quand l'amygdale pharyngée existe, c'est-à-dire chez l'enfant et quelquefois chez l'adolescent et l'adulte, il s'agit *d'adénoïdites*. Quand l'amygdale pharyngée est rudimentaire ou a disparu, il s'agit de *pharyngites* à proprement parler.

Au point de vue du service militaire, les rhino-pharyngites et les végétations adénoïdes, à moins qu'elles n'entraînent des troubles fonctionnels graves, ne constituent pas à elles seules des causes d'inaptitude : tout au plus peuvent-elles parfois comporter la réforme temporaire.

1° *Adénoïdite aiguë*. — C'est exceptionnellement, en raison de l'état douloureux qui gêne l'examen, que l'on peut au miroir voir l'agmygdale rouge, tuméfiée, couverte d'exsudats et au doigt la sentir dure, tendue et douloureuse. Mais à défaut de ces constatations *in situ*, il est facile de faire le diagnostic d'*amygdalite pharyngée aiguë* (adénoïdite aiguë ou catarrhe naso-pharyngien aigu de certains auteurs), d'après quelques symptômes subjectifs ou objectifs. Le syndrome douloureux et fébrile de l'angine classique, avec douleurs à la déglutition, gêne respiratoire, troubles de la phonation et otalgie se retrouve ici, coïncidant plutôt avec un coryza qu'avec une atteinte des amygdales palatines; l'otalgie atteint un degré d'acuité tout particulier, et d'ailleurs aboutit souvent à l'otite, et la respiration nasale est absolument supprimée. Au point de vue objectif, on voit, par la simple inspection de la paroi postérieure du pharynx, des paquets de muco-pus qui glissent du naso-pharynx dans la bouche et sont rejetés au prix d'efforts assez grands, car ils sont très adhérents. L'état général est beaucoup plus atteint dans l'amygdalite pharyngée de l'enfant que dans celle de l'adulte.

2° *Adénoïdite chronique*. — Un premier type de catarrhe chronique, véritable *adénoïdite chronique*, s'observe surtout chez l'adolescent ou l'adulte jeune, en particulier chez ceux dont l'inspection de la paroi postérieure du pharynx a révélé l'existence d'une pharyngite folliculaire hypertrophique (p. 378). Il se traduit subjectivement par les multiples symptômes fonctionnels étudiés à propos de la séméiologie du naso-pharynx (p. 358) et dus à l'obstruction nasale et tubaire, auxquels s'ajoutent quelquefois, chez les adultes nerveux surtout, les états douloureux ou paresthésiques du pharynx communs à la plupart des affections naso-pharyngiennes. A la rhinoscopie postérieure, faite avant tout nettoyage, et d'ailleurs rendue souvent fort difficile par l'irritabilité du pharynx malade, l'observateur constate la présence d'amas en flaques de sécrétions muco-purulentes visqueuses. Elles sont souvent *diffuses*, mais respectent même dans ces cas la région voisine de l'arc choanal, ce qui les distingue des sécrétions d'origine sphénoïdale ou ethmoïdale postérieure qui, au contraire, souillent surtout cette région sus-choanale. Parfois les sécrétions sont *localisées* en des lieux d'élection, et ceux-ci répondent aux cryptes de l'amygdale pharyngée. D'ordinaire ces cryptes sont interlamellaires (au lieu d'être tubuliformes comme celles de l'amygdale palatine), et alors l'œil et surtout le stylet trouvent le muco-pus au fond de ces rainures, qui en retiennent toujours une certaine quantité. Mais les amygdales pharyngées qui ont subi des poussées fréquentes et répétées ont des sillons cryptiques soudés par places, interrompus par des cloisons, qui échapperaient à l'œil, et qu'un stylet habilement manié peut seul retrouver aisément ; il s'agit alors de véritables suppurations aréolaires.

3° *Bursitis*. — Parfois, chez l'adulte, l'amygdale pharyngienne a disparu à l'exception de sa partie centrale, celle qui répond à la bourse pharyngienne ou recessus pharyngien médian, et c'est alors dans ce dernier foyer que s'éternisent les inflammations chroniques de la voûte. Quand le stylet pénètre dans ce recessus, par l'orifice punctiforme ou linéaire qui existe à une distance variable en arrière de l'arc choanal, il en fait sortir du muco-pus parfois en grande quantité, souvent aggloméré en véritables « paquets ». Cette localisation, décrite autrefois comme une affection spéciale, sous le nom de *bursitis*, n'est en vérité qu'un cas particulier des inflammations circonscrites de la voûte du pharynx.

4° *Catarrhe chronique humide*. — Il existe des pharynx dont la voûte ne présente pas les moindres traces de persistance de l'amygdale de Luschka et qui offrent cependant les lésions du *catarrhe chronique humide*.

Leurs parois latérales et postérieure, visibles par le simple abaissement de la langue, offrent l'aspect décrit plus haut (p. 378) à propos des pharynx rétrécis par la pharyngite chronique hypertrophique. La muqueuse de la voûte, épaissie, mamelonnée, hyperhémiée, variqueuse par endroits, est recouverte d'un mucus gélatineux ou semi-purulent disséminé partout. Il est certain que nombre de pharyngites représentent des sinusites sphénoïdales méconnues (Lichtwitz) ; toutefois il paraît impossible de nier l'existence du catarrhe chronique. Ce type a été appelé « catarrhe américain », véritable maladie « nationale » attribuée par Morell-Mackenzie à l'extraordinaire fréquence et abondance des poussières dans les campagnes et les villes d'Amérique ; il répondrait aussi au catarrhe « professionnel » des métiers à poussières ou vapeurs irritantes (meuniers, tailleurs de pierre, emballeurs, charbonniers, fabricants de limes, forgerons, serruriers, menuisiers, tourneurs, cigarières, etc., etc., et, dans l'armée, les armuriers, surtout ceux employés au bronzage) ; toutes ces causes occasionnelles peuvent d'ailleurs être puissamment aidées par l'abus du tabac fumé, des boissons alcooliques et des aliments trop épicés. Les professionnels de la parole (prêtres, orateurs, professeurs, chanteurs) souffrent souvent de catarrhe chronique du pharynx et ce sont les troubles vocaux concomitants qui les poussent en plus grand nombre que les malades d'autres classes sociales à recourir à l'examen médical.

Intermédiaire entre les formes très sécrétantes et les formes absolument sèches c'est-à-dire sans sécrétions, existe un type de *catarrhe chronique naso-pharyngien avec croûtes*. La topographie des croûtes est la même que celle des sécrétions fluides ; le diagnostic de siège se fera donc par l'examen visuel, combiné à l'exploration au stylet des régions couvertes par les croûtes, lorsque celles-ci auront été enlevées par un effort du malade ou plutôt par un lavage ou encore mieux par un essuyage au tampon huileux. Les croûtes typiques s'étalent en un triangle dont la base, antérieure, s'arrête avant d'atteindre l'arc choanal et dont le sommet, postéro-inférieur, répond au point de fusion des parois supérieure et postérieure du naso-pharynx. Les croûtes d'origine sphénoïdale ou ethmoïdale postérieure ne respectent jamais la région sus-choanale, puisque leur point de départ est intranasal. Quant aux croûtes de l'ozène, leur topographie est toujours irrégulière et leur aspect après expulsion ou ablation lève tous les doutes.

5° *Pharyngite chronique atrophique.* — Enfin dans le dernier type, celui de la *pharyngite chronique atrophique*, outre l'état du segment des parois latérales et postérieure visible par la simple inspection buccale directe (p. 379), on constate à la rhinoscopie postérieure l'agrandissement du cavum, transformé en une cavité spacieuse à parois lisses d'aspect parcheminé, sillonnées de varicosités et à peine accidentées de petites saillies ; la muqueuse est gris-rosé et donne l'impression de sécheresse malgré son apparence vernissée. En effet, les sécrétions sont presque nulles, en raison de l'atrophie des glandes et se révèlent, quand elles existent, uniquement par des croûtes discrètes.

IV. Lésions ulcéreuses. Tuméfactions. — Elles s'observent rarement à la voûte du cavum.

On ne rencontre guère les ulcérations que dans la syphilis, dissimulées d'ailleurs sous des sécrétions semi-liquides ou concrétées. C'est à la même origine spécifique qu'il faut rapporter les *cicatrices* très étendues qui cloisonnent ou même suppriment véritablement le naso-pharynx par fusion de toutes ses parois.

Enfin, la voûte du cavum peut présenter des tuméfactions circonscrites, sortes de pseudo-tumeurs : telles les gommes ou les lésions consécutives à l'ostéite syphilitique des os de la base du crâne, du sphénoïde par exemple.

V. Tumeurs. — Elles sont les unes bénignes, les autres malignes.

Parmi les bénignes, il suffit de citer les *kystes* de la voûte, dont les uns, lacunaires, répondent aux cryptes de la glande de Luschka ou à la bourse pharyngienne et dont les autres sont simplement glandulaires : ils sont rares, mais point exceptionnels comme les *fibro-myxomes* ; le caractère commun à ces deux tumeurs est d'être lisses et rénitentes. Dures au contraire sont les tumeurs malignes, telles que le *fibrome*, le *fibro-sarcome* et le *sarcome* appelés quelquefois en bloc *polypes naso-pharyngiens*, dont le diagnostic différentiel est souvent impossible sans le secours du microscope. Enfin l'*épithéliome*, fort rare, se révélerait par l'ulcération précoce et végétante caractéristique.

III. — Région latérale ou tubaire du naso-pharynx. — Elle est assez facile à voir à l'examen rhinoscopique, en partant de l'image des choanes et en déplaçant la main qui tient le miroir du côté de la région à examiner, afin de mettre le miroir aussi en face que possible de celle-ci, par conséquent dans la moitié du cavum opposée à celle que l'on étudie. Mais cette paroi du pharynx est, fatalement, toujours vue en raccourci, par suite déformée, et les rapports des diverses parties ne sont point absolument dans l'image rhinoscopique ce qu'ils sont dans la réalité.

Le premier repère à rechercher est l'*orifice tubaire*. Bien que, anatomiquement, il se trouve sur le prolongement de la queue du cornet inférieur, c'est à la hauteur du méat moyen qu'on le voit dans le miroir (Schmidt). De couleur toujours pâle, jaunâtre, « anémique », les bords de l'ouverture tubaire sont faciles à reconnaître (fig. 64.T). La forme de l'orifice est très variable : cercle, demi-lune, triangle à base inférieure ; il conduit dans un infundibulum des dimensions d'un noyau de cerise. C'est de l'état des plis qui entourent l'ouverture tubaire que dépend la forme de celle-ci. Le pli postérieur ou salpingopharyngien, qui est le plus accentué, fait un relief en arc jaune-rougeâtre dont la concavité regarde en dedans : on l'appelle souvent bourrelet de la trompe ; il est bordé en dehors et en haut par une surface déprimée qui reste dans l'ombre et qui répond à la fossette de Rosenmüller, appelée quelquefois recessus pharyngien latéral (fig. 64.R).

I. Déformations ou malformations. — Celles de la région latérale du cavum sont moins exceptionnelles que celles de la voûte ; elles sont du reste généralement minimes.

L'*aspect aréolaire* de la fossette de Rosenmüller, dû soit à des follicules clos, soit à un état d'atrophie sénile (Escat), les *ponts muqueux* réunissant le bourrelet à la paroi postérieure (Schmidt) sont plutôt de simples variations individuelles. Les *culs-de-sac* de la fossette de Rosenmüller la transformant en une bourse uni ou bilobée, avec une fossette supra-tubaire et une autre rétro-tubaire dans ce dernier cas (Kostanecki), *les diverticules* anormaux situés entre l'orifice tubaire et les choanes (Pertik, Schmidt) méritent seuls le nom d'anomalies de développement.

Les *cicatrices* fusionnant les lèvres de l'orifice tubaire sont pathologiques : elles succèdent en général à la syphilis.

II. Hypertrophie. — Elle porte soit sur le tissu adénoïde, soit sur la muqueuse.

L'*hypertrophie du tissu adénoïde* n'est jamais localisée uniquement à la région tubaire : l'amygdale de Gerlach n'est généralement développée que lorsque l'amygdale pharyngée l'est également. Elle se révèle quelquefois par l'aspect mamelonné de la muqueuse (fig. 64. AT), beaucoup plus souvent par des tractus réticulés allant de l'orifice tubaire vers la voûte.

Au contraire, l'*hypertrophie de la muqueuse* proprement dite est d'observation fréquente, en tant que lésion prédominante, sinon uniquement localisée à la région des trompes. Elle se rencontre dans les états inflammatoires aigus ou chroniques décrits sous le nom de *pharyngite latérale*. Le bourrelet de la trompe forme une véritable tumeur allongée, du volume d'une noisette, d'aspect charnu, se continuant en bas avec un bourrelet hypertrophique de la paroi du pharynx buccal. La pharyngite latérale est plus souvent bilatérale, mais fréquemment plus développée d'un côté (fig. 65).

III. Sécrétions. — Dans la pharyngite, elles s'accumulent volontiers dans les fossettes de Rosenmüller, quelquefois pathologiquement cloisonnées, plus rarement dans les orifices tubaires, où elles peuvent former des sortes de bouchons muqueux.

Chez des malades sujets à des *hémorragies* simulant de petites hémoptysies, Botey a signalé la présence de croûtes noirâtres, dont le lieu d'élection est entre la fossette de Rosenmüller et la voûte du cavum.

La *syphilis* peut également se localiser près des trompes et produire une variété de surdité par obstruction tubaire, différente de la surdité labyrinthique classique des syphilitiques.

L'exploration de la paroi latérale du naso-pharynx par le toucher digital ne donne aucun renseignement précis. L'exploration au stylet, utile surtout pour l'examen des recessus ou des brides, est difficile à faire sous le contrôle du miroir. Le véritable mode d'exploration des trompes est le cathétérisme : cette opération sera décrite à propos de l'examen otoscopique.

§ 4. — Examen complémentaire.

Le diagnostic complet de certaines affections nasales et surtout pharyngées comporte l'exploration, par les procédés médico-chirurgicaux habituels, de régions voisines ou d'organes éloignés susceptibles de subir le contre-coup de l'affection initiale.

L'examen de l'*œil*, surtout au cours des lésions des sinus, l'examen de l'*oreille*, si souvent atteinte en même temps que le rhino-pharynx, sont d'une grande importance.

L'exploration des *ganglions lymphatiques* recevant les vaisseaux des fosses nasales et du pharynx n'est possible que pour les ganglions cervicaux. Le principal confluent lymphatique répond au voisinage de la grande corne de l'os hyoïde et à l'angle de la mâchoire ; cependant les ganglions carotidiens supérieurs et les sous-maxillaires peuvent participer aussi aux lésions.

L'adénopathie fait défaut ou est minime dans l'amygdalite lacunaire ulcéreuse, dans le lupus et les lésions de la syphilis tertiaire non infectées. Elle se rencontre discrète, circonscrite, un peu douloureuse dans l'amygdalite ulcéro-membraneuse. Elle est plus marquée, avec un gros ganglion prédominant et une petite pléiade autour, dans la syphilis à la période de chancre. Elle est multiple, dure, peu douloureuse, tenace, à la suite des plaques muqueuses ; elle présente les mêmes caractères objectifs avec la douleur en plus et la tenacité en moins dans les angines infectieuses diverses. Dans la diphtérie, l'adénopathie est constante, mais elle varie depuis l'engorgement discret de la diphtérie bénigne jusqu'à l'invasion diffuse énorme des diphtéries graves ou compliquées ou des infections sévères streptococciques à forme suppurative ou gangréneuse. Enfin les lésions ganglionnaires consécutives aux lésions initiales tuberculeuses ou néoplasiques ont, les premières, leurs caractères habituels de tendance à la diffusion et à l'ulcération, les secondes leur marche extensive classique par induration en masse, envahissante, à allures plus ou moins rapides, selon la nature de la tumeur.

L'examen du *thorax, du cœur, des poumons* fournit des indications utiles pour compléter le diagnostic des affections des fosses nasales ou du pharynx. Mais il est plus conforme aux habitudes cliniques de rejeter cet examen après celui du larynx, qui logiquement doit les précéder.

Les résultats de l'examen méthodique des fosses nasales et du pharynx peuvent être réunis sous une forme condensée sur une feuille d'observation analogue au modèle indiqué à la fin de l'ouvrage, et qui est celui en usage à la clinique du Val-de-Grâce.

DIAGNOSTIC DES MALADIES DU LARYNX

Au point de vue laryngoscopique, la base de la langue, le carrefour pharyngo-laryngien, le larynx proprement dit, enfin l'origine de la trachée forment un ensemble qu'il convient de ne pas disjoindre.

CHAPITRE Ier

NOTIONS D'ANATOMIE ET DE PHYSIOLOGIE
EXAMEN PRÉLIMINAIRE

La description anatomique du larynx, son étude au point de vue séméiologique sont fort simples. Seule, la physiologie des mouvements des cordes vocales est assez complexe.

§ 1. — Notions d'anatomie et de physiologie.

Nous limiterons ces notions à celles qui comportent une application pratique, c'est-à-dire à celles qui expliquent les symptômes ou dirigent l'examen.

I. ANATOMIE. — Le larynx repose en quelque sorte sur la trachée, ou plutôt sur le cricoïde, « qui est en réalité le premier anneau de la trachée modifié pour servir de support au larynx proprement dit. » Le *cricoïde*, en forme de bague à chaton postérieur, porte, sur les angles supérieurs de ce chaton, deux cartilages en pyramides triangulaires à sommet supérieur qui sont les *aryténoïdes*. Leur sommet bifide présente deux tubérosités, les cartilages de Wrisberg et de Santorini. Leur base offre une apophyse antérieure, appelée vocale, parce qu'elle donne insertion à la corde vocale, et une apophyse externe, appelée musculaire, parce qu'elle fournit insertion aux muscles moteurs de l'aryténoïde. Sur les côtés de la bague cricoïdienne, prend appui par ses cornes inférieures le *cartilage thyroïde*, en forme de bouclier à arête antérieure. Enfin un dernier cartilage ou plutôt fibro-cartilage, en forme de feuille, l'*épiglotte*, s'implante par son pétiole dans l'angle formé par les deux lames du thyroïde. Des plans fibreux constituant des membranes intermédiaires, rendent solidaires ces pièces cartilagineuses, en avant surtout. De véritables articulations unissent le cricoïde aux aryténoïdes d'une part, au thyroïde d'autre part.

Une *membrane muqueuse* tapisse l'endolarynx tout entier, véritable trait d'union entre la muqueuse pharyngo-buccale et la trachéale ; la paroi postérieure du larynx est tapissée également par une muqueuse, qui dépend de la muqueuse pharyngo-œsophagienne. La muqueuse de l'endolarynx forme sur chaque moitié latérale deux saillies : la supérieure due à l'adossement de deux replis en général simplement muqueux, mais quelquefois parcourus par quelques fibres musculaires striées, représente la *bande ventriculaire* ou *corde vocale supérieure ;* la saillie inférieure, toujours doublée d'un épaississement élastique et musculaire, forme la *corde vocale inférieure* ou corde vocale proprement dite. Sous la bande ventriculaire existe une cavité qui est le *ventricule de Morgagni* ; sous la corde inférieure se trouve un recessus peu profond, l'*espace sous-glottique*. Les parties constituantes de l'orifice supérieur du larynx, aryténoïdes et épiglotte, sont réunies encore par des replis muqueux, *replis ary-épiglottiques*. Ceux-ci forment les bords internes de deux gouttières latérales postérieures qui sont les *sinus pyriformes* convergeant vers l'œsophage. Quant à l'épiglotte, elle est réunie à la base de la langue par les *replis glosso-épiglottiques.*

La face antérieure de l'épiglotte et la face dorsale de la partie la plus profonde de la langue se réunissent en formant un angle dièdre ouvert en haut, le *sinus glosso-épiglottique*. La base de la langue présente, chez tous les sujets, les papilles toujours grosses du *V lingual* disposées en un angle ouvert en avant (V) ; chez les enfants et les adultes jeunes, il existe, entre le V lingual et le V à ouverture tournée en arrière formé par les bords des fossettes glosso-épiglottiques, un espace occupé en totalité ou en partie par des follicules clos plus ou moins agminés, qui représentent l'*amygdale linguale* à l'état typique ou vestigial (fig. 67 et 68).

II. Physiologie. — La fonction principale du larynx, tout au moins au point de vue vital, est la *respiration*. Celle-ci est assurée par la structure même du larynx ; l'état de béance représente en effet pour cet organe l'attitude naturelle ; il persiste même sur le cadavre, mais moins marqué que sur le vivant où, grâce à l'intervention d'un tonus abducteur (Semon), l'intervalle glottique est notablement plus large qu'après la mort. Les grands efforts d'inspiration élargissent encore cet intervalle.

Pendant l'*effort*, la glotte se ferme par rapprochement total des cordes vocales d'une part, des aryténoïdes d'autre part, sous l'action combinée de muscles dont la physiologie spéciale appartient à l'étude de la phonation.

Le larynx est également susceptible de *mouvements réflexes*. La zone irritable du larynx est surtout la région du vestibule du larynx innervée par le nerf laryngé supérieur. Un premier réflexe, que l'on constate journellement en pratiquant des attouchements médicamenteux dans le larynx, consiste dans l'occlusion combinée de l'orifice supérieur, qui se ferme en un vrai sphincter, et de l'orifice inférieur ou glottique, dont les lèvres se rapprochent. L'autre réflexe, qui succède généralement au premier, est un effort expulsif, la toux.

La *phonation* résulte de modifications spéciales dans la tension des cordes vocales et dans le degré d'ouverture de la fente glottique. Le mécanisme intime en est fort complexe. Il suffit d'en retenir ce qui est nécessaire pour interpréter les aspects pathologiques de la glotte dans les troubles de la motilité des cordes vocales, c'est-à-dire de connaître la mécanique articulaire et musculaire (fig. 66).

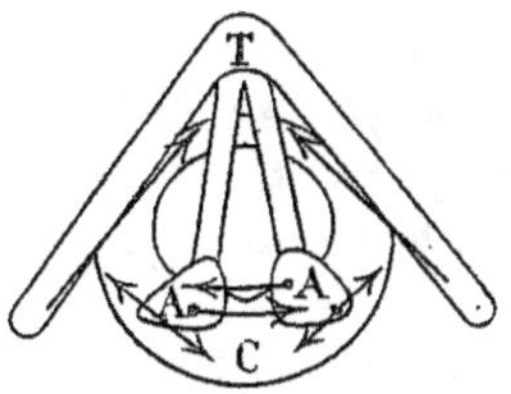

Fig. 66. — Schéma du larynx. — (Vue à pic.)

T, cartilage thyroïde. — C, cartilage cricoïde. — A, cartilages aryténoïdes. Les flèches indiquent l'action des muscles.

L'*articulation crico-aryténoïdienne* est disposée de façon à permettre aux aryténoïdes un triple mouvement dont le résultat est l'occlusion ou l'ouverture de la glotte : 1° un mouvement de rapprochement vers la ligne médiane jusqu'au contact des faces internes de ces pyramides (fig. 66); 2° un mouvement de pivot autour de l'axe vertical qui porte l'apophyse vocale de l'aryténoïde en dedans ou en dehors, selon que le muscle agissant porte l'apophyse musculaire en avant ou en arrière (fig. 66); 3° un mouvement de bascule qui rapproche ou éloigne les sommets des deux aryténoïdes, sorte de mouvement de « salutation ». Ces trois mouvements sont visibles à la laryngoscopie. L'*articulation crico-thyroïdienne* permet deux mouvements, dont le résultat est surtout la tension des cordes vocales.

Chaque articulation a ses muscles moteurs ; chaque corde vocale a en outre un muscle qui lui est spécialement réservé et qui fait même partie intégrante de sa masse. Le muscle inclus dans la corde vocale inférieure, le *thyro-aryténoïdien interne*, imprime, « du fait de sa contraction plus ou moins forte, des modifications de forme, d'épaisseur, de tension en rapport avec les mille nuances de la vocalisation, mais dont il est malaisé de pénétrer le détail intime » (Luc). Le *cricothyroïdien* serait le « muscle phonateur par excellence, le muscle du chanteur » (Lermoyez).

Quant aux muscles moteurs des aryténoïdes, les uns, déterminant la translation par glissement qui rapproche les faces internes des deux pyramides, *ferment la glotte :* ce sont les faisceaux de l'*ary-aryténoïdien*. L'écartement est obtenu par les faisceaux verticaux des muscles *crico-aryténoïdiens postérieurs*, qui *ouvrent la glotte*. Le second mouvement des aryténoïdes, le pivotement autour de leur axe vertical, est obtenu par deux groupes antagonistes. L'un est formé par les *crico-aryténoïdiens latéraux*, qui portent en dedans l'apophyse vocale et *ferment la glotte*. L'autre groupe musculaire est formé par les *crico-aryténoïdiens postérieurs* (faisceaux horizontaux), qui portent en dehors l'apophyse vocale et *ouvrent la glotte*. Le troisième mouvement des aryténoïdes, la bascule de leur sommet, est obtenu par des actions combinées (Bonnier).

En vérité *tous les muscles intrinsèques* du larynx agissent synergiquement, et les actions que nous venons d'étudier isolément représentent simplement l'action non pas unique mais prédominante du muscle considéré. Bien plus, les *muscles extrinsèques* du larynx, les muscles moteurs de l'hyoïde et du thyroïde interviennent encore, surtout pour la production de la voix chantée. La *production de la voix* parlée ou chantée résulte de la mise en jeu de ces divers muscles d'une part, de la vibration due au courant d'air expiré d'autre part. Les voix ordinaires possèdent à peu près deux octaves, quelquefois trois. Dans les notes élevées, le larynx s'élève; dans les notes graves, il s'abaisse. Aussi pour l'examen laryngoscopique utilise-t-on l'émission des sons élevés qui rapproche la glotte du miroir et la fait voir moins en raccourci que pendant la respiration tranquille.

L'*innervation du larynx* est assurée, au point de vue sensitif, par le laryngé supérieur, et, au point de vue moteur, par le nerf laryngé externe, rameau du précédent, destiné au thyro-aryténoïdien, et surtout par le laryngé inférieur ou récurrent qui se distribue aux autres muscles. Chacun de ces filets terminaux peut être lésé à l'exclusion des autres (paralysies périphériques partielles). Le pneumogastrique ou nerf vague et le spinal concourent tous deux à la formation des récurrents. Il existe dans le *bulbe* un premier *centre moteur* du larynx et ce centre est à la fois respiratoire et phonatoire (Semon et Horsley). Il y a peut-être (Onodi et Betcherew) un centre vocal près des *tubercules quadrijumeaux*, servant de « relai » entre le centre bulbaire et le centre cortical. Il y aurait dans le cerveau un *centre cortical*, double également, respiratoire et phonatoire (Munk, Semon, Horsley). Enfin il pourrait se produire des suppléances de l'une des moitiés du bulbe ou du cerveau par l'autre, en tant que centres moteurs du larynx.

§ 2. — Méthode générale d'examen clinique. Examen préliminaire.

La méthode à suivre pour procéder méthodiquement à cet examen est celle indiquée par le tableau ci-dessous.

EXAMEN MÉTHODIQUE DU LARYNX

Renseignements généraux. { Nom, âge, profession, situation militaire. Antécédents héréditaires et personnels.

I. — ÉPREUVES RÉGULIÈRES.

1° Examen préliminaire. { Troubles respiratoires. Toux, expectoration. Troubles de la phonation. Troubles de la déglutition. Douleurs.

2° Examen objectif.
Laryngoscopie. { Base de la langue. Epiglotte. Région aryténoïdienne. Cordes vocales. { Supérieures. Inférieures (mobilité).
Rhinoscopie. { Antérieure. Postérieure.
Examen du pharynx buccal.

II. — ÉPREUVES ÉVENTUELLES.

1° Examen des poumons.
2° Examen du cœur et des gros vaisseaux.
3° Examen des grandes fonctions de l'économie.

Diagnostic. — Conclusions militaires.

27

Les troubles révélés au médecin par le malade, tantôt portent. sur les fonctions spéciales du larynx que nous venons d'étudier, tantôt ils sont d'ordre général et n'empruntent à leur localisation sur l'organe vocal que des caractères complémentaires en quelque sorte.

I. Troubles fonctionnels spéciaux. — Des diverses fonctions du larynx, la respiration est généralement la moins troublée, du moins au cours d'un grand nombre d'états pathologiques.

1° La *gêne respiratoire* ne se produit que lorsque l'ouverture laryngienne est très notablement diminuée de volume ; aussi, sauf dans les états aigus, où elle apparaît rapidement, quelquefois subitement et alors à la suite d'un spasme de la glotte, la gêne respiratoire est un symptôme plutôt tardif dans la plupart des laryngopathies. La respiration devient dans ces cas fréquente et pénible, exigeant quelquefois l'intervention de la volonté, au lieu d'être en quelque sorte automatique. Elle peut être bruyante au lieu de silencieuse, tantôt temporairement comme le fait se produit dans la *respiration striduleuse* ou *stertoreuse*, c'est-à-dire sifflante ou ronflante, tantôt d'une façon constante, donnant lieu au phénomène du *cornage*. La *dyspnée paroxystique*, à apparition subite et à terminaison rapide, avec *inspiration difficile* et sifflante et expiration plutôt facile, est généralement d'origine laryngée et coexiste le plus souvent avec un état inflammatoire du larynx. La *gêne* surtout *expiratoire* dénote plutôt l'existence d'un obstacle bronchique. La *dyspnée* rapidement progressive, *inspiratoire et expiratoire*, est presque pathognomonique de la présence d'exsudats diphtériques dans le larynx.

Il existe une dyspnée assez rare, d'allures anormales, véritable névrose du larynx, se produisant à l'état de veille et disparaissant pendant le sommeil, apparaissant ou s'exagérant à l'occasion des mouvements voulus d'inspiration ; elle est due au *spasme inspiratoire fonctionnel* de la glotte : c'est une dyspnée inspiratoire, provoquée souvent par les efforts et les excitations, accompagnée de stridor. Enfin, une dernière forme de dypsnée, inspiratoire également, constante, aggravée aussi par l'effort, striduleuse et progressive au point de compromettre la respiration, se rencontre dans la *paralysie des dilatateurs de la glotte* et dans la *contracture prolongée des constricteurs*.

2° La *toux* s'observe fréquemment au cours des affections du larynx ; elle est sèche et survient généralement par quintes, de durée et d'intensité variables. Elle est le plus souvent sonore et cela alors même parfois que la voix a cessé de l'être : son tantôt aigu, aboyant, sifflant, tantôt au contraire rauque ou éteint. Fréquemment, la toux d'origine laryngée peut être artificiellement provoquée par la pression extérieure du larynx. Il y a également des régions tussigènes intralaryngiennes : ce sont l'espace interaryténoïdien, la paroi postérieure du larynx et de la trachée, la face inférieure des cordes vocales. La toux laryngée se produit tantôt au réveil, tantôt après les repas, tantôt à l'occasion d'un changement de température ou enfin dans le décubitus, suivant les malades.

3° L'*enrouement* ou *dysphonie* est un symptôme précoce qui s'observe dans la plupart des laryngopathies. Il accompagne les états inflammatoires aigus de la muqueuse ; et alors il est d'assez courte durée, mais très prononcé. Il existe aussi dans nombre d'états chroniques, léger et intermittent d'abord, amélioré par le repos, aggravé par la fatigue respiratoire ou phonatoire ou par l'impureté de l'air respiré. La phonation devient rapidement pénible pour les malades enroués ; elle est quelquefois douloureuse, d'où une véritable *phonophobie*. Une variété particulière de dysphonie est caractérisée par l'impossibilité d'émettre des sons autrement qu'en voix de fausset.

A un degré plus avancé, la dysphonie devient de l'*aphonie* : la voix chuchotée ou murmurée est seule possible. Ce symptôme peut être dû aux mêmes lésions que celles qui déterminent l'enrouement ; mais souvent intervient en outre dans sa production un facteur nouveau, l'insuffisance du courant d'air expiré, ce qui explique la fréquence de l'aphonie au cours de la tuberculose pulmonaire concomitante d'une tuberculose laryngée. L'aphonie est quelquefois partielle ; par exemple, la parole à haute voix est impossible, alors cependant que la toux et le rire sont sonores ; ou bien encore, pour la voix chantée, certaines notes font défaut, alors que l'émission des autres n'est pas altérée.

La *diphtonie*, appelée encore *diphthongie* ou *diplophonie*, consiste dans l'émission simultanée de deux sons au lieu d'un. Les paralysies partielles des cordes vocales, l'interposition de petites productions néoformées entre les bords vibrants des cordes vocales sont les causes habituelles de cette double résonnance.

La voix de fausset enrouée permanente est souvent congénitale et résulte d'une prédisposition névropathique héréditaire : c'est la *dysphonie nerveuse chronique* (Brissaud).

La *voix eunuchoïde* résulte soit d'un arrêt de développement du larynx qui reste infantile, soit d'un défaut d'accommodation phonique de la glotte.

Le *bégaiement* n'est pas un trouble de la phonation, mais seulement de l'articulation : c'est une affection *sine materia*, purement nerveuse. Elle sera étudiée en détail plus loin (IVe section, chapitre II).

4° Les *troubles de la déglutition* observés au cours des affections du larynx résultent soit de l'occlusion imparfaite du larynx, soit de la douleur accompagnant le passage du bol alimentaire. La *déglutition vicieuse* par occlusion incomplète du larynx s'observe dans les lésions qui déterminent soit de l'anesthésie de la muqueuse de l'endolarynx, soit des parésies ou paralysies portant sur les muscles chargés de l'occlusion de l'orifice supérieur du larynx ou de la glotte ; les lésions destructives de l'épiglotte n'entraînent que rarement et tardivement des troubles de la déglutition par occlusion incomplète du larynx. Tous les états douloureux du larynx gênent notablement la déglutition : les lésions inflammatoires et surtout ulcéreuses de l'amygdale linguale, des replis ary-épiglottiques, des bandes ventriculaires, de la région interaryténoïdienne produisent de la *dysphagie*. L'infiltration de l'épiglotte et celle des articulations crico-aryténoïdiennes rendent la *déglutition presque impossible*. L'*état nauséeux* accompagnant les tentatives de déglutition à vide est souvent observé dans l'hypertrophie de l'amygdale linguale.

II. MODIFICATIONS DES SÉCRÉTIONS LARYNGÉES. — Normalement la sécrétion des glandes de la muqueuse du larynx est minime, si bien qu'elle passe inaperçue. L'expectoration est pathologique, à moins qu'elle ne résulte de la toux qui accompagne un mouvement réflexe de défense du larynx.

Les *crachats laryngiens* ordinaires sont peu aérés, petits, globuleux, demi-transparents, grisâtres et d'aspect gélatineux ; les poussières de l'air les colorent fréquemment en noir. Ils sont très adhérents parfois et leur expulsion détermine de petites hémorragies qui les strient de filets sanguins. Dans les états inflammatoires aigus, ces crachats, toujours peu abondants, deviennent muco-purulents. L'*expectoration* vraiment *purulente*, abondante et *sanieuse*, s'observe au cours des néoplasmes du larynx.

L'expulsion des sécrétions endolaryngées se fait soit par la toux, soit, pour les mucosités plus superficielles, par le hemmage et le raclement. La douleur gêne considérablement l'expulsion des sécrétions pathologiques.

Des *expectorations sanglantes* abondantes, sortes de véritables hémoptysies, peuvent s'observer au cours d'affections laryngées ou périlaryngées. On en a observé provenant des varices de la base de la langue, qui accompagnent l'hypertrophie de l'amygdale linguale. Il se produit également des laryngorragies au cours de la tuberculose laryngée, mais rarement ; au contraire cette complication est fréquente pendant l'évolution des néoplasmes.

III. Troubles d'ordre général. — Indépendants, tout au moins dans une certaine limite, des fonctions du larynx, ces troubles sont surtout nerveux.

1° Le principal est la *douleur*. La douleur spontanée, localisée par le malade dans le larynx, s'observe surtout au cours des lésions ulcéreuses ; son siège est assez vague : généralement les mouvements du larynx l'exaspèrent. Provoquée par des pressions extérieures, la douleur affecte certains points de prédilection variables selon les affections. Ainsi la douleur augmentée par la pression au voisinage des cornes de l'hyoïde est plutôt d'origine périlaryngée, plus spécialement linguale ou épiglottique ; accrue par la pression des cartilages thyroïde et cricoïde, au voisinage des articulations crico-thyroïdiennes et crico-aryté-noïdiennes, elle permet de croire à une lésion articulaire ou périarticulaire. Ces douleurs sont souvent irradiées, tantôt vers la langue, tantôt vers l'oreille, tantôt enfin en arrière du sternum, selon leur point d'origine lingual, épiglottique ou laryngien proprement dit.

Il existe des *états douloureux diffus* du larynx, sortes de

névralgies, avec douleur spontanée ou provoquée par la phonation, accompagnées d'accès de toux quinteuse.

2° Divers modes de *paresthésie* à point de départ laryngé
ou périlaryngé sont à signaler.

Le ténesme pharyngé, qui accompagne plutôt les lésions de
la base de la langue, se traduit par la sensation d'un corps
étranger pointu ou filiforme, ou en membrane, ou en boule
arrêté au-dessus du larynx; dans le larynx, c'est plutôt une
sensation de brûlure, de chatouillement, de titillation, de dé-
mangeaison, étendue parfois jusque dans la trachée, qu'accusent
les malades. Des tics (toux, raclement) peuvent être la conséquence de ces sensations anormales. La paresthésie du
larynx peut exister comme symptôme solitaire chez les nerveux,
hystériques, hypochondriaques et nosophobes; mais elle peut
être aussi révélatrice de lésions laryngiennes, nasales, pharyngiennes ou pulmonaires.

Enfin le larynx peut être le point de départ d'un trouble
général, le *vertige laryngé* (quelquefois appelé *ictus laryngé*,
à tort, car cette expression devrait être réservée (Ruault) à des
cas de syncope généralement mortelle). Il débute par une quinte
de toux et aboutit à l'étourdissement ou à la chute du malade,
avec ou sans convulsions. Il est comparable au vertige auriculaire
ou stomacal et n'est pas fatalement une manifestation épileptique
ou tabétique.

§ 3. — Exploration extérieure du larynx.

Le larynx étant en grande partie sous-cutané peut être
exploré par les moyens ordinaires, avant qu'il soit procédé à
l'examen laryngoscopique.

A *l'inspection*, on constate si le larynx est en place normale
ou s'il a subi une déviation angulaire ou curviligne et surtout on
étudie les mouvements dans l'acte respiratoire ; son excursion
est considérablement accrue en haut et en bas dans les cas de
sténose intralaryngienne ; elle est plutôt réduite quand il existe
un obstacle sous-glottique, trachéal par exemple, et alors le
larynx reste assez bas (Avellis), presque plongeant dans la

fossette sus-sternale. Celle-ci s'accuse fortement dans le « tirage » qui accompagne les dyspnées intenses. Le conduit laryngo-trachéal présente quelquefois des pulsations dans les cas d'anévrysme aortique (Litten).

Il convient également d'*ausculter* le larynx, ou, plus exactement, d'écouter le bruit respiratoire. Presque inappréciable à l'état normal, il s'accentue et prend dans les cas pathologiques un timbre particulier, celui du « cornage ».

La *palpation* s'applique à l'hyoïde, aux cartilages du larynx et aux membranes qui les réunissent : elle permet d'apprécier leur situation, leur forme, leurs rapports. Elle permet de constater l'infiltration massive extérieure qui accompagne les périchondrites externes et le cancer avancé, de déterminer des points douloureux au niveau des cartilages nécrosés ou des articulations malades, ou de l'entrée du nerf laryngé externe dans le larynx, de mettre en évidence des sténoses sous-glottiques en les accentuant par la pression.

L'*aspect général* des sujets atteints de laryngopathies n'a rien de particulier, à l'inverse de ce qui a lieu pour les affections du nez et du pharynx qui se révèlent parfois par un facies spécial. Seul l'état de pâleur ou de rougeur de la face est à noter ; il s'accompagne généralement d'un état analogue de la muqueuse de l'endolarynx.

CHAPITRE II

EXAMEN PAR LA LARYNGOSCOPIE

Très analogue à la rhinoscopie postérieure, mais plus facile, cet examen comporte une instrumentation et une technique assez simples.

§ 1. — Instrumentation.

Bien que le larynx, situé près de la cavité buccale et s'ouvrant largement dans celle-ci, puisse fort bien être examiné à la lumière du jour, lumière solaire ou lumière diffuse, qui conserve aux parties leur couleur naturelle, on se sert plutôt de *lumières artificielles*.

Une bonne lampe à gaz ou à pétrole suffit, sans qu'il soit besoin de lui adjoindre les appareils à boule ou à lentilles concentratrices de lumière que l'on employait au début de la laryngoscopie.

La lumière était autrefois envoyée *directement* dans le larynx par certains appareils (lumière oxhydrique, actuellement abandonnée, photophores frontaux, appareils à lentilles de Fauvel, Krishaber, etc.). Aujourd'hui, on n'emploie plus que la lumière *réfléchie* à l'aide d'un miroir frontal : le miroir électrique de Clar ou le miroir concave ordinaire décrits plus haut (p. 315) sont ceux qui conviennent pour éclairer l'endolarynx.

Quant au petit miroir destiné à recevoir et à réfléter l'image laryngoscopique, *miroir laryngien*, c'est un miroir plan, en tout comparable au miroir rhino-pharyngien, dont il ne diffère que par certains détails. Son diamètre habituel varie de 15 mm. à 25 mm. Les grands miroirs sont plus commodes pour le médecin, car ils donnent une image plus claire et plus grande ; mais ils sont quelquefois moins bien supportés que les petits par les malades. La désinfection du miroir laryngien se fait comme celle du miroir pharyngien (p. 380) par nettoyage mécanique soigné, suivi d'immersion prolongée dans une solution antiseptique phéniquée ou au phéno-salyl. Le miroir ovale convient en cas d'hypertrophie des amygdales palatines.

L'*abaisse-langue*, qui est un auxiliaire indispensable pour la rhinoscopie postérieure, est d'un emploi tout à fait exceptionnel en laryngoscopie. Pour l'examen forcé du larynx chez l'enfant, Escat emploie un abaisse-langue spécial, capable à la fois de déprimer la langue et de la tirer en avant. L'abaisse-langue inventé par Kirstein supprime la saillie formée par le dos de la langue, afin de permettre au regard de plonger directement dans le larynx : c'est un véritable « spéculum du larynx ». C'est non pas l'abaissement, mais la *traction* de la langue en avant que la laryngoscopie doit surtout utiliser. Une simple compresse, un mouchoir suffisent pour la préhension de la langue.

Pour l'exploration de l'endo-larynx ou simplement pour relever une épiglotte procidente, on emploie la *sonde laryngienne*, sorte de stylet boutonné présentant la coudure à angle droit arrondi commune à tous les instruments laryngiens. On peut aussi saisir le bord libre de l'épiglotte avec une pince à ressort spéciale, analogue à celles qui servent à fixer les cravates. Ce fixateur est placé à l'aide d'une pince laryngienne ; il est retenu par un fil qui pend à l'extérieur de la bouche.

L'*ouvre-bouche* est un instrument brutal, inutile pour l'exploration normale du larynx.

§ 2. — Technique de la laryngoscopie

L'examen laryngoscopique est généralement facile ; avec un peu d'exercice, on peut arriver à le pratiquer d'emblée, sans cocaïne, sur plus des 2/3 des sujets.

Le sujet est assis en face du médecin, les genoux rapprochés, le dos bien appuyé, de préférence contre une chaise à dossier élevé dépassant la tête, le corps droit, la tête très légèrement penchée en arrière. La bouche du patient doit être à peu près à la hauteur des yeux du médecin ; certains observateurs préfèrent être plus bas que le malade (Poyet), d'autres plus haut (Avellis).

Avec l'éclairage réfléchi, aujourd'hui universellement adopté, il faut placer la lampe latéralement, à la hauteur de la joue du sujet ou un peu en arrière. L'œil de l'observateur doit être distant de 15 cm. environ de l'orifice buccal, si le miroir employé a 15 à 20 cm. de longueur focale. Il y a intérêt à placer la lampe à la droite du sujet : l'observateur utilise alors son œil gauche, et sa main droite ne risque pas de s'interposer entre la source lumineuse et le point à éclairer.

La position du miroir, son orientation par rapport au faisceau lumineux incident sont les mêmes que celles indiquées à propos de la rhinoscopie antérieure (p. 317). C'est à la base de la luette que doit approximativement répondre le maximum d'éclairage. L'observateur doit vérifier si la position du miroir est correcte et l'éclairage suffisant, avant de passer aux temps suivants de l'exploration. Il est bon également qu'il fasse précéder l'examen du larynx de celui du pharynx buccal suivant la technique déjà indiquée (p. 364).

I. TEMPS PRÉLIMINAIRES. — Avant de chercher à introduire le miroir laryngien, il faut s'assurer que le malade supporte la traction de la langue et qu'il sait respirer tranquillement dans cette position. On saisit donc, avec la main gauche enveloppée d'une compresse, le bout de la langue, qui est fixé par le pouce et l'index, tandis que le petit doigt prend appui sous le menton et corrige au besoin l'attitude de la tête.

Afin d'éviter des réflexes intempestifs, il convient de réduire au minimum la traction exercée d'arrière en avant et la pression de haut en bas qui maintiennent la langue. Il faut fixer la langue plutôt que la tirer, dès que sa pointe est hors de la bouche : la manœuvre est beaucoup moins douloureuse donc plus supportable. La pression nécessaire pour fixer la langue dans la pince formée par le pouce et l'index est d'autant plus forte que la langue est plus contracturée. Les doigts fixateurs doivent suivre la langue qui, dans les mouvements respiratoires, se déplace légèrement; on évite ainsi la production de réflexes.

L'obstacle qui s'oppose quelquefois à ce temps préliminaire de l'exploration est généralement d'ordre psychique, et l'habitude c'est-à-dire le dressage, la mise en confiance en viennent rapidement à bout. Cependant l'irritabilité qui accompagne certaines pharyngopathies peut donner lieu à de véritables difficultés. On a alors recours à la cocaïnisation du voile et même de la paroi pharyngienne postérieure avec une solution généralement à 5, très exceptionnellement, à 10 0/0 qui agit en 5 à 10 minutes. Quelquefois il faut remplacer la traction de la langue par son abaissement et profiter de l'effort nauséeux qui élève le larynx pour y jeter un rapide coup d'œil. Certains malades préfèrent tenir leur langue eux-mêmes : il n'y a pas d'inconvénient à les en charger, après leur avoir appris dans quel sens doit s'exercer la traction utile.

On peut encore continuer le dressage préliminaire du malade en lui enseignant à émettre, la langue tirée et la bouche restant bien ouverte, le son utile, c'est-à-dire en général la voyelle É en voix aiguë, ou encore la voyelle I, en lui apprenant également à faire alternativement et à volonté des inspirations ou des expirations brèves ou longues, et même à rire : ces derniers procédés sont à employer dans certains cas de procidence de l'épiglotte. L'émission du son A, surtout en voix basse, gêne au contraire

la vue de l'endolarynx. Le son É doit être tantôt soutenu, tantôt
saccadé et répété : cela dépend des malades. De temps en temps,
il faut laisser reposer le sujet pour lui permettre de rejeter ou
d'avaler la salive, dont l'accumulation produirait un réflexe.

II. INTRODUCTION ET PLACEMENT DU MIROIR. — Le patient
étant ainsi préparé, on peut procéder à l'introduction du miroir
laryngien. Celui-ci est chauffé avec les précautions indiquées à
propos du miroir pharyngien. Il est tenu en plume à écrire,
la surface réfléchissante tournée en bas, et passe entre le dos de
la langue et le palais osseux sans toucher ni l'un ni l'autre. Arrivé
à la luette, le miroir, empiétant le moins possible sur le voile, la
« charge » sur son dos et vient se placer, en la refoulant avec
lui, un peu en haut et en arrière. Le manche du miroir est alors
presque horizontal, plus proche toutefois du maxillaire inférieur
que du supérieur. Si l'on se sert d'un miroir français du modèle
ancien, carré, comme il est fixé à 95° sur la tige, l'observateur
doit porter le manche plus fortement en bas, pour placer la surface réfléchissante au-dessus de l'orifice du larynx.

Il est des sujets dont le voile du palais supporte mal le contact
du miroir. On peut alors chercher à voir le larynx en plaçant le
miroir soit devant la luette sans la toucher, soit derrière elle,
dans le pharynx. Il est plus simple de cocaïner le voile du palais
avec la solution à 1/20. Bien que de légers mouvements du miroir soient nécessaires pour permettre de voir tout le larynx, il
faut s'exercer à faire ceux-ci très petits, et surtout à les exécuter
sans perdre le contact de la luette, qui supporte mieux une
pression franche, même assez forte, qu'une série de titillations.
Il n'est pas nécessaire que la tige du miroir demeure sur la
ligne médiane ; pourvu que la luette reste refoulée, l'opérateur
peut chercher un appui pour la tige sur la commissure labiale
gauche de l'observé. Un second appui peut être pris sur la joue
gauche par l'annulaire et l'auriculaire, qui tiennent le manche.

Il est bon que le médecin s'exerce à faire la laryngoscopie des
deux mains. La main gauche apprend vite à manier le miroir, et
la main droite devient alors libre pour le maniement du stylet ou
d'un autre instrument intralaryngien. Quand le patient est
craintif ou indocile, la première exploration n'a d'autre but que

de le familiariser avec l'examen : l'observateur ne cherchera pas
à voir. Il s'estimera heureux s'il obtient que le malade respire
tranquille, la langue tirée et le miroir placé contre le voile. Par-

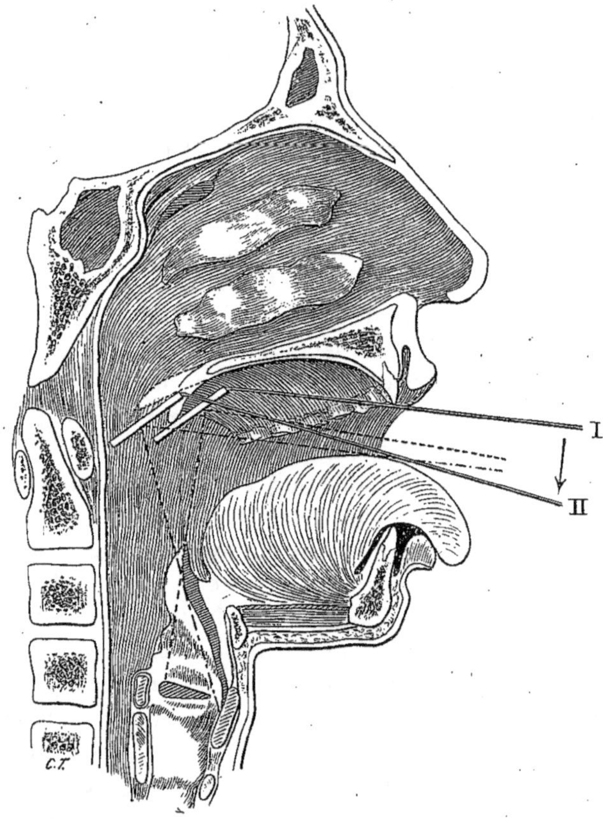

Fig. 67. — Examen laryngoscopique.
I et II, les deux positions successives du miroir pour examiner le larynx dans toute son étendue.

fois la luette trop longue ou le voile trop flasque, refoulés par le
dos du miroir, le franchissent et repassent en avant du verre :
il suffit de prendre un miroir plus grand pour éviter cet inconvénient. L'examen laryngien doit être court ; il faut donc le répéter, le multiplier aussi souvent qu'il est nécessaire, mais non le
prolonger.

Le sujet est tranquille, le miroir bien placé et bien supporté, la laryngoscopie commence ; elle ne doit pas être la « chasse aux cordes vocales » (Avellis). Elle doit se faire méthodiquement.

III. Positions successives du miroir. — 1° Le miroir étant incliné à 45° sur la verticale, c'est-à-dire le manche légèrement abaissé vers les incisives inférieures, le regard atteint le sinus glosso-épiglottique, l'épiglotte et le sommet des aryténoïdes ; mais la cavité du larynx est masquée en grande partie par l'épiglotte. L'émission d'un son, É ou I de préférence, en voix élevée, fait relever l'épiglotte et découvrir tout l'endolarynx jusqu'à la glotte (fig. 67-I).

2° Une inclinaison plus marquée du manche, l'amenant presque au contact des dents inférieures et par conséquent refoulant la luette à l'aide du dos du miroir en haut et en arrière, rendra accessible la partie antérieure du larynx (fig. 67-II).

3° En reportant le miroir un peu plus en avant et laissant la luette derrière lui sans la refouler, l'observateur voit plutôt la partie postérieure de l'endolarynx.

4° En inclinant latéralement le miroir, il voit en raccourci les parties médianes, mais plus « en face » les régions latérales du larynx, en particulier l'entrée des ventricules.

5° Une profonde inspiration, élargissant au maximum l'espace glottique permet de plonger dans la région sous-glottique et dans la trachée, parfois jusqu'à la bifurcation des bronches.

IV. Modes d'exploration éventuels ou exceptionnels. — Il en est un certain nombre dont on peut user à l'aide des instruments ordinaires. Pour les autres, on emploie des *instruments spéciaux*.

1° Chez l'*enfant docile*, la laryngoscopie est possible dès qu'il sait à volonté ouvrir la bouche, par conséquent dès l'âge de 2 ou 4 ans d'ordinaire. On y procédera comme chez l'adulte, en se rappelant toutefois que l'abaissement de la langue réussit souvent aussi bien et même mieux que la traction.

2° Chez l'*enfant indocile*, il faut procéder d'abord à l'immobilisation des bras, des jambes et de la tête, puis à l'ouverture forcée de la bouche et faire alors l'examen comme dans le cas précédent, mais avec plus de rapidité.

3° Pour examiner les *malades couchés*, on doit les faire approcher du bord du lit, du côté droit de préférence, pour que l'observateur ait la lampe à sa gauche. Un second oreiller relève un peu la tête ; une lampe est placée sur un meuble ou tenue à la main, la flamme à la hauteur de la bouche du malade ou un peu au-dessus. Enfin le médecin est assis obliquement sur le bord du lit.

4° La position de la tête du sujet en *extension forcée en arrière*, le miroir laryngien étant placé sa surface réfléchissante presque verticale, est utilisée pour bien voir la commissure antérieure des cordes vocales. Cette attitude est encore à employer chez les malades dont le rachis dévié fait une saillie cervicale convexe en avant ; dans ce cas, le médecin fera l'examen debout.

5° La position du sujet tête en *flexion forcée*, dans l'attitude debout, le médecin étant à genoux si le malade est petit, assis s'il est grand, permet de voir « plus en face » la paroi postérieure de l'endo-larynx. Le miroir doit être placé en avant du point habituel, à peu près à l'union du palais osseux et du voile ; il n'a pas à refouler la luette ; il est presque horizontal et non à 45°. Cette attitude décrite par Türck, vulgarisée par Killian, dont elle porte le nom, sert également pour la *trachéoscopie* ; l'attitude du sujet est alors à modifier par tâtonnements en raison de la variabilité d'inclinaison de la trachée par rapport au larynx. La source lumineuse à employer devra être très intense.

6° La position de la tête du sujet en *flexion latérale* est utilisable pour permettre de bien voir la paroi latérale du larynx, en la mettant plus en face du miroir. Le miroir laryngien est placé alors non sur la ligne médiane, mais sur la moitié du voile du côté opposé à celui où se fait la flexion latérale : la paroi bien éclairée est celle qui répond au côté vers lequel la tête est inclinée. Il y a avantage, pour bien réussir, à tenir le miroir plus horizontal que d'habitude et à se placer plus bas que le malade, qui même, dans certains cas, devra se tenir debout devant le médecin assis.

7° La *rotation* de la tête du sujet autour de son rachis comme axe vertical est indiquée dans certains cas pathologiques. Normalement en effet, elle a pour résultat de donner une direction oblique à l'ouverture glottique antéro-postérieure. Mais, chez les sujets dont la trachée est déviée ou comprimée, la déviation angulaire subie par le larynx peut être « compensée » par une rotation convenable de la tête. Le miroir est placé à droite de sa position habituelle quand la tête est tournée à gauche et inversement.

8° Quand le malade a subi la trachéotomie, on peut, par la plaie, faire la laryngoscopie « rétrograde » c'est-à-dire de bas en haut, appelée encore *laryngoscopie sous-glottique*. On se sert d'un miroir rhino-pharyngien assez petit pour être aisément introduit par la plaie et l'on a recours au badigeonnage à la cocaïne pour supprimer les réflexes partant de la muqueuse trachéale : on voit les anneaux de la trachée jaune-rougeâtres et la face inférieure des cordes vocales rouge.

Instruments spéciaux. — L'instrument le plus simple pour relever l'épiglotte procidente, est soit la *sonde laryngienne* ordinaire, qu'il suffit de glisser par son extrémité boutonnée contre la face postérieure de l'épiglotte, soit une *pince* analogue à la pince fixe-cravate.

L'abaisse-langue d'Escat doit être introduit contre la paroi pharyngienne postérieure et ramené en avant, pour prendre point d'appui sur les sinus pyriformes, par l'intermédiaire desquels il mobilise tout le larynx en avant.

Le procédé d'*autoscopie*, mieux nommé *orthoscopie* ou *laryngoscopie directe* de Kirstein, dont l'application n'est pas toujours possible chez tous les sujets, s'exécute d'après la technique suivante. L'observateur est debout devant le malade assis : celui-ci incline sa tête à environ 30º en arrière par rapport à l'horizontale, tandis qu'il porte le tronc plutôt un peu en avant, afin de rapprocher la direction de l'orifice laryngien de celle de l'orifice buccal. La spatule est alors placée soit en avant, soit en arrière de l'épiglotte et déprime très fortement la langue sur le plancher buccal. Ce procédé permet de bien voir surtout la face postérieure de l'endolarynx ; il est d'application plus aisée chez les sujets soumis à la narcose.

Sous le nom de *laryngoscopie combinée*, Kirstein a décrit un procédé qui consiste à employer outre sa spatule, un miroir laryngien qu'il faut porter contre la paroi pharyngienne postérieure, vis-à-vis la face laryngienne de l'épiglotte rabattue vers la langue à l'aide de la spatule. On voit alors directement la moitié postérieure du larynx et indirectement, par réflexion dans le miroir, la partie antérieure.

A titre de curiosités plutôt que d'explorations applicables à la clinique, on peut signaler la translumination du larynx et la radioscopie.

La *translumination* se fait dans une chambre noire à l'aide d'une lampe électrique analogue à celle qui sert pour le sinus frontal. Le miroir laryngien est placé à l'endroit classique, la lampe électrique de préférence sur les membranes hyo et crico-thyroïdiennes ou sur les parties de la trachée non recouvertes par le corps thyroïde. Tout le larynx se reflète avec la coloration rouge particulière aux tissus traversés par la lumière : on reconnaît les cordes vocales à leurs mouvements : la glotte est en noir. Cet examen permet de distinguer les tumeurs solides des tumeurs liquides.

La *radioscopie* se fait en plaçant l'ampoule éclairante d'un côté du cou et l'écran fluorescent de l'autre côté, quelquefois en éclairant le larynx de bas en haut et recevant l'image radioscopique sur un écran fluorescent intrabuccal, disposé à la façon du miroir laryngien. Ce moyen d'exploration ne permet guère de voir que la charpente ostéo-cartilagineuse du larynx et les corps étrangers métalliques.

L'*autoscopie vraie*, c'est-à-dire l'examen par l'observateur de son propre larynx, est, en même temps qu'une curiosité historique (puisque c'est à elle que remonte la découverte de la laryngoscopie pratique), un petit exercice utile pour apprendre le maniement du miroir. La méthode de Johnson est la plus simple. L'observateur, ayant son miroir frontal correctement placé, s'installe devant un miroir de toilette ordinaire ; une lampe est disposée latéralement et un peu en arrière de celui-ci. L'observateur ouvrant sa bouche voit son pharynx dans le miroir : il s'exerce à éclairer la base de la luette. Quand il y a réussi, il n'a plus qu'à placer correctement le miroir laryngien : l'image du larynx est vue dans le miroir à toilette. L'emploi d'un miroir de Clar rend plus facile encore cet examen auto-laryngoscopique.

La *démonstration* de l'image laryngienne se fait très simplement en faisant placer le second observateur de telle sorte que son regard passe au-dessus de l'épaule droite du premier, qui penche la tête à gauche, de façon à ne pas modifier l'éclairage, tout en laissant à droite la place suffisante. Le premier observateur ne doit voir que la corde vocale droite vers le milieu du miroir ; l'autre voit alors tout le larynx. Ce moyen réussit bien avec un malade tranquille ; il est impraticable avec un malade indocile.

Le *toucher digital intralaryngien* est une manœuvre d'exception en tant que moyen d'exploration. Il permet à peine, chez l'adulte, d'atteindre le bord de l'épiglotte et le sommet des aryténoïdes ; il peut provoquer des réflexes dangereux, parfois un ictus laryngé mortel.

V. Vue d'ensemble du larynx normal. — Il est commode pour la description de distinguer, avec Lennox-Browne, trois étages dans l'endolarynx : le sus-glottique, le glottique et le sous-glottique ; à la rigueur même ce dernier peut être provi-

soirement laissé de côté. Dans chacun de ces étages, il se trouve
une partie plus facile à voir, qui frappe au premier coup d'œil et
qui peut servir de repère : c'est, pour l'étage sus-glottique, l'épiglotte, pour l'étage glottique, les cordes vocales.

L'*épiglotte*, de forme extrêmement variable, se voit avec la

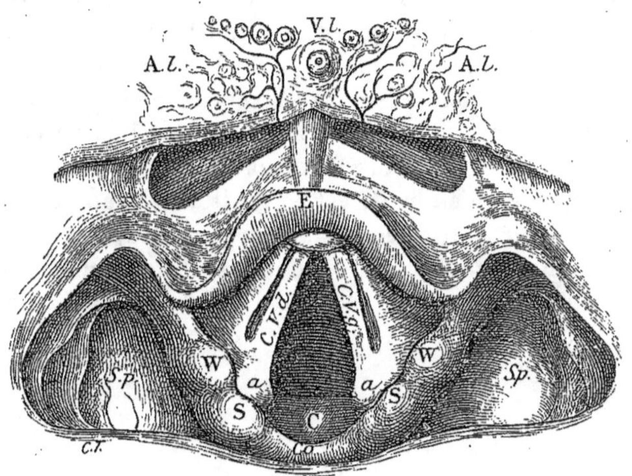

Fig. 68. — Image laryngoscopique normale.

V.l. V. lingual. — A.l. amygdale linguale. — E. épiglotte. — S p. sinus pyriformes. — W. cartilage
de Wrisberg. — S. cartilages de Santorini. — Co. commissure interaryténoïdienne. — C. face antérieure du chaton cricoïdien. — C.V.d. corde vocale droite. — C.V.g. corde vocale gauche. —
a. apophyse vocale.

plus grande facilité ; c'est son bord libre qu'il faut rechercher :
il apparaît rose-jaunâtre, sa couleur rappelant celle de la face
conjonctivale des paupières. On voit ses bords latéraux se
prolonger par une ligne assez large qui forme une courbe à
concavité interne et représente les replis ary-épiglottiques ; ils
aboutissent en arrière à des tubérosités surmontant les cartilages aryténoïdes. Celles-ci ont la couleur jaunâtre de l'épiglotte,
mais les replis eux-mêmes sont plutôt rouges.

Les *cordes vocales*, qui dans l'inspiration profonde sont
souvent peu visibles, apparaissent dans le miroir, formant un V
à ouverture en apparence supérieure, en réalité antérieure, dès
que le sujet fait effort ou mieux émet un son, de préférence le
son É en voix élevée : elles restent proches tant que le son est

soutenu, et s'écartent dès que la phonation cesse. Elles sont reconnaissables à leur aspect blanc nacré ou gris perle. Dans leur intervalle, pendant les grandes inspirations, les anneaux de la trachée apparaissent. En dehors des cordes vocales vraies se voient dans le miroir laryngien les cordes vocales supérieures ou bandes ventriculaires, dont la couleur est rosée ou rouge, dont la direction rappelle celle des cordes inférieures ou cordes vocales vraies et dont les mouvements sont nuls ou minimes.

L'image laryngienne (fig. 68) est un peu plus petite que l'objet. En ce qui concerne l'orientation, les lois de la physique démontrent que ce qui dans le miroir est vu en haut et, sur les figures, représenté en haut, est en réalité en avant, et que ce qui est vu et dessiné à droite est à gauche sur le sujet et inversement. Dans le langage clinique, il est d'usage de dénommer les parties d'après leur position réelle et non d'après leur situation apparente, c'est-à-dire par rapport au sujet et non par rapport à l'image de l'endolarynx.

CHAPITRE III

RÉSULTATS DE L'EXAMEN LARYNGOSCOPIQUE.
LARYNX NORMAL. — LARYNX PATHOLOGIQUE.

En raison même de la rapidité de l'examen laryngoscopique, il est impossible de bien regarder et de bien voir en une fois tout l'endolarynx. Dès qu'un premier coup d'œil a révélé l'état de l'ensemble du larynx, il faut reprendre l'examen de ses divers segments, un par un, en détail, en s'attachant surtout à celui ou à ceux dont l'état a paru pathologique.

Pour l'endolarynx proprement dit, la division en plusieurs étages, qu'il est classique d'adopter pour faciliter la description, est artificielle, en ce sens que nombre d'affections, les laryngites catarrhales, tuberculeuses et syphilitiques par exemple, sont presque toujours diffuses, c'est-à-dire atteignent sans distinction les diverses parties du larynx et mériteraient par suite une des-

cription d'ensemble. Toutefois la structure anatomique et histologique de l'endolarynx, son rôle physiologique variable suivant
le segment considéré impriment aux lésions portant sur chaque
partie un cachet spécial. Il est donc préférable de décrire les
affections endo-laryngées étage par étage ; il suffira, pour transformer ces descriptions de détail en une description d'ensemble,
d'en rapprocher les éléments épars.

§ 1. — Région glosso-épiglottique.

L'examen de cette région, qui forme, pour ainsi dire, le seuil
du larynx, est des plus faciles. La base de la langue apparaît
dans le miroir, dès que celui-ci est proche de la luette, avant même
qu'il l'ait refoulée, et la face antérieure de l'épiglotte s'offre d'elle-
même au regard.

ETAT NORMAL. — L'épiglotte est, sur cette face, rose tendre,
parcourue quelquefois par des arborisations veineuses. Deux
rigoles convergentes vers la base de la langue répondent au
sommet du dièdre glosso-épiglottique, qui est la « vallecula » des
auteurs allemands, le « lingual sinus » des Anglais.

La base de la langue commence, au point de vue laryngoscopique, en arrière du V lingual, formé par les papilles caliciformes.
En arrière de celles-ci, plus de papilles vraies, mais seulement des
follicules clos. Chez l'enfant et jusqu'à 14 ans environ, ils sont
agminés en deux masses latérales, allant du V lingual à la vallecula, séparées par une allée intermédiaire ; chez l'adulte il ne
reste plus que deux petits amas postéro-latéraux (fig. 68).

ETATS PATHOLOGIQUES. — I. HYPERTROPHIE. — Pour l'amygdale
linguale, comme pour les amygdales palatines, l'hypertrophie est
une des affections les plus fréquentes ; elle succède aux inflammations, souvent méconnues du reste, et leur survit.

Observée chez les fumeurs, chez les buveurs d'alcool, chez les
mangeurs d'aliments épicés, chez les professionnels de la voix,
chez les lymphatiques, chez les sujets atteints de stomatites ou de
caries (Ruault), cette affection se caractérise subjectivement surtout
par des troubles nerveux : sensation de corps étranger, douleurs à la

pression de l'os hyoïde, glossodynie, névralgies à distance, ténesme pharyngé, état nauséeux et assez souvent neurasthénie consécutive ; de plus la voix chantée serait compromise pour les notes élevées. Objectivement, on constate à l'examen laryngoscopique l'existence de follicules clos. Tantôt ils sont isolés, plus ou moins nombreux, du volume d'un pois en moyenne : c'est la forme disséminée, la plus commune. Tantôt c'est le type agminé, reproduisant l'aspect de l'amygdale infantile. Enfin on peut observer un dernier type où les follicules conglomérés entourent la base de l'épiglotte et l'enchatonnent au point de faire disparaître presque toute sa face antérieure.

Révélées souvent par une symptomatologie analogue à celle de l'hypertrophie de l'amygdale linguale, mais pouvant exister en dehors de celle-ci, s'observent des *varices* de la base de la langue, portant soit sur les veines qui convergent vers la vallecula, soit sur la branche transversale placée en avant de celles-ci. Des hémorragies provenant de ruptures partielles de ces « hémorroïdes linguales » peuvent en imposer pour des hémoptysies.

II. ETATS INFLAMMATOIRES AIGUS. — Les inflammations de l'amygdale linguale accompagnent, dans beaucoup de cas, celles des amygdales palatines, mais elles échappent souvent alors à l'observation.

La symptomatologie des formes catarrhales est identique à celle de l'angine vulgaire. Il faut que l'examen au miroir révèle le gonflement, la rougeur et le dépôt d'exsudats pultacés sur les follicules isolés ou agminés de la base de la langue pour que le diagnostic soit posé. Dans les cas de périamygdalite, où l'inflammation tend beaucoup plus à gagner l'épiglotte qu'à se propager vers la langue, des troubles respiratoires parfois inquiétants et des troubles de la phonation se manifestent. Objectivement, on trouve assez souvent la langue immobilisée, ou tout au moins difficile à mobiliser sans douleur, et l'on voit à sa base soit des foyers circonscrits, répondant aux follicules agminés, soit plutôt une tuméfaction uni ou bilatérale à surface lisse, rouge, tendue, d'aspect phlegmoneux, qui a gagné vers l'épiglotte et même atteint son bord libre. L'œdème de l'épiglotte est secondaire, mais il peut devenir prédominant au point de faire porter le diagnostic d'épiglottite : un certain nombre de cas de ce genre, dénommés épiglottites, pourraient n'être que des amygdalites linguales tardivement observées (Lermoyez). Si l'œdème gagne en arrière, il atteint les replis ary-épiglottiques, d'où œdème de l'orifice laryngien supérieur.

III. LÉSIONS ULCÉREUSES. — Avec ou sans exsudats, elles sont rares sur l'amygdale linguale : seules, celles de la *syphilis* et de la *tuberculose* méritent une description.

Si le chancre est une rarissime exception en ce point, les lésions secondaires s'y localisent aussi volontiers que plus haut et la dysphagie prolongée est vraisemblablement fonction de l'état de l'amygdale linguale. Au miroir, l'on constate, outre une hypertrophie mamelonnée, des érosions, des fissures, des plaques muqueuses plates, des condylomes. Les gommes circonscrites ou l'infiltration gommeuse sont plus souvent consécutives à des lésions intramusculaires de la langue que primitivement localisées à l'amygdale linguale.

La *tuberculose* de l'amygdale linguale est également secondaire presque toujours et due à la propagation de lésions linguales ou laryngiennes.

IV. TUMEURS. — Bénignes ou malignes, elles sont fort rares.

Parmi les *bénignes*, le fibrome, sessile ou pédiculé, unilatéral, apparaît recouvert d'une muqueuse saine, lisse ou lobée : il est dur. L'angiome veineux, plus fréquent, présente la couleur violacée, la mollesse et la réductibilité caractéristiques de ces tumeurs : il est entouré de varicosités. Enfin les kystes sont les uns, superficiels, petits, sphériques, gros comme un grain de raisin, à siège latéral, dus à la rétention glandulaire; les autres, médians, profonds, proches du foramen cœcum, tardivement fluctuants, dus soit à une malformation portant sur le canal de Bochdaleck ou tractus thyréoglosse, soit au développement d'un véritable goitre formé aux dépens d'une glande thyroïde accessoire dépendant de ce même tractus.

Parmi les *tumeurs malignes*, l'épithéliome est seul à retenir : un de ses lieux d'élection est la vallecula; la forme bourgeonnante, végétante et érosive à la fois, avec sécrétion ichoreuse, s'y observe souvent; le miroir laryngoscopique permettra de l'y déceler précocement, quelquefois dès l'apparition de la dysphagie.

V. CORPS ÉTRANGERS. — Lorsqu'ils sont de petit volume, ils peuvent s'arrêter dans cette région et s'y fixer passagèrement (débris alimentaires) ou solidement (épingles).

§ 2. — Orifice supérieur du larynx.

L'ensemble formé par l'épiglotte,les replis ary-épiglottiques et le sommet des aryténoïdes représente un tout auquel l'on peut donner le nom d'*orifice supérieur du larynx*.

Il suffit pour voir cet orifice de placer le miroir contre la luette et de refouler plus ou moins celle-ci : l'observateur amène ainsi toutes les parties à voir dans son champ visuel.

C'est l'*épiglotte* qui attire tout de suite l'attention. Elle est très variable de forme et d'aspect et l'on a pu dire que c'était elle qui donnait à chaque larynx son cachet personnel. Dans le type moyen, que l'on peut prendre comme point de départ d'une description, l'épiglotte apparaît dans le miroir sous forme d'une ligne sinueuse,présentant une courbure centrale dont la cavité regarde le bas du miroir, donc en réalité en arrière, et deux courbures terminales faisant suite à la précédente mais à concavité antérieure. La partie centrale de l'épiglotte est généralement plus large, parce que l'observateur aperçoit non seulement le bord, mais encore une partie de la face postérieure de cet opercule. La couleur du bord épiglottique est jaune rouge, comparable à celle de la face conjonctivale des paupières. Au-dessous du sommet de l'épiglotte, sur la ligne médiane, se voit un bourrelet, de couleur rouge : c'est le tubercule de Czermak, appelé encore coussinet, pétiole ou nœud de l'épiglotte, qui surplombe et cache la commissure antérieure des cordes vocales (fig. 68).

Pour donner une idée des variations de forme et de position de l'épiglotte, fort nombreuses (Audubert en a figuré 27 types), on a comparé cet opercule à un chapeau de gendarme, une feuille enroulée, un cornet d'oublie, une spatule, une luette, une trompe, une oreille de lapin, une ogive, un Ω (oméga majuscule), une mître d'évêque, un fer à cheval. Il y a également des épiglottes qui présentent de la bifidité de leur bord libre ou des pertes de substance sur la ligne médiane, résultant de troubles de développement,

Au point de vue laryngoscopique, il suffit de retenir que les types d'épiglottes gênantes sont : 1° les épiglottes longues ; 2° les épiglottes tombantes ; 3° les épiglottes rétrécies transversalement à la base ; ces types peuvent d'ailleurs se combiner entre eux. Les deux premiers

types répondent à l'épiglotte infantile ; la difficulté d'exploration qui
en résulte n'est pas insurmontable. Sans avoir besoin de recourir aux
moyens de redressement mécaniques indiqués plus haut (p. 416), il
suffit souvent de faire émettre au sujet le son É par saccades, ou bien
le son I pendant qu'on lui déprime la langue, ou de le faire rire, ou de
provoquer un réflexe nauséeux, ou de faire simuler l'anhélation. L'extension forcée de la tête du sujet, l'observateur regardant de haut en
bas, la flexion forcée, l'observateur regardant de bas en haut, peuvent
permettre, par des mécanismes différents, d'obtenir le même résultat.
Quand l'épiglotte est resserrée à la base, l'obstacle apporté à l'éclairage
est plus sérieux. L'observateur doit user de la lumière électrique et
combiner les diverses attitudes de la tête de l'observé, y compris la
flexion latérale et la rotation (p. 422).

Le bord supérieur des replis ary-épiglottiques ferme, sur les
côtés et en arrière, le cercle de l'orifice supérieur du larynx ; mince
et rosé en avant, il s'élargit et s'arrondit en arrière et en bas en
arrivant sur le sommet des aryténoïdes, où reparaît la couleur
jaune-rouge déjà signalée pour l'épiglotte. En ce point s'observe,
de chaque côté de la ligne médiane, une saillie constante, petit
tubercule jaune formé par le cartilage de Santorini ; plus loin,
c'est-à-dire plus en dehors, une seconde proéminence, quelquefois
peu visible, due à la saillie du cartilage de Wrisberg ; enfin, entre
les deux quelquefois se rencontre un troisième tubercule formé
par le cartilage sésamoïde de Luschka (fig. 68). Les cartilages de
Santorini sont des repères importants, car ils indiquent la
position des aryténoïdes : ils se rapprochent et parfois se croisent
pendant l'occlusion de la glotte, ils s'écartent quand celle-ci
s'ouvre. Le pli muqueux (commissure postérieure), qui réunit
le sommet des aryténoïdes, est la limite supérieure de la
région intéraryténoïdienne, dont l'étude sera faite avec celle des
cordes vocales. Dans l'inspiration, les replis ary-épiglottiques
sont larges et relâchés ; dans la phonation, ils sont étroits et
tendus. De l'orifice supérieur du larynx font encore partie les
gouttières pharyngo-laryngées, appelées aussi sinus naviculaires
ou pyriformes ou fossettes hyoïdes. Par leur concavité, elles
embrassent les ligaments ary-épiglottiques et les aryténoïdes.
Leur paroi externe est jaune-rosé, blanchâtre même par endroits.

Leur fond est parcouru par des veines souvent très apparentes.

Etats pathologiques. — I. Changements de coloration. — Ils n'ont pas de signification précise : ce sont des manifestations d'un état pathologique local ou général qu'il faut savoir rechercher.

1° L'*anémie* est caractérisée par la pâleur de toute la muqueuse ; cependant, celle-ci est sillonnée de petits vaisseaux injectés et présente parfois des rougeurs passagères comparables à la coloration fugace qui s'observe sur la face de ces mêmes sujets. Il s'agit souvent de malades chlorotiques, de convalescents, de cachectiques, mais parfois aussi « l'anémie de la membrane muqueuse du larynx est l'expression première de troubles généraux de nutrition » (Gottstein) ; à ce titre, elle a une certaine valeur clinique.

2° L'*hyperhémie* localisée à l'épiglotte et aux replis ary-épiglottiques, caractérisée par la coloration rouge vif, tantôt est passagère et fugace, tantôt précède l'apparition de l'inflammation vraie, au cours des maladies locales et quelquefois générales, certaines maladies infectieuses par exemple. D'autres hyperhémies, appelées passives, par opposition avec les précédentes qui seraient actives, sont caractérisées, au point de vue objectif, par une couleur plus livide de la muqueuse, par l'état humide de sa surface, par la tendance à l'infiltration sous-muqueuse. Les affections à retentissement circulatoire (lésions pulmonaires, cardiaques, rénales ou de l'appareil digestif), les compressions de voisinage (tumeurs du cou) sont les causes habituelles de ces hyperhémies.

3° Un type spécial d'hyperhémie est à retenir : c'est celui qui accompagne la roséole cutanée, l'« *érythème vermillon* » syphilitique, constitué par un pointillé rouge très serré, de couleur plutôt carmin que vermillon, malgré l'expression classique.

4° Il existe enfin un *liseré blanc*, d'aspect membraneux, dû à la localisation des exsudats diphtériques qui du larynx envahissent l'épiglotte ; il est visible chez l'enfant par le simple abaissement de la langue, au moment où l'effort nauséeux soulève le larynx. C'est un signe précieux (Variot) dans le croup fruste ou dans le croup d'emblée.

II. Infiltration. — Inflammatoire ou œdémateuse, elle siège soit sur l'épiglotte, soit sur les replis ary-épiglottiques, tantôt isolément, tantôt simultanément.

1° Le type de l'*œdème inflammatoire* est généralement un œdème *circonscrit*. L'épiglottite est souvent antérieure, c'est-à-dire atteint surtout la face linguale de l'opercule, et n'a pas alors de tendance à gagner la face postérieure ou laryngienne ; elle coïncide généralement avec une poussée d'amygdalite linguale ; la région glosso-épiglottique présente alors l'aspect déjà décrit (p. 428).

Les replis ary-épiglottiques peuvent être le siège d'une infiltration inflammatoire, plus souvent unilatérale que bilatérale : ils prennent alors l'aspect d'une poire à saillie postérieure et interne et à queue latérale et externe. La muqueuse qui recouvre ces parties est de couleur vineuse, violacée, tranchant sur l'aspect des parties voisines, saines ou légèrement infiltrées ; plus tard, s'il y a collection purulente, cette couleur devient grise ou jaunâtre. Au cours d'infections très aiguës ou chez des sujets débilités, l'inflamma-tion peut gagner rapidement à la fois en surface et en profondeur et, au lieu de types circonscrits, on observe le type diffus ; l'image laryngoscopique montre alors l'o-rifice supérieur du larynx presque com-plètement fermé par un bourrelet circon-férentiel dont l'aspect a été comparé au paraphimosis ou au museau de tanche du col utérin (fig. 69). ·

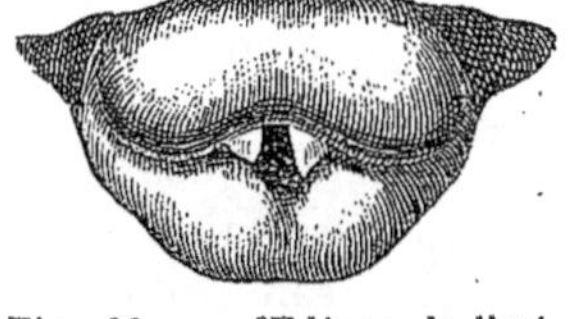

Fig. 69. — OEdème de l'orifice supérieur du larynx.

En avant, le bourrelet formé par l'épiglotte, en arrière, ceux des aryténoïdes. Au fond, la partie moyenne de là glotte et des cordes vocales.

Ces *abcès du larynx* peuvent être idio-pathiques, mais ils peuvent souvent aussi précéder ou accompagner des lésions des cartilages. Ils succèdent à des infections tantôt nées dans le larynx (traumatismes, ulcéra-tions, etc.), tantôt apportées par voie vasculaire (f. typhoïde, fièvres éruptives, érysipèle, etc.), tantôt enfin venues d'un organe voisin (amyg-dale, bouche, pharynx). Ils peuvent entraîner la mort rapide par asphyxie ou subite par ictus laryngé.

2° Le type de l'*œdème proprement dit*, c'est-à-dire de l'infiltration sans tendance à l'abcédation, s'observe plus souvent *diffus* que cir-conscrit. L'épiglotte est transformée soit en un double bourrelet avec fente intermédiaire antéro-postérieure, soit en une saillie sphé-roïde déprimée en son centre. Les replis ary-épiglottiques ressemblent à deux vessies de poisson ballottantes (Moure). Ces œdèmes sont généralement blanchâtres, sauf cependant ceux qui accompagnent la syphilis qui prennent volontiers la couleur rouge vermillon caractéris-tique. Ces infiltrations œdémateuses de l'orifice supérieur du larynx s'observent parfois, mais assez rarement au cours d'affections modifiant profondément la circulation générale, après les lésions cardiaques ou rénales par exemple. Plus fréquents sont les œdèmes consécutifs à des troubles circulatoires de voisinage (tumeurs du cou, anévrismes de l'aorte) ou survenant à la suite d'inflammations péri-laryngiennes (abcès du pharynx et de la langue); d'autres sont traumatiques (contusions, plaies, brûlures, corps étrangers).

3° Il existe un *faux œdème* localisé plus souvent en arrière qu'en avant, rosé et rénitent, au lieu d'être blanc et mou : c'est l'infiltration, généralement tuberculeuse, pour laquelle la région des replis ary-épiglottiques est un des lieux d'élection.

4° Quant à l'*œdème aigu essentiel*, il est rare : il peut apparaître sous l'influence d'un trouble vaso-moteur, après un refroidissement par exemple, ou encore être d'origine infectieuse : cette dernière hypothèse paraît devoir se confirmer de plus en plus.

Les symptômes locaux qui accompagnent ces œdèmes aigus et les révèlent sont la dyspnée progressive et rapide avec crises paroxystiques, allant parfois jusqu'à l'état asphyxique, la dysphonie ou l'aphonie, enfin la sensation de corps étranger intralaryngien. Les symptômes généraux sont presque nuls, un peu d'agitation, de la céphalalgie, de la courbature, sauf dans les cas d'infection, où la dépression prédomine.

III. Lésions ulcéreuses. — Elles peuvent accompagner les œdèmes, ou exister seules, et leur siège de prédilection est sur l'épiglotte.

1° Il est des *ulcérations superficielles*, à fleur de muqueuse, pour ainsi dire : ainsi l'*herpès*, qui se présente sous forme de fines vésicules conglomérées entourées d'une zone œdémateuse et dont l'apparition s'accompagne souvent d'une poussée fébrile et d'éruption herpétique labiale; ainsi le *pemphigus*, qui forme de grosses vésicules rapidement transformées en pustules ou en bulles, avec peu de réaction de voisinage ; ainsi surtout les *plaques muqueuses*, isolées, saillantes, gaufrées, de couleur gris sale, entourées généralement d'une zone rouge œdémateuse.

2° Les *ulcérations profondes* entament la muqueuse entière au lieu de l'éroder simplement ; de plus, elles ne constituent pas à elles seules toute la lésion, car elles sont précédées d'autres lésions élémentaires primitives. Ainsi les ulcérations du *lupus* qui se localisent volontiers à l'épiglotte, du moins au début, siègent sur des mamelons rougeâtres ou gris rosé qui sont les nodules lupiques : elles sont peu végétantes, à l'inverse des autres lésions tuberculeuses du larynx, mais plutôt destructives, serpigineuses. Elles s'accompagnent rarement de lésions linguales, fréquentes au contraire dans la syphilis, mais coexistent presque toujours avec du lupus de la face ou du pharynx buccal. L'évolution de cette affection est insidieuse, la douleur nulle, les troubles fonctionnels restent peu marqués: la déglutition n'est compromise qu'à la suite de lésions très étendues.

3° Les *ulcérations lépreuses* ont la même localisation primitive et presque le même aspect que les lésions lupiques. L'épiglotte épaissie en masse est infiltrée de nodules d'abord rouges, puis brun sale, recouverts plus tard d'un épithélium épaissi, blanchâtre, soit partout, soit par plaques ; l'ulcération gagne plus en profondeur qu'en surface. Au delà de l'orifice supérieur du larynx, infiltré comme dans les œdèmes et seul visible à l'examen, les lésions lépreuses s'étendent loin, jusque dans la trachée. Aussi des troubles vocaux et respiratoires quelquefois graves, des picotements, de la toux révèlent cet état local. L'état général est atteint; des manifestations de la lèpre existent sur le tégument extérieur. La caractéristique de cette affection au point de vue laryngoscopique est l'anesthésie du larynx, qui ne s'observe pas dans la tuberculose, dont les lésions laryngées ressemblent parfois beaucoup à celles de la lèpre.

4° Dans cette même région de l'orifice supérieur du larynx, la *tuberculose proprement dite*, dans sa forme ulcéreuse, se développe assez volontiers sur l'épiglotte, principalement chez les tuberculeux pulmonaires. Elle se localise tantôt vers la face linguale, tantôt et souvent sur le bord libre et sur les parties latérales, tantôt enfin sur la face laryngée. Parmi ces ulcérations, les unes sont superficielles, isolées ou agminées ; elles reposent sur une base infiltrée plus ou moins rouge : leur fond est inégal, mamelonné, gris ou jaune, couvert de produits de désagrégation. Les autres sont profondes ; elles s'observent surtout à la base de l'épiglotte et près de ses parties latérales, c'est-à-dire au point où se rejoignent les replis ary-épiglottiques, les bandes ventriculaires et l'épiglotte ; leurs bords sont épaissis et infiltrés, déchiquetés, le fond tomenteux et parsemé de points jaunes que certains auteurs considèrent comme de vraies granulations tuberculeuses. Dans les formes extensives, l'épiglotte déformée par l'infiltration prend les aspects les plus variés. Aussi, bien que le segment sous-jacent du larynx soit atteint, il est souvent impossible de pouvoir en constater les lésions au laryngoscope. Dans les formes destructives, le moignon d'épiglotte respecté est quelquefois à peine reconnaissable. Sur les replis ary-épiglottiques, les ulcérations tuberculeuses ont les mêmes caractères que sur l'épiglotte. Les profondes siègent plutôt vers la partie postéro-inférieure, c'est-à-dire près des cartilages. Les superficielles se rencontrent à la face externe des replis, en fissures parallèles à la direction de ceux-ci, à fond rosé granulé, faciles à guérir, mais sujettes à de fréquentes récidives.

Subjectivement, ces lésions ulcéreuses se révèlent par des troubles de la respiration et de la phonation : la dyspnée et la dysphonie sont des plus variables selon les sujets et d'ailleurs non proportionnées fatalement à l'intensité des lésions. La dysphagie résulte d'ulcérations exo-laryngées siégeant sur la face externe des replis ary-épiglottiques ou dans les gouttières pharyngo-laryngées ou sinus pyriformes. La déglutition n'est pas toujours très compromise par des lésions destructives même étendues de l'opercule épiglottique : en effet, l'infiltration concomitante de l'orifice laryngien supérieur supplée à l'insuffisance de l'épiglotte pour l'obturation du larynx.

La tuberculose du larynx, sous toutes ses formes, entraîne l'inaptitude au *service militaire*.

5° Les *ulcérations syphilitiques* des parties constituant l'orifice supérieur du larynx ressemblent dans certains cas aux ulcérations tuberculeuses, mais elles en diffèrent assez dans la plupart des cas pour que le diagnostic différentiel en soit possible, sinon toujours facile. A la période secondaire, on les observe sous la forme érosive ou sous la forme destructive. Les *érosions* sont arrondies ou ovalaires, grisâtres, plates, recouvertes de débris épithéliaux adhérents ; la muqueuse qui les entoure a la teinte vermillon caractéristique. Elles déterminent de la douleur et de la toux ; il existe également une raucité particulière de la voix (raucedo syphilitica). Les *ulcérations proprement dites*, souvent en continuité avec des lésions similaires de l'oro-pharynx, sont arrondies, à bords déchiquetés et creusés à pic, à fond jaune grisâtre. Elles ont de la tendance à devenir végétantes, à prendre parfois l'aspect papillomateux. L'œdème de voisinage peut masquer l'ulcération qui l'a produit ; l'œdème syphilitique est dur, d'un rouge cerise foncé. Les ulcérations déterminent les mêmes troubles subjectifs que les érosions.

La *gomme* du larynx est un accident plutôt tardif et peu fréquent de la syphilis. Elle se localise très volontiers à l'épiglotte. Quand la gomme est circonscrite, forme rare, son volume varie de celui d'un pois à celui d'une noisette ; à la tuméfaction succèdent l'abcédation et la formation du cratère pathognomonique dont le fond répond souvent au cartilage. Quand l'infiltration gommeuse est diffuse, elle rappelle au début l'œdème, mais la surface est irrégulière, mamelonnée, rouge par plaques, jaunâtre en d'autres points qui répondent aux futurs foyers d'abcédation ; ceux-ci tendent d'ailleurs ultérieurement à s'étendre et à se fusionner par leurs bords. La douleur, les troubles de la phonation, de la déglutition, quelquefois de la respiration, sont généralement très marqués dans ces formes de syphilis laryngée.

En raison de leur curabilité, la plupart des lésions syphilitiques du larynx n'entraînent l'inaptitude au *service militaire*, temporaire ou définitive, que dans certains cas particuliers (longue durée du traitement, lésions cicatricielles gênant la respiration ou la phonation).

IV. TUMEURS. — L'orifice supérieur du larynx est une région où elles ne se développent qu'assez rarement, à l'inverse de la région péri-glottique qui est leur véritable siège de prédilection.

Parmi les tumeurs *bénignes*, il suffira de citer les kystes, d'origine généralement glandulaire ; les bords de l'épiglotte et les replis ary-épiglottiques sont un de leurs lieux d'élection. Ils ont l'aspect des kystes de la face antérieure de l'épiglotte déjà décrits et gênent plus la déglutition que la respiration ou la phonation.

Pour les tumeurs *malignes*, il importe de retenir qu'à l'inverse de ce qui a lieu pour l'endolarynx proprement dit, le cancer de l'orifice supérieur est rarement primitif et que généralement, au contraire, il accompagne ou suit le développement d'un cancer de la base de la langue ou des parois latérales du pharynx ou encore de l'origine de l'œsophage. L'épithéliome, plus fréquent que le sarcome, débute par l'infiltration sous-muqueuse rouge violacée, puis survient l'ulcération qui, de l'épiglotte ou des replis ary ou glosso-épiglottiques, gagne tout l'orifice supérieur du larynx ; d'autres épithéliomes sont plutôt végétants. Quant au sarcome, fort rare, il se distingue par sa tendance à former une tumeur au sens littéral du mot, c'est-à-dire une saillie sessile qui se développe avec une très grande rapidité.

La douleur, sous forme de douleur locale exagérée par la déglutition et de douleur irradiée vers l'oreille, est un des signes précoces de ces tumeurs, qui ne troublent que plus tard la phonation et la respiration. Les tumeurs du sinus pyriforme, qui sont en contact presque immédiat avec l'artère linguale, peuvent se compliquer rapidement d'hémorragies foudroyantes. Ces tumeurs sécrètent peu : elles déterminent par réflexe une salivation profuse dans un grand nombre de cas.

V. Diphtérie. — Elle est généralement descendante et passe du pharynx dans le larynx par les sinus pyriformes, atteint souvent en bloc l'orifice supérieur tout entier, où le laryngoscope peut permettre de voir les fausses membranes caractéristiques déjà étudiées sur les amygdales (p. 374). Quand les fausses membranes atteignent la face linguale de l'épiglotte, elles deviennent visibles à l'aide du simple abaisse-langue (Variot).

VI. Cicatrices. — Elles sont le résultat d'affections anciennes, et altèrent plus ou moins la forme de l'orifice laryngien supérieur.

Dans certains cas, la cicatrice est radiée, froncée : elle fusionne tous les tissus et tous les plans, à la suite d'un lupus par exemple ; elle diffère alors par son aspect tourmenté des diaphragmes membraneux qui déterminent l'occlusion congénitale du larynx, fort rare du reste.

Dans d'autres cas, consécutivement à la syphilis en général, la cicatrice ne rétrécit pas l'orifice supérieur du larynx, elle le déforme simplement, en enroulant l'épiglotte ou en l'inclinant latéralement ou en bas, ou enfin en la portant en antéflexion, ce qui s'observerait surtout chez les anciens syphilitiques présentant également de l'atrophie de la base de la langue. Il est exceptionnel que l'épiglotte soit entièrement détruite, il en reste au moins le tiers inférieur et le pétiole, ce qui est suffisant pour la fonction obturatrice de cet appendice sus-laryngien.

Au point de vue du *service militaire,* la déformation ou la destruction de l'épiglotte entraînent l'inaptitude, si la déglutition et la phonation sont notablement gênées.

§ 3. — Bandes ventriculaires et ventricules du larynx.

Avant d'examiner les cordes vocales et les aryténoïdes qui forment un tout inséparable, il est utile de jeter un coup d'œil sur les bandes ventriculaires, appelées aussi fausses cordes vocales ou cordes vocales supérieures.

Partant des replis ary-épiglottiques et s'avançant vers la ligne médiane, se voient deux replis de forme approximativement triangulaire convergeant par leurs extrémités antérieures, qui restent cependant séparées par la largeur du pétiole de l'épiglotte. Ils sont de couleur rose vif et tranchent sur la blancheur des cordes vocales vraies, dont la direction est parallèle à celle de leurs bords internes. En regardant attentivement ces bords et en utilisant les mouvements de flexion latérale de la tête du sujet, on constate qu'il existe une fente entre chaque corde vocale et la bande ventriculaire correspondante (fig. 68) : c'est l'entrée du ventricule du larynx ou ventricule de Morgagni, dont la bande ventriculaire forme par conséquent la paroi supérieure.

Dans les grands mouvements d'inspiration, les bandes ventriculaires tendent à s'écarter un peu l'une de l'autre. Dans les mouvements de phonation, elles tendent à se rapprocher, mais ne se rejoignent pas, sauf dans quelques cas exceptionnels. Normalement, elles peuvent concourir à la phonation, en modifiant la cavité de résonnance formée par le ventricule. Pathologiquement, elles contribuent quelquefois à troubler la phonation, en appuyant sur les cordes vocales à la façon d'un étouffoir.

Etats pathologiques. — Il en est un certain nombre qui sont communs aux bandes ventriculaires et aux replis ary-épiglottiques. Ainsi l'*anémie* et l'*hyperhémie* ont dans cette région la même signification et comportent la même interprétation que plus haut (p. 432).

I. Œdèmes et abcès. — L'infiltration inflammatoire aboutissant à l'*abcès* s'observe sur les bandes ventriculaires et sur le pétiole de l'épiglotte. L'infiltration œdémateuse ou *œdème sus-glottique* se localise sur les cordes vocales supérieures ou fausses cordes moins souvent que sur les replis ary-épiglottiques, mais plus souvent que sur l'épiglotte. L'image laryngoscopique n'est pas toujours très nette, en raison de la coexistence possible et fréquente de lésions analogues de l'orifice supérieur du larynx rendant difficile la pénétration de la lumière. Les troubles fonctionnels et généraux sont ceux déjà décrits (p. 434).

II. Laryngites et lésions diverses. — Les lésions observées au cours des laryngites ne prennent guère du fait de leur localisation sur les bandes ventriculaires un cachet propre.

1° Dans la *laryngite aiguë*, caractérisée par son cortège symptomatique classique (douleur profonde, toux sèche et quinteuse d'abord, puis grasse et humide, expectoration nulle au début, visqueuse ensuite, enrouement ou aphonie), l'examen laryngoscopique révèle, outre de la rougeur et un peu d'infiltration de l'épiglotte, un gonflement notable des bandes ventriculaires, d'autant plus apparent que les replis ary-épiglottiques sont souvent indemnes ; ce gonflement est parfois tel que les bandes ventriculaires arrivent au contact des vraies cordes, dont elles étouffent les vibrations.

2º Dans la *diphtérie intralaryngée*, dont l'étude symptomatique relève uniquement de la pathologie médicale générale plutôt que de la laryngologie, les fausses membrames, visibles quelquefois sur les bandes ventriculaires, si l'état de l'orifice laryngien supérieur permet l'éclairage, masquent complètement la glotte, sur laquelle elles empiètent.

3º Dans les *laryngites catarrhales chroniques*, les cordes vocales supérieures restent assez souvent saines, à l'inverse des inférieures, Quand elles sont atteintes, elles présentent soit de l'hyperhémie, soit de l'épaississement, soit, quelquefois mais exceptionnellement, quelques exulcérations ou des ecchymoses sous-muqueuses. Des mucosités grises tapissent certains points de la muqueuse, qui prend un aspect luisant tout particulier ; on peut voir de véritables pelotons plus gros, d'aspect gélatineux, transparents, sortir du ventricule dont ils reproduisent en quelque sorte le moulage (*laryngite fibrineuse*). L'enrouement allant souvent jusqu'à l'aphonie, la sensation de corps étranger, le besoin de tousser et de hemmer ou râcler sont les principaux signes subjectifs révélant cette localisation de la laryngite chronique. Dans certains cas, souvent méconnus, la muqueuse laryngée est sèche et les sécrétions rares, adhérentes, épaisses, coagulées en blocs que le malade rejette avec peine, quelquefois au prix d'une érosion de la muqueuse : il s'agit alors de *laryngite sèche* analogue à la rhino-pharyngite sèche, ozéneuse ou non, et souvent concomitante de celle-ci.

4º La *syphilis* atteint volontiers les cordes vocales supérieures qui sont un des lieux d'élection des gommes, comme l'orifice supérieur du larynx : elle y détermine des lésions qui s'y reproduisent sous le même aspect qu'en cette dernière région.

5º La *tuberculose* gagne la région des bandes ventriculaires généralement après avoir débuté par la région aryténoïdienne.

6º Les *tumeurs* des cordes vocales supérieures sont le plus souvent celles des cordes inférieures.

Il est inutile de scinder la description de ces dernières affections, dont l'étude d'ensemble sera faite plus loin (§ 4).

III. EVERSION ET ABCÈS DU VENTRICULE DE MORGAGNI. — L'éversion est la seule lésion spéciale à la région du ventricule. Les abcès s'y observent rarement.

L'*éversion* est caractérisée par une tumeur molle, rouge, lisse, faisant saillie entre la corde vocale et la bande ventriculaire. Elle est partiellement réductible par refoulement à l'aide d'un stylet laryngien, mobile avec les mouvements de la phonation, qui la font rentrer dans le ventricule, et avec ceux de la respiration, qui la font au contraire saillir davantage. Cette tumeur s'observe sur des larynx qui sont généralement déjà le siège d'une inflammation banale ou spécifique et chez des professionnels de la voix qui ont présenté tantôt de l'enrouement chronique, tantôt de la dysphonie presque subite. On considère cet état d'*éversion*, soit comme un *prolapsus* simple, analogue à celui du rectum par exemple, soit plutôt aujourd'hui comme une sorte d'hypertrophie ou de néoformation des parois du ventricule, consécutive à une inflammation sous-épithéliale ou sousmuqueuse ou à une tumeur, ou à un kyste, ou enfin à une lésion tuberculeuse ou syphilitique préexistante. Ces éversions ou pseudo-éversions ne sont pas très rares. Exceptionnellement, au contraire, s'observent les cas décrits sous le nom de *laryngocèles*, tumeurs aériennes intralaryngées, soulevant la bande ventriculaire et le repli épiglottique, accompagnées quelquefois d'un prolongement extralaryngé faisant saillie sous la membrane thyro-hyoïdienne.

Les *abcès* développés dans le ventricule de Morgagni sont rarement idiopathiques ; le plus souvent ils accompagnent la périchondrite du cartilage thyroïde.

§ 4. — Cordes vocales inférieures et région aryténoïdienne.

Il s'agit là d'un tout formé par les cordes vibrantes, par les aryténoïdes qui les meuvent et par la muqueuse qui recouvre les unes et les autres. La lésion d'une partie de cet ensemble retentit le plus souvent, sinon toujours, sur le tout, de telle sorte que l'on ne pourrait sans artifice scinder cette étude.

La région des cordes et des aryténoïdes est une de celles dont l'exploration méthodique et complète est le plus délicate. Il est facile, dans la position classique du miroir laryngien, d'apercevoir la partie moyenne des cordes ; mais il est nécessaire d'ajouter à cette première exploration trois examens supplémentaires dont la technique a été décrite plus haut avec soin (p. 421 et fig. 67), et dont il suffit de rappeler ici les principes : 1° Accentuer l'inclinaison du manche du miroir en bas, pour porter la surface réfléchissante du miroir plus haut et plus en arrière : on obtiendra ainsi l'image de la commissure antérieure. 2° Abandonner la luette, reporter le miroir laryngien vers le voile du palais et diriger la ligne du regard de bas en haut, le sujet ayant la tête fléchie : c'est la face postérieure de l'endolarynx qui sera alors bien vue. 3° Reporter le miroir à sa place primitive et demander au sujet des inflexions latérales de la tête : la partie de la corde vocale cachée sous la bande ventriculaire apparaîtra.

Les cordes vocales, à l'état normal, sont, sur leur face supérieure, où la muqueuse du larynx est réduite à sa couche épithéliale, de couleur blanc pur, le blanc du tendon ou celui de l'émail de la dent ; cela est vrai surtout pour la femme et l'enfant, car les adultes, et en particulier les professionnels de la voix, peuvent, à l'état parfaitement sain, présenter des cordes vocales légèrement rosées ; cette teinte rosée est alors limitée en général à la partie postérieure des cordes. La partie moyenne des cordes, toujours vivement éclairée, est très blanche ; la partie antérieure disparaît dans l'ombre portée par le pédicule de l'épiglotte. Le bord libre est mince, dans sa partie antérieure, plus épais, quelquefois à facettes ou à sillons dans sa partie postérieure : le premier segment répond à la glotte membraneuse ou ligamenteuse, le second à la glotte cartilagineuse : une petite facette brillante, appelée tache jaune, qui répond à l'apophyse vocale de l'aryténoïde, sépare ces deux segments (fig. 68).

La forme de l'espace qui sépare les deux cordes vocales, c'est-à-dire de la glotte, est très variable. Dans les grandes inspirations, cette forme est celle d'un triangle presque équilatéral, et comme l'espace interaryténoïdien s'élargit aussi en un petit triangle à sommet postérieur, l'ensemble a l'aspect d'une sorte de losange (fig. 70-B). Dans l'effort ou la phonation, elle devient une fente linéaire antéro-postérieure (fig. 70-C). Dans l'état de respiration calme, l'ouverture a la forme d'un triangle isocèle dont la hauteur mesure environ le double de la base (fig. 70-A). A l'état

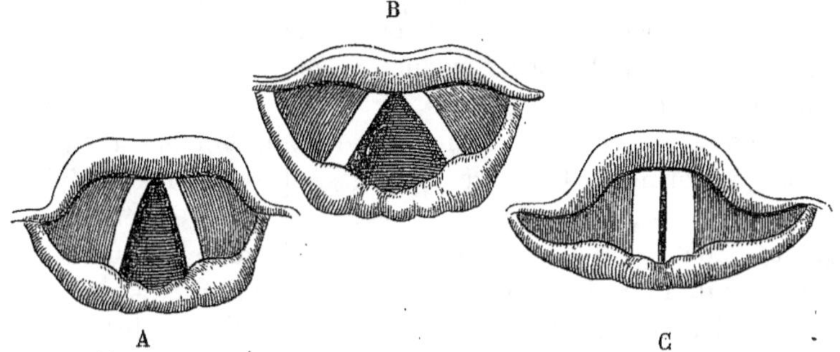

Fig. 70. — Images de la glotte normale.

A. La glotte en attitude de repos.   B. La glotte en inspiration forcée.   C. La glottte en attitude de phonation ou d'effort.

de relâchement absolu, c'est-à-dire en l'absence de tonus musculaire, les bords de ce triangle se rapprochent tout en restant encore à une certaine distance l'un de l'autre : c'est la position dite cadavérique (Ziemssen), parce que c'est celle qui s'observe sur le cadavre. Elle ne doit pas être confondue avec l'attitude de repos du sujet vivant, chez qui prédomine toujours un tonus abducteur (Semon) : on appelle quelquefois position intermédiaire cette attitude de repos, parce que les cordes sont entre la position d'inspiration (abduction) et celle de phonation (adduction). Sur le vivant, l'attitude dite cadavérique est pathologique ; elle est caractérisée non seulement par la forme de la glotte, mais encore et surtout par l'invariabilité de cette forme, que ne modifient plus les efforts d'inspiration ou de phonation du sujet. Il se rencontre enfin certains larynx parfaitement sains dont les cordes vocales se rapprochent dans l'inspiration au lieu de s'écarter : c'est le résultat d'une contracture d'ordre psychique, qui se produit chez un certain nombre de sujets nerveux, dès qu'ils subissent l'examen du larynx.

Dans la phonation, c'est-à-dire dans la production de la voix parlée et surtout chantée, la glotte prend des formes multiples, variables d'ailleurs, qui ont été étudiées à maintes reprises au point de vue physiologique ; elles sont intéressantes seulement pour les professionnels du chant. Pratiquement, il suffit de retenir que le rapprochement, sans contact parfait, suffit pour la phonation ; la voix parlée peut être modifiée, mais elle reste sonore. Le rapprochement complet des aryténoïdes est au contraire presque indispensable à la production de la voix chantée, sauf peut-être pour les notes graves.

Les mouvements des aryténoïdes se traduisent par les modifications de forme de la glotte déjà vues, et aussi par les déplacements toujours très apparents de leurs sommets, repérés par les cartilages de Santorini. Le mouvement de rapprochement s'arrête d'habitude à la juxtaposition des deux cartilages ; mais quelquefois, chez des sujets dont l'articulation crico-aryténoïdienne offre une mobilité exagérée, congénitale ou acquise, ou dont les cartilages de Santorini sont inégalement développés, on observe, en dehors de tout état pathologique, un croisement des aryténoïdes : c'est généralement le cartilage de Santorini droit qui passe en avant du gauche.

La région aryténoïdienne se voit bien surtout quand on examine le larynx à la faveur de la position de Killian (p. 422). La muqueuse y est toujours assez colorée, rose ou rouge selon la lumière employée. Elle n'est ni lisse ni tendue : elle présente, même chez le sujet sain, des plicatures longitudinales dont l'aspect se modifie quand les muscles interaryténoïdiens se contractent, et qui s'effacent dans les grandes inspirations. L'examen de cette région est des plus importants, car c'est un des lieux d'élection de la tuberculose laryngée à son début.

L'aspect des lésions et les troubles qu'elles entraînent varient sensiblement suivant le segment considéré dans cette partie du larynx : il convient donc de distinguer dans la description une région glottique proprement dite, celle qui répond aux cordes, et une région aryténoïdienne.

A — Affections des cordes vocales. — I. ALTÉRATIONS SUPERFICIELLES. — Elles ne portent que sur la couleur et sur l'état lisse et brillant qui caractérisent l'aspect normal.

1° *Hyperhémie.* — On observe assez souvent la rougeur des cordes vocales ; elle varie du rose au rouge-gris, et même, dans des cas invétérés, la teinte devient violacée ou bleuâtre, piquetée de blanc, quand la congestion est intense ou ancienne ; parfois aussi des ecchymoses marbrent les cordes vocales, dont certains points exulcérés peuvent présenter des caillots, vestiges d'une hémorragie laryngée, survenue au cours d'une laryngite ou à la suite d'une sorte de traumatisme vocal, véritable rupture musculaire. La rougeur observée le plus communément, celle de la laryngite aiguë ou chronique, est en coup de pinceau, en fines traînées parallèles au bord libre des cordes, ou encore en pointillé.

2° *Œdème.* — Malgré l'expression restée classique, quoique inexacte en général, d'œdème de la glotte, les cordes vocales ne sont presque jamais le siège de l'œdème aigu, surtout de l'œdème circonscrit : c'est exceptionnellement qu'il y a été constaté (Simon, Massei).

3° *Exsudats.* — La présence d'*exsudats vrais* sur les cordes vocales ne s'observe guère en dehors de la diphtérie, où les pseudo-membranes occupent également les bandes ventriculaires et l'épiglotte.

Certaines laryngites grippales cependant sont fibrineuses. En général, dans les laryngites sécrétantes, ce sont de petits amas de *mucus* plus ou moins concret ou fluide que l'on trouve à la surface des cordes, d'où ils ne se détachent pas toujours aisément, ou encore des filaments qui passent en pont d'une corde vocale à l'autre.

Les cordes vocales enflammées sont épaissies, arrondies ; leur bord interne a perdu de sa netteté. Leur surface n'a plus le poli normal : elle est le siège d'une *desquamation* épithéliale qui leur donne un aspect trouble.

La respiration n'est guère gênée : la phonation l'est d'une façon très variable : il se produit de la dysphonie ou de l'aphonie dans les cas aigus, de l'enrouement intermittent dans les cas chroniques. Une sensation particulière de sécheresse, quelquefois de la toux, suivie d'expectoration ou de hemmage, sont les seuls autres signes traduisant cet état.

II. Ulcérations. — Elles sont fréquentes sur les cordes vocales et dues à des causes diverses.

1° *Ulcérations catarrhales.* — Elles s'observent au cours des affections aiguës non spécifiques du larynx : elles seraient assez communes après la grippe. Elles sont parfois difficiles à bien voir : il faut déterminer par de petits mouvements du miroir laryngien ou des inclinaisons appropriées de la tête du sujet la pro-

duction de jeux de lumière qui rendent apparentes de minimes différences de niveau. Quand il y a des dépôts muqueux ou croûteux
adhérents à ces points exulcérés, ceux-ci deviennent apparents après
le nettoyage au tampon. Ce ne sont guère que des exulcérations,
jaunes, blanches, grises ou rosées ; elles peuvent devenir confluentes
et s'agrandir ainsi par coalescence. Leur siège de prédilection paraît
être en avant du milieu de la corde. Apparaissant d'emblée, comme
un épisode aigu, ou bien au cours d'un état chronique réchauffé, elles
ont une tendance à la guérison spontanée plutôt qu'à la persistance
ou à l'extension et c'est en quoi elles se distinguent de celles de la
tuberculose.

2° *Ulcérations tuberculeuses*. — Elles peuvent constituer à elles
seules presque toute la lésion ou bien coexister avec des altérations de
la région aryténoïdienne. Elles ressemblent au début aux ulcérations
banales ; cependant elles sont moins souvent que celles-ci diffuses
et restent localisées ou prédominantes sur une corde plutôt que sur
l'autre, avec une préférence pour la moitié postérieure. Terne, jaunâtre,
parsemée quelquefois de plaques blanches sur la face supérieure,
quelquefois cachée en partie par la bande ventriculaire infiltrée,
la corde a son bord libre irrégulier, érodé, dentelé, parsemé d'arborisations vasculaires.

Dans une autre forme, l'ulcération est en fissure, parallèle à l'axe
de la corde, avec des bords violacés. D'autres fois l'ulcération est térébrante, elle partage la corde en deux segments, le postérieur réduit
au dernier tiers de la corde ou à un petit moignon de celle-ci. Certaines
cordes enfin sont parfois détruites au point de ressembler à un simple
bourrelet latéral. L'altération de la voix est variable, selon le siège et
la profondeur des lésions, mais elle est toujours notable chez les
tuberculeux.

3° *Ulcérations syphilitiques*. — Généralement secondaires, rarement consécutives à des gommes, elles débutent par le bord libre de
la corde, plutôt dans le tiers antérieur ; la corde elle-même est rouge et
tuméfiée. La lésion devient assez vite bilatérale, elle est destructive,
avec des bords rouges et un fond gris sale : la corde prend l'aspect
dentelé, si son bord libre porte des ulcérations multiples. La syphilis
évolue assez vite et marche spontanément vers la cicatrisation, au prix
toutefois de déformations consécutives, dans certains cas. Elle entraîne une dysphonie particulière qui ne devient presque jamais
de l'aphonie : c'est l'enrouement spécial appelé *raucedo syphilitica*.

4° Il y a enfin des *ulcérations* développées sur des *tumeurs* : c'est avec celles-ci qu'il convient de les étudier.

III. TUMEURS. — En raison de leur structure histologique (épithélium plat et papilles nombreuses), les cordes vocales sont un des lieux d'élection des néoformations intralaryngées. Les unes sont des néoformations inflammatoires, les autres de vraies tumeurs.

1° *Néoformations inflammatoires.*— Consécutives à des états inflammatoires chroniques, elles diffèrent assez peu des tumeurs bénignes, avec lesquelles elles sont quelquefois confondues. Suivant la prédominance de l'épaississement massif, de l'aspect mamelonné ou granuleux ou noueux, on a décrit ces divers états sous les noms de *chordite hypertrophique*, chordite tubéreuse (Türck), ou trachomateuse (Wedl), laryngite granuleuse (Mandl) ou nodulaire (Störck) ou enfin pachydermie (Virchow). Ces diverses lésions se traduisent subjectivement par des troubles de la phonation et un peu de toux. La voix est enrouée quand le larynx est resté longtemps au repos, puis elle redevient plus claire par l'exercice, non sans quelques intermittences et quelques faux-pas (diphtonie), enfin, se voile de nouveau dès que la fatigue vocale se produit. Les adultes professionnels de la voix, quelquefois les enfants bruyants, d'une part, et d'autre part les buveurs, les fumeurs, les sujets vivant dans une atmosphère irritante par sa température ou par les poussières qu'elle contient sont ceux chez qui la laryngite chronique revêt volontiers cette forme hypertrophique ou hyperplasique.

A l'examen laryngoscopique les aspects sont multiples. Le *nodule laryngé* ou vocal, appelé aussi nodule des chanteurs, s'observe, avec ou souvent sans laryngite concomitante, chez la femme et l'enfant, autant sinon plus que chez l'homme, à la suite de surmenage et surtout de malmenage vocal, d'où son nom de nodule des mauvais chanteurs. Il siège en un point constant, sur le bord libre, à l'union du tiers antérieur avec les 2/3 postérieurs de la corde (fig. 71). Généralement bilatéral, il est sessile, du volume d'une tête d'épingle, de couleur blanchâtre, quelquefois rosée. Il gêne surtout la voix chantée; les notes élevées ne peuvent plus être émises qu'en voix de fausset, la pureté du son est compromise, les nuances sont impossibles.

D'autres productions localisées ont un siège d'élection sur la partie postérieure de la corde vocale, celle qui répond à l'apophyse vocale de l'aryténoïde : ce sont les *épaississements verruqueux pachydermiques* que Virchow comparait à des « cors au pied » (fig. 71) et qui du

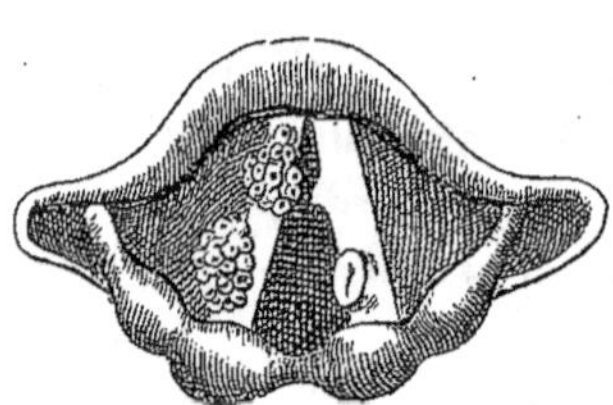

Fig. 71. — Néoformations des cordes vocales.

Sur la corde vocale droite, polypes en chou-fleur. — Sur la corde vocale gauche, en avant, un nodule ; en arrière, un épaississement pachydermique de la corde.

reste coïncident souvent avec des lésions analogues de la région aryténoïdienne et se rencontrent presque uniquement sur des larynx atteints depuis longtemps par le catarrhe chronique. Ils sont symétriques, mais ne se trouvent pas sur le même plan : celui de gauche est par exemple plus bas que celui de droite et il s'engage sous lui dans les mouvements de phonation, de sorte que cette fonction n'est pas toujours très compromise. Ces pseudo-tumeurs sont sessiles : leur surface est hérissée de papilles couvertes d'un revêtement épithélial exubérant ; leur volume ne dépasse pas celui d'un pois ; leur couleur est gris jaune, quelquefois rouge ; leur surface présente des fissures ou des ulcérations aux points de frottement. Elles sont le résultat non pas d'un processus spécial, mais de la réaction de la muqueuse laryngée sous l'influence d'une irritation continue, qui est généralement le catarrhe simple, mais quelquefois aussi la tuberculose, la syphilis ou le cancer au début. Le diagnostic différentiel se fait grâce à la coexistence de lésions similaires en d'autres points des cordes vocales ou dans la région interaryténoïdienne. La participation du reste du larynx, du pharynx et des fosses nasales au catarrhe plaide en faveur de la pachydermie essentielle et permet d'exclure le diagnostic de pachydermie symptomatique, à la condition que l'aspect pathognomonique des lésions spécifiques ou néoplasiques ne se retrouve nulle part ailleurs dans le larynx.

2º *Tumeurs proprement dites.* — Les tumeurs des cordes vocales sont les plus fréquentes et de beaucoup parmi les tumeurs du larynx.

a) *Papillomes.* — Ils siègent sur les cordes vocales, plutôt en avant, au voisinage ou dans le fond de la commissure antérieure, plus rarement sur les bandes ventriculaires et les replis ary-épiglottiques. Quelquefois ils sont solitaires et alors leur volume varie de celui d'un grain de chénevis à celui d'un pois. Ils sont tantôt sessiles, durs et d'un rouge plus ou moins foncé, tantôt pédiculés (polypes) ou bien ils forment des tumeurs d'aspect papillaire, grises ou rouges, dures, à large base, conglomérées sur les cordes vocales. Enfin il existe des tumeurs plus exubérantes, en mûre ou en chou-fleur (fig. 71), gris rouge, qui peuvent, surtout chez l'enfant, s'accroître beaucoup en volume et en surface au point d'entraîner la suffocation. Ces diverses formes sont du reste susceptibles de se combiner ou de se transformer entre elles. Le fond sur lequel elles reposent n'est jamais infiltré. Quelquefois il coexiste simplement un peu de catarrhe.

b) Fibromes. — Assez fréquents, généralement solitaires, ils occupent la partie antérieure des cordes vocales. Ils sont de couleur rouge mêlée de gris ou de brun, lisses, sessiles plutôt que pédiculés, durs en général, sauf les fibromes œdémateux, en forme de sphère ou de fuseau, à bords nets, sans infiltration de voisinage : ils sont très vasculaires.

c) Kystes. — D'origine glandulaire et formés par rétention, ils sont plus rares sur les cordes que sur l'épiglotte. Sur les cordes, ils rappellent les papillomes, mais sont plus translucides : c'est souvent l'examen microscopique après ablation qui seul permet le diagnostic précis. Nous avons eu l'occasion d'opérer une tumeur d'apparence kystique, qui, à l'examen microscopique, a présenté l'aspect caractéristique de la boule d'œdème : elle était à ce point de vue comparable à certains polypes nasaux œdémateux.

Les troubles qu'entraînent ces tumeurs bénignes des cordes portent rarement sur la respiration, à moins qu'il ne s'agisse de volumineux polypes en choux-fleurs, ou de polypes pédiculés mobiles, qui déterminent les premiers de l'obstruction, les seconds des spasmes. Les troubles de la phonation tantôt intéressent à la fois la parole et le chant, tantôt le chant seulement, selon que l'accolement des cordes est plus ou moins compromis, d'après l'étendue et la situation du polype. Les néoformations siégeant sur le bord libre ou celles qui, pédiculées, sont susceptibles de passer au-dessus ou au-dessous de la glotte ou de s'y enclaver sont les plus gênantes.

d) Tumeurs diverses. — On a décrit des *tumeurs tuberculeuses* siégeant sur l'une des cordes ou à leur commissure, quelquefois à l'entrée du ventricule ou sur une bande ventriculaire. Elles sont d'un rose pâle, un peu irrégulières, en mamelons ou en mûres : c'est surtout l'examen histologique après ablation qui permet leur diagnostic exact. Sont également à rapprocher de ces tumeurs les *productions polypiformes* siégeant à la commissure antérieure, roses ou rouges, friables, organisées en chou-fleur, dont le diagnostic précis demande encore le concours de l'histologie et de la microbiologie.

e) Epithélioma. — La tumeur maligne la plus fréquente de l'endolarynx est l'épithélioma des cordes vocales. A son début, l'aspect laryngoscopique ne révèle rien de précis; lésion unilatérale, rougeur· de la corde, apparence papillomateuse ou villeuse : l'absence de délimitation, l'infiltration des bords de la tumeur, qui est dure ainsi que sa base d'implantation et entraîne rapidement la déformation du larynx, sont les seuls signes de présomption en faveur d'une lésion maligne. Plus tard à cet aspect rugueux succède l'aspect végétant : des ulcérations se produisent et deviennent extensives : la tumeur est anfractueuse, rougeâtre, mamelonnée, sécrétante. Enfin l'infection se surajoute aux lésions néoplasiques ; de l'infiltration, de l'œdème, des abcès de voisinage surviennent. L'immobilisation précoce de la corde primitivement atteinte, due à l'infiltration interstitielle et profonde par les bourgeons épithéliaux, est un bon signe de diagnostic ; elle entraîne de bonne heure la raucité, symptôme subjectif qui précède de beaucoup la douleur, l'adénopathie, les troubles de déglutition, l'expectoration sanglante ou fétide, signes assez tardifs du cancer intralaryngé, dont la durée d'évolution peut varier de 1 à 3 ans. L'examen microscopique d'un fragment de tumeur extirpé à la pince n'a de valeur que s'il est nettement positif : dans les cas douteux ou négatifs, aucune conclusion n'est permise. Il existe en effet des formes de cancer à siège profond où des lésions de surface, papillomes ou pachydermie, recouvrent le tissu néoplasique proprement dit. Le catarrhe chronique à forme pachydermique, certains polypes, certaines formes de tuberculose ou de syphilis peuvent d'ailleurs simuler cliniquement le cancer pendant un temps plus ou moins long : l'examen des crachats, l'essai du traitement antisyphilitique peuvent quelquefois lever les doutes.

Les laryngites chroniques (hypertrophiques, ulcéreuses) entraînent l'exemption et peuvent justifier l'inaptitude temporaire au *service militaire* ; la tuberculose du larynx sous toutes ses formes entraîne l'élimination définitive de l'armée ; les tumeurs sont incompatibles avec le service, quand elles altèrent notablement la voix ou la respiration.

B. — Affections de la région aryténoïdienne. — Les plus fréquentes sont les inflammations, les hypertrophies, les tumeurs, les troubles de la motilité.

I. Etats inflammatoires. — Dans cette catégorie se rangent l'infiltration, les déformations et les états hypertrophiques.

1° *Infiltration et déformations.* — L'épaississement de la muqueuse interaryténoïdienne sur ses deux faces et son bord supérieur ou pli interaryténoïdien (les cartilages de Wrisberg ou de Santorini se détachant moins nettement sur le repli ary-épiglottique lui-même infiltré), est parfois localisé ou prédominant d'un côté ; quand il coexiste avec la pâleur du reste de l'endolarynx, il doit faire soupçonner la *tuberculose*. En effet, la *laryngite catarrhale* chronique, qui atteint volontiers cette région en même temps que le reste du larynx, y revêt plutôt la forme hypertrophique qu'infiltrée et la *syphilis*, qui peut aussi la toucher en passant, imprime en d'autres points également son cachet particulier (rougeur vive diffuse, surface irrégulière, œdème dur, etc.).

L'aspect dit en pain de sucre des aryténoïdes est classique : il signifie simplement *infiltration diffuse* banale de la muqueuse qui engaîne l'aryténoïde. L'infiltration qui révèle le *périchondrite* est plutôt unilatérale et même localisée, tantôt antérieure, tantôt postérieure ; l'œdème est pâle dans les cas de lésions chroniques torpides, il est rouge et d'aspect inflammatoire dans les cas aigus survenus au cours d'états infectieux généraux ou évoluant à la faveur d'une infection surajoutée sur un larynx atteint depuis longtemps.

Le soulèvement de l'aryténoïde, révélé par le déplacement en haut de la corde correspondante (Ruault), est pathognomonique de l'*arthrite* crico-aryténoïdienne.

La *syphilis* peut produire à la période tertiaire des lésions articulaires ou chondrales se révélant par les mêmes aspects.

La déglutition, la phonation, la respiration sont compromises dans tous ces cas.

2° *Hypertrophies.* — L'hypertrophie interaryténoïdienne, qui accompagne certaines *laryngites catarrhales* et coexiste souvent avec l'état pachydermique, est irrégulière, en mamelons, tantôt lisse, tantôt verruqueuse ou polypoïde avec des renflements coniques inégaux, implantés par leur base sur la saillie principale qui est sessile (état velvétique). Selon que l'épaississement occupe toute la région ou sa partie supérieure seulement, la fermeture de la glotte cartilagineuse est permise ou impossible ; dans le premier cas la voix n'est qu'enrouée, dans le second l'aphonie est presque absolue.

Chez des sujets atteints de laryngite chronique préexistante, on peut voir évoluer une *tuberculose* sans tendance à l'ulcération qui revêt la forme *scléreuse et végétante*. Sans l'aggravation progressive des lésions évoluant par poussées successives, sans l'atteinte de l'état général et surtout sans la coexistence d'une tuberculose pulmonaire, les *végétations papilliformes* de l'espace interaryténoïdien (fig. 72) ne sauraient être rapportées à leur véritable cause. Ces lésions com-

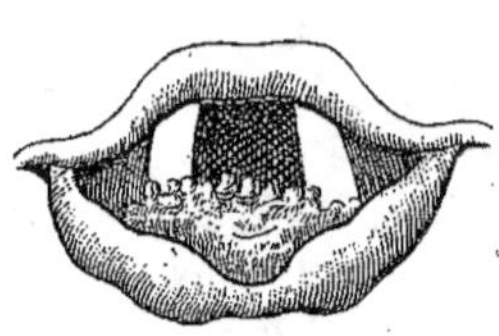

Fig. 72 — Végétations tuberculeuses de la face antérieure de la région aryténoïdienne.

promettent la respiration et la phonation : elles sont indolores spontanément ou à la déglutition. Ces végétations papillaires sont pâles ; leurs extrémités libres sont renflées en massue ; elles s'implantent chacune directement sur la muqueuse et sont de longueur presque égale, tous caractères qui les distinguent des végétations similaires de la laryngite catarrhale.

La *syphilis* peut également déterminer la production de néoformations de ce genre, mais leur évolution et surtout la coexistence d'autres lésions indubitables de même nature permet le diagnostic étiologique.

II. Ulcérations. — Elles s'observent dans la laryngite catarrhale hypertrophique, dans la tuberculose, la syphilis, etc.

1° Au cours de la *laryngite catarrhale hypertrophique*, elles occupent des lieux d'élection toujours identiques, au fond des sillons, entre deux plicatures, véritables fissures ulcérées, révélées par la douleur extériorisée à la hauteur de l'os hyoïde, par du chatouillement, de la toux, quelquefois de la dysphagie ; elles saignent au contact ; elles guérissent facilement après traitement chirurgical.

2° Au contraire l'*ulcération tuberculeuse*, qui succède assez vite à l'état de pseudo-hypertrophie de la muqueuse aryténoïdienne, et dont la marche est presque fatalement progressive, repose d'abord sur un fond plat, de niveau avec les parties saines : la surface est grise, les bords irréguliers : plus tard on observe parfois l'aspect fissurique ou en cratère, si l'ulcération gagne en profondeur ; en même temps que les ulcérations s'aggravent, l'infiltration de voisinage augmente. La douleur spontanée et à la déglutition avec irradiation à l'oreille, la dysphagie, la toux révèlent ces ulcérations.

III. Tumeurs. — Le plus souvent elles n'atteignent la région aryténoïdienne que secondairement, par propagation. Il n'y a pas lieu de leur consacrer une description locale.

IV. Troubles de la motilité. — Sous des aspects analogues, mais relevant de causes diverses, ces troubles présentent des points communs à la pathologie des cordes et à la pathologie des aryténoïdes. Il ne suffit pas, en effet, de constater le défaut ou l'insuffisance de mobilité des cordes vocales ; il faut en chercher la cause : or, « comme tout organe doué de fonctions motrices, le larynx peut être frappé d'inertie par névropathie, par myopathie ou par arthropathie » (Escat).

Quand on examine un larynx normal, on voit, pendant l'inspiration profonde, les cordes s'écarter par leurs extrémités postérieures et les aryténoïdes se porter à la fois en dehors et en arrière ; pendant la phonation ou l'effort, au contraire, les cordes s'accolent par leurs bords internes et les aryténoïdes se reportent légèrement en avant et vont par leurs faces internes jusqu'à l'accolement. La fig. 70 représente en un schéma ces trois positions fondamentales des cordes et des aryténoïdes (page 443).

Les états pathologiques les plus fréquents sont caractérisés par la disparition : 1° soit de tous les mouvements ; 2° soit de l'adduction ; 3° soit de l'abduction ; 4° soit de la tension des cordes. Il nous suffit de décrire et d'interpréter les quatre types qui se rencontrent le plus habituellement.

1ᵉʳ TYPE. — a) *Paralysies récurrentielles.* — Deux cordes vocales dont tout mouvement est supprimé ne peuvent se présenter qu'en position cadavérique, c'est-à-dire intermédiaire entre la position normale et la position de phonation, et elles sont figées dans cette attitude (fig. 73-A), qu'elles ne quittent ni dans l'inspiration large, ni dans les tentatives de phonation. La phonation est complètement abolie ou peu s'en faut, la respiration est difficile et la dyspnée survient au moindre effort. Cet état s'observe assez rarement : il répond au type de la *paralysie récurrentielle totale bilatérale.* On le rencontre dans les compressions par de grosses lésions bilatérales de la région trachéo-œsophagienne (cou ou médiastin) dues à des lésions tuberculeuses, néoplasiques, syphilitiques, ou encore par des anévrysmes multiples de la base du cou ou par un anévrysme aortique, unique mais volumineux. Quand à la paralysie récurrentielle s'ajoutent des symptômes dus à l'hypoglosse et au facial, il faut songer à une lésion bulbaire (paralysie labio-glosso-laryngée) ou péri-bulbaire (pachyméningite syphilitique).

Très fréquent est le même type de paralysie limité à une moitié du larynx seulement. Une seule corde vocale est en attitude cadavérique, invariablement fixée en cette attitude (fig. 73-B) ; la corde saine, dans

les grandes inspirations, se porte franchement en abduction et passe
en adduction pour la phonation ; souvent même, non seulement elle
rejoint la ligne médiane, mais encore elle la dépasse (fig. 73-C)

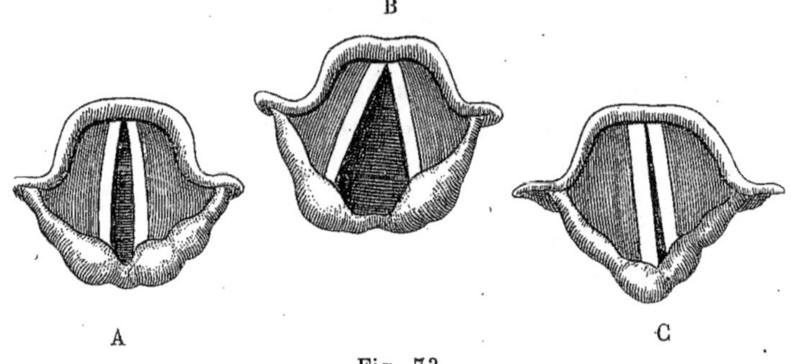

Fig. 73

A. Image de la glotte dans la paralysie récurrentielle bilatérale.

Cette image n'est modifiée ni par l'inspiration forcée, ni par la phonation.

B et C. Images de la glotte dans la paralysie récurrentielle unilatérale (gauche).

Le larynx est examiné au repos (B), puis pendant la phonation (C)

pour rejoindre la corde immobile, ce qui donne à la glotte l'aspect d'une
fente oblique : l'aryténoïde du côté sain dépasse celui du côté malade :
la corde malade paraît plus courte, plus concave et, dans les cas anciens,
plus mince que la corde saine. Dans ces cas la respiration est gênée,
mais beaucoup moins que dans le cas de paralysie bilatérale. La
phonation est compromise, surtout pour la voix chantée qui n'est
permise qu'en fausset, mais elle l'est d'autant moins que l'adduction
exagérée de la corde saine compense mieux le défaut d'adduction de la
corde malade. Cet état répond au type de la *paralysie récurrentielle
totale unilatérale*, qui supprime pour un côté du larynx les fibres
nerveuses présidant à l'adduction et à l'abduction. Il révèle en général
une paralysie par compression et il faut chercher le siège de celle-ci
au cou (ganglions et œsophage) et aussi dans le médiastin, car un grand
nombre de paralysies récurrentielles gauches sont symptomatiques
de lésions aortiques susceptibles de rester plus ou moins longtemps
latentes et sont parfois le premier signe d'un anévrysme de l'aorte, et
nombre de paralysies droites révèlent des lésions tuberculeuses des
ganglions trachéo-bronchiques ou du sommet du poumon droit.

L'hémianesthésie concomitante du larynx indique une lésion du
pneumogastrique au-dessus de l'origine du récurrent. Si à la para-

lysie uni-récurrentielle s'ajoutent les symptômes d'une paralysie du voile du palais, il faut songer à une compression du pneumogastrique après le point où il reçoit le spinal ; si à la paralysie vélo-palatine s'ajoute la paralysie des muscles sterno-mastoïdien et trapèze, il faut penser à une lésion du spinal avant sa bifurcation.

b) Arthrite ou ankylose crico-aryténoïdienne. — L'image laryngoscopique de la paralysie récurrentielle unilatérale peut se retrouver dans une affection d'ordre tout différent, dans l'arthrite ou l'ankylose crico-aryténoïdienne. L'absence de déplacement compensateur de la corde saine au delà de la ligne médiane, l'absence de chevauchement des aryténoïdes, la surélévation de la corde malade au-dessus de la saine sont les meilleurs signes de diagnostic différentiel tirés de l'examen laryngoscopique et plaident en faveur de l'arthrite. Dans le cancer au début, il se produit souvent une immobilisation de la corde infiltrée, qui en impose pour une paralysie, jusqu'à ce que l'évolution de l'affection vienne lever les doutes.

2e TYPE. — *Paralysie bilatérale des adducteurs.* — Les cordes vocales sont toutes deux en attitude normale (fig. 70-A), c'est-à-dire moins rapprochées que dans la position cadavérique (fig. 73-A), incapables de se rejoindre, mais capables de se porter en abduction, comme dans la fig. 70-B (p. 443), sous l'influence de larges inspirations. C'est la *paralysie bilatérale des adducteurs* avec intégrité des fibres abductrices. La procidence de l'épiglotte sur le larynx coexiste fréquemment avec cet état de la glotte. Parfois les tentatives de phonation déterminent une ébauche de mouvement d'adduction sur les cordes vocales et une contraction avec tendance au rapprochement des bandes ventriculaires. Des lésions catarrhales aiguës ou chroniques du larynx peuvent coexister chez ces sujets et un examen clinique complet révèle souvent soit des commémoratifs de diphtérie, soit un état névropathique accentué, soit enfin des stigmates d'hystérie. Cette forme de paralysie ou de parésie est en effet « l'image-type de la paralysie hystérique » ; elle « appartient aussi à la paralysie diphtérique ». La respiration est peu gênée, mais le sujet est aphone ; cependant, si la muqueuse n'est point enflammée, la toux, le hoquet, l'éternuement, le cri réflexe restent parfois sonores, en particulier chez les hystériques, qui ont de la parésie plutôt que de la paralysie complète. L'anesthésie existe quelquefois mais non toujours.

La même lésion, unilatérale au lieu de bilatérale, peut se rencontrer, mais exceptionnellement, dans l'hystérie (Ruault). Elle devrait s'observer (Raugé) dans des paralysies d'origine cérébrale.

Sous le nom de *mogiphonie*, Frœnkel a décrit une sorte d'aphonie intermittente par impuissance vocale survenant rapidement par la fatigue chez les professionnels de la voix. Elle serait en relation avec l'hystérie, le nervosisme et aussi les affections naso-pharyngées.

3e Type. — L'image laryngoscopique représentant les cordes vocales immobilisées en adduction est d'une interprétation plus délicate et plus difficile que les cas précédents. L'aspect de la glotte est typique : les cordes sont au contact, de même que les aryténoïdes, par leurs faces internes, comme dans la fig. 70-C (p. 443), et les unes et les autres y restent, malgré les mouvements d'inspiration et d'expiration. Deux interprétations sont possibles :

a) *Spasme des adducteurs*. — On l'observe chez les sujets qui appréhendent l'examen laryngoscopique, et alors il est fugitif, ou encore chez des nerveux, sous forme de spasme fonctionnel phonique, apparaissant uniquement à l'occasion de l'effort vocal, soit d'emblée, soit après la fatigue vocale. On constate enfin cette adduction des cordes chez des tabétiques, à l'occasion de l'inspiration, véritable mouvement paradoxal, appelé par Frœnkel perversion d'action des cordes.

Il existe des spasmes glottiques à la fois phoniques et respiratoires, d'origine réflexe ; le point de départ est intralaryngien ou naso-pharyngien ou même plus éloigné, mais toujours viscéral, dans le domaine du pneumogastrique, et il faut savoir le rechercher. Le caractère commun à la plupart de ces spasmes est l'intermittence et c'est ce qui en permet le diagnostic. Les troubles de la phonation et de la respiration varient comme la cause qui les produit. Dans certains cas, la mort peut résulter de la suppression rapide, même peu prolongée, du passage de l'air.

Il est des contractures à caractère permanent, persistant dans l'intervalle des paroxysmes, dans le tabes par exemple, ou encore au cours de la tuberculose laryngée. Dans ces cas, il est malaisé de distinguer le spasme du groupe musculaire adducteur de la paralysie du groupe antagoniste.

b) *Paralysie des abducteurs*. — Elle entraîne l'adduction permanente et a pour caractéristique la flaccidité des cordes vocales qui, à l'inspiration ou à l'expiration, se laissent déplacer passivement dans le sens où les pousse le courant d'air. La phonation est permise, mais la voix est monotone et plutôt aiguë : le chant est impossible. La respiration est calme au repos, mais la dyspnée survient au moindre effort et s'accompagne de cornage. Le décubitus dorsal augmente cette dypsnée, qui peut en outre présenter des crises paroxystiques.

L'image laryngoscopique est modifiée quand la paralysie des abducteurs est unilatérale au lieu de bilatérale. Alors la corde saine supplée à l'insuffisance d'ouverture de la glotte, en se portant plus loin en dehors dans les grandes inspirations. Ces malades ont néanmoins de la dyspnée d'effort et, dans la conversation, la prononciation d'une phrase un peu longue est impossible sans respirer.

4ᵉ Type. — *Paralysies périphériques.* — Dans ce dernier groupe, on peut réunir une série d'images laryngoscopiques dont l'aspect est différent, mais dont l'interprétation autorise le rapprochement. Ce sont en effet des troubles de motilité d'origine périphérique, soit névrite des expansions terminales, soit myopathie, soit arthropathie. Elles succèdent, dans un grand nombre de cas, à des états inflammatoires de la muqueuse, aigus (catarrhe, diphtérie) ou chroniques (tuberculose, catarrhe).

L'aspect de la glotte répond à l'une des trois variétés suivantes : 1° linéaire dans la portion ligamenteuse, triangulaire dans la portion cartilagineuse (fig. 74-A) : 2° fusiforme dans la première portion, normale dans la seconde (fig. 74-B) ; 3° fusiforme dans la première,

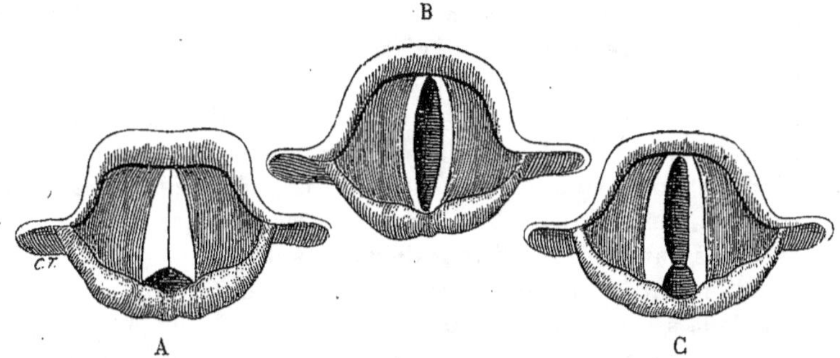

Fig. 74. — Images de la glotte dans les paralysies périphériques

Paralysie isolée de l'ary-aryténoïdien (A), des thyro-aryténoïdiens (B)
Paralysie associée des deux muscles précédents (C)

triangulaire dans la seconde (fig. 74-C). La première variété répond à la paralysie du muscle ary-aryténoïdien ; la seconde à celle des thyro-aryténoïdiens ; la troisième aux deux précédentes combinées. La voix de fausset souvent bitonale, l'enrouement, la fatigue vocale rapide sont les principaux signes subjectifs de ces états.

L'arthrite crico-thyroïdienne se traduit par le défaut de tension de la corde vocale, mais il y a également un point douloureux articulaire (Escat). L'apparence de la parésie ary-aryténoïdienne pourrait tenir à l'épaississement de la région interaryténoïdienne ; enfin l'aspect de la parésie thyro-aryténoïdienne pourrait être simulé par des nodules des chanteurs maintenant les cordes éloignées l'une de l'autre.

L'aphonie due à une lésion curable à longue échéance peut entraîner l'inaptitude temporaire au *service militaire*. Quand elle relève de lésions définitives, elle implique l'exemption ou la réforme.

V. STÉNOSES GLOTTIQUES. — Les cordes vocales et les aryténoïdes sont atteints ou isolément ou simultanément.

1° Les sténoses intermittentes ou permanentes dues au *spasme* des adducteurs ou à la *paralysie* des abducteurs viennent d'être passées en revue. Les sténoses par *arthrite* ou *périarthrite* se révèlent par une image laryngoscopique analogue : l'épaississement de la région aryténoïdienne permettrait cependant le diagnostic, s'il était nettement constatable. La voix est enrouée, la dyspnée modérée, mais susceptible de s'aggraver par crises paroxystiques.

2° Les *lésions profondes* périchondrales entraînent la sténose rapide et grave par inflammation concomitante et se reconnaissent à la déformation localisée qu'elles produisent.

3° L'*épaississement* de la muqueuse aryténoïdienne par la tuberculose, l'infiltration des cordes vocales par la syphilis et surtout par le cancer déterminent la sténose par un mécanisme analogue : la respiration est moins atteinte que dans les cas précédents, parce que le malade a le temps de modifier son rythme respiratoire et de l'accommoder à ces nouvelles conditions de perméabilité.

4° Enfin les *cicatrices*, que l'on voit, à la suite de traumatismes et surtout après la syphilis, réduire mécaniquement l'orifice glottique, produisent une variété de sténoses glottiques, révélées objectivement par des images laryngoscopiques variables d'aspect et subjectivement par des troubles variables également de la phonation et de la respiration.

VI. CORPS ÉTRANGERS DU LARYNX. — Bien qu'ils puissent occuper tous les étages du larynx, la plupart des corps étrangers de ce conduit se révèlent cliniquement surtout par la réaction qu'ils déterminent du côté de la glotte : c'est donc à propos des affections de la glotte qu'il y a lieu d'en faire ici une étude d'ensemble.

L'orifice supérieur du larynx n'est qu'exceptionnellement le siège de corps étrangers ; seuls des corps étrangers à large surface ou très irréguliers, dentiers, fragments d'os, peuvent s'y arrêter. Le plus souvent ils vont se fixer dans les ventricules ou près de la glotte (petites pièces de monnaie, esquilles osseuses), révélant leur présence par de la toux quinteuse, des accès de spasme glottique, une sensation de suffocation, des troubles de la phonation. L'examen au miroir indiquera, d'une manière positive et précise, leur présence et leur siège.

Les médecins militaires ont parfois l'occasion d'observer, dans le nord de l'Afrique, la pénétration dans le larynx de la sangsue dite de cheval ou hœmopis (v. Des accidents causés par l'introduction de l'hœmopis dans les voies aériennes de l'homme ; revue générale par Chavasse, in *Archives de médecine et de pharmacie militaires*, t. XXI, 1893, p. 81). C'est surtout entre la fin de juillet et la fin de septembre que ces faits sont observés chez des sujets qui ont bu gloutonnement une eau quelconque, de mare ou de fontaine. L'annélide s'introduit dans le larynx, soit directement, d'emblée, par un faux pas de la déglutition, soit le plus fréquemment en deux étapes. Dans le premier mode, qui est exceptionnel, l'entrée est bruyante, comme pour toute pénétration de corps étrangers dans le larynx, et s'accompagne de toux convulsive, d'accès de suffocation. Dans le deuxième mode d'introduction, la sangsue se fixe d'abord dans l'arrière-cavité des fosses nasales ou dans le pharynx buccal, ou encore sur les bords de l'orifice du larynx : le sujet éprouve des sensations de chatouillement dans la gorge, a des crachats sanguinolents, une toux modérée, des mouvements de déglutition fréquents ; si la sangsue est fixée sur le pourtour de l'orifice du larynx, on note souvent une sensation de piqûre au niveau de l'os hyoïde. La sangsue, dans une deuxième étape, pénètre ensuite dans le larynx ; elle se fixe soit sur le pourtour interne de l'orifice, le corps pendant dans la cavité, soit dans la paroi vestibulaire ou dans le ventricule, soit au-dessous de la glotte et même sur le premier anneau de la trachée ; elle peut s'arrêter successivement en ces divers points. Elle donne alors lieu aux symptômes suivants : toux fréquente avec expectoration sanglante, altérations du timbre de la voix (enrouement, raucité, parfois aphonie), troubles de la respiration (dyspnée, bruit de drapeau, accès de suffocation) ; le sujet perçoit souvent les mouvements de la sangsue et présente parfois des douleurs localisées.

Le moyen de choix pour le diagnostic des corps étrangers est l'examen laryngoscopique. Pour voir les sangsues, il faut utiliser une lumière vive, blanche, plutôt que la lampe. On voit facilement les sangsues sus-glottiques, les sous-glottiques deviennent apparentes à la faveur de mouvements d'expiration ou d'inspiration énergiques. On peut apercevoir les traces des piqûres de sangsues sur les divers points du larynx où elles se sont fixées.

Des corps étrangers de l'œsophage peuvent se révéler subjectivement par des signes laryngiens et objectivement par le refoulement en avant de la paroi postérieure de la trachée (signe de Poli).

VII. Traumatismes du larynx. — Ce sont des plaies, des fractures ou des brûlures.

Les *plaies* du larynx relèvent de la chirurgie générale plutôt que de la laryngologie.

Les *fractures* portent plus souvent sur le thyroïde que sur le cricoïde : les premières sont les moins graves. Les troubles de la respiration et de la phonation, variables selon les cas, mais souvent très marqués, la douleur localisée suffisent généralement à assurer le diagnostic, même en l'absence de l'examen laryngoscopique, parfois difficile à pratiquer.

Les *brûlures* de la muqueuse des voix aériennes s'observent soit à l'entrée du larynx, à la suite de déglutitions vicieuses de liquides très chauds, soit dans le larynx lui-même, à la suite d'inhalations médicamenteuses faites avec des vapeurs caustiques, ainsi que nous l'avons observé, ou à la suite des accidents d'explosion : elles s'expliquent dans ce dernier cas par l'action directe des gaz portés à une température élevée et elles peuvent, par leur extension, suffire à provoquer la mort rapide.

§ 5. — Région sous-glottique.

Souvent négligée dans l'examen laryngoscopique, cette petite région, limitée en bas par le plan inférieur du cricoïde, présente cependant un certain intérêt. Il faut de profondes inspirations du sujet pour la bien mettre à découvert; un éclairage puissant en facilitera l'examen. Deux attitudes de la tête et deux positions du miroir sont nécessaires : la partie antérieure sera bien vue si le sujet a la tête renversée en arrière, en extension, et si le miroir laryngien est placé assez en arrière sur le voile du palais, la surface réfléchissante presque verticale ; la partie postérieure sera examinée dans la position de Killian ou dans une attitude analogue.

Dans l'aire glottique se voient : en avant, les anneaux de la trachée, en lignes courbes alternativement rouges et jaunâtres, en arrière, la face antérieure du chaton cricoïdien, uniformément rougeâtre (fig. 68). Parfois, avec une large glotte et une lumière intense, on distingue deux anneaux sombres séparés par une ligne claire : c'est la bifurcation des bronches ; la bronche droite peut même s'éclairer sur une petite longueur.

I. Etats inflammatoires. — En raison de la structure anatomique, c'est-à-dire de la laxité de la muqueuse, les inflammations sous-glottiques déterminent assez facilement de la tuméfaction par infiltration.

1° *Laryngites*. — Dans les cas aigus, fréquents surtout chez l'enfant, c'est le syndrome clinique du faux-croup qui révèle la lésion : début subit, nocturne, au cours d'un rhume, par une crise de suffocation, avec paroxysmes dus au spasme glottique, toux aboyante, asphyxie menaçante, puis cessation de la dyspnée, mais persistance d'un léger enrouement. Pendant une à deux semaines, les accès nocturnes peuvent reparaître, mais avec une intensité moindre. Quelquefois la laryngite striduleuse se prolonge, le faux-croup devient un « simili-croup » (Raoult). L'examen laryngoscopique dans ces cas tantôt ne révèle rien d'anormal — (et il s'agit alors de spasmes glottiques dus à un réflexe dont le point de départ serait généralement nasal ou naso-pharyngien (Moure) ; — tantôt il montre de l'hyperhémie diffuse et surtout des bourrelets fusiformes sousjacents aux cordes vocales, séparés d'elles par une ligne d'ombre, rouges, visibles dans les inspirations, cachés par les cordes dans la phonation (Massei, Landgraf, etc.). C'est le type de la *laryngite sousglottique aiguë*.

Dans certains cas, la laryngite sous-glottique aiguë est susceptible de revêtir la *forme hémorragique*, au cours de la grippe en particulier. On a signalé des pseudo-hémoptysies à répétition où l'examen du thorax fut négatif et où celui du larynx révéla une rougeur intense de la région sous-glottique, avec des vaisseaux très dilatés, contrastant avec la pâleur de la région trachéale, qui, dans les cas d'hémoptysie vraie, est couverte de caillots jusqu'aux bronches.

Moins rare que la forme aiguë s'observe la *forme chronique* de la laryngite sous-glottique, appelée encore chordite vocale inférieure hypertrophique. Elle peut se produire à la suite de laryngites à répétition, mais elle se rencontre surtout chez les sujets qui ont été trachéotomisés. A l'examen du larynx, on voit les cordes vocales assez souvent parésiées et fixées en abduction. Au-dessous d'elles, la muqueuse sous-glottique fait une sorte de hernie en boudin, de coloration rouge, rosée ou blanche, selon l'état des tissus et l'ancienneté des lésions. Dans d'autres cas, et généralemeent sur des sujets décanulés depuis peu de temps, c'est plutôt en avant, vers l'arc cricoïdien, que se voit une saillie uni ou bilatérale, rosée, véritable granulome, c'est-à-dire tissu formé de bourgeons charnus exubérants, mais susceptibles de régression spontanée, ainsi que nous l'avons plusieurs fois constaté.

2° *Lésions diverses*. — La paroi postérieure, c'est-à-dire la face endolaryngée du chaton cricoïdien, peut être le siège de *lésions syphilitiques tertiaires* qui se traduisent par de la périchondrite, révélée par le soulèvement de la muqueuse. La *tuberculose*, la *lèpre* peuvent produire aussi des lésions sous-glottiques analogues d'aspect à celles des autres segments du larynx. Il en est de même de l'*ozène*, dont la forme trachéale est caractérisée par la présence, dans le segment de trachée visible au-delà de la glotte, de croûtes gris-verdâtre sombre, très adhérentes, parfois confluentes et alors gênantes pour la respiration.

Cliniquement c'est toujours la dyspnée, fréquemment compliquée de cornage et de crises paroxystiques, qui traduit ces états du dernier segment du larynx.

II. Tumeurs. — Sténoses. — Les tumeurs de l'espace sousglottique sont rares ; au contraire, les sténoses trouvent en ce point, normalement rétréci, un de leurs lieux d'élection.

Le *papillome* et le *fibrome* représentent les tumeurs bénignes. Leur aspect a été décrit (p. 448) ; leur siège sous-chordal est facile à diagnostiquer : on apprécie leur éloignement des cordes d'après l'ombre portée par celles-ci. Les troubles vocaux et respiratoires sont plus précoces et plus constants dans ces cas que dans ceux où ces mêmes tumeurs siègent au-dessus de la glotte. On a signalé des polypes bilobés, sus et sous-glottiques à la fois. Les *tumeurs malignes* de la région sous-glottique ne l'atteignent guère que secondairement : leur point d'origine est ailleurs, sauf de rares exceptions.

Les *sténoses* sont constituées tantôt par des épaississements cylindroïdes, tantôt par des diaphragmes, visibles à l'examen laryngoscopique. Une syphilis héréditaire ou acquise ancienne, une diphtérie guérie avec ou sans trachéotomie, des inflammations locales graves, l'ozène sont les principaux antécédents que l'on retrouve comme facteurs de ces sténoses, souvent serrées et surtout tenaces, qui se révèlent par des troubles vocaux constants et par une dyspnée en rapport avec le degré de la stricture.

Le tableau schématique de la page 464 résume les principaux éléments de diagnostic différentiel des lésions communes du larynx.

§ 6. — Examen complémentaire.

L'exploration des *ganglions lymphatiques du cou* doit être faite systématiquement après l'examen laryngoscopique, quand celui-ci a révélé soit des ulcérations, soit une tumeur endo-laryngée, soit un trouble moteur des cordes.

Les ulcérations infectées non spécifiques déterminent une adénopathie d'intensité variable, d'allures plus ou moins inflammatoires, allant depuis le gonflement douloureux jusqu'à l'adéno-phlegmon latérolaryngien ou sus-claviculaire. Les ulcérations de la syphilis s'accompagnent de l'induration polyganglionnaire indolore classique. Celles de la tuberculose peuvent coïncider avec des adénites froides ou déterminer par infection surajoutée des adénites inflammatoires. Enfin le cancer retentit sur les ganglions et sur leur atmosphère celluleuse, y déterminant de véritables néoplasies secondaires, envahissant par induration de proche en proche, sur lesquelles l'infection peut venir se greffer quand le néoplasme s'ulcère. Il importe de savoir que c'est surtout le cancer pharyngo ou glosso-laryngien qui détermine l'adénopathie caractéristique : le cancer à début et à siège primitif purement endolaryngés reste longtemps silencieux au point de vue des manifestations ganglionnaires.

Il y aurait intérêt à interroger les *ganglions trachéo-bronchiques*. Malheureusement ils ne sont pas directement accessibles : la percussion, délicate et difficile, de la région interscapulaire, la

Schéma du diagnostic des principales lésions chroniques du larynx.

	LARYNGITE CHRONIQUE BANALE	TUBERCULOSE	LUPUS	SYPHILIS	TUMEURS	
					BÉNIGNES	MALIGNES
Etiologie —	Pharyngites antérieures, influences professionnelles.	Tub. pulmonaire fréquente.	Lupus facial souvent concomitant.	Syphilis secondaire et tertiaire.	Inconnue.	Inconnue.
Signes subjectifs —	Enrouement, dysphonie, aphonie, toux sèche intermittente.	Enrouement précoce, dysphagie possible ultérieurement.	Insignifiants	Enrouement spécial, dysphagie par lésions pharyngiennes.	Dysphonie, quelquefois spasmes respiratoires.	Enrouement parfois précoce, dysphagie tardive.
Localisation de prédilection —	Cordes vocales, région aryt., région sous-glottique parfois.	Région aryténoïd. et parties adjacentes, bandes ventriculaires. Face post. de l'épiglotte.	Face post. de l'épiglotte et plis ary-épiglottiques.	Face antérieure et bords de l'épiglotte.	Cordes vocales.	Cordes vocales
Image laryngoscopique —	Orifice supérieur du larynx et bandes ventric., rouges. Cordes vocales rouges, épaissies, parfois exulcérées. Région aryt. épaissie, rouge, parfois velvétique. Région sous-glott., boudin rouge saillant.	Infiltration pâle, aspect œdémateux, limites indécises, unipuis bilatérale. Peu ou pas de réaction de voisinage. Ulcérations confluentes, petites, irrégulières, peu profondes, à bords épaissis, à fond purulent.	Infiltration rouge à bords plus nets, surface chagrinée ou mamelonnée. Couleur « cadavérique ». Pas de réaction de voisinage, transformation des nodules lupiques en ulcérations confluentes.	Infiltration circonscrite à bords nets ; réaction de voisinage. Puis ulcérations à bords décollés, à fond lardacé.	Papillome : tumeurs sessiles ou pédiculées, conglomérées rouges, en chou-fleur. Fibrome : t. solitaire lisse, rouge ou grise. Nodule : épaississement circonscrit et limité, antérieur, marginal.	Tumeur pénétrante, infiltrée, large, avec aspect vilain des tissus ; puis ulcération profonde, végétante, à fond sanieux.
Mobilité des cordes	Quelquefois parésie.	Imparfaite.	Parfaite	Imparfaite.	Génée mécaniquement.	Très génée.
— Evolution	Peu de tendance à guérison spontanée.	Lente, mais progressive	Guérison spontanée possible.	Guérison surtout avec KI et Hg	Variable.	Fatale.

recherche des souffles d'origine bronchique qu'ils peuvent déterminer par compression sont les seuls moyens capables de révéler
leur état pathologique.

L'exploration du *corps thyroïde,* dont les rapports avec les nerfs
récurrents sont parfois intimes, ne doit pas non plus être oubliée.
Il en est de même de l'*œsophage* et pour les mêmes raisons.

L'examen méthodique des *vaisseaux de la base du cou* à droite
(tronc brachio-céphalique et sous-clavière), de l'*aorte* à gauche
est important pour le diagnostic étiologique de certaines parésies ou paralysies récurrentielles.

Il est utile aussi d'examiner avec soin la *plèvre* et le *poumon,*
ainsi que le *péricarde.* C'est par action directe que la plèvre du
sommet droit et le péricarde déterminent des lésions nerveuses ;
c'est probablement par l'intermédiaire des ganglions qu'agissent
les lésions tuberculeuses ou cancéreuses pleuro-pulmonaires.

Enfin le *système nerveux* central et périphérique sera l'objet
d'un examen approfondi toutes les fois que le problème laryn-
gologique se compliquera d'une question de neuro-pathologie,
souvent d'ailleurs fort délicate.

Les résultats de l'examen méthodique du larynx pourront être
consignés succinctement sur une feuille d'observation analogue
au modèle indiqué à la fin de l'ouvrage et qui est celui employé à
la clinique du Val-de-Grâce.

QUATRIÈME SECTION

ÉTUDE D'ENSEMBLE DES MALADIES DES VOIES AÉRIENNES SUPÉRIEURES.

Les fosses nasales, le pharynx et le larynx constituant les diverses parties d'un tout qui est représenté par l'ensemble des voies aériennes supérieures, leur étude analytique doit être suivie d'une étude synthétique.

CHAPITRE Ier

RÉSUMÉ DE L'EXAMEN MÉTHODIQUE.
RELATIONS DES MALADIES DES VOIES AÉRIENNES SUPÉRIEURES ENTRE ELLES ET AVEC LES AUTRES MALADIES.

Il est nécessaire de résumer d'abord les points principaux que doit viser le diagnostic de la lésion elle-même. Il faut ensuite chercher les éléments d'un diagnostic étiologique dans les liens pathologiques qui unissent ces organes entre eux et dans les rapports de leurs affections avec les lésions des autres organes et les maladies générales.

§ 1. — Résumé de l'examen méthodique.

On peut poser en principe que l'examen clinique doit toujours porter sur les trois segments des voies aériennes supérieures (fosses nasales, pharynx et larynx), alors même que les symptômes accusés par le malade semblent devoir appeler l'attention du médecin sur un seul de ces segments.

I. MARCHE GÉNÉRALE DE L'EXAMEN MÉTHODIQUE. — L'ordre de

succession indiqué par Schmidt paraît à la fois le plus simple et le plus logique.

On commence par l'examen de la *bouche* et du *pharynx buccal*. C'est une épreuve que le malade a déjà subie et il s'y soumet sans appréhension en général. On lui enseigne à respirer par le nez, la bouche ouverte, la langue maintenue par l'abaisse-langue. C'est alors le moment d'essayer la *rhinoscopie postérieure*. Elle réussira dans un grand nombre de cas à la première séance, le plus souvent à la deuxième, si le sujet est bien en confiance. Puis, pour lui laisser un peu de repos, on passe à la *rhinoscopie antérieure*, peu pénible. Le pharynx étant redevenu calme, le malade s'étant tranquillisé, la *laryngoscopie* est tentée : elle est généralement facile.

II. Points importants de chaque examen. — On a intérêt à scinder l'examen de chacune des régions explorées. Un premier coup d'œil, général et rapide, sert à révéler le point malade : une seconde et au besoin une troisième inspection ont pour but unique de scruter l'endroit ainsi découvert.

L'*examen direct de la bouche et du pharynx buccal* à l'aide de l'abaisse-langue, en montrant l'état de la voûte palatine, du voile du palais, des amygdales, de la paroi pharyngienne postérieure, permet déjà de préjuger de l'état du naso-pharynx et désigne en quelque sorte à l'avance le point de cette dernière région où vraisemblablement existent des lésions.

La *rhinoscopie postérieure* indique d'emblée s'il s'agit d'un catarrhe naso-pharyngien, de végétations adénoïdes ou de queues de cornet. Chacun de ces états est assez aisément reconnaissable d'après l'aspect objectif longuement décrit plus haut. Un ou deux « coups de miroir » supplémentaires suffisent pour préciser le détail de la lésion trouvée au premier examen.

La *rhinoscopie antérieure* fait voir au premier coup d'œil s'il s'agit d'une rhinite hypertrophique ou atrophique, avec ou sans sécrétions ou croûtes ou foyers hémorragiques, ou bien s'il n'existe qu'une déformation de la cloison, ou enfin s'il n'est question que de polypes : ce sont là en effet les lésions courantes. Des examens détaillés ultérieurs chercheront à mieux localiser, à préciser les rapports, à chercher les relations pouvant exister entre les états pathologiques du naso-pharynx et ceux des fosses nasales ou encore entre ces derniers et ceux des sinus.

Dans le *larynx*, la région à explorer doit être examinée au moins en deux fois. Il suffit de chercher d'abord à voir la région glosso-épiglottique, l'orifice supérieur du larynx, la région aryténoïdienne et interaryténoïdienne : puis, le malade ayant « soufflé », le médecin regarde les bandes ventriculaires, les cordes vocales et au besoin la région sous-glottique. Une ou plusieurs reprises sont faites ensuite, l'attention se portant alors exclusivement sur le ou les points pathologiques. Le tableau de la page 464 résume les principaux éléments de diagnostic.

§ 2. — Influence des affections des voies aériennes supérieures (fosses nasales, pharynx, larynx) les unes sur les autres.

Si l'on étudiait cette influence au point de vue de la physiologie pathologique, c'est au naso-pharynx qu'il conviendrait d'attribuer le rôle principal, car il est évident que ce carrefour est le trait d'union obligatoire entre les fosses nasales et le larynx et il paraît en outre démontré que, dans certains cas, c'est encore de l'état du pharynx que dépend celui des fosses nasales.

Mais au point de vue clinique, il vaut mieux classer ces influences en trois groupes assez naturels · 1° les actions mécaniques ; 2° les infections banales ; 3° les infections spécifiques, plus explicitement la syphilis, la tuberculose, la diphtérie.

I. ACTIONS MÉCANIQUES. — La plus importante, la seule à retenir et à étudier, est *l'obstruction*.

L'obstruction peut porter sur les parois des fosses nasales elles-mêmes : uni ou bilatérale, elle est due alors à des épaississements et des déviations de la cloison, combinés souvent à de la rhinite hypertrophique ou encore à des synéchies. L'obstacle peut être rétro-nasal : végétations adénoïdes à développement choanal, queues de cornets hypertrophiées.

Localement, l'obstruction détermine un état permanent ou presque permanent de *stase sanguine* qui prédispose les muqueuses à *l'inflammation,* si elles sont saines, ou aggrave et entretient celle-ci, s'il y a déjà des lésions. De plus *l'accumulation des sécrétions,* fournies souvent en quantité anormale d'ailleurs, est encore favorisée par l'obstacle qui empêche leur expulsion, d'autant mieux que l'hyperhémie permanente de la membrane pituitaire a généralement pour conséquence la diminution de sa sensibilité et la disparition des réflexes de défense habituels. La *rhino-pharyngite* chronique est donc une des conséquences possibles et même fréquentes de l'obstruction nasale. Mais inversement la rhinite chronique peut être l'effet d'une pharyngite entretenue par exemple par des végétations adénoïdes, dont l'action nocive porte aussi bien sur les fosses nasales que sur le pharynx.

L'obstruction nasale ou naso-pharyngée exerce son influence jusque sur le larynx. Il est aisé de comprendre que l'air qui arrive au larynx en passant par la bouche et non par les fosses nasales n'y parvient pas dans les conditions d'humidité, de température et de pureté que lui assurerait sa traversée intranasale. Aussi la *laryngite catarrhale aiguë à répétition*, la *laryngite striduleuse*, et surtout la *laryngite chronique*, dans sa forme simple ou dans sa forme hypertrophique, sont fréquentes chez les sujets à respiration presque exclusivement buccale.

II. Infections banales. — Ce sont celles dues à des microbes variés, qui sont décrites en bloc sous les noms de *catarrhe aigu* et *catarrhe chronique*.

1° Le *coryza aigu* gagne d'ordinaire le naso-pharynx et de là le larynx et la trachée, mais il est possible également que la localisation primitive soit naso-pharyngée, chez les sujets porteurs d'adénoïdes par exemple, et que le catarrhe passe ensuite en avant vers les fosses nasales, en bas vers le larynx.

2° Le *catarrhe du naso-pharynx* et celui des fosses nasales coexistent en général et il est le plus souvent difficile de préciser quelle est des deux localisations celle qui a précédé l'autre. On peut toutefois admettre comme vraisemblable que la lésion prédominante est la plus ancienne. Ainsi le catarrhe naso-pharyngien coexistant avec une suppuration sinusale lui est probablement consécutif ; la rhinite hypertrophique accompagnant de volumineuses végétations adénoïdes est sans doute la conséquence de celles-ci.

3° Le *catarrhe chronique du larynx* peut succéder à des affections nasales ou pharyngées dans deux conditions différentes. Ou bien c'est l'obstruction nasale ou naso-pharyngienne qui a favorisé l'apparition et la persistance du catarrhe laryngien par le mécanisme décrit plus haut ; ou bien c'est de proche en proche, par continuité de tissu ou par progression des sécrétions, que le catarrhe naso-pharyngien est devenu catarrhe laryngien.

La période atrophique du catarrhe, qui succède parfois, mais non fatalement, à la période hypertrophique, s'observe plus souvent dans le pharynx que dans les fosses nasales ou dans le larynx : il s'en faut donc de beaucoup que l'évolution du catarrhe se fasse parallèlement dans les trois segments des voies aériennes supérieures qu'il a atteints simultanément.

Quant aux lésions pathognomoniques de l'*ozène*, elles restent généralement localisées aux fosses nasales. L'ozène pharyngien et surtout l'ozène laryngien et trachéal sont des formes consécutives plutôt rares.

III. INFECTIONS SPÉCIFIQUES. — 1º *Syphilis*. A sa période secondaire, c'est une affection à prédominance bucco-pharyngée ; de l'isthme du gosier, les lésions spécifiques s'étendent en haut vers le voile, en bas vers le larynx. La syphilis paraît suivre généralement une marche descendante dans les voies aériennes supérieures, du moins chez l'adulte ; chez le *nouveau-né*, en effet, le coryza est souvent une manifestation isolée de l'affection. Quant aux *gommes*, leur distribution sur les divers segments des voies aériennes n'a rien de régulier.

2º *Tuberculose*. Elle peut être *primitive*, c'est-à-dire naître sur place, en certains lieux d'élection qui sont la paroi postérieure du larynx, certaines parties du pharynx et l'entrée des fosses nasales. Généralement elle est plutôt *secondaire*, c'est-à-dire qu'elle ne se développe dans les voies aériennes supérieures qu'après avoir débuté ailleurs. Dans sa *forme lupique*, la tuberculose a une marche nettement descendante : le lupus du nez succède à celui de la face, celui du pharynx profond à celui du voile, celui du larynx a été précédé d'un lupus facial ou vélo-palatin. Dans sa *forme banale classique, ulcéreuse*, la tuberculose serait plutôt ascendante. S'il y a quelques rares cas bien nets de tuberculose vraiment primitive et solitaire des voies aériennes supérieures, la très grande majorité des cas sont consécutifs à une tuberculose pulmonaire : l'infection se fait ici de l'intérieur vers l'extérieur. Quant à la présence de bacilles sur l'amygdale pharyngée ou les amygdales palatines ou l'amygdale linguale, elle peut s'expliquer aussi bien par l'apport du dehors (voie bucco-nasale) que par l'expulsion du dedans (voie pulmonaire).

3º *Diphtérie*. Dans les voies aériennes supérieures, elle suit classiquement une marche descendante. Le croup d'emblée est d'autant plus rarement constaté que l'examen bucco-naso-pharyngien est mieux fait. C'est quelquefois le nez, c'est généralement le pharynx buccal, qui est le siège primitif de l'infection : l'atteinte laryngée est consécutive.

§ 3. — Influence des affections des voies aériennes supérieures sur les autres affections locales et sur les maladies générales.

Les divers appareils ont une vulnérabilité variable à cet égard.

1º APPAREIL RESPIRATOIRE. — La *gêne respiratoire* n'est pas toujours apparente. Mais il suffit du moindre effort pour faire apparaître de l'essoufflement, de la dyspnée, quelquefois compliquée de cyanose. Une sténose intra-nasale, l'hypertrophie amygdalienne, surtout celle de l'amygdale pharyngée (végétations adénoïdes), l'atrésie pathologique du larynx sont les principales causes à rechercher dans ces cas par l'exploration méthodique des voies aériennes supérieures dans toute leur étendue.

L'*obscurité respiratoire* est révélée par l'auscultation. Elle est manifeste surtout dans les points où à l'état normal le poumon respire moins bien, aux sommets par exemple. Maintes fois des sujets mis en observation, comme suspects de tuberculose, d'après ce seul signe sthétoscopique, ont été trouvés porteurs de végétations adénoïdes entraînant une insuffisance respiratoire susceptible d'expliquer à elle seule l'obscurité du murmure vésiculaire constatée au sommet.

Parfois l'insuffisance respiratoire, quand elle tient à des lésions peu marquées, ne peut être révélée objectivement que par la spirométrie (Joal) ou par l'étude des graphiques phonétiques ou respiratoires (Natier et Rousselot). Cette insuffisance peut persister alors que la cause provocatrice a disparu spontanément ou par une intervention.

Le rôle que jouent dans certaines *crises d'asthme* ou de *dyspnée atypique* ou de *toux sèche* les lésions les plus variées des fosses nasales et du pharynx s'explique par la production de phénomènes à distance ou par la chute de mucosités naso-pharyngées dans le larynx, à l'occasion du décubitus dorsal par exemple. Souvent du reste la lésion en question n'agit de la sorte que parce qu'elle trouve un terrain préparé par un état antérieur, névropathique ou arthritique.

Quand l'insuffisance respiratoire se produit chez un sujet jeune, dont le squelette est en voie de développement, elle a pour conséquence des *déformations thoraciques*. Cliniquement, on connaît depuis longtemps le thorax en carène ou thorax de pigeon et le thorax cerclé en anneau à l'union du tiers supérieur avec les 2/3 inférieurs : on sait, depuis qu'on connaît mieux la pathologie naso-pharyngée, que l'obstruction nasale joue dans cette déformation, indépendante du rachitisme, un plus grand rôle que l'hypertrophie amygdalienne incriminée autrefois.

Consécutivement à ces déformations thoraciques, on pourrait observer des *déformations vertébrales*. Redard a étudié des cyphoses et scolioses auxquelles il attribue cette pathogénie, car elles étaient indépendantes du rachitisme et s'atténuaient ou disparaissaient chez les malades jeunes après la guérison de l'obstruction nasale.

Enfin on connaît bien l'*exagération de la vulnérabilité pulmonaire* chez ces sujets, qui contractent à l'occasion de la moindre cause accidentelle des *laryngo-trachéites* ou des *bronchites* susceptibles de se compliquer de lésions pulmonaires : dans les agglomérations d'enfants ou d'adultes (lycées, casernes), il est aisé de vérifier ces faits. L'insuffisance respiratoire agit en diminuant la résistance du poumon, en favorisant l'hyperhémie passive qui prépare l'inflammation, en gênant la filtration de l'air avant son arrivée au larynx.

II. Appareil circulatoire. — En raison des relations intimes qui existent entre l'appareil respiratoire et l'appareil circulatoire, il y avait lieu de penser que les lésions entraînant l'obstruction des voies aériennes supérieures et en particulier du naso-pharynx devaient favoriser la *dilatation* ou l'*hypertrophie du cœur*. Jusqu'ici il n'existe pas un nombre de faits précis suffisant pour appuyer cette hypothèse. Expérimentalement, Köhler sur des lapins et Frankenberger sur des chiens n'ont pas trouvé de modifications cardiaques, malgré la dyspnée, à la suite de l'occlusion expérimentale des voies aériennes supérieures. L'examen systématique d'un grand nombre d'adénoïdiens avérés, chez qui la mensuration de l'aire cardiaque a été scrupuleusement faite par notre collègue Vincent, qui ignorait dans quel but elle était pratiquée, a montré que l'hypertrophie cardiaque était exceptionnelle. Quant aux faits positifs relatés (Gallois) et dont plusieurs se rapportent à des *endocardites*, ils ne sont pas tous à l'abri de la critique ; plusieurs des malades examinés étaient porteurs de lésions concomitantes des végétations adénoïdes, suffisantes pour expliquer à elles seules l'état du cœur. En vérité c'est plutôt l'appareil circulatoire périphérique, surtout le système veineux qui souffre dans les cas de sténose nasale. La *stase veineuse* est la règle sur les voies aériennes supérieures, en amont de l'obstacle à la circulation. Les cauchemars, l'agitation nocturne et autres phénomènes analogues tiennent peut-être à de la stase veineuse encéphalique concomitante.

Les lésions atteignant soit les vaisseaux, soit les nerfs sympathiques du nez et du pharynx pourraient déterminer (Hamon du Fougeray) des goîtres, simples ou compliqués d'exophtalmie, curables ou améliorables par un traitement rhino-pharyngien.

La *composition du sang* est modifiée chez les sujets en état d'insuffisance respiratoire par lésion des voies aériennes supérieures. Cliniquement, l'état d'anémie se reconnaît chez un certain nombre de sujets à leur pâleur, à leur faiblesse, à leur défaut d'énergie et d'endurance, etc. Mais on a pu préciser davantage : Lichtwitz et Sabrazès ont démontré par l'examen du sang que les adénoïdiens ont une formule hématologique analogue à celle de l'anémie dite essentielle (lymphocytose et éosinophilie).

III. APPAREIL DIGESTIF. — Ouvert à son origine dans un carrefour qui lui est commun avec les voies aériennes, l'appareil digestif subit le contre-coup des affections de celles-ci. Ce sont surtout les états d'infection qui produisent ces résultats : ainsi les rhinites, les pharyngites, les sinusites déversent des produits septiques qui sont déglutis inconsciemment et peuvent entretenir ou aggraver un état gastrique plus ou moins accentué (anorexie, dyspepsie, etc.)

IV. APPAREIL RÉNAL. — C'est encore par une infection venue d'un foyer constitué par le naso-pharynx que l'on a cherché à expliquer les néphrites observées chez les adénoïdiens. La relation de cause à effet n'est pas évidente : il peut n'y avoir qu'une simple coïncidence.

V. SYSTÈME NERVEUX. — Il s'agit plutôt d'*états névropathiques* que de lésions organiques du système nerveux. Celles-ci sont des complications encéphaliques consécutives aux infections nasales : elles ont déjà été étudiées. Les états névropathiques dans l'étiologie desquels les affections des voies aériennes supérieures ont été incriminées sont nombreux. L'aprosexie, l'inaptitude au travail ont été étudiées à l'occasion des végétations adénoïdes. La neurasthénie est fréquemment provoquée ou entretenue par les lésions naso-pharyngées, surtout par les lésions suppurées ; l'hystérie est plutôt en relation avec des lésions irritatives créant des sortes de zones hystérogènes, qu'on peut rencontrer sur la muqueuse nasale, pharyngienne ou laryngienne; enfin, on a même cité des épilepsies d'origine nasale. Ziem, d'après son auto-observation, croit les sinusites capables d'engendrer des troubles cérébraux simulant l'aliénation mentale. Le plus souvent ce sont des névralgies, des céphalées, des migraines qui traduisent la réaction du système nerveux. Elles ont été passées en revue avec la séméiologie des affections naso-pharyngées.

VI. ORGANES DES SENS. — Les modifications du *goût* et de l'*odorat*, qui font partie de la symptomatologie des affections naso-pharyngées ont été signalées plus haut. L'influence de l'état du naso-pharynx sur *l'organe de l'audition* sera envisagée avec la pathologie de celui-ci.

L'influence des affections des fosses nasales ou du pharynx sur l'organe de la vision a été étudiée en détail (p. 256); aux faits signalés, nous ajouterons la guérison d'une névrite optique unilatérale après l'ablation de végétations adénoïdes (Königshöfer).

VII. ETAT GÉNÉRAL. — Chez l'enfant, l'influence de l'obstruction nasale ou des infections nasales chroniques sur la *croissance* est manifeste : on ne compte plus les cas où le développement régulier et rapide a succédé à l'ablation de végétations adénoïdes par exemple. La pâleur, la faiblesse, la nervosité, qui sont les caractéristiques de cet état général défectueux, disparaissent quand disparaît la cause originelle. La *scrofule* des enfants dans ses diverses manifestations est considérée par certains (Gallois) comme la conséquence immédiate des végétations adénoïdes. Chez l'adulte, c'est surtout l'action des infections chroniques sur l'état général qui est évidente. Dans les sinusités chroniques les malades peuvent en arriver à une véritable *cachexie*, capable de faire croire à de la tuberculose (Lichtwitz). Ziem croit même à la possibilité de métastases à distance, d'infections articulaires par exemple, d'origine naso-pharyngée et surtout sinusale.

Enfin soit par la détérioration de l'état général, soit en offrant sur place un milieu de culture favorable aux germes, certaines affections des voies aériennes supérieures, et en particulier celles des amygdales palatines et pharyngée, faciliteraient l'accès de l'organisme aux agents pathogènes de certaines *infections*, principalement des fièvres éruptives et en particulier de la scarlatine (Lavrand). L'origine nasale de la méningite cérébro-spinale, de la grippe, est considérée comme vraisemblable. L'ensemencement du bacille de la tuberculose pourrait également être préparé par les troubles consécutifs à l'état pathologique des voies aériennes supérieures. Quant à l'origine amygdalienne de nombre d'infections générales, telles que la streptococcie, la pneumococcie, la coli-bacillose, elle est admise, sinon démontrée, pour un assez grand nombre de cas observés.

§ 4. Influence des maladies générales et des affections des divers organes et appareils sur les affections des voies aériennes supérieures.

Ce sont en somme les rapports entre la médecine générale et la pathologie spéciale des fosses nasales, du pharynx et du larynx qu'il y a lieu d'étudier sous ce titre. De très nombreuses monographies ont été consacrées à ces questions. Le principal travail d'ensemble est celui de Friedrich.

I. Relations avec les maladies infectieuses. — 1° La *rougeole* compte au nombre de ses symptômes de début le catarrhe de toutes les muqueuses des voies aériennes supérieures. De plus, il se produit sur les muqueuses une éruption qui précède de 12 à 24 heures celle de la peau. On la constate surtout sur le voile du palais, les piliers postérieurs, les parois postérieure et latérale du pharynx, la paroi postérieure du larynx. Sur le fond rouge, légèrement tuméfié par plaques isolées ou confluentes, se produisent parfois des exulcérations par nécrose épithéliale superficielle. La diphtérie se greffe volontiers sur ces lésions. Des pseudomembranes non diphtéritiques peuvent s'y développer aussi, quoique rarement, et entraîner ultérieurement des sténoses.

2° La *scarlatine* frappe le pharynx d'emblée et presque exclusivement, du moins au début, épargnant le nez et le larynx. La muqueuse du voile du palais, des amygdales et du pharynx est gonflée, sèche, de couleur rouge sombre ou violacée, un ou plusieurs jours avant l'éruption cutanée ; cet aspect du pharynx peut exister sans exanthème du tégument dans des cas graves de scarlatine fruste. Sur ce catarrhe des muqueuses peuvent se développer des membranes diphtéroïdes par l'aspect, mais bactériologiquement et cliniquement distinctes de celles de la diphtérie (scarlatine diphtéroïde). Tantôt ce sont de petites plaques blanches, minces, peu adhérentes, auxquelles succèdent des ulcérations vite guéries elles-mêmes. Tantôt le processus diphtéroïde gagne en surface, atteignant le nez et le larynx, et aussi en profondeur, produisant des ulcérations et des abcès avec retentissement ganglionnaire précoce, entraînant ultérieurement soit des pertes de substance, soit des synéchies qui rappellent les cicatrices post-syphilitiques. Il y a enfin une forme septicémique, avec atteinte rapide de l'état général, infiltration profonde, adénopathie volumineuse, escharcs cutanées, parotidite.

3° La *varicelle* atteint les muqueuses en même temps que la peau et fort discrètement : la bouche et le pharynx sont seuls touchés en général ; quelquefois le larynx l'est aussi et il peut en résulter une laryngite suffocante grave.

4° La *variole* touche, en même temps que la peau, les muqueuses voisines ; celles du nez, du voile du palais et du larynx sont plus particulièrement lésées. C'est entre 3 et 6 jours après l'éruption cutanée que les vésicules apparaissent sur les muqueuses. Isolées d'abord, puis confluentes, elles ressemblent au début à celles de la peau, mais elles évoluent bien plus vite ; l'épiderme qui les couvre tombe par macération en laissant des surfaces excoriées, rouges et saignantes. L'ulcération gagne volontiers en profondeur au delà de la muqueuse, déterminant des abcès profonds surtout dans le larynx. On a signalé des paralysies de l'adduction des cordes vocales : ce sont probablement les conséquences d'arthrite ou d'ankylose crico-aryténoïdienne.

5° Dans la *dothienentérie*, la fréquence des lésions des voies aériennes supérieures est impossible à préciser, car les recherches cliniques ou cadavériques laissent toujours échapper un grand nombre de cas : on en constaterait environ cinq fois plus souvent à la salle d'autopsie qu'au lit du malade. Du côté du nez, le premier symptôme révélateur est l'épistaxis, due généralement à une ulcération de la cloison au lieu d'élection. Dans le pharynx et le larynx, on voit la muqueuse rouge par plaques plutôt que sur toute la surface. Des ulcérations se produisent à la surface de la muqueuse tuméfiée, de préférence sur les piliers du voile, sur le bord libre ou la surface laryngée de l'épiglotte, sur les replis ary-épiglottiques et sur la muqueuse susglottique, rarement sur les cordes vocales. Elles ressemblent à une poussée de vésicules d'herpès et deviennent vite confluentes : on les appelle ulcérations de décubitus. Ce sont des lésions banales, sans signification spéciale, susceptibles toutefois de devenir le point de départ d'infections associées, quelquefois diphtéroïdes. Elles diffèrent d'une autre variété d'ulcérations qui ont pour siège les follicules clos de la muqueuse et occupent surtout l'épiglotte, les bandes ventriculaires, la face interne des aryténoïdes et l'espace interaryténoïdien : les ulcérations de cette variété ont des bords plus nets, sont plus grosses et entraînent souvent des lésions du cartilage, parce qu'elles sont plus profondes ; c'est dans ces cas qu'apparaissent les troubles graves qui caractérisent le laryngotyphus. Des pertes de substance, des cicatrices vicieuses, des sténoses peuvent résulter de ces lésions laryngées. Les divers cartilages du larynx sont atteints avec une fréquence très inégale : le cricoïde est le lieu de prédilection de la fièvre typhoïde. Les paralysies laryngées s'observeraient dans le 1/4 des cas de fièvre typhoïde (Przedborski) et plus particulièrement pendant la convalescence ; on les regarde comme dues à des névrites périphériques et elles guérissent souvent en quelques semaines.

6° Il est une forme de *grippe* ou *influenza* que l'on peut appeler catarrhale et respiratoire, par analogie avec la forme gastro-intestinale, la forme nerveuse et la forme purement toxique. Dans les fosses nasales, on observe la rhinite aiguë à suppuration abondante, souvent compliquée de sinusite : celle-ci est spontanément curable, mais elle peut aussi survivre à l'influenza et passer à l'état chronique. Le catarrhe grippal du larynx a les allures habituelles du catarrhe aigu de cet organe, avec une tendance plus grande peut-être à prendre la forme hémorragique. La muqueuse est rouge, tuméfiée, et présente par places des plaques grises formées de fibrine, ou d'épithélium nécrosé. L'œdème et l'abcès du larynx ont été observés, de même que la périchondrite. Les ulcérations guérissent en général sans cicatrices. Celles de la région interaryténoïdienne peuvent être assez profondes. Les paralysies consécutives sont rares : celles des abducteurs ont été signalées.

7° Le *rhumatisme polyarticulaire aigu* produit volontiers des angines et des pharyngites ; ces inflammations catarrhales aiguës n'ont pas de caractères propres. Dans le larynx, au contraire, le rhumatisme peut se manifester sous deux formes typiques : la première est la forme articulaire, qui atteint les articulations crico-aryténoïdiennes et crico-thyroïdiennes de 4 à 12 jours après le début de la polyarthrite ; la seconde forme de laryngite rhumatismale est la forme circonscrite, noueuse, caractérisée par une infiltration limitée, rouge ou bleuâtre, grosse parfois comme une amande, siégeant dans le repli aryépiglottique ou près de l'articulation crico-aryténoïdienne.

8° La *diphtérie* prend dans le nez, le pharynx et le larynx, l'aspect classique dont la description n'est pas à refaire ici. Elle laisse comme suites des paralysies sensitivo-motrices, par névrite périphérique, débutant 2 à 6 semaines et plus encore après la diphtérie. La plus fréquente est la paralysie du voile du palais ; les paralysies des cordes vocales sont bien plus rares : elles portent généralement sur les abducteurs ; quelquefois celle des adducteurs apparaît quand la première est guérie. La paralysie peut être limitée au nerf laryngé supérieur.

9° L'*érysipèle* primitif des voies aériennes supérieures est rare, si l'on ne réunit point sous cette appellation tous les états septiques aigus graves du pharynx et du larynx. Les excoriations des narines sont une fréquente porte d'entrée de l'érysipèle de la face, surtout de l'érysipèle récidivant, qui des narines gagne le nez, les joues, le front.

Mais des érysipèles à marche inverse ont été observés : l'infection n'est devenue cutanée qu'après avoir pris naissance sur la muqueuse pharyngée ou linguale.

10° L'*impaludisme* pourrait provoquer des accès périodiques de rhinorrhée ou des épistaxis à répétition. On a signalé des parésies uni ou bilatérales dans le territoire des récurrents commençant et cessant avec l'accès fébrile. On observe l'œdème du larynx au cours de certaines cachexies palustres.

11° La *tuberculose* est, parmi les maladies infectieuses à marche chronique, celle qui se localise le plus volontiers sur les voies aériennes supérieures. Elle le fait quelquefois d'emblée : la tuberculose primitive des fosses nasales, du pharynx et du larynx existe : le lupus de ces régions, la « tumeur tuberculeuse » du septum nasal, la tuberculose amygdalienne, certaines tumeurs tuberculeuses des bandes ventriculaires ou des cordes vocales sont des manifestations sans doute rares, mais cependant admises, d'une tuberculose locale. Le plus souvent l'infection des voies aériennes supérieures accompagne ou suit une tuberculose à manifestations multiples.

12° La *lèpre* atteint les fosses nasales d'une façon constante et le mucus nasal est l'agent de propagation le plus efficace du bacille de la lèpre. Elle s'y manifeste sous forme d'infiltration muqueuse d'abord, puis elle devient ulcéreuse et sécrétante, enfin destructive, simulant tantôt l'ozène, tantôt la syphilis. Dans le pharynx, elle attaque volontiers le voile du palais, les amygdales et la voûte palatine. Dans le larynx, elle a un précoce siège d'élection sur l'épiglotte, qui s'infiltre et se parsème de nodules; puis l'infection gagne les replis ary-épiglottiques, les bandes ventriculaires, les cordes vocales et même la région sous-glottique, réduisant de plus en plus la lumière du larynx.

13° La *morve* est également une maladie à localisation primitive sur la muqueuse nasale. Ce sont d'abord le catarrhe sec, puis le catarrhe à sécrétion hémato-purulente, enfin le catarrhe avec croûtes qui traduisent ces lésions; elles aboutissent souvent à la nécrose des cartilages ou des os. Dans le larynx, des œdèmes, des ulcérations, des pertes de substance sont les lésions possibles de la morve.

14° L'*actinomycose* n'envahit le pharynx et le larynx qu'en les englobant dans les tumeurs dont elle détermine la formation. Les cas publiés en sont rares.

15° *Maladies vénériennes*. — La blennorragie peut infecter la muqueuse nasale, au même titre que la conjonctive, à la suite du contact.

L'arthrite blennorragique est susceptible de se localiser sur le larynx et de préférence sur l'articulation crico-aryténoïdienne.

Les manifestations de la syphilis sur les voies aériennes supérieures ont été étudiées à propos de chaque organe et il n'y a pas lieu de revenir sur ce sujet.

II. Relations avec les intoxications. — Les intoxications produisent localement soit une simple irritation, soit des inflammations, aboutissant généralement au catarrhe chronique. Par leur action sur le système nerveux, elles déterminent aussi des troubles moteurs des cordes vocales (arsenic, acide prussique, plomb). Le nitrate d'argent donne une pigmentation spéciale aux muqueuses. L'antipyrine, la quinine, l'acide salicylique produisent des érythèmes, des éruptions, des hémorragies même, sur les voies respiratoires supérieures. Dans les intoxications alimentaires, on a signalé la sécheresse des muqueuses, la toux, l'enrouement, et même les paralysies laryngées par lésions bulbaires. Enfin l'alcool et le tabac jouent dans le développement et l'aggravation des catarrhes chroniques un rôle qui est bien démontré.

III. Influences professionnelles. — La plupart sont le résultat de l'action déjà étudiée des poussières ou des intoxications sur les fosses nasales, le pharynx et le larynx.

En ce qui concerne ce dernier organe, il y a lieu cependant de signaler, en outre, les altérations vocales observées dans le milieu militaire chez les instructeurs, obligés de beaucoup parler et crier.

Tantôt il s'agit d'enrouement, de fatigue vocale, dus au malmenage plutôt qu'au surmenage du larynx : il n'y a pas de lésions et le repos, combiné à des exercices méthodiques d'intonation, suffit à la guérison. Tantôt il s'agit de dysphonie et d'aphonie, de « voix cassée », dues à des lésions inflammatoires aggravées par le surmenage vocal : ces états ne sont pas curables quand les causes qui les ont créés et entretenus ont engendré des lésions définitives. Nous avons signalé plus haut (p. 447) le nodule des chanteurs.

IV. Relations avec les maladies par troubles de la nutrition. — Le *rachitisme* jouerait un rôle considérable et se rencontrerait dans 95 0/0 des cas de spasme phréno-glottique des nouveau-nés ou des enfants en très bas âge (Loos).

L'acromégalie se traduit par l'hypertrophie diffuse de la peau, du squelette et de la muqueuse et par la dilatation des cavités naturelles (nez, sinus, larynx).

Le *diabète* se révèle précocement par la sécheresse et l'aspect granuleux et vernissé de la muqueuse pharyngée ou laryngée.

La *goutte* peut provoquer une pharyngite aiguë éphémère (Lermoyez) ; en général, elle détermine du catarrhe chronique du pharynx nasal et buccal ; dans le larynx, elle se révèle par des infiltrations circonscrites des cordes vocales ou des bandes ventriculaires, ou plus souvent par des arthrites.

L'ictus laryngé s'observe chez les goutteux, les diabétiques, les obèses, coïncidant souvent avec un catarrhe chronique des voies aériennes supérieures, pharynx ou larynx.

V. Appareil respiratoire. — C'est surtout sur le larynx qu'agissent les états pathologiques du poumon.

L'*insuffisance respiratoire* est responsable d'un certain nombre de troubles phonétiques, susceptibles de disparaître par la rééducation de la respiration volontaire (Natier et Rousselot). Il suffit de signaler comme exceptionnels les cas aigus de *catarrhe ascendant*, débutant par une bronchite et finissant par une laryngite et une pharyngite. Une simple mention suffit aussi pour les catarrhes avec tendances à la stase et aux hémorragies, consécutifs à l'*emphysème pulmonaire*, et pour les ulcérations des cordes vocales observées au cours des *pneumonies* graves. En général ce sont surtout les *affections chroniques* à sécrétions épaisses et visqueuses (asthme et emphysème) qui déterminent les lésions du catarrhe chronique du larynx et du pharynx.

La *tuberculose pulmonaire* est capable d'agir sur des ulcérations catarrhales pour les infecter secondairement, mais le fait est rare : en effet la plupart des lésions laryngées spécifiques sont intra ou sous-muqueuses au début, ce qui implique l'infection par voie lymphatique ou vasculaire.

A propos des paralysies récurrentielles, l'influence des *lésions de la plèvre* et du sommet du poumon, en particulier de la pleurésie sèche tuberculeuse, a été signalée ; néanmoins le nombre de ces cas est minime, eu égard à la fréquence de la tuberculose. L'influence des *lésions du médiastin* antérieur sur le récurrent gauche par lésions ganglionnaires péritrachéobronchiques a également été indiquée plus haut (p. 454).

VI. Appareil circulatoire. — Les affections de l'appareil circulatoire qui entraînent de l'*hypertension* (artério-sclérose au début), ou de la *stase* par défaut de compensation (lésions mitrales) déterminent surtout des hémorragies nasales, qui se différencient des épistaxis de cause locale en ce qu'elles ont pour origine le tissu érectile de la paroi externe. Les veines de la base de la langue, dilatées et variqueuses, donnent parfois lieu à des hémorragies dans les cas d'insuffisance mitrale.

Enfin les *lésions des gros vaisseaux* (aorte et artères du cou) entraînent, en raison de leurs rapports avec les récurrents, des parésies ou paralysies qui ont été étudiées plus haut. Les battements de l'éperon de séparation des bronches, visibles à l'examen laryngoscopique, quand la forme du larynx s'y prête, sont très marqués dans les cas d'anévrysme aortique, avant que la pulsation soit rendue apparente par les mouvements de la trachée et du larynx perceptibles de l'extérieur.

Dans la *leucémie*, tout le tissu lymphoïde des fosses nasales, de l'entrée du larynx et surtout de l'anneau de Waldeyer participe aux lésions du tissu réticulé de l'organisme.

VII. Appareil digestif. — Les affections de l'*œsophage* dans sa portion originelle retentissent sur le larynx soit par propagation de proche en proche (abcès, tumeurs), soit par l'intermédiaire des nerfs récurrents. Les maladies de l'*estomac* et de l'*intestin* agissent surtout par voie réflexe : toux d'origine gastrique, démangeaisons nasales, crises d'éternument, quelquefois chez l'enfant spasme glottique, dus à la présence de vers. La *cirrhose* hépatique provoque volontiers des épistaxis; dans le pharynx et le larynx, elle produit des ecchymoses.

VIII. Appareil rénal. — La *néphrite* détermine des *œdèmes* à siège sous-muqueux qui se localisent volontiers à la luette, aux piliers postérieurs du voile, à la paroi latérale du pharynx, aux replis épiglottiques, d'où ils peuvent gagner le larynx. Ce dernier œdème peut être un signe précoce de la néphrite : c'est néanmoins une complication rare. Plus fréquents seraient les cas d'*hémorragies* surtout nasales, quelquefois pharyngiennes ou laryngiennes, à la suite des modifications vasculaires qui coïncident avec la néphrite interstitielle.

IX. Appareil génital. — En raison de sa richesse en tissu érectile, la muqueuse nasale est assez fréquemment le siège de troubles réflexes à point de départ génital. Chez l'homme, la puberté, la masturbation, le coït peuvent produire des congestions actives, de l'enchifrènement intense avec névralgies, des épistaxis. Chez la femme, ce sont la menstruation, le coït, la grossesse, les affections utérines qui produisent, dans certains cas, les mêmes phénomènes dans la région nasale. Fliess, à la suite de nombreuses recherches, a été amené à conclure que la tête des cornets inférieur et moyen et la partie correspondante de la cloison méritent le nom de « points génitaux ». Ce sont des modifications vasculaires analogues et de même origine génitale, généralement des hyperhémies, rarement des hémorragies, qui produisent certains troubles de la mue vocale, et les altérations passagères de la voix qui accompagnent parfois l'abus du coït, la menstruation ou la grossesse. La grossesse aggrave considérablement la tuberculose laryngée.

X. MALADIES CUTANÉES. — Les *affections cutanées* de la face, telles que l'eczéma, l'impétigo, la furonculose, restent en général limitées à la partie narinale des fosses nasales. L'*herpès* peut s'observer, assez rarement du reste, sur la muqueuse des voies aériennes supérieures, sur le voile du palais, la paroi pharyngienne postérieure, la base de la langue, l'épiglotte et l'orifice supérieur du larynx. Le *pemphigus* et l'*eczéma* sont rares.

XI. ORGANES DES SENS. — Entre l'*oreille* et le *larynx*, il n'existe pas de relations autres que celles qu'établit le système nerveux : il suffit de les signaler sans y insister. C'est par l'oreille que se fait l'éducation vocale du larynx : la surdi-mutité congénitale prouve cette influence prépondérante de l'oreille chez le nouveau-né. De même chez l'adulte, l'intégrité de l'ouïe est, surtout pour les professionnels du chant, indispensable au fonctionnement correct du larynx.

Entre l'*œil* et les *fosses nasales*, l'influence prépondérante appartient aux fosses nasales et elle a été étudiée plus haut. Mais s'il est classique d'admettre que les infections conjonctivales résultent, surtout chez l'enfant, de la propagation ascendante d'une infection nasale, la marche inverse, descendante, n'est pas invraisemblable : elle doit être considérée au moins comme possible, sinon fréquente.

XII. SYSTÈME NERVEUX. — Du côté des fosses nasales, les troubles de l'*olfaction* traduisent des états pathologiques assez divers du système nerveux. L'*hyperesthésie* de l'odorat s'observe surtout chez des névrosés (hystérie, neurasthénie, grossesse) ; la *perversion* de l'odorat ou *parosmie* est tantôt d'origine psychique (aliénation mentale, hystérie, grossesse, hypochondrie), quelquefois d'origine centrale (épilepsie). Il convient, avant d'attribuer ces origines à la parosmie, d'éliminer toute cause d'erreur, en pratiquant l'examen soigné du nez et des sinus, des dents, des amygdales, de l'estomac, etc. Quant à l'*anosmie* d'origine non périphérique, elle peut révéler des lésions destructives de l'encéphale (tumeurs, abcès), des lésions cérébrales du tabes ou enfin de l'hystérie ; on l'a observée à la suite de fractures de la base du crâne et elle est alors, presque toujours, incurable.

Les troubles du *goût* analogues à ceux de l'odorat indiquent des affections similaires du système nerveux (hystérie, neurasthénie, lésions encéphaliqués ou altérations du nerf glosso-pharyngien).

Du côté du pharynx, la *paresthésie* est révélatrice en général de l'hystérie qui s'y manifeste aussi par de l'*hypoesthésie* ou de l'*anesthésie*. Cette dernière, quand elle n'est pas de nature hystérique, indique rarement une affection cérébrale (apoplexie ou ramollissement), mais plutôt une lésion bulbaire (sclérose en plaques, tabes, syringomyélie, syphilis de la base de l'encéphale). Les modifications du pouvoir réflexe sont parallèles aux troubles de la sensibilité, en général.

Les *paralysies* du voile du palais et du pharynx peuvent être dues à des lésions cérébrales : tumeurs, hémorragies, ramollissement, gommes des noyaux gris de la base, de la capsule interne, de la protubérance. Elles peuvent traduire des lésions bulbaires : paralysie glosso-labio-pharyngée, plus rarement tabes, sclérose latérale amyotrophique, atrophie musculaire progressive, syringomyélie Enfin elles peuvent être de nature hystérique, mais ce qui caractérise ces dernières, c'est la conservation de la déglutition réflexe, qui est supprimée dans les autres cas. Des troubles de la parole sans lésions du larynx accompagnent souvent ces paralysies pharyngées.

Les *contractures* des muscles du pharynx sont la plupart de nature hystérique, tantôt partielles, tantôt généralisées. Les contractures intermittentes se rencontrent parfois dans la syphilis de la base de l'encéphale atteignant l'émergence des nerfs crâniens et dans la paralysie agitante.

Du côté du larynx, la *paresthésie* est souvent de nature hystérique, combinée à une sorte d'*hyperesthésie* qui détermine de la toux, des étouffements, etc. L'*anesthésie* peut être une autre manifestation de l'hystérie ; elle se rencontre également dans les lésions cérébrales qui entraînent des hémiplégies.

Les *contractures* des muscles du larynx, qui portent sur les adducteurs à l'exclusion des abducteurs, s'observent dans le tabes (crises laryngées ou vertige laryngé) et dans l'hystérie, mais alors moins graves.

Les *troubles de coordination*, qui se révèlent surtout par des modifications de la phonation, se rencontrent dans les affections des centres nerveux (paralysie agitante, sclérose en plaques, tabes).

Pour les *parésies* ou *paralysies* laryngées, il est une loi presque sans exception qui veut que les lésions atteignant le noyau ou le tronc du pneumogastrique frappent d'abord les fibres présidant à l'abduction (Rosenbach-Semon). Les paralysies isolées des abducteurs sont donc toujours d'origine bulbaire. Au contraire la paralysie des adducteurs sans participation des abducteurs, quand elle n'est pas de nature hystérique, plaide en faveur du siège cérébral de la lésion (lésions corticales ou sous-corticales). Quant aux paralysies récurrentielles, elles comportent la même interprétation que la paralysie des abducteurs: elles sont d'origine bulbaire ou périphérique.

CHAPITRE II

DE LA SIMULATION DES MALADIES DES VOIES AÉRIENNES SUPÉRIEURES. — CONDITIONS SPÉCIALES DE L'EXAMEN AU POINT DE VUE DU SERVICE MILITAIRE.

Lorsqu'il opère à titre de médecin expert, le médecin militaire doit toujours s'assurer en premier lieu de la réalité et de la nature de l'affection soumise à son examen et se prononcer ensuite, suivant les conditions présentes, soit sur l'admission du sujet dans l'armée, soit sur son maintien au service, soit sur son élimination temporaire ou définitive.

§ I. — Recherche de la simulation.

Un examen méthodique, une exploration complète des fosses nasales, du pharynx et du larynx permettront en général de reconnaître ce qu'il y a de fondé ou de non fondé dans les allégations du sujet examiné.

En ce qui concerne les fosses nasales, certaines simulations grossières, assez fréquentes jadis, ne s'observeront plus sans doute à notre époque et le spéculum nasi permettrait de les démasquer aisément : ainsi les testicules de poulets ou les reins de jeunes lapins introduits dans le nez pour simuler les polypes, ou encore les éponges imprégnées de matières putrides, les morceaux de fromage décomposé simulant l'ozène.

Du côté des organes de la phonation, le mutisme, l'aphonie et le bégaiement ont été et seront encore souvent simulés, car ils ne demandent guère de la part du sujet que de la constance et de la force d'inertie. Cependant les simulateurs sont rarement tenaces, puisque en trente-sept ans, il n'y aurait eu, d'après les recherches statistiques du médecin-major Huguet, que dix simulateurs de ce genre envoyés aux corps disciplinaires d'Algérie.

Il est évident qu'un examen méthodique des organes s'impose avant tout. S'il révèle une lésion organique suffisante, la question de la simulation est tranchée par la négative. Si non, il faut songer aux formes suivantes de mutisme et d'aphonie que l'on peut appeler en bloc essentielles ou *sine materia*.

1° *Mutisme congénital.* Il ne s'accompagne pas en principe de lésions objectives. Il coïncide fréquemment, mais non toujours, avec de la surdité : il est d'origine cérébrale, de même que la surdi-mutité qui sera étudiée plus loin. L'enquête sur l'enfance du sujet est en pratique le meilleur élément de diagnostic. Cette variété de mutisme est la seule qui entraîne l'inaptitude au service militaire.

2° *Mutisme acquis.* Le *mutisme hystérique*, qui n'est bien connu que depuis une vingtaine d'années, pourrait être confondu, à un examen rapide, avec un mutisme simulé. Cette affection est en principe *sine materia*, c'est-à-dire que les signes objectifs locaux (rougeur diffuse, parésie des cordes vocales, etc.), simples coïncidences, sont ou absents ou variables. Le malade peut souffler, siffler, remuer les lèvres, mais il lui est impossible de prononcer un seul mot, même avec la voix chuchotée, qui pourtant n'exige qu'un concours très limité des organes moteurs du larynx. Il n'a même pas le pouvoir de pousser des cris inarticulés comme le muet vrai. Pendant le sommeil et le rêve, l'aphonie pourrait cesser. Le mutisme hystérique débute souvent après une attaque ou une vive émotion, quelquefois il se développe progressivement ; enfin il peut succéder à des phénomènes locaux, aphonie ou signes de laryngite inflammatoire. Le langage mimé et l'écriture sont conservés ; le muet hystérique, s'il est intelligent, fait effort pour parler et demande à exprimer sa pensée par l'écriture. Les simulateurs tendent à « ajouter de leur propre cru à cette symptomatologie si complexe et si spéciale à la fois... En général, peut-être pourrait-on dire forcément, le simulateur est un fantaisiste. Il imagine volontiers, il brode et exécute des fioritures ». (Charcot).

3° *Aphonie.* Comme elle peut conférer l'inaptitude temporaire ou définitive au service militaire, elle est de simulation assez fréquente.

Avant de conclure à la simulation, il faut éliminer les aphonies liées à un état objectif particulier du larynx et les aphonies morbides que l'on peut appeler essentielles.

L'aphonie vraie peut être occasionnée soit par un mauvais fonctionnement de l'appareil musculaire expirateur, soit par une oblitération partielle indirecte (compression) ou directe du conduit aérien, soit par des lésions appréciables de la glotte ou de son voisinage, soit par l'altération des muscles des cordes vocales, soit enfin par des troubles de l'innervation, névrites et paralysies de causes diverses (intoxication par le plomb, le phosphore, compressions, maladies infectieuses, surtout la diphtérie, hystérie).

Dans ce diagnostic différentiel de la simulation, l'hystérie, en particulier, doit attirer, pour le larynx comme pour l'œil et pour l'oreille, l'attention du médecin militaire, car elle est assez fréquemment observée sous ses diverses formes sur le larynx : elle produit soit des spasmes, soit surtout des paralysies. Le spasme glottique hystérique, fort rare, spasme clonique par contracture des adducteurs, s'accompagne d'aphonie, mais il survient uniquement à l'occasion des mouvements volontaires de phonation, et entraîne aussi un état de cyanose qui disparaît dès que cesse l'effort volontaire de phonation. La véritable aphonie hystérique, intermittente ou permanente, est due à la paralysie bilatérale des adducteurs et des tenseurs des cordes vocales ou à celle des adducteurs et de l'ary-aryténoïdien, cette dernière forme étant la moins rebelle. Elle débute soit subitement sans cause, soit à la suite d'une émotion, d'une crise, ou bien elle se greffe sur une inflammation aiguë, telle qu'une laryngite a frigore, par exemple. Absolue pendant l'état de veille, elle cesse pendant le sommeil ; la voix chantée est souvent possible, alors que la voix parlée est perdue. La toux, le hoquet, l'éternûment, le cri réflexe provoqué par la douleur peuvent être quelquefois sonores, si la paralysie est incomplète, alors que la voix chuchotée est seule possible. L'examen laryngoscopique montre habituellement une glotte symétrique et des cordes vocales qui sont en position normale dans la respiration, mais ne se rapprochent plus dans la phonation (émission de la voyelle É, par exemple) ; d'autres fois, cet examen est négatif ou donne des images variées et même différentes d'un jour à l'autre (Thaon). Les stigmates de l'hystérie seront toujours recherchés.

Il existe une variété d'aphonie dans laquelle le malade parle bas volontairement (phonophobie de Coen), parce que la production de la voix détermine une douleur qu'il cherche à éviter.

Dans l'anémie, la chlorose, dans la convalescence des maladies graves, ou observe parfois une aphonie intermittente (mogiphonie de Frœnkel), due à une sorte d'impuissance vocale par fatigue rapide.

On rencontre aussi très souvent l'aphonie intermittente dans la tuberculose du larynx, non seulement à la période confirmée, mais encore à la période du début, c'est-à-dire à la période d'infiltration et même peut-être plus tôt, « comme signe précurseur » (Lennox-Browne).

On arrivera donc, par une élimination méthodique, à la conviction d'une aphonie simulée. C'est alors en procédant par surprise, par intimidation ou par persuasion, que l'on pourra obtenir l'aveu ou la preuve de la simulation.

L'examen laryngoscopique donnera déjà des renseignements qui pourront confirmer les soupçons de l'expert. Chez le simulateur, les cordes vocales sont en position normale dans l'inspiration, et, si on l'engage à faire un effort, à pousser comme pour uriner, à émettre la voyelle É, on les voit se rapprocher de la ligne médiane ; mais on remarquera que ce rapprochement ne dure qu'un instant très court, deux à trois secondes au plus, qu'il n'est pas soutenu, et que la glotte se rouvre largement : c'est que le simulateur redoute d'émettre un son qui le trahirait, s'il prolongeait cette contraction de la glotte. Nous avons observé des sujets qui se refusaient à provoquer un mouvement de contraction ou de tension des cordes vocales, les maintenaient écartées au contraire comme dans l'inspiration large, profonde, lente, et laissaient échapper l'air par une faible expiration. Seul le simulateur écarte ainsi ses cordes vocales quand on lui dit d'émettre un son (Martel). Le simulateur évite l'effort de peur de se trahir, le vrai aphone fait au contraire des efforts exagérés.

Parmi les moyens de surprise, que chacun peut s'ingénier à varier, nous citerons, comme nous ayant réussi, celui qui consiste à faire entraîner le sujet dans une partie de cartes ou de dames, activement conduite ; il pourra arriver que, dans un moment d'oubli, il se trahisse brusquement. On pourra, aussi, le faire surveiller à l'appel des lettres par le vaguemestre.

Lorsque l'on renverse la tête du simulateur en arrière, en l'invitant alors à exécuter une expiration qui doit être suivie d'un son, on voit ses muscles faciaux, sa bouche, agités de contractions volontaires, grimaçantes, résultats des efforts qu'il fait pour ne pas faire vibrer ses cordes vocales (Martel). Souvent aussi, quand on demande au simulateur de siffler, il prétend ne pas le pouvoir (Zuber), de crainte de se compromettre en émettant un son, fût-ce avec les lèvres sans participation du larynx. On a conseillé également les substances sternutatoires (tabac ou ipéca en poudre), dont l'action démontre que les cordes vocales peuvent vibrer, tout au moins sous l'influence d'une expiration puissante. L'électrisation du larynx, faite extérieurement avec un courant modéré, les deux excitateurs étant placés sur les côtés de l'organe, provoque dans un grand nombre de cas l'émission du son, en particulier si l'on invite le sujet à émettre la voyelle É. En interrompant de temps à autre le passage du courant et en invitant constamment le sujet à émettre la voyelle É, on arrive, ordinairement, à le dérouter, à affaiblir sa résistance, et il finira par émettre le son É avec une intensité plus ou moins forte. Si ce traitement lui est très pénible, il cédera de lui-même en peu de jours. Nous avons pu, par ce moyen, amener à résipiscence un certain nombre de simulateurs ; l'un d'eux, en particulier, continuait à émettre le son É, alors que nous avions fait détacher à son insu l'un des fils conducteurs d'une des bornes de la pile, tandis que les excitateurs étaient maintenus en place sur les côtés du larynx.

4° *Bégaiement.* C'est une affection d'ordre purement nerveux, indépendante de toute lésion anatomique de la langue, du nasopharynx ou du larynx, un vice de prononciation, variable dans son intensité, qui peut être simulé avec un peu d'exercice et beaucoup de force de volonté de la part du sujet : il doit être très prononcé pour entraîner l'inaptitude au service militaire. Il apparaît dans l'enfance, souvent à la suite d'une émotion, augmente dans la puberté et diminue dans l'âge mûr, sans cependant jamais disparaître.

Les troubles d'où résulte le bégaiement portent à la fois sur la respiration, la phonation et l'articulation : ils ont comme caractère commun principal le défaut de coordination. Ainsi, si la respiration ordinaire chez le bègue est normale, il n'en est plus de même de la respiration vocale, c'est-à-dire de la respiration faite en vue de la phonation : au lieu d'inspirer avant de parler et de laisser ensuite écouler l'air par une expiration graduée, le bègue ferme sa bouche et sa glotte avant de parler, puis inspire brusquement et expire de même en émettant un son bref. La phonation, qui est normale pour certains sons, pour les voyelles isolées émises pendant l'examen laryngoscopique par exemple, devient incoordonnée quand il s'agit de prononcer certaines consonnes : des contractures involontaires de la glotte s'opposent à l'émission du son normal qui est remplacé par une sorte de « rugissement ». L'articulation est très pénible pour les consonnes labiales, linguales et gutturales, surtout les explosives B, P ; D, T ; K, G. La langue est agitée de mouvements désordonnés et se place parfois de champ. Le bégaiement est intermittent, très variable d'ailleurs chez le même sujet selon les circonstances, disparaît dans la parole chantée ou rythmée ; il cesse aussi pour un instant, si un mot ou une phrase sont prononcés après une inspiration profonde, dès le début de l'expiration et en allant lentement. Certains bègues répondent correctement, sans bégayer, aux questions qui leur sont adressées, mais sont incapables de commencer une phrase de leur propre initiative sans mettre en jeu leur infirmité ; d'autres ne bégayent plus dans l'obscurité.

Le simulateur exagère l'incoordination qui produit le bégaiement, alors que le vrai bègue cherche plutôt à la maîtriser. Il ne modifie en rien l'articulation des mots dans la parole rythmée ou chantée ou dans les exercices de prononciation méthodique auxquels on le soumet. Cependant, malgré les quatre signes considérés comme pathognomoniques du bégaiement (début dans l'enfance, troubles respiratoires, intermittence, disparition totale dans le chant), il est parfois très difficile de se prononcer sur la simulation (Chervin). Enfin la surveillance du sujet suspect faite à son insu et surtout une enquête sérieuse de notoriété publique sont d'importants éléments d'appréciation dans certains cas difficiles.

§ 2. — Conditions spéciales de l'examen des voies aériennes supérieures au point de vue de l'aptitude au service militaire.

Il va de soi qu'un examen méthodique et raisonné est le point de départ et la base indispensable de l'expertise médico-légale militaire. Les conditions spéciales dans lesquelles opère le médecin militaire ont été assez longuement exposées au chapitre I de la première partie pour nous permettre d'être brefs en ce qui concerne l'examen des voies aériennes supérieures.

I. INSTRUMENTATION. — Les instruments que tout médecin militaire doit posséder pour explorer les voies aériennes supérieures sont peu nombreux : un miroir frontal, un spéculum nasi et un stylet nasal ; un abaisse-langue, trois miroirs laryngiens inoxydables, dont deux ronds n° 3 (20 millim.) et n° 5 (23 millim.) et un ovale (pour les sujets à amygdales développées), un grand stylet laryngien pour redresser au besoin l'épiglotte (cas très rares) et deux petits miroirs ronds pour la rhinoscopie postérieure n° 0 (14 millim.) et n° 2 (17 millim.). L'usage des *anesthésiques* est interdit par l'instruction du 31 janvier 1902 sur l'aptitude physique, en ce qui concerne les examens devant les conseils de révision. Il n'en est plus de même lorsqu'il s'agit de diagnostiquer une affection pour en instituer la thérapeutique ; d'ailleurs nous ne parlons ici que de l'anesthésie locale à la cocaïne ; le titre de la solution ne devra pas dépasser 4 0/0 ; du reste, en ce qui concerne le larynx, l'anesthésie du voile du palais est rarement nécessaire pour une simple exploration et le devient d'autant moins qu'on acquiert plus d'expérience ; pour la rhinoscopie postérieure, elle est presque toujours inutile.

Dotation du service de santé en instruments. Le nouvel arsenal de chirurgie possède une boîte (n° 30) de laryngoscopie, rhinoscopie et staphylorrhaphie destinée aux hôpitaux de plus de 400 lits. Mais les médecins-chefs des autres hôpitaux peuvent demander, comme instruments isolés, ceux qu'ils jugent nécessaires, à provenir soit de cette boîte n° 30, soit des boîtes n° 12 et n° 15 de l'ancien arsenal. Ces boîtes contiennent, entre autres instruments, des miroirs frontaux, laryngiens, des spéculums nasi, un laryngoscope avec appareil de concentration se montant sur une lampe, des stylets, etc.

Le conseil de révision de Paris possède une boîte d'exploration des plus complètes.

II. Conditions diverses de l'examen. — 1° *Au conseil de révision*, l'examen sera fait dans une chambre noire, ainsi qu'il a été exposé pour l'examen des yeux (page 11), et on se conformera pour la décision à prendre à l'instruction du 31 janvier 1902.

2° *Engagements volontaires ; enfants de troupe.* — Le médecin doit être plus exigeant et refuser d'accepter un sujet porteur de lésions du nez, du pharynx ou du larynx encore au début, mais qu'il juge susceptibles de s'aggraver rapidement sous l'action des causes inhérentes au service militaire. On se méfiera de la dissimulation et en particulier de l'ozène. Les candidats à l'engagement volontaire doivent être absolument irréprochables au point de vue physique. Les faits recueillis en France par le médecin-major Claoué et en Italie par les médecins militaires Ostino et de Rosa ont démontré clairement l'influence de certaines lésions des fosses nasales et du pharynx sur l'aptitude au service militaire. Elles ont été passées en revue dans le chapitre précédent.

3° *Incorporation.* — Lorsque le médecin aura reconnu une défectuosité des voies aériennes supérieures au point de vue objectif ou fonctionnel, il devra procéder à un examen complet, afin d'établir le bilan du jeune soldat au moment de son arrivée au corps ; il aura ainsi une base pour apprécier plus tard l'influence du service militaire sur l'état local ou général.

4° *Aptitudes spéciales.* — Au cours du service militaire, le médecin peut être appelé à donner son avis à ce sujet. Ainsi les candidats aux emplois de moniteur de gymnastique ou d'escrime, de planton cycliste, et à ceux de clairon et trompette spécialement et même uniquement visés par l'article 38 du règlement sur le service de santé à l'intérieur, doivent être examinés « au point de vue de l'intégrité des organes de la respiration et de la circulation ». Ils paraissent en bonne logique devoir être également soumis à l'exploration des voies aériennes supérieures (fosses nasales, pharynx, larynx).

5° *Rengagements et commissions.* — Les désidérata exprimés à propos de l'engagement et de l'incorporation s'appliquent aux militaires sollicitant un rengagement ou une commission (gendarmerie, garde républicaine, etc.).

6° *Militaires en activité atteints d'affections des voies aériennes supérieures.* — D'après le degré de gravité de l'affection ou d'après la nécessité d'une intervention chirurgicale, le médecin, au corps, jugera si le malade doit être traité à la chambre, à l'infirmerie ou à l'hôpital (voir la nomenclature de l'instruction du 6 mars 1901 sur la statistique), et si un certificat d'origine doit être établi. A l'hôpital, le médecin traitant envisagera, si le cas ne paraît pas susceptible de guérison avant plusieurs mois, la question de l'inaptitude temporaire ; si l'affection est incurable, il proposera le malade pour une réforme définitive.

Certaines maladies des voies aériennes supérieures sont susceptibles de guérir soit par l'usage des bains de mer (lymphatisme), soit par l'action des eaux thermales (hôpital d'Amélie-les-Bains).

7° Pour les militaires dans la *réserve*, dans l'*armée territoriale*, pour ceux en position de *réforme temporaire*, pour les officiers en *non activité* pour infirmités, on se comportera d'après les indications mentionnées au chapitre I, première partie (page 13).

De 1891 à 1900 inclus, sur une moyenne annuelle de 323,831 appelés à participer au tirage au sort, les maladies des voies aériennes supérieures ont entraîné les pertes suivantes, par année. Exemptions : bégaiement 423, aphonie 11, ozène 19, autres affections des fosses nasales 44. — Classement dans le service auxiliaire : affections de la voix et de la parole (bégaiement léger et aphonie), 609.

Les chiffres moyens annuels des réformes diverses au corps ont été pour la période de 1891 à 1899 : laryngite chronique 15 ; polypes des fosses nasales et du naso-pharynx, 6 ; ozène, 19.

TROISIÈME PARTIE

DIAGNOSTIC DES MALADIES DE L'OREILLE

Logiquement, c'est bien à la suite des voies aériennes supérieures que doit être étudiée l'oreille. C'est du carrefour pharyngien, en effet, que dérive embryologiquement son segment le plus important au point de vue pratique, l'oreille moyenne ; c'est là aussi que débutent nombre de lésions auriculaires, de telle sorte que le pharynx et l'oreille sont en quelque sorte inséparables, tant au point de vue de l'exploration clinique que de la thérapeutique.

CHAPITRE Ier

NOTIONS D'ANATOMIE ET DE PHYSIOLOGIE.
EXAMEN PRÉLIMINAIRE.

Il n'est pas utile d'étudier dans tous les détails l'anatomie et la physiologie de l'oreille, dont l'intérêt est plutôt théorique que clinique. Il convient au contraire d'insister davantage sur la séméiologie des principaux symptômes qui se rencontrent au cours des affections de l'oreille.

§1. — Notions d'anatomie et de physiologie.

Quelque complexes que soient l'anatomie et surtout la physiologie détaillées de l'appareil auditif, les notions qu'il suffit d'en retenir pour l'examen clinique sont relativement simples.

I. ANATOMIE. — Le *pavillon*, dont les détails ne sont guère intéressants qu'en anthropologie, peut être réduit schématiquement à un appendice fibro-cartilagineux, à surface accidentée, dont la partie la plus concave, la conque, se prolonge par le conduit.

Le *conduit auditif*, membraneux c'est-à-dire mobilisable dans sa première partie, osseux c'est-à-dire fixe dans la seconde, présente deux courbures dont la direction est telle que l'ensemble décrit un arc à concavité antéro-inférieure : les parois supérieure et postérieure sont celles dont la courbure est le moins accentuée. Le conduit présente des points rétrécis utiles à connaître pour son exploration : ils siègent l'un à l'entrée, l'autre vers le milieu, à l'union du conduit cartilagineux et du conduit osseux (isthme) ; un troisième est dû au soulèvement de la paroi inférieure, formant dos d'âne.

La *membrane du tympan*, qui forme le fond du conduit a une obliquité constante quant à la direction, variable quant au degré de l'inclinaison, obliquité telle que sa partie antéro-inférieure se trouve plus éloignée du méat que la postéro-supérieure, qui est presque sur le prolongement des parois correspondantes du conduit. La description de cette membrane sera faite d'après l'examen au spéculum (chap. IV).

La *caisse du tympan* (appelée par abréviation quelquefois tympan ou plus souvent caisse), a une forme assez irrégulière : elle est comparable à une lentille biconcave de forme rectangulaire dont les deux surfaces seraient très rapprochées (2 mm. d'écartement) au voisinage du centre. Ce qu'il faut retenir surtout, au point de vue clinique, c'est que la hauteur de la caisse est presque double de celle du conduit: c'est dire que le tympan ne répond qu'à une partie de la paroi externe de la caisse. L'étage supérieur de celle-ci forme une coupole, appelée *attique*, où se logent presque en totalité les *osselets*, dont une partie seulement émerge en bas au-dessous de l'insertion de la membrane du tympan : le *marteau* appartient à l'attique par sa tête et son col, au tympan par son manche ; l'*enclume* loge son corps et sa courte branche dans la coupole, sa longue branche descend en arrière du manche du marteau, parallèle à lui, et se termine en s'articulant avec l'*étrier*, dont la

platine est reçue dans la fenêtre ovale (fig. 75). La muqueuse qui tapisse
la caisse enveloppe ces osselets comme le péritoine entoure les viscères

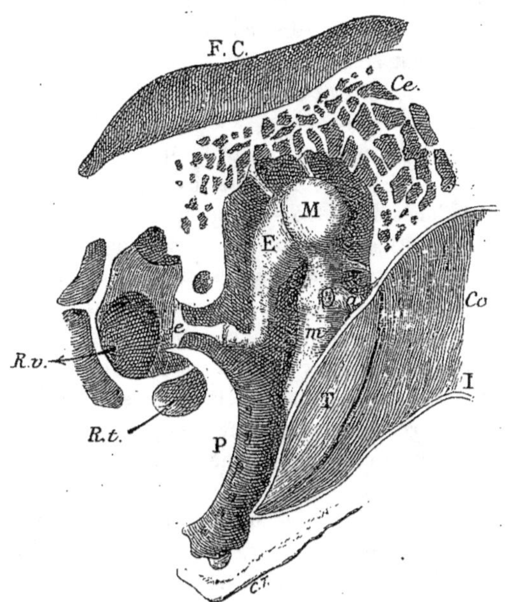

Fig. 75. (en partie d'après Testut) — Vue d'ensemble de l'oreille sur une coupe
vertico-transversale. (Grossie 3 fois.)

Co. conduit. — I. isthme. — T. membrane du tympan. — a. apophyse externe du marteau. — m.
manche du marteau. — M. tête du marteau. — E. enclume. — e. étrier. — P. promontoire. —
R.v. rampe vestibulaire. — R t. rampe tympanique. — F.C. fosse cérébrale moyenne. — Ce. cellules limitrophes de la caisse.

de l'abdomen : il en résulte la formation de plis qui circonscrivent de
véritables poches (poches de Prussak et de Troeltsch), autour de
l'union du col et du manche du marteau.

De la caisse partent deux prolongements : l'un en avant et en dedans
vers le pharynx, c'est la *trompe d'Eustache*, l'autre en arrière et en
dehors, c'est le *canal pétro-mastoïdien*, c'est-à-dire l'*aditus ad antrum*,
conduisant à l'*antre mastoïdien* et aux cavités cellulaires qui en dépendent. Ces prolongements s'ouvrent dans la caisse presque en face
l'un de l'autre, par des orifices très étroits, au delà desquels ils s'é-
vasent ensuite. La trompe, à sa terminaison dans le pharynx, devient

un cône fibro-cartilagineux, dont les parois se rapprochent ou s'écartent sous l'action des muscles insérés sur son pavillon.

L'*oreille interne*, très complexe au point de vue de l'anatomie descriptive et de l'histologie, peut être conçue d'une façon plus simple et cependant suffisante pour l'interprétation des faits cliniques. Le *labyrinthe membraneux*, logé dans une cavité osseuse de même forme que lui, qui est le *labyrinthe osseux*, peut se réduire : 1° à deux poches juxtaposées, l'utricule et le saccule, remplissant incomplètement la cavité osseuse, appelée vestibule, qui les renferme ; 2° aux dépendances de ces poches. A l'*utricule* sont annexés les trois *canaux semi-circulaires*, placés dans trois plans, un horizontal et deux verticaux, perpendiculaires les uns aux autres : cet ensemble représente un système annexe en quelque sorte, en ce sens qu'il n'intervient probablement pas pour l'audition, mais seulement pour l'orientation d'équilibre de la station et du mouvement : il est innervé par la branche vestibulaire du nerf acoustique. Le *limaçon*, véritable organe de l'audition, peut être comparé à deux cornets accolés, enroulés autour d'un axe horizontal : à leur point de tangence les parois de ces cornets sont en partie osseuses, en partie membraneuses. L'un des cornets est la rampe tympanique, l'autre la rampe vestibulaire ; les deux rampes communiquent entre elles au niveau du sommet de leur axe d'enroulement ; la rampe vestibulaire part de la fenêtre ovale, la rampe tympanique finit à la fenêtre ronde (fig. 75). Entre les deux rampes se trouve le canal cochléaire, tout entier membraneux. Il renferme les organes délicats auxquels se rendent les expansions terminales du nerf auditif, ou plus exactement de sa branche cochléaire ; il communique avec le saccule. Tous les organes membraneux de l'oreille interne baignent dans la périlymphe : ils sont remplis par de l'endolymphe.

Le nerf de l'oreille interne est le *nerf acoustique*, 8ᵉ paire, quelquefois appelé labyrinthique. Les *origines réelles* du nerf acoustique sont imparfaitement connues : on tend à admettre cependant que la branche vestibulaire est avant tout cérébelleuse et la branche cochléaire surtout cérébrale ; en effet le nerf de la 8ᵉ paire paraît résulter de l'accolement de deux nerfs, différents par leur origine comme par leur fonction.

Les *centres ganglionnaires* ou *neurones de relai* répondent aux noyaux gris bulbo-protubérantiels. Dans le bulbe, les fibres vestibulaires du nerf acoustique entrent en connexion avec celles des nerfs moteurs de l'œil et celles du facial. Dans la région des tubercules quadrijumeaux les fibres cochléaires allant à l'écorce temporale se comportent avec le tubercule postérieur et le corps genouillé interne comme celles du nerf optique allant à l'écorce occipitale avec le tubercule antérieur et le corps genouillé externe. De même que le nerf optique, l'acoustique subit une demi-décussation, mais le faisceau croisé est beaucoup plus volumineux que le faisceau direct.

Les *centres corticaux* répondraient à la première temporale pour les fibres cochléaires, aux deux tiers inférieurs de la pariétale ascendante, et au vermis pour les fibres vestibulaires.

II. Physiologie. — Les diverses parties de l'appareil de transmission ont, au point de vue fonctionnel, une importance très inégale.

Le *pavillon* n'est nullement un conducteur, mais simplement un collecteur pour les ondes sonores : il permet au « champ auriculaire d'embrasser directement plus d'une demi-sphère » (Bonnier); il sert à reconnaître la direction des sons (Bloch).

Le *conduit auditif* se réduit, au point de vue physiologique, à la colonne d'air qu'il contient : c'est celle-ci qui entre en vibration et ses oscillations sont d'autant plus marquées que l'ébranlement se fait suivant une direction plus proche de l'axe du conduit. Un son unique impressionne donc différemment les deux tympans et, de même que la vision binoculaire permet d'apprécier le relief, de même l'audition biauriculaire permet l'orientation des sons.

La *membrane du tympan* intervient dans la transmission du son, soit en vibrant comme une plaque sous l'influence des oscillations de la colonne aérienne du conduit, soit en transmettant ces oscillations au marteau, dont le manche est inclus dans son épaisseur.

Les *osselets* agissent à la façon de leviers coudés pour transmettre les mouvements de la membrane du tympan à la fenêtre ovale. Le plus important des osselets au point de vue physiologique est l'étrier : il est indispensable pour l'audition. Les muscles moteurs des osselets (marteau et étrier) modifient par l'intermédiaire de ceux-ci non seulement la tension de la membrane du tympan, mais encore la pression des parties situées au delà de la fenêtre ovale. A cette théorie classique, qui attribue aux osselets un rôle important, de nombreuses objections ont été faites et, au seul point de vue clinique, on sait que la suppression accidentelle ou chirurgicale des deux premiers osselets est compatible avec une audition très suffisante. Aussi a-t-on pu émettre l'hypothèse que la membrane du tympan et la chaîne interviennent dans l'audition par de simples oscillations moléculaires et non par des mouvements de translation. L'ensemble formé par le tympan, la chaîne, les liquides labyrinthiques et la fenêtre ronde constituerait un appareil régulateur de pression mettant l'oreille interne dans les meilleures conditions possibles pour la perception des sons (Zimmermann).

Le *prolongement mastoïdien* de la caisse joue peut-être le rôle de caisse de résonance : il est plus probable qu'il atténue, en les répartissant sur une masse d'air plus grande, les variations brusques de pression de l'air de la caisse.

Quant au prolongement pharyngien, c'est-à-dire à la *trompe d'Eustache*, son rôle est de maintenir, par l'aération de la caisse, sur les deux faces de la membrane du tympan, l'équilibre de pression nécessaire pour le bon fonctionnement de cette dernière. Ce sont les mouvements instinctifs de déglutition qui assurent l'ouverture intermittente du pavillon tubaire.

La physiologie de l'*oreille interne* est la plus complexe. On admet généralement que les vibrations sonores transmises à travers la fenêtre ovale suivent la rampe ascendante ou vestibulaire du *limaçon*, puis la rampe descendante ou tympanique pour venir s'épuiser sur la fenêtre ronde ; dans ce trajet elles agissent sur les fibres de la portion striée de la membrane basilaire qui fait partie du canal cochléaire inclus entre les deux rampes ; ces fibres sont disposées à la façon des cordes d'une harpe, et chacune vibrerait sous l'influence du son pour lequel elle est accordée. Cette théorie fait du limaçon un résonateur (Helmholtz). Une autre assimile cet appareil à un enregistreur (Bonnier).

De ce rapide exposé il résulte que, sur le sujet sain, la perception des sons transmis par la voie normale, dite *perception aérienne*, est de beaucoup supérieure, comme quantité et comme qualité, à la *perception crânienne* c'est-à-dire à la perception des sons que le squelette transmet par conductibilité. L'oreille est disposée de telle façon qu'elle entend mieux, à l'état normal, les sons lui parvenant du dehors que ceux lui arrivant du dedans. C'est le contraire qui a lieu dans certains cas pathologiques.

Quant aux fonctions des *canaux semi-circulaires*, de *l'utricule* et du *saccule*, elles sont peut-être liées dans une certaine mesure avec l'audition, mais elles le sont surtout avec le sens de l'espace et de l'équilibre, le nerf vestibulaire étant statique ou kinesthésique (Grasset).

Enfin, d'après le trajet probable des fibres auditives vers les centres, il est permis d'induire au point de vue physiologique qu'il s'établit dans le bulbe des relations entre l'appareil auditif et l'appareil moteur de l'œil et, dans la région des tubercules quadrijumeaux, des relations entre l'audition et la vision, et que l'écorce d'un côté (circonvolution temporale supérieure) reçoit à la fois des fibres auditives venues du même côté et d'autres provenant du côté opposé.

§2.— Méthode générale d'examen clinique.— Examen préliminaire.

La marche à suivre pour l'examen méthodique est celle indiquée par le tableau ci-dessous :

EXAMEN MÉTHODIQUE DE LA FONCTION AUDITIVE ET DE L'OREILLE

Renseignements généraux. { Nom, âge, profession, situation militaire. Antécédents héréditaires et personnels.

I. — ÉPREUVES RÉGULIÈRES.

1º Examen subjectif préliminaire. { Bruits anormaux. Douleurs. Vertiges. Écoulements.

2º Examen de l'acuité auditive

Perception aérienne.
- Pour la voix { chuchotée, ordinaire, forte.
- Pour les bruits. { Montre. Acoumètre.
- Pour les sons { aigus ou graves (Diapason. Sifflet de Galton).

Perception crânienne.
- Montre.
- Diapasons. { Épreuves de Weber, de Rinne, de Schwabach, de Gellé.

3º Examen du conduit.

4º Examen du tympan. { Aspect de la membrane. Mobilité (Siegle).

5º Examen des fosses nasales et du pharynx { Rhinoscopie antérieure. — postérieure.

6º Recherche de la perméabilité des trompes. { Procédés de Valsalva ou de Politzer. Sonde d'Itard. } { Influence de la douche d'air sur l'acuité auditive.

II. — ÉPREUVES ÉVENTUELLES.

1º Examen des régions périauriculaires : tempe, apophyse mastoïde, gouttière carotidienne.

2º Examen de l'œil.

3º Examen du système nerveux central et périphérique.

4º Examen des grandes fonctions de l'économie.

Diagnostic — Conclusions militaires.

A l'inverse des fosses nasales, du pharynx et du larynx, où l'examen objectif l'emportait et de beaucoup sur l'examen subjectif pour le diagnostic, l'oreille demande à être explorée avec un soin égal par l'un et par l'autre de ces moyens d'investigation.

Bien que le symptôme que le malade accuse le premier dans la plupart des otopathies soit la diminution de l'acuité auditive, il y a intérèt, en raison de l'importance et de la complexité de la mensuration de celle-ci, à en rejeter l'étude plus loin, car on ne peut en faire l'exposé qu'après l'examen des moyens permettant la détermination méthodique de l'acuité auditive.

I. TROUBLES SUBJECTIFS, FONCTIONNELS OU GÉNÉRAUX. — Il en est un, accusé en général spontanément par le sujet, dès le début de l'interrogatoire, qui permet de voir immédiatement si l'on a à faire à une affection aiguë ou chronique de l'oreille : c'est la douleur. Les autres ont une signification moins précise.

1º *Douleur*. — Elle se traduit cliniquement sous deux formes : la *douleur d'inflammation*, et la douleur essentielle ou *otalgie*.

Dans le *conduit*, l'otite externe, rarement un corps étranger ou un bouchon de cérumen produisent la première variété de douleur : celle-ci est généralement plus forte le soir : elle est exagérée par les mouvements de la mâchoire et la traction du pavillon. L'otalgie du conduit est symptomatique d'une névralgie du trijumeau ou parfois simplement due à l'action directe du froid. L'otalgie de la membrane tympanique accompagne souvent aussi la névralgie faciale surtout celle d'origine dentaire ; les lésions ulcéreuses du nasopharynx, celles de la langue, de l'épiglotte la produisent également ; enfin on l'observe dans l'hystérie. L'otalgie produite par des bruits violents ou par des sons aigus ne diffère pas de l'hyperesthésie auditive étudiée plus loin.

La douleur d'origine inflammatoire, quand son point de départ est la *caisse*, est parfois extraordinairement violente, si l'épanchement liquide a été très rapide : au contraire cette douleur est minime quand l'épanchement s'est accumulé peu à peu. Souvent, surtout quand il existe des lésions non seulement de la muqueuse mais encore de l'os, surviennent des douleurs térébrantes, déchirantes ou lancinantes et alors elles s'irradient vers la tempe, le front ou l'occiput, d'un seul côté, et même sur toute la tête, avec des exacerbations vespérales et des rémissions matinales.

Les *douleurs mastoïdiennes* sont de deux sortes. Quelquefois il s'agit de simples « algies », liées généralement à l'hystérie. En présence des stigmates classiques de cette névrose et en l'absence de lésions de l'oreille, le diagnostic est facile. Il n'en est plus ainsi quand l'oreille est malade, surtout si elle l'est depuis longtemps : il faut songer alors à une ostéite, raréfiante ou condensante, développée autour de l'antre ou des cellules, ostéite dont les signes seront étudiés à propos de l'exploration de l'apophyse. Chap. v, § 3.

2° *Sensations anormales*. — Elles sont variables dans leur fréquence comme dans leurs manifestations.

C'est souvent une « *sensation* de *réplétion*, de malaise et de pression dans l'oreille, semblable à celle que l'on éprouve à la suite d'un bain, quand il est resté un peu d'eau dans l'oreille » (Politzer). Elle porte le malade à faire des alternatives de compression et de raréfaction de l'air, en appliquant le petit doigt dans le conduit. Cette sensation est accusée surtout par les malades atteints d'otite catarrhale récente ou ancienne. Quelquefois s'ajoute, tout à fait au début de l'affection, une *sensation de « corps allant et venant* dans l'oreille » qui serait presque pathognomonique de la présence d'un exsudat catarrhal. Les craquements et claquements pendant la déglutition et la mastication, dus au décollement brusque des parois de la trompe, s'observent encore dans ces mêmes affections catarrhales.

3° *Bruits anormaux*. — C'est le plus fréquent des troubles accusés par les sujets atteints d'affections de l'oreille.

a) Nature des bruits. — Le plus souvent, il s'agit de *bruits simples* : les malades les comparent à un sifflement de jet de vapeur, au fracas d'une cascade, à un bourdonnement d'insecte, à un bruit de coquille, au bruissement de la pluie ou du vent, à un tintement métallique, au crépitement de la flamme, à un bruit de bourdon, au bouillonnement régulier de l'eau en ébullition. Bien plus rarement il s'agit de *bruits complexes*, tels que mélodies ou cacophonies, voix humaines, sons musicaux, bruits violents comparables à des détonations, cris d'animaux (oiseaux, grenouilles, chiens). L'apparition de ces bruits est généralement spontanée. Quelquefois elle est provoquée par un bruit extérieur (tic-tac de pendule, froissement de papier, etc.). Il y a des bruits nettement intermittents, durant plusieurs minutes ou plusieurs heures, survenant à des moments fixes de la journée. Il en est d'autres qui sont rémittents, apparaissant la nuit et cessant le jour par exemple. La plupart sont continus, avec des alternatives d'atténuation et d'exacerbation sous l'influence de causes diverses. Tout ce qui excite le système nerveux aggrave les bruits subjectifs : ainsi agissent l'effort, la fatigue cérébrale, l'usage des alcools, la digestion laborieuse, la toux, les émotions, les exercices violents, les états morbides ou, chez la femme, certains états physiologiques particuliers, tels que la menstruation et la grossesse. L'humidité et la chaleur aggravent aussi les bourdonnements. Le silence, l'isolement les rendent plus sensibles ; les bruits périphériques, la distraction les atténuent sans cependant les faire toujours disparaître : le sommeil n'est que rarement troublé par eux. Artificiellement le médecin peut lui-même modifier ces bruits par deux procédés. Ou bien il presse avec un doigt la région mastoïdienne ou la première vertèbre cervicale (Türck, Benedikt) : le bruit est généralement atténué. Ou bien il ferme le conduit auditif avec la pulpe du doigt ; le bourdonnement est renforcé. En fermant l'oreille normale chez un sujet dont l'autre oreille est malade, on peut provoquer dans celle-ci l'apparition d'un bruit (Politzer). Les bruits subjectifs sont le plus souvent très tenaces. Ils peuvent devenir pénibles au point d'obséder sans cesse le malade, de lui rendre toute occupation impossible et même de le conduire au suicide.

b) Interprétation des bruits. — Il en est qui représentent simplement des *hallucinations de l'ouïe* : tels les sons mélodieux coordonnés, les voix humaines, les cris d'animaux bien articulés, les mots et les phrases nettement perceptibles. Il s'agit en général de phénomènes bi-auriculaires, mais on a signalé des hallucinations latéralisées d'un seul côté, coïncidant avec des lésions cérébrales unilatérales. Ces hallucinations en effet traduisent en principe un état pathologique du cerveau ; tantôt c'est une lésion organique qu'elles révèlent, une tumeur ou une lésion irritative, tantôt c'est une affection mentale ; mais souvent aussi elles indiquent un simple état d'excitation cérébrale passagère, chez les hystériques, les épileptiques, les nerveux par exemple. Il est intéressant toutefois de remarquer que ces hallucinations sont incomparablement plus fréquentes chez les malades ayant en même temps une lésion de l'oreille externe, moyenne ou interne que chez ceux dont ces organes sont sains (Redlich, Kaufmann).

D'autres bruits, qualifiés de subjectifs, ne sont que le résultat de la perception exagérée de bruits « organiques » ; non seulement le sujet les entend, mais encore le médecin peut parfois les constater lui-même en auscultant l'oreille malade : ce sont les *bruits* que l'on a appelés *entotiques*. Certains sont d'origne vasculaire. Les bruits carotidiens, synchrones aux pulsations cardiaques, ont été signalés dans des cas pathologiques rares, tels que le rétrécissement du canal carotidien osseux, l'anévrisme du tronc basilaire, etc. ; on les rencontre aussi dans les affections entraînant la congestion de la tête (maladies de cœur, maladie de Basedow). Enfin, on les observe plus fréquemment qu'on ne le croirait de prime abord chez nombre de sujets sains : l'inclinaison ou la rotation de la tête modifiant la tension dans la carotide suffisent à les produire, perceptibles pour le sujet et aussi pour un observateur qui ausculterait l'oreille. La toux, le cathéterisme de la trompe, l'attouchement du naso-pharynx, un mouvement brusque du corps peuvent aussi déterminer l'apparition de tels bruits, capables de durer des jours et des semaines. Des bruits d'origine veineuse, que l'on peut modifier par la pression de la veine jugulaire, ont été observés et attribués à une conformation particulière de la veine jugulaire à son origine (Moos).

Les bruits d'origine musculaire sont dus généralement à la contraction du tenseur du voile du palais (bruit de Leudet), rarement à celle du tenseur du tympan : ce sont des claquements. C'est pourquoi la plupart sont isochrones des mouvements du voile. Ils peuvent être très accentués en cas de contractures spasmodiques ou de chorée du voile, chez des névropathes.

Le passage d'une bougie ou d'une douche d'air dans la trompe produit des bruits de claquement. Des bruits de sifflement s'observent si le tympan perforé livre passage à l'air de la caisse : ce sont des bruits de râles si celle-ci contient des liquides ; c'est un bruit d'explosion si le tympan éclate sous l'influence d'une pression exagérée.

Les plus importants des *bruits subjectifs* sont ceux accompagnant des *troubles de l'audition* ou des *maladies de l'oreille.*

Les bourdonnements d'oreilles nerveux, c'est-à-dire sans dureté d'oreille, que l'on rencontre chez les nerveux et les anémiques, peuvent exister à l'état de pureté ; certains médicaments (quinine, salicylates, etc.) sont capables aussi de les provoquer temporairement ; parfois les bourdonnements nerveux sont le prodrome d'une affection auriculaire ou cérébrale.

Les bourdonnements qui apparaissent presque subitement, à la suite d'un coryza avec rhino-pharyngite, intermittents comme la dureté d'oreille qui les accompagne, heureusement influencés par le passage de l'air dans la caisse, sont caractéristiques de l'otite moyenne catarrhale. Constants, tenaces, peu ou pas modifiés par l'aération de la caisse, ces bourdonnements révèlent des altérations pathologiques concomitantes, soit de l'articulation de l'étrier avec la fenêtre ovale, soit du labyrinthe lui-même.

Quand le bruit subjectif est plutôt un bouillonnement, un sifflement, un battement, un coup de marteau, et qu'il a un caractère pulsatile, il est presque pathognomonique de l'otite aiguë, à la période fébrile et douloureuse qui précède l'écoulement purulent : celui-ci établi, il est de règle que les bruits subjectifs cessent, sauf participation du labyrinthe à l'inflammation ou tout au moins à l'hyperhémie inflammatoire.

Les bruits subjectifs continus, avec exacerbations intermittentes et tendance lente mais progressive à l'aggravation, qui précèdent ou accompagnent une surdité également progressive, observée sur un sujet dont l'oreille ne suppure plus ou n'a jamais suppuré, sont l'indice d'altérations sclérosantes de la caisse ou du labyrinthe : le degré d'altération de l'oreille interne se déduit de l'absence de modifications des bruits sous l'action des influences qui modifient l'état de la caisse, de la douche d'air par exemple.

Les bruits subjectifs d'origine cérébrale se diagnostiquent quant à leur origine d'après d'autres symptômes concomitants, tels que la surdité, les vertiges, les troubles moteurs, sensitifs, sensoriels, etc.

Enfin, en l'absence de causes intra ou juxta-auriculaires pouvant expliquer les bruits subjectifs, il faudra songer à l'examen des organes ou appareils éloignés, susceptibles d'agir par voie réflexe sur l'appareil auditif (carie dentaire, affections de l'estomac, de l'utérus, du rein, etc.).

c) *Hyperesthésie acoustique.* — Elle doit être distinguée des bruits subjectifs qui peuvent l'accompagner.

Elle ne doit pas être confondue avec l'acuité excessive, anormale, de l'ouïe (hyperaconsie) qui s'observe chez certains névrosés, sous l'influence de causes congestionnant la tête ou comme prodrome de lésions intracrâniennes de la huitième paire (Moos) : il s'agit d'une perception douloureuse des sons. Elle se produit chez tous les sujets pour des sons très aigus : elle n'est pathologique que si elle existe pour des sons normalement bien supportés par les oreilles saines. Cette sensation désagréable ou douloureuse peut ne traduire que l'état du système nerveux (méningite, migraine), mais elle s'observe surtout chez les sujets dont l'oreille est elle-même malade. Elle tient vrai-

semblablement à un état morbide du labyrinthe et cet état est consécutif dans un grand nombre de cas à une lésion de l'oreille moyenne.
L'otite aiguë d'une part, l'otite scléreuse d'autre part s'accompagnent
volontiers d'hyperesthésie passagère ou durable de l'ouïe. Les
ruptures traumatiques du tympan la produisent également, sans doute
par commotion du labyrinthe. Enfin les affections douloureuses
du conduit auditif peuvent exceptionnellement présenter ce
symptôme surajouté : il s'expliquerait alors par une action réflexe.
On l'observe aussi comme prodrome d'une surdité cérébrale, de
tumeurs de la base, etc.

5° *Autophonie.* — C'est le retentissement uni ou bilatéral de la
propre voix du sujet dans son oreille : les sons résonnent,
désagréablement renforcés, comme dans un espace clos, et les
sujets prennent l'habitude de parler bas pour éviter cette sensation.

Il est fréquent que l'autophonie tienne à la béance exagérée de l'o-
rifice pharyngien de la trompe, consécutive elle-même soit à des
lésions de voisinage, telles que la pharyngite, soit à des synéchies du pavillon maintenant sa béance, comme à la suite de la syphilis, soit à la
disparition du tissu graisseux péritubaire, comme chez le convalescent ou le vieillard. Mais on a signalé la coexistence de l'autophonie
avec l'occlusion de la trompe et avec des lésions de l'appareil de transmission ; ces derniers cas s'expliquent aisément : l'on sait en effet qu'il
suffit de faire l'occlusion du méat auditif avec la pulpe d'un doigt pour
provoquer l'apparition de l'autophonie chez le sujet sain. L'autophonie
peut être également une forme particulière de paracousie (v. page 536),
qui fait que l'oreille entend mieux les bruits du dedans que ceux du
dehors. Des bruits « corporels » autres que la voix peuvent déterminer
de la résonance dans l'oreille : tels la friction ou la percussion de
la tête, la respiration et même la pression du pied sur le sol pendant
la marche.

6° *Troubles de l'équilibre.* — Chez les malades atteints d'affections des oreilles, on les observe dans des conditions très
différentes quant à l'étiologie et à la pathogénie.

a) *Vertige inconscient.* — C'est une forme clinique rare : il
faut un artifice pour le faire apparaître. Tel le signe de Romberg que

l'on observe par exemple dans le tabes à localisation labyrinthique,
ou dans la labyrinthite suppurée compliquant l'otorrhée : le malade
reste en équilibre, debout, les pieds joints de la pointe au talon,
jusqu'à ce qu'on lui fasse fermer les yeux ; alors il chancelle ou
tombe. Tels sont également certains troubles, oscillations ou vertige,
survenant quand, les yeux fermés, le malade se penche et se relève
brusquement ou cherche à se tenir alternativement en équilibre sur
chaque pied, ou s'efforce de marcher ou sauter en ligne droite en avant
ou à reculons, ou veut exécuter des mouvements de volte-face ou de
rotation (Von Stein). Ces troubles apparaissent ou s'exagèrent quand
le malade porte la tête ou le corps vers le côté malade (Adler).

b) Vertige proprement dit, conscient. — Il commence par un
étourdissement, une sorte de demi-syncope, avec tendance à la
nausée et même au vomissement ; à cet état fugace succède le trouble
de l'équilibre lui-même, c'est-à-dire l'oscillation dans la marche,
sorte de déhanchement de canard (Moos), différent de la titubation
ébrieuse, qui indique plutôt un vertige d'origine cérébelleuse.
Parfois la chute se produit ; c'est souvent dans des circonstances assez
particulières, comme si le malade subissait une sorte d'impulsion latérale ou comme si un côté du corps se paralysait subitement : c'est
tantôt du côté de l'oreille malade, tantôt du côté sain que se produit la
chute. Ce vertige n'est généralement pas subit, sauf dans certains
cas de vertige réflexe, où par exemple l'introduction d'un specu-
lum dans le conduit produit une syncope presque immédiate.
Quant à sa durée, elle varie de quelques secondes à plusieurs heures,
plusieurs jours ou plusieurs mois : on dit alors qu'il s'agit d'*états vertigineux* (Charcot). La fréquence des crises de vertige n'est pas moins
variable : si certains malades n'ont qu'une crise isolée, d'autres en
ont qui se répètent à des intervalles irréguliers ou réguliers. Certains
vertiges sont continus et intenses, au point qu'ils se produisent même
le malade étant couché.

La plupart des vertiges vrais d'origine auriculaire reconnaissent
comme cause une modification pathologique de l'appareil labyrinthique, aussi bien des canaux semi-circulaires que des organes du limaçon. Les variations de la pression vasculaire, les modifications de
la tension des liquides de l'oreille interne impressionnent les extrémités nerveuses de la 8e paire d'autant plus fortement que ces
changements sont plus rapides. Ainsi s'expliquent les vertiges observés
dans les états d'anémie ou d'hyperhémie labyrinthique concomitants
d'états cérébraux analogues ; de même ceux qui accompagnent la

propulsion brusque de l'étrier dans la fenêtre ovale, qu'il s'agisse soit
de véritables traumatismes (choc d'une colonne d'air ou de liquide sur
le tympan ou insufflation brusque d'air dans la caisse, ou manœuvres
opératoires sur l'étrier), soit d'états pathologiques (épanchements dans
la caisse ou rétraction du muscle tenseur du tympan). Dans d'autres
cas, le vertige succède à une action directe sur le labyrinthe, à l'émission de sons aigus par exemple.

D'autres vertiges à point de départ auriculaire sont le résultat de
simples réflexes : ainsi ceux qui sont produits par l'introduction d'un
spéculum ou par un lavage fait sans pression mais à une température
trop froide, ceux qui révèlent la présence de bouchons de cérumen
dans le conduit ou de polypes dans la caisse, enfin ceux qui succèdent
à l'introduction d'un instrument dans la trompe d'Eustache.

Accompagnant et révélant l'excitation du labyrinthe, le nystagmus,
généralement horizontal, se produit ou s'exagère quand le malade
regarde du côté de l'oreille saine.

Il est une dernière catégorie de vertiges qui traduisent des lésions
de la 8e paire ou du cervelet, c'est-à-dire des lésions extraauriculaires ;
c'est aux symptômes concomitants qu'il faut alors demander le diagnostic. On se rappellera en outre que la titubation des cérébelleux
diffère du déhanchement des labyrinthiques et que l'occlusion des yeux
n'aggrave pas le vertige cérébelleux, comme elle le fait pour le vertige
labyrinthique.

c) *Syndrome* ou *maladie de Ménière*. Ses caractères sont les suivants :
1° Le début est subit : le malade était en pleine santé et en particulier
n'avait présenté ni bourdonnement d'oreilles, ni accès de vertige, ni
surdité. 2° Il y a ictus, c'est-à-dire, selon l'expression même de Ménière, « symptômes de congestion cérébrale apoplectiforme » : cet
ictus peut être atténué et remplacé par le vertige, les nausées, les vomissements, la perte de l'équilibre. 3° La perte de connaissance dure
peu et, quand le sujet revient à lui, pâle, frissonnant, il est atteint
de surdité, généralement bilatérale, de bourdonnements violents,
de vertige intense. 4° L'examen de l'oreille moyenne et celui du
système nerveux donnent des résultats négatifs. Les phénomènes
rétrocèdent dans l'ordre suivant : d'abord, assez vite, la tendance
à la syncope et les vomissements, puis les vertiges plus lentement,
puis les troubles de la marche, qui restent longtemps assez marqués
surtout quand les yeux sont fermés ; la surdité persiste, peu ou
pas modifiée, mais elle peut aussi être passagère. La fréquence
et la durée des accès sont des plus variables. Quand ils se ré-

pètent, le syndrome de Ménière est plutôt épileptiforme qu'apoplectiforme.

Au point de vue de l'interprétation, il faut savoir que le syndrome de Ménière n'est pas univoque. Il peut traduire des lésions anatomiques. Ce sera l'hémorragie du labyrinthe (Ménière), due elle-même aux altérations vasculaires produites par la syphilis, le purpura, l'anémie pernicieuse, la leucémie et même peut-être le mal de Bright. Ce sera une lésion des extrémités nerveuses (dépôts albumineux et calcaires) comparable aux lésions de la rétinite. Ce sera la suppuration du labyrinthe consécutive à une infection auriculaire ou à une fracture du rocher ou à une méningite, généralement à la méningite cérébro-spinale épidémique. Ce sera enfin la suppuration primitive du labyrinthe, décrite par Voltolini sous le nom d'otite interne, qui s'accompagne de fièvre et dure quelques jours à peine. Les maladies du ganglion inférieur du sympathique cervical pourraient également déterminer l'apparition du syndrome de Ménière (Woakes) par leur action indirecte sur la circulation du labyrinthe d'une part, sur le pneumogastrique d'autre part. Les affections des centres nerveux qui lèsent l'acoustique après son émergence ou dans ses origines ou qui atteignent le centre vaso-moteur de l'oreille peuvent aussi se traduire par le syndrome de Ménière. Ce syndrome peut encore révéler non pas une lésion, mais une action toxique ou vaso-motrice, exercée sur les extrémités nerveuses intralabyrinthiques ou peut-être sur les centres par des poisons organiques ou inorganiques, quelquefois par certains médicaments. Il peut enfin être produit par voie réflexe : les points de départ possibles du réflexe sont ceux signalés plus haut à propos du vertige simple classique. Il n'est pas jusqu'à l'hystérie, l'épilepsie et la migraine dont les accès ne puissent simuler le syndrome de Ménière. C'est dire combien la signification de cet ensemble symptomatique est peu précise au point de vue étiologique.

7° TROUBLES GÉNÉRAUX. — Il s'agit soit de troubles d'origine nerveuse, *états d'excitation ou de dépression*, soit de *manifestations fébriles*.

L'excitation cérébrale légère, l'excitation maniaque, les tendances impulsives, enfin les convulsions, les crises épileptiformes ou hystériques d'une part, la tristesse, l'angoissse, la torpeur, l'oppression, la céphalée, la diminution de la mémoire, l'inaptitude au travail d'autre part, caractérisent ces troubles. Mais ces divers symptômes, considérés individuellement, sont sans valeur diagnostique : ils peuvent aussi bien être engendrés par des réflexes, dont le point de départ est dans l'oreille externe ou moyenne (bouchons de cérumen, catarrhe chronique, polypes) que par des lésions des centres révélant des complications encéphaliques d'origine otique (méningite et abcès). Ce n'est que par leur coexistence et leur groupement que ces signes isolés acquièrent de l'importance.

La fièvre traduit toujours l'infection, généralement même une infection aiguë ou un épisode aigu au cours d'un état chronique ; mais son absence est loin d'autoriser à conclure à l'absence d'infection dans l'oreille ou à distance. Il n'y a nulle proportion, nul parallélisme entre la réaction fébrile et l'état local. Quant à la marche de la température, une seule forme de courbe thermométrique est à retenir : c'est la fièvre à grandes oscillations, accompagnée de frissons, qui révèle généralement la pénétration intermittente de produits septiques dans la circulation ; quelquefois, mais non toujours, elle fait craindre ou elle annonce une pyohémie par phlébite. Les autres types de fièvre d'origine otique n'ont rien de régulier.

Le ralentissement notable du pouls est un bon signe en faveur d'une complication encéphalique à retentissement bulbaire : cependant on peut observer le pouls lent d'origine périphérique, dû à un réflexe parti de la caisse, par exemple à la suite de polypes, d'un cholestéatome, etc.

II. — Modifications des sécrétions et écoulements anormaux. — 1° *Sécrétion du cérumen.* Normalement le conduit fournit, en minime quantité chez l'enfant et le vieillard, en quantité moyenne chez l'adulte, une substance spéciale, visqueuse, grasse, de couleur jaune brun, se desséchant assez vite pour former avec les squames épidermiques des écailles jaunes, que les mouvements de la tête, ceux de la mâchoire ou le nettoyage direct enlèvent aisément. C'est le *cérumen*, produit de sécrétion de glandes analogues aux glandes sudoripares.

Chez les sujets qui ont de l'exagération de la sécrétion sébacée ou sudorale, le cérumen devient plus fluide et plus clair, plus abondant, et ce produit peut alors être confondu avec du pus. Du reste, certains malades, peu soucieux des soins de propreté habituels, prennent parfois pour une sécrétion pathologique la matière cérumineuse dont l'existence leur est ainsi révélée par hasard : il importe donc de ne pas s'en tenir sans vérification *de visu* aux affirmations de certains sujets, même de ceux dont la bonne foi n'est point suspecte, quand ils disent que leurs oreilles « coulent ou ont coulé ».

La sécrétion cérumineuse est diminuée dans les otites moyennes suppurées ; elle est souvent totalement supprimée à la suite du catarrhe chronique et surtout de la sclérose de l'oreille moyenne. L'hypersécrétion et surtout l'accumulation du cérumen produisent le bouchon cérumineux, qui révèle souvent un trouble trophique concomitant d'une lésion de l'oreille moyenne et dont la présence est facile à diagnostiquer par l'examen direct du conduit.

2° *Écoulements de sérosité ou de pus.* — Ce sont les plus fréquents et de beaucoup dans la pathologie de l'oreille.

a) Sérosité. — L'écoulement purement séreux serait spécial à l'eczéma ; mais comme cette dernière affection se complique presque fatalement d'infections secondaires, c'est de la *sérosité louche* ou purulente qui s'écoule de l'oreille. L'examen otoscopique permet alors, mieux que l'étude des caractères de la sécrétion, d'en reconnaître l'origine.

b) Pus. — Exceptionnellement, le *pus* qui s'écoule par le méat vient de *foyers extra-auriculaires* (parotidite, adénite, mastoïdite, quelquefois même, très exceptionnellement, abcès endocrânien). En règle générale, il provient de la *caisse* ; il est très variable comme quantité et comme aspect.

La sécrétion peut être assez rare et assez peu fluide pour passer presque inaperçue ; dans certaines otorrhées par exemple, il faut l'examen direct pour la déceler. Parfois au contraire la sécrétion est extraordinairement profuse et l'écoulement par le conduit est véritablement continu pendant un certain temps : les otites moyennes suraiguës, les granulations inflammatoires, les caries, les corps étrangers intolérés sont les causes habituelles de ces suppurations profuses. Il existe quelquefois une relation entre les variations de la sécrétion purulente et les variations de la douleur : celle-ci est nulle dans la plupart des cas d'écoulement abondant ; elle survient dès qu'il y a rétention de pus et peut atteindre alors un degré d'acuité inouï.

Le *pus gélatineux*, sorte de muco-pus, est fourni par la muqueuse même de la caisse et de ses annexes. Le *pus strié de sang* provient soit de furoncles, et il est alors bourbillonneux et en quantité minime ; soit d'otites moyennes très aiguës, comme les otites grippales, et alors l'écoulement de pus sanguinolent apparaît en même temps que la perforation et garde sa couleur rouge sale pendant plusieurs jours ;

soit enfin de polypes ou de granulations symptomatiques de caries osseuses. Des séquestres peuvent s'éliminer avec le pus sous forme de poussière, d'écailles, rarement de plus gros débris osseux. Des *masses caséiformes*, des *débris épidermiques* sont mêlés au pus, surtout dans les otorrhées. Il faut étudier ces derniers débris de très près, afin de ne pas les confondre avec des lamelles nacrées, réfringentes, qui sont des débris de *cholestéatome*. On a observé du *pus bleu* dû à la présence du bacille pyocyanique, du *pus vert* dû au bacille fluorescent ou à l'ictère (Bonnier). Le *pus noir* serait simplement du pus coloré par des médicaments.

La consistance de la sécrétion est variable, depuis la sérosité aqueuse ou albumineuse jusqu'aux masses gélatiniformes ou colloïdes et aux croûtes. L'odeur est d'ordinaire discrète et simplement fade; elle peut devenir pénétrante, d'une fétidité rappelant le fromage pourri, ce qui tient soit à la macération de l'épiderme et aux infections secondaires, soit à des lésions osseuses, soit à l'existence d'un cholestéatome.

Bactériologiquement, on trouve dans ce pus du staphylocoque, du streptocoque, du diplocoque, quelquefois les bacilles de la grippe, de la diphtérie, enfin les bactéries de la putréfaction et le coli bacille, exceptionnellement le bacille de Koch. La plupart des écoulements purulents sont en principe au début monomicrobiens : ils deviennent polymicrobiens par infection surajoutée, due généralement au streptocoque blanc ou doré (Lermoyez).

3° *Ecoulements de sang pur ou de liquide céphalo-rachidien.* — Ce sont toujours des écoulements accidentels.

a) Otorragie. — Provenant du conduit, elle peut être due à l'ulcération d'une tumeur ou à la congestion intense déterminée par exemple par les variations considérables de pression; elle est quelquefois d'origine vaso-motrice, consécutive à une émotion ou servant d'hémorragie supplémentaire des règles. Les fractures des parois du conduit, par action directe ou par irradiation d'une fracture de la base du rocher, déterminent également des otorragies parfois abondantes. Les lésions traumatiques du tympan donnent lieu à des hémorragies, sérieuses pour les lésions directes, de courte durée pour les ruptures par action indirecte. Certaines infections de la caisse soit primitives (otites moyennes aiguës à forme congestive au début), soit concomitantes des maladies infectieuses hémorragipares, enfin les fractures et surtout les tumeurs vasculaires ou l'ablation des polypes sont les principales causes des hémorragies généralement assez abondantes provenant de l'oreille moyenne. Quant aux otorragies véritablement profuses résultant de lésions spontanées, accidentelles ou chirurgicales, de la jugulaire, de la carotide ou des divers sinus veineux en rapport avec le temporal, leur diagnostic s'impose d'après leur caractère presque foudroyant.

b) Ecoulement de liquide céphalo-rachidien. — Il est consécutif à un traumatisme ; il se fait généralement au travers du labyrinthe, de la caisse et du tympan, quelquefois directement par le tegmen tympani et le conduit (Zaufal). Il peut varier, comme quantité totale, de quelques grammes à un litre: l'issue du liquide se modère dès le 3e jour et cesse généralement du 5e au 8e. Le liquide céphalo-rachidien se distingue du sérum sanguin, avec lequel on pourrait le confondre, en ce qu'il contient très peu d'albumine et que d'autre part il renferme une substance douée d'un pouvoir réducteur analogue à celui du sucre.

CHAPITRE II

EXAMEN DE LA FONCTION AUDITIVE

Cet examen joue un rôle capital dans le diagnostic des affections de l'oreille, surtout dans celui des affections non suppurées. Il a autant et quelquefois plus d'importance que l'examen purement objectif. Comme celui-ci, il demande le concours de certains instruments, qui sont des sources sonores, et la mise en œuvre d'une technique spéciale qui permet, en employant un petit nombre d'instruments, de pratiquer un grand nombre d'épreuves.

§ 1. — Moyens d'exploration de l'acuité auditive.

1° *Voix humaine.* — C'est la source sonore la plus simple pour l'examen de l'acuité auditive: c'est celle que l'observateur a toujours à sa disposition ; c'est celle que l'observé a surtout besoin d'entendre. C'est un acoumètre naturel qui, au total, ne comporte pas moins de 8 octaves (de ut$_2$ à ut$_7$). Malheureusement il est difficile de bien graduer cette source sonore en la rapportant à une unité de mesure. Le timbre, la sonorité varient notablement selon les individus et la facilité de perception en est modifiée d'autant. On peut employer la voix forte, la voix ordinaire ou la voix chuchotée.

Au point de vue militaire, on peut définir la *voix forte* celle employée pour l'intonation des commandements et la *voix ordinaire*, c'est-à-dire celle de la conversation, celle employée pour la communication verbale des ordres. L'une et l'autre ont un grand intérêt pratique ; elles présentent l'inconvénient d'être soumises à des variations considérables, non seulement selon les observateurs, mais encore suivant les conditions de l'observation : ainsi les résultats obtenus dans une pièce close, parquetée et meublée, diffèrent de ceux que l'on obtient dans une pièce vide ou en plein air. Ils varient également suivant les sons employés (Wolf).

Parmi les voyelles, A, O, E, I sont perçues à des distances comprises entre 250 et 200 mètres, quand elles sont émises en voix forte ou haute dans un milieu silencieux ; au contraire U n'est guère perçu qu'à 20 mètres environ. De même pour les consonnes, alors que les sifflantes (S, Sch) sont entendues au delà de 100 mètres, les labiales résonnantes (F, V) le sont à peine à 50 mètres, les linguales explosives (D, T) à 45 mètres, les labiales explosives (B, P) à 12 mètres seulement, et l'H aspirée à 8 mètres. Aussi les mots contenant à la fois des voyelles et des consonnes sonores sifflantes sont très faciles à entendre : dix-sept, sifflet, soldat, Waterloo, camarade. Au contraire ceux qui contiennent des diphtongues sourdes ou des consonnes nasales, peu sonores également, sont d'une perception très difficile : Mantoue, mouton, boulon, bandeau, tombeau, tambour.

Il n'est donc pas indifférent d'employer tel ou tel mot pour l'exploration ; de plus, nous verrons plus loin que l'audition des mêmes mots varie suivant qu'il s'agit d'affections de l'oreille moyenne ou de l'oreille interne et du nerf acoustique : dans les affections de l'oreille moyenne, la perception des tons bas est très affaiblie ; dans celles de l'oreille interne, c'est la perception des sons hauts. Les mots sifflet, dix-sept, messe, cri, crier, correspondent aux tons hauts ; les mots camarade, soldat, marchand, aux tons moyens ; les mots coudre, moudre, outre, mouton, manteau, bâton, aux tons bas.

On peut également employer la série des nombres, en tenant compte également de leur composition en voyelles et consonnes, ce qui n'exige pas la préparation préliminaire d'un vocabulaire spécial et permet d'utiliser une série de sons assez variés.

La *voix chuchotée*, qui est la moins employée pour les besoins ordinaires, est la meilleure pour l'exploration méthodique de l'ouïe. Certes elle est également variable selon les observateurs et selon les sons employés pour l'observation. Mais elle l'est beaucoup moins que la voix ordinaire et surtout que la voix forte. En effet, dans le chuchotement, le son des voyelles est notablement amorti et par conséquent les différences entre les divers mots sont moins accentuées. Pour obtenir de tous les observateurs une voix chuchotée de même intensité sonore ou à peu près, il faut employer l'air résidual, c'est-à-dire celui qui reste dans les poumons après un mouvement d'expiration moyenne, naturelle, non forcée; il faut toujours parler avec la même vitesse (Bezold) et se servir de la voix chuchotée « accentuée », c'est-à-dire du chuchotement avec effort (Teuber, Wilcke).

L'emploi de la voix chuchotée permet de faire l'épreuve de l'acuité auditive dans un espace restreint. La voix forte, qui normalement exigerait de grands espaces, convient plutôt aux surdités déjà très marquées ; la voie chuchotée sera employée surtout pour les surdités au début. Dans des conditions de silence parfait et en espace clos, le chuchotement est perçu à 25 mètres (Hartmann) ; dans les conditions de silence relatif, les seules que l'on puisse réaliser pendant le jour en général, cette distance est de 20 mètres en moyenne. Mais il y a toujours lieu de tenir compte de variations individuelles tenant à l'intelligence et surtout à l'attention du sujet, sans compter les bruits extérieurs inévitables. En plein air, la voix chuchotée est entendue à 2 mètres en moyenne.

On tend à admettre avec Pollnow que l'acuité auditive est très bonne quand la voix chuchotée est entendue à 7 mètres et au delà, moyenne entre 7 mètres et 4 mètres, faible entre 4 mètres et 1 mètre.

L'Instruction du 31 janvier 1902 sur l'aptitude physique admet comme compatible avec le service armé l'affaiblissement de l'ouïe limité à un degré qui permet encore d'entendre la *voix ordinaire* à 4 mètres et la *voix haute* à 12 mètres. A l'étranger, en Allemagne, en Autriche, en Hollande, c'est la voix chuchotée qui sert à mesurer l'acuité auditive en espace clos et silencieux.

2° *Montre*. — C'est une source sonore pratique également, puisqu'elle n'est pas fournie par un instrument spécial d'otologie et qu'elle se trouve aisément presque partout. Elle indique l'acuité auditive pour les bruits faibles.

Les montres à ancre sont celles qui conviennent le moins : mieux vaut une montre à pivot ou à cylindre. Pour obtenir des résultats comparables, il faut examiner le même sujet avec la même montre montée depuis le même temps et présentée du même côté de la boîte. Bing a imaginé pour l'exploration auditive une montre dont le tic-tac s'interrompt à volonté ; modification inutile, car il suffit que l'observateur enlève et replace la montre à l'insu du sujet pour obtenir le même résultat. Gradenigo a utilisé une montre puissante s'entendant à 5 m., au lieu de la montre ordinaire. La montre permet de faire les épreuves de l'acuité auditive aussi bien pour la transmission des sons par l'air que pour leur transmission par les solides (perception crânio-tympanique).

3° *Diapason*. — C'est l'instrument fondamental indispensable à l'exploration méthodique de la fonction auditive. Malheureusement il n'existe pas encore de diapason type uniformément adopté. En outre, en France, on compte par vibrations simples, en Allemagne, par vibrations doubles.

Un « diapason de 100 vibrations doubles, qui a l'avantage de rester en dehors de tout système musical et d'être déjà d'un usage constant en chronographie » a été proposé par Bonnier en 1899 comme unité, avec des multiples de 200, 400, 800, 1600, etc. vibrations. Ces divers diapasons répondraient aux notes G, g, g', g'', etc. de la terminologie musicale allemande et sol¹, sol², sol³, sol⁴ de la terminologie française.

Actuellement, pour la pratique courante rapide, qui ne vise pas à la précision mathématique, on emploie concurremment 3 diapasons, un grave, un moyen et un aigu, diapasons à branches prismatiques et non cylindriques. Des étaux fixés aux branches par des vis (Politzer, König) suppriment les harmoniques pour n'utiliser que le son fondamental. A la rigueur, des déplacements calculés des étaux le long des branches ou l'emploi d'étaux de poids différents permettraient d'obtenir avec un diapason unique des notes différentes. Le son est d'autant plus élevé que les étaux sont plus bas et l'on peut ainsi parcourir une octave ; l'augmentation du poids des étaux rend le son plus grave. Il est plus simple de recourir classiquement aux trois diapasons précités que l'on peut choisir, soit ut, ut_1, ut_6 (Baratoux), soit ut, ut_2, ut_7 (Kayser) ou, si l'on veut être plus précis, aux 6 diapasons d'Hartmann, deux graves, la_1 et ut_3, deux moyens, ut_4 et sol_4, deux aigus, ut_6 et sol_6. Les 10 diapasons d'Edelmann, les 14 diapasons de Bezold, munis d'étaux, les diapasons de König, plus nombreux encore, employés par Natier et Rousselot, sont à utiliser pour les recherches précises du laboratoire plutôt que pour les épreuves cliniques rapides de la pratique courante.

Le diapason est mis en vibration soit en frottant les branches à l'aide d'un archet, soit en les écartant, soit en les percutant. La force avec laquelle est frappé le diapason n'agit que sur la durée du temps pendant lequel il est entendu (Conta). Les diapasons bas et moyens seront frappés sur l'éminence thénar, les diapasons aigus percutés avec un marteau en bois recouvert d'une mince étoffe de coton ou d'une enveloppe en caoutchouc. En pratique courante, il est suffisant de les frapper sur une table ou un bloc en bois tendre. Les diapasons grands, lourds, chargés d'étaux vibrent plus longtemps que les diapasons petits, légers et non chargés, ceux en acier plus longtemps que ceux en fonte. Les diapasons s'améliorent avec le temps : ils perdraient leurs harmoniques.

4° *Sifflet de Galton*. — Comme instrument complémentaire du diapason, pour l'exploration des sons élevés en particulier, au-dessus de 4000 vibrations, on peut employer le *sifflet de Galton* ; une poire en caoutchouc permet par pression des doigts de chasser l'air dans un tuyau métallique percé de trous et gradué, formant sifflet. Le sujet doit indiquer s'il entend siffler ou souffler, pendant que l'on fait entendre la série des sons que peut donner ce sifflet. Le chiffre 120 de l'échelle répond à 7000 vibrations, le chiffre 40 à 21.000 : c'est à peu près la limite supérieure des tons perceptibles.

5° *Tube auriculaire*. — Comme instrument accessoire, on emploie encore le *tube auriculaire* ou *otoscopique*. Pour la transmission aérienne, c'est un tube en caoutchouc dont les extrémités se terminent par des embouts en os, en ébonite ou mieux en métal, plus faciles à enlever et désinfecter ; pour la transmission crânienne, certains auristes emploient une sorte de canne terminée à chaque bout par une plaque destinée à s'appliquer derrière le pavillon de l'observateur et celui de l'observé.

6° *Acoumètres et audiomètres*. — Ce sont des instruments dont la complexité est telle que l'usage en est fatalement exceptionnel, tout au moins pour la pratique courante.

a) Acoumètres. Certains donnent un son unique. Tels ceux d'Itard, de Wolke, de Magnus, de Lévy, aujourd'hui abandonnés, tel enfin celui de Politzer, pratique et portatif, facile à tenir entre deux doigts, et à manier avec un seul, où le son est produit par un marteau tombant d'une hauteur fixe sur une tige métallique : le son produit est celui de la note ut_4 et il est conduit à l'oreille soit librement par l'air, soit par l'intermédiaire d'une sorte de sthétoscope plein s'appliquant sur la mastoïde de l'observé. D'autres acoumètres, plus complexes, utilisent des sons multiples : ainsi le pendule de Kämpfe, les verges vibrantes de König, les lames de boîte à musique de Kessel, l'harmonica ordinaire (Roller) ou à manomètre régulateur de pression (Urbantschitsch), enfin le simple piano ou des sifflets d'orgue (Bezold). Sauf le piano, utile surtout pour l'exploration des oreilles musicales, ces acoumètres peuvent être remplacés par les diapasons et le sifflet de Galton. La sirène reproduisant le son fondamental des voyelles, proposée par Marage, restera sans doute aussi un instrument d'un usage exceptionnel.

b) Audiomètres. — Qu'ils utilisent l'action du courant électrique sur le microphone ou sur le téléphone (Hughes, Boudet, Baratoux, Gaiffe, d'Arsonval) ou sur le phonographe (Hartmann, Lichtwitz), ils ne se sont pas vulgarisés.

Tels sont les instruments d'exploration de la fonction auditive, simples ou complexes. L'usage de ces derniers étant exceptionnel, la technique du maniement des premiers mérite seule de nous arrêter.

§ 2. — Technique de l'examen de la fonction auditive.

L'interrogatoire du malade révèle le mode de début de la dysécie. Celle-ci est généralement lente, insidieuse, progressive ; font exception d'une part les états douloureux aigus, où la surdité est rapide, les bouchons de cérumen refoulés ou gonflés, qui suppriment presque subitement l'audition, enfin l'otite syphilitique labyrinthique, où la disparition de l'ouïe est presque absolue en quelques jours.

I. Règles générales. — Il est certaines règles générales invariables applicables à toutes les épreuves.

1° Cacher sous un bandeau les yeux du sujet en observation. On diminue ainsi les causes de distraction susceptibles d'atténuer la perception auditive, on empêche l'observé de connaître la situation de l'observateur, et, quand il s'agit de la voix, de « lire » sur les lèvres qui parlent.

2° Opérer dans un milieu aussi silencieux que possible. Il faut placer la source sonore à la hauteur de l'oreille dirigée vers elle et rapprocher progressivement la première de la seconde, au lieu de l'éloigner progressivement ; on évitera ainsi l'erreur résultant d'une persistance de l'impression auditive ou d'une sorte d'auto-suggestion involontaire.

3° Se placer loin d'une surface telle qu'un mur capable de réfléchir les ondes sonores : ainsi Gradenigo a constaté que sa montre, normalement entendue à 5 mètres, l'était au delà de 30 mètres dans un long couloir de 50 mètres. L'examen en plein air, recommandé par Ostino pour l'examen de l'acuité auditive du soldat, est certainement le plus exact.

4° Faire fermer l'oreille non examinée (quand on étudie la perception aérienne) par le doigt d'un aide sûr, plutôt que par le malade. Il est bon de vérifier si le sujet n'a pas entendu par l'oreille non examinée, malgré son occlusion : l'expérience prouve en effet que la pression digitale sur le tragus est incapable d'arrêter complètement les ondes sonores. La recherche de contrôle de Dennert et Lücœ, utilisable en pareil cas, est simple et pratique ; après exploration de l'oreille en expérience, on la ferme et on interroge l'oreille opposée : si on ne constate pas de différence dans la perception, c'est que celle-ci se faisait auparavant par l'oreille soi-disant exclue de l'expérience ; si au contraire l'audition est diminuée ou améliorée, c'est que l'oreille en expérience entendait réellement le son qui lui était destiné.

5° Avant d'être accepté, chaque résultat doit être vérifié par la répétition de chaque épreuve. Hartmann prend toujours la moyenne de trois examens successifs.

Ces observations exigent donc, pour être valables, beaucoup de patience et de bonne volonté de la part de l'observateur et surtout de l'observé. Il faut en outre tenir compte, si on répète les épreuves à des moments différents, que la position debout, accroupie, ou couchée peut modifier les perceptions auditives: la contraction des muscles de la mastication, l'heure de la journée, le repos ou le mouvement qui ont précédé l'observation modifient les résultats de celle-ci dans une certaine mesure.

II. EXAMEN A LA VOIX. — Ici point de technique spéciale. Il suffit de savoir bien accentuer la voix chuchotée, de graduer aussi bien que possible la voix ordinaire et la voix forte. Le vocabulaire convenable ayant été choisi (mots ou chiffres, comme il est indiqué page 513), l'observateur parlera lentement, à des distances variables, que le sujet doit ignorer, et exigera que le mot prononcé soit intégralement répété. On peut faire successivement une épreuve distincte pour la voie chuchotée, pour la voix ordinaire, et enfin pour la voix haute. Ensuite, on adressera des questions au sujet, à voix basse, et on élèvera progressivement la voix, puis on procédera d'une manière inverse en parlant à voix haute, et en abaissant progressivement le ton. Pour les jeunes enfants, on utilisera un petit nombre de mots choisis parmi ceux qu'ils connaissent et on les fera répéter. L'épreuve doit être courte, car les enfants ne sont pas capables de soutenir leur attention. Pour les enfants sachant écrire sous la dictée, celle-ci est un excellent moyen d'explorer l'audition (Blake, Gellé). On constate ainsi qu'au delà d'une certaine distance entre le maître et l'élève, celui-ci fait des fautes d' « inaudition » : par exemple, il écrit loyer pour noyer, planton pour canton, monde ou bonde pour montre (Gellé).

III. EXAMEN A LA MONTRE. — La distance à laquelle un sujet normal entend la montre qui sert à l'exploration aura été déterminée à l'avance par l'observateur. Celui-ci placera alors la montre sur l'axe du méat auditif de l'observé à cette distance moyenne et il l'approchera progressivement jusqu'à ce que le tic tac soit perçu. Cette distance sera notée avec soin : à la limite de la perception, il faut une attention soutenue pour la recherche de cette sensation minima : quelquefois la perception s'interrompt un instant, puis reparaît, sans que la distance ait varié : cela tient à la fatigue de l'oreille en expérience. Il faut éviter de faire l'épreuve de la montre le sujet ayant l'oreille non examinée tournée sur une surface susceptible de réfléchir le son (mur, armoire, etc.) Une oreille bouchée avec le doigt peut en effet entendre directement le tic tac entre 4 et 10 centimètres, puis toute perception cesse entre 10 et 15 centimètres, cé qui représente une véritable ombre sonore (Guye) et l'audition reparaît entre 15 cm. et 25 cm. en moyenne, mais cette fois par l'intermédiaire de l'oreille non bouchée et à la faveur de la réflexion des ondes sonores. La montre peut n'être perçue qu'au contact du pavillon. Elle peut enfin n'être pas perçue du tout.

La montre peut servir non seulement à la recherche de l'audition par voie aérienne, mais encore à celle de l'audition par voie cranio-tympanique. Les points d'application usités pour cette exploration sont les tempes, les régions mastoïdiennes, les incisives, et même la région prétragienne (Luzzati).

IV. Examen au diapason. — Cet instrument permet de mesurer soit isolément, soit comparativement l'audition aérienne et l'audition crânio-tympanique. Mis en vibration par l'un des moyens déjà indiqués, il doit être présenté à l'oreille par une partie autre que les angles dièdres formés par les faces de ses branches : il se produit en effet sur ces angles des phénomènes d'interférence qui suppriment le son. Pour l'audition aérienne, on présente d'habitude les branches au méat auditif, pour l'audition crânienne, on applique sur l'os le pied de l'instrument. Pour avoir des données comparables, il y aurait cependant intérêt à utiliser dans les deux perceptions, crânienne et aérienne, la même partie vibrante. Il est indispensable de toujours presser le diapason sur le crâne : le diapason simplement posé est perçu pendant le quart ou le tiers de la durée totale de la vibration en moins, par rapport au diapason pressé (Courtade).

Les ondes sonores émanées du diapason peuvent être amenées au méat ou à l'os soit directement, comme il vient d'être indiqué, soit par l'intermédiaire d'un tube creux en caoutchouc introduit dans le méat (transmission aérienne), soit au moyen d'une tige solide appliquée par un bout sur l'os lui-même (transmission crânio-tympanique).

L'observateur peut demander aux diapasons trois sortes de

renseignements, à savoir : 1º la perception ou non perception du son émis ; 2º la durée absolue ou relative de l'audition ; 3º la distance à laquelle commence cette perception. Ces diverses enquêtes se font, pour la voie aérienne et pour la voie crânienne, d'après des procédés déterminés assez nombreux. Les uns, les plus importants, représentent des épreuves que l'on peut appeler fondamentales, les autres sont des épreuves éventuelles.

A. Épreuves fondamentales. — 1º *Perception ou non perception des sons.* — Elle est recherchée à l'aide de la série de diapasons graves, moyens et élevés et au besoin du sifflet de Galton ou encore à l'aide du piano : ces derniers instruments ne s'appliquent qu'à la recherche de l'audition par l'air ; les diapasons conviennent pour l'examen des deux sortes d'audition. Pour les recherches très précises, les séries de diapasons déjà indiquées, ou bien encore de multiples tuyaux d'orgue formant une « série continue de sons » permettent un examen très détaillé, mais dont la durée devient alors considérable et qui, en réalité, est de peu d'intérêt pour la pratique courante.

2º *Durée absolue de la perception sonore.* — Une seule épreuve a recours à la mensuration de la durée absolue de la perception et elle utilise la perception crânienne, dont les résultats sont plus constants que ceux de la perception aérienne, c'est l'*épreuve de Schwabach*. Elle se fait généralement avec un diapason C, c'est-à-dire ut_2, que l'on fait vibrer sur le vertex ou sur la mastoïde jusqu'à ce qu'il cesse d'être perçu. On mesure la durée de cette perception, afin de la comparer à celle observée sur un ensemble de sujets normaux servant à fixer une moyenne.

La *durée absolue* de la perception crânienne ou aérienne varie non seulement avec la note du diapason, mais encore, pour le même diapason, selon sa structure et selon qu'il est ou non muni d'étaux. Ainsi le diapason C ou ut_2 de Hartmann a des durées de vibration qui sont respectivement de 30 secondes pour la perception aérienne et 12 pour la crânienne, alors que le diapason C de Edelmann avec étaux donne dans les mêmes conditions 36 et 12. Pour le diapason c_2 ou ut_4 de Hartmann on a 65 et 35, avec le c_2 de Edelmann 44 et 10.

34

Une question importante à résoudre serait celle de savoir à quel moment précis on doit commencer à compter, pour établir la durée du temps de vibration. En général on compte à partir de l'instant où le diapason mis en vibration est présenté au méat ou à la mastoïde. On a proposé la méthode optique. Une petite figure spéciale en forme de triangle isocèle à bords dentelés en marche d'escalier (Gradenigo) ou une simple aiguille brillante (Bonnier) sont fixées à une branche vibrante du diapason ; ces objets sont vus en images multiples, tant que les vibrations ont une grande amplitude et ces images tendent à se fusionner au fur et à mesure que l'amplitude diminue. Il est un moment précis où l'image est vue unique : c'est le « zéro de la graduation », c'est-à-dire l'instant à partir duquel il faut compter en deçà ou au delà de la durée de la perception. Celle-ci s'exprime par — N secondes, si le sujet cesse de percevoir N secondes avant le fusionnement de l'image de l'index ; elle s'exprime par + N' secondes, si le sujet continue à percevoir N' secondes après le fusionnement. Si on adoptait un diapason étalon unique, cette mensuration aurait une précision presque mathématique.

Ce sont surtout la recherche et la mensuration de la *durée relative* de la perception aérienne et de la perception osseuse, étudiées à l'aide de repères divers, que l'on utilise pour les autres épreuves, les plus importantes du reste.

3º *Epreuve de Weber.* — Elle a pour but de comparer entre elles les perceptions crâniennes des deux oreilles quant à leur intensité. Un diapason plutôt aigu, la$_3$ par exemple (Gellé), mis en vibration, est appliqué par son pied sur la ligne médiane : vertex, racine du nez, incisives supérieures ou symphyse du menton. Tantôt il n'est pas entendu : l'épreuve est dite négative (Gellé). Tantôt il est entendu et alors l'épreuve est positive (Gellé) ; s'il est mieux entendu d'un côté, on dit que « le Weber est latéralisé » de ce côté. Certaines épreuves négatives deviennent positives si l'on change le point d'application du diapason, c'est-à-dire si on choisit la racine du nez ou les incisives au lieu du vertex (Gellé) ou bien encore si l'on renforce le son pour les deux oreilles en introduisant les embouts d'un même tube otoscopique dans chacun des conduits auditifs (Politzer). L'épreuve de Weber demande beaucoup d'attention de la part du sujet, qui a instinctivement tendance à rapporter d'emblée à la meilleure oreille la meilleure perception crânienne, avant même d'avoir analysé ses perceptions.

4° *Epreuve de Rinne.* — Elle a pour but de comparer la perception crânienne à la perception aérienne de la même oreille quant à leur durée. On appuie sur la mastoïde le pied d'un gros diapason mis en vibration et on l'y maintient avec une certaine force, jusqu'à ce que le malade indique le moment précis où il cesse d'entendre ; alors on approche rapidement les branches du méat de la même oreille. Si le diapason est perçu à nouveau, par la voie aérienne cette fois, on dit le Rinne positif (Lucœ), fortement ou faiblement, selon que la différence est plus ou moins accentuée. On dit quelquefois, ce qui est plus clair, perception aérienne prédominante (A +) (Hartmann). Si le son n'est pas perçu, l'épreuve est dite négative ; on peut alors (Bezold) la faire en sens inverse, c'est-à-dire en interrogeant d'abord la perception aérienne et, dès que celle-ci cesse la crânienne. Si celle-ci est constatée après la cessation de la première, le Rinne est dit négatif, fortement ou faiblement selon le cas ; on peut dire aussi perception osseuse prédominante (O +)

L'*épreuve de Rinne* a été *modifiée* par *Bonnier*, qui la fusionne avec celle de Schwabach. Le but de cet auriste a été d'employer toujours les vibrations fournies par le pied de l'instrument et non pas alternativement celles du pied et celles des branches, celles-ci étant notablement plus fortes que celles-là. Le pied de l'instrument est placé sur le milieu d'un tube otoscopique en caoutchouc unissant l'oreille de l'observateur, supposée normale, à celle de l'observé. Or le milieu de ce tube est fixé au milieu d'une tige métallique unissant le front de l'observateur à celui de l'observé. Il est évident que le résultat donnera la durée de l'audition du sujet en chiffres, que l'observateur pourra rapporter aux siens propres considérés comme normaux, tant pour l'audition aérienne que pour la crânienne. Non seulement, au lieu d'avoir la valeur d'une différence, on aura celle des deux termes de la différence, mais encore on aura toujours pris la même unité sonore, les vibrations fournies par le pied du diapason. Ce mode d'opérer est passible de causes d'erreurs qui tiennent à l'épaisseur des parois du tube, à la dimension de son calibre, à la pression exercée par le pied du diapason vibrant, etc. Kayser conseille une tige interauriculaire pour l'épreuve de Rinne ; mais il l'applique de la mastoïde de l'observé à celle de l'observateur et ne la combine pas avec le tube creux en caoutchouc.

5° *Epreuve de Gellé* ou *épreuve des pressions centripètes*. — Elle se propose d'étudier les modifications de la perception du diapason sous l'influence des pressions tendant à refouler le tympan vers le promontoire et par suite la mobilité de l'étrier. Gellé place le diapason sur la bosse frontale, et se sert d'un ballon terminé par un embout de caoutchouc obturant bien le conduit (poire de Politzer, spéculum de Siegle), ballon auquel il imprime des pressions fort douces. Si, pendant la vibration du diapason, le son baisse au moment de la compression du côté examiné, le Gellé est dit positif. Si le son n'est pas modifié, le Gellé est dit négatif. Enfin parfois cette manœuvre provoque du vertige ; c'est le *vertige expérimental*, qui a sa valeur au point de vue clinique.

Une modification peu importante de l'épreuve de Gellé est l'*épreuve de Bartsch*. Au lieu de la compression on emploie la décompression : c'est une épreuve des *pressions centrifuges*.

B. Epreuves éventuelles. — Parmi ces épreuves complémentaires, certaines sont du domaine du laboratoire plutôt que de la clinique ; quelques-unes sont utilisables dans la pratique.

1° *Epreuve de Bing*. — Elle a pour but de rechercher la *sensation secondaire* c'est-à-dire la réapparition ou la non réapparition du son d'un diapason, dont la vibration est transmise par l'os, quand on bouche le conduit auditif après extinction du son.

2° *Epreuve de Corradi* ou des *sensations renaissantes*. — Elle est analogue à la précédente : l'occlusion du conduit auditif est remplacée par l'enlèvement et la réapplication rapides du pied du diapason.

3° *Epreuve de la synergie biauriculaire, de Gellé*, ou *recherche du réflexe d'accommodation biauriculaire*. — Elle étudie les variations d'audition d'une oreille devant laquelle vibre un diapason pendant que dans le conduit auditif de l'autre oreille on comprime de l'air avec une poire en caoutchouc.

4° *Épreuve de la contre-audition de Miot*. — Elle interroge l'audition d'une oreille pendant qu'un diapason vibre, appliqué sur la région de l'antre mastoïdien du côté opposé.

5° *Épreuve d'Egger*. — C'est la recherche de l'audition paradoxale d'un diapason vibrant loin de l'oreille, sur le coude, le genou et le mollet (*paracousie lointaine de Bonnier*). Il est possible en effet qu'au lieu de la trépidation que tout sujet doit percevoir, certains sujets accusent une véritable perception sonore. On peut ou simplement constater celle-ci ou mieux en mesurer la durée (Ostino, Bonnier). C'est une bonne épreuve à utiliser en clinique.

6° *Épreuve du diapason-tube.* — Elle étudie les modifications imprimées à la perception par la pression ou le pincement du tube. Le pied du diapason vibre soit appliqué sur le tube otoscopique dont un bout est dans l'oreille de l'observé, soit appendu par son pied à l'extrémité libre de ce tube (Gellé). Le résultat de la pression est tantôt d'accroître la perception, tantôt de ne pas la modifier.

7° *Épreuve de Jankau.* — A l'aide de deux tubes otoscopiques, le médecin ausculte à la fois les deux oreilles de son malade, pendant que vibre un diapason sur la ligne médiane (vertex ou front).

8° *Otoscope interférent.* — Lucœ utilise la compression du tube de transmission de la perception aérienne pour étudier la réflexion du son sur chaque tympan.

9° *Audiphone.* — C'est un renforçateur du son utilisable à la rigueur (Gellé) quand il est impossible de faire percevoir autrement le son employé pour l'exploration de l'audition.

10° *Réaction électrique du nerf acoustique.* — C'est une épreuve fort délicate et dont l'emploi relève autant de la neuropathologie que de l'otologie. Au lieu d'exciter le nerf par un son, on l'excite par le courant galvanique. L'électrode active, petite, est placée devant le tragus, l'indifférente, large plaque, est placée sur la nuque, sur le côté opposé du cou, sur le thorax ou sur un bras. Le courant à essayer le premier doit avoir une intensité d'environ 3 à 4 milliampères d'après certains auteurs, de 6 pour d'autres (Gradenigo), de 15 enfin pour d'autres encore (Pollak et Gœrtner). Quand le pôle négatif ou cathode (N ou C) est sur le tragus, la fermeture (F) du courant détermine l'apparition d'un son (S) qui va en s'éteignant (S >) pendant la durée (D) du passage du courant, puis s'éteint définitivement et ne reparaît pas (—) à l'ouverture (O) du courant. Quand le pôle positif ou anode (P ou A) est sur le tragus, la fermeture (F) du courant ne donne rien (—), pas plus que son passage (D); l'interruption ou ouverture (O) du courant donne une sensation sonore faible (s). La formule de réaction normale de l'acoustique est donc la même que celle des nerfs moteurs et on la résume (Brenner) :

NF ou CF = S	PF ou AF = —
ND ou CD = S>	PD ou AD = —
NO ou CO = —	PO ou AO = s

11° *Épreuve du vertige voltaïque*. — Quand on fait passer (Brenner, Baginski) un courant continu d'une oreille à l'autre, on produit sur le sujet sain un vertige expérimental, dit vertige voltaïque : le corps et la tête s'inclinent du côté de l'électrode positive : cette inclinaison s'exagère au moment de la rupture du courant. Les sujets atteints de lésions de l'oreille externe ne présentent pas de modifications de la formule normale. Chez les sujets atteints d'otopathie unilatérale, l'inclinaison se produit du côté de l'oreille malade Chez les sujets atteints d'otopathie bilatérale, l'inclinaison se produit du côté le plus atteint, quel que soit le sens du courant. L'étendue de l'inclinaison n'est pas proportionnelle à l'intensité du trouble otopathique. Les variations de la formule oto-voltaïque ne permettent pas la distinction entre les lésions de l'appareil de transmission et celles de l'appareil de perception.

12° *Épreuve du nitrite d'amyle*. — C'est un moyen destiné non pas seulement à explorer l'audition, mais surtout à interroger le labyrinthe (Lermoyez). L'action vaso-dilatatrice de cette substance (5 à 6 gouttes en inhalation) détermine la disparition de bourdonnements, de dysécie et de vertiges, si le labyrinthe est en état d'anémie, et au contraire l'exagération ou l'apparition de ces symptômes, s'il y a hyperhémie labyrinthique.

§ 3. — Résultats des diverses épreuves de l'audition. Leur interprétation. — Leur valeur.

Le but de ces diverses épreuves est d'indiquer si la lésion recherchée siège sur l'oreille interne (appareil de perception) ou sur la moyenne (appareil de transmission) ou sur les deux à la fois. Leur multiplicité prouve qu'il n'en est aucune de parfaite. Elles doivent donc se compléter l'une l'autre. Quand elles se confirment mutuellement, il y a lieu de tenir grand compte de leurs résultats ; mais, même lorsqu'elles paraissent s'infirmer entre elles en raison de leur discordance, il faut chercher à interpréter celle-ci.

I. Résultats de l'examen a la voix. — Pour que cet examen ait quelque valeur, il faut qu'il indique non seulement l'intensité sonore (voix forte, ordinaire, chuchotée), mais encore, si possible, les mots employés, enfin la distance à laquelle ceux-ci sont perçus. Par analogie avec l'acuité visuelle, mais sans prétendre à la même exactitude, l'acuité auditive pourra s'exprimer (Knapp) par une fraction, dont le numérateur sera la distance à laquelle le sujet entend et le dénominateur la distance à laquelle entendent en moyenne les sujets considérés comme normaux. La voix est, toutes choses égales, d'autant mieux entendue qu'elle est plus élevée et que le silence ambiant est plus parfait.

Pathologiquement, l'acuité peut être meilleure pour la voix chuchotée que pour la voix ordinaire et la voix haute : ce serait le cas pour les malades atteints de larges perforations du tympan avec perte du marteau et de l'enclume (Wolf, Burckhardt-Mérian). D'autre part, quand la distance auditive de la voix chuchotée est la moitié environ de celle de la voix ordinaire, il y aurait lésion de l'appareil de transmission ; quand la première distance ne serait plus que le 1/5 de la seconde, il y aurait lésion de l'appareil de perception (Ostino).

Si, pour la voix chuchotée, il existe, entre la zone d'audition où tous les mots sont compris, et la zone d'inaudition où aucun ne l'est, une zone douteuse où quelques mots seulement sont perçus, cette dernière constatation devrait faire songer à la participation de l'oreille interne (Eemann).

Si la voix forte est mieux perçue dans la conversation à côté du malade que dans la conversation à travers un cornet acoustique, il y aurait des probabilités pour une lésion de l'étrier (ankylose).

Les mots à tonalité basse sont les plus mal entendus dans les affections chroniques de l'appareil conducteur ; les mots à tonalité haute, contenant surtout des consonnes sifflantes et les voyelles É, I, sont les plus mal perçus dans les affections de l'appareil de perception (oreille interne).

Enfin quand le sujet entend mieux au milieu du bruit (voiture, chemin de fer) que dans le silence (paracousie de Willis), il y a lieu de craindre une otite moyenne extensive à forme de sclérose interstitielle progressive.

La paracousie simple ou audition fausse d'un son, la diplacousie ou perception double d'un son unique, la paracousie de lieu (Politzer) ou impossibilité de désigner la situation d'une source sonore sont des raretés et l'on a exceptionnellement l'occasion de les étudier dans la pratique ordinaire.

En résumé, les épreuves par la voix, tout en présentant un intérêt réel pour le malade, qui tient avant tout à entendre cette source sonore, et pour le médecin qui suit la marche de la surdité, ont une valeur médiocre au point de vue absolu, car elles ne permettent que des hypothèses plutôt vagues.

II. Résultats de l'examen a la montre. — Il n'y a pas fatalement parallélisme entre l'audition de la montre et l'audition de la voix, même chez le sujet sain, *a fortiori* chez celui dont l'audition est anormale (Itard). L'acuité auditive pour la montre peut être exprimée par une fraction (Prout et Knapp) d'après les mêmes conventions que celles admises pour la voix : ce n'est point absolument conforme peut-être aux lois de la physique sur la propagation du son ; c'est cependant suffisant pour les besoins de la clinique.

Chez le vieillard, et même dès l'approche de la cinquantaine ou de la soixantaine, la perception crânienne peut être abolie, alors que la perception aérienne, toujours supérieure à la précédente chez le sujet sain, est conservée.

La conservation de la perception crânienne de la montre, au cours d'une affection auriculaire qui a compromis l'audition aérienne, indique une lésion limitée à l'appareil de transmission avec intégrité du labyrinthe et des fenêtres du limaçon. La disparition de la perception crânienne, au cours d'une affection aiguë (otites moyennes à exsudats ou à sécrétions), indique une participation généralement passagère du labyrinthe ou des fenêtres. La disparition de l'audition crânienne accompagnant la surdité progressive compliquée de bruits subjectifs révèle plutôt la sclérose, qui de l'oreille moyenne gagne l'interne.

On a cherché à tirer aussi des conclusions de la comparaison de l'audition de la montre avec l'audition de la voix. La première serait plus compromise que la seconde dans les otites externes et dans les otites moyennes avec perforation du tympan. Le contraire s'observerait pour certaines otites moyennes sans perforation du tympan avec participation du labyrinthe et cette même différence en faveur de l'audition à la montre et au préjudice de l'audition à la voix se retrouverait chez les sujets dont la surdité date de l'enfance (Trœltsch).

Gradenigo, en employant sa montre, construite pour être entendue à 5 mètres, comparativement avec la voix chuchotée, a trouvé que l'audition de ces deux sources sonores à distance égale indique des affections légères de l'appareil de transmission ; la prédominance légère de l'audition de la voix serait caractéristique des lésions nettes de ce même appareil ; la prédominance très marquée de l'audition de la voix révélerait une affection de l'oreille interne ; l'inverse c'est-à-dire l'insuffisance très marquée de l'audition de la voix indiquerait une hypoesthésie acoustique, généralement de nature hystérique chez les jeunes gens.

Enfin Luzzati a proposé de chercher les résultats comparatifs de l'audition de la montre selon que les ondes sonores sont dirigées sur le tragus d'une part (voie aérienne) ou sur la pointe de la mastoïde d'autre part (voie crânienne) par un tube à coulisse permettant de varier et de mesurer les distances respectives. Normalement, l'audition par voie tragienne est deux fois meilleure que celle par voie mastoïdienne. La diminution ou la disparition de la perception tragienne avec conservation de la mastoïdienne serait en faveur d'une lésion de l'appareil de transmission. L'atteinte simultanée des deux sortes de perception indiquerait le siège labyrinthique de la lésion.

En somme l'épreuve de la montre ne donne guère de résultats absolument précis. Cela tient à ce qu'elle n'interroge l'audition que pour les deux bruits qui constituent le tic tac (et encore bien des oreilles ne perçoivent qu'un bruit sur deux), alors que la voix permet d'explorer une véritable série de sons. Quant aux résultats de la perception crânienne, un seul serait à retenir (Politzer), c'est le résultat positif : la perception par le crâne du tic tac de la montre permettrait d'éliminer à peu près certainement la participation du labyrinthe ; des restrictions seraient à faire en ce qui concerne l'oreille des vieillards et celle de quelques sujets atteints de sclérose diffuse.

III. Résultats de l'examen au diapason. — Les épreuves au diapason sont les plus fécondes en résultats au point de vue du diagnostic.

A. Épreuves fondamentales. — 1° *Perception* ou *non perception des sons*. — Cette recherche, faite à l'aide de la série minima formée par les 3 diapasons grave, moyen et aigu, ne permet de constater qu'assez grossièrement la conservation ou la disparition des sons élevés. Si la difficulté ou le défaut de perception de ces derniers sont nets, il y a lieu de songer à la participation de l'oreille interne. Plus la série de diapasons est étendue, plus cette épreuve gagne en précision. Elle atteint sa valeur maxima quand une série de diapasons à étaux mobiles, complétée par la série des notes du sifflet de Galton ou de tuyaux d'orgue, permet d'étudier note par note, pour ainsi dire, la perception aérienne qui, sur le sujet normal, répond à plus de 11 octaves. Alors, non seulement on constate, mais encore on délimite exactement les lacunes de l'audition.

En résumé, les diapasons à sons bas sont mieux perçus dans les affections du labyrinthe que dans celles de la caisse ; les diapasons à sons aigus sont plus mal perçus dans les affections du labyrinthe. Quand les sons aigus sont perçus mal ou pas du tout, la parole est également entendue mal ou pas du tout, fait important à retenir pour la recherche de la simulation.

Quelquefois ces lacunes sont considérables ; il y a de larges « trous auditifs », séparés par des « restes auditifs en îlots », chez les sourds-muets par exemple. Les sons conservés chez eux sont en nombre suffisant pour permettre d'affirmer que la surdité totale est relativement rare (37,5 0/0) dans la surdi-mutité congénitale, deux fois plus fréquente environ (60,5 0/0) dans la surdi-mutité acquise. Les restes auditifs sont assez étendus chez plus d'un tiers des sourds-muets pour leur permettre d'apprendre la parole en utilisant ce qui leur reste d'audition (Bezold).

Pour la pratique usuelle et courante, l'examen de l'audition de l'échelle des sons à l'aide du piano est en général suffisante. D'après Hartmann, toutes les fois qu'il y a des *trous, des lacunes dans la perception* de la série des sons, on peut affirmer la participation du labyrinthe : les *altérations des sons* (paracousie) dépendraient de la même cause. L'audition bonne pour les notes graves, mauvaise pour les notes élevées, s'observe dans certaines maladies professionnelles du labyrinthe, celles des métiers bruyants (artilleurs, mécaniciens, riveurs, chaudronniers, forgerons, etc.). L'audition mauvaise pour les notes graves, suffisante pour les autres sons, se rencontre dans les otites qui laissent des adhérences ou des exsudats dans la caisse, en particulier autour de l'étrier.

2° *Épreuve de Schwabach.* — Si, au lieu de se borner à constater l'audition ou l'inaudition de tel ou tel son, on cherche à apprécier l'acuité auditive au diapason pour un son déterminé, on peut procéder de trois manières. Ou bien on note la distance à laquelle le sujet en expérience entend le diapason et on la compare à la distance normale, suivant la fraction classique déjà indiquée pour la voix et la montre. Ou encore on note la durée de perception aérienne ou crânienne et on la compare à la durée de perception normale, toujours sous forme de fraction. Ou enfin on note et l'on compte le temps pendant lequel l'observateur normal entend encore le diapason alors que l'observé ne le perçoit plus, ou inversement.

D'après Schwabach, l'augmentation de *durée de la perception, crânienne*, par rapport à la durée normale, indique une lésion de l'appareil de transmission ; la diminution révèle plutôt l'atteinte de l'appareil de perception.

3° *Épreuve de Weber.* — Elle n'est pas applicable à l'enfant, trop inattentif pour faire une localisation précise, ni à certains adultes, dont l'intelligence ou la bonne volonté sont insuffisantes, ni au vieillard, dont l'audition crânienne peut être normalement diminuée. Lorsqu'elle est possible, l'épreuve positive, c'est-à-dire la perception bilatérale sans prédominance unilatérale, indique soit l'état normal, soit une altération bilatérale, identique à droite et à gauche. Si le résultat est négatif, c'est-à-dire si le diapason vertex n'est pas perçu du tout, il y a ou mauvaise volonté ou mauvaise foi de la part du sujet ou suppression totale de la fonction de perception par lésion profonde de l'oreille interne.

Quand la perception est latéralisée, si la latéralisation se produit du côté où l'acuité auditive est la plus faible, il faut songer à un obstacle à la transmission du son (ou à son « écoulement » au dehors), c'est-à-dire à une obstruction du conduit ou à une lésion de l'oreille moyenne. Si la latéralisation se produit du côté sain, c'est-à-dire si la perception crânienne est atténuée du côté malade, celui-ci présente vraisemblablement une atteinte labyrinthique qui sera passagère ou tenace, selon la cause (otite aiguë concomitante, traumatisme, infection méningée, syphilis).

Toutefois le Weber peut être latéralisé du côté malade, si l'appareil de perception est atteint en même temps que celui de transmission, celui-ci l'étant plus que celui-là. Une explication analogue s'applique à certains cas de latéralisation du Weber au côté sain, malgré des altérations légères de l'appareil de transmission du côté malade. Enfin l'épreuve de Weber peut rester muette, alors qu'une oreille est fortement lésée : ce serait le cas si une lésion de l'appareil de transmission (otite suppurée par exemple) coïncidait avec une lésion labyrinthique : les deux effets, contraires au point de vue de la latéralisation, se neutraliseraient.

En résumé, l'épreuve de Weber est bonne, surtout dans les surdités unilatérales : elle est féconde en résultats, mais il faut d'autres épreuves pour corroborer ceux-ci. Dans les surdités bilatérales, elle indique le côté le plus atteint, si les lésions portent sur le même appareil, soit transmetteur, soit percepteur, des deux côtés. Dans tous les cas de lésions mixtes, uni ou bilatérales, ou de lésions d'appareil différent pour les deux oreilles, l'épreuve de Weber ne peut fournir que de très vagues données.

4° *Épreuve de Rinne.* — Faite sur le sujet sain, elle donne un résultat fortement positif, c'est-à-dire que l'audition aérienne est bien supérieure à l'audition crânienne.

Elle donne encore un résultat positif chez le vieillard, dont la perception crânienne physiologique est diminuée et, de plus, dans les cas pathologiques où le labyrinthe et le nerf auditif sont compromis : en effet la perception aérienne, quoique diminuée sensiblement, a survécu à la disparition de la perception crânienne.

L'épreuve donne un résultat négatif dans les affections de l'appareil de transmission (conduit ou caisse). Le résultat peut être négatif soit parce que la perception aérienne est égale à la crânienne (on dit alors souvent Rinne indifférent), soit parce qu'elle lui est inférieure (Rinne fortement négatif). La différence peut tenir soit à la diminution de la durée de la perception aérienne soit à l'augmentation de durée de la perception osseuse. Peu importent les explications pathogéniques : le résultat clinique seul est à retenir.

L'épreuve de Rinne peut donner des résultats tels qu'ils contredisent d'autres épreuves subjectives ou objectives. Ainsi le Rinne est quelquefois positif, alors que l'oreille moyenne est évidemment lésée ; mais en ce cas il s'agit d'un Rinne faiblement positif et la perception aérienne ne dépasse que de fort peu la perception osseuse, la première étant sensiblement diminuée par une affection même légère de la caisse qui laisse la deuxième intacte. Ou bien le Rinne est positif, si avec l'otite légère coexiste une mastoïdite (Corradi) qui diminue la durée de perception crânienne. Inversement le Rinne est négatif parfois dans certaines otites scléreuses progressives, bien qu'il y ait des symptômes nets de lésions labyrinthiques (Politzer), si les lésions de l'oreille moyenne l'emportent sur celles de l'interne.

Enfin le Rinne peut être chez le même sujet négatif avec un diapason et positif avec un autre plus grave ou plus élevé.

L'épreuve de Rinne comporte donc des causes d'erreur ou d'incertitude inhérentes soit à la technique de l'examen, soit à l'inattention de l'observé, soit à des influences inexpliquées.

Dans l'interprétation du Rinne, il faut se rendre compte en effet qu'on juge d'après une différence. Or : 1° cette différence varie, soit parce que l'un ou l'autre des facteurs varie, soit parce que les deux varient mais de quantités inégales ; 2° le résultat peut même ne pas varier alors que les deux facteurs ont changé, si ces changements ont été égaux pour les deux.

Théoriquement, le Rinne serait *positif* parce que ou bien :

1° La perception aérienne aurait augmenté ;

2° La perception crânienne aurait diminué ;

3° La perception aérienne aurait augmenté plus que la crânienne ;

4° La perception aérienne aurait diminué moins que la crânienne ;

Il serait *négatif* parce que :

5° La perception aérienne aurait diminué ;

6° La perception crânienne aurait augmenté ;

7° La perception aérienne aurait diminué plus que la crânienne ;

8° La perception aérienne aurait augmenté moins que la crânienne.

Pratiquement, ces huit hypothèses ne sont pas toutes admissibles. La 1re, la 3e, la 8e ne sont pas discutables ; nous venons d'envisager successivement les autres.

Les nombreux otologistes qui ont étudié et discuté la valeur de cette épreuve ne lui accordent d'importance réelle que si elle est en concordance avec les résultats d'autres examens. Lucæ conseille en outre de restreindre l'emploi du Rinne aux cas où la voix chuchotée n'est pas entendue à plus d'un mètre, c'est-à-dire aux surdités accentuées. Dans les surdités faibles ou moyennes, en effet, le Rinne est positif malgré de légères lésions de l'appareil de transmission, alors qu'il devient négatif dans les mêmes affections, si elles s'aggravent.

Les conclusions que permet de poser l'épreuve de Rinne combinée avec celle de Schwabach, telle que la propose Bonnier (page 523), sont évidemment les mêmes que celles que l'on est en droit de tirer de l'épreuve de Rinne faite classiquement. Mais alors la précision peut être plus grande : en effet, d'une part, une cause d'erreur est évitée, puisque c'est le son fourni par le pied du diapason et celui-là seul qui sert aux deux explorations aérienne et crânienne ; d'autre part, au lieu de constater une simple différence, on a des chiffres qui représentent les deux termes de la différence.

5° *Épreuve de Gellé (pressions centripètes)*. — Elle donne chez le sujet normal un résultat positif, c'est-à-dire que si, pendant que vibre le diapason vertex, on exerce une pression centripète qui refoule la chaîne des osselets et, par elle, l'étrier vers l'oreille interne, on détermine une diminution de la perception sonore. Le résultat est encore positif dans les cas de lésions labyrinthiques. Il est négatif, c'est-à-dire que la perception sonore n'est nullement modifiée par les pressions centripètes, dans les cas où l'étrier est immobile : 1° soit du fait de lésions de la région de l'articulation de l'étrier avec la fenêtre ovale ; 2° soit consécutivement à l'enfoncement du tympan par aspiration, à la suite du défaut d'aération de la caisse ; 3° soit enfin en raison du défaut de mobilité du tympan et des osselets. La douche d'air dans l'oreille moyenne permet de vérifier la deuxième hypothèse. On explore la mobilité des osselets et du tympan par l'épreuve du diapason-tube : si elle est positive, il ne reste plus que la première hypothèse, démontrée vraie par l'exclusion des deux autres. L'épreuve de Gellé permet donc d'explorer rigoureusement la mobilité de l'étrier.

En combinant l'épreuve de Rinne et l'épreuve des pressions centripètes de Gellé, Bruhl a obtenu les résultats suivants : 1° Si le Rinne est positif, le Gellé est aussi positif, et la surdité est due à une affection nerveuse ; 2° si le Rinne est absolument et totalement négatif ou partiellement négatif jusqu'à ut₃, le Gellé est négatif, et il y a ankylose de l'étrier ; 3° Si le Rinne est négatif au-dessous de ut₂ ou jusqu'à ut₂, et positif au-dessus, l'épreuve de Gellé indiquera si l'étrier est ou non ankylosé.

L'épreuve de Gellé est très discutée quant à ses résultats, surtout à l'étranger. Il est certain que ses résultats ne sont pas absolument décisifs dans tous les cas, pas plus d'ailleurs que ceux des autres épreuves ; on a pu cependant en dire qu'elle « reste l'une des meilleures que possède la clinique otologique, à la condition de la bien interpréter. »

Le *vertige expérimental* qui accompagne parfois cette épreuve comporte une interprétation qui n'est pas univoque. Il peut se rencontrer en effet, d'une part, dans les cas d'excitabilité exagérée du labyrinthe, d'autre part dans les cas d'excursion exagérée de l'étrier en dedans, c'est-à-dire coïncider avec l'état normal tantôt de l'appareil de perception, tantôt de l'appareil de transmission.

B. Épreuves éventuelles. — La technique de ces épreuves a été décrite plus haut (page 524). Il suffit d'indiquer brièvement ici leurs résultats et leur interprétation.

1° *Épreuve de Bing.* — Elle donne un résultat positif chez le sujet sain, négatif dans les lésions de l'appareil de transmission. Elle reste positive dans les lésions de l'appareil de perception. La valeur de cette épreuve est très discutée, surtout en ce qui concerne l'épreuve positive.

2° *Épreuve de Corradi.* — Elle est positive chez le sujet normal, négative dans les cas de lésion de l'appareil nerveux de l'oreille, et positive dans les cas d'insuffisance auditive due à une lésion de l'appareil de transmission.

3° *Synergie biauriculaire.* — Le réflexe d'accommodation biauriculaire se produit sur le sujet normal ; il persiste sur le sujet sourd, quand la surdité est cérébrale avec le labyrinthe intact ; il disparaît quand la surdité est labyrinthique, si l'oreille moyenne est restée indemne. Il manque dans la surdité avec hémiplégie alterne, avec paralysie faciale ou autre, et fait défaut, bien que l'audition soit excellente, dans les affections de la moëlle cervicale ou de ses enveloppes.

4° *Contre-audition de Miot.* — La sensation sonore se produit spontanément dans l'oreille opposée à celle près de laquelle vibre le diapason, quand l'appareil de transmission est lésé.

L'épreuve de Corradi et celle de Miot ont une valeur discutable et discutée. Celle de la synergie biauriculaire (Gellé) est meilleure.

5° *Épreuve d'Egger-Bonnier.* — Elle est excellente. La *paracousie lointaine*, c'est-à-dire la perception d'un son (et non pas d'une simple trépidation comme chez le sujet sain), alors que le diapason est placé loin de l'oreille (olécrâne, rotule, mollet), est un signe de lésion de l'oreille moyenne : c'est toujours l'oreille la plus sourde qui perçoit mieux le son, comme dans l'épreuve de Weber, et cela alors même parfois que le diapason est placé sur un membre du côté opposé à cette oreille malade. Cette paracousie lointaine ou « signe du genou » apparaît dès la moindre lésion de l'oreille moyenne, avant que le Weber soit latéralisé à l'oreille malade et le Rinne négatif de ce côté.

6° *Épreuve du diapason-tube de Gellé.* — La pression légère du tube qui réunit l'oreille observée au diapason vibrant détermine chez le sujet sain un accroissement de la sensation sonore. Si le son est diminué ou éteint, c'est un signe de lésion de l'oreille moyenne (laxité exagérée du tympan et des osselets).

7° *Épreuve de Jankau.* — Comme elle est une épreuve de Weber, objective au lieu de subjective, elle comporte la même interprétation.

8° *Otoscope interférent de Lucæ.* — On trouve la réflexion augmentée du côté malade dans la plupart des maladies de l'oreille externe et moyenne.

9° *Audiphone.* — D'après Gellé, la constatation de la perception de la parole, coïncidant avec l'absence de perception aérienne directe par l'audiphone, indique la liberté de l'étrier et l'intégrité du nerf acoustique ; ces conclusions sont discutées.

10° *Réaction électrique du nerf acoustique.* — L'absence de réaction ou la réaction ne se faisant que sous l'action de très forts courants révèle soit un obstacle mécanique (oreille externe) arrêtant le courant, soit la névrite de l'acoustique supprimant l'excitabilité du nerf. Au contraire la réaction vive du nerf à des courants faibles, c'est-à-dire son hyperexcitabilité indique ou l'absence d'un des obstacles normaux au passage du courant (tympan) ou l'hyperhémie du laby-rinthe. L'interversion de la formule normale de réaction révèle des états labyrinthiques graves.

§ 4. — Notations acoumétriques.

Le résumé des résultats des épreuves de l'audition, utilisées en nombre variable suivant les observateurs, est d'autant plus complexe que le nombre des épreuves a été plus grand.

Les formules de notations acoumétriques de Habermann, de Bloch, de Gradenigo, de Baratoux sont d'une « effrayante complexité », hérissées de chiffres, de signes et de lettres latines ou grecques, les rendant certainement incompréhensibles à la majorité des praticiens non initiés.

1º *Formule ordinaire*. — Pour les besoins journaliers de la clinique courante, on simplifie le plus possible : la plupart des observations sont rédigées sur le type suivant ou d'après un type similaire.

1º *Perception aérienne, P. A.*
Montre : entendue à telle distance au lieu de...
Voix (chuchotée, ordinaire, forte) à telle distance au lieu de...
Diapason (indication de la note) à telle distance au lieu de...
2º *Perception osseuse, P. O.*
Montre : perçue ou non.
Weber : latéralisé à Dr ou à G ou non latéralisé ou non perçu.
Rinne : + ou — (avec le diapason de telle note) ; on ajoute quelquefois le nombre de secondes.
Gellé : perception modifiée ou non. Vertiges ou non.

2º *Pointure acoumétrique (Bonnier)*. — Prise à l'aide du diapason de 100 vibrations de cet auteur et d'après la méthode optique étudiée plus haut (p. 522), elle est assez simple. Elle ne retient de l'exploration que trois données principales qui sont : 1º la durée de la perception aérienne (A), le tube otoscopique conduisant dans l'oreille les vibrations fournies par le pied du diapason ; 2º la durée de la perception mastoïdienne (P) ; 3º la durée de la perception du diapason placé loin de l'oreille (p). Ces données sont inscrites sous forme de chiffres indiquant en secondes cette durée, comptée en deçà (—) ou au-delà (+) du 0 de la graduation adoptée avec la méthode optique.

On a ainsi, par exemple, la formule :

$$OD = A + 15, P - 25, p \text{ manque.}$$

qui signifie que de l'oreille droite la perception aérienne continue 15″ après l'arrêt de l'index brillant du diapason ; que la perception mastoïdienne cesse 25″ avant l'arrêt de l'index ; enfin que la paracousie lointaine manque.

35

On aurait, de même, pour l'oreille gauche :

$$OG = A + 20, P - 30, p \text{ manque.}$$

facile à traduire aussi : c'est la pointure d'un sujet normal.

Par abréviation on peut écrire $\dfrac{D = + 15 - 25}{G = + 20 - 30}$

Autre exemple : la pointure $\dfrac{D = - 45 - 10 - 65}{G = - 30 - 25 - 55}$ est celle d'un sujet atteint de sclérose ancienne à droite et d'otite moyenne légère
récente à gauche : on y trouve que le Weber est latéralisé à gauche.
que le Rinne est négatif des deux côtés, plus fortement à droite, que
le Schwabach révèle pour l'oreille droite une diminution sensible de
la durée de perception crânienne normale, enfin que l'épreuve de la
paracousie lointaine concorde avec celle de Weber.

3° *Méthode graphique.* — Quand on veut suivre un cas, c'est-
à-dire en poursuivre l'observation, pour étudier et inscrire les
résultats du traitement par exemple, cette méthode est excellente.
Deux procédés sont utilisables : celui de Hartmann et celui
d'Urbantschitsch.

1° *Diagrammes d'Hartmann.* — Hartmann emploie une série de
diapasons, détermine pour chacun d'eux les durées de perception,
aérienne ou crânienne, et les compare à l'acuité aérienne normale en
une fraction dont il exprime le résultat en centièmes, 100 étant
considéré arbitrairement comme répondant à l'acuité aérienne normale. Il inscrit les résultats sur une feuille quadrillée. (Voir les
figures dans le traité de Hartmann). Les colonnes verticales portent
l'indication du diapason employé et chaque colonne verticale est subdivisée, pour donner le résultat de chaque oreille côte à côte. Dans le
sens horizontal, la moitié supérieure de la feuille est affectée à la perception aérienne, l'inférieure à la perception osseuse. Dans chaque
moitié existe une graduation des tranches horizontales de 0 à 100. Il ne
reste plus qu'à teinter (différemment pour les deux oreilles) le nombre
de carrés répondant d'une part au diapason employé, d'autre part au
numérateur de la fraction réduite en centièmes qui exprime la durée
de perception. Par exemple, si le diapason *la* est perçu par l'air 10″
au lieu de 20″ c'est-à-dire $\dfrac{50}{100}$, on teintera de 0 à 50 dans la colonne
correspondante au *la* sur la moitié supérieure de la feuille. Si ce dia-

pason est perçu par l'os pendant 16″, alors qu'il l'est normalement 20″ par l'air, c'est-à-dire $\frac{80}{100}$, on teintera de 0 à 80 dans la même colonne sur la moitié inférieure de la feuille.

Des diagrammes pris aux divers moments du traitement indiqueront les résultats, favorables ou non, de ce dernier.

2° *Courbes auditives d'Urbantschitsch.* — On utilise une feuille quadrillée analogue aux feuilles de température. Dans les colonnes verticales sont inscrites les dates des examens successifs, pratiqués à intervalles réguliers. Ceux-ci se bornent à la recherche de l'acuité auditive, soit à la montre, soit à la voix. La distance à laquelle la source sonore est perçue est inscrite d'après la graduation qui divise la hauteur de la feuille en tranches dont chacune répond à 5 centimètres de distance auditive. L'augmentation ou l'abaissement de l'acuité sautent aux yeux avec autant de netteté que l'hyperthermie ou l'hypothermie sur les feuilles de température.

Moins précises que les diagrammes d'Hartmann, les courbes d'Urbantschitsch, plus faciles à construire et à lire, paraissent répondre aux besoins de la clinique courante, alors que les graphiques d'Hartmann conviennent mieux aux recherches plus précises du laboratoire.

CHAPITRE III

EXAMEN OBJECTIF DE L'OREILLE.

Cet examen est simplement complémentaire dans la plupart des affections non suppurées, où la dysécie constitue presque toute la maladie. Il prend une importance considérable, au contraire, dans les affections inflammatoires de l'oreille aiguës et surtout chroniques, sur lesquelles l'examen subjectif et l'exploration de la fonction auditive fournissent des renseignements toujours vagues, variables et inconstants.

§ 1. — Examen sans instruments.
Pavillon de l'oreille et méat auditif.

Sans instruments, l'on explorera par la vue et le toucher le pavillon et le méat, et aussi les régions voisines, dont l'examen est décrit plus loin (chapitre V).

La forme du pavillon, son implantation plus ou moins oblique par rapport à la mastoïde, l'état de l'hélix et du lobule n'ont d'importance qu'en anthropologie et nullement en otologie.

A l'état pathologique, les traumatismes, les malformations congénitales ou les déformations acquises, accidentelles ou autres, dont il peut être le siège, relèvent de la chirurgie générale. Seule la description de certaines lésions ulcéreuses, de certaines inflammations, de certaines tumeurs appartient bien à l'otologie.

I. *Maladies cutanées.* — Un certain nombre de ces affections se localisent volontiers au pavillon.

Ainsi l'*herpès*, coïncidant avec des névralgies et réparti suivant la topographie d'un rameau nerveux, s'y développe avec ses vésicules caractéristiques qui se dessèchent en quelques jours. L'*eczéma*, aigu ou chronique, a comme sièges de prédilection, quand il n'est pas diffus, le fond de la fossette de la conque et le sillon auriculo-mastoïdien ; ses vésicules, petites, deviennent vite confluentes, l'infiltration gagne sous la peau et le pavillon entier s'épaissit ; l'affection s'éternise volontiers, surtout sous la forme sèche. L'*engelure* (érythème ou nodules) se limite souvent au bord libre de l'hélix. Enfin le *lupus*, coïncidant généralement avec celui de la face, revêt sur le pavillon la forme érythémateuse ou nodulaire, ou ulcéreuse.

II. *Périchondrites.* — Elles succèdent en général à des états inflammatoires, mais certaines sont spontanées.

L'une, de nature *tuberculeuse*, apparaît insidieusement derrière le tragus sous forme d'une tuméfaction à peine rouge, presque indolore, sauf à la pression ; puis le pavillon tout entier s'infiltre et se déforme et en certains endroits, des points s'acuminent et s'ulcèrent, laissant à découvert le cartilage bourgeonnant et fongueux.

Une autre variété de périchondrite est celle qui aboutit à une collection encore mal définie sous le nom d'*othématome*, contenant un liquide onctueux, filant, tantôt clair, citrin, tantôt hématique; dans sa pathogénie interviennent à la fois un trouble trophique ou inflammatoire du cartilage et assez souvent le traumatisme.

Des tuméfactions beaucoup plus discrètes, dures, du volume d'un grain de millet à celui d'un pois, siégeant dans la fossette naviculaire et sur le bord supérieur de l'hélix sont constituées par des dépôts calcaires ou uriques : ce sont les *tophus* des goutteux.

III. *Tumeurs*. — Sur le pavillon, ce sont le plus souvent des fibromes, des chéloïdes, des épithéliomes et leur siège en cette région ne leur imprime aucun cachet spécial.

Au point de vue militaire, l'hypertrophie considérable et difforme du pavillon, son envahissement par des tumeurs malignes ou volumineuses, par des ulcères chroniques de mauvaise nature sont des causes d'exemption. La perte totale, l'atrophie du pavillon, son adhérence étendue aux parois du crâne, les déformations ou malformations prononcées, permettent le classement dans le service auxiliaire. Motivent la réforme : les tumeurs malignes, les ulcères chroniques de mauvaise nature, la perte totale du pavillon, si elle occasionne la disparition de l'ouïe.

§ 2. — **Examen instrumental.**
Otoscopie. — Auscultation de la caisse.

La traction exercée sur le pavillon pour le ramener en haut et en arrière ne découvre guère que le méat auditif. La majeure partie du conduit échappe à cette exploration, qui pourtant est maintes fois, à tort, la seule pratiquée par nombre de médecins pour l'examen objectif de l'oreille.

I. INSTRUMENTS D'EXPLORATION.

Ce sont d'une part des instruments d'éclairage, pour permettre de voir le tympan, d'autre [part des instruments de mobilisation, destinés à vérifier l'excursion du tympan, enfin des instruments d'auscultation et d'insufflation permettant d'étudier la caisse dans ses rapports avec la trompe d'Eustache.

1° ÉCLAIRAGE. — Les sources lumineuses à utiliser sont celles déjà étudiées à propos de l'éclairage des fosses nasales (p. 314), du naso-pharynx et du larynx. Toutefois, en raison de sa moindre profondeur, le conduit auditif réclame moins de lumière. La lumière naturelle diffuse permet d'examiner fort bien le tympan, auquel elle conserve sa couleur naturelle ; les lumières artificielles conviennent toutes.

Pour diriger à volonté la lumière employée, tous les miroirs sont bons. Le miroir à main de l'ophtalmoscope peut à la rigueur suffire pour un examen extemporané. Les miroirs à bandeau frontal ou mieux à ressort sagittal, le réflecteur électrique de Clar, déjà décrits, (p. 315) sont les modèles aujourd'hui courants.

2° SPÉCULUMS. — Le *spéculum auris*, appelé quelquefois otoscope, sert plus à éclairer qu'à écarter, puisque dans sa portion osseuse le conduit auditif n'est pas dilatable. Il redresse le conduit en reportant la partie cartilagineuse sur le prolongement de la partie osseuse et accessoirement il refoule, entre ses parois et celles du conduit, les poils qui garnissent le méat auditif. Les spéculums d'oreille sont en métal ou en ébonite : les premiers réfléchissent plus de lumière et semblent mieux éclairer ; Politzer préfère ceux en ébonite qui tiennent mieux en place, sont moins désagréables au contact et éclairent, d'après lui, aussi bien, car le tympan se détache mieux sur le fond sombre du spéculum. La petite extrémité du spéculum doit avoir des bords non tranchants, mousses et plutôt légèrement enroulés vers l'in-térieur du cylindre. Il faut disposer de spéculums de 3 à 4 calibres différents, avec 2, 3, 5 et 7 millimètres de calibre extérieur.

L'exiguïté de la surface tympanique a fait inventer des *spéculums grossissants*, dont l'un des plus connus est l'otoscope de Brunton, où le spéculum, le collecteur de lumière et la lentille grossissante sont fixés en une pièce unique ; d'un maniement malaisé, il est peu employé aujourd'hui. Une lentille de 10 dioptries, tenue à la main, à la dis-tance et sous l'incidence convenables, donne un grossissement suf-fisant, lorsque cela est nécessaire. Mahu a imaginé un *spéculum dila-tateur* à quatre valves lamellaires, à écart parallèle et progressif. Cet instrument est surtout utile dans les cas d'atrésie due aux parties molles du conduit. Une simple mention suffit pour le spéculum inventé par Courtade dans le but de mesurer l'angle formé par le manche du marteau avec la verticale.

Beaucoup plus utile, indispensable même, est le *spéculum* dit *pneumatique* ou *de Siegle*. Il permet en effet d'explorer la mobilité du tympan, « élément capital dans la séméiologie auriculaire ». C'est un instrument ressemblant par sa forme à un spéculum ordinaire, en ébonite ou en métal, surmonté d'une sorte de tambour fermé par une lame de verre, inclinée à 45° afin d'atténuer les reflets. Latéralement ce tambour porte un ajutage destiné à le mettre en communication, par l'intermédiaire d'un tube, avec une poire à air en caoutchouc. Enfin la partie du spéculum destinée à pénétrer dans le conduit est un embout fixé à l'aide d'un pas de vis, ce qui permet de monter des embouts de divers calibres sur le même otoscope : d'ordinaire l'embout est lui-même garni extérieurement d'un bout de tube en caoutchouc qui facilite l'adhérence aux parois du conduit et l'occlusion de celui-ci par l'instrument explorateur.

Pour les expériences plutôt que pour les besoins courants de la clinique, on a utilisé le *manomètre auriculaire* (Politzer), simple tube en U, contenant un liquide coloré, dont les oscillations sont commandées par la compression ou la décompression de l'air du conduit, qui elle-même dépend des mouvements du tympan. Il existe d'autres instruments mensurateurs de la mobilité du tympan, ceux de Lœwenberg, de Suarez de Mendoza, peu employés du reste.

3° INSTRUMENTS D'AUSCULTATION ET D'INSUFFLATION. — L'otoscope de Toynbee est un tube en caoutchouc muni de deux embouts, l'un pour l'oreille de l'observé, l'autre pour celle de l'observateur : c'est le tube décrit plus haut (page 516) à propos des épreuves de l'audition.

Pour assurer la pénétration de l'air dans la caisse, on a toujours besoin, comme instrument, d'une *poire en caoutchouc,* dont la contenance est de 300 cc. à 350 cc. c'est-à-dire environ le volume des deux poings (Politzer). Cette poire porte généralement à son extrémité effilée une seule ouverture munie soit d'un ajutage rigide tubulaire réuni par un tube souple à une olive en verre ou en porcelaine, soit d'un tube spécial en caoutchouc (Gellé) servant à la sortie de l'air. Certaines poires portent également, sur leur fond, un orifice à soupape pour la rentrée de l'air.

Pour faire l'insufflation à l'entrée même de l'orifice tubaire, il faut employer un *cathéter*. Les cathéters sont ou métalliques (Itard) ou en caoutchouc durci (Politzer) ; on emploiera de préférence les premiers, qui sont plus faciles à désinfecter et plus solides. Les cathéters portent un repère qui est un anneau fixé près du pavillon, tantôt du côté de la concavité, tantôt du côté de la convexité, et qui indique la direction du bec, quand l'instrument est en place : quelquefois la tige porte encore un curseur mobile repérant la profondeur de pénétration de la sonde. Le calibre ordinaire du bec est de 2^{mm} 1/2 : les calibres 1 1/2 et 3 1/2 peuvent être employés aussi : en principe il y a avantage à employer le plus gros de ceux qu'admet la fosse nasale. Le pavillon du cathéter doit être conique et s'adapter très exactement à l'embout de la poire en caoutchouc à laquelle il est destiné. Il faut avoir des cathéters de courbures diverses, à cause de la variabilité de conformation des fosses nasales.

II. Technique de l'otoscopie.

L'otoscopie doit être précédée d'une véritable *reconnaissance de la région*. Il est évident en effet qu'une déformation du conduit, que son obstruction partielle, par un furoncle, ou totale, par un bouchon de cérumen, empêcheraient la pénétration du spéculum ou du moins rendraient douloureuse son introduction pratiquée sans ménagement. Le pavillon étant tiré en haut et en arrière, le conduit éclairé à l'aide du miroir, il sera aisé de voir si la voie est libre pour le spéculum.

A. Temps préliminaires. — Le sujet à examiner est assis et l'observateur se tient debout (Politzer), ou plutôt s'assied sur un siège plus élevé. La lampe est vis-à-vis la face ou la nuque du sujet, c'est-à-dire devant ou derrière lui, selon l'oreille examinée ; l'observateur fait face à l'oreille à explorer. Il projette le maximum de rayons lumineux vers l'entrée du conduit auditif, conformément aux principes indiqués à propos de la rhinoscopie (p. 316), en se plaçant à la distance commandée par la longueur focale du miroir employé.

Avant l'introduction du spéculum, il y a quelquefois lieu de procéder à la *toilette du conduit*. Celle-ci peut se faire en partie hors du contrôle de la vue (lavages, instillations), mais elle est toujours terminée sous le contrôle du regard, en particulier en ce qui concerne la partie profonde.

Les *lavages*, dont il ne faut pas abuser, pas plus d'ailleurs pour l'exploration que pour le traitement, peuvent se faire soit à la seringue, soit au bock laveur. L'un et l'autre sont stérilisés ; l'embout introduit dans l'oreille est souple, en caoutchouc épais, aisément changeable et stérilisable : un simple bout de tube à drainage coupé en biais peut suffire; on a aussi inventé des canules spéciales à double courant. Le liquide, chauffé à la température du corps, est injecté suivant la paroi postéro-supérieure du conduit, pour ne pas heurter perpendiculairement le tympan. La pression est toujours modérée, équivalente à celle d'une colonne d'eau de 50 cm. quand on se sert du bock. Le liquide à employer pour ce lavage uniquement mécanique doit être avant tout aseptique : l'eau bouillie, salée à 7 grammes par litre (sérum artificiel), est en outre un excellent dissolvant des matières albuminoïdes contenues dans le pus. Pour les amas de cérumen, l'eau savonneuse tiède réussit fort bien. Le liquide de lavage est recueilli dans un bassin réniforme appliqué contre le cou du malade, et le médecin doit en étudier les caractères.

Par son action sur le rameau auriculaire du pneumogastrique ou sur l'oreille interne par l'intermédiaire du tympan et des osselets, le lavage peut déterminer des accidents tels que toux, nausée, vertige, syncope, dus parfois à une faute de technique, parfois à la susceptibilité exagérée du sujet.

Quand le conduit contient peu de sécrétions, l'*instillation d'eau oxygénée* à 12 volumes, en quantité suffisante pour remplir le conduit, en réalise fort bien le nettoyage : les bulles de gaz, en se dégageant, ramènent mécaniquement, du fond à la surface, les débris peu adhérents aux parois.

Après le lavage, l'*assèchement* du conduit est obtenu facilement par l'introduction d'un tampon d'ouate hydrophile aseptique roulé en mince cigarette.

Quand le nettoyage doit être pratiqué sous le contrôle de l'œil, il faut employer un spéculum à large ouverture capable de permettre le passage de la *pince* ou du *stylet porte-coton*. La pince à oreille est coudée à angle obtus, de telle sorte que la main de l'observateur ne cache pas le pavillon du spéculum ; ses branches sont tantôt divergentes, se rapprochant sous la pression des doigts, tantôt parallèles, s'écartant sous la pression digitale. Avec cette dernière forme de pince, le tampon de coton qui sert pour l'essuyage se fixe tout seul, puisqu'il est maintenu par l'élasticité des branches. Quand on emploie le stylet, il faut le garnir de coton à son extrémité terminale comme le stylet nasal (p. 319).

Le nettoyage à sec est bien toléré en général, même par les malades sensibles. Il détermine une hyperhémie peu marquée du conduit et du tympan et par conséquent laisse aux tissus leur aspect naturel, ce qui est important au point de vue de l'interprétation de l'examen.

Tout ce qui touche à l'oreille, surtout à l'oreille malade, doit être aseptique ; quant aux doigts du médecin, il faut savoir qu'ils sont fatalement septiques. Le coton sera stérilisé, après le garnissage des porte-cotons, par le passage à l'étuve, moyen pratique surtout dans les milieux hospitaliers, où il est possible d'avoir aisément à sa disposition et l'étuve à stérilisation et le nombre suffisant de porte-cotons garnis à l'avance. Extemporanément, c'est par le flambage du coton trempé dans l'alcool boriqué (p. 320) que l'asepsie sera obtenue. Le nettoyage du conduit et du tympan à l'aide du stylet ou de la pince porte-coton, par essuyage humide ou à sec, est plus délicat, mais beaucoup plus rapide que le nettoyage par injection, surtout quand les sécrétions ou les débris accumulés dans le conduit ne sont pas très abondants.

B. Otoscopie proprement dite. — Il faut d'abord, la reconnaissance préalable du conduit ayant été faite à l'aide du simple redressement du conduit membraneux par traction du pavillon en haut et en arrière, maintenir le pavillon dans cette position, en le fixant entre l'annulaire et le médius formant pince. Puis le spéculum, légèrement chauffé au-dessus d'une lampe, est dirigé dans le conduit par le pouce et l'index de la main restée libre : une fois en place, il est confié au pouce et à l'index de la main dont le médius et l'annulaire tiennent déjà le pavillon de l'oreille examinée. L'oreille droite est la plus facile : le médecin est mieux à sa main. Pour l'oreille gauche, on peut à la rigueur tenir le pavillon et le spéculum de la main droite ; mais il faut s'exercer à les tenir de la main gauche, afin de conserver la libre disposition de la droite. Le spéculum doit être choisi d'un calibre en rapport avec celui du conduit.

La profondeur de pénétration est variable suivant les sujets : minime toujours chez l'enfant, elle doit chez l'adulte se limiter à la longueur du conduit membraneux, par conséquent ne pas dépasser l'isthme : le conduit osseux a en effet des parois inextensibles et un revêtement cutané très sensible à la douleur : la pénétration du spéculum dans ce segment est donc inutile autant que pénible; elle peut entraîner par voie réflexe des nausées, des vertiges ou la syncope. Le spéculum doit être rendu solidaire de la portion membraneuse du conduit, c'est-à-dire qu'il faut mobiliser l'un et l'autre à la fois et non séparément, afin d'éviter les tiraillements douloureux ou même les éraillures du tégument, en particulier au voisinage de l'isthme. Seuls un conduit rectiligne et un spéculum large permettent de voir d'un coup l'ensemble du tympan; le plus souvent le champ du regard est limité, parce que la section du spéculum est petite ; il faut alors soit déplacer le spéculum, soit faire déplacer doucement la tête du malade, pour amener toutes les parties à examiner dans le champ visuel de l'observateur.

L'introduction du *spéculum de Siegle* est facile : il suffit en effet que les parois de la garniture de l'embout s'accolent aux parois du conduit et réalisent l'occlusion parfaite de celui-ci. Par de légères pressions sur la poire annexée au spéculum, l'observateur détermine des modifications de la pression de l'air contenu dans le conduit et, à travers la glace qui ferme l'appareil, il peut suivre les déplacements correspondants du tympan. Si un peu de buée vient ternir la glace, il suffit de chauffer au préalable celle-ci pour empêcher la condensation de la vapeur d'eau.

Quel est l'aspect du tympan normal? Quelles sont ses modifications à l'état pathologique ? La réponse à ces questions comporte de longs développements. Pour ne pas la scinder, il convient de ne s'en occuper que plus loin (chapitre IV), une fois connue la technique des autres moyens d'exploration.

III. Auscultation de la caisse.

L'oreille ne peut être auscultée que pendant la pénétration de l'air de l'orifice tubaire vers la caisse. Il y a donc lieu d'étudier d'abord les moyens d'aération de celle-ci.

A. Moyens d'aération de la caisse. — Certains s'appliquent sans le concours d'aucun instrument ; d'autres exigent l'emploi de la poire à air avec ou sans cathéter.

1° *Procédé de Valsalva.* Le sujet maintient sa bouche fermée par une contraction forcée du muscle orbiculaire des lèvres (ce premier temps n'est pas obligatoire, et d'après Lévi, l'air pénétrerait mieux quand la bouche reste ouverte) ; il pratique ensuite l'occlusion de l'orifice narinal en accolant les ailes du nez contre la cloison par la pression du pouce et de l'index ; enfin il fait un effort d'expiration. Il est évident que l'air n'a d'autre issue que la trompe d'Eustache et il s'y engage, à la condition qu'il ait une pression suffisante et que la résistance offerte à l'entrée de la trompe ne soit pas pathologiquement accrue.

Le tube otoscopique réunissant l'oreille de l'observateur à celle de l'observé transmet les bruits en les amplifiant, à la façon d'un stéthoscope : il suffit de bien faire pénétrer les embouts, de telle façon qu'ils tiennent en place sans avoir besoin d'y être maintenus par la main, et de veiller à ce que le tube ne frotte pas dans le trajet intermédiaire, ce qui engendrerait des bruits surajoutés. Le bruit dû à la pénétration de l'air est un « souffle court, sans éclat, semblable à celui qui résulte de l'écartement des lèvres, légèrement serrées, par un courant d'air de courte durée chassé de la bouche. » On pourrait l'appeler « bruit de bombement en dehors de la membrane tympanique » (Politzer).

A l'état pathologique, ce bruit peut être supprimé, si la trompe n'est pas perméable à l'air ; il peut être masqué par des bruits de râle, si la trompe est malade, ou par un sifflement, si le tympan est perforé.

L'expérience de Valsalva ne réussit pas à aérer la caisse chez tous les sujets sains, en particulier chez les enfants et les vieillards ; *a fortiori* échoue-t-elle dans nombre de cas pathologiques ; font exception les perforations du tympan, car celles-ci rendent au contraire l'épreuve facile.

2° *Expérience de Toynbee.* — Si, au lieu d'expirer, le sujet déglutit pendant l'occlusion des narines et de la bouche, il produit ainsi la raréfaction de l'air dans la caisse, ce qui donne lieu parfois à un bruit perceptible à l'auscultation ; ce bruit peut manquer sur le sujet sain et exister dans des cas pathologiques, ce qui diminue sa valeur séméiologique.

3° *Procédé de Politzer*. — L'aération de la caisse sans cathéter est réalisée d'une façon simple et efficace. Le principe est d'utiliser un mécanisme physiologique, celui de la déglutition : le mouvement du voile du palais produit en même temps l'isolement du nasopharynx à l'égard de la bouche et l'ouverture de la trompe.

Pour pratiquer la douche d'air par le procédé de Politzer, le médecin se place debout, en face ou à droite du malade, qui est assis, la tête droite, appuyée à un mur ou fixée par un aide. Il explique la manœuvre, c'est-à-dire qu'il fait prendre une gorgée d'eau au patient et lui recommande de la garder dans la bouche pour la déglutir au commandement : ce temps préparatoire est inutile si le malade sait déglutir à vide. Puis l'embout ou le tube de la poire sont introduits dans la narine placée en face de la main droite de l'observateur, la gauche par conséquent, à moins qu'il n'y ait des raisons spéciales, l'atrésie d'une des fosses nasales par exemple, pour faire choisir un côté, le plus large, de préférence à l'autre. Le tube est placé de façon que son orifice soit dans l'axe du méat inférieur, afin de ne pas briser le courant d'air dans la traversée nasale. Il va de soi que le sujet s'est préalablement mouché avec soin pour chasser les mucosités nasales, s'il en existe. Enfin l'orifice narinal est oblitéré par le pincement entre le pouce et l'index gauches du médecin, qui doit presser assez fort pour empêcher le reflux de l'air et assez peu, quand l'embout narinal est en caoutchouc, pour ne pas aplatir celui-ci.

Il ne reste plus qu'à insuffler dans le naso-pharynx l'air contenu dans la poire. Pour cela, la poire est prise à pleine main et comprimée graduellement avec 5, 4, 3 ou 2 doigts (Zaufal) selon la pression que l'on veut donner à l'air, qui est insufflé généralement à « vitesse lente. » Le ballon est ensuite retiré du nez pour lui permettre de se regonfler à l'air libre. Deux douches d'air consécutives sont le plus souvent nécessaires, la première ouvrant la voie, la seconde pénétrant dans la caisse. La pression nécessaire pour faire arriver l'air dans l'oreille moyenne par le procédé de Politzer est la moitié environ (Hartmann) de celle exigée par le procédé de Valsalva. La poire de 300 grammes permet de donner, suivant la pression, de 1/10 à 4/10 d'atmosphère (Politzer). Si l'on croit à l'existence d'un obstacle tubaire, il faut employer une pression forte, à pleine main, d'un mouvement rapide, et répéter l'insufflation 3, 4, 6 fois.

Le moment précis où la poire doit être pressée est celui où le voile du palais isole le naso-pharynx de la bouche. C'est une seconde ou une demi-seconde après le début d'exécution de la déglution au commandement, ou, plus exactement, c'est au moment précis où le larynx s'arrête dans son ascension vers l'os hyoïde. Prématurée, l'insufflation fait prendre une fausse route au liquide; retardée, elle envoie l'air dans l'estomac : une petite quinte de toux dans le premier cas, une éructation dans le second sont suivies de la cessation du petit malaise consécutif à cet accident. L'auscultation de l'oreille pendant la douche fait percevoir les mêmes bruits que dans l'épreuve de Valsalva.

Les modifications subies par le procédé de Politzer sont nombreuses ; elles ne portent du reste que sur le détail.

Au lieu de faire déglutir de l'eau, on peut faire déglutir de la salive, après en avoir provoqué l'afflux en faisant sucer un morceau de sucre au malade (Miot). Chez l'enfant, le soulèvement du voile du palais est obtenu spontanément, par réflexe, dès que le courant d'air arrive dans le naso-pharynx (Schwartze). Souvent aussi la phonation provoque le relèvement suffisant du voile. La voyelle A (Lucœ), les sons gutturaux (HAK, HOUK) (Gruber), les mots à deux syllabes (VAARIX, MAATRIX, etc.) (Politzer) sont les plus commodes. Mais ces procédés peuvent rester insuffisants : en effet l'occlusion du naso-pharynx et l'ouverture physiologique de la trompe ne sont pas aussi bien réalisés que dans l'expérience type de Politzer. Le relèvement du voile est encore incomplètement obtenu par le procédé de Lévi, qui consiste à faire faire le mouvement de souffler fort par la bouche, celle-ci étant fermée, et à profiter de ce moment pour pousser la douche d'air.

On a exceptionnellement recours pour la douche de Politzer à la double poire en caoutchouc ou soufflerie de Richardson (Lucœ, Schwartze) ou à la pompe à compression (Politzer) : ces deux moyens sont plutôt réservés pour la douche pratiquée après cathétérisme préalable et d'ailleurs assez peu employés dans la pratique courante : le premier n'est pas assez puissant : le second l'est trop.

4° *Cathétérisme de la trompe*. — C'est une véritable opération, opération de petite chirurgie, qui comporte des difficultés de technique, des incidents et même des accidents : c'est pourquoi elle est interdite au conseil de révision.

Il est évident que le cathétérisme doit être précédé de la reconnaissance du chemin que doit parcourir la sonde. La rhinoscopie antérieure et même postérieure préliminaires sont donc indispensables.

Les procédés de cathétérisme sont multiples, mais ils comportent tous un premier temps commun, la traversée nasale ; seul le second temps, temps pharyngien, est variable.

Nous décrirons en détail, comme le plus facile, le procédé suivant, qui est le plus habituellement employé.

Temps préliminaires. — Le malade à cathétériser est placé comme pour la douche de Politzer ; la fosse nasale a été nettoyée et même au besoin cocaïnisée ; le tube otoscopique réunit l'oreille du malade à celle de l'observateur. De la main gauche, le médecin relève avec le pouce le lobule du nez, pendant que les autres doigts appuyés sur le front maintiennent la tête en attitude directe. La poire en caoutchouc est placée sous le bras gauche, sa grosse extrémité en avant.

1er *Temps*. — Le cathéter, soigneusement désinfecté et purgé, à l'aide d'une insufflation, de l'eau qui pouvait rester à l'intérieur, est présenté, tenu en plume à écrire de la main droite, à l'orifice narinal. Son extrémité est introduite dans la narine le bec en bas et va chercher le contact du plancher de la fosse nasale qu'elle ne quittera plus.

Alors la tige du cathéter, restant parallèle au plancher, donc horizontale, si la tête du sujet ne s'est pas instinctivement infléchie en arrière, est poussée doucement d'avant en arrière et chemine dans la fosse nasale, sans effort, dirigée plutôt que propulsée par la main du médecin, qui doit être très légère. Un mouvement d'ondulation est parfois nécessaire pour permettre à la sonde, qui chemine entre la cloison et le cornet inférieur, d'éviter les saillies anormales de l'une ou de l'autre. Au besoin, dans les cas difficiles, on peut pratiquer le cathétérisme sous le contrôle de la vue, à l'aide du spéculum. Une sensation particuculière indique à la main directrice que le bout de la sonde est libre dans le naso-pharynx.

2e *Temps.* — Le but de ce second temps est la recherche de l'orifice tubaire. Il faut se rappeler que celui-ci est à 1 cm. environ au-dessus du plan continuant la voûte palatine, et sur le prolongement de la ligne d'insertion du cornet inférieur. Si l'on veut le repérer par rapport à l'angle droit formé par le bord postérieur de la cloison et par celui du palais, il suffit de retenir qu'il est sur la bissectrice de cet angle. Enfin par rapport à la paroi pharyngienne postérieure, c'est-à-dire au rachis, il est à 1 cm. 5 environ en avant. Par rapport à l'ouverture antérieure des fosses nasales, il est à une distance égale à celle qui sépare le bord libre des incisives de la base de la luette (Itard) ou à celle qui sépare le plan vertico-transversal passant par l'épine nasale antérieure de la racine de l'apophyse zygomatique (Gellé). Ces deux dernières mensurations ne sont jamais qu'approximatives.

La sonde est donc poussée jusqu'au contact de la paroi postérieure du pharynx; si la contraction du voile du palais fait obstacle à ce dernier mouvement, on engage le malade à respirer lentement ou à faire un mouvement de déglutition. Le contact bien senti, on fait tourner franchement en dehors le bec de la sonde, ce qui l'amène sur la paroi externe du pharynx. On retire alors la sonde lentement, vers soi, en maintenant ce contact de manière à sentir, après un trajet de 1 centimètre à 1 centimètre et demi, le bourrelet postérieur du pavillon de la trompe. On éprouve un ressaut assez net, qui indique qu'on a franchi le bourrelet et que le bec est à hauteur de l'orifice de la trompe; on fait alors décrire à l'instrument un mouvement de rotation d'un quart de cercle qui porte le bec en haut et en dehors et le fait pénétrer dans l'orifice tubaire.

On est certain de la pénétration si la sonde, simplement maintenue par les doigts, n'est pas déplacée par les mouvements de déglutition, si l'anneau repère placé près du pavillon est dans un plan passant par l'angle externe de l'œil et enfin si l'auscultation de l'oreille indique l'arrivée de l'air dans l'oreille moyenne pendant l'insufflation. Lorsque chez un sujet on a réussi le premier cathétérisme, il est tout indiqué de marquer sur sa sonde par un trait ineffaçable le point où elle émerge de la narine, son bec étant fixé dans la trompe. Il suffira pour les cathétérismes suivants d'enfoncer le cathéter de la longueur repérée dans la direction connue de l'orifice tubaire.

Autres procédés. — 1° *Procédé de Triquet.* — C'est un procédé à main levée qui consiste à faire glisser le bec de la sonde, dirigé en haut et en dehors, dans la rainure formée par la réunion du plancher de la fosse nasale avec la paroi nasale externe ; le cornet inférieur, sous lequel il chemine, le guide et le conduit jusqu'à l'orifice tubaire, placé sur son prolongement.

2° *Procédé du bord postérieur de la cloison.* Ce procédé offre l'avantage d'être un peu moins douloureux que les autres. Le bec de la sonde suit l'angle formé par la cloison et le plancher, et, arrivé dans le naso-pharynx, cherche à accrocher par sa concavité le bord postérieur de la cloison, puis exécute, en pivotant, une rotation d'un demi-cercle environ qui le porte en haut et en dehors dans la direction de la trompe d'Eustache, où il s'engage.

Si le bec de la sonde ne se trouve pas dans l'orifice de la trompe et donne une sensation de fermeté et d'élasticité, s'il peut être refoulé un peu en arrière et surtout si la concavité est dirigée presque directement en haut, il est engagé dans la fossette de Rosenmüller. Si le cathéter est immobilisé, l'anneau repère étant dans un plan horizontal, le bec est resté dans le méat inférieur. Si enfin il est immobilisé son axe longitudinal étant oblique par rapport à l'horizontale, le cathéter a fait fausse route vers le méat moyen.

Avant l'insufflation, le cathéter doit être bien immobilisé, en bonne position, par le pouce et l'index gauches du médecin. La main droite devenue libre prend la poire placée sous le bras gauche, introduit sans secousse l'embout dans le pavillon du cathéter et chasse l'air du ballon à la vitesse désirée. On gradue la pression soit par le nombre de doigts employés pour exprimer le contenu de la poire, soit par l'orientation des doigts.

Le maximum de pression (380 mm. de mercure) est obtenu par la compression latérale du ballon entre le pouce placé d'un côté et les quatre autres doigts de l'autre. Par la compression antéro-postérieure, le pouce sur la base de là poire et les quatre doigts autour du col, la pression est de 260 mm. de mercure seulement (Hartmann). Enfin par la compression utilisant, outre le pouce, 3 ou 2 doigts seulement, on obtient des pressions encore moindres. Il en est de même si on se sert d'une poire d'un volume inférieur.

Après l'insufflation, le cathéter est retiré par une manœuvre inverse de celle de l'introduction et avec la même douceur.

Difficultés du cathétérisme. Elles résultent soit de la peur inspirée au malade par l'opération, soit de la douleur provoquée par le passage du cathéter dans une fosse nasale étroite et sensible, soit enfin de la révolte du voile du palais au moindre contact. La mise en confiance du sujet, la cocaïnisation de la fosse nasale par le porte-coton imprégné de solution à 1/20 peuvent supprimer ces difficultés. Mais il en est d'autres dues à des états pathologiques du nez (éperons ou déviations de la cloison, hypertrophie des cornets, épistaxis à répétition) ou du naso-pharynx (queues de cornets, végétations adénoïdes, polypes choanaux, pharyngite latérale) Le cathétérisme exige alors une opération préalable, qui a du reste aussi un effet curateur, en agissant sur la cause de l'obstruction tubaire.

Accidents du cathétérisme. La rupture du tympan est presque impossible, si l'on ne se sert que de la poire en caoutchouc. L'inoculation de la syphilis (chancre des auristes) est facilement évitable. La syncope résulte d'un réflexe cardiaque dont le point de départ est la muqueuse nasale ou pharyngienne latérale ; généralement de courte durée, elle peut cependant être quelquefois mortelle ; tout auriste doit se le rappeler. L'emphysème, dû à l'insufflation du tissu sous-muqueux à travers une éraillure de la muqueuse, peut se localiser au pharynx et au voile et il n'est alors que gênant ; mais il peut aussi s'étendre, gagnant soit vers la région parotidienne, soit, ce qui est plus grave, vers l'orifice supérieur du larynx, déterminant alors de l'aphonie, de la suffocation et quelquefois la mort.

Exploration à la bougie. Il peut être indiqué, assez rarement pour le simple diagnostic, plus souvent pour le traitement, de faire le cathétérisme du canal tubaire lui-même et non plus seulement de son orifice. Il faut toujours commencer par le cathétérisme classique, fait avec une sonde ayant au moins 2 mm. de calibre intérieur, puis l'on introduit dans la lumière de la sonde une bougie rectiligne cylindrique, à bout olivaire, faite en baleine, en gomme, en celluloïd ou en argent malléable, d'un calibre variant des numéros 1 à 6, gradués d'après leur calibre croissant par tiers de millimètre. Un repère indique sur la bougie à son extrémité extérieure le moment où son olive émerge du cathéter-guide; un second repère placé à 3cm. 1/2 du précédent indique le point où il faut s'arrêter dans la pénétration de la bougie, car à ce moment l'olive répond toujours à l'isthme de la trompe ou même le dépasse. On ne fait jamais d'insufflation après le bougirage, par crainte de l'emphysème.

B. Résultats de l'aération de la caisse. — De l'ensemble des épreuves de Toynbee, de Valsalva, de Politzer, du cathétérisme et du bougirage, il est possible de tirer maintenant des conclusions.

1° *Diagnostic des obstacles.* — Si le Toynbee est positif, c'est-à-dire, si après la déglutition nez fermé, le sujet éprouve la sensation particulière qui accompagne le refoulement du tympan, la perméabilité normale de la trompe peut être affirmée. Si une très forte pression est nécessaire avec le Valsalva pour que l'air pénètre dans la caisse, alors qu'une faible pression suffit avec le Politzer, il s'agit d'un obstacle siégeant sur le pavillon tubaire lui-même, qui dans la première épreuve n'arrive pas à se déplisser sous l'action mécanique de la pression, alors que, dans la seconde, il se laisse ouvrir par son muscle dilatateur. Si une faible pression suffit avec le cathéter, alors qu'il en faut une forte avec le Politzer pour aérer la caisse, l'obstacle est à l'entrée du canal tubaire. Si enfin l'air ne pénètre pas par le cathéter, l'obstacle est plus près de la caisse : c'est aux bougies à en déterminer le siège d'après la profondeur de pénétration de l'olive, et le degré de stricture, d'après le calibre de celle-ci : au-dessous de 1 mm. il y a rétrécissement. Siégeant entre 0 et 20 mm. de l'orifice pharyngien, la stricture est dans la partie cartilagineuse; de 20 à 25, elle est proche de l'isthme ; à partir de 30, elle est sûrement dans la portion osseuse.

2° *Diagnostic de l'état de la muqueuse.* Il se fait surtout d'après l'auscultation. Les bruits d'auscultation sont plus nets, quand l'aération de la caisse est faite avec le cathéter que lorsqu'elle est obtenue par l'emploi des autres procédés.

Il y a d'abord des *faux bruits* ou plutôt des bruits *extra-tubaires,* dont il faut savoir faire abstraction. Tel le bruit de souffle rude qui se produit quand le cathéter est dans la fossette de Rosen-müller : il s'entend aussi bien par l'oreille non munie du tube otoscopique et sa perception n'est pas modifiée par l'aplatisse-ment de ce dernier. De même un bruit de gros râle muqueux s'entend quand le bec du cathéter est placé au milieu de muco-sités nasales ou pharyngiennes : on fait le diagnostic du siège d'après les mêmes caractères que ceux indiqués pour le bruit de souffle.

Les dires du malade affirmant ou niant la pénétration de l'air n'ont pas une valeur absolue, car certains sujets accusent l'entrée de l'air alors que le cathéter est mal placé et d'autres ne sentent pas le contact de l'air à son passage (Urbantschitsch).

L'absence de bruit perceptible à l'otoscope pendant l'insuffla-tion de la trompe, faite sous la pression suffisante et répétée plu-sieurs fois, indique le défaut de perméabilité tubaire. Mais, avant d'affirmer cette conclusion, il faut vérifier si l'embout otoscopique n'est pas bouché par du cérumen, ou le bec du cathéter par un bouchon muqueux rencontré sur son passage. Quelquefois des *intermittences* se produisent dans le passage de l'air : cela tient presque toujours à des mucosités ou à des replis muqueux for-mant soupape et s'observe surtout chez les sujets porteurs d'adé-noïdes (Meyer).

A l'état normal, l'oreille de l'observateur doit percevoir par le tube otoscopique deux bruits. Le premier, inconstant après le cathétérisme, alors qu'il est constant après le Valsalva, est un *bruit de claquement* résultant du refoulement du tympan en dehors. Le second est un bruit de souffle, comparé par Deleau au bruit de la pluie tombant sur les feuilles sèches et par Politzer au bruit produit par une expiration rapide faite les lèvres légè-rement serrées et la langue appliquée sur la voûte palatine. Il est perçu par l'observateur avec la même netteté que s'il se passait dans sa propre oreille. Il dure autant que l'insufflation : il est plus élevé et plus net avec un cathéter à lumière étroite.

Les caractères de ce bruit peuvent être à l'état pathologique exagérés, diminués, transformés.

Un *souffle large*, prolongé, puissant, suivi de claquement très net, indique une trompe très large et un tympan relâché.

Un *souffle intermittent*, tantôt indistinct, tantôt légèrement sifflant, aigu, révèle une stricture ancienne de la trompe ou des adhérences du tympan avec le promontoire. Un bruit intermittent encore, mais plutôt raboteux, craquant, parfois mêlé de râles, serait l'indice de la tuméfaction inflammatoire de la trompe.

Un *sifflement* perceptible à distance est pathognomonique de la perforation du tympan : il constituait autrefois, à défaut d'otoscopie, le seul signe de perforation : en vérité il y a des perforations révélées par d'autres bruits secs ou humides et même des perforations silencieuses.

Les *râles* sont caractéristiques des salpingites ou des otites accompagnées de sécrétion. Le râle à fines bulles annonce une sécrétion minime, le râle à grosses bulles une sécrétion plus abondante ; si le bruit de râle est perçu par l'oreille de l'observateur comme très rapproché, il a son siège dans la caisse, s'il paraît éloigné, il provient de la trompe. Les bruits de râle se continuent après l'insufflation, car le bouillonnement de l'air dans les liquides persiste pendant quelques secondes.

Les résultats du cathétérisme servent non seulement au diagnostic, mais encore au pronostic. En effet, quand la douche d'air améliore l'audition et surtout si elle l'améliore pour un certain temps, le pronostic est favorable ; il reste réservé dans le cas contraire.

C. Epreuves nouvelles de l'audition après aération de la caisse. — L'insufflation d'air dans la trompe, en se combinant à l'emploi du diapason, a donné naissance à de nouvelles épreuves de l'audition.

1° *Application entotique du tube acoustique.* Au cathéter introduit dans la trompe, Bing a annexé un tube acoustique terminé par un pavillon devant lequel est placée la source sonore (voix ou diapason). Si le sujet entend par cette voie entotique mieux que par la voie normale, c'est que l'étrier est normal et que l'obstacle siège entre lui et le tympan. Si le malade ne perçoit pas mieux, il faut conclure à une lésion de l'étrier. Cette épreuve a une certaine valeur.

2° *Épreuve de Politzer.* Elle consiste à faire vibrer un diapason ut$_3$ devant les narines, et à faire faire des mouvements de déglu-

Tableau schématique des résultats des principales épreuves de l'audition.

ÉPREUVES	Obstruction du conduit (bouchon de cérumen, etc.)	Atteinte de l'appareil de transmission (tympan et osselets)	Atteinte de l'appareil de transmission avec participation légère de l'app. de percept.	Diminution ou défaut de mobilité de l'étrier	Lésion unique ou prédominante de l'appareil de perception	Lésions diffuses par sclérose extensive	Sénilité
Montre { Air . . .	Mal perçue.	Assez bien perçue.	Variable.	Mieux perçue dans la conversation simple qu'à travers cornet acoustique.	Mal perçue.	Variables.	Assez bien perçue
{ Os . . .	Bien perçue.	Bien perçue.			Non perçue.		Non perçue.
Voix { chuch. . .	Variable.	Mal perçue.			Mal perçue.		Variables.
{ ordin . . .	Bien perçue.	Assez bien perçue.			Mal perçue.		
Diapason { Air . .	Durée diminuée.	Durée plus ou moins diminuée.	Durée diminuée.	Percep. diminuée.	Disparition des sons aigus ; trous.	Durée diminuée.	Bien perçu.
{ Os . .	Durée normale. ou augmentée.	Normale ou augmentée.	Diminuée ou abolie.	— diminuée.	Durée diminuée.	Diminuée.	Non perçu.
Weber	Lat. côté malade.	Lat. côté malade.	Indifférent ou latér. côté sain.	Variables.	Lat. côté sain.	?	Epreuve nulle.
Rinne	Négatif en général	Négatif.	Tantôt + tantôt —		Positif.	Généralement +.	Fortement +.
Gellé { prés. centrip.	O	Perception non modifiée.	Variables.	Perception non modifiée.	Percep. diminuée.	Perception non modifiée.	»
{ diapason–ube.	O	Percep. diminuée.		O	O	»	»
{ vertige expér.	O	N'existe pas.		N'existe pas.	Existe parfois	»	»
Paracousie lointaine	Possible.	Nette et précoce.	?	?	N'existe pas.	»	»
Bing (perception secondaire) . . .	?	N'existe pas.	?	?	Existe.	»	»
Corradi (renaissance).	?	+	?	?	O	»	»
Résultat du cathétérisme . .	Nul.	Amélioration.	Variable.	Nul.	Nul ou aggravation.	O	O
Bing (entotique) .	O	Perception supér. à l'aérienne.	?	O	O	»	»
Ponction exploratrice du tympan	»	Amélioration asséz souvent.	?	O	O	O	O

tition, dont chacun ouvre la trompe. A l'état normal, à chaque déglutition correspond un renforcement du son. Si le diapason, pendant la déglutition, est plus mal perçu du côté sourd, il y a obstruction de la trompe. S'il est mieux perçu du côté malade, la trompe est hors de cause. S'il n'est pas perçu du côté sourd, tant à l'état de repos que pendant la déglutition, il s'agit d'une lésion du labyrinthe. Cette épreuve ne donne pas toujours en pratique des résultats précis.

3° *Auscultation transauriculaire de Gellé*. On fait vibrer un diapason sur le crâne près de l'oreille (tempe ou front) et l'on ausculte l'oreille. Si le son arrive affaibli par le tube otoscopique, on fait l'insufflation de la caisse par un procédé quelconque. Si le son est alors mieux perçu et du malade et de l'observateur, il faut conclure à un défaut d'aération de la caisse et à l'enfoncement consécutif du tympan. Si le son n'est pas mieux perçu, alors que l'auscultation a démontré la perméabilité de la trompe et de la caisse, il faut songer à la sclérose du tympan devenu impropre à transmettre les ondes sonores. Cette épreuve est aléatoire.

Le tableau synoptique de la page 558 condense en un schéma aussi peu artificiel que possible les résultats des principales épreuves de l'audition.

Il y a lieu de compléter ces notions par l'examen *de visu* du tympan, que nous étudions ici en dernier lieu seulement, bien que, dans la pratique, l'examen de la membrane, selon les cas, précède, accompagne ou suive l'exploration des trompes.

CHAPITRE IV

EXAMEN DU CONDUIT ET DE LA MEMBRANE DU TYMPAN

Deux régions très différentes sont à explorer à l'aide du miroir et du spéculum : l'une, étendue mais assez facile, est le conduit ; l'autre, exiguë mais difficile à voir dans ses détails et à interpréter dans ses divers aspects, est la membrane du tympan.

§ 1. — Examen du conduit auditif.

L'inspection directe à l'aide du miroir seul d'abord, c'est-à-dire l'exploration des diverses parois, faite par tranches successives en quelque sorte, en allant de la surface à la profondeur, puis l'examen avec le miroir et le spéculum, à l'aide d'inclinaisons variées du spéculum enfoncé lentement et progressivement, permettent de prendre connaissance du conduit auditif dans tous ses détails.

Il est difficile de définir un conduit normal ; le calibre peut varier du simple au double selon les sujets, en dehors de tout état pathologique. La lumière du conduit, au lieu de représenter un cercle, peut être ovalaire ou elliptique à grand axe plus ou moins incliné. Enfin la saillie en dos d'âne, formée par le plancher à la hauteur de l'isthme, est également des plus variables. Sur les parois, le cérumen existe en minime quantité, de couleur jaune clair, onctueux, peu adhérent, quelquefois desséché en fines écailles mêlées à des squames épidermiques furfuracées.

Pratiquement, on peut ramener tous les états pathologiques à des obstructions, totales ou partielles, avec ou sans inflammation concomitante, les unes indépendantes des parois, les autres résultant de la tuméfaction des parois.

I. Obstruction sans participation des parois. — Les plus fréquentes de ces obstructions sont dues au cérumen, et aux corps étrangers.

1° *Obstruction par bouchon de cérumen.* — C'est une affection des plus communes et des plus méconnues. Le bouchon, en effet, se développe insidieusement sous l'influence de causes imparfaitement connues qui exagèrent la sécrétion ou la modifient dans sa qualité ou qui favorisent la rétention, telles que inflammations superficielles à répétition, séjour de poussières professionnelles dans le conduit, présence de corps étrangers. Comme il répond en général à la partie moyenne du conduit, il permet une audition suffisante, quoique diminuée ; plus tard, le refoulement du bouchon vers le tympan ou son augmentation subite de volume, car il est hygrométrique, font apparaître la surdité presque totale et les bourdonnements ou vertiges révélateurs. La simple inspection au spéculum, introduit avec précaution sous le contrôle du miroir, montre le bouchon avec son aspect caractéristique : brillant, à reflets multiples, jaune brun, brun foncé ou même noir, selon sa composition et son ancienneté. Le stylet boutonné, manié avec douceur, indique sa consistance.

On rencontre parfois d'autres bouchons, blanc sale, anfractueux à la surface, mous, adhérents aux parois : ils résultent d'une otite desquamative ou kératose obturante et sont appelés à tort *cholestéatomes du conduit*.

Il y aurait intérêt à pouvoir diagnostiquer l'état de l'oreille derrière le bouchon : en effet dans plus de la moitié (Toynbee), près des 3/4 des cas (Gellé), il persiste des troubles auriculaires après l'ablation du bouchon. La latéralisation du Weber du côté atteint coïncidant avec la conservation de la perception crânienne de la montre et d'autre part le « retour de l'audition égale dans tout le pourtour du crâne dans l'épreuve du diapason vertex, après le bouchon enlevé » permettent de croire à l'intégrité de l'appareil auditif.

2° *Obstruction par polype.* C'est une variété d'obstruction presque totale du conduit où la réaction inflammatoire existe, mais minime. Elle est due à la présence d'un *polype* volumineux, gris rosé, dur, d'aspect cutané, cylindroïde comme le conduit et s'avançant plus ou moins vers le méat. Quand on peut en faire le tour au stylet, ou mieux quand on en a enlevé la majeure partie au serre-nœud, on peut constater que ces polypes dits fibreux s'insèrent sur la couche cutanéo-périostique du conduit plus ou moins près du tympan. Il est fréquent qu'ils s'implantent sur des points atteints d'ostéite, décelables par un examen attentif au stylet. La plupart proviennent de la caisse, d'où ils sortent par une perforation du tympan.

3° *Obstruction par séquestres.* On peut trouver dans le conduit des séquestres d'origine et de provenance diverses : parois, oreille moyenne et même oreille interne. Ils se distinguent des autres tuméfactions en ce qu'ils sont constitués par de l'os, aisément reconnaissable au stylet, sans aucun revêtement cutané. Ils sont généralement enclavés ou le restent fort longtemps.

4° *Obstruction par corps étrangers.* Ces corps étrangers, des plus variés, sont introduits accidentellement ou volontairement. Ils attirent l'attention soit par la réaction inflammatoire qu'ils provoquent souvent soit par le bouchon de cérumen qui se développe autour d'eux dans les cas où ils sont bien tolérés. Nous avons observé deux cas de corps étrangers dont les malades ignoraient l'existence ou la nature : l'un était constitué par un épi de graminée enrobé de cérumen et séjournait dans le conduit depuis 10 ans ; l'autre, absolument méconnu du sujet, était un pois.

II. Obstruction par tuméfaction des parois. — Les causes de ces obstructions sont nombreuses, les unes d'origine inflammatoire, les autres indépendantes de toute inflammation. Ces obstructions sont diffuses ou circonscrites.

1° *Obstruction par otite externe diffuse*. Elle est totale ou presque totale, souvent secondaire à une infection de l'oreille moyenne, quelquefois primitive, due soit à l'infection d'une plaie accidentelle, soit au développement d'un eczéma (le pavillon est alors presque toujours atteint), soit à l'inflammation réactionnelle provoquée par un corps étranger, soit à un ensemencement de parasites végétaux (otomycose due aux divers aspergillus, trichophytie, etc.), soit enfin à une maladie infectieuse grave, érysipèle ou diphtérie. Cette otite externe diffuse se traduit subjectivement par des douleurs et de la fièvre. A l'examen du conduit, fait sans spéculum, car le moindre attouchement est trop douloureux, on voit la paroi tuméfiée formant un épais cylindre d'abord œdémateux, puis suintant ou suppurant, enfin recouvert d'épiderme macéré. Si le diagnostic d'otite externe diffuse est des plus faciles, celui de l'état de l'oreille moyenne l'est moins, d'autant plus que l'examen du tympan est impossible pendant la durée de l'affection. Si la sécrétion a l'aspect muqueux, on peut supposer qu'elle vient probablement de l'oreille moyenne. Si l'audition n'est que peu compromise et pour la voix chuchotée seulement, il y a lieu de croire que le tympan seul est lésé dans l'appareil de transmission.

2° *Chute de la paroi postéro-supérieure*. Parmi les obstructions, celle-là a une importance capitale, à cause de sa valeur au point de vue du diagnostic. Elle apparaît sous forme d'une voussure étendue, à grand rayon, répondant à la partie postéro-supérieure du conduit osseux. Elle peut être due à une tuméfaction sous-périostique, mais le plus souvent elle est d'origine intra-osseuse ; elle révèle l'infection des cellules pétro-mastoïdiennes placées en avant de l'antre et elle est symptomatique d'une mastoïdite (Schwartze), dont il faut rechercher les autres signes.

3° *Abcès sous-périostiques et ostéite des parois*. La déformation est analogue à la précédente et coïncide parfois, tantôt avec une tuméfac-

tion temporale, tantôt avec une tuméfaction mastoïdienne considérables ; l'incision par le conduit donne issue à une quantité notable de
pus phlegmoneux et la guérison se produit très vite : il s'agit alors
d'abcès sous-périostiques. D'autres fois l'incision n'est pas suivie de
guérison et l'exploration conduit dans une petite cavité osseuse : il
s'agit alors d'une ostéite localisée à l'un des groupes cellulaires qui
entourent le conduit, placés autour de l'antre et de la caisse.

4° *Otite externe périostique de Duplay*. Elle est caractérisée par
des saillies résistantes mais non d'une dureté osseuse, petites et
souvent multiples, peu douloureuses au contact du stylet. Elles
seraient dues à des manifestations rhumatismales.

5° *Exostoses du conduit*. — Ce sont des tuméfactions circonscrites,
de consistance osseuse, douloureuses au contact, implantées par une
large base soit en haut, soit en arrière, dans le dernier tiers du
conduit osseux. Leur grosseur varie du volume d'un pois à celui
d'une noisette ; elles sont lisses, sphéroïdes ou ovalaires. Leur vraie
cause est inconnue : l'hérédité et les états inflammatoires joueraient
un rôle dans leur développement.

6° *Abcès glandulaires ; furoncles*. Ces sont des tuméfactions partielles
d'ordre inflammatoire, dont l'apparition est accompagnée d'une réaction
locale et quelquefois générale intense et hors de proportion avec la
cause ; ils sont tantôt uniques, tantôt multiples, s'il s'est fait des ino-
culations de proche en proche. Selon que l'abcès résulte de l'infection d'une glande sébacée ou cérumineuse, son aspect et son évolution
clinique sont quelquefois un peu différents. Le furoncle est une saillie
acuminée, devenant rapidement rouge vif, avec un point blanc au sommet, si l'abcédation spontanée est proche : celle-ci se fait du 5ᵉ au
7ᵉ jour, avec expulsion d'un bourbillon. L'abcès de la glande cérumineuse, dont le siège est plus profond, est moins acuminé, plus
étalé, recouvert d'une peau presque normale : il s'ouvre plus tard,
sans élimination de bourbillon, et guérit moins vite. Ces abcès du
conduit peuvent exister seuls ; mais parfois aussi ils accompagnent
des otites moyennes suppurées. Il y a donc lieu d'attendre, pour
faire un diagnostic complet, que l'examen du tympan soit redevenu
possible. Quand l'abcès siège dans une des glandes qui accompagnent
la languette cutanée s'étendant le long de la paroi supérieure jusque
sur la membrane du tympan, il se développe dans l'angle dièdre
formé par ces deux plans et il peut en imposer pour une lésion du
tympan ou plutôt de la paroi externe de l'attique (périostite du mur
de la logette) ou encore pour un des abcès sous-périostiques décrits

plus haut. Quand les abcès glandulaires se compliquent de lymphangite ou d'adénite, on peut observer du gonflement des régions temporale ou mastoïdienne et croire à des périostites suppurées ou à des ostéites de ces régions (Voir chap. V).

Dans d'autres cas, le conduït est sain ou à peu près sain : tout au plus présente-t-il un peu d'exulcération de ses parois ou quelques pustules minuscules ; mais il contient du *pus*. Un examen rapide permet de voir si l'origine de l'écoulement est dans l'oreille externe : le plus souvent elle est dans l'oreille moyenne. Quand l'écoulement est assez abondant pour se faire jour à l'extérieur, il présente les caractères décrits plus haut (p. 510). Quand la suppuration est discrète, on la reconnaît à la présence de croûtes c'est-à-dire de pus concrété dans le fond du conduit, se reproduisant malgré des nettoyages soignés. Parfois il est nécessaire, pour s'assurer de la présence du pus, de recourir à un tamponnement explorateur. En enlevant le petit cylindre de coton tassé au fond du conduit, on verra non seulement s'il porte une tache de pus, mais encore où se trouve cette tache.

7° *Tumeurs du conduit.* Des *petits polypes*, solitaires, peuvent se rencontrer dans le conduit, sous forme de granulations rouges. Ils sont généralement symptomatiques d'une ostéite et leur ablation permet de constater l'existence de fistules. Quand celles-ci sont paratympanales, elles révèlent l'ostéite des cellules limitrophes du conduit ou même de l'antre et de la caisse : parfois à la suite d'un furoncle du conduit, il se produit un peu d'ostéite circonscrite simulant au premier abord la fistule ; mais il y a simplement dénudation de l'os sans trajet fistuleux et la guérison se fait vite et bien.

Le *cancer* du conduit est presque toujours la propagation d'un néoplasme du pavillon. Le *condylome* du conduit est rare ; il s'accompagne d'autres manifestations syphilitiques mettant sur la voie du diagnostic.

8° *Conduits cicatriciels.* Tantôt il s'est produit, à la suite d'infections superficielles répétées, celles qui suivent l'eczéma par exemple, une infiltration en masse des tissus par des produits non résorbables et la lumière du conduit est réduite à une fente, du fait de l'épaississement de ses parois. Tantôt la cicatrice est circonscrite, comme l'était la lésion primitive : elle est alors en diaphragme ou en virole, complète ou incomplète, et c'est l'exploration au stylet qui en révèle la forme et les rapports.

9° *Rétrécissements congénitaux.* Ce sont en général des diaphragmes membraneux placés près du méat, résultant de l'absence de régression du tissu épithélial qui forme bouchon en ce point pendant la vie intra-utérine. Quelquefois l'atrésie est osseuse. Quel que soit le rétrécissement, il reste à se demander quel est l'état de l'oreille moyenne et interne. Le Weber latéralisé au côté sain indique une lésion labyrinthique. Une atrésie osseuse est presque toujours compliquée de malformations concomitantes de l'oreille moyenne et interne.

Au point de vue du service militaire, l'atrésie ou l'oblitération du conduit compromettant fortement l'audition entraînent l'inaptitude au service armé; les corps étrangers ne comportent l'incapacité de servir qu'exceptionnellement et seulement s'ils donnent lieu à des complications; enfin les polypes, qui déterminent l'exemption, n'entraînent la réforme temporaire ou définitive que suivant le degré de gravité et de curabilité de l'otite moyenne dont ils sont généralement le résultat.

<h3 style="text-align:center">§ 2. — Examen de la membrane du tympan.
État normal. — État pathologique.</h3>

Le conduit étant bien éclairé et le spéculum bien placé, l'observateur doit voir la membrane du tympan. L'examen est facile même pour un débutant si le conduit auditif est large et presque rectiligne. Il est difficile, même pour un œil exercé, dans les conditions inverses.

<h3 style="text-align:center">État normal.</h3>

Il est une partie de la membrane du tympan qui se trouve toujours la mieux vue : c'est la partie postéro-supérieure. Elle est en effet plus proche de l'œil de l'observateur et se présente moins en raccourci.

I. VUE DÉTAILLÉE. — Le repère capital, celui qui est au tympan ce que la papille est au fond de l'œil, se trouve en avant du segment le plus visible du tympan. Ce repère est la *courte apophyse* ou *apophyse externe du marteau* (fig. 76).

L'apophyse externe a été comparée à une perle, à une petite

pustule d'acné. Franchement jaune à la lumière du jour ou à la lumière électrique, elle est blanc gris ou blanc jaunâtre à la lumière artificielle. Son aspect peut se modifier à l'état pathologique, mais ce repère est le dernier qui disparaisse même dans les cas de lésions avancées : aussi a-t-il une grande importance en otoscopie. Quand l'apophyse externe ne se présente pas d'emblée dans le champ du spéculum, il faut imprimer à celui-ci un mouvement qui porte son pavillon légèrement en bas et en arrière, par conséquent sa petite extrémité en haut et en avant; il est en outre quelquefois avantageux que l'observateur se place plus bas que l'oreille observée, afin de donner à son regard la direction ascendante qui convient.

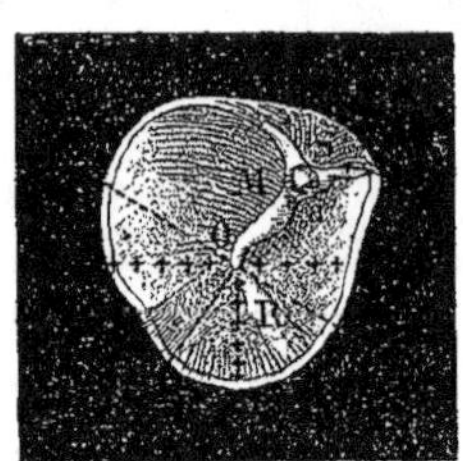

Fig. 76. — Image otoscopique grossie deux fois. (Tympan normal , côté droit).

a. apophyse externe.— M. manche du marteau. — O. ombilic. — R. reflet lumineux. — S. membrane de Shrapnell.
En pointillé, la division en quadrants d'après la plupart des auteurs; en petites croix, la division d'après d'autres.

A l'apophyse externe fait suite le *manche du marteau*. Sa direction est oblique en bas et en arrière et fait un angle de 45° en moyenne avec l'horizontale ou la verticale. Il n'est pas absolument rectiligne, mais décrit toujours de très légères sinuosités. A son extrémité inférieure, il se recourbe ou s'élargit. Dans ce dernier cas, la partie élargie s'appelle *spatule*. Le manche du marteau, dans sa partie supérieure, a la même couleur que l'apophyse externe; dans la partie inférieure, il est moins blanc. Le bord antérieur du manche est plus en relief que le postérieur : il se continue avec l'apophyse externe, tandis que le bord postérieur se termine, en haut, en arrière de celle-ci. Le bord postérieur du manche du marteau est souvent souligné par un trait rouge vif (surtout quand l'examen se prolonge, ce qui entraîne l'hyperhémie du tympan) : cet aspect est dû à la présence d'une artériole assez importante.

Autour de la spatule du marteau se voit assez souvent une surface jaune ou grise (tache jaune de Trautmann) dont la couleur est due à la présence d'une couronne de cellules cartilagineuses autour de la spatule (Politzer). Cette tache marque l'*om-*

bilic du tympan ou *umbo* : celui-ci est un point fictif répondant à l'extrémité inférieure du marteau, quand la tache jaune manque.

De l'ombilic part une ligne lumineuse, ou plutôt un *triangle lumineux*, appelé quelquefois cône lumineux ou encore reflet. Sa direction est oblique en bas et en avant, presque à 45° par rapport à l'horizontale et à la verticale, par conséquent faisant avec la direction du manche du marteau un angle égal ou supérieur à 90° ouvert en avant. Le reflet lumineux, à cause de son éclat, est toujours facile à voir, surtout quand il s'étale en triangle isocèle depuis l'ombilic jusqu'au cercle tympanal. La courbure du tympan et surtout le poli de sa surface sont les conditions nécessaires pour sa production. La forme et l'étendue de ce reflet lumineux sont des plus variables : quelquefois il est réduit à une ligne, tant il est étroit ; souvent il est brisé et formé de deux taches ou encore simplement représenté par la pointe du triangle au niveau de l'ombilic. Ce reflet ne peut servir de repère que dans ses modifications sur le même sujet, car d'un sujet à l'autre ses variations sont trop grandes.

De l'extrémité supérieure du manche du marteau ou, plus exactement, de l'apophyse externe partent deux plis constants : ils vont rejoindre, l'un en avant, l'autre en arrière de l'apophyse, le cercle tympanal ; ce sont les *plis* ou *ligaments tympano-malléolaires*. Le postérieur, toujours plus marqué, fait un angle à peu près droit avec le manche du marteau sur un tympan normal. L'antérieur, plus flou et plus court, est à peu près horizontal. Dans l'angle formé par ces deux plis principaux apparaissent quelquefois des *plis accessoires*, dont la direction est sensiblement verticale.

Enfin à la périphérie, au point où le tympan se confond avec les parois du conduit se voit, net surtout en bas et en avant, un anneau gris répondant à un épaississement fibreux, le *bourrelet tendineux*, que l'on a comparé à l'arc sénile de la cornée quant à l'aspect. Ce bourrelet s'arrête, en haut, là où les replis tympano-malléolaires rejoignent le cercle tympanal : le cercle qu'il décrit est donc incomplet, ouvert en haut. Ce bourrelet tendineux est formé d'un tissu très résistant ; même quand le tympan est détruit sur une large étendue, il persiste encore et sert alors de repère.

Dans l'intervalle de ces diverses parties, importantes à étudier en détail, parce qu'elles sont des repères, s'étend la membrane du tympan elle-même. Dans l'ensemble, elle est excavée, légèrement infundibuliforme, avec l'ombilic comme centre ; mais, avant d'atteindre la périphérie, sa surface s'incurve à la façon d'un pavillon de trompe et présente près des bords une légère convexité, plus marquée en avant et en bas, là où se produit le reflet lumineux. L'observateur ne peut pas avoir une idée exacte de la forme vraie de la membrane, parce qu'il voit les parties antérieure et inférieure plus en raccourci que les postérieure et supérieure et qu'en outre l'angle sous lequel est vu le tympan varie notablement selon les sujets.

Le segment triangulaire du tympan compris entre les deux plis tympano-malléolaires est appelé *portion flaccide* ou *membrane de Shrapnell*. La caractéristique de ce segment est de s'hyperhémier avec la plus grande facilité. C'est le point de convergence, le confluent des vaisseaux du conduit (qui envoie en ce point une languette de peau), des vaisseaux du tympan et de ceux de la caisse : il serait à l'oreille ce que le cercle périkératique est à l'œil. Gellé a appelé ce point pôle vasculaire ou hile du tympan.

Sur les divers points du tympan peuvent s'observer des *reflets lumineux supplémentaires*, partout où la lumière frappe une surface perpendiculaire à l'axe du rayon visuel : la petite apophyse du marteau, le pli postérieur, le bourrelet marginal, et, d'une manière presque constante, la membrane de Shrapnell.

La membrane est d'une couleur variable. C'est à tort qu'on l'a comparée à celle de la baudruche (Wilde) ou décrite comme gris bleuâtre avec des reflets irisés (Triquet). A la lumière du jour, le tympan est gris clair ; à la lumière artificielle jaune, il est gris lilas ou jaune rouge.

Cette couleur apparente n'est du reste pas la couleur propre de la membrane : elle résulte du mélange de la lumière colorée servant à l'éclairage avec la lumière qui se réfléchit sur le tympan sans l'avoir traversé, et avec la lumière qui retraverse le tympan après s'être réfléchie sur le promontoire.

Cette teinte générale subit d'ailleurs quelques modifications suivant

les divers points du tympan où on la considère. En avant du manche
du marteau et du triangle lumineux, le tympan est toujours plus sombre
qu'en arrière de ces mêmes parties. Quand la membrane est très translucide ou très rapprochée de la paroi interne de la caisse, on peut
voir sur son segment postérieur deux taches : l'une claire, parallèle
au manche du marteau dont elle rappelle la forme, est la longue branche de l'enclume ; l'autre sombre, de forme plutôt circulaire, un peu au-
dessous et en arrière de l'ombilic près du cercle tympanal, répond à la
fenêtre ronde. Entre ces deux taches le tympan est plus jaune, en raison
de la saillie formée en ce point par le promontoire.

Le tympan de l'enfant est plus gris et plus opaque et paraît plus
petit que celui de l'adulte, bien qu'il ait les mêmes dimensions : cela tient
à ce qu'il est vu beaucoup plus en raccourci chez l'enfant, à cause de
sa position plus proche de l'horizontale. Chez le vieillard, il est également opaque, mais plutôt gris blanc. Il existerait également une
variété physiologique de tympan de couleur bleuâtre dans sa moitié
inférieure ; d'après Gomperz, cette coloration serait celle du bulbe de
la jugulaire vu par transparence, opinion discutable et discutée d'ailleurs (Urbantschitsch).

II. Difficultés de l'examen. — Le conduit est quelquefois obstrué en partie par des poils ou par des débris cérumineux ou épidermiques en petite quantité. L'emploi d'un spéculum convenable
suffit à écarter le premier obstacle : une pince doucement maniée
ou un tampon d'ouate suppriment le second.

Le rétrécissement du conduit ou l'exagération de la saillie normale de l'isthme surtout en bas et en avant rendent difficile à
voir la partie antéro-inférieure de la membrane et font prendre
la partie profonde de la paroi postéro-supérieure du conduit pour
le segment postérieur de la membrane. Un débutant s'y trompe
d'autant plus aisément que la ligne de réunion du conduit et de
la membrane est arciforme et rappelle le manche du marteau.
Mais il suffit que l'observateur déplace son œil ou fasse déplacer
la tête du malade dans la direction convenable, en s'aidant de
petits mouvements du spéculum, pour qu'il arrive à voir successivement tous les repères de la membrane : seule la partie antéro-
inférieure échappe quelquefois malgré tout à l'examen.

III. Division topographique de la membrane du tympan. —
Pour se reconnaître et s'orienter dans la description des états

37

pathologiques de la membrane, on est convenu de la diviser en quatre secteurs ou quadrants.

La plupart des auteurs classiques, en France et à l'étranger, prennent comme lignes de division le diamètre oblique qui prolonge le manche du marteau et celui qui lui est perpendiculaire : les quatre quadrants sont donc antéro-supérieur, antéro-inférieur, postéro-inférieur et postéro-supérieur. Certains auteurs divisent la membrane du tympan en une moitié inférieure et une supérieure par une ligne horizontale ; la moitié supérieure est ensuite subdivisée par le marteau en deux secteurs inégaux, l'antérieur plus petit et le postérieur plus grand que le quart du cercle ; la moitié inférieure est divisée par un rayon vertical en deux quarts de cercle (fig. 76). On a essayé de se repérer sur le tympan comme on le fait sur le cadran horaire (Kayser). On a proposé enfin de prendre comme unité de mesure pour la membrane la longueur du manche du marteau (Kayser), de même que pour le fond de l'œil on prend le diamètre papillaire : on dirait par exemple qu'une perforation a comme diamètre la moitié de la longueur du manche du marteau.

Pour guider le diagnostic, autant que pour diriger les interventions, le médecin doit savoir également à quoi répond dans la profondeur, c'est-à-dire dans la caisse, chacun des quadrants du tympan. On peut dire que la moitié inférieure de la membrane ne cache aucun organe important. Il en est de même de presque tout le quadrant antéro-supérieur. En haut seulement, parallèlement au pli tympano-malléolaire antérieur et juste au-dessous de lui est la corde du tympan, quelquefois visible par transparence. Dans le quadrant postéro-supérieur, parallèlement au pli tympano-malléolaire postérieur, encore la corde du tympan ; la longue branche de l'enclume descend parallèle au manche du marteau et, à son extrémité inférieure, perpendiculairement à elle, se dirigeant vers la profondeur, se trouvent l'étrier et son tendon.

La membrane de Shrapnell répond à la partie la plus importante de la caisse, à la région de l'attique. En arrière d'elle se trouvent : le col du marteau, auquel fait suite sa tête, articulée avec l'enclume ; l'aditus ad antrum, dans lequel s'engage la courte branche horizontale de l'enclume ; enfin les poches muqueuses : la supérieure, celle de Prussak, répond à la membrane de Shrapnell elle-même, l'antérieure de Trœltsch est entre le ligament antérieur et le marteau, la postérieure de Trœltsch entre le ligament postérieur et le marteau, toutes les deux limitées en bas par la corde du tympan. Dans les infections chroniques de la caisse, les lésions de cette portion supérieure de la membrane du tympan ont une grande importance pour le diagnostic : dans les otites chroniques qui ont toujours été sèches ou qui le sont devenues, l'altération de cette partie de la muqueuse de la caisse joue également un rôle capital.

IV. — EXAMEN DE LA MOBILITÉ DU TYMPAN. — Jusqu'ici nous avons considéré le tympan au repos : il convient maintenant de l'examiner en mouvement. Il est malheureusement impossible d'étudier la membrane en tant qu'organe vibrant : l'exploration se borne à interroger sa mobilité en masse, c'est-à-dire ses mouvements d'enfoncement vers la caisse ou d'expansion vers le conduit. La membrane est mobilisée soit en agissant par le conduit, soit en agissant par la trompe. Tous les moyens d'aération de la caisse décrits plus haut (p. 547) peuvent être vérifiés, quant à leur action, par l'examen du tympan. Le spéculum de Siegle permet d'aspirer ou de refouler le tympan par l'intermédiaire de la colonne d'air contenue dans le conduit. Le tympano-moteur de Bonnier, qui est un simple tube en caoutchouc taillé en biseau s'appliquant sur le marteau, auquel il adhère par le mécanisme de la ventouse à succion, permet de mobiliser directement la chaîne des osselets, indépendamment de la membrane ou plus exactement de la partie de la membrane éloignée du manche du marteau ; c'est un appareil infidèle et peu employé.

Les mouvements d'ensemble du tympan se manifestent à l'œil de l'observateur par un déplacement d'ensemble, marqué surtout dans le segment postérieur et sur la membrane de Shrapnell, qui sont les parties les plus mobiles du tympan. Le déplacement du manche du marteau qui se relève, la diminution de largeur du reflet lumineux coïncidant avec le refoulement du tympan démontrent cette excursion et peuvent servir à en apprécier l'étendue ; seul le manomètre auriculaire, simple ou enregistreur, permettrait de la mesurer.

A l'état normal, le déplacement porte à la fois sur l'ensemble du tympan et sur le manche du marteau ; à l'état pathologique, il peut ne plus en être ainsi et divers points de la membrane peuvent demeurer immobiles, de même que le marteau, alors que le reste se mobilise, ainsi que nous le verrons plus loin (p. 576 et 578).

États pathologiques du tympan.

Placée entre la caisse et le conduit, appartenant à la fois à l'un et à l'autre, la membrane du tympan participe aux affections de ces deux segments de l'oreille. Mais ce sont les maladies de la caisse qui jouent le rôle principal dans la pathologie du tympan, tant au point de vue de la fréquence qu'à celui de l'importance des affections.

Il y a lieu de distinguer :

1° Des tympans secs non enflammés ;

2° Des tympans enflammés, mais non suppurants ;

3° Des tympans suppurants ;

4° Des tympans perforés.

Mais, quelle que soit la variété étudiée, il faut être convaincu qu'il n'y a nullement un parallélisme obligatoire entre l'état anatomique et l'état fonctionnel. Il est possible qu'une acuité auditive satisfaisante coïncide avec une large perforation du tympan, par exemple, alors qu'un sujet presque totalement sourd présentera à l'examen un tympan d'aspect presque normal. Il importe donc de compléter toujours l'examen otoscopique par les multiples épreuves classiques longuement étudiées plus haut. Des combinaisons diverses de ces résultats naîtront des types cliniques différents, ayant une individualité suffisante pour que le diagnostic méthodique en soit possible, sinon toujours aisé.

I. Tympans secs. — Les variétés en sont fort nombreuses. On peut cependant ramener celles qui sont d'observation courante aux trois types suivants :

1er *Type*. — *Tympans de la sclérose de l'oreille.* — Ce sont des tympans absolument secs, n'ayant jamais suppuré, appartenant à des sujets dont la surdité, souvent héréditaire et quelquefois juvénile, a progressé lentement mais sûrement, sans à-coups mais aussi sans arrêts, accompagnée souvent de bourdonnements tenaces, plus rarement de vertiges. L'expression de sclérose de l'oreille est plus exacte que celle d'otite sèche scléreuse ou interstitielle, qui peut faire croire à l'existence d'une inflammation, alors qu'il s'agit plutôt de troubles trophiques d'origine peut-être neuro-vasculaire, portant à la fois sur l'oreille interne et sur la moyenne. Les lésions sont bilatérales, en général.

L'aspect quasi normal d'un grand nombre de ces tympans de scléreux n'a rien de surprenant si l'on songe qu'ils répondent à des « otites
interstitielles localisées sur les parois internes de la caisse » (Politzer).
Quelquefois cette localisation des lésions se révèle par l'hyperhémie du
promontoire visible du dehors (Schwartze) sous forme d'une « lueur
rougeâtre derrière l'ombilic », là où le promontoire est le plus proche :
ces scléroses congestives sont du reste les plus graves. Le conduit
auditif de ces malades a souvent un aspect particulier : il paraît
élargi, recouvert d'un tégument aminci, dont les glandes cérumineuses ne sécrètent presque plus, tous phénomènes d'ordre trophique
attribuables vraisemblablement au grand sympathique.

Subjectivement, ces mêmes malades accusent des bourdonnements
d'intensité croissante presque constants, à exacerbations, ne cessant
définitivement que lorsque la surdité est devenue totale et encore pas
toujours. Ces bourdonnements peuvent précéder la surdité de plusieurs
mois : rarement c'est l'inverse qui se produit. L'hyperesthésie acoustique pour les sons élevés, quelque paradoxale qu'elle paraisse, une
dépression psychique rapide peuvent s'observer également.

Au point de vue de la fonction auditive, on constate que la voix est
mal perçue dès le début de l'affection, alors que des bruits faibles,
par exemple « celui produit par la chute d'une aiguille », sont encore
perçus, comme le sont aussi les sons musicaux ; certains de ceux-ci
néanmoins subissent quelquefois une altération temporaire ou permanente. L'audition aérienne de la montre reste assez bonne pendant
un certain temps, puis elle diminue et finit par disparaître. Dans la
série des sons, le défaut de perception porte sur les sons élevés, parce
qu'il existe surtout des lésions concomitantes de sclérose labyrinthique ; en effet les lésions pures de l'oreille moyenne, on le sait,
compromettent plutôt l'audition des sons graves.

La perception crânienne, recherchée avec la montre ou le diapason,
est généralement très diminuée quant à son intensité et quant à sa
durée, chez ces malades. L'épreuve de Weber indique la latéralisation
c'est-à-dire la perception meilleure du côté de l'oreille saine. Le Rinne
est plutôt positif, mais parfois variable. L'épreuve des pressions centripètes de Gellé, malheureusement trop souvent incertaine, donne,
quand elle est précise, des renseignements importants sur la mobilité
ou l'ankylose de l'étrier dans la fenêtre ovale : cette dernière lésion
n'est pas rare en effet dans la sclérose que nous avons en vue ici.
L'épreuve par le tube entotique de Bing permet également d'interroger
l'état de l'étrier. Enfin l'incision exploratrice du tympan faite par une

simple ponction ou pratiquée « le long du cadre osseux dans la moitié postérieure du tympan... aussi longue que possible, de façon à former un large volet que l'on rabattra en avant » (Miot, Brunel) peut servir dans les cas difficiles : la diminution consécutive de l'audition après cette opération indique l'atteinte du labyrinthe ; l'amélioration de l'audition est en faveur d'une otite moyenne avec adhérences ; le *statu quo* c'est-à-dire l'absence d'amélioration ou de diminution de l'ouïe doit faire penser à une lésion de l'articulation de l'étrier ; du reste, à l'aide d'un crochet, il serait à la rigueur possible d'explorer un à un les osselets, au point de vue de leur mobilité (Schwartze).

L'aération de la caisse démontre chez la plupart de ces malades scléreux une parfaite perméabilité des trompes : si, chez quelques-uns, les trompes sont rétrécies, il ne paraît pas y avoir parallélisme entre l'état des trompes et celui de l'audition. Maintes fois enfin le cathétérisme répété, institué comme moyen de traitement, a plutôt aggravé l'affection. L'examen du tympan pratiqué pendant la mobilisation de la membrane ne révèle rien de particulier chez ces sujets, chez qui l'on est amené, en définitive, dans la grande majorité des cas, d'après l'ensemble des signes, à diagnostiquer une sclérose diffuse de l'oreille moyenne et interne, ce que l'on a appelé aussi la panotite scléreuse, caractérisée anatomiquement d'une part par l'ankylose de l'étrier dans la fenêtre ovale, d'autre part et surtout par la transformation du mince tissu compact des parois labyrinthiques en un tissu spongieux exubérant (Politzer, Bezold, Siebenmann).

Au point de vue du service militaire, la sclérose diffuse de l'oreille n'entraîne l'inaptitude au service armé que lorsqu'elle a abaissé l'acuité auditive au-dessous des limites adoptées par l'Instruction du 31 janvier 1902, c'est-à-dire lorsque la voix ordinaire n'est plus perçue à 4 mètres et la voix forte à 12 mètres. L'affaiblissement de l'ouïe, limité à un degré qui permet encore d'entendre la voix ordinaire à une petite distance, est compatible avec le service auxiliaire.

2° *Type.* — *Tympans d'otite sèche ou adhésive.* — Dans cette deuxième catégorie de cas, qui n'ont que des analogies lointaines, plus apparentes que réelles, avec les précédents, rentrent des tympans qui ont été probablement atteints à la suite de lésions inflammatoires de la caisse, car le sujet a souffert des oreilles, a eu des otalgies plus ou moins persistantes non suivies de suppuration, mais accompagnées de surdité intermittente, symptomatiques de l'otite catarrhale à exsudat séreux ou plastique (voir page 582). Celle-ci s'est éteinte temporairement ou définitivement et son existence passée est révélée par l'état de la membrane : il s'agit alors soit de *tympans épaissis*, soit de *tympans déformés*, les deux lésions étant d'ailleurs susceptibles de se combiner (fig. 77—T. G.).

L'aspect des *tympans épaissis* est assez caractéristique. La couleur varie du gris bleu ou blanc bleuâtre jusqu'au blanc mat ou blanc jaunâtre, selon que le tissu fibreux néoformé est plus abondant ou plus mélangé à du tissu atteint par la dégénérescence fibreuse ou calcaire. Un des lieux d'élection des plaques dégénérées fibreuses, blanc grisâtre, ou calcaires, blanc mat, est le voisinage de l'ombilic : souvent ces plaques sont arciformes, disposées en croissant à concavité antérieure embrassant l'ombilic et la spatule (fig. 77—T.G.). Le triangle lumineux est peu net, parce que la membrane est peu brillante. Le marteau a en général la position quasi normale ; il est à peine rétracté parfois ; son apophyse externe fait une saillie toujours modérée. Si on examine le tympan au spéculum de Siegle, on constate qu'il a une excursion limitée : le marteau se mobilise in-

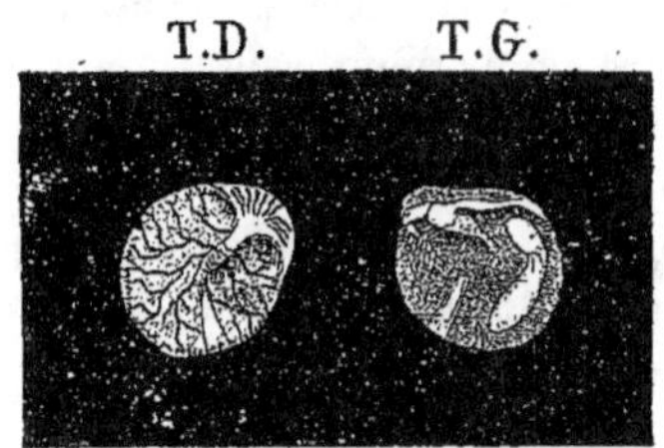

Fig. 77. — Tympans pathologiques.

Le tympan droit est assez fortement hyperhémié. Le tympan gauche est très déprimé, le marteau rétracté ; en arrière, une plaque calcaire, en arc à concavité antérieure.

complètement, les parties postérieure et supérieure de la membrane ne bombent pas autant que d'ordinaire pendant l'aspiration.

D'autres malades présentent des modifications d'aspect et de couleur qui sont révélatrices de modifications de courbure, de *déformation du tympan*. Sur le fond gris rosé normal se détachent en surfaces plus ou moins étendues des parties plus foncées, plus ombrées, qui répondent aux points déprimés de la membrane : elles sont d'autant plus foncées qu'elles sont plus périphériques. Quand la partie ombrée, déprimée, est à une certaine distance du cercle d'insertion du tympan, la coudure de la membrane est révélée par un trait net séparant le segment éclairé du segment sombre. Derrière cette surface déprimée, on voit (souvent plus nettement que derrière un tympan normal, car le tympan enfoncé est également aminci), la ligne claire indiquant l'enclume et parfois l'étrier. Le triangle lumineux n'a pas conservé son aspect habituel : il est généralement plus étroit et plus long, car l'ombilic de la membrane paraît s'être déplacé en arrière ; il est brisé quand l'enfoncement est irrégulier ; il peut se produire des flertes supplémentaires, en particulier sur le bourrelet marginal ou près du pôle supérieur de la membrane. Le marteau est devenu presque horizontal, sa spatule s'étant déplacée en haut et en arrière : vu fuyant, il paraît raccourci ; quelquefois même son apophyse externe et la partie immédiatement adjacente sont les seules parties demeurées visibles. L'apophyse externe fait une saillie exagérée : elle est presque conique, au lieu de sphéroïde. Enfin les plis tympano-malléolaires, le postérieur surtout, sont fortement accentués. Ce dernier forme une sorte de corde tendue sur laquelle se réfléchit la lumière : au lieu d'être perpendiculaire au manche du marteau, il fait avec lui un angle aigu (fig. 77 – T.G.). Des plis supplémentaires, verticaux, peuvent se produire sur la membrane de Shrapnell.

Si l'on examine ce tympan au spéculum de Siegle, on observe fréquemment une laxité considérable de la membrane ou de certains segments de celle-ci, le postéro-supérieur principalement, que l'on voit bomber pendant l'aspiration, sous forme d'ampoule saillante dans le conduit, puis s'affaisser dès que l'aspiration cesse. Le triangle lumineux se modifie pendant ces mouvements, des reflets supplémentaires apparaissent ; on a signalé, comme signe précurseur du relâchement de la membrane, l'apparition d'une petite tache lumineuse dans le quadrant postéro-supérieur. Quant au manche, il peut ne pas suivre l'excursion de la membrane et il faut parfois user du tympano-moteur de Bonnier pour le mobiliser. Quelquefois au lieu de bomber en masse, la membrane bombe par îlots en quelque sorte, îlots séparés par des lignes ou des surfaces qui restent déprimées : il s'agit alors d'adhérences rubanées ou planes, véritables synéchies avec le promontoire. Quand la membrane tout entière est d'une mobilité exagérée, on porte le diagnostic de *relâchement* ou *flaccidité* du *tympan*. Quand le tympan, après être resté voussuré un instant, après aspiration faite par le conduit, revient en quelques secondes à sa position d'enfoncement, on conclut à une *rétraction du muscle tenseur du marteau*. Mais dans les deux cas, il s'agit d'un symptôme plutôt que d'une véritable affection autonome.

L'exploration des trompes donne des résultats presque identiques dans les diverses variétés de tympans pathologiques que nous venons de décrire. Elles sont ou complètement imperméables ou difficilement perméables. La cause en est soit l'épaississement des parois tubaires, concomitante d'une rhino-pharyngite chronique hypertrophique, soit le rétrécissement c'est-à-dire la stricture de la trompe par une lésion circonscrite autour de la lumière du canal tubaire.

Subjectivement ces malades accusent souvent des bourdonnements intermittents, dont l'aggravation coïncide presque toujours avec une manifestation naso-pharyngée. Ils sont surtout gênés par la surdité ; celle-ci est variable, comme les bourdonnements, et sous l'influence des mêmes causes. Elle donne au malade l'impression de l'obstruction du conduit auditif, tant la sensation de plénitude de l'oreille est nette. La dysécie est marquée surtout pour la parole et particulièrement pour les sons graves.

La perception crânienne est beaucoup moins compromise que dans la sclérose de l'oreille : elle n'est souvent altérée que temporairement du reste. L'épreuve de Weber donne une latéralisation du côté de l'oreille seule sourde ou la plus sourde des deux. Le Rinne est négatif. L'épreuve des pressions centripètes donne des résultats variables selon l'état de rigidité du tympan ; il faut la combiner à l'épreuve du diapason-tube pour avoir une interprétation exacte. La paracousie lointaine, c'est-à-dire l'audition d'un diapason placé à grande distance de l'oreille malade (coude, genou), se produit souvent avec netteté chez les sujets qui ont des tympans épaissis ou déformés à la suite d'otites moyennes exsudatives. Enfin la perforation exploratrice de la membrane amène, souvent d'une façon remarquable, mais presque toujours pour un temps trop court, une amélioration de l'acuité auditive. Cette amélioration est également obtenue dans nombre de cas et pour un temps variable par l'aération de la caisse, faite à l'aide de l'un des procédés classiques : le pronostic est du reste d'autant meilleur que l'amélioration de l'acuité est plus durable.

Au point de vue du service militaire, on se reportera à ce qui a été dit pour les tympans du 1er type.

Dans les cas anciens, les lésions et les symptômes du 1er et du 2e type peuvent se combiner.

3e *Type. — Tympans cicatriciels.* — Enfin dans une dernière catégorie de cas où le tympan est sec au moment où il est soumis à l'observation, il a existé un passé pathologique pour l'oreille. On peut alors trouver, en remontant à l'origine, soit les symptômes de la myringite ou de l'otite aiguës à douleurs très vives, suivies d'un écoulement purulent fugace ou prolongé, soit les signes moins bruyants de l'otite suppurée chronique d'emblée ou devenue chronique après une période d'acuité plus ou moins longue.

L'*épaississement* et la *desquamation* de la membrane lui donnant l'aspect amiantacé ou furfuracé (fig. 78 — T. D.) indiquent qu'un processus inflammatoire vient à peine de s'éteindre. Ils subsistent pendant un temps variable, plusieurs semaines quelquefois, aussi bien après les myringites qu'après les otites. Quand l'affection s'éternise, la persistance de la desquamation, la disparition des repères du tympan sauf l'apophyse externe, l'aspect villeux ou granuleux traduisent la myringite chronique.

Qu'elle soit consécutive à un abcès intralamellaire du tympan, comme en produit la myringite, ou à une perforation consécutive à l'otite et oblitérée par la régénération des deux couches épidermiques de la membrane sans participation de son tissu propre, la *cicatrice du tympan* a un aspect à peu près identique : c'est une tache claire si elle est large et paracentrale, sombre avec un reflet au fond si elle est périphérique. Sa forme est ellipsoïde, ou circulaire, ou réniforme ; ses dimensions sont des plus variables (fig. 78 — T. G. et 79 — T. G.).

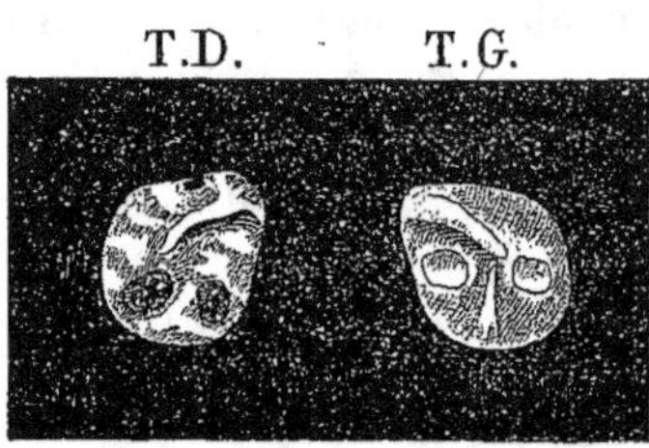

Fig. 78. — Tympans pathologiques.
Le tympan droit est desquamant : il porte en outre deux végétations polypiformes. Le tympan gauche présente deux cicatrices déprimées.

Autour de la cicatrice même, peuvent s'observer des lésions consécutives de la membrane, tantôt des plaques d'atrophie, en tout semblables d'ailleurs aux cicatrices, dont elles ne diffèrent que par le mécanisme de production, tantôt des plaques calcaires reconnaissables à leur aspect et à leur couleur. Enfin si la cicatrice est large, déprimée et transparente, l'enclume, l'étrier, la fenêtre ovale peuvent s'apercevoir derrière elle.

Plus importants que l'aspect sont les rapports des cicatrices avec les parties placées derrière la membrane. Les cicatrices en entonnoir, petites et profondes (adhérences punctiformes) qui succèdent à certaines perforations peu étendues, sont très rares. La plupart des *cicatrices adhérentes* sont en forme de cupule et l'exploration de la membrane au spéculum de Siegle permet de déterminer les points d'adhérence. C'est après guérison de perforations assez grandes que ces cicatrices s'observent. Parfois c'est une partie seulement du tympan qui adhère (adhérence linéaire) suivant une ligne courbe, d'un côté de laquelle le tympan est normal, tandis que de l'autre il est déprimé, ou dépressible, ou relâché : il arrive assez souvent que cette ligne d'adhérence isole la partie principale de la caisse (segment postéro-supérieur), de la partie qui répond à l'ouverture de la trompe dans l'oreille moyenne (segment antéro-inférieur). D'autres tympans adhérents sont réunis au promontoire sur une étendue assez grande (adhérences en surface), fusionnés avec lui, soit dans la partie antéro-inférieure, soit,

ce qui est bien plus grave au point de vue fonctionnel, avec la partie postéro-supérieure, région des osselets et des fenêtres.

Enfin les tympans cicatriciels qui ont été travaillés par des inflammations de longue durée peuvent présenter encore des adhérences péricicatricielles. Tantôt celles-ci sont disséminées, en réseau, donnant au tympan soulevé par l'aspiration au spéculum de Siegle l'aspect mame-

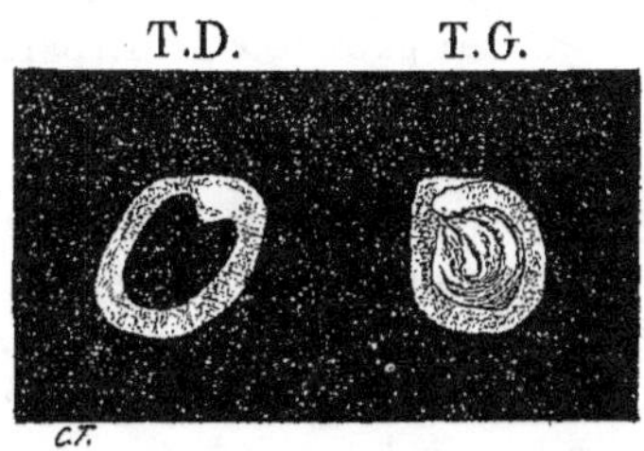

Fig. 79. — Tympans pathologiques.

Le tympan droit est presque entièrement détruit, ainsi que le manche du marteau. Le gauche présente une vaste cicatrice adhérente au promontoire.

lonné d'un ballon gonflé maintenu par les mailles d'un filet. Tantôt ces adhérences font de véritables cloisonnements, circonscrivent des logettes, où les produits épidermiques peuvent s'enkyster et parfois proliférer suivant un type anormal qui donne naissance à une sorte de tumeur, le *cholestéatome*. Enfin ces mêmes adhérences, qu'elles soient très étendues en surface ou qu'elles soient localisées aux points principaux du promontoire (fenêtre ronde et surtout fenêtre ovale), peuvent jouer un rôle considérable dans la pathogénie de la surdité consécutive aux anciennes suppurations.

La surdité due à ces lésions n'entraîne l'inaptitude au service militaire que lorsqu'elle abaisse l'acuité au-dessous des limites fixées (voir p. 574). S'il y a cholestéatome, on se comportera comme il est prescrit pour les affections chroniques de l'oreille moyenne.

II. TYMPANS ENFLAMMÉS NON SUPPURANTS. — Entre la catégorie des tympans secs, c'est-à-dire de ceux qui n'ont jamais suppuré ou qui ne suppurent plus et celle des tympans suppurants, entre ces deux états durables de la membrane tympanique, il y a place pour un état intermédiaire, le plus souvent de courte durée, c'est celui du tympan enflammé mais non suppurant, état susceptible d'évoluer soit vers la résolution, soit vers la suppuration.

1° *Hyperhémie.* — Il suffit d'essuyer la membrane avec un tampon de coton, de toucher au stylet la partie antéro-supérieure du conduit, de pousser une injection d'eau, ou même simplement de prolonger l'examen au spéculum pour voir rougir la membrane du tympan. Cette hyperhémie est semblable à celle qui s'observe sur la conjonc-

tive, dans les examens portant sur les paupières ou les voies lacrymales par exemple. Il ne faut pas prendre cet état pour un état
pathologique : il suffit de supprimer l'une des causes ci-dessus
énumérées pour le voir disparaître.

Au degré le plus atténué, l'hyperhémie débute par l'injection des
trois groupes vasculaires superficiels du tympan qui sont : 1° les
vaisseaux du manche, parallèles à lui, formant une traînée antérieure
et une postérieure ; 2° les vaisseaux de la membrane de Shrapnell,
disposés en un éventail dont le sommet répond à l'apophyse externe et
dont la base se confond avec le conduit ; 3° enfin les vaisseaux radiés
du reste de la membrane, convergeant vers l'ombilic à la façon de
rayons (fig. 77 — T. D.). Quand l'hyperhémie est plus vive, le tympan
prend une teinte rouge mêlée de tons bleuâtres, à la suite de l'injection
des vaisseaux profonds de la membrane et alors les vaisseaux superficiels se distinguent très confusément sur ce fond trop foncé. Enfin
le tympan peut avoir une couleur violacée, quand la muqueuse de la
caisse fortement injectée est visible, surtout près de l'ombilic, au
travers d'une membrane encore peu épaissie.

On observe l'hyperhémie à la période de début de la myringite,
limitée alors, pendant un certain temps au moins, aux vaisseaux
superficiels. On la trouve également à la période de début de l'otite
moyenne, que celle-ci doive donner lieu à un exsudat catarrhal ou à
un exsudat purulent. Enfin on observe une hyperhémie persistante de
la membrane, alors que celle-ci est guérie depuis quelque temps, ou
encore une hyperhémie passagère sur des tympans autrefois enflammés et qui sont temporairement le siège de poussées éphémères.

2° *Ecchymoses. Ruptures du tympan.* — Il y a des ecchymoses
spontanées, dans la myringite aiguë *grippale*, par exemple : ce sont
des plaques irrégulières, de couleur bleuâtre ou noire, tranchant sur
le fond rouge de la membrane.

La plupart des ecchymoses sont *traumatiques* et dues à la perforation accidentelle du tympan. La blessure est rarement produite *par
action directe*, par l'agent vulnérant lui-même ; nous en avons observé
deux, dues l'une à la pointe d'un sabre, l'autre à un fétu de paille : ces
ruptures entraînent le plus souvent une hémorragie notable, accompagnée de douleurs vives et suivie fréquemment d'otite suppurée,
toutes raisons rendant généralement impossible l'examen du tympan.

Il en est autrement pour les ruptures *par action indirecte* dues au
refoulement du tympan par l'air, exceptionnellement de dedans en
dehors, et cela sur des membranes atrophiques seulement (insuf-

flation, éternuement), en règle générale de dehors en dedans (plongeons, détonations, chute, soufflet). La rupture s'accompagne alors d'une douleur supportable et de courte durée ; l'hémorragie est minime, l'examen direct possible au bout d'un temps assez court, après enlèvement ou chute spontanée des croûtelles sanguines formées sur les bords de la perforation. La rupture est ovalaire, parce qu'elle s'est faite dans le sens des fibres radiées du tympan : elle n'atteint en général ni le marteau vers le centre ni l'anneau tendineux vers la périphérie. Les bords, finement frangés, sont rouges et infiltrés, ecchymotiques. Autour de la perforation et de l'ecchymose, le tympan est rouge : les vaisseaux parallèles au manche du marteau sont injectés aussi. Les quadrants inférieurs, antérieur et postérieur, sont les lieux d'élection de ces perforations.

Sauf dans les cas où le labyrinthe a été commotionné, ce qui se traduit par des bourdonnements, des vertiges, de la surdité, les troubles fonctionnels sont minimes ; l'acuité auditive est peu diminuée.

3° *Myringite simple.* — Exceptionnellement primitive, et survenant alors à l'occasion du refroidissement, généralement consécutive à une otite externe ou à une otite moyenne, la myringite se traduit objectivement d'abord par une vive hyperhémie du tympan, dont les bords se confondent souvent avec les parois du conduit. Puis l'épiderme perd son brillant, le tympan a l'aspect trouble, œdémateux et l'apophyse externe du marteau est le seul repère visible. En quelques jours souvent tout rétrocède et le tympan reprend peu à peu son aspect normal. Au point de vue subjectif, la myringite aiguë détermine des douleurs très variables d'intensité suivant les sujets, parfois assez aiguës pour faire penser à une otite moyenne aiguë. Mais les bruits subjectifs (bourdonnements ou pulsations) sont peu intenses, l'acuité auditive pour la voix chuchotée peu diminuée, la durée de l'affection courte, tous caractères différents de ceux de l'otite moyenne catarrhale.

4° *Otite moyenne au début.* — A la suite d'un refroidissement ou plus souvent à la suite d'une affection du pharynx nasal ou buccal qui a gagné la caisse, ou encore au cours d'une maladie infectieuse, l'otalgie, parfois très vive, attire l'attention sur le tympan. A l'examen direct, on voit celui-ci plus ou moins hyperhémié ; mais souvent un examen attentif permet de constater que l'hyperhémie est limitée à quelques rares vaisseaux superficiels, ceux qui suivent le manche du marteau et à ceux de la membrane de Shrapnell et porte principalement sur les vaisseaux profonds, ceux de la couche muqueuse de la membrane, qui donnent au tympan une couleur rouge

vif accentuée surtout autour de l'ombilic. L'éclat de la membrane
semble plus vif, analogue à celui que produirait un vernis ou un corps
gras : le tympan prend l'aspect d'une « plaque de cuivre brillant. » A
cette période d'hyperhémie succède rapidement la période d'infiltration, s'il y a tendance à la purulence, et alors le tympan apparaît
comme une surface terne, de couleur gris sale ou rouge gris, irrégulière, quelquefois voussurée et animée de battements, où seule l'a-
pophyse externe du marteau reste perceptible : la suppuration après
perforation du tympan sera la terminaison habituelle de ces cas : il
s'agit en effet de la période initiale d'*otites moyennes aiguës suppurées.*

Mais d'autres fois, le tympan simplement hyperhémié reste translucide : c'est ce qui caractérise l'*otite moyenne catarrhale* à épanchement séreux ou séro-muqueux, non septique ou peu septique, peut-
être même aseptique (Scheibe, Brieger). Avec la lumière solaire, en
utilisant un miroir plan et en se servant d'une loupe, on pourrait
même voir l'exsudat contenu dans la caisse. Gris clair, parfois teinté
de rose, l'épanchement serait séreux ; gris sale, il serait muqueux : la
ligne de niveau, variable selon l'attitude de la tête, se déplacerait d'autant plus facilement que l'exsudat serait plus liquide ; enfin l'insufflation d'air par la trompe déterminerait l'apparition de fines bulles visibles au travers de la membrane. Ces détails ne sont pas toujours très
nets et cet examen du contenu de la caisse au travers de la membrane
est des plus difficiles.

Au point de vue subjectif, ces otites aiguës se révèlent par une douleur variable selon les sujets, mais généralement plus vive dans les
cas qui doivent évoluer vers la suppuration que dans ceux qui répondent au catarrhe aigu simple de l'oreille. La douleur prend volontiers
le caractère pulsatile ; elle s'atténue par moments et s'exagère en d'autres. Les bruits subjectifs sont presque constants et consistent surtout
en bourdonnements : les vertiges indiquent une compression exagérée
au voisinage de la fenêtre ovale. L'acuité auditive est fortement diminuée et le reste longtemps ; elle est passagèrement améliorée, dans les
cas de catarrhe de la caisse, par l'insufflation de la trompe d'Eustache,
qui du reste ne réussit pas toujours et révèle souvent l'obstruction
partielle de la trompe et toujours la présence de liquide dans la caisse :
en effet au souffle dur qui accompagne l'entrée de l'air dans la trompe
succèdent des râles humides traduisant le mélange de l'air à un liquide. Les épreuves classiques de l'audition donnent les résultats suivants : le Weber est latéralisé du côté de l'oreille malade ou, si les deux
sont atteintes, du côté de la plus malade ; le Rinne est négatif chez

les sujets qui ont des troubles auditifs marqués et si on fait l'exploration avec un diapason grave ; il est positif avec un diapason aigu et quand l'audition est peu compromise. Des phénomènes généraux, fièvre, agitation, délire, existent souvent dans les cas d'otite aiguë, surtout dans ceux qui évoluent vers la suppuration. Chez l'enfant les symptômes généraux peuvent même prédominer au point de faire oublier la recherche de leur origine dans une affection auriculaire.

5° *Saillies ampulliformes du tympan*.— On les observe, assez rarement du reste, soit au cours de myringites, soit au cours d'otites moyennes catarrhales ou purulentes. Un des lieux d'élection est le quadrant postéro-supérieur de la membrane. Seules les bulles, petites comme un « grain de chénevis », brillantes comme des « perles coquillères » (Politzer), qui caractérisent une forme de *myringite* appelée de ce fait *bulleuse*, peuvent occuper un point quelconque de la membrane : elles durent quelques heures et plus tard des squames entourées d'ecchymoses indiquent le point où elles ont évolué.

La plupart des saillies à localisation postéro-supérieure ont le volume d'un petit pois. Quand leur surface est lisse, tendue, et leur couleur jaune ou gris verdâtre, leur contenu est séreux ou séro-purulent ; la coloration rouge foncé indique que le foyer d'infiltration siège dans les couches profondes de la membrane, ou que celle-ci est tout entière enflammée. La surface du tympan voisine de la poche est toujours hyperhémiée et souvent infiltrée ; les repères ont disparu, sauf parfois l'apophyse externe du marteau, qui se devine sous l'exsudat. Si l'ouverture spontanée ou la ponction exploratrice de ces ampoules ou vésicules donne issue à une très petite quantité seulement de liquide séro-purulent ou séro-hématique ou hémato-purulent, il s'agit de collections développées dans l'épaisseur du tympan. Elles guérissent généralement vite et bien si elles traduisent une myringite. Leur évolution se complique de celle de l'otite moyenne suppurée, si elles sont concomitantes de cette dernière affection. D'autre part, l'aération de la caisse ne modifie pas les ampoules à siège intralamellaire ; elle fait bomber les ampoules en communication avec la caisse.

D'autres sacs ou ampoules ont une teinte générale grise, une surface moins tendue, et le tympan est à peine hyperhémié au voisinage. Il s'agit alors du refoulement en masse, vers l'extérieur, d'une portion du tympan amincie sous l'action antérieure d'un processus pathoogique ancien : ces sacs contiennent un exsudat séreux ou colloïde s'il y a otite catarrhale concomitante ; ils ne renferment que de l'air dans le cas contraire. Dans les deux cas du reste, ils disparaissent rapidement, dès que l'aération de la caisse se fait normalement, tandis que les exsudats purulents ont une résorption beaucoup plus lente. En dehors de l'examen direct, rien de spécial ne révèle la présence de ces ampoules ou sacs ; selon leur origine les symptômes concomitants varient : ils sont ceux de l'affection causale.

III. Tympans suppurants. — Il peut paraître arbitraire d'établir une distinction entre les tympans suppurants et les tympans perforés et de les étudier à part : en effet la suppuration suppose en principe la coexistence de la perforation. Mais en réalité, au point de vue pratique, il est constant que l'un des signes soit prédominant : tantôt ce sera la suppuration qui attirera l'attention de l'observateur, tantôt ce sera la perforation. A la catégorie des tympans suppurants appartient un nombre considérable de cas : dans les uns, l'affection est aiguë, dans les autres elle est chronique. Les caractères sont assez distincts pour justifier une description séparée.

A. — **Suppurations aiguës.** — A l'examen direct, on trouve dans ces cas le conduit toujours souillé de pus et il faut un nettoyage extemporané, par l'essuyage de préférence (p. 545), pour permettre de voir le tympan, au moins pendant quelques secondes. Quelquefois la suppuration est si abondante qu'elle oblige à différer l'examen. Le pus trouvé dans le conduit (p. 510) a l'aspect phlegmoneux, il est quelquefois gélatineux ou strié de sang : il contient des germes variés.

La membrane du tympan a un aspect qui ne rappelle en rien l'état normal. Au lieu d'une fine pellicule gris rosé, translucide, c'est une membrane de couleur rouge, *d'aspect charnu*, tant elle est épaissie ; elle se confond en arrière et en haut avec les parois du conduit qu'elle semble prolonger ; elle forme en avant un sillon avec la paroi antérieure ; aucun repère n'est perceptible.

Bien que le tympan soit perforé, ainsi que le démontre l'abondance de l'écoulement, la *perforation* n'apparaît jamais à la période d'inflammation aiguë, sous forme d'un trou. C'est en voyant le pus revenir sourdre sans cesse au même point, au fur et à mesure qu'on l'essuie, ou encore en constatant des *battements* synchrones du pouls sur des gouttes purulentes qui sont projetées hors de la caisse par une sorte d' « éjaculation », que l'on peut diagnostiquer le siège et les dimensions probables de la perforation. La plupart des perforations sont antéro-inférieures ; certaines sont proches de l'insertion de la membrane, d'autres voisines de l'ombilic ; les perforations postéro-supérieures ou supérieures sont aussi rares dans l'otite aiguë que fréquentes dans les otites chroniques. Les perforations animées de forts battements sont révélatrices de la rétention partielle du pus dans la caisse ; elles s'observent soit quand l'écoulement est très abondant, soit quand la perforation est petite. Autour du tympan, il n'est pas rare, surtout chez les sujets mal pansés, de voir le fond du conduit rouge, exulcéré, saignant, dès qu'on l'a débarrassé de l'épiderme macéré qui l'encombre.

Si on pratique l'aération de la caisse (procédé de Valsalva ou de Politzer) ou si l'on raréfie l'air du conduit (spéculum de Siegle) pendant l'examen, on voit des bulles d'air sortir, en produisant un bruit de sifflement, par la perforation de la membrane. C'est du reste trop souvent ce bruit de sifflement qui fait faire le diagnostic de la perforation du tympan. Nous déconseillons absolument ce moyen de diagnostic par l'épreuve de Valsalva, car son emploi peut accroître inutilement la perforation ou refouler le pus dans l'antre et l'infecter ; le diagnostic doit toujours se faire par la vue.

Localement, on constate chez ces sujets, comme symptômes subjectifs, une forte diminution de l'acuité auditive, ou des bruits (bourdonnements, sifflements) et des vertiges, traduisant l'hyperhémie labyrinthique. Le Weber est latéralisé du côté malade, sauf quand le labyrinthe est passagèrement atteint ; le Rinne est négatif. Quant à la douleur, qui était généralement fort vive à la période présuppurative, elle s'atténue presque subitement dès que la perforation s'est faite, à la condition toutefois que celle-ci soit suffisante pour éviter la rétention du pus dans la caisse. Ont disparu ou se sont atténués également les symptômes généraux, tels que l'hyperthermie, l'agitation, le délire, l'insomnie, qui avaient signalé la tendance de l'otite à la suppuration si bruyamment que le diagnostic de méningisme, sinon de méningite, avait pu quelquefois être discuté, chez l'enfant surtout et en l'absence d'examen direct de l'oreille.

Si l'examen de ces tympans suppurants est pratiqué à intervalles réguliers, l'on constate qu'en quelques semaines (3 ou 4) la suppuration s'atténue notablement, l'infiltration du tympan diminue progressivement, la perforation apparente se rétrécit graduellement. La membrane reste pendant un certain temps épaissie, dépolie, hyperhémiée surtout autour de la cicatrice de la perforation, qui demeure assez long-

38

temps rouge, puis devient grisâtre, parce qu'elle est mince et déprimée.

Les symptômes subjectifs suivent une marche décroissante parallèle.

Dans les formes d'otites graves d'emblée, à cause de la virulence de l'agent infectant, ou aggravées secondairement du fait d'une tare organique du sujet atteint, la tendance à l'extension vers les régions voisines de la caisse ou le passage à l'état chronique sont à redouter.

B. Suppurations chroniques. — C'est par hasard, ou plutôt parce qu'il les recherche systématiquement et méthodiquement, que le médecin les constate. En effet, si la suppuration est généralement assez marquée pour ne pas passer inaperçue du sujet, au moins à l'âge adulte, elle est dédaignée d'un grand nombre de malades et de leur entourage. Elle resterait méconnue pour le médecin qui se contenterait d'un examen superficiel et rapide, surtout si le sujet a intérêt à la dissimuler, à l'entrée d'une carrière par exemple. Il faut le plus souvent l'examen direct du tympan, quelquefois même un tamponnement explorateur, pour déceler certaines suppurations minimes.

A l'examen direct, on peut trouver le conduit encombré de débris d'aspect épidermique. Il faut étudier ceux-ci avec soin; s'ils sont résistants, pailletés, s'ils se retrouvent à des examens répétés et malgré des soins de propreté minutieux, il faut songer à l'otite moyenne desquamative et surtout au cholestéatome de l'oreille moyenne. Le fond du conduit, au voisinage immédiat du tympan, est rouge, exulcéré ; parfois en ce point s'observe un aspect mûriforme qui tient à la présence de granulations ou de végétations polypiformes.

Le tympan est, dans la très grande majorité des cas d'otite chronique, perforé ou même détruit sur une étendue plus ou moins grande. Mais dans un certain nombre de cas aussi, là ou les perforations sont dissimulées et ce sont ces cas qu'il faut décrire sous le nom de tympans suppurants chroniques.

Quelquefois la perforation est obturée par la *desquamation abondante* et la macération épidermique provenant de la membrane, du conduit et quelquefois de la caisse. Des examens répétés après nettoyages et essuyages soignés, l'emploi du spéculum de Siegle, qui fait apparaître, grâce à l'aspiration exploratrice, une *gouttelette de pus* en un point déterminé, permettent un diagnostic complet.

D'autres fois, une partie ou la totalité de la membrane présente une *tuméfaction en saillie polypiforme*, grise ou rouge, végétante : c'est un polype ou du tissu de granulations (fig. 80) dont il faut rechercher l'origine presque toujours dans la caisse : en effet l'ablation des polypes à la pince coupante ou au serre-nœud, l'affaissement des granulations sous l'action de pansements répétés à l'alcool absolu permettent de constater ultérieurement la perforation primitivement masquée.

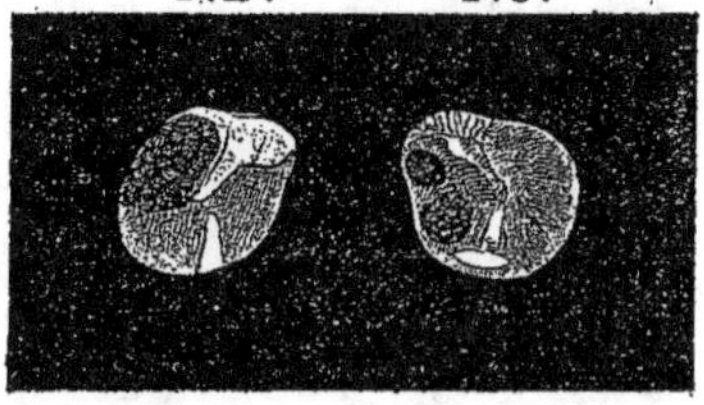

T.D.   T.G.

Fig. 80. — Perforations et polypes

Le tympan droit présente une large perforation oblitérée par un polype de la caisse. Le tympan gauche porte deux perforations petites, dont l'une, l'inférieure, est masquée par un polype.

Tels sont les types communs des tympans suppurants observés au cours des otites moyennes chroniques. Il est facile en général de rapporter à la caisse le siège de l'infection initiale. Cependant il faut savoir que la *myringite chronique* se présente quelquefois sous deux formes analogues aux précédentes. L'une est la myringite à forme desquamative, l'autre la myringite à forme végétante, avec des excroissances papillaires framboisées, en granulations conglomérées. Or ces myringites chroniques peuvent coïncider avec des otites moyennes chroniques ; mais il est possible également qu'elles persistent, alors que l'otite a disparu, et cela surtout chez les sujets scrofuleux ou cachectiques. Au point de vue subjectif, à moins de complications intercurrentes, les sujets atteints de suppurations chroniques ne présentent guère que de la diminution de l'acuité auditive, plus ou moins marquée selon les cas. Le Weber est latéralisé au côté malade et le Rinne généralement négatif. Quant aux phénomènes généraux, ils sont nuls ou insignifiants, en l'absence de complications.

Au point de vue du *service militaire*, les maladies chroniques et rebelles du conduit auditif externe avec propagation à la membrane du tympan, les affections chroniques de l'oreille moyenne, avec ou sans écoulement purulent, avec ou sans perforation du tympan, sont des motifs d'exemption. Les mêmes affections peuvent, au corps, motiver la réforme temporaire, si elles paraissent susceptibles de s'amender par la suite : ce sera la réforme définitive, lorsque ces maladies seront particulièrement graves et rebelles à tout traitement.

IV. TYMPANS PERFORÉS. — Dans ce groupe doivent être réunis

tous les cas où la solution de continuité de la membrane représente le signe principal : tantôt le tympan est sec ; tantôt il est suppurant, mais la suppuration est minime et demande quelquefois à être recherchée. Il y a lieu de distinguer des perforations récentes et des perforations anciennes.

A. Perforations récentes. — Ce n'est pas tant d'après la date de leur découverte que d'après l'état de leurs bords qu'on doit qualifier les perforations de récentes. En effet, celles dont les bords sont nets, pâles, donc épidermisés, doivent être considérées comme anciennes et souvent comme définitives. Le caractère principal de la perforation récente ou, plus exactement, de la perforation réparable est l'infiltration de ses bords et du segment avoisinant de la membrane.

Les bords des *perforations traumatiques* sont rapprochés, finement frangés et ecchymotiques : ceux des *perforations consécutives à l'infection* de la caisse sont plus éloignés : il y a une vraie perte de substance. Quand la réparation doit se faire, elle est assez rapide, dans les cas aigus. L'absence de réparation est attribuable soit au défaut de plasticité des tissus, chez les cachectiques par exemple, soit à la situation de la perforation qui ne permet pas aux lèvres de se rapprocher, près du manche et de la spatule du marteau par exemple, soit aux grandes dimensions de la perte de substance, soit enfin à la réouverture incessante de la perforation par le passage de l'air.

B. Perforations anciennes. — Certaines de ces perforations sont évidentes : d'autres sont petites et demandent à être recherchées systématiquement. C'est après le nettoyage soigné du conduit et du tympan, l'ablation de tous les produits de desquamation, au besoin l'enlèvement de petits polypes (fig. 80. T. G.) que la perforation devient apparente, soit sous forme d'un point foncé, soit sous l'aspect d'une surface brillante où vient sourdre le pus au fur et à mesure qu'on l'essuie. L'aspiration au spéculum de Siegle fait apparaître plus nettement la gouttelette purulente. L'exploration au stylet boutonné fin, difficile et délicate, conduit, au travers de la solution de continuité, sur un osselet ou sur le promontoire.

Il faut éviter de confondre les petites perforations tympaniques avec de petites cicatrices minces et déprimées (fig. 78-T. G). L'existence ou l'absence de suppuration, les résultats de l'exploration au stylet et au spéculum de Siegle suffisent en général pour lever les doutes.

1° *Petites perforations*. Les lieux d'élection des petites perforations persistantes les plus importantes à connaître sont : la région de la membrane de Shrapnell, la partie haute du quadrant postéro-supérieur et le pourtour de la spatule du marteau.

a) Les *perforations de la membrane de Shrapnell* sont petites. Elles sont difficiles à voir et souvent méconnues : inversement on prend quelquefois pour une perforation une simple dépression de cette région.

Elles révèlent soit de l'infection prolongée et persistante des poches formées par la muqueuse entre les osselets et la paroi externe de la caisse, soit de l'ostéite de la portion des osselets logée dans l'attique.

Dans ce dernier cas, le diagnostic demande pour être confirmé l'exploration au stylet, qui conduit sur une surface osseuse dénudée et rugueuse. Quelquefois, du reste, le mur osseux qui prolonge en haut la membrane du tympan (mur de la logette) est lui-même atteint par l'ostéite, et celle-ci est révélée par l'exploration au stylet ou par une fistule conduisant dans la caisse, ou plus tard même par la destruction du mur de la logette. La syphilis osseuse aurait une prédilection pour cette région (Gellé).

b) Les *perforations anciennes* du tympan proches du pli tympano-malléolaire postérieur, *le long de la paroi postéro-supérieure du conduit*, sont symptomatiques quelquefois de la carie de l'enclume, le plus souvent de lésions osseuses portant sur la paroi postérieure de la caisse, sur le massif osseux du facial ou sur le squelette de l'apophyse mastoïde elle-même. L'exploration au fin stylet coudé, faite avec soin, renseignera sur l'état de l'os. Parfois, outre la perforation tympanique, il existe une fistule ouverte dans le conduit, sur sa paroi postéro-supérieure déformée et prolabée. L'exploration est particulièrement délicate en cette région, surtout en approchant de la moitié inférieure du conduit, car le stylet est exposé à rencontrer le facial et à le léser.

Dans les cas de perforation supérieure ou postéro-supérieure de la membrane du tympan, il y a intérêt à demander des renseignements complémentaires au *lavage explorateur de la caisse*, fait avec la canule tympanique de Hartmann. Cet instrument est un fin tube métallique, de 7 à 8 centimètres de long, avec 3 millimètres de calibre extérieur, coudé à un millimètre de son extrémité terminale. Celle-ci est introduite par la perforation et dirigée directement en haut vers l'attique, puis en haut et en arrière vers l'aditus ad antrum. La manœuvre est délicate, difficile même, et se fait sous le contrôle du miroir. Ce lavage ramène souvent, provenant de l'attique, de l'aditus et même de l'antre, du pus semi-liquide, des grumeaux, des débris nacrés en écailles ou en perles, dont la signification a été indiquée plus haut.

c) Les *perforations proches de la spatule du marteau*, souvent cordiformes, sont symptomatiques d'une carie de cette partie de l'osselet, quand le stylet y révèle un point dénudé : il est en effet de règle que l'ostéite du manche suive une marche ascendante. Des polypes peuvent coexister avec la perforation et quelquefois la dissimuler.

d) Les *perforations inférieures*, parallèles au plancher de la caisse, doivent inviter à chercher les signes de la carie de ce plancher.

e) Les *antéro-inférieures* sont celles dont le pronostic reste le plus favorable : en effet elles ne sont généralement pas symptomatiques d'ostéites, comme les précédentes.

2° *Grandes perforations.* — Elles sont rondes, ovalaires, cordiformes ou réniformes : ces deux dernières formes sont spéciales aux perforations péri-ombilicales, la spatule du marteau conservée répondant à la partie échancrée du cœur ou du rein.

Les perforations uniques sont de beaucoup les plus fréquentes ; les perforations doubles peuvent souvent elles-mêmes être interprétées comme une perte de substance unique, divisée par le manche du marteau en une perforation prémartellaire et une rétromartellaire ; les perforations triples sont l'exception, a fortiori les perforations multiples, en crible, qui ne se voient que dans les infections intenses de l'oreille moyenne. Les deux quadrants inférieurs et le postéro-supérieur sont le siège habituel des grandes perforations. La dimension de ces perforations est des plus variables. Quand la perte de substance est considérable, on ne parle plus de perforation, mais de *destruction partielle* plus ou moins étendue du tympan (fig. 79-T.D.). La destruction totale ne se rencontre jamais ; en effet le segment adjacent à l'apophyse externe du marteau, d'une part, le bourrelet tendineux réunissant la membrane au conduit, d'autre part, persistent en général dans les cas même les plus graves. C'est du reste la présence de ce bourrelet, reconnue par la vue ou à l'aide du stylet, qui permet de

distinguer une grande perte de substance du tympan de l'enfoncement
total de la membrane atrophiée et amincie (fig. 79 T. D. et T. G.).

La perforation tympanique, malgré ses dimensions étendues,
n'est pas toujours visible au premier examen de l'oreille. Il peut
falloir des nettoyages multiples ou encore l'ablation au serre-
nœud de polypes pédiculés ou l'écrasement à la pince de polypes
larges et sessiles ou enfin l'atrophie par l'alcool absolu de végétations inflammatoires polypiformes, pour voir la perforation
avec toute sa netteté.

Quand on cherche à se rendre compte de la *provenance du pus*
soit par l'examen *de visu*, en guettant la goutte révélatrice, soit
par le tamponnement explorateur, retiré assez tôt pour que seule
une des faces du tampon de coton soit touchée par le pus, on
constate que les points d'élection pour l'apparition du pus sont
aussi les lieux d'élection des polypes.

3° *Productions polypeuses ou polypiformes.* — La reconnaissance de leur point d'origine n'est souvent possible qu'après ces
petites opérations préliminaires. Elle est importante, car elle permet souvent de préciser un diagnostic d'ostéite localisée. La topographie des polypes rappelle celle des perforations (p. 589); elle
aussi comporte les mêmes interprétations.

Ainsi un bourgeon polypiforme occupant la partie supérieure d'une
perforation ovalaire rétro-martellaire est généralement implanté sur la
longue branche, cariée, de l'enclume. Un bourgeon polypiforme appendu à l'extrémité inférieure d'un manche de marteau réduit à
l'état de moignon, ou des granulations multiples pré et rétro-martel-
laires révèlent la carie du manche du marteau. Les petits polypes perforant la membrane de Shrapnell traduisent des ostéites de la tête
du marteau et de la partie adjacente du corps de l'enclume. La
carie de l'enclume est la lésion la plus fréquente, quatre fois plus
fréquente que l'ostéite du marteau. D'autres végétations polypiformes
peuvent s'observer, adjacentes au tympan, mais en somme en dehors
de lui : les supérieures, situées à l'union de la paroi supérieure du
conduit avec le cercle tympanal, révèlent l'ostéite du mur de la logette,
les postérieures la carie du massif du facial, les inférieures, la carie
du recessus hypo-tympanique.

4° *État de la caisse.* — L'examen direct de la caisse se fait au travers de la perforation, soit par le toucher, à l'aide du stylet boutonné, soit par la vue, tantôt directement, tantôt, mais exceptionnellement, à l'aide d'un petit miroir, dit tympanique, analogue, sauf ses dimensions, au miroir laryngien.

Quand la suppuration est tarie, la surface du promontoire est rouge jaunâtre d'abord, puis elle prend l'aspect blanc mat, tendineux, du tissu de cicatrice. Elle présente des saillies accidentées, quelquefois des ramifications vasculaires, avec une sorte de monticule constant, qui répond au point le plus saillant de la paroi labyrinthique de la caisse. Quand la longue branche de l'enclume a disparu, on peut voir l'étrier, très résistant à la carie, qui est resté logé dans la fenêtre ovale, avec son tendon conservé. D'autres fois des *productions épidermiques exubérantes* recouvrent la surface du promontoire et il y a lieu de les enlever prudemment, à la curette ou à l'aide d'un lavage, pour voir s'il ne s'agit point de débris cholestéatomateux, en paillettes nacrées, fétides, plus denses que l'eau, provenant de l'attique ou de l'antre. Les débris cholestéatomateux ont une tendance particulière à se reproduire avec ténacité, malgré des lavages ou des curettages fréquents. Enfin fort souvent la muqueuse du promontoire est en *état d'inflammation chronique*, rouge vif, avec des teintes jaunâtres ou bleuâtres par places, épaissie, mamelonnée ou lisse, selon qu'il existe ou non du tissu de granulations en voie de bourgeonnement.

Quant aux *osselets*, il est rare de les trouver conservés, quand les perforations tympaniques sont étendues : la longue branche de l'enclume et le manche du marteau ont été raccourcis par l'ostéite. Quelquefois cependant, pour le marteau, le raccourcissement n'est qu'apparent : le marteau n'a pas diminué de longueur, mais il s'est rétracté, entraîné par ce qui reste de la membrane du tympan plus ou moins adhérente au promontoire.

Les *rapports avec le promontoire* des parties conservées du tympan sont parfois délicats à préciser. Il faut d'abord chercher si une ombre portée, due au bourrelet tendineux ou au segment du tympan conservé, est visible sur le promontoire; dans l'affirmative, on peut être certain que la perforation a comme limites celles assignées par ces ombres. S'il n'y a pas d'ombre portée, il faut se demander si les débris de la membrane ne se sont pas fusionnés avec le promontoire. L'aspiration avec le spéculum de Siegle, l'aération de la caisse par la trompe permettront quelquefois de trancher la question, aidées par l'exploration

au stylet, dont l'extrémité boutonnée pourra s'insinuer derrière les
bords du fragment du tympan, si ceux-ci sont libres, non adhérents.

L'exploration au stylet est le seul moyen de se rendre compte de l'*état
du squelette* caché derrière la muqueuse de la paroi interne de la
caisse. Si le squelette est dénudé ou friable en ce point, si surtout un
débris osseux, jaune ou gris, adhérent ou mobile, fait saillie en ce
point, il faut songer à la *carie du labyrinthe*, avec séquestres parcel-
laires ou avec nécrose osseuse massive plus ou moins étendue.

C. Cicatrices perforées — Une dernière variété de tympans perforés est représentée par les tympans guéris portant des *cicatrices
perforées*.

S'il se produit souvent des épaississements fibreux ou calcaires sur
les parties du tympan conservées, il n'en est pas de même pour les
parties de la membrane dont la réparation après perforation s'est
faite avec une rapidité variable, mais toujours uniquement aux dépens des couches externe et interne de la membrane, sans reproduction de la membrane propre intermédiaire. Les cicatrices tympaniques sont donc toujours minces et cette minceur, qui explique leur
dépressibilité et leur tendance à se fusionner avec le promontoire,
donne également la raison de la perforation des cicatrices préexistantes, soit sous l'action d'une nouvelle poussée inflammatoire, soit
sous l'action d'un traumatisme, tel que la propulsion brusque de
l'air de dedans en dehors ou de dehors en dedans.

En l'absence de complications ou de menace de complications,
la symptomatologie de toutes ces affections chroniques est des
moins bruyantes. Il y a peu de bruits subjectifs, peu de bourdonnements et de vertiges, sauf le cas d'ostéite du massif osseux labyrinthique. L'acuité auditive est diminuée, mais non abolie, tant
que l'étrier et le labyrinthe sont indemnes, quel que soit l'état du
tympan et des osselets principaux. La douleur est intermittente
et répond plutôt à des retours passagers à l'état subaigu (otites
réchauffées) ou à de la rétention intermittente. La céphalée,
l'insomnie, les nausées sont des accidents sérieux, qui doivent
faire craindre une menace de complication. Il en est à fortiori de
même des *symptômes généraux*, fièvre, agitation, frissons, qui
manquent dans les otites chroniques simples et dont l'apparition
est toujours inquiétante.

Schéma du diagnostic des principales lésions révélées par l'otoscopie.

EXAMEN DU TYMPAN	TYMPANS SECS		TYMPANS ENFLAMMÉS NON SUPPURANTS	TYMPANS SUPPURANTS		TYMPANS PERFORÉS	
	DE LA SCLÉROSE DIFFUSE.	DE L'OTITE MOYENNE ADHÉSIVE OU POSTINFLAM- MATOIRE		AIGUS	CHRONIQUES	PERF. RÉCENTES	PERF. ANCIENNES
Couleur. Aspect.	Quasi normaux	Blanchâtre ou d'aspect amian- tacé, fibrillaire.	Rougeur circons- crite ou diffuse.	Sale, gris-rouge.	Sale, gris-rouge.	Liseré ecchymo- tique ou épi- dermique bordant la perforation.	Variable.
Position.	Etat quasi- normal.	Membrane dépri- mée.	Membrane parfois voussurée	Membrane épaissie fortement	Membrane déformée.	»	Membrane souvent déprimée et accolée au promontoire.
Marteau.	id.	Rapproché de l'horizontale.	Injection vascu- laire le long du marteau.	Apophyse seule visible	Général¹ conservé et bien visible.	»	»
Plis.	id.	Le postérieur très accentué.	»	Disparus.	»	»	»
Reflet lumineux	id.	Allongé et re- monté ou disparu	Disparition rapide	Reflets sur bulles purulentes, parfois pulsatiles.	Reflets atypiques.	»	»
Particularités surajoutées.	id.	Plaques fibreuses ou calcaires. Parties atrophiées	Quelquefois exsudat visible dans la caisse. Bulles ou ampou- les sur le tympan.	»	Végétations poly- piformes fréquentes. Desquamation exagérée.	»	Végétations. Polypes. Etats variés du promontoire.
Résultat de l'emploi du spé- culum de Siegle.	id	Mobilité exagérée en certains points, très réduite en d'autres.	Variables.	Quelquefois aspiration du pus.	Parfois aspiration du pus.	Aspiration du pus	Appel du pus au travers de la perforation.
Résultat de l'aération de la caisse.	»	idem.	idem.	Issue du pus, souvent avec sifflement	Issue du pus, quelquefois avec sifflement.	Issue du pus.	Déplissement irré- gulier du tympan (brides adhérant au promontoire.)

Au point de vue du service militaire les affections chroniques
de l'oreille moyenne, avec ou sans écoulement purulent, avec ou
sans perforation du tympan, sont des motifs d'exemption : la perforation du tympan sans complication d'otorrhée est compatible
avec le service auxiliaire. Pendant le service, ces affections
chroniques peuvent motiver la réforme temporaire, si elles
paraissent susceptibles de s'amender, la réforme définitive,
quand elles sont particulièrement graves et rebelles à tout
traitement.

Telles sont les nombreuses données que peut fournir l'otoscopie. Le tableau synoptique de la page 594 les condense en un
schéma aussi peu artificiel que possible.

C'est à d'autres explorations complémentaires qu'il faut demander un supplément d'informations.

CHAPITRE V

EXAMEN COMPLÉMENTAIRE

Quelle que soit l'affection de l'oreille présentée par le malade,
le médecin doit examiner tantôt de parti pris, tantôt seulement
si les circonstances l'y invitent, certaines régions, ou certains
territoires, ou certains organes proches ou éloignés de l'oreille.

§ 1. — Examen du naso-pharynx.

Le cavum naso-pharyngien doit être systématiquement examiné
dans tous les cas. Catarrhales ou purulentes, les otites succèdent
toutes à des lésions fugaces ou tenaces de cette région rétro-
nasale et c'est l'examen de celle-ci qui permet de découvrir les
causes et de remplir souvent une indication thérapeutique importante, au cours d'une affection auriculaire D'autre part, l'examen des fosses nasales et du pharynx est indispensable, à titre

d'exploration préliminaire, de « reconnaissance », avant de pratiquer le cathétérisme de la trompe d'Eustache.

L'examen du cavum portera tout particulièrement sur la partie latérale du pharynx, sur la région tubaire et péritubaire, qui sera explorée par la vue (p. 404) et par le cathétérisme et les autres moyens d'aération de la caisse étudiés plus haut (p. 548). La rougeur et la tuméfaction du bourrelet tubaire, la présence de follicules clos hypertrophiés en cette région, l'existence de cicatrices vicieuses péritubaires, la persistance de mucosités adhérentes autour et dans l'orifice de la trompe, d'une part, les atrésies inflammatoires ou les sténoses par lésion organique ancienne du canal tubaire, d'autre part, sont les détails principaux les plus importants à étudier. Mais il ne faudra pas négliger non plus d'examiner la voûte du cavum (p. 394), où des adénoïdes volumineuses peuvent être appendues, tantôt assez développées en largeur pour venir obstruer mécaniquement les trompes par contact, tantôt nocives simplement par la pharyngite qu'elles entretiennent. Il conviendra également d'explorer la partie postérieure des cornets inférieurs qui, hypertrophiée en queue de cornet (p. 391), arrive parfois jusqu'à l'orifice tubaire.

Les résultats des multiples épreuves ou explorations nécessaires pour l'examen méthodique de l'oreille peuvent être consignés sur une feuille d'observation analogue au modèle indiqué à la fin de l'ouvrage et qui est celui employé à la clinique du Val-de-Grâce.

§ 2. — Exploration des parties molles périauriculaires.

Les groupes ganglionnaires qui reçoivent les lymphatiques efférents provenant de l'oreille externe ou moyenne siègent l'un en avant, l'autre en arrière, le troisième au-dessous du conduit auditif. En outre il paraît prouvé cliniquement (faits de Pouillaude, Lucas-Championnière, Régnier), sinon anatomiquement, qu'il y a des traînées de vaisseaux lymphatiques « reliant la caisse à la région temporale profonde. » (Mignon).

Le ganglion prétragien, dont le nom indique la situation, est le plus gros des ganglions parotidiens inclus dans les couches superficielles de la glande. Les ganglions mastoïdiens sont au nombre de 4 ou de 5, les uns au-dessus, les autres au-dessous du muscle sterno-cleido-mastoïdien, les premiers faciles, les seconds difficiles à palper. Enfin les ganglions cervicaux profonds les plus élevés de la gouttière carotidienne reçoivent également des lymphatiques de l'oreille.

I. Adénites et lymphangites. — L'engorgement de ces ganglions, sauf peut-être des derniers cités, est généralement plus marqué dans les affections superficielles que dans les lésions profondes de l'oreille. Il accompagne souvent des otites moyennes suppurées aiguës ou chroniques, mais alors il coexiste dans un grand nombre de ces cas avec une lésion concomitante du conduit. L'adénite est presque toujours aiguë et par conséquent passagère et on évitera de la confondre avec une mastoïdite ; l'adénite chronique est rare et ne s'observe guère que sur les ganglions superficiels placés à la base de la mastoïde.

Les mouvements de la mâchoire dans les adéno-lymphangites à localisation antérieure, les mouvements de la tête dépendant du sterno-mastoïdien dans celles à localisation postérieure sont gênés et douloureux.

La lymphangite est souvent combinée à la périadénite inflammatoire, et détermine alors, dans la région sur laquelle elle porte, des déformations spéciales, dues à l'œdème.

II. Œdèmes. — L'œdème est tantôt mou, tantôt dur et il faut parfois une pression forte pour obtenir le godet caractéristique. Il est ou uniquement localisé ou toujours prédominant autour du conduit auditif, surtout en arrière vers la mastoïde, quelquefois vers la tempe, la joue, le cou.

A la tempe, l'œdème transforme en une surface convexe la surface normalement plane ou concave ; dans la région parotidienne, l'œdème est plutôt jugal, plus marqué au-dessous qu'au-dessus de l'arcade zygomatique. En arrière, la caractéristique de ce gonflement est la tuméfaction en nappe qui refoule le pavillon en avant et un peu en bas, en effaçant le sillon rétro-auriculaire.

Le point de diagnostic important à préciser en pareil cas consiste à savoir si ces apparences traduisent l'infection limitée aux parties molles ou si elles révèlent l'infection sous-périostique ou l'ostéite. La solution du problème est parfois délicate et quelquefois l'intervention, exploratrice et curatrice à la fois, peut seule la donner. Cependant il existe quelques signes utilisables pour le diagnostic différentiel. Ainsi la coloration des tissus est plus foncée dans les cas d'inflamma-

tion superficielle que dans ceux d'inflammation profonde, à peine
rosée dans le dernier cas, rouge vif ou violacée dans le premier. La
douleur est aussi marquée à la pression superficielle qu'à la pression
profonde, quand les plans superficiels sont seuls atteints ; la douleur
dont l'intensité maxima répond à la pression du squelette, surtout
sur la région de l'antre et sur le bord postérieur de la mastoïde, est
d'origine osseuse. Enfin l'adéno-lymphangite se modifie rapidement
sous l'action d'un traitement approprié ou bien l'adéno-phlegmon
survient assez vite, tandis que les œdèmes d'origine profonde (périoste ou squelette) sont tenaces et lents dans leur évolution.

L'œdème est donc *symptomatique* le plus souvent ; mais il existe là
comme ailleurs des *œdèmes essentiels*, dus les uns à une cause générale, l'arthritisme par exemple, les autres à une cause locale, tels les
œdèmes qui précèdent ou accompagnent les paralysies faciales (Gellé).

La sensation de fluctuation, même quelquefois quand elle paraît
évidente, est donnée souvent par le palper bidigital de la zone simplement œdématiée : la fausse fluctuation se produit avec la plus
grande facilité dans la région rétro-auriculaire, coïncidant tantôt
avec une infiltration simple des parties molles, tantôt avec une myosite
du petit muscle peaucier auriculaire postérieur, ainsi que nous avons
pu le constater par l'intervention. Des plastrons indurés, très étendus
en surface et en profondeur peuvent s'observer autour de l'insertion
du sterno-mastoïdien, où nous les avons vu persister pendant des
semaines, quelquefois plus d'un mois.

III. Abcès. — 1° *Superficiels*, amenant vite la rougeur du tégument,
révélés par une fluctuation évidente, ils succèdent à des adénites et lymphangites et leurs lieux d'élection sont ceux des ganglions superficiels,
c'est-à-dire la région mastoïdienne et la région prétragienne ou paroti
dienne supérieure ; nous en avons vu un se compliquer de parotidite.

2° *Profonds*, révélés au début par des signes généraux plutôt que par
des signes locaux, n'entraînant parfois qu'un léger œdème superficiel,
auquel s'ajoute une sensation obscure de rénitence dans la profondeur
des tissus, existent des abcès d'une autre catégorie qui traduisent des
lésions profondes, sous-périostiques ou intra-osseuses. Après avoir exagéré la fréquence des périostites suppurées temporales et surtout mastoïdiennes, on a exagéré leur rareté : or des observations récentes
(Luc, Laurens) ont prouvé que des collections purulentes peuvent se
développer sous le périoste de la portion squameuse ou mastoïdienne
du temporal, saillantes à la fois vers l'extérieur et vers la paroi supérieure ou postérieure du conduit auditif et curables par une incision

simple, sans intervention sur le squelette. Cependant il reste établi que la très grande majorité des abcès sous-périostiques sont la conséquence de l'ostéite, localisée en général soit aux cellules creusées dans la base du rocher autour de l'antre, soit à l'antre lui-même, l'infection s'étant propagée au travers de la couche corticale de l'os avec ou sans perforation de celle-ci.

3° *Abcès proches de l'oreille.* — Leur lieu d'élection est la région de l'antre, dont ils révèlent, tardivement le plus souvent, l'infection compliquée d'ostéite raréfiante périphérique; mais il s'en rencontre soit en haut et en avant, provenant des cellules creusées à la base de l'écaille du temporal, soit en arrière, développés dans les cellules rétro-antrales creusées le long de la suture mastoïdo-occipitale, soit en bas, venus des cellules de la pointe de la mastoïde. Nous avons eu l'occasion d'observer maintes fois ces trois localisations.

4° *Abcès à distance.* — Plus rares que les précédents, ils sont d'origine osseuse également le plus souvent. Les plus fréquents sont ceux du cou, les abcès sous-sterno-mastoïdiens. Le siège de la tuméfaction est profond, les plans superficiels sont peu ou pas œdématiés, la région mastoïdienne peu ou pas déformée, à moins de coexistence de lésions multiples combinées. Le muscle est soulevé et contracturé parfois : il bride la collection profonde. La pression exercée sur celle-ci par le doigt explorateur fait quelquefois refluer le pus par le conduit auditif externe. Le palper de la pointe de la mastoïde doit être fait avec le plus grand soin : il peut révéler un point osseux sur la face interne de cette pointe, ce qui traduit une prédominance des lésions en cet endroit et caractérise la mastoïdite de Bezold, variété dont la tendance particulière à l'ostéite destructive insidieuse, susceptible de s'étendre vite vers le sinus et l'encéphale, a été spécialement indiquée.

Dans la région sous-angulo-maxillaire, des abcès d'origine otique peuvent se développer, d'origine ganglionnaire en général : mais quelquefois aussi ce sont des abcès migrateurs, qui ont fusé en suivant le muscle digastrique. D'autres abcès ossifluents, à point de départ mastoïdien, ont été signalés, gagnant la paroi latérale du pharynx, pouvant même la contourner et venir faire saillie du côté opposé : ils sont exceptionnels.

Outre ces abcès cervicaux, il peut se produire des abcès occipitaux ou même occipito-pariétaux. Les abcès occipitaux se développent dans la région de la nuque et sont sous-musculaires, ce qui explique la longue durée de leur période latente, qu'ils succèdent à des adénites, à des phlébites ou à l'ostéite de la pointe de la mastoïde ou des cellules postérieures : ils demandent à être recherchés avec soin. Les abcès occipito-pariétaux sont plus superficiels et se diagnostiquent quant à leur existence dès leur apparition. Leur origine est osseuse ou transosseuse. Les cellulites rétro-antrales peuvent leur donner naissance et alors l'exploration de leur cavité après incision conduit dans une logette osseuse généralement close : nous avons rencontré deux fois cette localisation. Mais parfois cet abcès extérieur n'est que le prolongement d'un abcès migrateur sous-dure-mérien, abcès en bouton de chemise, à deux poches communiquant à travers un pertuis osseux, ainsi que nous l'avons observé dans un cas.

5º *Fistules*. — Elles sont consécutives à l'ouverture spontanée ou chirurgicale de ces abcès chauds ou froids ; il n'y a rien de particulier à en dire, sinon que leur exploration doit être faite avec soin, pour déterminer si la persistance du trajet tient à l'existence d'une coque ganglionnaire infectée enfouie dans les tissus ou à un foyer d'ostéite. Les vieilles fistules avec induration chronique doivent être différenciées des lésions, parfois similaires au premier abord, produites par l'actinomycose.

§ 3. — Exploration du squelette (apophyse mastoïde).

Au point de vue pratique, l'exploration de l'apophyse mastoïde est des plus importantes, surtout au cours des otites suppurées, aiguës ou chroniques.

1º *Examen par la vue*. — Il faut que la région soit examinée sous deux incidences, l'observateur placé d'abord à côté du malade, puis derrière lui.

Cette dernière position permet d'apprécier, par comparaison du côté malade avec le côté sain, les moindres différences d'aspect ; en particulier l'abaissement du pavillon, son éloignement de la paroi latérale du crâne, l'effacement du sillon rétro-auriculaire sont faciles à constater ainsi. L'observateur se rappellera que normalement la mastoïde gauche est un peu plus petite que la droite. Les modifications de couleur du tégument sont également à noter.

Un gonflement précoce et rapide, un œdème blanc ou rouge qui a fait disparaître presque d'emblée le sillon rétro-auriculaire est, selon toute vraisemblance, le résultat de l'inflammation des plans superficiels étudiée plus haut. Un gonflement moins prononcé, survenu lentement, accompagné souvent, mais non toujours, de fièvre et de douleur, au cours d'une otite suppurée aiguë ou réchauffée, dont la suppuration a parfois inopinément cessé, un œdème dur diminuant à peine la profondeur du sillon rétro-auriculaire, déjetant à peine le pavillon en dehors, seraient plutôt révélateurs d'un foyer d'ostéite endo-mastoïdienne.

2° *Examen par le toucher*. — Il renseignera d'abord sur les modifications d'aspect de la surface, surtout si l'on palpe en même temps les deux apophyses en des points identiques. Le degré de l'œdème s'appréciera d'après la profondeur du godet classique et d'après l'intensité de la pression nécessaire pour le faire apparaître. Enfin et surtout l'on recherchera les *points douloureux osseux*.

Leur siège d'élection est le segment qui répond dans la profondeur à l'antre : c'est la partie antéro-supérieure de l'apophyse, ou, plus exactement, le point placé, en arrière de la ligne d'insertion du pavillon, juste à la hauteur du conduit auditif. La douleur est parfois accusée spontanément par le sujet en ce point, térébrante ou lancinante, à exacerbation nocturne ; elle est exagérée par la pression profonde localisée sur une surface très restreinte. Il n'existe pas de parallélisme forcé entre l'intensité de la douleur et l'étendue des lésions : l'apophyse est parfois pleine de pus, alors que la douleur est minime, et inversement.

D'autres points douloureux osseux peuvent exister, en particulier vers la pointe de l'apophyse ou en arrière du point qui répond à l'antre, près de la suture mastoïdo-occipitale ; ils traduisent quelquefois des ostéites localisées en ces points dans des cellules péri-antrales, mais quelquefois aussi la douleur osseuse existe à distance et fait défaut au point d'élection, bien que l'antre seul soit atteint.

Il y a enfin des « algies » de la mastoïde, sans signes objectifs : les unes sont le résultat d'une ostéite condensante ou d'une poussée congestive ; les autres sont de simples névralgies dont l'éclosion est favorisée par l'état névropathique du sujet : la distinction entre ces divers cas est des plus délicates, quand l'otite coexiste avec l'état douloureux de l'apophyse, et le diagnostic n'est souvent fait, et pas toujours du reste, qu'à l'intervention.

3° *Exploration par le conduit*. — C'est une voie détournée à utiliser pour l'examen de la face antérieure ou bord antérieur de l'apophyse. La chute de la paroi postéro-supérieure du conduit est considérée comme un excellent signe de mastoïdite (Schwartze). L'otoscopie indique en outre, quand on constate de la voussure du tympan, qu'il y a rétention de pus dans l'oreille moyenne, et par conséquent menace d'antrite. Si l'otoscopie montre des perforations postérieures ou supérieures, avec suppuration persistante et polypes récidivants même après ablation des osselets, il y a lieu de penser à la mastoïdite latente (Luc).

4° *Exploration opératoire*. — Elle est faite soit avant, soit surtout pendant l'intervention.

Dans les cas où il s'agit de *lésions ouvertes*, l'exploration des orifices fistuleux, faite au *stylet boutonné*, permet de déterminer plus exactement la topographie des altérations du squelette mastoïdien. Elle conduit généralement dans des cellules périphériques placées au voisinage de l'antre, rarement dans l'antre lui-même. Celui-ci est reconnaissable : 1° à sa situation proche de la base de l'apophyse, immédiatement en arrière du conduit auditif; 2° à sa profondeur, qui est de 1 cm. 5 au moins, en moyenne, au-dessous du plan de la couche corticale de l'os; 3° à sa communication avec la caisse, en haut et en avant, par un canal qui est l'aditus, dans lequel peut s'engager le protecteur de Stacke ou tout autre instrument analogue. Cette exploration peut révéler la présence dans l'antre d'une tumeur cholestéatomateuse, insoupçonnée jusque-là.

Il est une dernière façon d'explorer la mastoïde, qui est utilisable quand la face externe de l'apophyse a été mise à nu, le pavillon et la paroi postérieure du conduit désinsérés avec le périoste. Cette *exploration après rugination* permettrait de préjuger, avec une certitude toute relative du reste, de la proximité du sinus latéral par rapport à l'antre, avant de pratiquer l'antrotomie. D'après Trautmann, le sinus serait proche, quand l'angle dièdre formé par le plan de la mastoïde et par celui de la paroi postérieure du conduit est fortement obtus; d'après Schulzke, les temporaux dangereux seraient ceux des dolichocéphales, surtout à droite, et d'après Okada, les petites apophyses exposeraient à plus de dangers que les grandes en raison de la situation du sinus.

5° *Moyens exceptionnels*. — Ce sont l'auscultation, la percussion et la translumination.

L'auscultation, pratiquée déjà par Laënnec, permet d'entendre à travers l'apophyse les bruits que l'on entend par le conduit à l'aide du tube otoscopique pendant l'aération de l'oreille moyenne. Okuneff a constaté que, si l'on ausculte successivement la mastoïde saine et la mastoïde enflammée, pendant qu'un diapason vibre sur le vertex, le son est assourdi du côté malade par rapport au côté sain. Ostino, auscultant à la fois à l'aide d'un tube en Y, ou de deux tubes munis de pavillons égaux, les deux mastoïdes d'un même sujet, pendant que vibre un diapason sur le front, a constaté que la latéralisation du son le plus intense se fait du côté malade, surtout s'il y a complication intra-crânienne.

La *percussion* de l'apophyse est d'origine ancienne également; elle doit se pratiquer surtout à la base et elle donne lieu chez l'adulte à la production d'un son spécial appelé aéro-sclérosique par Piorry. Les apophyses éburnées (Miot), les apophyses atteintes d'ostéite (Körner, Wilde) donnent quelquefois, mais non toujours, à la percussion un son plus sourd, plus mat.

La *translumination* se fait soit par le conduit (Caldwell), si celui-ci peut admettre la petite lampe spéciale, soit par la partie postérieure de la mastoïde (Urbantschitsch) dans le cas contraire. Dans le premier cas, on interroge l'éclairage de la face externe de la mastoïde, dans le second celui du conduit. Le défaut de translucidité indiquerait la présence du pus.

Ces moyens, réservés aux cas difficiles où les autres signes sont peu nets, manquent eux-mêmes souvent de précision et il est des mastoïdites « dont le diagnostic n'est possible qu'avec le ciseau. » (Schwartze).

Le tableau synoptique de la page 604 résume les éléments du diagnostic des principales complications péri-auriculaires.

Au point de vue de l'aptitude au service militaire, l'inflammation aiguë des cellules mastoïdiennes n'entraîne pas de décision immédiate. Seule la mastoïdite chronique nécessite l'exemption : elle pourra motiver la réforme après échec d'un traitement approprié. Quant à l'évidement pétro-mastoïdien, il nous paraît, même après guérison, devoir entraîner pour les sujets non incorporés l'affectation au service auxiliaire et pour les militaires en activité la réforme, car il a pour conséquence la destruction des osselets et de la membrane du tympan.

Schéma du diagnostic des principales complications
périauriculaires.

		LYMPHANGITE ET ADÉNITE	PÉRIOSTITE	OSTÉITE
Etiologie.	Fréquence. Affection primitive.	Assez grande. Furoncle ; quelquefois otite moyenne.	Minime. Otite externe ou moyenne.	Assez grande. Otite moyenne.
Signes subject^{ifs}.	Douleur spont. Audition. État général. . .	Supportable. Assez bonne. Bon.	Vive. Variable. Assez bon.	Vive. Diminuée. Plus ou moins atteint.
Examen objectif. — Inspection. . . .		Tuméfaction très apparente. Souvent rougeur.	Tuméfaction assez nette. Téguments pâles.	Tuméfaction longtemps obscure, toujours profonde.
Palpation		OEdème et douleur superfic. Parfois ganglion perceptible. Parfois abcès consécutif.	OEdème, puis fluctuation.	Rénitence profonde. Douleur vive à la pression de l'os.
OTOSCOPIE — Conduit .		Otite externe (conduit membraneux).	Tuméfaction de la partie osseuse ou membraneuse.	Déformation possible de la partie postéro-sup. du conduit osseux.
Tympan .		Le plus souvent indemne.	Tantôt sain, tantôt malade.	Généralement malade.
Evolution		Guérison rapide, spontanée ou chirurgicale.	Abcès temporal ou mastoïdien à guérison rapide.	Extension des lésions vers la surface ou vers la profondeur. Guérison lente.

§ 4. — Exploration des vaisseaux et nerfs voisins.

C'est surtout quand on soupçonne l'apparition des complications des otites ou des mastoïdites qu'il faut procéder à cet examen complémentaire.

1° EXPLORATION DES VEINES. — L'auscultation de la *veine jugulaire* ferait constater, dans les cas de phlébite, d'après Voss, la disparition du bruit de souffle que provoque normalement la compression de ce vaisseau par le sthétoscope à la base du cou. Malheureusement ce bruit manque à l'état normal chez nombre de sujets.

L'examen à la vue permet de remarquer parfois la dilatation des *veines sous-cutanées* de la nuque, du cou et de la face, par lesquelles se fait une circulation collatérale dans certains cas d'oblitération de la veine profonde. L'œdème douloureux, circonscrit à la partie postérieure de la mastoïde et dû à la phlébite par propagation atteignant la veine transmastoïdienne, est un signe à rechercher (Griesinger), bon, mais infidèle. Enfin au palper on peut trouver soit du gonflement le long de la jugulaire (Gerhard), soit un cordon dur et douloureux, profond, souvent difficile à distinguer de l'adénopathie parfois concomitante. L'interprétation de cette phlébite cervicale n'est pas univoque : elle peut en effet aussi bien être la conséquence d'une otite moyenne ayant infecté directement le golfe de la jugulaire que la propagation d'une thrombose du sinus latéral, consécutive le plus souvent à une mastoïdite ; d'autre part, l'absence de thrombose jugulaire n'exclut pas l'hypothèse d'une phlébite circonscrite au sinus, et ne dépassant pas le golfe. Les mouvements de la tête provoquent de la douleur ; les muscles latéraux du cou sont souvent en état de contracture.

2° EXPLORATION DES NERFS CRANIENS. — Tous les troncs peuvent être atteints : c'est ce qui se produit, à des degrés divers en général, quand la complication endo-crânienne est une méningite étendue à toute la base de l'encéphale. Les nerfs qui sortent par le *trou déchiré postérieur* peuvent également être lésés dans les cas de phlébite de la jugulaire. Les *nerfs de l'œil*, sensoriel ou moteurs, traduisent leur altération par des signes qui ont été spécialement décrits ailleurs (p. 255).

Le *nerf facial* est celui des nerfs qui a les rapports les plus intimes avec l'oreille moyenne et ses dépendances. La *corde du tympan* a bien, il est vrai, des rapports plus directs encore avec l'oreille, mais on omet souvent de rechercher les symptômes auxquels donne lieu sa lésion (modifications du goût, de la sensibilité tactile de la langue, de la sécrétion salivaire). Du reste leur constatation est utile surtout pour déterminer le siège d'une paralysie faciale concomitante.

Cette dernière serait parfois annoncée par des prodromes, dans certains cas d'envahissement du nerf à la suite de l'ostéite de son canal, par exemple (Gellé) : ce sont de l'engourdissement, de la tuméfaction de la face, des douleurs vagues dans la joue, de la gêne dans les mouvements des paupières. En général le tableau classique de la parésie ou paralysie du facial se révèle presque subitement, au cours d'une affection aiguë et plus souvent chronique de l'oreille. Nombre de cas de paralysie faciale dite a frigore ou rhumatismale auraient en vérité une origine otique méconnue (Lannois.) Le côté paralysé est flasque, la commissure labiale abaissée, la bouche déviée vers le côté sain. Le malade ne peut ni siffler, ni souffler, ni fermer l'œil du côté paralysé, une moitié du visage est incapable de prendre part à la mimique faciale. Tels sont les signes habituels, si évidents qu'ils ont à peine besoin d'être cherchés. Il faut au contraire une enquête plus minutieuse pour trouver les modifications du goût et les troubles de l'ouïe survenus depuis la paralysie (bourdonnements, hyperacousie ou surdité), car les premiers sont malaisés à constater et les seconds peuvent être dissimulés par les lésions de l'oreille préexistantes.

Parmi les symptômes habituellement décrits pour les paralysies faciales classiques, deux manquent en général : d'une part la paralysie du voile du palais n'existe pas, parce que ce n'est pas le facial, mais bien le vago-spinal (Lermoyez) qui intervient dans l'innervation du voile ; d'autre part la déviation de la pointe de la langue fait défaut, parce que ce phénomène ne s'observe guère, en principe, que dans les paralysies d'origine centrale et ne se rencontre qu'à l'état de « fait rare » (Grasset) et « discordant » (Bar), au cours des paralysies faciales d'origine otique, paralysies périphériques par définition.

Le *siège* de la lésion causale, originelle, de la paralysie faciale est relativement facile à déterminer. En principe, une lésion compromettant le goût et modifiant l'ouïe siège au-dessus de la naissance de la corde du tympan et des branches fournissant les nerfs du muscle de l'étrier et du muscle interne du marteau, c'est-à-dire dans la partie horizontale, initiale, du canal de Fallope. Une lésion qui ne compromet que le jeu des muscles de la face doit être plutôt localisée à la partie verticale, terminale, du canal de Fallope. Enfin une lésion qui se révèle par les signes de l'inflammation ou de la suppression du labyrinthe, en même temps que par la paralysie faciale, siège très probablement dans le conduit auditif interne, qui loge à la fois le facial et l'acoustique. Elle doit faire craindre une propagation à l'encéphale, ainsi que nous l'avons observé une fois.

Reste le diagnostic de la *nature* de la lésion du facial, c'est-à-dire la question de savoir si le nerf est simplement comprimé par un exsudat ou par la tuméfaction soit du périoste, soit de l'os, ou par la dilatation des vaisseaux accompagnant le nerf dans son canal, ou bien si le nerf est supprimé par la névrite. La solution du problème est délicate toujours, impossible parfois. Les paralysies consécutives aux affections aiguës de l'oreille seraient pour la plupart des paralysies par compression, donc curables (Moure et Liaras) : mais il est des exceptions à cette règle. Les paralysies qui persistent, alors que l'otite ou la mastoïdite guérissent, sont dues plutôt à la destruction du nerf. Celles qui ont eu une invasion lente et tendent à rétrocéder quand l'oreille s'améliore sont la conséquence probable de compressions (Urbantschitsch).

Quant à la réaction de dégénérescence, caractérisée par l'inexcitabilité du nerf aux courants faradiques et son hyperexcitabilité aux courants galvaniques, elle est toujours l'indice d'une lésion grave, mais non toujours de la suppression définitive du nerf (Moure et Liaras).

§ 5. — Exploration du système nerveux central.

Il est possible que cette exploration, faite avec tout le soin désirable, ne fasse découvrir aucun symptôme spécial, alors que d'autres raisons permettent de croire qu'il y a lieu de craindre une complication encéphalique. Il existe en effet des abcès intra-crâniens, extra-méningés et même encéphaliques, absolument muets, c'est-à-dire ne déterminant pas la moindre réaction du système nerveux, pendant un temps plus ou moins long.

Inversement, il est encore possible que des phénomènes cérébraux en apparence (insomnie, douleur, ralentissement du pouls) soient ou produits par action réflexe, en dehors de toute infection intra-crânienne, ou dus au méningisme, ou même représentent une simple manifestation hystérique (Furet).

1° *Signes précoces*. — On peut citer, outre la céphalée tenace prémonitoire, l'insomnie, l'apathie et la tristesse signalées par maints observateurs. Il faut y ajouter le signe de Kernig et les résultats de la ponction lombaire.

Le *signe de Kernig* est une contracture des muscles fléchisseurs de la jambe, qui fait que, lorsque le malade est assis sur son lit, il est impossible d'obtenir l'extension complète de la jambe. Quoique fréquent, il peut manquer dans la méningite : inversement, il peut s'observer parfois dans d'autres affections.

La *ponction lombaire*, si elle est suivie de l'issue d'un liquide louche ou simplement d'un liquide contenant des leucocytes mono ou poly-nucléaires en plus grand nombre qu'à l'état normal, où l'on observe 1 à 3 mononucléaires par champ microscopique, confirme également le diagnostic de méningite, ce qui implique un pronostic des plus sombres (Braunstein), sans cependant contre-indiquer en principe l'intervention. L'issue d'un liquide clair révélerait l'existence d'affections localisées (thrombose du sinus, abcès périsinusien, abcès sous dure-mérien, abcès cérébral, thrombose avec abcès, phénomènes de compression), c'est-à-dire d'affections curables parfois par l'intervention (Braunstein), ou encore d'une méningite tuberculeuse. Le liquide doit toujours être centrifugé et aussi examiné au point de vue bactériologique.

L'*étude cytologique* du liquide céphalo-rachidien (Widal) en est encore à la période initiale : elle comporte des incertitudes et des lacunes. Cependant on paraît d'accord pour admettre que la lymphocytose caractérise les processus à évolution chronique et la polynucléose les méningites à évolution rapide ou la période tout à fait initiale des méningites chroniques. Or les méningites consécutives aux otites, étant la plupart aiguës, se traduiront au point de vue cytologique par la polynucléose. Au contraire la lymphocytose répondra plutôt aux abcès intra-crâniens, à la méningite tuberculeuse, parfois à des foyers syphilitiques : le fait a pu être vérifié dans un cas d'abcès cérébelleux (Chavasse et Vaillard). Dans l'hystérie, dans la neurasthénie, dans le méningisme, le cyto-diagnostic est négatif. Nous l'avons trouvé négatif dans un cas de pachyméningite suppurée.

2º *Symptômes diffus*. — Dans certains cas, ce sont ceux qui prédominent soit à la période initiale, soit à la période d'état.

Tantôt de l'agitation et du délire, avec ou sans convulsions ou contractures, accompagnés de céphalée, de photophobie, de vertiges, de vomissements, de fièvre, surviennent au cours d'une otite aiguë ou chronique, compliquée ou non de mastoïdite. Le diagnostic de *méningite suppurée* n'est généralement alors que trop évident : cependant il existe des cas de ce genre bien observés, qualifiés d'irritation méningée ou *méningisme*, terminés par guérison, et dont certains sont du domaine de l'hystérie et d'autres appartiennent à la *méningite séreuse*.

La stupeur et le coma tantôt succèdent à une période d'excitation, tantôt apparaissent presque d'emblée, accompagnés de paralysie des membres et des sphincters, de stertor, d'arythmie cardiaque et respiratoire, de troubles oculo-pupillaires, de nystagmus, de déviation conjuguée de la tête et des yeux. Le diagnostic peut s'égarer néanmoins, si le malade est présenté au médecin dans le coma. On a confondu parfois avec le coma diabétique ou urémique ou avec l'endocardite infectieuse ou avec le rhumatisme cérébral, certaines méningites d'origine otique à leur période ultime.

Dans d'autres cas, plus nombreux, la méningite n'est pas méconnue, mais elle est considérée comme primitive (pneumococcie, tuberculose, méningite cérébro-spinale), alors qu'elle est en réalité consécutive à une lésion de l'oreille, parfois si ancienne et si peu bruyante qu'elle n'attire pas l'attention de l'entourage du malade, ni celle du médecin, si celui-ci n'a pas adopté comme règle absolue la nécessité d'examiner de parti pris l'oreille de tout sujet délirant ou comateux.

D'autres complications intra-crâniennes des otites peuvent donner lieu, bien qu'elles soient circonscrites, à des symptômes diffus analogues à ceux des méningites. Ainsi les abcès extra-duraux et même encéphaliques, se révèlent assez volontiers par de la céphalée, des vertiges, des nausées, de l'insomnie, de l'apathie, de la raideur de la nuque, de l'inégalité pupillaire, quelquefois des crises d'excitation. Il existe aussi une forme dite méningée de la phlébite du sinus, fréquente surtout chez l'enfant.

3° *Symptômes localisés.* — Ils sont plutôt rares au cours des complications intra-crâniennes des otites et c'est ce qui en rend le diagnostic précis souvent si difficile ; en outre, quand ils sont nettement constatés, leur interprétation n'est pas toujours aisée.

1° *Symptômes d'hyperpression.* — Ce sont le ralentissement du pouls, l'inégalité pupillaire, l'état comateux : ils appartiennent aussi bien aux abcès extra-duraux qu'aux encéphaliques et d'ailleurs se rencontrent également à la période terminale de la méningite. De même, la névrite optique, la papille rouge et floue, avec ou sans stase, indiquent une complication cérébrale, sans permettre toujours de préjuger de sa nature et de son siège. Le syndrome apoplectiforme révèle la diffusion subite de l'infection méningée.

2° *Signes de localisation.* — Les méningites étant rarement partielles ne donneront guère lieu à des symptômes « en foyer » : cependant des troubles moteurs très limités, des paralysies oculaires pourront traduire une méningite commençante, dont le point de départ serait une lésion osseuse du toit de la caisse et de l'antre ; la paralysie faciale intercurrente indique que la propagation de l'infection s'est faite de l'oreille à l'encéphale en suivant le conduit auditif interne et il y a lieu de penser alors à un abcès cérébelleux, ainsi que nous l'avons observé dans un cas.

Ces symptômes en foyer sont plutôt révélateurs d'abcès encéphaliques.

Les autres signes à localisation plus précise sont inconstants et infidèles : ce sont généralement des signes d'abcès encéphaliques. L'aphasie sensorielle, qui est une amnésie verbale (possibilité de répéter un mot, mais impossibilité de le trouver), l'agraphie traduiraient l'atteinte de la partie basse du lobe frontal. Les parésies d'une moitié du corps et de la moitié correspondante de la face, sauf l'orbiculaire des paupières, les monoplégies, moins rares, indiqueraient des lésions de la zone rolandique. L'hémianesthésie, le nystagmus, la déviation conjuguée de la tête et des yeux, parfois l'hémianopsie s'observeraient dans les abcès sphénoïdaux ou temporo-sphénoïdaux, ou occipitaux. L'hémiplégie alterne, portant sur le facial d'un côté et les membres du côté opposé, traduirait un abcès protubérantiel. La glycosurie révélerait l'atteinte du 4ᵉ ventricule. Les troubles très marqués de l'équilibre, la raideur très accentuée de la nuque, les vomissements, l'hémiparésie homolatérale des membres, la parésie de l'oculo-moteur et du facial, la surdité absolue, la déviation conjuguée de la tête et des yeux constitueraient un faisceau de symptômes témoignant en faveur d'une lésion cérébelleuse. La rachialgie et l'incontinence vésicale et rectale indiquent la localisation spinale de la méningite.

Ces *signes de probabilité de siège* doivent être rapprochés d'autres localisations : ainsi la douleur serait temporo-frontale dans les abcès du cerveau, pariéto-occipitale dans ceux du cervelet ; enfin ces derniers abcès succéderaient plutôt aux mastoïdites compliquant les otites, les premiers plutôt aux otites circonscrites à la caisse, sauf pourtant celles qui atteignent le labyrinthe, d'où l'infection peut gagner la protubérance et le cervelet.

On a pu voir cependant des signes presque évidents d'abcès du cerveau exister malgré l'absence de ceux-ci : la rétention du pus dans la caisse, la présence d'un cholestéatome attico-mastoïdien peuvent donner lieu à cette symptomatologie (Chavasse).

C'est en raison de ces difficultés, en raison du doute subsistant non seulement sur le siège, mais parfois sur l'existence même d'une complication intra-crânienne, que l'*antro-atticotomie exploratrice* est souvent indispensable au diagnostic. Quand cette ouverture large des cavités de l'oreille amène sur un point d'ostéite perforante ou sur un cholestéatome disséquant, la voie qui conduit sur l'abcès est toute tracée ; mais parfois aussi, souvent, l'antro-atticotomie ne fait rien découvrir en dehors du rocher et ce n'est qu'en voyant les symptômes persister malgré l'opération que l'on est en droit de conclure à une complication intra-crânienne, sans pouvoir malgré tout la localiser.

§ 6. — Examen de l'état général.

C'est surtout de la recherche des signes d'infection à distance qu'il s'agit ici, puisque nous avons principalement en vue les complications plus ou moins graves dont le point de départ est une otite.

Les influences banales des maladies générales sur l'oreille et réciproquement seront étudiées plus loin. (Chapitre VI.)

1° *Fièvre*. — Elle fait défaut ou du moins est inconstante et irrégulière dans les cas d'abcès extradural ou encéphalique. Elle est constante dans les cas de méningite et de phlébite des sinus. La courbe thermométrique de la méningite ne présente pas d'oscillations étendues : l'hyperthermie est parfois considérable : on a constaté 42° (Mignon) au cours de la méningite à localisation maxima péricérébelleuse. La température élevée, avec des oscillations de 1 ou plusieurs degrés et des frissons d'une durée et d'une intensité variables, indique l'infection veineuse. Il est indispensable (Körner) de prendre la température de 4 en 4 heures.

2° *Signes d'infection*. — Outre la fièvre, l'aspect général du malade, l'état du pouls, du cœur, de la respiration, de l'appareil digestif, de l'appareil rénal permettent de reconnaître aisément l'infection, mais non d'en préciser toujours le point de départ originel : phlébite du sinus latéral, pyohémie, septicémie.

Il y a une forme de phlébite à fièvre continue, à *forme cérébrale*, tuant par coma, même malgré l'intervention. Elle est souvent méconnue ou plutôt confondue avec la méningite.

La *thrombo-phlébite du sinus* a quelques signes objectifs propres : douleur rétro-mastoïdienne profonde et œdème rétroauriculaire ou cervical consécutif à l'extension de la phlébite aux veines superficielles de la région périauriculaire ou à la veine jugulaire interne ou même au sinus longitudinal supérieur ; l'aspect de « tête de méduse » (Lermoyez), observé dans ce dernier cas sur le cuir chevelu rasé, est dû à la dilatation de suppléance des veines cutanées : il comporte un pronostic fatal.

Avant la trépanation et quelquefois même avant l'examen direct et la ponction exploratrice du sinus, il est impossible parfois de savoir s'il s'agit d'un abcès extra-dural, d'une phlébite ou d'une méningite, ces diverses lésions étant d'ailleurs susceptibles de se combiner fréquemment entre elles. L'examen du fond de l'œil, qui révèle très souvent de la dilatation des veines ou de la papillite, ne permet pas toujours de poser un diagnostic topographique absolument précis.

La *forme typhoïde* de la thrombo-phlébite ressemble parfois à tel point à la dothienentérie que le séro-diagnostic seul permet de les distinguer (Laurens) : cette dernière épreuve nous a permis de constater une fois la coexistence des deux affections, vérifiée par l'autopsie.

La *pyohémie* d'origine otique révèle l'extension lointaine de l'infection. Elle est quelquefois indépendante de la thrombo-phlébite du sinus latéral : elle évolue alors sans symptômes mastoïdiens. Elle se complique assez rarement de métastases : celles-ci se produisent insidieusement, dans les séreuses tendineuses ou articulaires, ou sous la peau, ou dans les muscles : elles sont curables. Quand, au contraire, la pyohémie otique complique une thrombo-phlébite, il y a des signes de mastoïdite et de phlébite extensive du sinus latéral : les métastases sont fréquentes, souvent localisées au poumon, et graves. La distinction entre ces deux formes n'est quelquefois possible qu'après attico-antrotomie : l'intervention suffit à arrêter les accidents dans le premier cas, en supprimant le foyer d'infection ; elle est sans effet dans le second cas.

Dans la *septicémie* d'origine otique, souvent combinée à la pyohémie, on constate la prédominance des signes généraux des grandes infections : adynamie précoce, facies terreux, teinte subictérique du tégument, langue rôtie, diarrhée profuse, dyspnée, endocardite, hémorragies multiples, quelquefois gangrènes diffuses, enfin coma terminal. Le sang de ces septicémiques renferme souvent du streptocoque, ainsi que nous l'avons constaté :

Essai de schéma du diagnostic des complications intra-crâniennes

	INFECTION VEINEUSE		ABCÈS EXTRA-DURAL	MÉNINGITE	ABCÈS ENCÉPHALIQUE
	CIRCONSCRITE AU SINUS LATÉRAL	DIFFUSE			
Etiologie (affection primitive).	Mastoïdite compliquant une otite.	Otite avec ou sans mastoïdite.	Otite avec ou sans mastoïdite.	Otite avec ou sans mastoïdite.	Otite avec ou sans mastoïdite.
Examen subjectif — Fièvre . . .	Rémittente ou intermittente.	Rémittente ou continue.	Inconstante.	Continue.	Inconstante.
État général .	Insomnie. Apathie. Céphalée. Frisson.	Signes d'infection générale. Frissons.	Céphalée, vertige, insomnie, apathie.	Agitation, céphalée, photophobie, puis coma.	?
Examen objectif — Signes extérieurs . .	Parfois nuls. Parfois douleur et œdème rétro-auriculaires et thrombose des veines du cou ou du crâne.	0	0	0	0
Symptômes encéphaliques.	Souvent nuls.	Variables.	Nuls parfois. Tardivement signes d'irritation méningée ou de compression encéphalique.	Vomissement cérébral. — Contractures, puis paralysies, quand lésions étendues. Troubles bulbaires (cœur et respiration).	Parfois silencieux. Réaction cérébrale (contractures, paralysies) ou cérébelleuse (vomissements, troubles d'équilibre) ou bulbaire (troubles cœur et respiration)
Examens complémentaires — Examen des yeux. .	Stase veineuse. Papillite.	»	Mydriase. Papillite fréquente.	Mydriase, strabisme, ptosis. Parfois papillite.	Parfois hémianopsie. Hyperhémie de la papille et dilatation des veines.
Ponction lombaire. . .	Liquide clair.	?	Liquide clair.	Liquide louche. Polynucléaires. — Microbes cultivables, parfois.	Liquide clair. Lymphocytes.
Métastases par pyohémie. .	Possibles, souvent pulmonaires.	Possibles, non viscérales.	0	0	0

Le diagnostic de l'existence et a fortiori de la nature et du siège d'une complication intra-crânienne est donc des plus difficiles souvent, parfois impossible. Toutefois on peut tenter d'en grouper les éléments : ils sont réunis dans le tableau synoptique de la page 613, essai de diagnostic différentiel aussi peu artificiel que possible.

CHAPITRE VI

RELATIONS DES MALADIES DE L'OREILLE AVEC LES DIVERS
ORGANES ET APPAREILS ET AVEC LES AUTRES MALADIES

Le diagnostic d'une maladie de l'oreille ne serait point complet si le médecin ne portait pas ses investigations au delà de l'oreille et de la zone adjacente. En vérité une lésion auriculaire peut d'une part avoir un retentissement à distance et d'autre part représenter une atteinte locale d'une maladie à siège éloigné ou même de cause générale. C'est à la recherche de ce lien étiologique que ce chapitre s'efforcera de concourir.

§ 1. — Influence des maladies de l'oreille sur les divers organes et appareils.

Placés à l'entrée des voies aériennes, en constituant même la portion initiale, les fosses nasales, le pharynx, le larynx pouvaient avoir une influence considérable au point de vue pathologique sur les autres organes ou appareils. Il ne peut en être ainsi pour l'oreille, dont les conditions anatomiques et physiologiques sont toutes différentes. L'influence de l'oreille malade ne s'exerce que dans un rayon très circonscrit, sur le système nerveux et sur les organes immédiatement adjacents. Et encore est-ce plus souvent à la suite des complications des lésions de l'oreille qu'à la suite de ces lésions primitives elles-mêmes que ces atteintes deviennent possibles.

I. ORGANES DES SENS. — PHONATION. — L'influence des maladies de l'oreille sur les organes des sens est minime ; elle est plus importante en ce qui concerne la phonation.

1º Sur *l'appareil de la vision* cette influence a été étudiée en détail à propos des affections oculaires (page 255) et rappelée à propos des complications des otites. Il n'y a pas lieu d'y revenir.

2º L'influence sur *l'appareil de la gustation* a été signalée plus haut (page 605) à l'occasion des paralysies faciales. Les troubles du goût seraient en vérité moins rares qu'on ne l'avait supposé et Urbantschitsch, en les recherchant systématiquement et avec soin, a trouvé les « anomalies gustatives très fréquentes », consistant « tantôt en une simple diminution de la sensation, tantôt en une abréviation ou une suppression totale de la perception consécutive, tantôt en un simple retard de sensation ». L'altération des *sensations tactiles* sur les parties latérales de la langue est souvent, mais non toujours, concomitante des troubles gustatifs.

3º Quant aux *troubles de l'odorat* consécutifs aux maladies de l'oreille, ils ne peuvent guère résulter que de lésions étendues de la base de l'encéphale, consécutives à une complication encéphalique de l'otite. Les troubles de l'odorat concomitants non seulement de troubles de l'ouïe, mais encore de la vue et compliquant une hémiplégie avec hémianesthésie, révèlent des lésions de la capsule interne.

4º Bien que le larynx ne soit pas un organe des sens, la *phonation* est une fonction de relation d'une importance telle qu'il est logique d'étudier, à la suite des troubles des organes des sens, ceux de la phonation consécutifs aux maladies de l'oreille.

Chez l'adulte, la surdité modifie à tel point la phonation que les sourds se reconnaissent souvent à la façon dont ils parlent. Le sourd parle en effet ou trop haut ou trop bas, car il n'entend pas sa voix. Pour la voix chantée, ce sont les nuances qui deviennent défectueuses, dès les premières atteintes de la surdité, en raison du défaut de contrôle de la voix par l'ouïe. Certains sujets atteints de défauts de prononciation ne présenteraient cette infirmité que parce que leur oreille ne perçoit pas cette articulation défectueuse (Natier et Rousselot).

Chez l'enfant, le rôle de la surdité est considérable. Si l'enfant devient sourd alors qu'il sait parler, entre 4 et 8 ans par exemple, la mutité est possible, mais elle est évitable, si une éducation appropriée entretient la pratique de la parole et développe l'habitude de « lire sur les lèvres ». Si l'enfant est sourd à la naissance ou le devient dans les années qui suivent, qu'il s'agisse de surdité par malformation ou par affection cérébrale ou auriculaire, la mutité est fatale, si la surdité est complète ; si celle-ci n'est pas absolue, le langage pourra lentement et péniblement être acquis, à l'aide d'un traitement approprié, auquel concourront la vue, le toucher, les exercices respiratoires et phonétiques.

II. SYSTÈME NERVEUX. — Qu'elle soit d'ordre psychique ou bien de nature réflexe et due à des troubles vaso-moteurs, ou enfin de cause directe et due à des lésions anatomiques, l'influence des otopathies sur le système nerveux est indiscutable.

1° *États d'excitation*. — Ce sont des sortes de psychoses, susceptibles de devenir, chez les prédisposés, de la manie, du délire, de l'aliénation mentale. Les bruits subjectifs, bourdonnements ou autres, les illusions ou les hallucinations de l'ouïe aboutissent parfois à une folie particulière : le malade se croit persécuté, poursuivi, menacé, injurié et il finit souvent par le suicide.

2° *Symptômes de dépression*. — On observe, à la suite des vertiges et des bourdonnements qui accompagnent certaines obstructions par bouchons de cérumen ou certains catarrhes de la caisse, et à la suite des otites purulentes, de la fatigue cérébrale, des troubles de la mémoire, de l'obscurité de la pensée, de la mélancolie, une faiblesse irritable, la perte de l'appétit et du sommeil. Ces phénomènes rétrocèdent généralement, quand disparaît la cause qui les a produits ; mais quelquefois les malades prédisposés deviennent des névrosés.

Ainsi la *neurasthénie* s'observe assez communément à la suite des affections de l'oreille qui ont une marche lente mais progressive vers la surdité. L'intensité des bruits subjectifs et surtout leur continuité agissent à la longue sur les cerveaux les mieux équilibrés. Quant à la surdité, elle oblige le malade à une tension d'esprit perpétuelle, à une attention constante, en raison de l'insuffisance de l'organe auditif. La fatigue, le mécontentement, l'irritabilité de tels malades les conduisent souvent à la neurasthénie. Un syndrome observé fréquemment chez les neurasthéniques, l'agoraphobie, a quelquefois pour cause occasionnelle une lésion auriculaire accompagnée de vertiges et de bruits subjectifs ; parfois encore la lésion auriculaire entretient une agoraphobie de cause extra-auriculaire (Lannois).

Le vertige auriculaire ordinaire ou le vertige compliqué d'ictus et de surdité qui caractérise le syndrome de Ménière ont été, en raison de leur importance, étudiés à propos de l'examen clinique subjectif (p. 505).

Quant aux symptômes qui traduisent la réaction du système nerveux central à la suite d'une lésion d'origine otique, leur étude doit accompagner celle des complications encéphaliques des otites, envisagées plus haut (p. 607).

III. APPAREIL CIRCULATOIRE. — L'influence sur l'appareil circulatoire s'exerce soit par l'intermédiaire des nerfs grand sympathique et pneumogastrique, soit directement.

Par l'intermédiaire du grand sympathique, les affections de l'oreille peuvent déterminer la rougeur par *vaso-dilatation* de la face et du cou ou l'apparition de *bruits pulsatiles*, fugaces et intermittents. Par voie réflexe également, ou directement par le pneumogastrique, les otopathies agissent sur la *pression vasculaire* et sur le *rythme cardiaque*, même en dehors de toute lésion cérébrale : en effet la fréquence du pouls au cours de la méningite, son ralentissement révélant la compression encéphalique sont des phénomènes d'un autre ordre, traduisant les complications de l'otite plutôt que l'otite elle-même.

L'influence des otites et des mastoïdites sur l'*infection veineuse* résulte d'une action directe. Elle a été étudiée à propos des complications (p. 605).

Quant au rôle que jouent les otopathies dans les *infections générales*, il s'explique par une pathogénie analogue et l'étude clinique de ces cas a été exposée plus haut (p. 611).

§ 2. — Relations des affections de l'oreille avec les principales maladies générales.

I. RELATIONS AVEC LES MALADIES INFECTIEUSES. — Les maladies infectieuses représentent les causes les plus fréquentes des affections de l'oreille.

1° *Grippe.* — De toutes les *maladies infectieuses aiguës*, c'est très probablement la *grippe*, qui a le plus de prédilection pour l'oreille, surtout depuis la grande épidémie de 1889-1890.

L'otalgie simple n'est vraisemblablement que l'expression d'une localisation de la grippe sur certaines parties des voies aériennes supérieures (pharynx, larynx) ou sur le nerf trijumeau.

Sur le tympan et au fond du conduit, on observe assez souvent des phlyctènes à contenu séro-hématique, de couleur rouge-bleu, ou des ecchymoses uniques ou multiples des dimensions d'une tête d'épingle ou d'un pois, que certains regardent comme caractéristiques de la grippe, mais qui en vérité n'ont pas ce caractère spécifique (Schwartze).

L'otite moyenne s'observe surtout au cours de la grippe à forme respiratoire, mais il n'y a pas de parallélisme fatal entre l'intensité de la grippe et celle de l'otite (Moure). Le germe de la grippe paraît agir soit à la faveur de son association avec le staphylocoque et le streptocoque dont il exalterait la virulence, soit en modifiant par ses toxines la résistance de l'organisme. Outre les otites moyennes catarrhales simples, on observe des otites hémorragiques ou purulentes : les formes hémorragiques n'ont pas la fréquence qu'on avait cru pouvoir leur attribuer. Parfois l'exsudat purulent vient pointer en forme de « pis de vache », avant que la perforation se fasse. Enfin la localisation de l'infection à l'attique, signalée comme spéciale à la grippe, est une rareté. La sécrétion est séro-hématique ou hémato-purulente, très abondante, dans l'influenza. La guérison serait plus lente que pour les autres otites suppurées.

La participation de la mastoïde à l'infection est fréquente : cette complication répondrait à plus de 50 0/0 des cas, d'après Jansen, et aurait exigé l'intervention dans 25 0/0. Ces chiffres sont exagérés, à en juger d'après notre pratique ; il s'agissait probablement d'otites non soignées à leur début. Bien que l'on ait pu dire, dans les formes à lésions osseuses précoces, prédominantes et extensives, qu'il s'agissait d'une ostéite primitive (Körner), il est plus probable que l'infection part toujours de l'oreille moyenne, qu'elle lèse plus ou moins selon les cas, pouvant même ne pas déterminer de perforation du tympan, ainsi que nous l'avons observé deux fois. Les mastoïdites grippales ont une tendance marquée à évoluer plutôt vers la profondeur que vers la surface, d'où la fréquence des formes graves : panotite, phlébite des sinus, complications intra-crâniennes, septicémie.

La participation de l'oreille interne à la grippe est une rareté. On a décrit quelques cas de surdité par lésions labyrinthiques (Lannois, Barnick) ou par névrite du nerf acoustique (Gradenigo), et des cas de bourdonnements, vertiges et vomissements attribués plutôt à l'hyperhémie labyrinthique ou à l'intoxication grippale (Bonnier), c'est-à-dire au labyrinthisme plutôt qu'à une labyrinthite.

2° *Fièvre typhoïde.* — Les complications du côté de l'oreille auraient une fréquence, difficile à déterminer avec exactitude du reste, évaluée entre 2 0/0 environ (Bürkner) et 4 0/0 (Bezold). La très grande majorité représente des otites moyennes suppurées. Les complications apparaissent surtout entre la 4° et la 5° semaine, alors que la fièvre a le type rémittent, et l'hyperthermie qu'elles déterminent a pu faire croire plusieurs fois à des rechutes de dothiénentérie.

Les complications du côté de l'oreille externe sont des raretés. Les cas de gangrène du pavillon, ou de parotidites ouvertes dans le conduit sont des exceptions. Nous avons vu, chez un convalescent, se succéder un furoncle du conduit, un adéno-phlegmon et une parotidite.

L'otite moyenne catarrhale ne s'observe presque jamais ; la suppuration est la règle. Par contre, on a vu des otorrhées cesser de suppurer pendant la période fébrile de la fièvre typhoïde et reprendre après la défervescence (Friedrich).

La mastoïdite complique volontiers l'otite typhoïdique. Elle se traduit quelquefois par la douleur osseuse, avant même que le tympan présente des signes marqués d'inflammation. Cette infection osseuse n'a pas les allures lentes et la tendance à la régression spontanée qui caractérisent les périostites et ostéites typhoïdiques en général (Brieger) ; nous l'avons cependant vu évoluer sous forme de mastoïdite de Bezold presque sans aucune douleur.

Au cours de la fièvre typhoïde, on observe souvent une surdité appelée nerveuse et qui en vérité est indépendante de toute lésion objective. Elle dépend du degré de torpeur du malade, atteint son maximum au moment de l'acmé et disparaît au début de la convalescence. Parfois même elle présente des rémissions concordant avec les bains froids. Il existe cependant quelques observations de surdités post-typhoïdiques accompagnées de bourdonnements, qui tiennent à des lésions de l'appareil de perception, anatomiquement constatées du reste. Mais dans l'interprétation des faits cliniques il faut être réservé et songer à la possibilité de l'action sur l'oreille de la quinine ou de l'acide salicylique employés au cours du traitement.

3° *Scarlatine*. — Elle tient le premier rang et de beaucoup parmi les fièvres éruptives. La fréquence de l'otite au cours de la scarlatine est assez mal déterminée : 20 à 30 0/0 d'après les statistiques exiguës de Burckhardt-Mérian, 5 0/0 environ pour les adultes et 9 0/0 environ pour les enfants, d'après Roger. Mais ce qui est fort bien démontré, c'est le rôle joué par la scarlatine dans l'étiologie des otites chroniques et des surdités observées chez l'adulte : parmi les premières, en effet, 12 0/0 (Blau) reconnaissent comme cause la scarlatine ; la surdité plus ou moins complète s'observe dans 62 0/0 des cas d'otite scarlatineuse (Bezold) et enfin parmi les surdi-mutités acquises 19 0/0 ont pour origine la scarlatine.

Les soins apportés au nettoyage antiseptique journalier des fosses nasales et du pharynx permettent de diminuer considérablement les complications otiques au cours des fièvres éruptives, en particulier scarlatine et rougeole, et aussi de la fièvre typhoïde.

La scarlatine compliquée de diphtérie pharyngée entraîne des complications précoces du côté de l'oreille moyenne : elles seront étudiées plus loin avec la diphtérie. D'autre part on a admis la possibilité d'une otite primitive, forme fruste et mono-symptomatique d'une scarlatine non accompagnée d'angine (Viry et Geschwind). .

L'otite scarlatineuse typique apparaît plutôt à la période de desquamation, ce qui l'a fait regarder comme une localisation d'une infection générale due aux toxines, au même titre que la néphrite scarlatineuse (Voss). Elle s'annonce, vers la 3e ou 4e semaine, par l'hyperthermie, la douleur, l'insomnie, l'adénopathie cervicale péri-auriculaire : le tympan est rouge, épaissi. voussuré et la rétention peut déterminer l'apparition de symptômes pseudo-méningitiques, si la paracentèse n'est pas hâtive. La perforation spontanée est d'ailleurs rapide. Quelquefois on observe des formes à peu près indolores de l'otite suppurée, qui est presque chronique d'emblée. Le lieu d'élection de la perforation tympanique est le quadrant antéro-inférieur ; mais la perte de substance s'élargit rapidement, atteignant dans la moitié des cas les 2/3 ou la totalité de la membrane. La suppuration est très abondante ; la tendance à la chronicité ou à l'ostéite est des plus marquées.

La surdité, avec bourdonnements et vertiges, par lésion de l'oreille interne, peut succéder à l'otite suppurée. Elle peut également s'établir d'emblée, peut-être par action du germe scarlatineux sur le centre auditif. Elle peut exister temporairement au cours de l'affection. Elle peut enfin apparaitre, pendant la convalescence ou après la guérison d'une scarlatine non compliquée d'otite, quelquefois seule, quelquefois accompagnant la néphrite. Il s'agirait alors vraisemblablement, soit de lésions épithéliales du labyrinthe, soit de modifications des liquides labyrinthiques. soit de lésions vasculaires.

4° *Rougeole*. — Elle serait responsable de 3 0/0 des affections des oreilles en général, de 5 0/0 des otites suppurées et de 4 0/0 des surdi-mutités acquises (Blau et Bürkner).

L'inflammation aiguë desquamative du tympan, décrite par Gottstein, est caractérisée par la présence d'une sorte de pseudo-membrane épaisse, adhérente au tympan : elle a été observée sur des tympans perforés et au cours de la convalescence.

L'otite rubéolique typique est, au point de vue anatomique, concomitante de l'éruption. Au point de vue clinique, les cas légers d'éruption sur la muqueuse de l'oreille moyenne et le catarrhe qui l'accompagnent passeraient souvent inaperçus.

Dans les autres cas, l'otite à forme catarrhale sans perforation du tympan est la plus commune. La membrane du tympan est mate, gris-rougeâtre ; parfois elle présente un plissement que Bezold regarde comme caractéristique. La guérison de cette otite catarrhale, à exsudat peu septique, se fait souvent par résorption en 2 à 6 semaines. Des récidives sont possibles, surtout si le naso-pharynx est atteint de catarrhe, à la suite d'une adénoïdite par exemple.

L'otite moyenne suppurée, plus rare, succède parfois à l'otite catarrhale. dont elle ne diffère que par un degré plus grand de septicité. Elle se montre surtout à la 2ᵉ ou 3ᵉ semaine, à la période de desquamation, bien qu'on en ait signalé des cas avant l'éruption. Elle entraîne la perforation du tympan ; elle peut se compliquer de caries, de polypes, de mastoïdite, de cholestéatome, enfin de lésions intra-crâniennes. On a signalé la nécrose aiguë ou noma de l'oreille moyenne, avec ulcération des gros vaisseaux.

L'otite interne est des plus rares. Elle peut succéder à l'otite moyenne. On a également cité des surdités subites avec ou sans vertiges (Moos), parfois accompagnées de troubles cérébraux ou psychiques, explicables par des lésions soit labyrinthiques, soit centrales selon les cas.

5° *Variole*. — D'après les recherches anatomo-pathologiques de Wendt, elle atteindrait l'oreille chez presque tous les sujets. D'après les recherches cliniques d'Ogston au contraire, la variole épargnerait l'oreille. Cette divergence s'explique sans doute par l'existence de lésions banales d'origine pharyngée ou d'états fugaces dont la bénignité s'efface devant la gravité de la variole. On a signalé des pustules sur la peau du conduit osseux ou membraneux et d'autre part sur le naso-pharynx, autour de l'orifice tubaire ; on n'en a jamais observé sur le tympan. Ces lésions guériraient sans laisser ni sténoses cicatricielles, ni synéchies du conduit auditif ou de la trompe (Wendt).

6° *Diphtérie*. — Elle se compliquerait d'otite souvent d'après les résultats d'autopsie (Lommel), rarement d'après les observations cliniques, 5 à 6 0/0 (Baginsky). Il s'agirait tantôt de diphtérie pure, tantôt de diphtérie associée, compliquant la rougeole et surtout la scarlatine. Les symptômes sont ceux de l'otite moyenne aiguë, avec température très élevée et douleurs très vives. L'exsudat pseudo-membraneux qui remplit la caisse a peu de tendance à déterminer la perforation du tympan. Des pseudo-membranes peuvent se développer aussi mais rarement dans le conduit, au cours de la diphtérie grave, pure ou associée. On en trouverait aussi dans les cellules mastoïdiennes. La diphtérie a la même tendance que la scarlatine à produire la carie des osselets, des parois de la caisse, de l'antre et du rocher lui-même.

Enfin des surdités nerveuses peuvent succéder à la diphtérie, dues à de la névrite toxique, comme les paralysies postdiphtériques ; celles-ci du reste peuvent atteindre les muscles moteurs de la trompe en même temps que le voile du palais.

7° *Oreillons*. — Ils sont précédés (Comby) ou accompagnés d'une otalgie fugace. Ils déterminent peut-être, mais en tout cas exceptionnellement, de l'otite externe (Fournié) et rarement de l'otite moyenne catarrhale ou suppurée ; la préexistence de végétations adénoïdes dans le naso-pharynx favorise cette dernière complication.

La surdité ourlienne, qui est la lésion typique, n'est elle-même pas fréquente, quoique bien étudiée (Roosa, Lemoine, etc.). Cette complication n'est nullement fonction de la gravité des oreillons. Elle est souvent précoce, survenant du 1er au 3e jour, quelquefois vers le 7e ou 8e, rarement au delà. Tantôt elle s'accompagne de troubles purement locaux, douleurs, sifflements, bourdonnements, dont les uns, tels que les douleurs, sont fugaces, tandis que les autres, les bruits subjectifs, peuvent persister, quoique atténués, pendant un temps fort long. Tantôt l'apparition de la surdité est signalée par des vertiges, des troubles de l'équilibre, des nausées, des vomissements, constituant le syndrome labyrinthique, analogue au syndrome de Ménière, sauf l'ictus. Les vertiges, très fréquents, peuvent être tels, dans la station debout, que la marche devient impossible. Ils sont permanents ou surviennent par accès ; ils cèdent assez souvent spontanément ou sous l'action du traitement. Les nausées et les vomissements sont moins durables. Quant à la surdité, il est exceptionnel qu'elle disparaisse ; elle peut s'atténuer. Elle porte aussi bien sur la conduction aérienne que sur la crânio-tympanique. Le Weber est latéralisé au côté le moins malade. Le Rinne ne donne généralement pas de résultats.

8° *Érysipèle*. — Il est plus souvent le résultat que la cause d'une affection de l'oreille : l'eczéma du pavillon ou du conduit, les otites suppurées sont assez souvent le point de départ d'érysipèles de la face. Cependant on a signalé des otites moyennes consécutives à l'érysipèle (Schwartze) et il existerait même des congestions du labyrinthe (Haug) reconnaissant la même origine.

9° *Méningite cérébro-spinale épidémique*. — Elle peut atteindre le labyrinthe par l'intermédiaire du nerf acoustique, donnant lieu aux symptômes de la suppuration du labyrinthe (page 508). Nous avons observé une otite moyenne suppurée huit à dix jours après le début d'une méningite cérébro-spinale dont le diagnostic avait été confirmé par la ponction lombaire.

10° *Typhus exanthématique*. — On a signalé le catarrhe aigu de l'oreille moyenne, consécutivement à la salpingite, quelquefois des otites moyennes suppurées : celles-ci seraient plus fréquentes dans le typhus à rechutes.

11° *Rhumatisme articulaire aigu*. — On a décrit une otite moyenne aiguë précédant le rhumatisme et une otite scléreuse consécutive. L'arthrite rhumatismale des articulations des osselets est possible, mais il n'existe pas d'observation probante.

12° *Tuberculose*. — L'otite tuberculeuse n'est pas très fréquente, puisqu'elle ne répond qu'à 0,7 à 0,9 0/0 des otites (Hegetschweiler). Elle s'observe chez les tuberculeux, plutôt à une période avancée de la maladie et sur 2 à 3 0/0 environ des tuberculeux (Moldenhauer). La tuberculose du tympan, sous forme de nodules miliaires (Stacke) ou de tumeur tuberculeuse (Preysing), est une rareté.

L'otite tuberculeuse typique est une otite moyenne, à début insidieux passant inaperçu souvent du malade et restant inobservé du médecin, affection chronique d'emblée en quelque sorte. L'écoulement est fluide, séro-purulent, caséeux, fétide et renferme des bacilles dans le quart des cas environ ; son abondance est des plus variables; l'otorrhée ainsi née peut durer plusieurs années. Parmi les symptômes surajoutés, la douleur indique soit une infection secondaire, soit la rétention ; les bourdonnements et les vertiges annoncent soit la compression du labyrinthe, soit son atteinte directe. L'acuité auditive est plus ou moins modifiée selon l'état des lésions. La limite inférieure des tons bas serait abaissée (Bezold) chez les tuberculeux, dont les muscles accommodateurs de l'ouïe sont atrophiés ou détruits. La suppression des tons élevés indiquerait une atteinte légère du labyrinthe, la surdité complète révélerait la carie de l'oreille interne.

L'examen otoscopique montre des perforations ou multiples ou très étendues, à bords blafards, d'aspect macéré. Le tympan est pâle et granuleux, le promontoire revêtu d'un exsudat blanc grisâtre, derrière lequel l'os est trouvé malade dans les 2/3 des cas environ. La carie, portant sur les osselets ou sur les parois de la caisse et de l'apophyse mastoïde, est fréquente. Elle se traduit spontanément soit par l'élimination de séquestres en poussière, en lamelles ou en assez gros fragments, qui ne représentent qu'une minime fraction des parties nécrosées, soit par l'apparition d'une complication telle que fistule intarissable, paralysie faciale, hémorragie foudroyante par ulcération vasculaire, ou enfin infection endo-crânienne. D'autres complications de voisinage moins graves sont représentées l'une par les adénopathies multiples périauriculaires et cervicales, l'autre par une pharyngite spéciale, consécutive, d'après Monscourt, « à l'otorrhée gutturale », et caractérisée par des douleurs, de la paresthésie pharyngée, de la fétidité de l'haleine, de l'angine et de la pharyngite chroniques, tous symptômes attribués à l'écoulement permanent du pus par la trompe. Les otites des tuberculeux sont accompagnées 4 fois sur 5 de lésions du naso-pharynx (Fraenkel) et la portion osseuse de la trompe est infectée dans 97 0/0 des cas (Hegetschweiler).

13° *Lèpre*. — Elle atteint souvent le pavillon de l'oreille qui présente l'infiltration et les nodules caractéristiques ; mais elle respecte le conduit. On a noté à l'examen clinique de l'épaississement du tympan, immobilisé par des adhérences au promontoire ou aux osselets ; on a trouvé une seule fois une otite suppurée avec perforation du tympan.

14ᶜ *Malaria*. — Il convient de l'étudier dans ses déterminations auriculaires à une place spéciale, après les maladies infectieuses ordinaires, aiguës ou chroniques. Elle se manifeste sous deux formes. Tantôt la détermination auriculaire à type intermittent est la seule manifestation d'une malaria larvée, tantôt elle est concomitante de l'accès palustre. L'otite intermittente, qui succède quelquefois à de l'angine ou à de la pharyngite, débute, généralement le soir ou pendant la nuit, avec la période de frisson, par de la céphalée, des bourdonnements, une sensation de plénitude, quelquefois du vertige ; puis la chaleur arrive, l'accès passe et tout rentre dans l'ordre (Weber-Liel) ; ces accès d'otite se renouvellent tous les 2 ou 3 jours. Le tympan et le conduit sont très hyperhémiés ; l'oreille moyenne contient un exsudat catarrhal, séreux ou séro-hématique ; parfois a été signalée la perforation du tympan avec un écoulement séro-hématique ou purulent. On a attribué cette otite à une trophonévrose du trijumeau.

Des otalgies simples ont été observées au cours de la fièvre intermittente, ainsi que des névralgies du nerf auriculaire postérieur et de la corde du tympan. Mais il existe aussi des otalgies suivies de surdité nerveuse (Garzia) : la douleur disparaît généralement avec l'accès ; la surdité peut persister. On a cité également des bourdonnements intermittents. Toutes ces formes de malaria à localisation auriculaire seraient favorablement influencées par la quinine, ce qui confirme le diagnostic étiologique.

15° *Maladies vénériennes.* — Bien qu'on ait signalé d'une part la présence de gonocoques dans le pus d'une otite infantile (Flesch) et d'autre part la surdité bilatérale rapide au cours de la *blennorragie,* cette dernière affection ne paraît pas jouer un rôle appréciable en pathologie auriculaire.

Il en est autrement de la *syphilis.* Sur le pavillon on a pu rencontrer le chancre initial, la roséole, des papules, des condylomes et des ulcérations secondaires, et aussi les syphilides nodulaires ou gommeuses de la période tertiaire. Dans le conduit et sur le tympan, on n'observe que des ulcérations ou des papules, rarement du reste (Kretschmann), quelquefois des gommes (Brieger, Baratoux). Des occlusions cicatricielles, des exostoses peuvent résulter de ces lésions.

L'orifice tubaire peut être le siège de lésions syphilitiques primitives, secondaires et tertiaires et ultérieurement de cicatrices.

L'oreille moyenne est atteinte par la syphilis soit directement, soit plutôt par l'intermédiaire du naso-pharynx (Bezold), qu'il s'agisse de syphilis acquise ou plus souvent de syphilis héréditaire (Fournier). Outre ces otites, catarrhales ou suppurées, généralement indolores ou à peu près, la syphilis produirait encore la sclérose de l'oreille moyenne (Gradenigo, Chambellan), surtout si à l'hérédité syphilitique s'ajoute l'hérédité auriculaire.

La forme clinique de beaucoup la plus commune due à la syphilis est l'*otite interne.* A la période secondo-tertiaire, à la suite de céphalée, apparaît de la dysécie, qui en quelques jours se transforme en surdité complète, accompagnée de bourdonnements, bruits subjectifs, vertiges, titubation marquée surtout dans l'obscurité (Schwartze). Quelquefois le début est apoplectiforme (Gradenigo). L'examen de la fonction auditive indique qu'il s'agit d'une surdité nerveuse ; abolition précoce de la perception crânienne des sons élevés, latéralisation du Weber du côté sain, Rinne positif. La syphilis héréditaire est susceptible de produire, surtout vers la puberté, cette variété d'otite, tout comme la syphilis acquise ; cette manifestation fait partie de la triade d'Hutchinson ; elle accompagne parfois la kératite interstitielle et est généralement bilatérale.

Enfin les *gommes* du cerveau ou les plaques de *méningite spécifique* de la base de l'encéphale peuvent atteindre le nerf acoustique soit isolément, soit en même temps que des fibres nerveuses voisines (Oppenheim).

II. — RELATIONS AVEC LES INTOXICATIONS. — L'influence des intoxications est intéressante à examiner, car elle se produit quelquefois accidentellement, mais aussi souvent au cours d'une action thérapeutique.

Les *intoxications* agissent sur l'oreille soit en provoquant des troubles vaso-moteurs, soit en influençant les centres nerveux ou le nerf auditif, soit enfin en déterminant de l'otite catarrhale à la suite d'une pharyngite. Les caractères cliniques et le pronostic varient selon la cause qui détermine ces troubles auditifs.

Parmi les *médicaments proprement dits*, il faut signaler en première ligne la quinine, les salicylates et même quelquefois l'antipyrine. Les bourdonnements et la surdité, accompagnés quelquefois de tintements, apparaissent avec la quinine sous l'action de doses plus faibles et disparaissent plus vite qu'avec les salicylates, Ces troubles sont passagers s'ils tiennent à des modifications circulatoires, définitifs s'ils sont la conséquence d'hémorragies labyrinthiques. D'autres médicaments à action vaso-motrice, le nitrite d'amyle, la pilocarpine, la belladone, la cocaïne ne produisent pas d'action nocive durable. L'iodure de potassium, quand il détermine de l'iodisme, peut entraîner du catarrhe de l'oreille moyenne, avec bourdonnements et dysécie, qui cède en général en peu de temps. Le mercure, en dehors de la syphilis, a une action nocive sur l'oreille interne ; il en est de même du phosphore employé sous forme d'huile phosphorée (Castex).

Parmi les *anesthésiques chirurgicaux*, le chloroforme peut laisser après l'anesthésie, pendant des heures et quelquefois des jours, des bourdonnements et de la dysécie. On a même cité des surdités progressives par lésion de l'oreille interne ou moyenne : il ne faut admettre cette étiologie que sous réserve. L'éther et le bromure d'éthyle ne détermineraient que des troubles passagers.

Certains *toxiques employés à titre d'habitude*, à doses répétées, peuvent nuire à l'oreille. Ainsi le tabac détermine souvent de l'otite catarrhale, consécutivement à la pharyngite et quelquefois de la névrite du nerf acoustique, analogue à l'amblyopie tabagique. L'alcool a une double action, analogue à celle du tabac, auquel il est d'ailleurs habituellement associé. L'opium, le haschisch produisent des bourdonnements par congestion labyrinthique.

Enfin parmi les *poisons proprement dits*, le plomb sous ses diverses formes industrielles agit sur l'oreille moyenne et surtout sur l'interne : il détermine des bourdonnements et une dysécie à marche progressive, curable cependant, que l'on a attribuée soit à des lésions vasculaires, soit à des exsudats développés dans le limaçon, soit enfin à l'inflammation du nerf acoustique. Le mercure aurait la même action. L'oxyde de carbone (Kayser) et le sulfure de carbone agiraient sur les vaisseaux du labyrinthe : ils déterminent des bourdonnements et de la céphalée, généralement de courte durée. L'anilisme chronique produit des troubles du même genre et en outre des troubles moteurs et sensitifs. L'arsenic donne lieu non seulement à de l'eczéma de l'oreille, mais encore à de l'otite interne.

Les poisons de l'oreille agissent à doses fortes ou prolongées : ils sont plus nocifs si l'oreille est déjà malade. Il faut, en outre, avant de leur attribuer un rôle étiologique important, s'assurer qu'il ne s'agit pas d'une surdité due à une affection concomitante (maladie infectieuse, lésion nerveuse, ou enfin névrose, hystérie par exemple, provoquée par le toxique (Debove, Raymond).

III. — RELATIONS AVEC LES MALADIES PAR TROUBLE DE LA NUTRITION. — Ce sont le diabète et la goutte qui ont l'influence la plus marquée.

1° *Diabète*. — Il prédispose à l'otite comme aux autres infections et il imprime parfois aux affections de l'oreille un cachet particulier. L'eczéma récidivant du conduit, la furonculose à répétition, accompagnés d'un prurit des plus pénibles, ne sont point rares chez les diabétiques. L'otite catarrhale observée chez ces malades est d'origine pharyngée sans doute et ne présente pas de caractères spéciaux. Quant à l'otite moyenne suppurée, si elle peut évoluer sans caractères particuliers chez les diabétiques, elle peut également prendre chez eux une allure inquiétante. La brusquerie du début et l'intensité des douleurs ont été maintes fois signalées, de même que l'abondance de l'écoulement, qui est considérable ; on a enfin décrit une forme hémorragique de l'otite suppurée chez les diabétiques. Quant à l'otite scléreuse, elle ne paraît pas plus intimement liée au diabète qu'à l'arthritisme en général.

La tendance des otites des diabétiques à l'aggravation par propagation rapide de l'infection à l'os est indiscutable ; la mastoïdite avec nécrose diffuse est fréquente au cours du diabète. On a même parlé d'ostéites primitives de l'apophyse mastoïde (Kühn, Korner). Ces complications sont d'ailleurs curables par l'intervention ; l'opération est, dans certains cas, aggravée par la tendance des tissus à l'hémorragie et au sphacèle.

L'otite interne diabétique par hémorragie intralabyrinthique est une rareté (Steinbrügge).

2° *Goutte*. — Elle détermine sur le pavillon la production de tophus connus depuis longtemps. Dans le conduit, elle favoriserait le développement des exostoses ; certains dépôts sur le tympan, d'apparence calcaire, sont peut-être des dépôts uratiques. Gellé a décrit une otite goutteuse à début brusque, avec dysécie progressive portant surtout sur la voix parlée et accompagnée de paracousie de Willis. On connaît également la fréquence relative de la surdité par sclérose progressive chez certains goutteux ; mais il n'est pas toujours facile dans ces cas ni d'affirmer des lésions labyrinthiques, ni d'incriminer uniquement la goutte.

3° *Arthritisme*. — Cette diathèse a une action évidente sur l'éclosion de certaines surdités par sclérose primitive de l'oreille interne, surdités souvent héréditaires, précoces ou tardives et sur l'aggravation des otites moyennes catarrhales, dont elle facilite le passage à la sclérose secondaire extensive.

§ 3. — Relations des maladies de l'oreille avec les affections des principaux organes et appareils et avec les influences professionnelles.

Elles sont des plus importantes à connaître et des plus intéressantes à étudier.

I. APPAREIL RESPIRATOIRE. — Les voies aériennes supérieures ont une influence considérable sur l'oreille, tant au point de vue pathologique, qu'au point de vue physiologique. L'on a dit fort justement que « presque tout le mal qui est fait à l'oreille lui vient du nez » (Lermoyez). C'est la trompe d'Eustache qui constitue l'intermédiaire obligatoire entre le naso-pharynx et l'oreille.

Certains troubles auditifs résultent d'une simple altération de la fonction normale de la trompe, c'est-à-dire de l'*insuffisance* ou du *défaut d'aération de la caisse*. La rupture de l'équilibre de pression dans cet espace clos entraîne des modifications vasculaires qui peuvent peut-être exceptionnellement produire des épanchements séreux ou sanguins *ex vacuo*, mais qui certainement mettent l'oreille moyenne en déficit de résistance à l'égard des germes qui menacent de l'envahir.

Quant à l'*excès de pression dans la caisse*, consécutif au séjour du sujet dans l'air comprimé ou plus souvent à une exagération brusque et passagère, comme celle qui résulte de l'action de se moucher avec effort par exemple, il produit des ecchymoses ou des ruptures du tympan.

Les *catarrhes aigus du naso-pharynx* ne modifient que pour un temps assez court l'état de l'oreille. Il en est autrement des *catarrhes chroniques*. Ici l'hyperhémie passive de la muqueuse de la caisse, consécutive aux altérations tubaires (rétrécissement ou obstruction partielle) entraîne par sa durée un état pathologique difficile à différencier cliniquement de l'otite catarrhale d'origine inflammatoire Du reste, indépendamment de la présence d'exsudats, dont la tendance à la résorption est moins grande que la tendance à la transformation fibreuse, l'obstruction tubaire a pour conséquences mécaniques l'enfoncement du tympan vers le promontoire, suivi d'atrophie ultérieure de la membrane, le changement de position d'équilibre des osselets, l'atrophie par inactivité des muscles tenseurs du marteau et de l'étrier qui restent fixés en leur attitude de traction, enfin la propulsion de l'étrier dans la fenêtre ovale. Finalement, cet état aboutit à l'otite moyenne adhésive, avec extension possible de la sclérose de l'oreille moyenne à l'interne, pour peu que l'état général du sujet s'y prête (arthritisme, artério-sclérose, hérédité).

Tout ce qui provoque et entretient le catarrhe naso-pharyngien a son retentissement sur l'oreille. Ainsi les sténoses nasales par déformation, hypertrophie, tumeurs, infiltration des parois de la cavité nasale ; ainsi les lésions inflammatoires, syphilitiques ou tuberculeuses du cavum, ses tumeurs et surtout ses végétations adénoïdes.

Les paralysies du voile du palais ou les modifications apportées à ses mouvements par les tumeurs, les pertes de substance, les cicatrices retentissent également sur l'oreille moyenne par l'intermédiaire de la trompe.

Outre ces influences d'ordre mécanique, il faut signaler le rôle important que joue le naso-pharynx dans les *infections de l'oreille moyenne*. On a trouvé dans la caisse le bacille de l'ozène (Abel) à la suite de la rhino-pharyngite atrophique ozéneuse. Les malades très amaigris, phtisiques avancés ou typhoïdiques à la 4ᵉ ou 5ᵉ semaine, chez qui l'ouverture pharyngienne de la trompe s'élargit à la suite de la disparition de son coussinet adipeux (Ostmann) seraient exposés de ce fait à des complications auriculaires. Mais en vérité dans l'infection le plus grand rôle appartient à l'*exaltation de la virulence* des germes normalement contenus en quantité innombrable dans le pharynx et à la *diminution des moyens de défense* de l'oreille moyenne, normalement protégée par l'épithélium cilié de la trompe d'Eustache et par la sécrétion bactéricide de sa propre muqueuse.

Les affections des parties de l'arbre respiratoire sous-jacentes au carrefour naso-pharyngien peuvent retentir, comme celles de cet espace, sur l'état de l'oreille.

L'otalgie s'observe couramment au cours des affections ulcéreuses ou néoplasiques du *larynx*.

La *pneumonie* se complique volontiers d'otites soit catarrhales, soit suppurées, caractérisées par la présence presque constante (3 fois sur 4) du pneumocoque de Talamon-Frœnkel dans la sécrétion et aussi par l'exigüité de la perforation du tympan, qui la rend pour ainsi dire invisible (Rasch). Il existerait une « otite moyenne pneumonique » (Zaufal) dont les allures seraient celles de la pneumonie : frisson initial, évolution cyclique et guérison en 7 à 8 jours.

La *broncho-pneumonie*, surtout chez l'enfant, se complique souvent d'otites secondaires. Inversement on a parlé de bronchites et bronchopneumonies consécutives aux otites et dues à « l'aspiration » de particules septiques venues de l'oreille dans le naso-pharynx (Friedrich).

II. Appareil circulatoire. — Bien que la carotide interne traverse le rocher, et que le bulbe de la jugulaire affleure le plancher de la caisse, malgré la présence de ses propres vaisseaux, venus de la carotide externe pour l'oreille moyenne, de la carotide interne pour l'oreille interne, l'organe de l'audition ne perçoit à l'état normal aucun bruit vasculaire. Ceux-ci deviennent perceptibles à l'état pathologique soit à la suite de maladies de l'organe de l'audition, soit à la suite d'affections cardio-vasculaires : ces derniers cas seuls sont à examiner ici.

Dans les *maladies du cœur* et des *gros vaisseaux* qui en naissent, les malades accusent des sensations de sifflement, de souffle, de pulsation, de choc. Ce sont les affections cardio-vasculaires accompagnées d'hypertension artérielle et de suractivité cardiaque qui donnent lieu surtout à des bruits continus pulsatiles. On les rencontre dans l'insuffisance aortique, les dilatations anévrysmales, l'artério-sclérose. C'est encore en agissant sur les centres vaso-moteurs que les traumatismes crâniens produisent des bruits d'oreille et de l'hyperhémie du tympan et du conduit (Schwartze). A titre de raretés, on peut citer le retentissement sur l'oreille des anévrysmes de la carotide interne, de la vertébrale, du tronc basilaire ou des communicantes. La modification des bruits par la compression des divers vaisseaux du cou permettrait quelquefois ce diagnostic topographique avant l'autopsie.

L'*artério-sclérose généralisée*, sénile ou précoce, facilite le développement de l'otite scléreuse primitive, qui est « la signature locale auriculaire de cette artério-sclérose généralisée » (Laurens).

Les *embolies* dans les vaisseaux de l'oreille moyenne et surtout dans céux de l'oreille interne sont extrêmement rares au cours des endocardites. Les premières se révèlent quelquefois par de simples ecchymoses du tympan, les secondes déterminent une surdité subite.

L'*anémie*, qu'elle soit le résultat de l'inanition, d'une hémorragie, ou qu'elle constitue une entité morbide (chlorose, anémie pernicieuse), détermine généralement des bourdonnements et du vertige, quelquefois de la dysécie ou de la surdité, dont l'origine est vraisemblablement labyrinthique. L'alimentation, le décubitus dorsal, l'aspiration de vapeurs de nitrite d'amyle atténuent ces phénomènes ; l'inanition, l'attitude debout, les épistaxis abondantes les font reparaître.

Dans la *leucémie*, c'est encore l'oreille interne qui est atteinte et aux bourdonnements et vertiges peut quelquefois se superposer le syndrome de Ménière (Schwabach).

Dans les *diathèses hémorragiques* (hémophilie, purpura, scorbut), on observe de la congestion intense, des ecchymoses ou des hémorragies profuses du tympan et de la muqueuse de la caisse, parfois elle-même remplie de sang (hématotympan).

III. — APPAREIL DE LA DIGESTION. — Les relations de l'état de l'oreille avec les affections dentaires et avec celles du pharynx sont les principales. Les rapports avec les affections dentaires sont de notoriété vulgaire ; on les a même exagérés. Il est certain que la carie dentaire ou l'état douloureux consécutif à l'avulsion d'une dent peuvent produire de l'otalgie, des bourdonnements et des vertiges ; nous avons observé dans un cas ces phénomènes portés à un tel degré d'intensité que le malade en était véritablement affolé. De même, certaines lésions de l'oreille déterminent un retentissement douloureux du côté des dents ; la disposition des branches du trijumeau explique ces faits. Mais il est peu vraisemblable que des épanchements sanguins, séreux et a fortiori purulents de la caisse puissent être la conséquence de la carie dentaire ; il y a simplement coïncidence.

Dans l'otite chronique suppurée, on a signalé des *troubles pharyngiens* et des *troubles gastro-intestinaux* résultant du passage du pus dans le pharynx par la trompe d'Eustache. Chez le nourrisson surtout (Hartmann), l'entérite consécutive à l'otite suppurée ne serait point exceptionnelle et on l'aurait vu cesser à la suite de la paracentèse du tympan (Ponfick).

Chez l'adulte, des troubles de l'ouïe peuvent apparaître à la suite d'affections de l'estomac. Chez l'enfant, on observe de la dysécie ou même de la surdité à la suite de l'helminthiase, sans doute par inhibition réflexe du nerf acoustique.

L'*ictère* au cours de l'otite simple est une rareté (Brieger). On voit quelquefois un peu de subictère après les opérations sur l'apophyse mastoïde : on l'attribue à la résorption des exsudats hémorragiques. Dans les complications septiques graves de l'otite, l'ictère indique la sévérité de l'infection.

IV. Appareil rénal. — L'influence des *néphrites* sur l'oreille se manifeste surtout après les néphrites chroniques, parenchymateuses ou interstitielles (Dieulafoy).

Les hémorragies dans l'oreille moyenne se révèlent par la surdité, les bourdonnements et la coloration rouge bleuâtre du tympan (Trautmann). L'œdème du nerf acoustique se traduit par les symptômes de l'otite interne et par l'intermittence des modifications de l'ouïe parallèles à celles de l'œdème. Enfin des altérations cardio-vasculaires expliquent d'autres troubles de l'ouïe et les bourdonnements observés au cours des néphrites chroniques. On a affirmé, sans le démontrer, que le catarrhe aigu ou chronique et même l'otite purulente pouvaient résulter de la néphrite ; mais il est absolument certain que l'albuminurie, comme les autres dyscrasies, aggrave les otites (Voss).

V. Appareil génital. — L'influence exercée par les affections de l'appareil génital est assez restreinte. L'otorragie remplaçant ou accompagnant la *menstruation* a été observée, accompagnée de céphalée, de vertiges, de bourdonnements, d'hyperesthésie du nerf acoustique, de modifications de la réaction électrique. Le sang paraît provenir soit des glandes cérumineuses, soit du tympan, soit de la caisse si le tympan est perforé. Il y avait dans plusieurs cas préexistence d'affections auriculaires (catarrhe ou otite suppurée).

La *grossesse* produit des troubles plutôt subjectifs ; elle aggrave quelquefois, dans un dixième des cas environ (Bezold), un catarrhe préexistant.

La *masturbation* détermine des bourdonnements d'oreille par l'irritabilité vaso-motrice qu'elle entraîne ; elle aggraverait les otites catarrhales ou suppurées.

VI. Maladies cutanées. — Le pavillon et le conduit peuvent être le siège de lésions d'herpès, d'impetigo, de pityriasis, de psoriasis ; mais l'affection la plus fréquente est l'*eczéma* ; la tuméfaction du conduit, la suppuration, puis l'épaississement des tissus donnent lieu à des aspects spéciaux du tympan et du conduit, qui ont été signalés plus haut.

VII. Affections du système nerveux. — L'oreille est atteinte au cours d'affections-organiques du système nerveux encéphalo-médullaire et au cours des névroses et les troubles auditifs qui en résultent ont été bien étudiés par Collet (de Lyon).

1° *Tabes*. — Les troubles auditifs sont plutôt rares (Voigt, Marie et Walton); ils varient d'ailleurs suivant les sujets. Tantôt c'est une affection à allures lentes, avec bourdonnements, peu ou pas de vertiges, se distinguant de l'otite interne en ce que la perception des tons élevés est relativement bonne et celle des tons moyens ou graves altérée (Gradenigo). Tantôt l'affection a un début subit, apoplectiforme, comme le vertige de Ménière, et arrive très rapidement à la surdité. Le vertige tabétique pur se distingue du vertige labyrinthique du tabétique : dans le premier cas le malade est à la recherche de son équilibre ; dans le second il l'a absolument perdu. La paralysie de l'oculo-moteur commun, d'origine nucléaire, accompagne souvent ces troubles auriculaires.

2° *Sclérose en plaques*. — Les troubles auditifs ont été peu étudiés dans cette affection. Le début apoplectiforme, la surdité rapide, parfois susceptible d'amélioration, la participation fréquente du facial et du trijumeau observés dans ces cas révèlent des lésions de dégénérescence nucléaires ou périphériques.

3° *Paralysie bulbaire progressive*. — Elle épargne d'ordinaire les noyaux sensitifs : quand elle atteint le noyau du nerf acoustique et le noyau de Deiters, on observe des bourdonnements, de la dysécie et même de la surdité.

4° *Tumeurs*. — *Hémorragies:* — Leur symptomatologie varie suivant leur siège.

Les *tumeurs du bulbe* ne déterminent de troubles auditifs que si elles siègent sur le plancher du 4° ventricule : la surdité s'observe du côté de la lésion, exceptionnellement du côté opposé, chez certains sujets, si la décussation des fibres ne s'est pas faite.

Les *tumeurs de la protubérance* déterminent dans un 1/4 des cas environ de la surdité avec bourdonnements, soit des deux côtés si la tumeur est étendue, soit d'un seul côté, surdité homonyme ou croisée, selon que la lésion est au-dessous ou au-dessus du point de décussation. La cécité et la paralysie faciale s'ajoutent parfois à la surdité.

Les *tumeurs des tubercules quadrijumeaux* déterminent des troubles auditifs (bruits subjectifs et surdité), bilatéraux ou unilatéraux et, dans ce dernier cas, croisés. En effet, les tubercules postérieurs représentent un relai pour les fibres acoustiques qui vont d'abord au corps genouillé interne, puis à l'écorce du lobe temporal du même côté.

Les *tumeurs du cervelet* intéressent très souvent le nerf auditif:

c'est toujours de la surdité ou de la dysécie et des bruits subjectifs que l'on note, unilatéraux et homonymes en général ; quand ils sont bilatéraux, ils ont toujours débuté du même côté que la tumeur (Schwartze). A cette surdité précoce s'ajoute parfois un syndrome important pour le diagnostic, l'ataxie cérébelleuse. Les troubles auditifs appartiendraient en propre aux lésions des lobes cérébelleux, les autres symptômes aux lésions du vermis (Nothnagel).

Les *tumeurs cérébrales* sont susceptibles d'agir sur la fonction auditive, non seulement quand elles atteignent le tronc de l'acoustique, mais encore quand elles produisent un excès de pression du liquide encéphalique et même quand elles déterminent de la stagnation veineuse collatérale, des troubles trophiques de la caisse par l'intermédiaire du trijumeau (Politzer), des troubles moteurs par l'intermédiaire du trijumeau ou du facial (Moos), celui-ci innervant les muscles du marteau et de l'étrier. Inversement d'ailleurs, et même assez souvent (Gradenigo), on peut noter l'absence de symptômes auriculaires, quoique le nerf acoustique soit profondément atteint dans sa nutrition ; alors il est vrai, il existerait un signe constant, l'hyperexcitabilité « énorme » du nerf acoustique qui réagit dans ce cas à un courant continu extrêmement faible, évaluable en fraction de milliampère. (Gradenigo, Collet.)

L'*hémorragie cérébrale* ou le *ramollissement* ne déterminent de troubles auriculaires que si les centres corticaux de l'audition sont intéressés. Les lésions corticales ou celles de la capsule interne produisent une surdité croisée.

5° *Infections.* — Les *méningites* amènent de l'otite (otite interne) moins souvent que les otites n'entraînent de méningites : c'est tantôt par voie lymphatique, tantôt en s'infiltrant le long des nerfs acoustique et facial que l'infection progresse. Quand la mort ne survient pas, la sclérose du nerf auditif, l'ossification du labyrinthe sont les conséquences de cette otite interne, qui entraîne la surdité et même quelquefois la surdimutité.

Au cours des *pachyméningites chroniques*, on observe parfois de la dysécie, des bourdonnements, des vertiges, des hallucinations de l'ouïe. Ces troubles révèlent tantôt des épanchements disséminés dans l'oreille interne, tantôt une pachyméningite hémorragique avec néomembrane vasculaire dans la caisse (Moos et Steinbrugge).

6° *Névrites.* — La névrite de certains nerfs crâniens, celle du *trijumeau* et du *facial*, amène des troubles du côté de l'oreille. De même que la lésion spontanée ou chirurgicale du trijumeau détermine des troubles trophiques dans le globe oculaire, de même elle en produit dans l'oreille (otite moyenne sèche, otite moyenne suppurée, hyperexcitabilité galvanique du nerf auditif). Les troubles auriculaires dus au facial ont été étudiés plus haut (p. 605).

7° *Névroses diverses*. — Dans la *chorée*, on a signalé des bruits subjectifs, des claquements produits par des contractions du muscle tenseur du marteau ou du tenseur du voile du palais (Haug).

Dans la *migraine*, l'oreille participe quelquefois par une aura avec tintements, bourdonnements, hallucinations de l'ouïe. Les bruits subjectifs s'accompagnent volontiers de dysécie; il existe de l'hyperesthésie de toute l'oreille, depuis le conduit auditif jusqu'à l'appareil percepteur.

Dans la *neurasthénie*, les troubles auditifs sont aussi vagues que variables : bruits subjectifs, hyperesthésie du nerf auditif, dysécie, tous symptômes que l'on a attribués soit à une otite catarrhale concomitante, soit à des troubles labyrinthiques surajoutés (Schwabach). Chez les neurasthéniques, la durée de la perception crânienne serait considérablement diminuée et subirait une progression décroissante à chaque examen (Gellé).

Dans l'*épilepsie*, l'aura auditive n'est pas très rare. Ce sont des bruits subjectifs à intensité parfois croissante : bruissement, sensation d'explosion, sifflement, grondement. La dysécie est assez rarement observée en tant qu'aura ; elle est au contraire fréquente après la crise ; sa durée est variable : c'est une surdité nerveuse. Quand ils sont unilatéraux, les troubles auditifs sont localisés au même côté que les convulsions (Pick).

Dans les *psychoses*, on noterait les hallucinations de l'ouïe, fréquentes surtout quand il existe une lésion préexistante de l'oreille. Il existerait en outre une diminution de la durée de la perception crânienne tympanique normale, mais cette durée de la perception irait en croissant à chacun des examens (Gellé).

8° *Hystérie*. — Elle se présente, à l'oreille comme ailleurs, sous des formes très variées. Elle est unilatérale ou bilatérale. Tantôt les troubles auditifs sont accompagnés d'autres manifestations névropathiques et ont besoin d'être recherchés : ils constituent alors un *syndrome otique de l'hystérie* (Chavanne). Tantôt la manifestation auriculaire est unique ou du moins prédominante : c'est *l'hystérie auriculaire monosymptomatique*.

Les hystériques avérés qui présentent des troubles sensitifs n'ont que très exceptionnellement de l'hémianesthésie sensitivo-sensorielle absolue. Si les troubles sensitifs du pavillon et du conduit auditif cartilagineux sont concomitants de l'anesthésie de la face, ceux du conduit osseux et du tympan n'en dépendent pas fatalement, pas plus que les troubles sensoriels (Lichtwitz). L'hypoesthésie sensorielle peut exister seule c'est-à-dire indépendamment de l'hypoesthésie sensitive ; elle passe inaperçue du malade ; elle est d'ailleurs variable au cours de la névrose. La série des sons perçus est des plus variables ; la diminution de l'acuité porte généralement sur les tons moyens, mais parfois aussi sur les tons extrêmes ; la perception aérienne est moins atteinte que la crânio-tympanique ; le Weber est latéralisé du côté le moins atteint ; le Rinne est positif, de même que les épreuves de Gellé, de Bing et de Corradi.

Dans l'hystérie auriculaire mono-symptomatique, les troubles constatés du côté de l'oreille s'imposent à l'attention, sans qu'on ait en général à les rechercher. Les uns sont pour ainsi dire des troubles par défaut (hypoesthésie sensitive et surtout sensorielle) ; les autres sont des troubles par excès (hyperesthésie sensitive et sensorielle). L'hypoesthésie sensitive auriculaire n'est intéressante qu'en neuropathologie ; l'hypoesthésie ou l'anesthésie sensorielle, c'est-à-dire la *surdité hystérique*, relèvent davantage de l'otologie.

L'apparition de la surdité hystérique est généralement subite. Elle est quelquefois spontanée, sans cause apparente, ou bien elle survient à la suite d'une cause psychique ayant produit une impression violente, d'un traumatisme accidentel ou opératoire (ablation des amygdales par exemple, ainsi que nous en avons observé un cas), ou enfin la cause déterminante est insignifiante. La durée et l'évolution sont variables et capricieuses ; la surdité hystérique guérit en général, progressivement ou subitement, après des heures, des jours, des mois ou des années.

Subjectivement, on a noté l'existence de bruits, bourdonnements ou sifflements, que beaucoup d'auristes considèrent comme dus simplement à la coexistence d'une autre affection. De même le vertige, quand il se rencontre, serait indépendant de la localisation de la névrose sur l'oreille (Gradenigo). En réalité, c'est l'examen fonctionnel de l'oreille qui est surtout significatif. On sait que théoriquement ce sont les sons graves qui sont mal perçus dans les lésions de l'appareil de transmission, les sons aigus dans les lésions de l'appareil de perception labyrinthique, enfin peut-être (Gradenigo) les sons moyens dans les lésions du nerf acoustique. Or dans la surdité hystérique on a trouvé compromis tantôt les sons graves, tantôt les sons aigus, selon les malades et selon les conditions de l'expérience ; des variations ont même été observées pour le même malade aux divers moments de l'examen, si bien que l'on a pu penser que tous les sons de l'échelle étaient compromis et qu'il s'agissait d'une diminution psychique de l'excitabilité fonctionnelle de l'ouïe. De même l'épreuve de Weber donne des résultats variables. Si, chez les hystériques avérés avec troubles sensitifs périphériques très marqués, le diapason vertex est latéralisé du côté sain ou moins atteint, il peut arriver, chez les malades qui ont peu d'hypoesthésie sensitive périphérique et présentent des troubles surtout psychiques, que le diapason vertex ne soit pas latéralisé, malgré l'insuffisance évidente d'une oreille au point de vue de l'audition, ou bien même qu'il soit latéralisé du côté le plus défectueux, si celui-ci présente une lésion concomitante de l'appareil de transmission. Le Rinne est positif en règle générale. L'épreuve de Schwabach indique dans l'hystérie auriculaire une diminution de la durée de la perception crânio-tympanique normale, comme dans les affections du labyrinthe ou du nerf acoustique. Dans l'hystérie, comme du reste dans la neurasthénie, la durée de la perception solidienne subirait une progression décroissante à chaque examen (Gellé). L'épreuve des pressions centripètes et celle du réflexe biauriculaire (Gellé) sont positives.

La perception de la voix chuchotée est plus compromise que celle de la montre, ce que l'on a expliqué par la « torpeur psychique » qui met l'hystérique en état d'infériorité vis-à-vis de la perception la plus compliquée (Gradenigo). Du reste, les variations mêmes du pouvoir auditif du sujet suivant le moment de l'examen et suivant les circonstances extérieures, et d'autre part la possibilité du transfert de l'hypoesthésie sensitive ou sensorielle, découverte par Gellé et vérifiée par tous les otologistes depuis, sont les meilleures caractéristiques de la nature hystérique de l'affection. Enfin l'exploration électrique du nerf auditif révèle la diminution de l'excitabilité galvanique, à l'inverse de ce qui a lieu pour les lésions du labyrinthe et du nerf auditif.

A la surdité hystérique simple, il faut ajouter la surdi-mutité, la surdi-cécité, enfin la surdi-muti-cécité ; la première seule est à retenir ici. La *surdi-mutité hystérique* n'est pas très fréquente. De même que la mutité, elle a un début subit : elle est consécutive soit à une impression psychique violente, soit quelquefois à une cause insignifiante ; parfois enfin elle est spontanée. Sa durée et son évolution sont des plus variables. Ses caractères cliniques sont ceux de la surdité hystérique et ceux du mutisme hystérique étudiés plus haut (p. 485).

Dans la deuxième catégorie de troubles auriculaires dus à l'hystérie, ceux appelés troubles par excès, se rangent les hyperesthésies
sensitives ou sensorielles et les troubles vaso-moteurs ou réflexes.

L'*otalgie* a été étudiée plus haut en tant que symptôme (p. 500).
L'hystérie paraît incapable d'engendrer à elle seule ce symptôme ; mais
elle est susceptible d'en exagérer considérablement l'importance.
Quand il n'existe pas de lésion auriculaire, l'otalgie des hystériques
serait dans les 3/4 des cas due à la carie dentaire (Schwartze, Gradenigo) et dans 1/4 des cas d'origine pharyngienne ou inconnue.

Dans les otopathies, l'otalgie peut apparaître chez l'hystérique au
cours d'affections qui ne comportent pas ce symptôme, l'otite moyenne
chronique catarrhale et l'otite interne par exemple : elle peut être exagérée dans son intensité ou dans sa durée au cours d'affections douloureuses, telles que la furonculose du conduit ou l'otite moyenne
purulente. Enfin il existe des *algies mastoïdiennes*, les unes indépendantes de toutes lésions, les autres coïncidant avec des lésions chroniques
de l'oreille et d'un diagnostic étiologique particulièrement difficile.
On a observé aussi, comme complication d'otites ou de mastoïdites,
des algies méningées ou cérébrales qu'on a qualifiées, dans certains
cas, de méningisme.

L'*hyperacousie* peut exister soit du côté opposé à l'anesthésie sensitive, soit même de ce côté. L'hyperacousie simple n'est qu'une augmentation plus ou moins sensible de la finesse de l'ouïe. L'hyperacousie douloureuse est une véritable algie ; les sensations douloureuses
sont ressenties par le malade à l'occasion d'un bruit minime mais
continu, le bruit des pas, le chant d'un oiseau, le tic-tac d'une montre,
alors que des bruits plus violents mais courts, un coup de canon, par
exemple, ne les déterminent pas.

Des réflexes variés, des crises vraies d'hystérie peuvent chez les névrosés avoir comme point de départ le conduit et le tympan ou survenir à la suite de l'otite moyenne catarrhale aiguë. Ils sont susceptibles
de disparaître à la suite de l'ablation d'un corps étranger ou d'un
bouchon de cérumen du conduit ou après un cathétérisme de la
trompe, selon le cas. Les otites suppurées, les polypes peuvent également provoquer des crises d'hystérie.

L'*otorragie* de nature hystérique s'observe quelquefois chez des
sujets présentant des lésions de l'oreille (otites chroniques, polypes,
tumeurs), mais aussi chez des sujets dont l'oreille est indemne. Elle
est intermittente, ne s'observe que chez la femme, généralement unilatérale, coïncide parfois avec des hémorragies de la peau ou des

muqueuses. Elle est le plus souvent liée à la menstruation, mais elle peut fort bien en être indépendante et coïncider avec l'aménorrhée.

L'hystérie de l'oreille ne s'observe pas toujours à l'état de pureté. Elle peut s'associer, soit à des lésions organiques du système nerveux, sclérose diffuse, paralysies alcooliques, syringomyélie, paralysie générale, etc., soit à des otopathies préexistantes qui appellent en quelque sorte la localisation de l'hystérie sur l'oreille. Elle peut succéder (et le fait est fréquent) au traumatisme ou encore à une maladie infectieuse, fièvre typhoïde, grippe, pneumonie ou à une intoxication (plomb, mercure, etc.).

VIII. — INFLUENCES PROFESSIONNELLES. — Leur rôle dans l'étiologie de la surdité serait manifeste : Bürkner leur attribue 1,5 0/0 des surdités nerveuses et Gradenigo 15 0/0 environ des manifestations pathologiques observées sur le labyrinthe dans les cliniques. Toutes les parties de l'oreille peuvent être lésées, mais il existe certainement une prédilection marquée pour l'appareil de perception qui est le plus souvent ou le plus gravement atteint.

Certaines de ces influences professionnelles ont déjà été étudiées : les unes ont été passées en revue à propos des intoxications; les autres, agissant sur l'oreille par l'intermédiaire du pharynx, ont été signalées avec les catarrhes professionnels. C'est ainsi que les professions qui exposent au froid et à l'humidité fournissent un contingent important à l'otite catarrhale d'origine pharyngo-tubaire : chasseurs, pêcheurs, marins, soldats, tanneurs, mineurs, fondeurs. Il en est de même des professions à poussières : meuniers, ramoneurs, employés de chemins de fer. Chez les ouvriers en ciment, on peut observer en outre des concrétions pierreuses du conduit auditif.

L'*air comprimé*, à 1 ou 2 atmosphères de pression, à l'action duquel sont soumis les ouvriers travaillant dans les caissons aux fondations des ponts et les plongeurs ou scaphandriers employés aux travaux sous-marins, détermine des bourdonnements et des douleurs d'oreille. Exceptionnellement un sujet sourd se trouvera amélioré par cet excès de pression (cas du Dr Lefèvre-Duruflé). Ces troubles peuvent persister après la suppression de la cause et on constate parfois alors, en même temps que les douleurs et la dysécie, la rétraction du tympan, des ecchymoses et même l'issue du sang sous l'action de l'effort, au travers de perforations minuscules du tympan. On a quelquefois observé le syndrome apoplectiforme de Ménière. Chez les pêcheurs d'éponge, on a signalé des phénomènes analogues. Chez les souffleurs de verre, on a décrit de l'hyperesthésie auditive, une sensation de compression et de plénitude dans l'oreille, troubles généralement passagers attribués à l'hyperhémie. Enfin par un mécanisme inverse, la décompression chez les ouvriers travaillant dans les caissons, la raréfaction de l'air dans les grandes ascensions chez les aéronautes peuvent produire les mêmes lésions. Ces accidents seraient passagers quand ils tiennent simplement à l'hyperhémie par stase, plus graves quand ils traduisent des exsudations sér uses et surtout des hémorragies de la caisse et à fortiori du labyrinthe.

Depuis l'extension du *téléphone*, on a observé chez les employés des deux sexes, obligés de téléphoner beaucoup ou longtemps, certains troubles de l'ouïe, dont l'étude se complète de jour en jour. Il s'agit surtout d'états d'excitation de l'appareil nerveux : hyperesthésie du nerf acoustique, bruits subjectifs, sensation de compression dans l'oreille, diminution progressive de la portée auditive, et parfois diplacousie. Certains de ces troubles sont d'ordre psychique (Gellé) et se combinent aux troubles auditifs dus à ce que l'oreille perd le pouvoir de s'accommoder aux bruits surajoutés à la parole, bruits accessoires troublants, aigus et crépitants (Blake). Ces troubles sont plus marqués et plus durables chez les sujets nerveux ou ceux qui présentent une taré du côté de l'oreille.

Les *professions bruyantes* ont sur l'ouïe une action néfaste connue depuis longtemps et déterminent la surdité dite des chaudronniers, qui s'observe aussi chez les frappeurs de plaques, les forgerons, les mécaniciens, les serruriers, les tonneliers, les tisserands, enfin ceux qui travaillent autour des machines bruyantes, de plus en plus employées aujourd'hui par la grande industrie. Une oreille est généralement plus atteinte que l'autre, d'ordinaire la gauche, qui est plutôt tournée vers la machine ou l'instrument bruyant, quelquefois la droite et alors chez les gauchers (Holt). La diminution de l'ouïe dépend de l'âge de l'ouvrier et de la durée de l'action nocive. La perception crânienne du diapason est notablement diminuée, le Rinne toujours fortement positif. Les tons élevés (diapason et sifflet de Galton) sont mal perçus ou ne le sont plus. La montre n'est entendue qu'au contact du pavillon ou de l'os. La voix chuchotée est mal entendue ; la voix de conversation est à peu près bien perçue. Dans 50 0/0 des cas on note des bruits subjectifs, qui sont quelquefois des bruits professionnels et peuvent durer plusieurs semaines. La paracousie de Willis ne s'observe jamais dans la surdité des chaudronniers ; ceux-ci entendent si mal pendant leur travail qu'ils parlent par signes (Roosa).

Les observations cliniques et anatomo-pathologiques ont démontré la fréquence de l'otite interne ; elle est quelquefois combinée à l'otite moyenne (Gradenigo), due elle-même à l'usage concomitant du tabac et de l'alcool déterminant de la pharyngite ; Holt seul prétend que c'est l'appareil transmetteur qui est lésé ; en vérité l'appareil ostéo-tympanal paraît n'être qu'un intermédiaire dans cette action nocive.

Les *détonations* et les *explosions* exposent à des lésions professionnelles de l'oreille les soldats, surtout les artilleurs, les tireurs à la cible, particulièrement dans les stands fermés, et les mineurs.

La détonation ou l'explosion a une double action nocive : elle condense subitement l'air dans le conduit auditif et d'autre part agit brutalement sur l'appareil percepteur en raison de l'intensité du son produit On a pu voir le tympan érodé, parsemé d'hémorragies interstitielles, ou quelquefois trouver des hémorragies dans la caisse et des ébranlements du labyrinthe, avec ou sans lésions concomitantes du tympan. Certains des symptômes observés sont de nature réflexe : ainsi la pâleur du visage, des contractions des muscles de la face, la salivation, la perception de sensations lumineuses ou colorées (Nimier). Les bourdonnements, le vertige, les bruits subjectifs, la dysécie passagère ou persistante sont d'observation fréquente. Nous avons observé un cas de diminution de l'ouïe accompagnée de bourdonnements qui apparut brusquement après un coup de canon et disparut un an après, presque subitement, après avoir résisté à divers traitements ayant pour but de mobiliser la chaîne des osselets et de désenclaver l'étrier. L'action répétée ou prolongée des détonations conduit à la dégénérescence du labyrinthe, analogue à la surdité des professions bruyantes étudiée plus haut. La situation du conduit auditif par rapport à la direction des ondes sonores joue un rôle important dans la nocivité de la détonation. Dans les tirs d'infanterie sur deux rangs, l'homme du premier rang est très exposé par son oreille placée près du fusil de l'homme du 2e rang. Les détonations dans des espaces clos où la résonance est grande (tireurs de stand, canonniers marins) sont particulièrement nocives.

Dans le service des *chemins de fer*, toutes les influences néfastes pour l'oreille se trouvent réunies. Toutes les statistiques s'accordent pour fixer au tiers environ du total des employés du service actif (mécaniciens, chauffeurs, conducteurs, serreurs de frein) la proportion d'affections auriculaires. Les intempéries atmosphériques, les causes de refroidissement, les bruits aigus et répétés des signaux, le sifflement de la vapeur, la trépidation en sont les principales causes, indirectes ou directes. C'est surtout l'otite moyenne catarrhale chronique à tendance sclérosante que l'on observe, en général. La formation de bouchons de cérumen est fréquente chez les chauffeurs vivant au milieu des poussières de charbon. La participation du labyrinthe est tantôt mais rarement primitive, tantôt secondaire, consécutive aux lésions de l'oreille moyenne. La proportion des atteintes de l'oreille s'accroît avec l'ancienneté des services : de 6 à 7 0/0 dans la 5e année, elle atteint 85 0/0 à la 25e (Schwabach et Polnow). Objectivement, on constate la rétraction et l'altération du tympan, l'effacement ou l'absence du triangle lumineux, parfois la saillie des plis antérieur et postérieur. Subjectivement, il existe assez souvent des bruits auriculaires. La perception aérienne de la voix ordinaire est peu compromise, mais les sons élevés sont mal perçus ou non perçus (Bürkner). Enfin la perception osseuse du diapason manque le plus souvent.

CHAPITRE VII

RÉSUMÉ DE L'EXAMEN MÉTHODIQUE DE L'OREILLE ET DE L'AUDITION. — CONDITIONS SPÉCIALES DE L'EXAMEN AU POINT DE VUE DE L'APTITUDE AU SERVICE MILITAIRE.

Il est hors de doute qu'un examen absolument complet, où l'on rechercherait la précision scientifique et l'exactitude quasi mathématique, exigerait de la part du sujet observé beaucoup de patience, de bonne volonté et d'intelligence et de la part de l'observateur beaucoup de temps et d'attention et des connaissances très étendues, tant au point de vue expérimental qu'au point de vue clinique. Il est cependant possible d'obtenir, sans que toutes ces conditions soient réunies de part et d'autre, un diagnostic anatomique, clinique et étiologique suffisamment précis pour les besoins de la clinique, de la thérapeutique et de l'expertise pratiques.

Les résultats de cet examen peuvent être brièvement consignés

sur une feuille d'observation analogue au type en usage à la clinique du Val-de-Grâce, reproduit à la fin de cet ouvrage.

§ 1. — Marche générale de l'examen.

L'interrogatoire des malades permet déjà de les ranger dans
l'une des trois catégories suivantes :

1° Ceux qui n'ont jamais souffert ni suppuré des oreilles, mais
sont devenus sourds progressivement ou subitement ;

2° Ceux qui souffrent et ceux qui suppurent, d'une façon aiguë
ou chronique ;

3° Ceux qui ont suppuré, mais ne suppurent plus, ni ne souffrent plus.

Dans le 1ᵉʳ cas, c'est surtout à un examen subjectif détaillé, à
l'exploration de la fonction auditive qu'il faut demander le diagnostic : l'examen objectif n'interviendra qu'à titre complémentaire. Toutefois il est bon de jeter un rapide coup d'œil préalable
dans le conduit, à l'aide du spéculum, afin de voir s'il n'y a pas
d'obstruction mécanique, bouchon de cérumen par exemple.
Dans le 2ᵉ cas, l'examen direct du conduit et du tympan, celui de
l'oreille moyenne et des régions adjacentes sera bien plus important que l'examen de la fonction auditive qui sera interrogée
secondairement. Enfin dans le 3ᵉ cas, il sera nécessaire de faire
appel concurremment aux deux modes d'examen pour faire un
diagnostic complet.

L'audition ayant été interrogée et l'oreille examinée, il faudra,
pour compléter le diagnostic, explorer le nez et le pharynx nasal,
puis les régions péri-auriculaires, enfin porter son attention sur
les divers organes et appareils, proches ou éloignés, susceptibles
d'agir sur les affections auriculaires ou d'être influencés par
elles.

§ 2. — Points importants de chaque examen.

Il est indispensable, pour les envisager méthodiquement, de
reprendre les trois types cliniques annoncés plus haut.

1re CATÉGORIE. — LES SOURDS. — DIAGNOSTIC DES DIVERSES SUR-
DITÉS.

Les variétés sont fort nombreuses ; les cas les plus fréquents
sont les suivants :

1° *Surdités récentes et nettement intermittentes.* — On rencontre
par exemple nombre d'enfants ou de jeunes gens et aussi de soldats
chez qui la surdité apparaît en quelques heures ou en quelques jours,
à l'occasion d'une affection naso-pharyngée aiguë, persiste pendant un
temps variable et disparaît de même, complètement ou incomplètement selon les malades, suivant le traitement et surtout suivant le
nombre d'atteintes antérieures. Il existe presque toujours des bourdonnements, généralement continus, sans caractère pulsatile, et quelquefois du vertige. L'exploration de l'audition indique que la montre
est mieux entendue que la voix, que les sons élevés sont souvent
mieux perçus que les sons bas. On trouve le Rinne négatif et le Weber
latéralisé au côté malade. L'aération de la caisse, si elle est possible,
ou si elle le devient au cours de l'un des examens ultérieurs, permet
du même coup de diagnostiquer une obstruction tubaire accompagnée de catarrhe léger de l'oreille moyenne et de constater que le passage de l'air améliore notablement l'audition, soit temporairement, soit
définitivement. Enfin l'otoscopie montre un tympan légèrement déprimé et parfois hyperhémié. La membrane est mobile sous le spéculum de Siegle, même d'une mobilité exagérée dans nombre de cas;
mais il arrive aussi qu'on la trouve imparfaitement mobile. De tels
cas répondent au type de la *surdité par lésion récente de l'appareil de
transmission.* Il s'agit généralement d'une otite catarrhale peu ou
même pas septique, consécutive à l'obstruction tubaire, et susceptible
soit d'évoluer vers la guérison absolue, soit de récidiver après guérison, soit enfin de marcher vers la transformation scléreuse locale ou
extensive, selon le traitement appliqué et selon le terrain sur lequel
s'est développée l'affection. Quelquefois on a à faire à un bouchon de
cérumen développé dans le conduit, susceptible, par les variations de
volume auxquelles le soumet son pouvoir hygrométrique, de donner
lieu à une surdité analogue. Il est évident que le diagnostic en sera
des plus faciles par la simple otoscopie.

2° *Surdités confirmées, stationnaires ou progressives.* — Les unes ne
sont que la conséquence des otites récidivantes que nous venons d'étudier ; elles ont les mêmes signes subjectifs et objectifs que celles-ci.

Les autres ont eu des allures tout à fait spéciales. Elles ont com-

mencé à l'insu du malade, qui s'en est aperçu plus ou moins longtemps après leur début, soit à l'âge de l'artério-sclérose, soit dans la
jeunesse, mais alors il s'agit d'un sujet dont l'hérédité comporte l'arthritisme, la goutte et la surdité. C'est souvent à l'occasion de bourdonnements que le malade se fait examiner et que se découvre la dysécie. La perception des sons est compromise qualitativement et quan-
titativement, surtout pour les sons élevés et la voix chuchotée. La
perception crânienne est atteinte. Le Weber est latéralisé du côté sain.
Le Rinne est positif. L'épreuve des pressions centripètes de Gellé
indique le défaut de mobilité de la platine de l'étrier ; même résultat
avec l'épreuve d'audition entotique de Bing. Enfin l'aération de la
caisse révèle la perméabilité des trompes et la mobilité du tympan ;
mais les cathétérismes répétés n'améliorent pas l'audition ; bien plus,
ils paraissent quelquefois l'aggraver.

De tels cas répondent au type de *surdité par lésion de l'appareil de
perception*. Il ne reste plus qu'à en déterminer la cause. Cette surdité
peut être d'*origine intrinsèque*, accompagnée alors assez souvent de
bourdonnements et de vertiges ; il en est ainsi pour la *sclérose de
l'oreille* des artério-scléreux ou des héréditaires, pour les *surdités
professionnelles* des professions bruyantes, pour les *surdités par intoxication*. Parfois la *cause* est *extrinsèque* ; tel est le cas pour la surdité des anémiques et pour celle des congestifs qui sont modifiées heu-
seusement, de même que les bourdonnements et les vertiges concomitants, la première par ce qui amène la vaso-dilatation, la seconde par
ce qui produit la vaso-constriction du labyrinthe. D'autres fois enfin la
cause première est une *lésion du système nerveux* : tantôt celle-ci siège
à la base de l'encéphale et c'est la participation des 6e, 7e et 9e paires qui
en permet la localisation précise ; tantôt elle est nucléaire, dans le tabès
par exemple ; tantôt elle répond à la protubérance et il y a paralysie
croisée ; tantôt il y a hémianesthésie du côté opposé (Gowers) et il
s'agit alors d'une lésion de la partie postérieure de la capsule interne ;
tantôt enfin il existe une hémiplégie du même côté, ce qui indique
une lésion du lobe temporo-sphénoïdal opposé ou des couches adjacentes. Dans les surdités par lésion centrale, la conduction crânienne
des sons est peu ou pas compromise, la limite supérieure de perception
aérienne des sons n'est pas abaissée ; par contre l'excitabilité électrique
du nerf auditif serait augmentée.

A côté de ces surdités à localisation nettement circonscrite soit à
l'appareil de transmission, soit à l'appareil de perception, il est d'autres
surdités à localisation mixte ou plus exactement *multiple*. Il peut se

faire en effet qu'une poussée banale sur l'oreille moyenne se produise par hasard au cours d'une affection de l'oreille interne. Il peut arriver aussi que l'oreille moyenne et l'interne soient frappées à la fois et depuis le même temps par des causes différentes (par exemple l'otite interne des professions bruyantes coïncidant avec le catarrhe chronique de l'oreille moyenne, dont le point de départ est un catarrhe chronique, d'origine alcoolique ou autre, du naso-pharynx). Il est enfin possible et même fréquent qu'une lésion qui a produit directement la sclérose de l'oreille moyenne entraîne secondairement, par propagation, la sclérose de l'oreille interne.

Citons en terminant une surdité aggravée et entretenue, sinon créée, par le *défaut d'usage*. Elle est en tout comparable à l'amblyopie *ex non usu*. Comme cette dernière, elle est améliorable par des exercices appropriés.

Dans certains cas, les symptômes subjectifs et objectifs des maladies de l'appareil transmetteur se superposent à ceux des maladies de l'appareil percepteur et l'interprétation est souvent difficile ; le diagnostic doit cependant chercher à être aussi complet que possible, dans l'intérêt du pronostic ; en effet les lésions de l'appareil transmetteur sont souvent curables, celles de l'appareil percepteur ne le sont qu'exceptionnellement, si tant est qu'elles le soient.

3° *Surdités subites.* — Il en est qui sont révélées par des bourdonnements assez forts et quelquefois un peu de vertige et pour lesquelles l'exploration de l'audition indique une atteinte de l'appareil de transmission ; mais il suffit de l'examen otoscopique pour faire immédiatement le diagnostic d'obstruction du conduit par un bouchon de cérumen, dont le gonflement ou le refoulement rapides ou subits ont donné lieu aux symptômes observés. Il y a lieu du reste, dans ces cas, de procéder à des examens successifs, après l'ablation du bouchon, pour se rendre compte de l'état de l'oreille moyenne et même interne.

D'autres surdités subites ou à peu près succèdent à une rhino-pharyngite intense. On trouve à l'examen subjectif des bourdonnements et des vertiges parfois, et, à l'exploration de l'audition, on note tous les signes d'une affection de l'appareil de transmission, avec une très légère participation du labyrinthe dans quelques cas. L'otoscopie indique de l'hyperhémie du tympan, qui est du reste peu mobile. L'aération de la caisse, difficile, est suivie, quand elle réussit, de l'amélioration notable de l'audition ; l'auscultation a révélé généralement des râles humides. Bref il s'agit d'un *catarrhe aigu de l'oreille moyenne* avec obstruction tubaire inflammatoire et épanchement plus ou moins abondant.

Enfin d'autres surdités subites sont nettement localisables à l'oreille interne ; en effet, la transmission crânienne est diminuée, le Rinne nettement positif et les sons élevés généralement moins bien perçus que les autres ou même nullement perçus. La cause de la surdité est seule à rechercher. S'il existe quelques signes discordants, tels que l'absence de bruits subjectifs et de vertige, ou des lacunes irrégulières et paradoxales dans la perception des sons, si la surdité a succédé à une vive émotion chez un sujet nerveux, si enfin elle coïncide avec d'autres manifestations de l'*hystérie*, c'est cette névrose qui est en jeu. En dehors de l'hystérie, c'est à la *syphilis* héréditaire ou acquise que doivent ressortir la plupart des surdités à caractère labyrinthique subites ou très rapides.

Associée à des troubles nerveux sensitifs ou moteurs, la surdité subite relève des mêmes causes que la surdité progressive étudiée plus haut (p. 645). Combinée à des signes d'anémie ou de congestion cérébrales, elle indique l'anémie ou la congestion du labyrinthe. Accompagnée de phénomènes fébriles, elle révèle l'atteinte du labyrinthe par le processus septique des pyrexies infectieuses. Précédée ou suivie de symptômes de méningite, elle annonce l'atteinte de la 8ᵉ paire dans sa portion endo-crânienne, si l'oculo-moteur est pris également.

Enfin il est des surdités subites qui succèdent à un *traumatisme*. Passagères et fugaces, compliquant un traumatisme peu grave, elles annoncent la commotion du labyrinthe, sans lésions, alors même qu'il y aurait eu vertiges et syncope. Durables ou même définitives, elles indiquent soit une hémorragie partiellement résorbable, soit des lésions temporaires ou définitives de l'appareil de perception.

Spontanées, ou succédant à une cause insignifiante (refroidissement etc.), d'autres surdités subites accompagnées de vertiges et de syncope avec chute ou convulsions caractérisent le syndrome ou *maladie de Ménière*, dont les causes sont multiples (p. 508) et la pathogénie encore incomplètement connue.

2ᵉ CATÉGORIE. — LES SOUFFRANTS. — LES SUPPURANTS.

1° *Otalgie*. — Coïncidant avec la conservation de l'ouïe, elle révèle généralement une lésion extra-auriculaire (dents, pharynx, larynx, langue) ou une névralgie du plexus tympanique. Suivie de troubles auditifs légers et plutôt tardifs, elle indique des lésions généralement limitées au conduit externe, circonscrites ou diffuses, ou bien une myringite aiguë : l'examen direct permet le diagnostic exact.

Quand la surdité et la douleur sont concomitantes et contemporaines, quand existent les signes révélant l'atteinte de l'appareil de transmission, il faut penser à la présence d'un épanchement dans la caisse ; le degré d'intensité des symptômes généraux et locaux et surtout l'évolution feront distinguer l'otite catarrhale de l'otite purulente.

2° *Suppurations récentes et abondantes*. — Le diagnostic ne peut hésiter qu'entre l'otite externe et l'otite moyenne, celle-ci d'ailleurs pouvant avoir précédé celle-là et lui survivant généralement. Il suffit de pratiquer des examens successifs pour faire la distinction. Il faudra attendre la période de décroissance de l'otite moyenne suppurée pour bien faire le diagnostic topographique exact (p. 584) des lésions du tympan. Il conviendra enfin de rechercher la cause de l'infection de l'oreille moyenne.

3° *Suppurations chroniques*. — Elles seront aisément distinguées de certains écoulements visqueux récidivants qui sont caractéristiques de l'eczéma ou du suintement fétide qui accompagne les condylomes, d'ailleurs rares, du conduit. Il y aura lieu d'étudier les caractères du pus, variables selon son origine et sa composition (p. 510) et d'y rechercher soit les débris macérés vulgaires, soit les particules osseuses en poussières ou en lamelles révélatrices de l'ostéite avec séquestres, soit les écailles nacrées caractéristiques du cholestéatome, soit enfin quelquefois les bourgeons charnus détachés de la muqueuse végétante, différents d'aspect macroscopique et surtout microscopique, selon qu'il s'agit d'une inflammation chronique ou d'un néoplasme.

L'examen de la fonction auditive donne des résultats très variables. En général l'appareil de transmission est le seul atteint ou le plus atteint. Le labyrinthe ne participe que tardivement aux lésions, par infection directe à travers les fenêtres ou par ostéite propagée à la paroi interne de la caisse.

Les principales données sont fournies par l'otoscopie, aidée de l'exploration au stylet. Si le conduit est encombré de pellicules humides, blanchâtres, molles, fétides, il s'agit d'une dermatite desquamative, souvent secondaire à l'otite moyenne, tantôt simple, tantôt entretenue par des parasites végétaux, tels que l'aspergillus. Dans le conduit peuvent se rencontrer encore soit un polype, soit des granulations ; dans l'un et l'autre cas, il est capital de déterminer le point d'implantation et l'origine. Il existe bien une myringite granuleuse et des granulations post-furonculeuses du conduit ; mais le plus souvent c'est d'une ostéite de la caisse ou même de la paroi antérieure de la mastoïde qu'il s'agit.

L'examen de la membrane tympanique et celui de la caisse (p. 588) devront avoir pour but le diagnostic anatomo-pathologique qui fournira l'explication de la chronicité de l'affection. La macération épidermique, l'état granuleux diffus modifiables par les soins appropriés indiquent l'atteinte peu profonde de la muqueuse, parfois tenace cependant, si la scrofule, la tuberculose, l'albuminurie, le diabète sont en cause. La présence de lamelles nacrées, libres, ou incluses dans une membrane blanche et brillante, doit faire songer à un cholestéatome de la caisse, dont les dimensions et l'extension ne sont guère appréciables avant l'intervention chirurgicale. Enfin la récidive du tissu de granulations ou des polypes, la constatation de points nécrosés ou de séquestres mobiles annoncent la carie des parois de la caisse ou des osselets.

4° *Otites accompagnées de complications.* — Parmi ces complications, certaines sont passagères et dues souvent à la *rétention*. Ainsi une otite aiguë suppurée très sécrétante s'accompagnera d'hyperthermie, d'excitation, d'accidents d'hyperpression labyrinthique, parfois même de symptômes de méningisme, sinon de méningite, qui céderont à l'élargissement chirurgical ou spontané d'une perforation insuffisante. De même une otite chronique, mal pansée ou accompagnée de polypes empêchant un drainage spontané suffisant, se compliquera des mêmes symptômes, parfois inquiétants, mais susceptibles de disparaître avec la cause qui les a engendrés. Il en sera encore ainsi d'une otite chronique réchauffée, c'est-à-dire repassée momentanément à l'état aigu par *réinfection*, sous l'influence d'une cause accidentelle locale ou générale.

Les complications proprement dites, les plus sévères et les plus importantes à diagnostiquer tôt, sont celles qui résultent de l'*extension de l'infection* de l'oreille moyenne vers la mastoïde ou l'endocrâne ou au-delà.

La douleur mastoïdienne, spontanée et surtout réveillée par la pression profonde aux lieux d'élections, peut s'observer à l'état de simple « algie essentielle » ; mais elle révèle généralement l'infection soit superficielle, soit plutôt profonde, quand l'état local et général permettent de songer à des lésions d'ostéite mastoïdienne (p. 601). Quant à la topographie exacte et à l'étendue de ces lésions, l'intervention seule permet de les préciser, aussi bien pour les *mastoïdites aiguës* qui succèdent aux otites aiguës que pour celles qui compliquent les otites chroniques, avec ou sans cholestéatomes de l'antre et du rocher. Les *mastoïdites chroniques* peuvent ne se révéler que par de la douleur intermittente jusqu'à ce que survienne la fistulisation ou le passage à l'état aigu, ou qu'apparaisse une complication, telle que la paralysie faciale, ou même des accidents d'origine endocrânienne.

Le cortège symptomatique des complications transmastoïdiennes peut apparaître en l'absence de lésions endo-crâniennes ; mais alors une intervention appropriée sur la caisse ou l'antre le fait disparaître. S'il persiste, il faut chercher les signes propres à chacune des diverses complications (p. 643). Ainsi l'absence de fièvre avec céphalée, obnubilation, lenteur du pouls fera songer à un *abcès encéphalique*. La fièvre à oscillations appellera l'attention sur la *phlébite du sinus latéral* avec ou sans thrombose, circonscrite ou extensive, dont la constatation directe sera d'ailleurs permise par l'intervention ; en l'absence de ces lésions locales, on redoutera la *septico-pyohémie*. La fièvre continue, persistant malgré l'évacuation de la caisse et de l'antre, accompagnée de céphalée nettement localisée, avec douleur osseuse fera craindre un *abcès extra-dural*. Enfin la *méningite* se reconnaîtra le plus souvent à ses caractères classiques et sera confirmée par la ponction lombaire. On n'oubliera pas qu'une méningite tuberculeuse peut évoluer, surtout chez l'enfant, au cours d'une otite chronique, soit à titre de complication, soit idiopathiquement.

3e CATÉGORIE. — LES CICATRICIELS

Selon l'importance physiologique de la partie lésée, suivant la profondeur de l'atteinte, l'oreille malade évoluera vers la *restitutio ad integrum* ou conservera un reliquat pathologique Ce dernier cas est le plus fréquent pour les affections récidivantes et pour les chroniques.

Dans le *conduit*, ce seront des *sténoses* diffuses on circonscrites, consécutives aux suppurations profondes, répétées ou prolongées. Elles gêneront peu l'audition, si elles n'aboutissent pas à l'obstruction totale.

Pour la *caisse*, ce seront des *perforations* du tympan à bords épidermisés, des *cicatrices* minces, des *plaques* calcaires ou fibreuses de dégénérescence, des *synéchies* avec le promontoire. La fonction auditive sera d'autant plus compromise que l'appareil de transmission sera plus immobilisé, si bien que les vastes pertes de substance, avec suppression du marteau et de l'enclume, permettront parfois une audition meilleure que la sclérose cicatricielle de l'oreille moyenne avec conservation du tympan.

Enfin dans l'*oreille interne*, si les troubles vasculaires ou de nature toxique peuvent ne pas laisser de traces, les autres atteintes lèsent plus ou moins profondément, mais généralement pour toujours, l'organe percepteur du son.

§ 3. — Conditions spéciales de l'examen de l'oreille et de l'audition au point de vue de l'aptitude au service militaire.

I. INSTRUMENTATION. — Outre les instruments qu'il jugera à propos de posséder en propre, le médecin militaire aura l'usage de ceux que met à sa disposition la nomenclature du matériel de service de santé.

Dans les *infirmeries* se trouvent : une série de trois spéculums de Politzer en argent, un tube otoscopique de Toynbee, une sonde d'Itard et une poire de Politzer.

Les *hôpitaux* qui possèdent plus de 100 lits ont la boîte n° 12 de l'Arsenal chirurgical de 1894, destinée à l'otoscopie. Mais les médecins chefs des divers hôpitaux peuvent demander des instruments isolés, à provenir de cette boîte n° 12 ou de la boîte n° 12 de l'ancien arsenal de 1881, tels que diapason normal, miroir frontal, otoscope de Brunton, spéculum de Politzer, etc.

Les *bureaux de recrutement* ont la même dotation que les infirmeries. Cependant, le cathétérisme de la trompe d'Eustache n'étant pas, avec juste raison, un mode d'exploration permis pour s'assurer de l'aptitude d'un candidat à l'engagement ou d'un appelé, les instruments destinés à cet usage ne sont pas nécessaires dans ces bureaux.

II. CONDITIONS DIVERSES DE L'EXAMEN. 1° *Conseil de revision.* — Les cas d'exemption prévus par l'Instruction sur l'aptitude physique du 31 janvier 1902 (voir appendice) visent les uns des lésions faciles à reconnaître à un examen même rapide, les autres des affections d'un diagnostic minutieux et parfois difficile ; tel est en particulier le cas des otites moyennes chroniques et des états pathologiques réunis sous le nom de surdité. Un examen objectif soigné, une exploration minutieuse de la fonction auditive sont nécessaires ; il faut y procéder à tête et à main reposées, en fin de séance ou en dehors de la séance, à l'hôpital. Au besoin ces examens seront pratiqués à nouveau avant la mise en route des conscrits vers leurs garnisons respectives. Les affections chroniques suppurées de l'oreille moyenne ont assez souvent des conséquences graves et l'on ne saurait apporter trop de rigueur à ces examens pour opérer les éliminations nécessaires (voir appendice, art. 62). On ne doit laisser entrer dans l'armée aucun homme atteint d'affection chronique de l'oreille moyenne avec ou sans écoulement et avec ou sans perforation du tympan.

Nous estimons que les sujets ayant subi l'opération de Stacke (attico-antrotomie ou évidement pétro-mastoïdien), qui détruit la membrane du tympan et les osselets, ne doivent pas, même guéris et cicatrisés, être considérés comme aptes au service armé. Leur place nous paraît être dans le service auxiliaire, au même titre que les sujets atteints de perforation du tympan sans complication d'otorrhée.

Les données générales relatives à la simulation et à la dissimulation seront applicables à ces cas particuliers. Quant à l'étude de certains cas spéciaux, assez délicats au point de vue de l'exemption, nous la réservons pour la reprendre à l'occasion des cas de réforme (p. 654). En effet, dans les cas douteux et suspects, les sujets sont incorporés et c'est au corps que se pose la question de réforme, généralement même à l'hôpital, où les cas litigieux sont soumis à une observation attentive et au besoin prolongée.

2° *Engagement volontaire.* — Les cas d'exemption sont les mêmes que ceux admis pour le conseil de revision. Il en sera de même pour la visite des enfants de troupe ou des candidats aux écoles militaires ou des élèves de certaines écoles spéciales (centrale, forestière). Ici c'est surtout à la dissimulation qu'il faudra songer ; une otite sèche au début et unilatérale, une otite moyenne suppurée chronique torpide passeraient aisément et de fait passent souvent inaperçues, faute d'un examen suffisant ; or si la dysécie n'est qu'une infirmité, la suppuration chronique est une tare sérieuse, car elle est susceptible de mettre à un moment donné en danger la vie du sujet, et d'autre part les causes extérieures inhérentes au service militaire ne peuvent qu'aggraver ces états pathologiques.

3° *Visite d'incorporation.* — A l'arrivée au corps, l'examen portera toujours, pour les raisons qui viennent d'être énoncées, sur l'état des oreilles, non seulement pour les jeunes soldats appelés, mais encore et surtout pour les engagés volontaires. Les statistiques recueillies à l'étranger et en France (Nimier) établissent en effet que la majorité des affections de l'oreille sont, de règle, antérieures à l'incorporation.

Le bilan de l'homme est aussi important à établir, à son arrivée au corps, au point de vue auriculaire qu'au point de vue oculaire ou pulmonaire par exemple. Il permet de déterminer plus tard avec précision quel est le rôle joué par les fatigues ou les accidents du service militaire sur l'état de santé ultérieur du soldat.

4° *Emplois spéciaux. Rengagements. Commissions.* — Au point de vue de la *spécialisation* des soldats, sous-officiers et officiers, il y aurait lieu également de tenir compte de l'état de l'oreille. Il est certain que le service des pièces d'artillerie, surtout celui des grosses pièces, le service des chemins de fer, le service des stands de tir ne peuvent qu'aggraver les otites scléreuses en imminence ou en évolution. Le service dans certains corps ou certains emplois plus spécialement exposés aux causes de refroidissement (troupes de montagne, troupes en expédition, régiment des sapeurs-pompiers, ouvriers boulangers, maréchaux ferrants), aura une influence néfaste sur les otites catarrhales à répétition ou sur les otites suppurées mal éteintes.

Les *rengagements*, les *commissions* (garde républicaine, gendarmerie), sont soumis aux mêmes réserves; les affections de l'oreille, autant et même plus que celles souvent concomitantes du naso-pharynx, doivent être soigneusement recherchées.

5° *Militaires en activité de service atteints d'affections de l'oreille.* — D'après le degré de gravité de l'affection, le médecin, au corps, jugera si le malade doit être traité à la chambre, à l'infirmerie ou à l'hôpital. En raison des complications mastoïdiennes et autres, qui surviennent si rapidement et avec tant de facilité, les malades atteints d'inflammations aiguës ou réchauffées de la membrane du tympan et surtout de l'oreille moyenne seront, de préférence, envoyés d'urgence à l'hôpital.

A l'hôpital, le médecin traitant envisagera, si le cas ne paraît pas susceptible de guérison avant plusieurs mois, la question de l'inaptitude temporaire ; si l'affection paraît incurable, il proposera le malade pour une réforme définitive.

Dans les affections curables de l'oreille, comme dans celles des yeux et des voies aériennes supérieures, un congé de convalescence viendra souvent à point pour compléter ou confirmer les résultats du traitement.

Les affections chroniques du conduit auditif externe et de l'oreille moyenne, avec ou sans suppuration, peuvent motiver la réforme temporaire, si elles paraissent susceptibles de s'amender par la suite, ou la réforme définitive, lorsqu'elles seront particulièrement graves et rebelles à tout traitement. Il en est de même des mastoïdites chroniques et des malades ayant subi l'évidement pétro-mastoïdien, même quand ils sont guéris.

En ce qui concerne la dysécie et la surdité reconnues incurables, on se conformera aux prescriptions de l'article 65 de l'instruction du 31 janvier 1902 : « L'affaiblissement de l'ouïe limité à un degré qui permet encore d'entendre la voix ordinaire à quatre mètres et la voix haute à douze mètres, est compatible avec le service armé. » En Allemagne et en Autriche, on a recours à la voix chuchotée, mais les conditions de distance sont différentes.

Quant à la surdité unilatérale, elle est une cause de réforme, à la condition expresse d'être absolue, ce qui est tout à fait exceptionnel ; (dans ces conditions, devant le conseil de revision, elle entraîne le classement dans le service auxiliaire).

Si l'abaissement de l'acuité auditive est passager, intermittent, variable, et en relation avec un état pathologique des fosses nasales et du naso-pharynx, ce n'est qu'après avoir constaté l'insuccès du traitement approprié que l'on prononcera l'exclusion temporaire ou définitive de l'armée et alors en raison de l'affection causale.

En ce qui concerne les hommes passés dans la réserve ou dans l'armée territoriale, lorsque l'affection invoquée paraîtra susceptible de guérison dans un laps de temps assez long, on aura recours aux sursis d'appel ou à l'ajournement.

6° *Réforme n° 1*. — Pour cette réforme avec ou sans *gratification renouvelable*, la question d'*origine* est capitale. Il importe, dans ces cas, d'une part d'avoir comme point de repère, si possible, le résultat de l'examen de l'oreille du soldat à son incorporation et d'autre part d'avoir présents à l'esprit les caractères précis des otites traumatiques, qu'il s'agisse de l'oreille moyenne ou de l'interne, et ceux des otites dues aux maladies générales ou aux influences professionnelles. Alors seulement il sera possible d'établir si la cause résultant du service militaire est vraiment capable d'avoir pu créer la lésion ou si elle n'a fait que la mettre en évidence, ou enfin s'il y a eu simplement coïncidence.

7° *Retraite*. — Elle sera prononcée pour affections graves et incurables ; on se conformera au tableau accompagnant l'instruction du 23 juillet 1887, relative à la classification des blessures et infirmités ouvrant le droit à la retraite (Voir l'appendice).

De 1891 à 1900 inclus, sur une moyenne annuelle de 323.831 appelés à participer au tirage au sort, les affections des oreilles ont entraîné, en chiffre rond, les pertes suivantes par année : Surdi-mutité, 268 ; surdité suite de maladie ou blessures, 531 ; maladies diverses de l'appareil auditif, 271 ; en outre 644 hommes classés dans le service auxiliaire, soit une perte annuelle de 1.714 hommes pour le service actif. Les chiffres moyens annuels des réformes au corps ont été, pour la période de 1891 à 1900, de 465, la plupart dans les premiers mois qui ont suivi l'arrivée au corps. Il y a une moyenne annuelle de 1.740 hospitalisations pour affections diverses de l'oreille.

CHAPITRE VIII

DE LA SIMULATION DES MALADIES DES OREILLES. DES MOYENS EMPLOYÉS POUR LA RECONNAITRE

En ce qui concerne la pathologie auriculaire, le médecin militaire peut se trouver en présence de sujets qui cherchent, les uns à simuler, d'autres à exagérer, d'autres encore à dissimuler, d'autres enfin qui attribuent à un accident survenu en service une maladie qui en est indépendante. Nous devons passer en revue successivement ces divers cas.

Les règles générales qui doivent présider à l'examen clinique de ces sujets ont été indiquées à propos de la simulation des affections des yeux (page 263). Il n'y a pas lieu d'y revenir ici.

§ 1. — Recherche de la simulation

La simulation comporte des degrés et des nuances. Elle se présente chez les soldats sous des formes assez différentes, dont la découverte demande l'emploi de moyens qui varient selon les cas.

I. SIMULATIONS OBJECTIVES

Certaines, très grossières, employées autrefois, sont aujourd'hui pour ainsi dire tombées en désuétude.

La *simulation des écoulements* n'est plus réalisée par l'introduction dans le conduit auditif de jaune d'œuf, de sang, de fromage pourri, ou, modification plus intelligente, de pus véritable, emprunté à une autre région ou à l'oreille malade d'un autre sujet. Un examen objectif détaillé, précédé d'un nettoyage soigneux au tampon ou à la seringue, permettra toujours un diagnostic rapide et exact.

Les *écoulements provoqués* sont plus malaisés sinon à reconnaître, du moins à attribuer à leur vraie cause. Certains résultent de brûlures volontaires produites par la combustion d'un rouleau de papier enduit d'un corps gras. La plupart sont la conséquence de l'action de caustiques chimiques ou médicamenteux (moutarde). L'extension de cette otite externe artificielle au pavillon et surtout son évolution vers la guérison, dès qu'elle est soignée et surveillée, peuvent faire soupçonner la supercherie. L'otite moyenne peut être la conséquence de certaines de ces otites externes provoquées.

Les *otorragies* peuvent résulter de blessures volontaires du conduit, quelquefois même du tympan. Les premières de ces lésions siègent dans la portion cartilagineuse, souvent près de l'isthme, et elles peuvent se compliquer d'infection circonscrite ou diffuse. Quant aux *blessures directes du tympan*, elles entraînent une hémorragie abondante et durable ; elles s'accompagnent de bourdonnements violents, de vertige et souvent de syncope et se compliquent généralement d'otite moyenne suppurée par infection de l'hémo-tympan concomitant. Elles se distinguent par tous ces caractères des *blessures indirectes* résultant d'accidents du service militaire, tels que détonations violentes, plongeons, chute ou choc accidentels sur l'oreille et, même dans certaines armées étrangères, autrefois plus qu'aujourd'hui, soufflets infligés à titre de punition. En effet, ces blessures indirectes sont des éclatements du tympan, refoulé brusquement par la compression de l'air du conduit ; elles déterminent une douleur supportable et de courte durée, entraînent une hémorragie minime, sans écoulement du sang hors du conduit. Il y a généralement peu de bruits subjectifs et de vertiges, peu de surdité, et la guérison se fait vite et sans suppuration : l'otite moyenne consécutive est alors, en effet, exceptionnelle et la commotion labyrinthique concomitante rare. La blessure indirecte de la membrane du tympan, avec perforation, est parfois provoquée (surtout parmi les prisonniers, les hommes des pénitenciers et ateliers de travaux publics et les détenus militaires) de la manière suivante : l'homme se couche sur le côté, se fait remplir le conduit auditif avec de l'eau par un complice qui donne ensuite une claque bien à plat.

II. SIMULATIONS SUBJECTIVES

Ce sont naturellement les plus employées, car elles ne demandent guère que de l'obstination et de la force d'inertie de la part du sujet qui les met en œuvre. La simulation de la surdité est certainement assez fréquente chez les conscrits et les soldats. Cependant peu de simulateurs doivent être tenaces, puisque les statistiques du médecin major Huguet, portant sur 37 années (1859 à 1896), n'en mentionnent que 22 cas observés dans les corps disciplinaires d'Algérie, où sont envoyés les simulateurs à titre de punition.

Nous en observons une moyenne de 12 à 15 par an dans notre service à l'hôpital du Val-de-Grâce.

Sont simulables la surdité uni ou bilatérale, relative ou absolue et la surdi-mutité. Pour être absolument précis, il faudrait employer le terme de *dysécie* ou *hypoacousie* pour la surdité incomplète et réserver celui de *cophose* à la surdité complète. Cependant l'usage a consacré le mot de surdité, aussi bien pour l'insuffisance que pour la disparition de l'audition, et le néologisme hybride de *monosourd* pour la surdité unilatérale.

A. Surdité unilatérale

Elle est invoquée plus souvent que la surdité bilatérale, sans doute parce que la simulation en est moins pénible. Il est en général facile de démontrer la supercherie, à l'aide de l'examen clinique, complété au besoin par des épreuves spéciales.

I. EXAMEN CLINIQUE. — L'histoire clinique de l'affection, racontée par le malade, sera écoutée avec attention et même avec complaisance par le médecin. Elle indiquera l'existence ou l'absence des caractères connus de l'évolution des diverses surdités. Le malade sera interrogé sur les influences professionnelles et toxiques auxquelles il aura été exposé.

1° *Habitus du sujet.* — Pendant cet interrogatoire, le sujet sera déjà examiné à son insu. L'observateur remarquera l'attitude de la tête : le vrai « monosourd », qui a une tendance instinctive à annihiler l'oreille atteinte, tourne constamment l'oreille la meilleure vers son interlocuteur, quelle que soit la position occupée par celui-ci et variable au gré de sa volonté ; le faux « monosourd » fuit le regard de l'interlocuteur plutôt qu'il ne le recherche et tient ses yeux baissés ou dirigés au loin. En outre, l'observateur changera de voix, haussant ou baissant le ton sans à coups, et notera les variations de perception correspondantes accusées par le sujet, d'après les réponses de celui-ci. Enfin le médecin pourra s'adjoindre, sans que l'attention de l'examiné soit attirée sur ce point, un aide, chargé de poser au sujet des questions différentes de celles de l'observateur principal, mais de les énoncer presque en même temps que ce dernier prononcera les siennes. Si la conversation est rapide, l'attention du sujet ne pourra pas rester éveillée au delà de 3 minutes (Hummel) et le faux monosourd répondra tôt ou tard à l'une des questions posées à l'oreille prétendue mauvaise. Il faut se rappeler toutefois que le timbre de la voix et l'articulation des sons varient d'une personne à l'autre et qu'un vrai sourd entend mieux les personnes qu'il a l'habitude d'écouter parler. Il faut savoir aussi que la fatigue rapide de l'ouïe ou otocopose (Castex) est un des symptômes du début de la surdité.

2° *Exploration méthodique de l'audition et de l'oreille.* — Il faut faire l'examen subjectif et objectif complet avec un très grand soin, et comme s'il s'agissait d'un sujet non suspect de simulation.

Tantôt cet examen fera constater des signes concordants et conduira par exemple au diagnostic de surdité par obstruction aiguë d'une trompe avec catarrhe aigu de l'oreille moyenne, accidents dus souvent à une poussée d'adénoïdite : le cas n'est point rare chez les soldats. Ou bien l'otoscopie fera découvrir un bouchon de cérumen comprimant le tympan, cas plus fréquent encore que le précédent. Ou encore (mais le fait est exceptionnel), les signes d'une affection de l'oreille interne seront précis et des influences professionnelles (détonations, bruits répétés) en justifieront l'existence et la localisation. Ou enfin l'observateur retrouvera à l'otoscopie la signature d'une vieille otite moyenne, en évolution, torpide ou cicatrisée. Il se rencontrera également des cas où, la surdité n'étant unilatérale qu'en apparence, mais en réalité bilatérale avec prédominance d'un côté, il s'agira de sclérose extensive atteignant à la fois l'oreille moyenne et l'interne. Il existe en vérité de *faux simulateurs* : ce sont des sujets timides ou peu intelligents, incapables de mettre exactement le médecin au courant de l'histoire de leur affection ou de le renseigner avec précision sur leurs sensations subjectives. Les cas de surdité unilatérale hystérique vraie sont difficiles parfois à distinguer de la simulation. En effet, comme cette surdité est d'ordre psychique, elle n'a pas de caractères précis et fixes ; elle peut

d'autre part être l'expression d'une hystérie mono-symptomatique (p. 636), sans autres stigmates; enfin il est bien avéré
que les hystériques ont une tendance instinctive autant que mala-
dive à la simulation.

Tantôt au contraire l'exploration et l'examen méthodiques faits
par les procédés classiques feront relever des contradictions inex-
plicables. Ainsi l'acuité auditive prise dans des conditions identiques et le sujet ayant les yeux bandés donnera lieu à des constatations variables; or, si les petits écarts sont négligeables, les
grands deviennent suspects. Toutefois, quand on se sert de la
montre ou d'un acoumètre (Politzer, Chimani), il faut savoir
qu'un vrai sourd peut se faire illusion sur la perception ; mais il
suffit de laisser quelques instants la montre à la distance où elle
est dite perçue pour constater qu'elle ne l'est pas et la distance
d'audition vraie est en deçà de la distance précédemment trouvée. D'autres fois le Rinne, indiqué positif pour la perception
aérienne interrogée après la crânienne, sera annoncé négatif
si l'épreuve est faite en sens inverse (page 523). Ces contradictions suffiront à faire prendre en flagrant délit un certain nombre de *vrais simulateurs*.

II. Epreuves spéciales. — Elles sont nécessaires pour dépis-
ter certains simulateurs plus habiles. Les unes interrogent successivement les deux oreilles; les autres les interrogent simultanément.

1° *Epreuve de Kœbel-Tschudi*. — On peut à volonté obturer en
réalité ou en apparence seulement le conduit auditif du côté sain
en y introduisant un bouchon de liège perforé (Kœbel) ou un
embout otoscopique tantôt perforé, tantôt obturé avec de la cire
(Tschudi). Le simulateur sera vite pris en défaut par la simple
épreuve de l'acuité auditive.

2° *Epreuve de Lucœ-Dennert*. — Simple et bonne, elle consiste
à mettre en jeu la perception de l'oreille saine, alors qu'elle est
fermée par obturation du méat. Si, sur la voix de la conversation, on parle à un vrai monosourd devant l'oreille saine, obturée
par l'index de l'observateur, le sujet entendra grâce à la perception
crânienne; le simulateur déclarera ne pas entendre.

On peut modifier cette épreuve, en employant un diapason qui, selon qu'il est frappé faiblement ou fortement, ne donne pas d'harmoniques ou en donne. L'oreille saine étant fermée, on présente à l'oreille malade un diapason vibrant sans harmoniques ; il n'est pas entendu, que le sujet soit un vrai ou un faux monosourd. Si l'expérience est répétée l'oreille saine étant laissée ouverte et le diapason vibrant avec ses harmoniques, le vrai monosourd entendra par l'oreille saine, le faux déclarera ne pas entendre (*épreuve de Hummel*).

3° *Epreuve de Knapp*. — L'audition par l'oreille saine est encore utilisée dans ce procédé. Un diapason aigu est mis en vibration devant l'oreille saine et la distance maxima de l'audition est notée. On répète l'expérience en mettant le diapason très près de l'oreille malade. Le monosourd véritable entend par l'oreille saine ; le simulateur nie toute perception.

4° *Epreuve de Moos et de Chimani*. — On se sert de l'épreuve de Weber modifiée. Il faut la faire avec un gros diapason à son grave, car le diapason aigu peut donner des résultats opposés (Wanner). Le vrai monosourd, l'étant le plus souvent à la suite d'une lésion de l'appareil de transmission, a généralement un Weber latéralisé du côté malade. Le simulateur, s'il n'a pas été mis au courant, aura une tendance naturelle à latéraliser du côté sain ; de plus, si on lui ferme avec le doigt cette oreille saine, il déclare alors ne plus entendre du tout ou entendre à peine le diapason.

5° *Exploration à deux vocabulaires*. — Pour l'exploration simultanée des deux oreilles, on peut employer le moyen décrit plus haut (p. 658) en utilisant soit une conversation quelconque, soit un vocabulaire fait à l'avance à l'aide de mots différents pour les deux oreilles, mais comparables entre eux au point de vue de la facilité de perception. Kalcic a conseillé des mots de trois syllabes dans lesquels les deux premières sont identiques et les dernières différentes, par exemple *débitant* et *débiteur*, *circonspect* et *circonstance*, *jeudi-saint* et *jeudi-gras*.

6° *Procédé de Müller*. — Il consiste à faire prononcer à voix basse et rapidement par deux examinateurs des mots différents : les sons sont conduits à chaque oreille à travers un tube de caoutchouc de 0^m,70 environ : l'extrémité destinée au malade

porte un embout s'adaptant aux parois du conduit, où le maintient
un aide, et l'autre extrémité est munie d'un pavillon analogue
à celui d'un porte-voix. Le vrai sourd ne répète que les mots
prononcés à l'oreille saine ; le faux sourd se trompera, dès que
son attention se fatiguera, et répétera des mots parvenus à l'o-
reille dite sourde.

7° *Procédé de Pitot.* — Il ne se différencie de celui de Müller qu'en
ce que le sujet est invité à écrire ce qu'il entend ; de la sorte, s'il se
trahit, il reste un « document écrit de sa supercherie » (Duponchel).

8° *Téléphone de Kalcic.* — Il s'emploie comme les tubes otoscopiques de Müller. Son avantage est de permettre aux observateurs de
s'éloigner considérablement de l'observé, ce qui exclut les erreurs
pouvant provenir de la transmission solidienne du son.

9° *Procédé de Lucœ-Teuber.* — C'est celui de Müller plus compliqué. Les mots du vocabulaire d'exploration auditive sont prononcés dans une pièce voisine et conduits aux oreilles en expérience
par des tubes traversant la cloison de séparation ; sur chacun de ces
tubes, dont l'embout terminal est placé dans les oreilles examinées,
se greffe une branche latérale qui conduit les sons à l'oreille de deux
témoins.

Urbantschitsch a reconnu qu'un simulateur habile peut arriver à concentrer suffisamment son attention sur l'oreille dite sourde pour mettre
l'épreuve en défaut. Lucœ estime à environ un quart d'heure le temps
pendant lequel on peut arriver à concentrer ainsi l'attention sur une
seule oreille. Hummel fait observer que le simulateur tourne souvent,
au cours de l'épreuve, les yeux du côté de l'oreille prétendue sourde.

10° *Procédé de Kern.* — Ce n'est encore qu'une variante de celui
de Müller. L'explorateur parlant à l'oreille saine remplace volontairement, dans une phrase déterminée, un mot convenu par un murmure indéfinissable. L'explorateur parlant à l'oreille dite malade
prononce la même phrase, mais intégralement. Si celle-ci est répétée
complète, il est évident que le mot a été entendu par l'oreille déclarée
sourde. Il va de soi que le mot supprimé doit être tel que le sens de
la phrase ne le fasse pas deviner.

11° *Procédé de Coggin.* — Il utilise un sthétoscope thoracique biauriculaire en forme d'Y ; l'explorateur parle dans le pavillon adapté à
la longue branche de l'Y ; l'observé reçoit dans chaque conduit l'embout qui termine les petites branches de l'Y. Dans une première épreuve,
l'une de ces petites branches est hermétiquement fermée par une

cheville de bois glissée à frottement dans sa lumière et l'embout de ce côté est introduit dans l'oreille déclarée seule bonne. Il est évident que, si le patient entend, c'est avec l'oreille déclarée mauvaise, car la bonne ne reçoit plus aucun son. A titre de vérification, on fait une 2e épreuve ; l'embout qui termine la branche obturée est retiré du conduit auditif et celui-ci est fermé avec le doigt. Si le patient déclare ne plus entendre les mots prononcés dans le pavillon, il ne ment pas, mais il se met en contradiction avec ses réponses de la première épreuve, puisque la seconde ne diffère de la première qu'en apparence.

Enfin, dans une dernière catégorie d'épreuves, on interroge l'extériorisation dans l'espace des bruits perçus par l'oreille. Normalement deux impressions auditives identiques et simultanées sont : d'une part fusionnées en une seule, d'autre part rapportées à l'occiput (Thomson).

12° Procédé de Gellé. — Si les deux oreilles à examiner sont réunies par le *tube biauriculaire*, long de 70 cm, passant derrière la tête de l'observé, et si on fait vibrer un diapason appuyé par son pied sur le milieu du tube, le vrai monosourd entendra et localisera le bruit du côté de la bonne oreille ; le simulateur pourra le localiser en avant ou en arrière. A titre de confirmation, on répètera l'expérience en pinçant le tube à droite ou à gauche du pied du diapason, c'est-à-dire en transformant pour ainsi dire l'observé en un vrai monosourd à droite ou à gauche à volonté : on obtiendra aisément des contradictions chez le simulateur.

13° Procédé de Courtade. — Chaque oreille du sujet est munie d'un tube otoscopique ; les embouts libres des tubes sont tenus côte à côte par la main gauche de l'observateur, ou mieux ajustés à un tube à 3 branches dont la 3e branche est munie d'un entonnoir pour recueillir le son du diapason. Si on fait vibrer un diapason à note élevée, pendant qu'on aplatit le tube d'un côté, la perception cesse d'être médiane : elle est latéralisée vers l'oreille correspondant au tube perméable, si celle-ci est saine. Mais si on fait vibrer un diapason à note grave, la sensation d'unilatéralité devient presque insaisissable, et alors, même si on pince le tube qui va à l'oreille déclarée saine, le simulateur continue à entendre le même bourdonnement grave non modifié, car il ne peut plus le latéraliser. On peut même mesurer la durée de la perception qui se fait à son insu par l'oreille déclarée sourde.

14° Procédé de Preusse. — Il est en tout comparable à l'épreuve de

Gellé. La transmission du son se fait par deux téléphones, un pour chaque oreille : ces appareils peuvent être actionnés par le courant électrique soit simultanément, soit isolément. L'interprétation des réponses de l'observé est faite d'après les mêmes principes que dans l'expérience de Gellé (n° 12).

B. Surdité bilatérale.

La surdité complète est celle dont la simulation est le plus difficile à reconnaître. « Prouver qu'un individu n'est point sourd est un problème médical encore fort délicat » (Gellé). Cependant c'est la surdité complète qui est le moins souvent simulée (Boisseau, Gellé). Quand la surdité alléguée est antérieure à l'incorporation, elle est de notoriété publique, car, si la surdité unilatérable est compatible avec la vie sociale, la surdité bilatérale ne l'est guère. Une *enquête officielle* sera donc à provoquer auprès des personnes ayant vécu autour du sourd.

I. EXAMEN CLINIQUE. — L'interrogatoire, qui sera fait à très haute voix, au besoin même par écrit, selon le degré de surdité, permettra de procéder à une *investigation préliminaire*, d'après les mêmes principes que pour les cas de surdité unilatérale. Il fera connaître l'histoire clinique de la surdité et les antécédents morbides du sourd.

1° *Habitus du sujet*. — L'habitus du vrai sourd, quand celui-ci est intelligent surtout, est caractéristique. « Il offre ordinairement dans les traits, dans l'expression du visage et des yeux, une sorte d'attention interrogatrice, à l'aide de laquelle il cherche à saisir, par le mouvement des lèvres, le sens des paroles qui lui sont adressées. Le faux sourd, au contraire, se détourne, baisse les yeux, évite les regards de l'observateur, fait semblant de ne pas comprendre qu'on s'adresse à lui, et prétend le plus souvent n'entendre absolument rien, si haut et de si près qu'on lui parle » (Gaujot). De plus, dans la surdité bilatérale incomplète, le sujet parle trop haut et dans la surdité complète, il parle sur un ton très bas, car, dans les deux cas, le vrai sourd est incapable de contrôler sa voix. Le simulateur, malgré lui, oublie de feindre cette « voix sourde ».

En variant l'intensité du ton, l'observateur constatera que le sujet suspect tantôt entend, tantôt n'entend pas des questions différentes posées à des moments différents sur le même ton ou encore perçoit des paroles prononcées à voix plus basse que d'autres accusées non perçues.

2° *Exploration méthodique de l'audition et de l'oreille.* — Elle pourra, dans les cas de surdité bilatérale, conduire à des diagnostics logiques : ainsi on trouvera par exemple deux bouchons de cérumen ou bien une otite catarrhale bilatérale par obstruction tubaire ancienne ou récente, ou encore les signes précis d'une lésion de l'oreille interne attribuable à une étiologie rationnelle, par exemple à une maladie infectieuse, à la syphilis, à une intoxication, à une influence professionnelle, ou une sclérose extensive atteignant l'oreille moyenne et l'interne, ou enfin le reliquat de lésions inflammatoires anciennes torpides ou cicatrisées. L'hystérie de l'oreille donne lieu aux mêmes difficultés d'interprétation quand elle atteint les deux oreilles que lorsqu'elle n'en frappe qu'une : il faut un examen clinique local et général des plus complets, avant de confirmer ou d'infirmer l'hypothèse de simulation.

3° *Troubles du sens statique et du sens dynamique.* — Ils seront recherchés les yeux étant fermés : le malade sera placé debout, au repos, talons joints, puis invité à marcher en avant ou à reculons, puis à sauter sur la pointe des deux pieds, les genoux rigides, vers la droite ou vers la gauche, puis à sauter sur un pied, enfin à tourner autour de l'axe vertical du corps ou sur la pointe d'un pied à droite ou à gauche (Ostino). La coexistence d'un trouble statique ou dynamique avec une lésion ou un trouble de l'appareil de l'ouïe confirme les allégations du sujet.

II. ÉPREUVES SPÉCIALES. — Elles s'appliquent les unes aux cas où la surdité est déclarée complète, les autres à ceux où elle est prétendue incomplète.

1° *Procédés escomptant la surprise.* — On peut, pendant que l'attention du sujet est occupée ailleurs, tâcher de la provoquer par une demande inattendue : pendant qu'il signe une pièce, par exemple, lui dire qu'il oublie son prénom.

Nous avons réussi plusieurs fois par un moyen du même genre :

pendant le cathétérisme de la trompe d'Eustache, il a suffi de demander au malade, à voix basse, d'ouvrir la bouche pour obtenir l'exécution de ce mouvement. Nous avons aussi déjoué des simulateurs en les interrogeant pendant qu'un aide prenait leur champ visuel.

On peut encore, pendant que le malade dort, l'appeler d'assez loin et à voix ordinaire et constater s'il se réveille. Wilde rapporte que de prétendus sourds ont répondu sans hésiter quand on leur demandait depuis quand ils l'étaient. Au conseil de revision, on pourra voir un simulateur exprimer la joie, si on dit loin de lui et à voix ordinaire qu'il est à exempter. Inversement, un simulateur exprimera malgré lui la colère (Boisseau, Burckhardt-Mérian), si on parle de lui en termes blessants, loin de l'observateur qui l'examine. On peut réussir également en laissant tomber quelques pièces de monnaie pendant qu'il s'habille.

Dans le même ordre d'idées, nous conseillons le moyen suivant, tout à fait inoffensif, qui nous a été suggéré par l'emploi du courant faradique appliqué à la recherche de la simulation de l'amaurose. On bande les yeux du sujet, puis, sans rien dire, on fait passer un courant faradique, pendant un temps très court, sur l'avant-bras par exemple. Ensuite, après un moment de repos, on annonce que l'on va recommencer cette épreuve, nécessaire pour rechercher la cause de la surdité et pour la traiter, avec un courant beaucoup plus fort, appliqué sur l'épaule pendant plus longtemps, et on ajoute que ce sera très douloureux. L'explorateur doit, pendant qu'il prononce ces paroles, étudier attentivement la physionomie du sujet, pour y découvrir les signes de l'attente douloureuse ou de l'angoisse et rechercher s'il contracte sa musculature pour se prémunir contre la douleur attendue, s'assurer si le cœur accélère ses battements ; si ces signes sont positifs, le sujet a entendu : la simulation est démontrée.

2° *Examen de l'écriture*. — Il peut parfois servir au diagnostic (Sicard). Le vrai sourd, dont la surdité date de l'enfance, a appris à écrire par les yeux ; s'il fait des fautes d'orthographe, celles-ci ne peindront jamais un bruit, ne ressembleront jamais à l'orthographe phonétique : il écrira par exemple *condui*, mais non *quonduit* pour *conduit*.

3° *Perception tactile des bruits.* — D'autres épreuves sont basées sur la conservation constante de la *perception tactile* et souvent de la *perception auditive* tout au moins pour certains sons déterminés. Ainsi un bruit brusque, un coup sur le plancher, par exemple, fera retourner un vrai sourd, car il aura perçu l'ébranlement par voie osseuse ; le simulateur ne bougera pas (Casper). De même, un diapason vibrant loin de l'oreille, sur le squelette, olécrâne ou genou (Egger), sera perçu, comme sensation tactile ou même sensation auditive, par le vrai sourd. Enfin, le diapason vertex, s'il a une tonalité basse, est perçu par les sourds et même par la plupart des sourds-muets ; le simulateur n'accusera ni perception tactile, ni perception sonore.

C. Surdi-mutité

Si elle est congénitale ou remonte à l'enfance, une enquête officielle ou un certificat de notoriété publique trancheront la question. Les recherches au diapason (p. 530) pourront, si on le désire, donner un supplément d'information sur l'état plus ou moins rudimentaire de l'audition. La recherche des lésions objectives de l'oreille ne donnera que bien rarement des résultats utiles pour le diagnostic de la surdi-mutité.

Si elle est acquise et récente, il faut songer soit à l'hystérie, soit à la simulation. La surdi-mutité hystérique a les caractères du mutisme hystérique (p. 485) et de la surdité hystérique (p. 635) combinés. Il faut les rechercher avec soin, ainsi que les signes principaux de la névrose. De même, pour la recherche de la simulation, on mettra en œuvre successivement les moyens d'épreuve indiqués à propos du mutisme simulé (p. 485) et de la surdité simulée (p. 664).

§ 2. — Recherche de l'exagération.

Les cas d'exagération sont bien plus souvent observés que ceux de simulation à proprement parler.

I. EXAGÉRATION DES LÉSIONS. — Parfois il s'agit de malades qui cherchent à exagérer ou tout au moins à empêcher de guérir les lésions qu'ils présentent; ainsi un eczémateux essuiera les pommades appliquées sur son pavillon ou dans son conduit, un otorrhéique remplacera par un tampon sale le tampon aseptique placé dans son oreille, un sujet à tympan perforé se mouchera fort, pour compromettre la cicatrisation de sa perforation.

II. EXAGÉRATION DES CONSÉQUENCES. — Le plus souvent, le malade est porteur de lésions objectives et le sait, et il cherche surtout à en exagérer les conséquences au point de vue de l'audition, qu'il s'agisse d'une otite moyenne adhésive ou d'une otite suppurée cicatrisée, ou même d'une otite récente venant de guérir. Or ces cas, les deux premiers surtout, sont très difficiles, car d'une part « de l'inspection d'une lésion auriculaire il est impossible de conclure d'une façon précise au trouble fonctionnel qui l'accompagne » (Gellé), et d'autre part aucune lésion tangible ne peut permettre de dire à coup sûr que l'ouïe est ou n'est pas perdue (Gaujot, Urbantschïtsch).

De l'examen d'un grand nombre de cas, Gomperz se croit autorisé à conclure que le trouble apporté à l'audition est pour les otites guéries d'autant plus marqué que la perforation est plus grande; la perception qualitative des sons est plus compromise que la perception quantitative ; cependant, si l'étrier est conservé et le labyrinthe intact, la voix chuchotée peut être entendue à 10 mètres parfois, malgré la disparition de l'enclume et du marteau. Quand il n'y a pas de grandes perforations tympaniques, mais que la membrane est altérée, épaissie et le marteau immobilisé par des synéchies, l'acuité pour la voix chuchotée peut tomber à 1 mètre et au-dessous. Le gonflement persistant ou l'épaississement cicatriciel de la muqueuse de la caisse, les lésions des osselets, les altérations du voisinage de la fenêtre ovale, celles du labyrinthe ont une action nocive considérable sur l'audition.

Au point de vue de l'aptitude au service militaire, l'instruction du 31 janvier 1902 prévoit l'exemption pour les sujets atteints d'une maladie ou d'une lésion incurable de l'oreille ne permettant aucun doute sur la réalité de leur surdité. Elle déclare propres au service ceux qui sont atteints d'une maladie ou d'une lésion curable de l'oreille, qui n'est pas manifestement de nature à occasionner une perte de l'audition telle que celle qu'ils accusent.

Quand le sujet n'invoque qu'une surdité incomplète, il faut recourir aux épreuves suivantes :

1° *Epreuve de l'acuité auditive.* — On peut procéder à des mensurations de l'acuité auditive à plusieurs reprises, les yeux du sujet étant bandés, et noter s'il annonce toujours des résultats identiques ou des résultats variables.

On pourra également vérifier si les *acuités auditives comparatives* trouvées pour les diverses sources sonores se rapprochent de celles déterminées par la moyenne de nombreuses expériences (Ostino).

Ainsi, dans les affections de l'oreille moyenne, la distance d'audition à l'air libre pour la voix chuchotée serait environ la moitié de celle de la voix ordinaire. Dans les affections de l'oreille interne, cette proportion serait de 1/5. Enfin la diminution de l'audition à la voix concorderait toujours avec une diminution de la durée de perception des diapasons égale au moins à la moitié de la durée normale. En outre (Gellé) la non perception de la montre au contact du pavillon coïnciderait avec la perte de l'audition pour la voix parlée, l'observateur étant placé derrière le sujet.

Sera suspect également d'exagération, un sujet qui répète à une distance donnée des mots ou des nombres d'une certaine tonalité et dit ne pas percevoir à la même distance des mots ou des nombres de *tonalité équivalente :* en particulier les nombres devraient être perçus à une distance plus grande que les mots ordinaires.

2° *Épreuve de Warnecke.* — On fait prononcer les mêmes mots par deux explorateurs, l'un placé près de l'oreille, l'autre loin : le premier baisse de plus en plus la voix et même ne fait plus que murmurer sans bruit à l'oreille du sujet : si celui-ci entend, ce ne peut être que la voix de l'observateur éloigné.

3° *Procédé de Bürckhardt-Mérian.* — Il est moins naïf que le précédent. Chaque oreille est examinée à part, les yeux étant bandés. La distance d'audition est déterminée pour la voix entendue, basse ou moyenne. Puis on parle dans un tube formant porte-voix, dont la longueur est supérieure à la distance précédente et on s'assure que le malade entend toujours. Enfin on parle, sans déplacer le tube, mais à côté de lui et non dans le pavillon ; si le sujet a entendu à cette nouvelle distance, celle-ci est considérée comme la distance vraie d'audition, supérieure à la distance primitivement notée.

4° *Épreuve de Weber.* — Elle peut servir encore à prouver à un sujet qu'il exagère sa surdité. Si, pendant que vibre un diapason vertex à| tonalité basse, un aide ferme les deux conduits du sujet, celui-ci doit accuser un renforcement du son, s'il est de bonne foi. De même si, au lieu de fermer les conduits avec le doigt, l'aide y introduit les deux olives d'un tube otoscopique. Dans les deux cas, l'exagérateur accusera la diminution ou la suppression de la perception.

§ 3 — Recherche de la dissimulation.

Quoique plus rare que la simulation, elle n'est point exceptionnelle dans le milieu militaire.

Parfois c'est une dissimulation *involontaire.* Il est probable, en effet, que les 15 à 20 et même 30 0/0 de sujets que l'on a trouvés atteints d'audition défectueuse dans les nombreuses statistiques sur la surdité à l'école ne sont pas tous exemptés pour affections de l'oreille, et d'autre part Troeltsch affirme qu'un adulte sur trois « a l'oreille malade, le plus souvent sans qu'il s'en doute ».

La dissimulation est involontaire chez certains sujets atteints de surdité légère ou de lésions très anciennes torpides ou cicatrisées et c'est à la suite d'un examen pratiqué par hasard ou à l'occasion d'une recrudescence que l'on fait un diagnostic tardif.

La dissimulation est *volontaire* chez certains sujets qui veulent soit entrer dans l'armée (engagement), soit y prolonger leur séjour (rengagement, commission, etc.). Le diagnostic est en principe facile, car le sujet à examiner met en général la plus complète bonne volonté à faciliter les épreuves subjectives et les explorations objectives, qu'il faut pratiquer classiquement et avec un très grand soin dans ces cas.

§ 4. — Recherche de l'origine
des lésions ou des troubles auditifs.

En présence d'une affection dûment constatée et caractérisée par ses signes subjectifs ou objectifs classiques, le médecin militaire est souvent appelé à décider si elle peut être, logiquement et médicalement parlant, rapportée à la cause invoquée par le sujet.

I. Surdité n'ayant pas succédé a une suppuration. — Certains cas sont rapportés à un accident, tel que choc sur la tête ou sur l'oreille, détonation, plongeon, etc.; d'autres surdités sont attribuées à une maladie infectieuse épidémique ou endémique; d'autres à une influence professionnelle relevant du service militaire.

Pour les *surdités dues au traumatisme*, s'il existe une perforation persistant depuis un temps assez long et reconnaissable à ses bords épidermisés, tout porte à croire que celle-ci est attribuable non à l'accident, mais à une otite ancienne oubliée ou méconnue ou inavouée. S'il existe des signes subjectifs ou objectifs d'otite moyenne adhésive, avec ou sans participation de l'oreille interne, il est probable que c'est à l'occasion du traumatisme que le malade s'est aperçu ou a feint de s'apercevoir pour la première fois de sa dysécie. Ce n'est que s'il a existé après l'accident ou s'il persiste depuis des symptômes labyrinthiques, vertiges, bruits, etc., que les affirmations du malade doivent être prises en considération. La syphilis, l'hystérie devront être recherchées également dans tous les cas de surdité consécutifs en apparence à un traumatisme.

D'après la statistique de M. le médecin Inspecteur Chauvel, portant sur 1470 cas d'affections de l'oreille, dont 108 attribués au traumatisme, la surdité par sclérose ou par otite interne a été notée 84 fois après des traumatismes directs et 17 fois après des traumatismes indirects. L'étiologie invoquée n'était d'ailleurs pas toujours démontrée.

Si la surdité a succédé à une *maladie infectieuse épidémique*, il y aura lieu de vérifier si c'est l'oreille interne ou la moyenne qui est atteinte et de rechercher si cette localisation est conforme à la topographie habituelle des lésions de la maladie en question.

Enfin si la surdité est dite consécutive à l'exercice d'une des *professions bruyantes* du métier militaire (forgerons, armuriers, ouvriers en fer), il y a lieu d'examiner l'état fonctionnel de l'oreille et de voir si la durée de cette spécialisation du service militaire est suffisante pour avoir produit une action nocive, si l'exercice antérieur de la même profession ne peut pas être incriminé, enfin s'il n'y a pas des influences extra-militaires à accuser (hérédité, intoxications, etc.).

II. Suppurations de l'oreille. — Le problème généralement se circonscrit.

Quant aux *otites suppurées dues au traumatisme*, la perforation du tympan, après refoulement de l'air du conduit (détonation par exemple) est une rarissime exception, alors qu'elle est la règle après les blessures directes dans les cas qui produisent de l'hémato-tympan. Cependant après le plongeon, l'infection de l'oreille moyenne peut se faire par infection directe due à l'eau souillée pénétrant à travers la perforation tympanique. Par contre, certaines perforations du tympan suivies de suppuration à la suite d'un traumatisme sont le résultat de la rupture de cicatrices, avec réveil possible d'une otorrhée mal éteinte (Heymann, Launois).

Le *refroidissement* est une cause parfaitement admissible et fréquente chez le soldat, surtout pour les otites aiguës, qu'il agisse soit directement, soit en provoquant d'abord une inflammation naso-pharyngée.

Enfin les *maladies infectieuses épidémiques*, en particulier la grippe, la fièvre typhoïde et les fièvres éruptives ont sur le développement des suppurations de l'oreille une influence indiscutable ; la malaria peut aussi, dans certains cas, occasionner plutôt indirectement des inflammations de l'oreille moyenne (voir chapitre VI). Le seul point litigieux parfois pour l'expert est de distinguer si l'infection actuelle a été créée par la maladie ou si une infection ancienne a été réveillée par elle : c'est à l'examen objectif détaillé qu'il appartient d'apprécier l'âge de l'otite.

En résumé au peut dire qu'au point de vue médico-légal militaire, il est des cas faciles, ceux où il s'agit de vérifier la réalité d'une surdité congénitale ou remontant à l'enfance, d'une surdi-mutité congénitale, d'une surdité unilatérale acquise, enfin de la dissimulation d'une affection ou lésion de l'appareil auditif ; mais il est aussi de nombreux cas difficiles, ceux où il faut démontrer soit une surdité bilatérale acquise, soit une névrose, ou une intoxication de l'oreille, ou bien apprécier le degré des troubles fonctionnels accompagnés ou non de lésions, ou enfin établir une relation de cause à effet. Pour tous ces cas « l'expérience et le coup d'œil pratiques ont une importance capitale » (Claoué).

MODÈLES DES
FEUILLES D'OBSERVATION

EN USAGE A LA CLINIQUE SPÉCIALE

DU VAL DE GRACE

ET

TABLEAUX SYNOPTIQUES

RÉSUMANT LES PRESCRIPTIONS RELATIVES A

L'APTITUDE PHYSIQUE

AU SERVICE MILITAIRE

YEUX

Date :

Nom :   Nom de l'observateur :

Régiment :   Age :

Profession :   M.

Motif :

	Œil droit	Œil gauche
Ant. héréditaires — personnels		
Verres portés		
Acuité monoculaire sans correction		
Acuité binoculaire		
Verres correcteurs et Acuité		
Astigmastisme cornéen		
Eclairage oblique — direct		
Réfraction statique	+	+
Fond d'œil		
Diagnostic et conclusion militaire		
Renseignements complémentaires	A inscrire au verso de la feuille	

FOSSES NASALES

Nom :
Régiment :
Profession :

Nom de l'observateur :

M.

Date :
Age :
Motif :

	Exploration	Côté droit	Côté gauche
	Antécédents Faciès		
Examen subjectif	Respiration Phonation Déglutition Sécrétions Douleurs		
Rhinoscopie	Cloison — Paroi externe (Cornets et méats) — Cavum		
	Cavités annexes (Sinus)		
	Voûte palatine Pharynx buccal Larynx		
	Diagnostic et conclusion militaire		
	Renseignements complémentaires	A inscrire au verso de la feuille	

LARYNX

Date :

Nom :   Nom de l'observateur :

Régiment :   Age :

Profession :   M

Motif :

Antécédents	
Examen subjectif { Respiration / Phonation / Toux / Expectoration / Déglutition / Douleurs	
Laryngoscopie	
Base de la langue / Epiglotte / Région aryténoïdienne / Cordes vocales { supér^res / inf^res / (Mobilité)	
Rhinoscopie { ant^re / post^re / Pharynx buccal / Poumons	
Diagnostic et conclusion militaire	
Renseignements complémentaires	A inscrire au verso de la feuille

OREILLES

Nom :
Régiment :
Profession :

Nom de l'observateur :

M.

Date :
Age :
Motif :

	Côté droit	Côté gauche
Antécédents		
Symptômes subjectifs (douleurs, troubles nerveux, etc).		
Exploration	Côté droit	Côté gauche
Voix { Chuchotée / Ordinaire / Forte } Montre Diapason { Weber / Rinne / Schwabach }		
Conduit auditif et tympan		
Rinoscopie antérieure — postérieure Exploration des trompes		
Diagnostic et conclusion militaire		
Renseignements complémentaires	A inscrire au verso de la feuille	

TABLEAUX SYNOPTIQUES

résumant les prescriptions relatives à l'aptitude physique
au service militaire.

Nota. — Pour les réservistes et les territoriaux l'ajournement remplace la réforme temporaire.

I. — Organes de la vision

A. Jeunes gens appelés au conseil de revision

1. Acuité visuelle supérieure ou tout au moins égale à 1/2 pour un œil et à 1/10 pour l'autre œil, après correction, s'il y a lieu, par les verres sphériques. — **aptitude au service actif.**

2. Acuité visuelle comprise entre 1/2 et 1/4 pour un œil et égale à 1/10 au moins pour l'autre œil, après correction, s'il y a lieu, par les verres sphériques. — **service auxiliaire**

3. Acuité visuelle inférieure aux limites fixées ci-dessus. — **exemption**

4. Myopie supérieure à 6 dioptries. — **exemption du service actif**

5. Myopie supérieure à 6 dioptries avec acuité visuelle ramenée par les verres correcteurs aux limites indiquées au n° 2 ci-dessus. — **service auxiliaire**

6. Myopie égale ou inférieure à 6 dioptries, si l'acuité visuelle n'est pas ramenée par les verres sphériques au n° 1 ci-dessus. — **exemption du service actif**

7. Myopie compliquée de lésions choroïdiennes étendues et progressives. — **exemption**

8. Hypermétropie, quel qu'en soit le degré, si l'acuité visuelle est inférieure à 1/2 pour un œil et 1/10 pour l'autre œil, après correction, s'il y a lieu, par les verres convexes. — **exemption du service actif**

9. Hypermétropie, lorsque l'acuité est ramenée par les verres convexes entre 1/2 et 1/4 pour un œil et à 1/10 pour l'autre. — **service auxiliaire**

10. Astigmatisme, si l'acuité est inférieure à 1/2 pour un œil et 1/10 pour l'autre œil, après correction, s'il y a lieu, par les verres sphériques. — **exemption du service actif**

11. Astigmatisme, si l'acuité est ramenée par les verres sphériques ou cylindriques entre 1/2 et 1/4 pour un œil et à 1/10 au moins pour l'autre œil. — **service auxiliaire**

Nota. La correction par les verres cylindriques n'est pas admise pour le service actif.

12. Affections des paupières : destruction complète ou étendue ; cicatrices vicieuses ; tumeurs volumineuses ou de mauvaise nature ; ankyloblépharon et symblépharon étendus ; entropion et ectropion prononcés ; trichiasis congénital avec pannus de la cornée ; ptosis congénital ; blépharospasme invétéré.	exemption
13. Affections des voies lacrymales ; tumeurs de la glande lacrymale ; épiphora chronique et prononcé ; dacryo-cystite chronique et suppurée ; fistule lacrymale.	service auxiliaire ou, si elles sont graves, exemption
14. Affections de la conjonctive : conjonctivites chroniques rebelles et en particulier la conjonctivite granuleuse ; ptérygion atteignant le centre de la cornée ; tumeurs volumineuses ou malignes de la conjonctive et de la caroncule lacrymale.	exemption
15. Affections de la cornée : a. Kératites anciennes ; ulcérations profondes des cornées ; staphylomes transparent et opaque.	exemption
b. Taies ou opacités invétérées.	se comporter suivant le degré de l'acuité visuelle (voir 1 et 2)
16. Affections de la sclérotique et de l'iris : staphylome antérieur de la sclérotique ; sclérite et épisclérite anciennes et étendues ; vices de conformation de l'iris abaissant l'acuité visuelle au-dessous des limites fixées ; synéchies antérieures ou postérieures avec occlusion de la pupille ; tumeurs de l'iris de nature maligne ou envahissante.	exemption
17. Affections du cristallin et du corps vitré : déplacements, absence, opacité du cristallin et de sa capsule ; opacités du corps vitré ; lorsque l'acuité visuelle est réduite au-dessous des limites fixées (voir 1 et 2).	exemption ou service auxiliaire
18. Affections de la choroïde : coloboma étendu ; absence de pigment (albinisme) ; tumeurs à marche progressive ; choroïdites étendues ou progressives ; glaucôme.	exemption
19. Affections de la rétine et du nerf optique : rétinites ; décollement de la rétine ; neurorétinite et névrite optique ; atrophie des nerfs optiques.	exemption
20. Affections du globe oculaire : perte ou désorganisation des yeux ou même d'un seul œil ; tumeurs intra-oculaires, exophtalmie prononcée avec affaiblissement de la vue.	exemption

21. Affections des mus-
cles de l'œil :
a. Nystagmus et stra-
bisme ;

} se compor-
ter d'après le
degré de di-
minution de
l'acuité vi-
suelle

b. Paralysie persistante
d'un ou de plusieurs
des muscles.

} exemption

22 Affections de l'orbi-
te : tumeurs progres-
sives ou malignes ;
ostéites chroniques
avec déformations
prononcées, adhéren-
ces étendues et gê-
nantes.

} exemption

B. Militaires en activité de service
ou passés dans la réserve et dans
l'armée territoriale

1. Acuité visuelle infé-
rieure à 1/2 pour un
œil et à 1/10 pour
l'autre, après correc-
tion, s'il y a lieu, par
les verres sphéri-
ques.

} réforme

2. Myopie : dans les
conditions indiquées
plus haut à A. 4, 6 et 7.

} réforme

3. Hypermétropie : dans
les conditions indi-
quées à A. 8.

} réforme

4. Astigmatisme : dans
les conditions indi-
quées à A. 10.

} réforme

5. a. Les affections des
paupières énumérées
plus haut à A. 12,
entraînent la

} réforme

b. blépharite chronique
rebelle

} réforme
temporaire

6. Les affections des
voies lacrymales énu-
mérées à A. 13, peu-
vent dans certaines
conditions de gravité
justifier la

} réforme

7. Le ptérygion attei-
gnant le centre de la
cornée et inopéra-
ble, les tumeurs volu-
mineuses ou mali-
gnes de la conjonc-
tive et de la caroncule
lacrymale.

} réforme

8. Les conjonctivites
chroniques, y com-
pris la conjonctivite
granuleuse, si elles
sont susceptibles de
guérison.

} réforme
temporaire.

9. Les affections de la
cornée énumérées à
A. 15, a.

} réforme

10. Les kératites, les
ulcérations et opaci-
fications de la cornée
limitées, relativement
récentes et paraissant
susceptibles de s'a-
mender.

} réforme
temporaire

11. Les affections de la
sclérotique et de l'iris
dans les conditions
de A. 16.

} réforme

12. L'iritis chronique ;
la mydriase persis-
tante peuvent moti-
ver la

} réforme
temporaire

13. Les affections du
cristallin énumérées
à A. 17 et les opacités
du corps vitré, seule-
ment si elles rédui-
sent l'acuité visuelle
au-dessous de 1/2
pour un œil et 1/10
pour l'autre.

} réforme

14. Les affections de la
choroïde, de la rétine
et du nerf optique
énumérées à A. 18 et
19.

} réforme

15. Les affections du
globe oculaire indi-
quées à A. 20.

} réforme

16. Nystagmus et strabisme, si l'acuité visuelle est inférieure à 1/2 pour un œil et 1/10 pour l'autre. } réforme

17. a. La paralysie persistante d'un ou de plusieurs muscles de l'œil. } réforme

b. La paralysie encore récente ayant résisté au traitement. } réforme temporaire

18. Les affections de l'orbite, dans les conditions de A. 22. } réforme

II. — Nez et pharynx

A. Jeunes gens appelés au conseil de revision

1. Malformations du nez entravant manifestement la respiration et la phonation ou seulement l'une de ces fonctions : suivant le degré de la gêne occasionnée, } exemption ou service auxiliaire

2. Polypes des fosses nasales : suivant leur nature et les troubles déterminés, ils peuvent entraîner } exemption ou service auxiliaire

3. Néoplasies progressives ou malignes du nez. } exemption

4. Ozène.   exemption

5. Vices de conformation du pharynx, rétrécissements occasionnant des troubles fonctionnels graves. } exemption

6. Lésions traumatiques, et présence de corps étrangers du pharynx devant être suivies d'une infirmité capable d'entraver la nutrition. } exemption

7. Pharyngites et rhinopharyngites chroniques, végétations adénoïdes, lorsque ces affections constituent des infirmités graves par les troubles fonctionnels qu'elles entraînent. } exemption

8. Abcès rétro-pharyngiens symptomatiques de lésions du rachis. } exemption

9. Polypes naso-pharyngiens et tumeurs malignes du pharynx. } exemption

10. Ulcères de mauvaise nature, ulcères syphilitiques, avec destruction des parties profondes ou s'il doit en résulter une gêne notable des fonctions. } exemption

11. Sinus et cavités annexes des fosses nasales. a. Les affections malignes des sinus frontaux et maxillaires, les déformations prononcées, l'oblitération, la perforation de ces cavités consécutives à des traumatismes, les polypes, les exostoses, les ostéites persistantes avec carie ou nécrose. b. Les suppurations chroniques des sinus frontaux, maxillaires, sphénoïdaux et des cellules ethmoïdales. } exemption

B. Militaires en activité de service ou passés dans la réserve et dans l'armée territoriale.

1. Déformations acquises du nez altérant notablement la respiration et la phonation. } réforme

2. Néoplasies progressives ou malignes du nez.	réforme
3. Polypes muqueux présentant une tendance marquée à la récidive.	réforme temporaire
4. Rhinite chronique susceptible de guérir à longue échéance.	réforme temporaire
5. Rétrécissements du pharynx dans les conditions de A. 5.	réforme
6. Troubles fonctionnels notables consécutifs à des lésions traumatiques ou à la présence de corps étrangers.	réforme
7. Pharyngites et rhino-pharyngites chroniques, végétations adénoïdes dans les conditions de A. 7, peuvent motiver la	réforme temporaire
8. Abcès rétro-pharyngiens symptomatiques de lésions du rachis.	réforme
9. Polypes naso-pharyngiens et tumeurs malignes.	réforme
10. Paralysie du pharynx consécutive à une maladie infectieuse récente peut justifier la	réforme temporaire
11. Ulcères de mauvaise nature, etc., dans les conditions de A. 10.	réforme
12. Sinus et cavités annexes des fosses nasales : a. Les affections énumérées à A. 11, a et b, sont des causes de	réforme
b. L'inflammation chronique simple des sinus frontaux ou maxillaires, l'ostéite des maxillaires, liée à des altérations dentaires et susceptibles de guérison peuvent justifier la	réforme temporaire

III. — LARYNX

A. JEUNES GENS APPELÉS AU CONSEIL DE REVISION.

1. Lésions traumatiques, plaies ou fractures, suivant les troubles consécutifs de la voix ou de la respiration.	exemption ou service auxiliaire
2. Laryngites chroniques et tuberculose laryngée.	exemption
3. Laryngite syphilitique.	
a. Si les altérations graves exigent un traitement prolongé.	service auxiliaire
b. Si elles portent une atteinte prononcée à la phonation.	exemption
4. Déformation, destruction de l'épiglotte, suivant le degré des troubles consécutifs.	service auxiliaire ou exemption
5. Rétrécissement ou toute déformation du larynx entravant notablement les fonctions de cet organe.	exemption
6. Polypes et tumeurs altérant notablement la voix ou donnant lieu à des troubles de la respiration.	exemption
7. Nécrose du larynx.	exemption

8. Aphonie résultant de lésions traumatiques ou pathologiques du larynx, ou de la paralysie persistante des nerfs laryngés. } **exemption**

9. (A titre accessoire au tableau). Le bégaiement assez prononcé pour empêcher de transmettre intelligiblement une consigne. } **service auxiliaire**

B. Militaires en activité de service ou passés dans la réserve et dans l'armée territoriale.

1. Lésions traumatiques (voir A. 1) ayant pour résultat une gêne notable de la phonation ou de la respiration. } **réforme**

2. Tuberculose laryngée. } **réforme**

3. Laryngite chronique, avec ou sans ulcération. } **réforme temporaire**

4. Laryngite syphilitique et autres affections laryngées de même nature, si les altérations du larynx sont graves, rebelles au traitement et occasionnent des troubles fonctionnels importants. } **réforme**

5. Déformation ou destruction de l'épiglotte donnant lieu à une gêne notable dans la déglutition et dans la phonation. } **réforme**

6. Rétrécissement, déformation du larynx, polypes et tumeurs, nécrose, dans les conditions spécifiées à A. 5, 6 et 7. } **réforme**

7. Aphonie :
a. dans les conditions indiquées à A. 8. } **réforme**

b. Si elle tient à une laryngite chronique ou à une paralysie des nerfs laryngés dont on peut espérer la guérison à longue échéance, on pourra prononcer la } **réforme temporaire**

IV. — Organes de l'audition

A. Jeunes gens appelés au conseil de revision.

1. Hypertrophie considérable et diffuse du pavillon de l'oreille ; tumeurs malignes ou volumineuses ; ulcères chroniques de mauvaise nature. } **exemption**

2. Perte totale, atrophie, déformation ou malformation du pavillon ; son adhérence étendue aux parois du crâne. } **service auxiliaire**

3. Atrésie, oblitération complète, déviation du conduit auditif externe.

a. Si l'audition est complètement abolie. } **exemption**

b. Si l'audition est seulement diminuée. } **service auxiliaire**

4. Polypes du conduit auditif. } **exemption**

5. Corps étrangers du conduit auditif, si l'extraction en paraît dangereuse, ou s'ils ont déterminé de graves désordres. } **exemption**

6. Affections chroniques et rebelles du conduit auditif externe avec propagation à la membrane du tympan. — exemption

7. Affections chroniques de l'oreille moyenne avec ou sans écoulement purulent, avec ou sans perforation du tympan. — exemption

8. Perforation du tympan, sans complication d'otorrhée (et par conséquent évidemment pétro-mastoïdien après guérison). — service auxiliaire

9. Mastoïdite chronique suppurée. — exemption

10. Affections de l'oreille interne avec surdité prononcée. — exemption

11. Minimum de l'acuité auditive compatible avec le service armé. — 4 mètres pour la voix ordinaire, 12 mètres pour la voix haute

12. Affaiblissement de l'ouïe permettant encore d'entendre la voix ordinaire à une petite distance. — service auxiliaire

13. Surdité bilatérale. — exemption

14. Surdité unilatérale absolue. — service auxiliaire

15. Surdi-mutité de notoriété publique. — exemption

B. Militaires en activité de service ou passés dans la réserve et dans l'armée territoriale.

1. Tumeurs malignes, ulcères chroniques de mauvaise nature ; perte totale du pavillon accompagnée de disparition de l'ouïe. — réforme

2. Atrésie et oblitération accidentelle des conduits auditifs externes avec perte de l'ouïe. — réforme

3. Polypes du conduit auditif: suivant le degré de gravité et de curabilité de l'otite moyenne dont ils sont généralement le résultat. — réforme temporaire ou définitive

4. Affections chroniques du conduit auditif externe et de l'oreille moyenne :

a. Si elles sont susceptibles de s'amender par la suite. — réforme temporaire

b. Si elles sont particulièrement graves et rebelles à tout traitement. — réforme définitive

(L'évidement pétro-mastoïdien, en raison de la destruction du tympan, de la suppression de l'oreille moyenne, et aussi de l'excavation permanente produite dans la mastoïde entraîne, à notre avis, l'inaptitude au service militaire.)

5. Mastoïdite chronique après échec d'un traitement approprié. — réforme

6. Affections de l'oreille interne avec surdité prononcée. — réforme

7. Surdité bilatérale. — id.

8. Surdité unilatérale absolue. — id.

APPENDICE

APPENDICE

I. — EXTRAITS DE L'INSTRUCTION DU 31 JANVIER 1902, SUR L'AP-
TITUDE PHYSIQUE AU SERVICE MILITAIRE, RELATIFS AUX MA-
LADIES DES YEUX, DES OREILLES ET DES VOIES AÉRIENNES
SUPÉRIEURES.

Organes de l'audition.

L'examen des organes de l'audition comprend :
1° L'examen du pavillon, du méat et du conduit auditif externe ;
2° La constatation de l'état de l'ouïe, qui se fait tout d'abord en adressant au sujet examiné quelques questions à voix basse, afin de ne pas
méconnaître une surdité qui ne serait accompagnée d'aucune lésion
extérieure, ou une surdité dissimulée.

Devant le conseil de revision, cet examen doit être complété par
l'application des moyens d'exploration propres à révéler l'état des
parties profondes de l'appareil auditif. Les instruments d'otoscopie
peuvent être employés séance tenante ; ils permettent dans un grand
nombre de cas de donner immédiatement une appréciation motivée.
Quant aux autres procédés d'investigation (cathétérisme de la trompe
d'Eustache, auscultation de la caisse du tympan), ils sont d'une exécution trop délicate et donnent des résultats trop incertains dans une
seule application pour pouvoir être utilisés devant les conseils de revision.

58. Hypertrophie, atrophie, tumeurs et perte du pavillon.

L'hypertrophie considérable et difforme du pavillon de l'oreille,
son envahissement par des tumeurs malignes ou volumineuses, par des
ulcères chroniques de mauvaise nature sont des causes d'exemption.

La perte totale, l'atrophie du pavillon, son adhérence étendue aux
parois du crâne, les déformations ou malformations prononcées, permettent le classement dans le service auxiliaire.

Les tumeurs malignes, les ulcères chroniques de mauvaise nature du pavillon de l'oreille, sa perte totale, si elle occasionne la disparition de l'ouïe, motivent la réforme.

59. Atrésie du conduit auditif.

L'atrésie congénitale ou accidentelle, l'oblitération complète et la déviation des conduits auditifs motivent l'exemption ou le classement dans le service auxiliaire, suivant que l'audition est abolie complètement ou seulement diminuée.

. La réforme est prononcée lorsque l'atrésie et l'oblitération accidentelles des conduits auditifs externes entraînent la perte de l'ouïe.

60. Polypes.

Les polypes du conduit auditif sont toujours un motif d'exemption.

Ils sont une cause de réforme temporaire ou définitive suivant le degré de gravité et de curabilité de l'otite moyenne dont ils sont généralement le résultat.

61. Corps étrangers.

Les corps étrangers introduits dans le conduit auditif, soit fortuitement, soit dans un but de simulation, peuvent diminuer plus ou moins l'audition.

Ils ne motivent l'exemption qu'autant que l'extraction en paraîtrait dangereuse, ou qu'ils auraient déterminé de graves désordres.

62. Affections aiguës et affections chroniques de l'oreille externe et de l'oreille moyenne.

Les affections aiguës de l'oreille peuvent motiver la remise de l'examen à la fin de la tournée du conseil de revision en raison de leur terminaison variable.

Les maladies chroniques et rebelles du conduit auditif externe avec propagation à la membrane du tympan, les affections chroniques de l'oreille moyenne avec ou sans écoulement purulent, avec ou sans perforation du tympan, sont des motifs d'exemption.

La perforation du tympan, sans complication d'otorrhée, est compatible avec le service auxiliaire.

L'inspection des fosses nasales, de la bouche et du pharynx, par la vue seule, permet ordinairement de reconnaître les maladies connexes de l'otite moyenne, savoir : le coryza chronique, l'hypertrophie des amygdales, les pharyngites, les paralysies du voile du palais et les tumeurs diverses de ces régions.

Les affections chroniques du conduit auditif externe et de l'oreille moyenne peuvent motiver la réforme temporaire si elles paraissent susceptibles de s'amender par la suite.

La réforme définitive sera prononcée lorsque ces maladies seront particulièrement graves et rebelles à tout traitement.

63. Inflammation des cellules mastoïdiennes.

L'inflammation chronique suppurée des cellules mastoïdiennes nécessite l'exemption.

L'inflammation aiguë des mêmes cellules, ainsi que le phlegmon mastoïdien superficiel, pouvant guérir rapidement, doivent faire prononcer le renvoi de la décision à une séance ultérieure.

La mastoïdite chronique, après échec d'un traitement approprié, pourra motiver la réforme.

64. Affections de l'oreille interne.

Les affections de l'oreille interne, qui déterminent une surdité prononcée, sont une cause d'exemption et de réforme.

65. Surdité.

La surdité dépend soit d'altérations de l'appareil nerveux central, soit de lésions de l'appareil acoustique. La première dite « surdité nerveuse » est plus souvent complète et totale ; elle s'accompagne de la suppression ou de la diminution de la perception des vibrations sonores transmises par les os du crâne ou de la face.

Devant le conseil de revision, les moyens propres à constater l'état de la fonction auditive consistent : 1° à chercher la portée du champ de l'audition pour le langage, en mesurant la distance à laquelle cesse d'être entendue la parole énoncée à voix basse ou chuchotée, à voix ordinaire ou à voix haute.

2° A déterminer le degré d'acuité de l'ouïe pour les bruits faibles et réguliers en mesurant la distance à laquelle le bruit du mouvement d'une montre à cylindre commence à être entendu.

En principe, l'affaiblissement de l'ouïe limité à un degré qui permet encore d'entendre la voix ordinaire à une petite distance est compatible avec le service auxiliaire.

La simulation de la surdité et plus encore l'exagération de la dureté de l'ouïe ne sont pas rares. Aux renseignements fournis par l'état social, par la profession du sujet, et par une exploration méthodique, on joindra, pour déjouer la fraude, les moyens que suggèrent les données de la science et l'expérience personnelle.

En résumé les sourds ou ceux qui se prétendent tels peuvent être classés en quatre catégories :

1° Ceux qui sont atteints d'une maladie ou d'une lésion incurable de l'oreille ne permettant aucun doute sur la réalité de leur surdité. Ils doivent être exemptés de tout service, si la dysécie est très prononcée ;

2° Ceux qui sont atteints d'une maladie ou d'une lésion curable de l'oreille et qui n'est pas manifestement de nature à occasionner une perte de l'audition telle que celle qu'ils accusent. Ils devront être déclarés propres au service ;

3° Ceux qui sont atteints d'une maladie ou d'une lésion de l'oreille susceptible d'entraver l'audition à un point qu'il est difficile et quelquefois impossible d'apprécier séance tenante. Ils doivent être renvoyés à un nouvel examen après la séance du conseil de revision ou à la fin de sa tournée et avant la clôture de ses opérations.

4° Ceux chez lesquels l'examen n'a révélé aucune lésion, mais que des réponses contradictoires au cours de l'exploration rendent légitimement suspects. Ils doivent être déclarés aptes au service actif.

Pour ceux qui assurent n'entendre absolument rien, les certificats de notoriété et d'enquête pourront être pris en considération.

La surdité bilatérale, reconnue, motive l'exemption ; la surdité seulement unilatérale, mais absolue, entraîne le classement dans le service auxiliaire.

L'affaiblissement de l'ouïe, limitée à un degré qui permet encore d'entendre la voix ordinaire à quatre mètres et la voix haute à douze mètres, est compatible avec le service armé.

La réforme est prononcée dans les cas de surdité bilatérale reconnue et de surdité unilatérale lorsqu'elle est absolue.

66. Surdi-mutité.

La surdi-mutité de notoriété publique confère l'exemption.

Face.

69. Mutilations.

Les mutilations de la face, consécutives à des traumatismes ou à des opérations chirurgicales, suivant leur étendue, la gêne qu'elles apportent aux fonctions et l'aspect qu'elles donnent à la physionomie, peuvent entraîner le classement dans le service auxiliaire ou l'exemption et la réforme.

75. Sinus de la face.

Les affections malignes des sinus frontaux et maxillaires, les déformations prononcées, l'oblitération, la perforation de ces cavités consécutives à des traumatismes, les polypes, les exostoses, les ostéites persistantes avec carie ou nécrose sont des causes d'exemption et de réforme.

Les suppurations chroniques des sinus frontaux, maxillaires, sphénoïdaux et des cellules ethmoïdales rendent également impropre au service.

Toutefois l'inflammation chronique simple des sinus frontaux ou maxillaires, l'ostéite des maxillaires, liée à des altérations dentaires et susceptible de guérison peuvent justifier la réforme temporaire.

Organes de la vision.

78. Diminution de l'acuité visuelle.

1º L'aptitude au service actif exige une acuité visuelle supérieure ou tout au moins égale à 1/2 (0,50) pour un œil et à 1/10 (0,10) pour l'autre œil après correction, s'il y a lieu, par les verres sphériques.

2º Seront versés dans le service auxiliaire les jeunes gens qui ont une acuité visuelle comprise entre 1/2 (0,50) et 1/4 (0,25) de l'un des yeux et égale à 1/10 (0,10) au moins de l'autre œil, après correction, s'il y a lieu, par les verres sphériques.

Une acuité visuelle inférieure aux limites ci-dessus fixées, confère l'exemption.

L'acuité se mesure au moyen de l'échelle typographique réglementaire placée à cinq mètres en avant de l'examiné et à sa hauteur.

Sera proposé pour la réforme tout homme dont l'acuité visuelle est inférieure à 1/2 (0,50) pour un œil et 1/10 (0,10) pour l'autre œil, après correction, s'il y a lieu, par les verres sphériques.

79. Myopie.

A) Entraînent l'exemption du service actif et la réforme:

1º La myopie supérieure à six dioptries ;

2º La myopie égale ou inférieure à six dioptries, si l'acuité visuelle n'est pas ramenée par les verres correcteurs aux limites spécifiées au premier paragraphe de l'art. 78 ;

3º La myopie compliquée de lésions choroïdiennes étendues et progressives.

B) Est compatible avec le service auxiliaire,

La myopie supérieure à six dioptries, à condition que l'acuité visuelle soit ramenée par les verres correcteurs aux limites fixées au 2ᵉ paragraphe de l'art. 78.

80. Hypermétropie.

L'hypermétropie entraîne l'exemption du service actif et la réforme, lorsqu'elle détermine, même après correction par les verres convexes, un abaissement de l'acuité visuelle au-dessous des limites fixées, au premier paragraphe de l'art. 78.

L'hypermétropie est compatible avec le service auxiliaire, à condition que l'acuité visuelle soit ramenée par les verres convexes aux limites fixées par le 2ᵉ paragraphe de l'art. 78.

81. Astigmatisme.

L'astigmatisme nécessite l'exemption du service armé et la réforme, s'il détermine un abaissement de l'acuité visuelle au-dessous des limites fixées au paragraphe 1ᵉʳ de l'art. 78.

Seront versés dans le service auxiliaire les sujets atteints d'un astigmatisme déterminant, après correction par les verres appropriés, l'abaissement de l'acuité visuelle, aux limites fixées dans le paragraphe 2 de l'art. 78. Dans ce dernier cas, la correction de l'astigmatisme nécessitant toujours un examen long et délicat, il y aura lieu de reporter cet examen à la fin des opérations du conseil.

82. Amblyopie et amaurose.

Dans un certain nombre de cas, la diminution ou la perte de la vision existe sans altérations appréciables des organes.

La décision de l'expert est alors basée sur les renseignements fournis par les autorités civiles et sur les résultats que lui apportent les procédés multiples destinés à déjouer les tentatives de simulation. Si sa conviction n'est pas établie, le médecin doit demander une enquête militaire, renvoyer le sujet à une séance ultérieure, enfin le déclarer bon pour le service. La réforme ne sera prononcée qu'après une période d'observation méthodique et prolongée.

83. Affections des paupières.

Entraînent l'exemption et la réforme :
La destruction complète ou étendue ;
Les cicatrices vicieuses ;
L'ankyloblépharon et le symblépharon étendus ;
L'entropion et l'ectropion prononcés ;
Les tumeurs volumineuses ou de mauvaise nature ;
Le trichiasis congénital avec pannus de la cornée :
Le ptosis congénital ;
Le blépharospasme invétéré.
Le blépharite chronique rebelle peut être une cause de réforme témporaire.

84. Affections des voies lacrymales.

Motivent le classement dans le service auxiliaire :
Les tumeurs de la glande lacrymale,
L'épiphora chronique et prononcé,
La dacryocystite chronique et suppurée,
La fistule lacrymale.
Les mêmes affections, dans certaines conditions de gravité et de gêne fonctionnelle, peuvent justifier l'exemption et au besoin la réforme.

85. Affections de la conjonctive.

Les conjonctivites chroniques rebelles et en particulier la conjonctivite granuleuse, le ptérygion atteignant le centre de la cornée, les tumeurs volumineuses ou malignes de la conjonctive et de la caroncule lacrymale entraînent l'exemption.

Le ptérygion atteignant le centre de la cornée et inopérable, les tumeurs volumineuses ou malignes de la conjonctive et de la caroncule lacrymale sont des motifs de réforme.

La réforme temporaire pourra être prononcée dans les cas de conjonctivites chroniques et en particulier de conjonctivite granuleuse, si elles sont susceptibles de guérison.

86. Affections de la cornée.

Nécessitent l'exemption et la réforme :

Les kératites anciennes, spécialement les kératites vasculaires ou panniformes étendues ;

Les ulcérations profondes des cornées ;

Les staphylômes transparent et opaque ;

Les taies ou opacités invétérées sont compatibles avec le service actif ou avec le service auxiliaire, suivant le degré de diminution de l'acuité visuelle fixé par l'art. 78. Si l'acuité est au-dessous des limites fixées, l'exemption est prononcée.

Lorsque les kératites, les ulcérations et opacifications de la cornée seront limitées, relativement récentes et paraîtront susceptibles de s'amender, on prononcera la réforme temporaire.

Si les mêmes lésions de la cornée abaissent d'une façon définitive l'acuité visuelle au-dessous de 1/2 pour un œil et de 1/10 pour l'autre œil, la réforme s'impose.

87. Affections de la sclérotique et de l'iris.

Entraînent l'exemption et la réforme :

Le staphylome antérieur de la sclérotique ;

La sclérite et l'épisclérite anciennes et étendues ;

Les vices de conformation de l'iris qui abaissent l'acuité visuelle au-dessous des limites fixées ;

Les synéchies antérieures ou postérieures avec occlusion de la pupille.

Les tumeurs de l'iris de nature maligne ou envahissante.

L'iritis chronique, la mydriase persistante peuvent motiver la réforme temporaire.

88. Affections du cristallin.

Les déplacements, l'opacité du cristallin et de sa capsule, l'absence de la lentille, si elles réduisent l'acuité visuelle au-dessous des limites fixées, entraînent l'exemption ou le classement dans le service auxiliaire.

La réforme est prononcée si l'acuité visuelle est inférieure à 1/2 pour un œil et à 1/10 pour l'autre œil.

89. Affections du corps vitré.

Les opacités du corps vitré comportent les mêmes décisions.

90. Affections de la choroïde.

Le coloboma étendu,
L'absence de pigment (albinisme),
Les tumeurs de la choroïde à marche progressive,
Les choroïdites étendues ou progressives,
Le glaucôme,
entraînent l'exemption et la réforme.

91. Affections de la rétine et du nerf optique.

Les rétinites,
Le décollement de la rétine,
La neurorétinite et la névrite optique,
L'atrophie des nerfs optiques,
nécessitent l'exemption et la réforme.

92. Affections du globe oculaire.

Entraînent l'exemption et la réforme :
La perte ou la désorganisation des yeux ou même d'un seul œil ;
Les tumeurs intra-oculaires ;
L'exophtalmie prononcée avec affaiblissement de la vue.

93. Affections des muscles de l'œil.

Le nystagmus et le strabisme fonctionnel sont compatibles avec le service actif ou le service auxiliaire, suivant le degré de diminution de l'acuité visuelle fixé par l'art. 78. Ils entraînent l'exemption si l'abaissement de l'acuité visuelle dépasse les limites fixées.

La réforme est prononcée lorsque l'acuité visuelle est inférieure à 1/2 pour un œil et à 1/10 pour l'autre œil.

La paralysie d'un ou de plusieurs des muscles de l'œil n'étant parfois que passagère nécessite le renvoi à la fin des opérations du conseil.

La paralysie persistante motive l'exemption et la réforme. On prononcera la réforme temporaire dans les cas de paralysie encore récente, mais ayant résisté au traitement.

94. Affections de l'orbite.

Les tumeurs progressives ou malignes de la cavité orbitaire, les ostéites chroniques, avec déformations prononcées, adhérences étendues et gênantes, nécessitent l'exemption et la réforme.

Nez.

95. Malformations, déformations.

Les malformations du nez, portées au point d'entraver manifestement la respiration et la phonation ou seulement l'une de ces fonctions, sont, suivant le degré de la gêne occasionnée, une cause d'exemption ou de classement dans le service auxiliaire.

Lorsque la respiration et la phonation sont notablement altérées du fait de déformations acquises du nez, la réforme pourra être prononcée.

96. Polypes, néoplasmes.

Les polypes des cavités nasales, suivant leur nature et les troubles qu'ils déterminent, peuvent entraîner l'exemption ou le classement dans le service auxiliaire.

Les néoplasies progressives ou malignes sont toujours une cause d'exemption et de réforme. Les polypes muqueux ne motivent la réforme temporaire que s'ils présentent une tendance marquée à la récidive.

97. Ozène.

La punaisie ou ozène entraîne l'exemption. Elle motive la réforme si elle est rebelle à tout traitement.

La rhinite chronique, susceptible de guérir à longue échéance, peut être une cause de réforme temporaire.

Bouche.

107. Bégaiement.

Le bégaiement est compatible avec le service actif. Il n'entraîne le classement dans le service auxiliaire que lorsqu'il est assez prononcé pour empêcher de transmettre intelligiblement une consigne.

108. Mutisme.

Le mutisme congénital est incompatible avec le service militaire, si sa réalité est établie par la notoriété publique.

112. Hypertrophie des amygdales.

L'hypertrophie simple des amygdales est compatible avec le service armé.

113. Malformations ou déformations du palais.

Les divisions et les pertes de substance étendues de la voûte palatine et du voile du palais motivent, seules, l'exemption et la réforme.

114. Adhérences pharyngiennes.

Les adhérences pharyngiennes étendues du voile du palais donnent lieu à la même décision.

115. Paralysie du voile du palais.

La paralysie du voile du palais, consécutive à une maladie infectieuse et généralement curable, n'est pas un obstacle au service militaire.

116. Tumeurs.

Les tumeurs de la voûte palatine et du voile du palais, suivant leur volume et leur nature, peuvent déterminer l'exemption ou le classement dans le service auxiliaire.

Lorsque ces tumeurs sont volumineuses, causent une gêne fonctionnelle importante ou sont de mauvaise nature, la réforme s'impose.

117. Hypertrophie de la luette.

L'hypertrophie simple de la luette n'est pas une cause d'exemption.

L'exemption et la réforme ne sont motivées que par les tumeurs et par les ulcérations de mauvaise nature de cet appendice.

Larynx.

L'examen du larynx peut nécessiter l'emploi du laryngoscope. Cette exploration, en raison des difficultés qu'elle présente souvent, pourra être remise à la fin de la séance ou des opérations du conseil de revision.

126. Plaies, fractures.

Les lésions traumatiques, les plaies ou fractures récentes du larynx nécessitent le renvoi à la fin des opérations du conseil. Suivant les troubles de la voix ou de la respiration qu'elles ont entraînés, elles peuvent motiver l'exemption ou le classement dans le service auxiliaire.

La réforme est prononcée lorsque ces lésions traumatiques ont pour
résultat une gêne notable de la phonation ou de la respiration.

127. Laryngites.

Les laryngites chroniques (hypertrophique, ulcéreuse), entraînent
l'exemption.

La tuberculose laryngée est incompatible avec le service militaire.
La laryngite chronique, avec ou sans ulcération, peut justifier la réforme temporaire.

La laryngite syphilitique ne détermine le classement dans le service
auxiliaire ou l'exemption que si les altérations du larynx sont assez
graves pour exiger un traitement prolongé, ou si elles sont de nature
à porter une atteinte prononcée à la phonation.

La laryngite syphilitique et les autres affections laryngées de même
nature ne nécessitent la réforme que si les altérations du larynx sont
graves, rebelles au traitement et occasionnent des troubles fonctionnels importants.

128. Déformation, destruction de l'épiglotte

La déformation ou la destruction de l'épiglotte par suite d'inflammation chronique, d'ulcération ou de lésion traumatique motivent le
classement dans le service auxiliaire ou l'exemption.

La réforme est prononcée s'il résulte de ces lésions de l'épiglotte
une gêne notable dans la déglutition et dans la phonation.

129. Rétrécissement, déformation du larynx.

Le rétrécissement ou toute déformation du larynx qui entravent
notablement les fonctions de cet organe sont des causes d'exemption
et de réforme.

130. Polypes et tumeurs.

Les polypes et les tumeurs du larynx altérant notablement la voix
ou donnant lieu à des troubles de la respiration, sont incompatibles
avec le service militaire.

131. Nécrose.

La nécrose du larynx exige l'exemption et la réforme.

132. Aphonie.

L'aphonie, lorsqu'elle est la conséquence de lésions traumatiques ou pathologiques du larynx, ou de la paralysie persistante des nerfs laryngés, est une cause d'exemption et de réforme. Lorsque l'aphonie tient à une laryngite chronique ou à une paralysie des nerfs laryngés, dont on peut espérer la guérison à longue échéance, on pourra prononcer la réforme temporaire.

Pharynx.

133. Vices de conformation, rétrécissements du pharynx.

Les vices de conformation du pharynx, les rétrécissements résultant d'adhérences vicieuses ou de rétractions cicatricielles occasionnant des troubles fonctionnels graves, sont des motifs d'exemption et de réforme.

134. Lésions traumatiques.

Les lésions traumatiques, la présence de corps étrangers ne déterminent l'incapacité de servir que si elles doivent être suivies d'une infirmité capable d'entraver la déglutition. La décision du conseil peut être renvoyée, s'il y a lieu, à la fin de ses opérations.

On ne prononcera la réforme que si des troubles fonctionnels notables étaient la conséquence de ces lésions traumatiques ou de la présence de corps étrangers.

135. Pharyngites, rhinopharyngites.

Les pharyngites et rhino-pharyngites chroniques, les végétations adénoïdes ne prennent rang parmi les causes d'exemption que lorsqu'elles constituent des infirmités graves par les troubles fonctionnels qu'elles entraînent.

Les mêmes affections peuvent motiver la réforme temporaire.

Les abcès rétro-pharyngiens exigent l'exemption et la réforme s'ils sont symptomatiques de lésions du rachis ; les abcès idiopathiques peuvent motiver le renvoi de la décision à une séance ultérieure du conseil de revision.

136. Polypes naso-pharyngiens et tumeurs malignes.

Les polypes naso-pharyngiens ainsi que les tumeurs malignes du pharynx sont toujours une cause d'exemption et de réforme.

137. Paralysie du pharynx.

La paralysie du pharynx, consécutive à une maladie infectieuse récente, ne motive pas l'exemption.

Elle peut justifier la réforme temporaire.

138. Ulcères.

Les ulcères de mauvaise nature, les ulcères syphilitiques, s'ils s'accompagnent de destruction des parties profondes ou s'il en doit résulter une gêne notable des fonctions, sont des causes d'exemption et de réforme.

Aptitude particulière aux différentes armes.

Pour la répartition des jeunes soldats entre les différentes armes ou services, les commandants de recrutement se baseront, d'après les indications données par les médecins, sur les conditions générales d'aptitude suivantes.

Infanterie.

Une acuité visuelle se rapprochant autant que possible de la normale, au moins pour l'un des yeux.

Cavalerie.

Une acuité visuelle se rapprochant autant que possible de la normale, au moins pour l'un des yeux, et un champ visuel assez étendu.

Artillerie.

Pour tous les canonniers servants :

Une acuité visuelle se rapprochant autant que possible de la normale, au moins pour l'un des yeux.

Génie.

L'aptitude à distinguer nettement le vert du rouge pour les hommes du régiment de chemin de fer, les pontonniers et les télégraphistes.

Sapeurs-pompiers.

L'acuité visuelle réglementaire sans correction par les verres.

Gendarmerie et garde républicaine.

L'aptitude comporte les conditions exigées pour l'infanterie et la cavalerie, suivant qu'il s'agit de candidats se destinant à l'arme à pied ou à l'arme à cheval.

Artificiers, ouvriers d'artillerie et d'administration, infirmiers militaires.

Il y a lieu de tenir compte surtout des aptitudes professionnelles.

Engagements.

Le médecin s'assurera que les candidats, non seulement réunissent bien intégralement toutes les conditions d'aptitude physique exigées des conscrits devant le conseil de revision, mais encore qu'ils sont exempts de toute infirmité, même légère, considérée, chez les appelés, comme compatible avec le service armé.

II. — EXTRAITS DU TABLEAU DE LA CLASSIFICATION DES BLESSURES OU INFIRMITÉS OUVRANT DES DROITS A LA PENSION DE RETRAITE SUIVANT LES CATÉGORIES FIXÉES PAR LES LOIS DES 11 ET 18 AVRIL 1831.

1re CLASSE

Cécité ou perte totale et irrémédiable de la vue.

4e CLASSE

Perte absolue de l'usage de deux membres. Infirmités équivalentes.

4. Mutilations étendues de la face comprenant à la fois l'œil, l'orbite et le maxillaire supérieur d'un côté.

5e CLASSE

Perte absolue de l'usage d'un membre. Infirmités équivalentes.

13. Paralysie d'un organe important (muscles de l'œil, de la langue, du pharynx, du larynx, etc.).

19. Surdité complète des deux côtés résultant d'une blessure ou d'une maladie contractée à l'occasion du service.

20. Destruction, atrophie d'un œil ou perte complète de la vision, avec déformation extérieure très apparente du globe oculaire (staphylome, leucome, hernie de l'iris, etc.).

21. Perte de la vue d'un côté et diminution de la vue de l'autre côté, ou affaiblissement de l'acuité visuelle inférieure à un quart des deux côtés, résultant d'une maladie contractée à l'occasion du service (ophtalmie granuleuse, irido-choroïdite, atrophie papillaire, etc.).

22. Déformation de la face, des paupières et des voies lacrymales ; ablation du nez, etc. occasionnant une gêne fonctionnelle importante et résultant d'un traumatisme.

24. Fistule persistante ou rétrécissement des voies aériennes de cause traumatique (fracture du larynx, plaie de la trachée, etc.). Laryngo-trachéotomie pratiquée pour une maladie contractée à l'occasion du service et nécessitant le port permanent d'une canule.

25. Fistule persistante ou rétrécissement du pharynx et de l'œsophage par suite de blessure.

30. Tuberculose des organes respiratoires (larynx, etc.) provenant des fatigues ou dangers du service et indépendante de toute prédisposition constitutionnelle appréciable.

6e CLASSE

50. Diminution très prononcée de l'ouïe des deux côtés, ou surdité complète d'un côté avec paralysie faciale ou destruction de l'appareil auditif externe, résultant d'une blessure ou d'une maladie contractée à l'occasion du service.

51. Abolition complète de la vision d'un côté, avec ou sans altération des milieux de l'œil, par suite de traumatisme ou de maladie contractée à l'occasion du service.

TABLE DES MATIÈRES

46

DIJON. — IMPRIMERIE DARANTIERE.

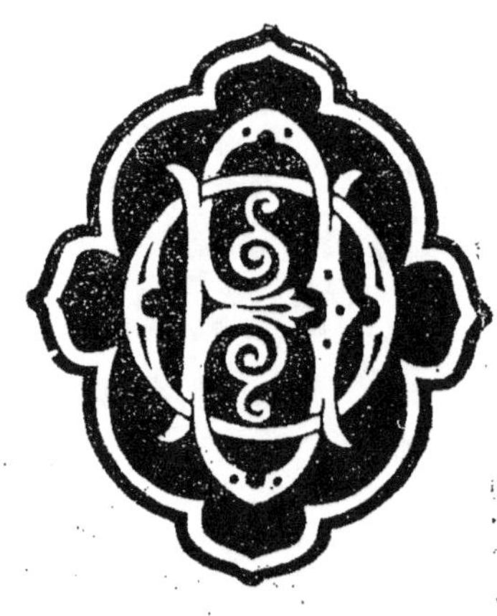